实用临床普通外科手术学

（上）

任　雷等◎主编

吉林科学技术出版社

图书在版编目（ＣＩＰ）数据

实用临床普通外科手术学 / 任雷等主编. -- 长春：
吉林科学技术出版社，2017.9
ISBN 978-7-5578-3286-5

Ⅰ．①实… Ⅱ．①任… Ⅲ．①外科手术 Ⅳ．①R61

中国版本图书馆CIP数据核字(2017)第232652号

实用临床普通外科手术学

SHIYONG LINCHUANG PUTONG WAIKE SHOUSHUXUE

主　　编	任　雷等
出 版 人	李　梁
责任编辑	许晶刚　陈绘新
封面设计	长春创意广告图文制作有限责任公司
制　　版	长春创意广告图文制作有限责任公司
开　　本	787mm×1092mm　1/16
字　　数	480千字
印　　张	36.5
印　　数	1—1000册
版　　次	2017年9月第1版
印　　次	2018年3月第1版第2次印刷

出　　版	吉林科学技术出版社
发　　行	吉林科学技术出版社
地　　址	长春市人民大街4646号
邮　　编	130021
发行部电话/传真	0431-85635177　85651759　85651628
	85652585　85635176
储运部电话	0431-86059116
编辑部电话	0431-86037565
网　　址	www.jlstp.net
印　　刷	永清县晔盛亚胶印有限公司

书　　号	ISBN 978-7-5578-3286-5
定　　价	145.00元（全二册）

编 委 会

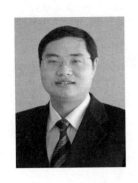

　　任雷,男,主治医师,医学博士,2006 年毕业于西安交通大学医学院,同年进入山东省千佛山医院肝胆外科工作,先后荣获山东省卫生厅优秀共产党员、精神文明先进个人、个人三等功一次等荣誉,先后在上海交通大学附属第一人民医院、第二军医大学东方肝胆外科医院进修学习,对于肝癌的综合治疗等具有深入研究。擅长各种肝胆胰相关肿瘤疾病的外科手术治疗,胆石症腹腔镜微创手术治疗,胆道残石经胆道镜取石,肝脏肿瘤的射频消融治疗、介入综合治疗。

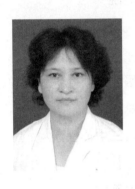

　　热衣汗古丽,主治医师,毕业于西安交通大学医学部,普外科硕士,新疆医科大学第一附属医院血管甲状腺外科。长期工作在血管甲状腺外科临床第一线,刻苦钻研、兢兢业业、以身作则,通过不断的努力工作和学习,理论知识和业务水平有了很大的提高,具有丰富的临床经验和独立完成疑难复杂手术的能力。在外周血管疾病的传统手术及微创介入治疗方面积累了丰富的临床经验。参加工作以来一直担任临床教学,具有丰富的临床教学经验。

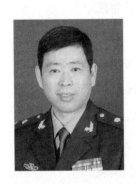

　　李延甫,男,1962 年 6 月出生,解放军郑州 153 中心医院副主任医师,第三军医大学毕业,从事普通外科专业研究,现任中国医师学会会员,河南省中西医结合肛肠学会常务委员,河南省血管外科学会委员,郑州市医疗事故鉴定专家库成员。从事普外科专业32 年,熟练掌握本专业领域疾病的诊治及并发症的处理,尤其擅长肝、胆、胃肠及血管外科,由于工作突出,2014 年被河南省中西医结合肛肠学会授予河南省知名专家称号。获全军科技进步二、三等奖各一项,发表论文 27 篇,编参著作 2 部。

前　言

　　普通外科作为外科基础,新的基础理论、新的诊断方法、新的手术方式不断出现,近年来得到了飞速发展。为了适应我国医学的快速发展,满足广大从事普通外科临床工作的医护人员的要求,进一步提高临床普通外科医师的诊疗水平,提升普通外科护理人员的护理质量,本编委会特组织长期从事普通外科临床一线工作的医护人员结合多年临床、科研经验编写了此书。

　　本书共分为十九章,内容涉及普通外科常见疾病的诊治及护理,包括:甲状腺疾病、乳腺疾病、胸心外科疾病、腹壁和腹腔手术、腹外疝、胃十二指肠疾病、小肠疾病、结直肠肛门疾病、肝脏疾病、门静脉高压症、胆道疾病、胰腺疾病、脾脏疾病、阑尾疾病、血管外科疾病、腹部肿瘤、普通外科手术的护理配合、血管外科疾病护理以及肛肠疾病护理。

　　以上常见普通外科疾病均于书中进行详细介绍,包括疾病的生理病理、病因、发病机制、临床表现、辅助检查方法、诊断标准、鉴别诊断方法、手术适应证与禁忌证、手术治疗的方法与技巧、手术并发症的防治、预后、并发症的处理、预防及护理等。内容重点放在介绍疾病的诊断方法与手术治疗方法和技巧上,旨在强调本书的临床实用价值,为普通外科医护人员提供参考,起到共同提高普通外科诊治水平的目的。

　　为了进一步提高普通外科医护人员的临床诊疗及护理水平,本编委会人员在多年普通外科临床诊疗及护理经验基础上,参考诸多书籍资料,认真编写了此书,望谨以此书为广大医护人员提供微薄帮助。

　　本书在编写过程中,借鉴了诸多普通外科相关临床书籍与资料文献,在此表示衷心的感谢。由于本编委会人员均身负普通外科临床诊治及护理工作,故编写时间仓促,难免有错误及不足之处,恳请广大读者见谅,并给予批评指正,以更好地总结经验,以起到共同进步的目的。

　　本书共 90 万字,其中主编山东大学附属千佛山医院任雷编写了第九、十、十一章的部分内容,共编写 10.1 万字;主编新疆医科大学第一附属医院热衣汗古丽编写了第十五章,共编写 8.2 万字;主编中国人民解放军第一五三中心医院李延甫编写了第十二、十三、十四章及第七章的部分内容,共编写 8.2 万字;主编山东省昌邑市人民医院黄东力编写了第八章,共编写 7.3 万字;主编陕西省人民医院崔雅清编写了第十七章,共编写 5.8 万字;主编新疆维吾尔自治区人民医院阿布力克木·毛拉尤甫编写了第六、七章的部分内容,共编写 4.8 万字;副主编中国人民解放军兰州总医院刘颖编写了第二章的部分内容,共编写 4.4 万字;副主编甘肃省肿瘤医院张发展编写了第十六章,共编写 7.5 万字;副主编新疆维吾尔自治区中医医院潘金强编写了第一、二章的部分内容,共编写 3.8 万字;副主编吉林大学中日联谊医院付言涛编写了第一章的部分内容,共编写了 3.7 万字;副主编包头市中心医院王继军编写了第五章及第

六、七、九、十一章的部分内容,共编写 4.2 万字;副主编沈阳军区总医院孟浩编写了第三章,共编写 4.2 万字;副主编临清市金郝庄镇中心卫生院金涛编写了第四章,共编写 5.2 万字;副主编大连疗养院付家庄医院胡大维编写了第六章的部分内容,共编写 2.7 万字;副主编吉林大学中日联谊医院林杰编写了第十八章,共编写 3 万字。编委山东大学附属千佛山医院田根东编写了第九章的部分内容,共编写 1 万字;编委牡丹江医学院附属红旗医院董理编写了第七、十一章的部分内容,共编写 1.2 万字;编委青岛大学附属医院曲林林编写了第十一章的部分内容,共编写 1.2 万字;编委本溪市中医院陈希编写了第十九章,共编写 1.8 万字。

《实用临床普通外科手术学》编委会

2017 年 9 月

目 录

第一章　甲状腺疾病

第一节　甲状腺肿

一、单纯性甲状腺肿

(一)概况

单纯性甲状腺肿是因缺碘、致甲状腺肿物质或酶缺陷等原因引起甲状腺代偿性增生及肥大的内分泌疾病,其基本特征是非炎症性和非肿瘤性甲状腺肿大,一般不伴有甲状腺功能异常。该病常见于离海较远的高原山区,这些地区的土壤、水及食物含碘量很低,不能满足人体对碘的正常需求量,因此亦称为"地方性甲状腺肿"。在非流行地区,单纯性甲状腺肿也是一种多发的甲状腺疾病,称为"散发性甲状腺肿",这部分患者是由于碘相对供给不足和碘代谢障碍所致。由于饮食中碘含量的变化以及环境、内分泌干扰物的影响,单纯性甲状腺肿的发病率有逐年上升的趋势。

(二)病因

1.碘缺乏　碘是合成甲状腺激素的主要原料,碘缺乏是引起单纯性甲状腺肿的主要因素。当体内缺碘,而甲状腺功能仍须维持身体正常需要时,垂体前叶促甲状腺激素(TSH)的分泌增强,促使甲状腺尽量在低碘状态下从血液中摄取足够的碘,在单位时间内分泌正常量的甲状腺激素,以满足身体需要。这种代偿作用主要是通过甲状腺组织增生来完成的,组织增生结果表现为甲状腺肿大,这种肿大实际上是甲状腺功能不足的表现。高原山区的井水和食物,所含碘量多不足,较多居民患有此病。如果在这些地区的食盐中加入极少量的碘,就能显著降低此病的发病率。

2.甲状腺激素需要量的激增　在青春期、妊娠期、哺乳期和绝经期,身体的代谢较旺盛,甲状腺激素的需要量明显增加,引起长时期的促甲状腺激素的过多分泌,亦可促使甲状腺肿大,这是一种生理现象。由于在此种情况下甲状腺激素需要量的增高是暂时性的,因此,甲状腺的肿大程度不如因缺碘引起的肿大显著。而且这种甲状腺肿大常在成年或妊娠以后自行缩小。

3.甲状腺激素合成和分泌障碍　在非流行地区,部分单纯性甲状腺肿的发生是由于甲状腺激素生物合成和分泌过程中某一环节的障碍,如致甲状腺肿物质中的过氯酸盐、硫氰酸盐、硝酸盐等可妨碍甲状腺摄取无机碘化物;含有硫脲的蔬菜(卷心菜、萝卜等)、磺胺类药、硫脲类药能阻止甲状腺激素的生物合成。由此而引起血液中甲状腺激素的减少,促使垂体前叶促甲状腺激素的分泌增强,导致甲状腺肿大,同样,隐性遗传的先天缺陷如过氧化物酶或蛋白水解酶等的缺乏,也能造成甲状腺激素生物合成或分泌障碍,从而引起甲状腺肿。

4.碘过量　部分地区的居民长期从饮食中摄入超过生理需要量的碘。碘过量可阻止碘离子进入甲状腺组织,这种现象称为"碘阻断效应",又称 Wolff－Chaikoff 效应。目前多数人认为是碘抑制了甲状腺内过氧化酶的活性,从而影响到甲状腺激素合成过程中碘活化、酪氨酸活化及碘的有机化过程,进而使甲状腺激素的合成减少,促甲状腺激素反馈性分泌增加,造成甲状腺肿。此外,碘还有抑制甲状腺激素释放的功能,同理可引起甲状腺肿大并可使甲状腺功能降低。

(三)病理及病理生理

单纯性甲状腺肿的最显著病变为滤泡的高度扩张,充满大量胶体,而滤泡壁细胞变为扁平,此为甲状腺功能不足的表现。虽然镜下可看到局部的增生状态,表现为由柱状细胞所组成的、突入滤泡腔的乳头状体,但此种增生状态仅为代偿性的,临床不会引起甲状腺功能亢进表现。

形态方面,单纯性甲状腺肿可分为弥漫性和结节性两种。前者多见于青春期,扩张的滤泡平均地散在腺体各部。而后者多见于流行地区,扩张的滤泡集成一个或数个大小不等的结节,结节周围有不甚完整的纤维包膜。

病程较长的结节性甲状腺肿,由于血循环不良,在结节内常发生退行性变,引起囊肿形成(往往并发囊内出血)和局部的纤维化、钙化等。

(四)临床表现

甲状腺肿大小不等,形状不同。弥漫性肿大仍显示正常甲状腺形状,两侧常对称,结节性肿大可一侧较显著。腺体表面较平坦,质软,吞咽时,腺体随喉和气管上下移动,囊肿样变结节若并发囊内出血,结节可在短期内增大。

单纯性甲状腺肿不呈功能上的改变,患者的基础代谢正常,但可压迫气管、食管、血管、神经等而引起下列各种症状。

1.呼吸困难　比较常见,患者有明显的活动性气促症状,是由于弥漫性肿大的甲状腺压迫气管所致。一侧压迫,气管向对侧移位或变弯曲;两侧压迫,气管变为扁平。由于气管内腔变窄,呼吸发生困难,尤其发生在胸骨后的甲状腺肿更加严重。气管壁长期受压,可出现气管软化,引起窒息。

2.吞咽困难　少见,仅胸骨后甲状腺肿可能压迫食管,引起吞咽不适感,但不会引起梗阻症状。

3.压迫颈深部大静脉　可引起头颈部的血液回流困难。此种情况多见于位于胸廓上口、体积较大的甲状腺肿,尤其是胸骨后甲状腺肿。患者面部呈青紫色浮肿,同时出现颈部和胸前浅表静脉的明显扩张。

4.压迫神经　多为单侧喉返神经受压,引起声带麻痹,致使声音嘶哑;如压迫颈部交感神经链,可引起霍纳(Horner)综合征。

(五)诊断

检查发现甲状腺肿大或结节比较容易,但临床上判断甲状腺肿物及结节的性质,则需要仔细收集病史,认真检查。对于居住于高原山区缺碘地带的甲状腺肿患者或家属中有类似病情者,常能及时做出地方性甲状腺肿的诊断。

对于结节性甲状腺肿患者,B超检查有助于发现甲状腺内囊性、实质性或混合性多发结节的存在,还可观察结节的形态、边界、包膜、钙化、血供及与周围组织关系等情况。放射性核素显像检查,当发现一侧或双侧甲状腺内有多发性大小不等、功能状况不一的结节(囊性变和增生结节并存)时有助于做出诊断。另外,颈部 X 线检查除可发现不规则的胸骨后甲状腺肿及钙化结节外,还能明确气管受压、移位及狭窄情况结节性质可疑时,可经超声引导下细针穿刺细胞学检查以确诊。

（六）治疗

1.药物治疗　25岁以前年轻人的弥漫性单纯性甲状腺肿，常是青春期甲状腺激素需要量激增的结果，多能在青春期过后自行缩小，无需手术治疗。手术治疗不但妨碍了此时期甲状腺的功能，且复发率甚高，可高达40％。对此类甲状腺肿，可采用甲状腺激素替代治疗，临床上可给予左旋甲状腺素片，每日口服$100\sim150\mu g$，连服$3\sim12$个月，以抑制垂体前叶促甲状腺激素的释放，从而停止对甲状腺的刺激，常有良好疗效。

2.手术治疗　出现下列情况者，采用手术治疗：单纯性甲状腺肿压迫气管、食管、血管或神经等引起临床症状时，应早期手术；有些患者虽还没有呼吸困难，但X线检查发现气管已变形或移位，或虽发音无明显改变，但喉镜检查已确定一侧声带麻痹，也应手术治疗；巨大的单纯性甲状腺肿（特别是胸骨后甲状腺肿），虽没有引起症状，但影响生活和工作，应予以手术；结节性单纯性甲状腺肿继发有功能亢进综合征，或怀疑有恶变可能，应及早予以手术治疗。

（七）预防

1996年起，我国立法推行普遍食盐碘化（universal salt iodization，USI）防治碘缺乏病。2002年我国修改国家标准，将食盐加碘浓度从原来的不低于40mg/kg修改为(35 ± 15)mg/kg。食盐加碘应当根据地区的自然碘环境有区别地推行，并要定期监测居民的尿碘水平，碘充足和碘过量地区应当使用无碘食盐，具有甲状腺疾病遗传背景或潜在甲状腺疾病的个体不宜食用碘盐。2001年，世界卫生组织等国际权威组织提出碘摄入量应当使尿碘中位数控制在$100\sim200\mu g/L$，甲状腺肿患病率控制在5％以下。

二、结节性甲状腺肿

结节性甲状腺肿是单纯性甲状腺肿的一种，多由弥漫性甲状腺肿演变而成，属于单纯性甲状腺肿。

（一）病因

1.缺碘　缺碘是地方性甲状腺肿的主要原因之一。流行地区的土壤、水和食物碘含量与甲状腺肿的发病率成反比，碘化食盐可以预防甲状腺肿大，这说明缺碘是引起甲状腺肿的重要原因。另外，机体对甲状腺激素的需要量增多可引起相对碘不足，如生长发育期、妊娠期、哺乳期、寒冷、感染、创伤和精神刺激等，可加重或诱发甲状腺肿。

2.致甲状腺肿物质　萝卜族食物含有硫脲类致甲状腺肿物质，黄豆、白菜中也有某些可以阻止甲状腺激素合成的物质，引起甲状腺肿大。土壤、饮水中钙、镁、锌等矿物质含量，与甲状腺肿的发生也有一定关系，部分流行地区除了缺碘以外，也缺少上述元素。研究发现，在部分地区甲状腺肿的发生率和饮用水的硬度成正比。药物如硫氰化钾、过氯酸钾、对氨基水杨酸、硫脲嘧啶类、磺胺类、保泰松、秋水仙素等，可妨碍甲状腺素合成和释放，从而引起甲状腺肿。

3.激素合成障碍　家族性甲状腺肿由于遗传性酶的缺陷，造成甲状腺激素合成障碍，如缺乏过氧化酶、脱碘酶，影响甲状腺激素的合成；缺乏蛋白水解酶，使甲状腺激素从甲状腺球蛋白分离和释放入血发生困难，从而导致甲状腺肿。这种先天性缺陷属于隐性遗传性疾病。

4.高碘　少见，可呈地方性或散发性分布，其发病机制为过量摄入的碘使甲状腺过氧化物酶的功能基因被过多占用，碘的有机化过程受阻，从而影响酪氨酸碘化，导致甲状腺代偿性肿大。

5.基因突变 此类异常包括甲状腺球蛋白基因外显子10的点突变等。

(二)病理生理

单纯性甲状腺肿在早期呈弥漫性轻度或中度增生肿大,血管增多,腺细胞肥大。当疾病持续或反复恶化、缓解时,甲状腺因不规则增生或再生,逐渐出现结节,形成结节性甲状腺肿。随着病情发展,由于腺泡内积聚大量胶质(胶性甲状腺肿),形成巨大腺泡,滤泡上皮细胞呈扁平,腺泡间结缔组织和血管减少。至后期,部分腺体可发生坏死、出血、囊性变、纤维化或钙化,此时甲状腺不仅体积显著增大,且有大小不等、质地不一的结节。甲状腺结构和功能的异质性,一定程度上甲状腺功能的自主性是本病后期的特征。

(三)临床症状

结节性甲状腺肿一般不呈功能上的改变,患者基础代谢率正常;患者有长期单纯性甲状腺肿的病史。发病年龄一般大于30岁,女性多于男性。甲状腺肿大程度不一,多不对称。结节数目及大小不等,一般为多发性结节,早期也可能只有一个结节。结节质软或稍硬,光滑,无触痛。有时结节境界不清,触摸甲状腺表面仅有不规则或分叶状感觉。病情进展缓慢,多数患者无症状。但当结节较大时,可压迫气管、食管、血管、神经等而引起下列各种症状。

1.压迫气管 比较常见。一侧压迫,气管向另一侧移位或弯曲;两侧压迫,气管狭窄,呼吸困难,尤其胸骨后甲状腺肿更加严重。气管壁长期受压,可导致气管软化,引起窒息。

2.压迫食管 少见。仅胸骨后甲状腺肿可能压迫食管,引起吞咽时不适感,但不会引起梗阻症状。

3.压迫颈深部大静脉 可引起头颈部的血液回流障碍,这种情况多见于位于胸廓上口、体积较大的甲状腺肿,尤其是胸骨后甲状腺肿。患者面部呈青紫色的浮肿,同时出现颈部和胸前浅表静脉的明显扩张。

4.压迫神经 压迫喉返神经可引起声带麻痹(多为一侧),患者发音嘶哑。压迫颈部交感神经节链,可引起Horner综合征,极为少见。

(四)诊断与鉴别诊断

诊断要点主要是甲状腺结节和甲状腺功能基本正常。T_4正常或者稍低,但是T_3可以略高以维持甲状腺功能正常,甲状腺[131]I摄取率常高于正常,但是高峰时间很少提前出现,T_3抑制试验呈可抑制反应。血清高敏感性TSH浓度测定是评价甲状腺功能的最佳指标,血清TSH一般在正常范围。依据吞咽时随着喉和气管上下移动这个特征,不难诊断;但是如果有炎症或恶变存在,甲状腺肿与周围组织发生粘连,这一特征则不再出现。

1.B超 B超作为首选的筛查方法,对评估结节的大小、良恶性具有一定价值。在超声显像下甲状腺结节可分为实性、囊性和囊实性。研究发现,采用彩色多普勒血流显像观察甲状腺结节数目、周边有无晕环和血流信号等可提高超声诊断符合率。研究发现,超声诊断符合率,腺瘤为80%,结节性甲状腺肿85%,甲状腺癌68%虽然尚没有对恶性病变具有确诊意义的特定超声显像指标,但某些特征性的超声表现(如砂粒样钙化等)对恶性结节的诊断仍颇具指导意义。超声显像对术前观察结节的数目和大小、对高危患者的筛查及行甲状腺抑制治疗后结节大小变化的随访等方面具有其他检查无可比拟的优势。

2.颈部CT 囊壁环状强化、厚薄不均、壁结节强化和囊内呈岛状强化是结节性甲状腺肿颈部CT的特征性表现。同时CT尚可观察病变与周围结构的关系,这是外科医生最为关注的,除可显示气管、血管受压情况外,气管移位及狭窄程度也是麻醉医生气管插管所要了解的。可见颈部 CT 增强及薄层扫描在评价甲状腺病变及与周围结构关系时有其独特优势。然而由于其价格昂贵及 X 线辐射,一般不作为常规检查。

3.甲状腺同位素扫描 甲状腺同位素扫描最常用的同位素为^{123}I 和^{99m}Tc。在同位素扫描成像下结节可分为冷结节、温结节及热结节因恶性结节通常不对碘有机化而表现为冷结节,故低功能的结节较正常功能结节的恶性率增高。然而,同位素扫描缺少特异性和精确性,冷结节中仅有 10%~15% 可能是恶性,而温结节中也有 10% 可能为恶性,热结节并不能绝对排除恶性。通过比较 B 超检查和同位素扫描检查对甲状腺结节疾病的诊断意义后发现,B 超检查在鉴别甲状腺结节疾病的单多发性、良恶性、囊实性中的意义较大,可作为筛选甲状腺结节的重要手段,并可指导手术方案的选择;而同位素扫描需和病史、体格检查及 B 超显像检查相结合有研究对超声与超声联合核素显像诊断甲状腺结节的对比研究后发现,对甲状腺结节的良恶性判断,超声联合核素显像与单纯超声诊断相比,并不能明显提高诊断符合率,超声检查仍应作为首选的筛检方法。另一方面,同位素扫描使患者接受相当量的放射性物质,因此近年来已很少应用。

4.甲状腺功能检查 甲状腺功能检查主要评估是否合并甲状腺功能亢进(甲亢)。甲亢是结节性甲状腺肿的常见并发症,其为"弥漫性甲状腺肿-节性甲状腺肿-继发甲亢"这一病理发展过程的晚期阶段,药物疗效差。术前甲状腺功能检查虽不能评估甲状腺结节的良、恶性,但对术式的选择及术后的治疗都具有指导意义。

5.分子遗传学技术 甲状腺结节和癌症之间不断的分子遗传学的信息交流将会拓宽基因型与表型之间的关系,同时也为不同类型的甲状腺癌的术前诊断提供了重要的信息。这些基因表达模式的变化与甲状腺肿瘤的分化相关。如良性高功能甲状腺结节和腺瘤中常见分子表达异常及 TSH 受体改变,而滤泡状甲状腺癌中可见甲状腺转录因子-过氧化物酶体增殖物激活受体 γ(PAX8-peroxisome pro-liferators actived receptors,PAX8-PPARγ)融合蛋白转位和抑癌基因 ras 激活,乳头状甲状腺癌中表现的 ret/PTC 转位和 met 激活等。

6.细针穿刺活检(fineneedle aspiration biopsy,FNAB) 细针穿刺活检是鉴别甲状腺结节良、恶性比较准确的诊断性手段,临床资料表明,结节性甲状腺肿有合并甲状腺癌的可能。因此,如何提高恶性结节的检出率就显得相当重要。FNAB 因并发症少且结果可信,成为评估结节良、恶性的一种有效手段。国外文献显示其敏感性为 85%,特异性为 88%。但是FNAB 也存在假阴性。因此,对 FNAB 结果为良性的患者建议 6~12 个月复查随访。现在行B 超引导下穿刺活组织检查,因有助于获得足够组织细胞并避免吸入过量的血液和囊肿液体,从而增加了诊断的准确性。

由于 FNAB 的准确性高,国外已将其推广至社区医院在我国这项技术只在部分大医院中开展,其应用有待进一步推广。

结节性甲状腺肿应与甲状腺肿瘤、甲状腺炎相鉴别;位于甲状腺峡部的结节或囊肿,有时误诊为甲状舌骨囊肿;胸骨后或胸内甲状腺肿有时不易与纵隔肿瘤鉴别;与主动脉弓动脉瘤鉴别不难,后者多有搏动。

(五)治疗

青春期的甲状腺肿大多可自行消退。对缺碘所导致的甲状腺肿,现在已经很少用碘化物,取而代之的是适量甲状腺激素制剂,以抑制过多的内源性 TSH 分泌,补充内生甲状腺激素的不足,达到缓解甲状腺增生的目的,适用于各种病因引起的甲状腺肿,尤其是病理改变处于发生胶性甲状腺肿以前,可以有显著效果服用过多的碘化物可以导致甲状腺功能的紊乱。能查明致甲状腺肿物质,并避免之,自然是十分有用的。

1. 甲状腺激素　甲状腺干制剂常用量为每天 90～180mg,疗程一般 3～6 个月,停药后如有复发可以重复治疗,以维持基础代谢率正常范围;左旋甲状腺素(优甲乐)对于早期阶段的年轻患者,可每天 $100\mu g$ 治疗,第二个月增加值每天 $150～200\mu g$,血清 TSH 浓度测定可以估计甲状腺受抑制的程度。年龄较大或者长期患多结节性甲状腺肿的患者在接受左旋甲状腺素治疗前宜进行血清高敏感性 TSH 浓度测定或 TRH 兴奋实验,以确定是否存在明显的功能自主性,若基础 TSH 极低或测不出以及 TSH 对 TRH 反应低下或缺如,则提示功能自主性,不宜采用左旋甲状腺素进行抑制性治疗;若能排除功能自主性,可采用左旋甲状腺素治疗,开始剂量每天不应超过 $50\mu g$,以后逐渐增加剂量,直至 TSH 值达到抑制终点值。结节性甲状腺肿对于左旋甲状腺素的反应不如弥漫性甲状腺肿好,但对抑制其进一步肿大也有一定作用。

2. 碘补充　对单纯缺碘者补碘是合理的,补充碘后甲状腺即可见不同程度的体积缩小。由于碘缺乏是造成地方性甲状腺肿的主要病因,因此,地方性结节性甲状腺肿的一般治疗应注意含碘食物的摄入。大多数国家通过食盐中加碘来提供饮食中足够的碘。必须指出的是,高碘和低碘都达不到治疗的目的,因此应正确补充含碘食物,根据体内碘的水平进行调节。碘治疗的一个可能并发症是甲状腺功能的亢进,但一般是一过性并且是自限性的。

3. 手术治疗　手术治疗的原则是完全切除甲状腺病变,并尽可能减少复发。手术指征包括:①FNAB 为恶性或可疑恶性。②肿块增长迅速或质地硬、活动度差等不能排除恶性。③肿块较大影响美观。④有气管、食管压迫症状。⑤伴有继发性甲状腺功能亢进。⑥胸骨后甲状腺肿。外科治疗结节性甲状腺肿有甲状腺大部切除术、甲状腺次全切术、甲状腺近全切术(仅留甲状腺背侧包膜)及甲状腺全切除术,明确为良性结节者,要保留尽可能多的正常甲状腺组织。

4. 激光光凝治疗　超声引导下经皮激光光凝治疗是近年采用的新方法。据报道,应用超声引导下经皮激光光凝治疗甲状腺单个冷结节,一次治疗可使结节缩小 46％,使压迫症状明显改善。该方法优点是热量扩散及组织坏死程度能人为控制,大多数患者能很好耐受,仅部分有轻微疼痛。由于左旋甲状腺素治疗可引起骨及心血管副作用,因此,激光光凝治疗在治疗甲状腺功能正常的结节性甲状腺肿中越来越受到重视,将来可能替代左旋甲状腺素,成为非手术治疗结节性甲状腺肿的重要方法之一。

(六)预防

尽量避免多次接受颈部放射性检查及照射。每年定期检查甲状腺结节形态及功能,早期发现,早期治疗。有甲状腺结节手术史者,也应定期复查,避免复发。甲状腺结节服用甲状腺激素治疗者,如疗效不佳,应争取早日手术治疗,防止恶化。

(潘金强)

第二节　甲状腺功能亢进症

甲状腺功能亢进症(hyperthyroidism,简称甲亢)是指产生和分泌甲状腺激素(thyroid hormones,TH)过多引起的一组临床综合征,主要以神经、循环、消化等系统兴奋性增高和代谢亢进为主要表现。引起甲亢的病因众多(表1－1),以 Graves 病(Graves disease,GD)最常见,约占所有甲亢患者的85%,多见于成年女性,男性与女性比为1:4～1:6。所以,本节主要介绍 GD 所致的甲亢。

表1－1　甲亢的病因分类

甲状腺性甲亢
　弥漫性毒性甲状腺肿(Graves 病)
　多结节性毒性甲状腺肿
　毒性甲状腺腺瘤
　自主性高功能甲状腺结节
　滤泡状甲状腺癌
　碘甲亢
　亚急性甲状腺炎
　慢性淋巴细胞性甲状腺炎
　新生儿甲亢
　母亲患甲亢所致
垂体性甲亢
　垂体 TSH 瘤
　垂体型 TSH 不敏感综合征
HCG 相关性(绒毛膜癌/葡萄胎/侵蚀性葡萄胎/多胎妊娠等)甲亢
医源性甲亢

一、GD 的发病机制

(一)自身免疫

1.体液免疫　甲状腺自身组织抗原主要有 TSH、TSHR、Tg、TPO、NIS 等。相应地,Graves 病患者血清中存在多种抗甲状腺自身抗原的抗体,如甲状腺球蛋白抗体(TGAB),甲状腺过氧化物酶抗体(TPOAB)和促甲状腺素受体抗体(TRAb),其中,TRAb 是引起甲状腺功能亢进症最主要的抗体,在 GD 患者血清中检出率达80%～100%。

TSH 受体是甲状腺细胞的一种特异性蛋白质,存在于甲状腺滤泡细胞膜上,TSH 通过 TSHR 控制甲状腺的生长及功能。TSHR 属于 G 蛋白偶联的受体超家族,主要存在于甲状腺细胞膜、豚鼠白色和褐色脂肪组织以及小鼠的眶后组织和脂肪组织中,也可存在于人外周血淋巴细胞、眶后及皮下纤维细胞中。

TRAb 是淋巴细胞分泌的一组多克隆抗体,可与 TSH 受体的不同位点相结合。TRAb 至少可分为三类。甲状腺刺激性(兴奋性)抗体(TSAb)是自身抗体的主要成分,它可与 TSH 受体结合,促进 TH 合成与释放,同时促进甲状腺细胞增生。甲状腺生长刺激免疫球蛋白(TGI)与 TSH 受体结合后,仅促进甲状腺细胞肿大,不促进 TH 的合成与释放。二者同属于兴奋型抗体。另有称作甲状腺功能抑制抗体(TFIA)或甲状腺生长封闭性抗体(TGBAb),其与 TSHR 结合后起到阻断及抑制甲状腺功能的作用。

TRAb 激活受体的方式与 TSH 相似,它通过与受体表面抗原决定簇反应而激活受体,被激活的受体通过腺苷酸环化酶环化酶(AC)－cAMP 级联反应、磷酸肌醇－Ca^{2+} 级联反应、磷脂酶 A_2 途径产生生物学效应。

2.细胞免疫　细胞免疫在 Graves 病中的作用越来越受到重视,Graves 病患者甲状腺及眼球后组织中有淋巴细胞和浆细胞的浸润,甚至形成淋巴滤泡。Graves 病患者淋巴细胞在体外可产生移动抑制因子阳性反应及 PHA 超常反应,在 Graves 病得到治疗后反应下降,这均提示 Graves 发病和细胞免疫有关。

另外,T 淋巴细胞的 Ts 亚群和 Th 亚群均能通过调节 B 淋巴细胞的功能参与 Graves 的发生发展。故免疫调节功能紊乱也是细胞免疫导致 Graves 发病的一个重要机制。

3. 免疫监视功能 有研究认为,TRAb 主要由 B 淋巴细胞在受到持续刺激的情况下,增殖分化为 TRAb 选择性 B 细胞之后大量产生。正常情况下,这一过程受到 T 抑制细胞(Ts)的抑制,而 Graves 病患者体内 Ts 细胞数目和功能下降,造成其与 T 辅助细胞(Th)之间平衡的失调,从而导致 B 细胞自身抗体产生过程的失控,最终造成 GD 的发生。一般认为,上述过程在 GD 的发病机制中具有重要的作用,但抗原特异性 Ts 细胞数目、功能下降的确切证据尚未被发现。

(二)遗传因素

与一般人群患病率相比,同卵双生子共同患病的几率达 30%～60%,异卵双生者患病率为 3%～9%。GD 患者一级亲属共同患病的概率也显著增高。且 GD 患者的家族成员更易罹患慢性自身免疫性甲状腺炎等自身免疫性甲状腺疾病(AITD),其体内甲状腺自身抗体的检出率也显著高于一般人群。GD 的具体遗传方式尚不清楚,但其遗传模式应该是多基因的。

多种 HLA 相关抗原已被证明与 GD 的发病有关。HLA－DR3、HLA－B8 及 HLA－BW3 已被认为与白种人的易感性呈正相关。高加索人中的 HLA－B8、日本人中的 HLA－B35、中国人的 HLA－BW46 阳性者患病的相对危险性也增高。

细胞毒性 T 淋巴细胞抗原 4(CTLA4)基因被认为是影响 GD 遗传易感性的主要非 HLA 候选基因之一。其启动子与编码区的多个位点被认为与 GD、甲状腺相关眼病(TAO)的易患性有关。CTM 与 HLA 基因位点的共同作用可能占 GD 遗传易感性的 50%以上。除此之外,尚有 TSHR 基因、干扰素－γ 基因、肿瘤坏死因子－β 基因、白介素－1 受体拮抗剂基因等非 HLA 相关基因被认为与 GD 发病相关,但目前尚无一种遗传标志能够准确预测 GD 的发生。

(三)性别

未成年人中男女患病率无显著差别,成年女性的发病率是男性的 4～6 倍。

(四)感染

细菌感染主要通过分子模拟导致 AITD 的发生。如,耶尔森杆菌的某些亚型具有 TSH 结构相似的膜结合位点,引起抗体对自身 TSH 受体的交叉反应,但 GD 患者伴随耶尔森杆菌感染的直接证据不足。

病毒感染一方面可引起 IL－1 非特异性分泌或诱导甲状腺细胞表达 II 类抗原,向 T 淋巴细胞提供自身抗原作为免疫反应对象,另一方面可以直接作用于自身组织细胞,导致其破坏或凋亡,导致一些蛋白质抗原的释放,激活自身免疫反应过程。

(五)精神因素

不少 GD 患者发病前有精神应激史,但并无证据表明精神因素是 GD 发病的直接原因。针对两者关系有人认为是精神刺激使中枢神经系统去甲肾上腺素分泌降低,CRH、ACTH、皮质醇分泌增多,免疫监视作用减弱,B 细胞分泌自身抗体增多而致病,也有人认为精神因素只是起到了使原有的 GD 突然加重的作用。

（六）其他因素

有人认为甲状腺组织损伤可引起 TSH 受体胞外区结构改变而启动抗体的产生,但确切依据不足。吸烟以及过高或过低的碘摄入均可增加 GD 的患病风险。

（七）甲亢相关眼病(TAO)的发病机制

甲亢相关眼病(TAO)的发病与多种因素有关。目前,针对 GD 发病遗传因素的研究已提出至少 50 个相关基因,其中可能以 HLA－2 型、CTLA－4、PTPN22、CD40 等最为重要,但目前尚未发现引起 GD 眼病遗传易感性的特异性基因。

另外,一些环境因素如吸烟、药物(如 GH、胰岛素、^{131}I 等)、眼部手术等也与 TAO 的发病密切相关。TAO 的发生涉及到体液免疫与细胞免疫的共同作用,研究认为,早期眼球后组织以细胞免疫为主,局部存在针对眼肌细胞的抗体依赖性细胞介导的细胞毒(ADCC)作用。随着病情的发展,转为体液免疫起主导作用,患者血清中抗眼外肌抗体阳性。

（八）局部黏液性水肿机制

GD 患者黏液性水肿多发生在小腿下段胫骨前处,有时可伸展至足背部或膝部;其病理特征是表皮肿胀,皮肤和皮下组织黏多糖聚集、胶原增多、结缔组织纤维损害,与 GD 眼病球后组织的病理变化十分相似。目前已证实黏液性水肿患者皮肤和成纤维细胞中具有与 TSH 受体结构相似的抗原,其同样可以致敏特异型 T 细胞,产生多种炎症因子,导致局部皮下黏多糖聚集以及水潴留,进而导致局部皮肤的特征性病变。

（九）其他原因所致甲亢

1.甲状腺炎　属暂时性甲亢。可因各种原因所致的甲状腺炎导致滤泡破坏,T_3、T_4 释放,引起暂时的甲状腺功能亢进表现,可因储存的甲状腺激素释放殆尽而逐渐发展为甲减。

2.外源性因素所致甲亢　因治疗甲减、甲状腺肿瘤或结节性甲状腺肿而服用甲状腺素剂量偏大、因某些原因(减肥、治疗月经紊乱等)自行服用过量甲状腺素或误食等,造成一过性甲状腺功能亢进症但外源性甲亢一般无甲状腺肿大,甲状腺摄碘率与血清 TSH 水平、甲状腺球蛋白水平常降低。

3.毒性甲状腺腺瘤　毒性甲状腺腺瘤引起的甲亢多为持久性,血清 T_3、T_4 升高,TSH 受抑制而降低。其治疗应首选 ^{131}I,也可通过手术切除而治愈。

4.毒性多节结性甲状腺肿　结节性甲状腺肿伴甲亢又称为毒性多结节性甲状腺肿。其发病原因不明,多为单纯性甲状腺肿久病后的常见结果。多见于 50 岁以上女性,甲状腺可触及多个肿大结节。甲亢表现多轻微,或为淡漠型甲亢。血清 TT_3 升高、TT_4 升高或正常。甲状腺摄碘率仅中度升高,故用 ^{131}I 治疗时剂量宜大,放射治疗无效时可行甲状腺次全切除术,可快速改善症状,缩小甲状腺体积,但易致甲减。

5.异位甲状腺毒症　卵巢畸胎瘤是目前唯一引起异位甲状腺功能亢进的疾病。因患者畸胎瘤中含有大量甲状腺组织,而导致甲状腺激素含量过高,引起甲亢临床表现。

6.TSH 依赖性甲亢　多因垂体 TSH 分泌瘤所致,多为垂体大腺瘤或微腺瘤。血清中 T_3、T_4 及 TSH 水平均升高。常可有生长激素、催乳素等其他垂体激素的升高。对本病手术治疗效果好,无法找到腺瘤或肿瘤无法切除者可以溴隐亭或奥曲肽治疗。

二、病理生理与临床表现

甲亢的起病可缓可急。多数患者因数周或数月内出现性情急躁、怕热多汗、乏力、心悸、食量增加但体重减轻,或因发现颈部增粗、眼球突出而就诊。也有少数患者在受到重大精神刺激或感染、创伤之后,在数日之内出现严重的临床症状,呈"暴发性"起病。另有部分病例起病隐匿,进展缓慢,在起病数年之后方才就诊。心力衰竭和甲亢危象是引起患者死亡的重要原因。

不同患者的临床表现受到年龄、起病情况、甲状腺激素增高水平以及自身各个组织器官对激素敏感性差异的影响儿童及青少年患者可出现生长发育加速、体重增加,逐渐可呈"肢端肥大"表现。起病缓慢的年轻患者临床症状一般较轻,且耐受性较好。老年患者可无典型的神经兴奋性增高的症状与体征,较易表现为神志淡漠、消瘦、乏力甚至恶病质。

(一)高代谢表现

甲亢患者维持基本生理功能及体力活动的效率降低,患者营养消耗增加,表现为食物摄入、对储存能量的利用和氧气的消耗增加,但能量多以热能形式消耗。患者多表现为怕热、多汗、皮肤湿润、多食易饥、体重减轻。但值得注意的是,部分年轻患者可因摄食增加明显而导致体重的增加。

TH 主要通过对中枢神经、自主神经和周围组织的影响,起到增加基础代谢率,加速营养物质消耗的作用。TH 可以结合于靶细胞 DNA 调节序列的受体结构,调控靶基因的转录和表达,也可以不依赖于核内受体,而是作用于细胞质、细胞膜,调节靶细胞的功能和活性,例如:TH 可通过刺激细胞膜的钠—钾 ATP 酶,增加氧耗和产热。

TH 可促进蛋白质的合成与分解,而以促进分解为主,可致负氮平衡,血清总蛋白、白蛋白水平下降,尿肌酸排出增多;能诱导脂肪代谢过程中许多酶的生成,促进脂肪的合成、氧化及分解,但总体作用结果常致血中总胆固醇降低,甘油三酯降低或正常,游离脂肪酸和甘油升高,脂酸代谢产物酮体的水平也相应增高;TH 还可加速糖的氧化利用和肝糖原的分解,同时可能通过减少胰岛素受体数目、降低胰岛素与受体的亲和力等机制导致糖耐量异常,或进一步增大糖尿病患者外源性胰岛素的需要量。

(二)甲状腺弥漫性肿大、胫前黏液性水肿可为 GD 的特征性临床表现

GD 患者甲状腺多呈弥漫性、对称性肿大,体积为正常甲状腺组织的 2～4 倍,也有部分患者可伴结节或呈局限性甲状腺肿,亦可无甲状腺组织的肿大。肿大的甲状腺质软、表面光滑、无压痛,可随吞咽活动上下移动。由于腺体内血管增生,常可闻及连续性或收缩期为主的吹风样血管杂音,上、下级明显,杂音较强时常可扪及细震颤。而亚急性甲状腺炎者甲状腺质硬,常伴压痛;毒性多结节性甲状腺肿者,甲状腺组织质地不均匀,肿大而不对称;引起甲亢症状的甲状腺腺瘤,瘤外组织萎缩,触诊时甲状腺组织并不肿大。

约 5% 的患者有典型对称性胫前黏液性水肿,多见于小腿胫前下 1/3 处,也可见于足背、膝部,甚至头面部和四肢。初期呈紫红色皮损,随后逐渐呈斑块结节状突出于皮肤表面,最终可呈树皮样叠起,可伴感染和色素沉着。一些患者可伴有甲亢肢端病。表现为指端软组织肿胀,外形似杵状指,可伴疼痛及活动受限。X 线检查食指(趾)骨骨膜有不规则骨质增生,局部皮肤活检可见典型黏液性水肿改变。该病病程可达数月或数年,反复发作者治疗困难,但有部分患者可自行痊愈。

(三)甲状腺眼征

Graves 眼病是由多种自身免疫性甲状腺疾病引起的眼部病变。浸润性突眼和非浸润性突眼是甲亢患者眼部异常的两种主要类型有 43% 的 GD 患者可同时伴有突眼,44% 的患者可

于 GD 发病后出现突眼,另有 5% 的 GD 患者仅有突眼症状而显示甲状腺功能正常。

非浸润性眼征与 TH 增多所致的交感神经兴奋性和眼肌紧张性增高有关,主要表现为:①瞬目减少(Stellwag 征)。②上睑移动滞缓(von Graefe 征),眼球下移时角膜上缘可暴露白色巩膜。③向上看时,前额皮肤不能皱起(Joffroy 征)。④双眼辐辏不良(Mobius 征)。⑤上眼睑痉挛。⑥眼裂增宽(Dalrymple 征)。其中,后两者几乎可见于所有原因所引起的甲状腺功能亢进者。

浸润性突眼则为框后组织自身免疫炎症的一种表现。患者多有畏光、流泪、复视、视力减退、眼部肿痛、异物感等症状,可并发青光眼。由于患者眼球明显突出,眼睑不能闭合,故常出现结膜、角膜的充血、水肿、溃疡,甚至出现全眼炎而致失明。大部分患者眼部炎症活动可持续 6~12 个月,之后可进入稳定期,部分病例可反复发作因有少数患者突眼症状并不明显,但畏光、流泪、复视及眼球活动障碍等症状明显,因此,仅以眼球突出程度来判断浸润性突眼的严重程度是不合适的。目前常用 NOSPECS 分级和 ACS 活动度评分来评价眼病的严重程度和活动度。

(四)心血管系统

甲状腺激素可以引起外周血管阻力下降,从而增加心脏、肾脏、皮肤、肌肉等多个组织器官的血液灌流,以适应甲亢状态下机体高代谢的需求。其中涉及的机制包括:①甲状腺素作为一种血管扩张因子,可直接作用于血管平滑肌细胞引起血管扩张。②甲状腺素作用于血管内皮细胞,使其产生 NO 等活性因子引起血管的扩张。③机体代谢产生大量乳酸,同样可以刺激外周血管的扩张。

另一方面,甲状腺激素可以增加心肌收缩力和舒张功能,造成久病者心脏负荷长期增大,从而导致心肌肥厚、心脏扩大甚至心力衰竭。其中的机制包括:①甲状腺激素能在细胞水平增加 α-肌球蛋白基因的表达,从而增加其固有的 ATP 酶活性,为心肌细胞的收缩提供更多的能量,增加心肌纤维缩短率。②甲状腺激素可通过激活促进内质网摄取钙离子的 ATP 酶,抑制内质网摄钙的负性调节因子,起到增加舒张期内质网对钙离子摄取率的作用。③甲状腺素与儿茶酚胺结构相似,并可能增加心肌细胞中 β 肾上腺素能受体的数量,起到了拟交感神经兴奋的作用。

由于上述机制的作用,甲亢患者可表现为多种心血管系统症状。

1. 绝大多数甲亢患者有窦性心动过速表现,多在 90~120 次/分。活动或静息状态下心动过速持续存在,睡眠状态仍可达 85 次/分以上,常可闻及心尖部第一心音亢进及收缩期杂音。心率可随甲亢病情的控制而减慢。

2. 甲亢患者心率失常以心房颤动最为常见,也可见阵发性房性期前收缩、心房扑动、阵发性室上性心动过速和房室传导阻滞等。其中房颤可为部分老年甲亢患者的主要临床表现,甲状腺药物治疗后,大部分房颤患者可恢复窦性心律。

3. 甲亢引起的心脏扩大和心力衰竭称为甲亢性心脏病,多发生于病程较长,年龄较大,甲亢未得到适当治疗者。在 TH 的长期作用下,患者多出现心肌肥厚,导致高排血量性心脏病。甲亢症状控制后,心功能可得到明显改善甚至完全缓解。

(五)呼吸系统

甲亢患者代谢率升高,造成氧耗量与二氧化碳生成量增加,作为代偿,患者可有气促、活动后呼吸困难表现。另外,呼吸肌无力,心功能不全所致肺毛细血管充血,肺顺应性降低,呼吸道阻力增加,二氧化碳弥散能力降低或肿大的甲状腺压迫气管等均是导致呼吸困难的原因。

(六)神经系统

甲亢患者多有神经系统兴奋性增高的表现。如:多言多动、失眠紧张、焦虑、烦躁、易激惹、记忆力下降等。伸舌或平伸双手后可有细震颤,腱反射增强。老年患者则可表现为淡漠、寡言、抑郁,甚至神志模糊。

(七)肌肉

1. 甲亢肌病　甲亢患者体内大量甲状腺激素使线粒体氧化过程加速,能量以热能形式消耗,而维持肌张力和肌收缩力的 ATP、磷酸肌酸不足。患者多有肌无力症状,并可见肌肉萎缩,易累及上下肢近端肌,肩、骨盆带肌表现最明显。远端肌、呼吸肌、口咽肌也可被累及,可有肌萎缩,应注意甲亢肌病和一般情况下乏力、消瘦症状的区别。肌病患者尿肌酸排量可增多,但抗肌肉细胞的各种自身抗体阴性,血钾正常。肌肉活检示肌萎缩、脂肪细胞及淋巴细胞浸润,肌电图提示肌源性损害。甲亢肌病和甲亢的严重程度呈正相关,新斯的明无效,甲亢控制后肌病可好转。甲亢肌病少有急性发作,患者可合并甲亢危象,可在数周内出现言语及吞咽困难,发音不准,也可合并甲亢危象。另外,有研究认为特发性炎性肌病的发生也与甲亢相关。

2. 甲亢伴发周期瘫　临床表现以一过性或反复发作性肌无力和瘫痪为特征。夜间或劳累后发作多见:每次发作时间数分钟甚至数日不等,发作频率可一年或一日数次。发作时表现为下肢和骨盆带肌对称性迟缓性麻痹。严重者可有四肢麻痹甚至累及呼吸肌。发作时腱反射减弱或消失,神志清楚,可伴心悸、气短、言语困难、腹胀、恶心、烦躁不安等症状。甲亢症状控制后,麻痹发作可随之减少或消失。

患者发作时多有血清钾水平的降低,研究表明,这与钾离子在细胞膜内外分布不均有关。胰岛素注射可诱发麻痹,这被认为与其能够激活钠—钾 ATP 酶,促进钾离子向细胞内转运有关。此外,大量进食碳水化合物、劳累、剧烈运动、酗酒等也被认为是麻痹产生的诱因。麻痹症状可通过补充钾而得到纠正,普萘洛尔可预防麻痹发作。

3. 甲亢伴发重症肌无力　重症肌无力者中 $3\%\sim5\%$ 为 GD 患者,GD 患者中有 1% 合并重症肌无力。两者同为自身免疫性疾病,肌细胞中均可检出自身抗体。本病以面部肌肉受累多见,咀嚼、吞咽、言语困难可为主要临床表现,严重者可有呼吸肌麻痹衰竭,甚至危及生命。甲亢性肌病与本病伴发时常可加重患者症状。面部肌肉受累、肌萎缩不明显、用新斯的明有效为本病与甲亢性肌病的主要鉴别点。

(八)消化系统

患者往往表现为多食易饥,但体重降低。这与甲状腺激素加速胃肠道蠕动、减少食糜与肠黏膜接触的时间造成消化、吸收不良有关。患者还可表现为食欲下降、恶心、呕吐,腹泻或脂肪泻,这多提示疾病已发展到严重阶段,有发生甲亢危象的可能。部分甲患者甲状腺明显肿大压迫食管,可出现吞咽困难症状。甲亢患者还易伴发溃疡性结肠炎、急性腹痛等,应注意鉴别,以免忽略伴发的疾病。

部分甲亢患者可有肝功能异常,但一般情况下肝损害较轻微,表现为肝酶、胆红素的升高,少数甲亢特别严重者,特别是伴有感染、危象或原有肝脏疾病者可有黄疸和肝肿大,提示预后差。

（九）血液系统

甲亢患者可有红细胞数目增多、红细胞压积及血红蛋白水平的降低，因甲亢患者代谢亢进，相对缺氧的外周环境可刺激肾脏促红细胞生成素的分泌，进而导致骨髓造血活动增强。部分甲亢患者可有轻度淋巴细胞增多与粒细胞减少，血清中黏附分子、内介素、白介素受体、可溶性 Fas 的浓度增高，患者可有血小板减少，血小板聚集率下降，寿命缩短。这与患者体内存在抗血小板自身抗体（IgG）有关。脾大、肠腺和淋巴结肿大多与自身免疫有关。

（十）内分泌系统

1. 肾上腺功能　甲亢患者皮质醇的代谢率增加，表现为尿皮质醇及尿 17-羟皮质类固醇的排泄量轻度升高，但血浆皮质醇常正常。ACTH 的分泌量增多，使患者的肾上腺皮质长期处于高负荷状态，故遇到急性刺激时可有皮质功能不足的表现。

2. 性腺功能　儿童患者可有性发育延迟，妇女则常表现为月经稀少、月经周期不规律甚至发生闭经。某些患者表现为无排卵性月经周期，无生育能力。这可能与甲状腺激素影响 GnRH 的信号转导，干扰 LH/FSH 脉冲的频率和振幅有关。甲亢患者怀孕后的流产率升高，自身抗体的存在常被认为是流产的易感标志。10％的男性患者可有勃起障碍或乳腺发育，这与性激素结合蛋白（SHBG）水平升高（其可能机制是甲亢时过量的甲状腺激素使雌二醇生成增多，清除减少，过量的雌二醇使肝脏合成 SHBG 的量增多），雄激素、性雌激素转化率增加有关患者甲亢控制后，性腺障碍可完全恢复。

3. 其他　甲亢患者可有 GH 释放增加、骨代谢增强以及糖耐量的异常。

三、诊断

凡有高代谢临床表现，如不明原因的消瘦、乏力、怕热、心悸、腹泻、手抖、月经紊乱者，尤其是伴有甲状腺组织增大或突眼者，应高度怀疑甲亢的可能。某些患者无典型甲亢的临床症状，但其他疾病如糖尿病、结核、心衰、冠心病、肝病等治疗不满意，或仅有 TSH 降低这一化验指标的异常，也应警惕甲亢的可能。

典型甲亢的生化检查特点为血清总和及游离的 T_3、T_4 水平升高，而 TSH 水平降低。但不能以激素水平来判断患者疾病的严重程度。

（一）测定血液中激素水平

1. 血 TSH 的测定　现对 TSH 测定的敏感性已大大提高，用 IRMA 测定 sTSH 的血浓度为 0.4～3.0mU/L，其最低检出值可达 0.04mU/L，约 96％的患者 TSH 水平低于正常低值。更有超敏 TSH（uTSH），正常范围为 0.5～5.0mU/L。在大多数情况下，若患者有典型临床表现，则只需血 uTSH<0.5mU/L 即可诊断为甲亢。且 TSH 的测定已被广泛应用于甲亢的筛选、诊断、病情追踪、药效评价和预后判断。

2. FT_3、FT_4 的测定　FT_3、FT_4 指未与血清蛋白相结合的 T_3、T_4，也是直接发挥生物学作用的形式，可直接反映甲状腺的功能状态。与 T_3、T_4 相比，其敏感、特异性均较高。RIA 法测定 FT_3 为 3～9pmol/L，FT_4 为 9～25pmol/L。但 FT_3、FT_4 水平也受到某些因素的影响，如家族性异常白蛋白血症所致高甲状腺素血症、全身甲状腺素抵抗或一些非甲状腺疾病均可导致 FT_3、FT_4 值的偏差。

3. TT_3、TT_4 的测定　血中 T_3 与蛋白结合达 99.5％以上，T_4 的蛋白结合率则达到 99.95％以上，故能够影响血清蛋白水平，尤其是 TBG 水平的因素均可引起 TT_3、TT_4 测定的偏差。如其常受到妊娠、雌激素、病毒性肝炎、淋巴瘤、遗传性 TBG 增多症等因素的影响而升高,受到雄激素、低蛋白血症、生长激素或 IGF－1、泼尼松等的影响而下降。两者的参考值,RIA 法:TT_3:1.8～2.9nmol/L,TT_4:65～156nmol/L。二者变化呈平行趋势,但在轻型甲亢、亚临床甲亢、甲亢初期与复发早期,TT_3 上升速度较快,幅度较大,故其为早期 GD、治疗中疗效观察、停药后复发的敏感指标。大多数甲亢患者 TT_4 水平升高,故其为判断甲状腺功能的最基本筛选指标。

(二)甲状腺自身抗体的测定

TRAb 测定具有重要的临床意义,未经治疗的 GD 患者,TRAb 的检出率可达 90％以上,且甲亢患者,只要出现 TRAb 阳性,则可诊断为 Graves 病。TRAb 阳性则提示自身免疫为致病原因,可用于病因的鉴别。TRAb 是甲亢复发的重要预测指标。甲状腺过氧化物酶抗体 TPO 的测定同样具有重要意义,也是提示甲状腺向身免疫性病因的一项敏感指标。

(三)TRH 兴奋试验

现已逐渐被 TSH 浓度测定所取代。原理:甲亢患者因长期血清 T_3、T_4 水平高,可致垂体 TSH 分泌受到抑制,此时,即使使用 TRH 进行刺激,血清 TSH 分泌也不会具有正常的高峰,而呈反应低下或无反应。此实验已很少使用。

(四)甲状腺摄碘率

本试验用放射性碘作为示踪物,测定碘在体内的移动速度和量,计算甲状腺摄碘的相关指标,能够发现甲状腺的自主高功能状态。正常甲状腺的吸在 20～30 分钟已有一定数量,24 小时达高峰,甲亢者吸^{131}I 率高于正常范围和(或)高峰时间提早出现,甲状腺功能减退者则吸^{131}I 率降低,高峰时间延迟。

受检者空腹口服 2μCi 的 Na^{131}I 溶液或胶囊后,2 小时、3 小时和 24 小时分别以甲状腺功能仪测定计数率,计算吸^{131}I 百分率:甲状腺吸^{131}I 百分率＝[(甲状腺部位计数率)－(本底计数率)]＋[(标准源计数率)－(本底计数率)]×100％。可以时间为横坐标,吸^{131}I 为纵坐标,绘制动态曲线,可以直观地反映甲状腺摄碘功能状态,正常人甲状腺摄^{131}I 率在 20～30 分钟即可出现一定量,2～3 小时为 10％～20％,24 小时为 25％～40％,达高峰,为 2～3 小时摄碘率的 2 倍。甲亢患者各时期的^{131}I 摄取率均增加,高峰值可仍为 24 小时或有所提前,表现为早期^{131}I 摄取率增加,而 24 小时时摄碘率下降。

本试验敏感性高,特别对早期甲亢的诊断有重要的临床意义,但并非所有摄碘率增高者都为甲亢。如缺碘性甲状腺肿、单纯性甲状腺肿、青春期时均可有摄碘率的增加,但无高峰的提前,可以甲状腺^{131}I 抑制试验来鉴别。

(五)影像学检查

首选超声检查。GD 时,甲状腺呈弥漫性、对称性、均匀型肿大,边缘多规则,内部回声多呈密集、增强光点,分布不均匀,部分有低回声、小结节状改变。甲状腺肿大明显时,常有周围组织受压和血管移位改变。多普勒彩色血流成像显示甲状腺组织血流呈弥漫性分布,血流量大,流速快,呈"火海征"。超声检查可用于鉴别 GD 和无痛性甲状腺炎所致的甲亢。

X 线 MR 检查无显著优势,故不作为首选。

四、治疗

确诊甲亢后应注意低碘饮食,并补充营养物质,以适应机体高代谢的需求同时注意休息,放松心情,避免过量的体力活动。

目前 GD 的主要治疗方式有药物、手术、^{131}I 三种。其目的在于减少甲状腺激素的合成,改善临床症状与体征。三种方案各有其适应证和禁忌证,但多数患者在治疗方式的选择上并无绝对的界线,应综合多方面因素选择适当的治疗方案。

(一)抗甲状腺药物治疗

根据 2011 版 ATA/AACE《甲亢和其他病因甲状腺毒症诊治指南》的推荐,下列患者应优先考虑 ATD 治疗:女性、病情轻度、甲状腺轻度肿大、TRAb 阴性或滴度低下的甲亢患者,此类患者通过 ATD 治疗出现缓解的可能性较大。以下患者也应考虑 ATD 治疗:老年或存在增加手术风险的合并症或生存期有限的患者,无法遵守辐射安全规定的患者,有手术或颈部外照射史的患者,缺乏经验的甲状腺外科医生,有中、重度活动性 GD 患者。ATD 治疗的禁忌证主要是粒细胞缺乏或肝功能损害者。选择该治疗手段的患者较为关注 ATD 治疗后 GD 的缓解,并可避免甲状腺素替代、手术和辐射,但对 ATD 的潜在不良反应、治疗后需持续监测甲状腺各指标以及 GD 复发等顾虑较少。

抗甲状腺药物治疗甲亢已有 60 年的历史,常用的抗甲状腺药物有丙硫氧嘧啶(PTU)、甲巯咪唑(MMI)。

(二)^{131}I 治疗

美国甲状腺协会和临床内分泌医师协会 2011 年甲亢诊疗指南认为,^{131}I 治疗是可以治愈甲亢的一种方法,治疗后出现甲减是 ^{131}I 治疗的目的,此时甲亢才算彻底治愈。

^{131}I 治疗甲亢的原理基于以下几个方面:①甲状腺组织对碘的摄取能力极强,尤其是甲亢患者,甲状腺摄碘率达 80%～90%。故内服的 ^{131}I 可浓集于甲状腺组织内发挥效应。②^{131}I 在衰变过程中能够释放出 β 射线,经其照射后的甲状腺滤泡细胞发生空泡化、核固缩,同时甲状腺组织发生炎症、萎缩、纤维化等改变。③^{131}I 的射程只有 2mm,这能够保证其释放的射线仅作用于甲状腺组织而不会对其周边组织产生破坏作用。这使得 ^{131}I 成为治疗甲亢的一种方便、安全、有效的措施。

(三)手术治疗

甲亢的手术治疗和 ^{131}I 治疗一样,试图通过减少有功能的甲状腺组织而减少甲状腺激素的合成及释放。甲状腺次全切除术多采用 Hartley－Dunhill 术式(一侧全切,另一侧次全切),经妥善的术前准备和细致手术,可使 70% 的患者达到治愈,且不需终身服药治疗。手术的病死率低,严重并发症少,但并发症种类较多,且仍有部分患者会在术后多年复发。

1.手术适应证

(1)甲状腺明显肿大,伴压迫症状,或为异位(如胸骨后)甲状腺肿。

(2)结节性毒性甲状腺肿。

(3)疑为恶性病变者。

(4)病变中等严重程度,长期抗甲状腺药物治疗困难、治疗无效、之后复发而不欲行 ^{131}I 治疗者。

2.手术禁忌证

(1)合并严重的心、肾、脑疾病,一般情况差而不适合手术者。

(2)经手术治疗失败者,因造成神经损伤的概率大大增加而不宜再次手术。

(3)妊娠头 3 个月及 6 个月之后。

(4)甲亢病情未控制者。

(5)病情较轻、甲状腺肿大不明显者。

3.术前准备　术前使用药物配合治疗,控制患者心率<80 次/分,T_3、T_4 在正常范围内,可有效减少出血、甲亢危象等术后并发症的发生。

目前最常用的方式为硫脲类配合碘剂。使用硫脲类药物使患者甲亢症状控制,心率<80次/分,T_3、T_4 在正常范围内,此时方可加用碘剂,每日 3 次,每次 3~5 滴,两种药物合用 2 周后进行手术较为安全。需注意的是,硫脲类药物应在加用碘剂后继续使用,直到手术,否则可致病情复发,控制困难。

对于对硫脲类药物有不良反应或欲缩短术前准备时间的患者,可使用β受体阻滞剂普萘洛尔来降低周围组织对甲状腺素的反应。此药物作用迅速,但因其并未减少甲状腺素的生成和释放,故停药后极易造成甲亢危象,须于术前至术后坚持服药,并监测患者生命征,防治甲亢危象的发生。

4.并发症

(1)甲减。手术治疗后甲减的发生率高。有 20%~37%的患者在甲状腺次全切除术后发生甲减,持续 2~3 个月后自行恢复,为暂时性甲减,若持续 6 个月以上则为永久性甲减,需要终身服用甲状腺激素替代治疗。术后剩余甲状腺组织体积的大小是决定甲减发生率的重要因素。甲状腺次全切除术后遗留 2~4g 甲状腺组织,其甲减时候发生率达 25%~40%,而甲状腺部分切除术者留下 8~10g 甲状腺组织,甲减的发生率达 5%~10%。但甲减的发生不应视为手术失败。因为,为了避免术后甲亢复发、恶性组织残留,一般手术倾向于切除较多的甲状腺组织,发生甲减后再使用甲状腺激素替代治疗;另外,术后甲减的发生率与患者自身免疫状况和年龄、随访时间等因素相关。

(2)甲亢术后复发。甲亢的术后复发多在 1~5 年发生,晚期发生者少见。术后甲亢复发者不宜再次手术治疗,一方面因残余甲状腺组织少,再次手术极易损伤正常组织;另一方面因再次手术后仍有可能复发。一般予抗甲状腺药物或^{131}I放射治疗。

(3)喉返神经损伤:损伤一侧喉返神经可致声音麻痹,两侧同时损伤则可致声带麻痹、影响呼吸道的通畅,甚至造成窒息,需立即予气管切开。

(4)损伤甲状旁腺组织或其血供可造成暂时性或永久性甲状旁腺功能减退。前者经补充维生素 D 和钙剂可逐渐缓解症状直至停用,后者则需终身服药治疗。

(5)其余并发症如创面出血、感染、甲亢危象、颈交感神经损伤、颈部乳糜瘘及突眼恶化等极少见。

(潘金强)

第三节　甲状腺结核

甲状腺结核,又称结核性甲状腺炎,是全身结核的一部分,临床上罕见,国外发病率占整个甲状腺疾病 0.4%~1%,国内 0.4%~0.76%。女性多见,男:女=1:(3~4)。常缺乏特异性的体征、诊断方法和临床表现,所以误诊率较高。

一、病因和发病机制

大部分甲状腺结核患者多有肺结核病史,也有部分患者没有任何结核病史。根据发病机制可分为原发性甲状腺结核和继发性甲状腺结核。原发性结核多是由于初次感染结核后,结核杆菌血型播散,潜伏于甲状腺组织内并在身体抵抗力降低的条件下发病;继发性甲状腺结核多继发于身体其他部位的结核,如肺结核、颈淋巴结核等通过血行、淋巴播散或者直接由颈部结核性淋巴结炎感染甲状腺等。

尽管近 20 多年来世界范围内结核病的发病率有增加趋势,但是甲状腺结核发病率却较低,其发病率水平较低可能与以下几个因素有关:①甲状腺组织血供丰富、含氧量高,不利于结核杆菌繁殖。②甲状腺缺乏易受结核菌侵袭的网状内皮细胞。③甲状腺组织对结核菌有较强的免疫力。④甲状腺的胶质对结核菌有拮抗作用。⑤对其他部位结核病及时抗痨治疗,减少了结核病的血源性播散。

二、病理特征

病理特征多为由郎罕(Langhans)巨细胞、上皮样细胞、淋巴细胞和成纤维细胞所形成的结核性肉芽肿坏死,伴干酪样坏死物,抗酸染色可找到结核杆菌(图 1-1)。病理学上常分为四型:

1. 肉芽肿型　本型临床最多见。由上皮细胞肉芽肿构成,周围淋巴细胞包绕,可见朗罕巨细胞,甲状腺结节性肿大,质地坚硬。

2. 干酪型　多为孤立性结节,有干酪样坏死和寒性脓肿。

3. 弥漫型　甲状腺明显肿大,表面较硬小结节,不光滑,类似弥漫性甲状腺肿。

4. 粟粒型　多在术后病理检查或尸检发现粟粒样结核结节,无特殊意义。

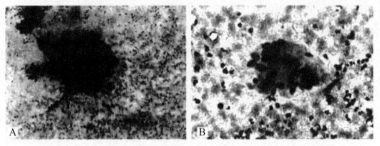

图 1-1　甲状腺结核细胞学形态吉姆萨染色示上皮样细胞
中心坏死和炎症细胞(A,×100 倍),多核巨细胞(B,×400 倍)

三、临床表现

甲状腺结核可伴有全身结核中毒症状,如盗汗、乏力及消瘦等。局部可触及甲状腺肿大或结节,病灶多位于甲状腺右叶,单叶病灶为主。肿块质地较硬,结节状,无痛性,活动性差,偶有压痛,但肿块无明显的特异性,容易与甲状腺肿瘤相混淆。肿大的甲状腺可压迫周围器官产生吞咽困难、呼吸困难及声音嘶哑等。部分受结核侵袭的甲状腺可发生功能变化,表现为功能亢进或功能低下。

四、实验室和其他检查

甲状腺结核不同时期的组织学改变不同,辅助检查还尚不能定性诊断,注意既往有无结核病史,有无结核中毒症状的存在,按程序选用血沉和结核菌素试验,进一步行同位素、B 型超声和(或)CT 检查,并注意与甲状腺腺瘤、结节性甲状腺肿、甲状腺癌等疾病相鉴别。

1.超声检查 表现为中低回声肿块,或不规则低回声暗区,其内可有强回声及声影,区别于边界清晰的甲状腺瘤和囊肿,但不易与甲状腺癌鉴别,因为二者均可出现钙化和颈淋巴结肿大。

2.CT 检查 显示为密度不均匀的肿块,脓肿形成时中央呈水样密度区,若见散在钙化灶,则为结核的重要影像特点,应高度怀疑。

3.细针穿刺细胞学检查 对疑似本病的患者,可选用细针穿刺活检,必要时粗针穿刺;对<2cm 的甲状腺结节行 B 超引导下穿刺可提高诊断的准确性,减少假阴性;可反复多次穿刺检查。结果可见上皮样细胞、干酪样坏死物、淋巴细胞,多见郎罕巨细胞,偶见中性粒细胞。仅见郎罕巨细胞和结核性肉芽肿,尚不能排除亚急性甲状腺炎、桥本甲状腺炎、Riedel 甲状腺炎和类肉瘤,但若并存干酪样坏死物和(或)结核杆菌,则可确诊。

4.核素扫描 腺叶形态不规则、腺体增大、核素分布不均匀,见到异常核素分布缺损区,即"冷结节"或"凉结节",证明病灶处为甲状腺无功能区,失去摄碘功能。

5.其他 血象、甲状腺功能、结核菌素实验等检查均可辅助诊断。

五、诊断和鉴别诊断

甲状腺结核诊断比较困难,因其发病率低,大部分病例的症状不典型,导致误诊率较高。甲状腺结核的诊断主要依靠临床表现和辅助检查。其诊断要点首先要排除甲状腺功能亢进与急性甲状腺炎,其次要与甲状腺癌、Riedel 甲状腺炎及结节性甲状腺肿相鉴别。

甲状腺结核的诊断主要依据有以下 3 点:①甲状腺腺体组织内找到结核杆菌。②肉眼或组织学上可清楚看到结核结节、干酪样坏死组织与脓液,单凭结核结节尚不能肯定诊断,因为亚急性甲状腺炎同样有假结节与巨细胞而难以区分,但与结核无关。③并发粟粒结核或全身其他部位有原发性结核病灶存在。

六、治疗

甲状腺结核治疗的总的原则是应用全身抗结核药物和外科切除结核累及的甲状腺部分或引流(同时应根据甲状腺结核的病理类型、临床表现、伴发疾病等决定治疗方案。

1.药物治疗 抗结核药物是急性甲状腺结核最重要的治疗手段,药物在肺结核治疗中的成功使肺外结核的手术适应证明显缩小,同时甲状腺血运丰富,药物容易达到与积累。通常选用利福平、异烟肼、乙胺丁醇三联方案或加吡嗪酰胺的四联方案,抗结核药物至少坚持 6 个月以上。

2.手术治疗 慢性甲状腺结核首选手术。优势在于见效快、疗程短;手术后再行抗结核治疗,疗效确切,预后更好;手术治疗可同时处合并病,如结节性甲状腺腺肿、甲状腺癌等。

如有以下情况应积极选择手术治疗:

(1)对于有明显压迫症状的患者应进行手术解除压迫,同时尽量清除病灶。

（2）甲状腺结核合并肿瘤可疑者。

（3）伴有颈淋巴结结核者,病灶切除的同时应行颈淋巴结摘除。

（4）寒性脓肿形成应完整切除腺叶。

（5）合并非特异性感染,脓肿形成并浸润至肌肉、皮肤组织者应在联合抗生素的情况下仅行脓肿切开引流并视情况二期手术。同时手术治疗后应该进行正规药物治疗,以达到根治的目的。

（潘金强）

第四节　甲状腺瘤

一、病因及发病机制

甲状腺腺瘤的病因未明,可能与以下因素有关。

1. 性别　甲状腺腺瘤在女性的发病率为男性的 4～6 倍,提示可能性别因素与发病有关,但目前没有发现雌激素刺激肿瘤细胞生长的证据。

2. 癌基因　甲状腺腺瘤中可发现癌基因 c－myc 的表达。腺瘤中还发现癌基因 H－ras 第 12、13、61 密码子的活化突变和过度表达。高功能腺瘤中还发现 TSH－G 蛋白腺嘌呤环化酶信号传导通路所涉及的突变,包括 TSH 受体跨膜功能区的胞外和跨膜段的突变及刺激型 GTP 结合蛋白的突变。上述发现表明腺瘤的发病可能与癌基因有关,但上述基因突变仅限于少部分腺瘤。

3. 家族性肿瘤　甲状腺腺瘤可见于一些家族性肿瘤综合征中,包括 Cowden 病和 Catney 联合体病等。

4. 外部射线照射　幼年时期头、颈、胸部曾经进行过 X 线照射治疗的人群,其甲状腺癌的发病率约增高 100 倍,而甲状腺腺瘤的发病率也明显升高。

5. TSH 过度刺激　在部分甲状腺腺瘤患者可发现其血 TSH 水平增高,可能与发病有关。其机制可能是缺碘和致甲状腺肿物质的联合作用,导致甲状腺素的合成及分泌降低,反馈性地引起垂体分泌释放过高的 TSH,甲状腺滤泡上皮长期在其作用下过度增生。试验发现,TSH 可刺激正常甲状腺细胞表达前癌基因 c－myc,从而促使细胞增生。

6. 甲状腺自身免疫性疾病　桥本甲状腺炎和甲状腺功能亢进均较其他病变合并甲状腺癌的几率高,这可能与机体自身免疫功能紊乱有关。主要是与免疫系统对机体肿瘤细胞的免疫监视和杀灭功能减弱有关。

7. 其他　高功能腺瘤的发病机制研究表明,腺瘤细胞上 TSH 受体基因不同位点发生突变,或刺激性 G 蛋白的 α 亚单位有点突变,损害了 GTP 酶的活性,导致 GTP 酶的活性降低,cAMP 的产生增加,出现在没有 TSH 作用的情况下,受体持续性激活,产生过量的甲状腺激素,临床上出现甲状腺功能亢进。

二、病理

甲状腺腺瘤根据其组织来源可分为三类:来源于滤泡上皮细胞的肿瘤、来源于滤泡旁细胞的肿瘤和来源于间叶组织细胞的肿瘤。其中,来源于滤泡上皮细胞的称为甲状腺腺瘤

(thyroid adenoma)。来源于滤泡旁细胞的称为滤泡旁细胞瘤或 C 细胞腺瘤（c－cell adenoma），很少见。来源于间叶组织细胞的肿瘤和其他器官一样，多种多样，良性肿瘤在其母组织名称后加瘤，如脂肪瘤、平滑肌瘤和血管瘤等。

1. 来源于滤泡上皮细胞的肿瘤（甲状腺腺瘤）　根据细胞形态、结构及功能不同又分为滤泡状腺瘤、乳头状腺瘤、功能自主性甲状腺腺瘤、嗜酸性细胞腺瘤、腺脂肪瘤、玻璃样变性梁状腺瘤等。

（1）滤泡状腺瘤：滤泡状腺瘤是最常见的甲状腺瘤，腺瘤一般为单发，偶见一个以上。直径多在 2～5cm，小者可＜1cm，大的可达 10cm 以上，表面被覆完整的包膜，切面实性，质细腻，颜色根据其是否有水肿、黏液变性、出血囊性变而不同。细胞丰富时，呈淡红色或灰红色鱼肉状，当细胞较少而胶质多时则呈浅棕红色带胶质光泽。较大的腺瘤常有出血囊性变，并有瘢痕组织从中心向外放射，偶有合并钙化。瘤组织由大小不等的滤泡构成，细胞呈单层立方形或扁平状，腔内有粉红色的胶状体，间质常有充血、出血或水肿，胶原纤维常伴透明化、钙化和骨化等。根据其腺瘤实质组织的构成分为：

1）胚胎型腺瘤（embryonal adenoma）：由实体性细胞巢和细胞条索构成，肿瘤细胞分化较原始，类似胚胎期甲状腺组织，不形成滤泡，细胞呈小梁或条索状排列，无明显的滤泡和胶体形成。瘤细胞多为立方形，体积不大，细胞大小一致。胞浆少，嗜碱性，边界不甚清；胞核大，染色质多，位于细胞中央。间质很少，多有水肿。包膜和血管不受侵犯。

2）胎儿型腺瘤（fetal adenoma）：亦称小滤泡腺瘤，肿瘤由类似胎儿甲状腺的小滤泡构成，主要由体积较小而均匀一致的小滤泡构成。滤泡可含或不含胶质。滤泡细胞较小，呈立方形，胞核染色深，其形态、大小和染色可有变异滤泡分散于疏松水肿的结缔组织中，间质内有丰富的薄壁血管，常见出血和囊性变。

3）单纯性腺瘤（simple adenoma）：滤泡形态和胶质含量与正常甲状腺相似，又称为正常大小滤泡腺瘤（normofollicnilar adenoma）。肿瘤细胞分化良好，滤泡形态结构类似正常细胞滤泡，内含胶质，但滤泡排列较紧密，呈多角形，间质很少。

4）胶性腺瘤（colloidal adenoma）：又称巨滤泡性腺瘤，最多见，瘤组织由成熟滤泡构成，细胞形态和胶质含量与正常甲状腺细胞相似，但滤泡的大小差异大，排列紧密，有时可融合成囊。

5）不典型腺瘤（atypical adenoma）：很少见，发病率约占滤泡腺瘤的 2％，肉眼见肿瘤体积较大，平均直径在 5～6cm，腺瘤包膜完整，质地坚韧，切面实性灰白色，细腻而无胶质光泽。镜下细胞丰富，呈梭形、多边形或不规则形，密集，呈片状和弥漫性分布，结构不规则，不形成滤泡，间质甚少，核有异型，深染，染色质呈颗粒状，但核分裂象少见，间质少，无水肿。细胞虽然有异型，但无血管浸润和包膜浸润，无转移，呈良性。在处理这种腺瘤时，一定要仔细小心，多处取材，排除恶变。有专家称，至少取 8～12 块，没有发现包膜和血管浸润后才能做出非典型腺瘤的诊断。

6）透明细胞腺瘤（clear adenoma）：是十分少见的滤泡腺瘤亚型，由透明细胞构成，瘤细胞呈巢状或片状排列，部分区域形成滤泡或不完整滤泡，缺乏胶质。电镜下可见瘤细胞胞浆富含糖原和呈囊泡状肿胀的线粒体，可能与细胞水肿和变性有关。免疫组化标记染色甲状腺球蛋白（Tg）染色阳性，可以与其他转移和原发的透明细胞形态的肿瘤进行鉴别。不过要特别注意，透明细胞变性在滤泡细胞癌中的发病率远远高于滤泡腺瘤，故发现透明细胞变性区要多取材,以便排除滤泡细胞癌。

进行这些亚型分类的目的在于,腺瘤内的细胞数越多,提示腺瘤发生恶变的机会越大,越应积极寻找恶变的依据,包括血管和(或)包膜的浸润等。

(2)乳头状腺瘤:良性乳头状腺瘤少见,多呈囊性,故又称乳头状囊腺病。乳头由单层立方或低柱状细胞覆于血管及结缔组织构成,细胞形态和正常静止期的甲状腺上皮相似,乳头较短,分支较少,有时见乳头中含有胶质细胞。乳头突入大小不等的囊腔内,腔内有丰富的胶质。瘤细胞较小,形态一致,无明显多形性和核分裂象。甲状腺腺瘤中,具有乳头状结构者有较大的恶性倾向。凡有包膜浸润或血管受侵犯现象,均应列为乳头状癌,如具有1~2级乳头分支,瘤细胞排列整齐,异形核很小,分裂象偶见,且包膜完整,可暂时按乳头状瘤处理,但手术后定期随访有无复发与转移。

(3)高功能甲状腺腺瘤:高功能腺瘤是一种少见的甲状腺腺瘤。腺瘤组织功能自主,不受垂体分泌的 TSH 调节。在腺瘤形成的初期,瘤体外的甲状腺组织仍能正常分泌甲状腺激素,保持正常的反馈调节,甲状腺功能正常。随着病情进展,分泌的甲状腺激素增多,出现甲状腺功能亢进的表现,垂体 TSH 分泌受到抑制。结节周围的甲状腺组织功能部分或完全被抑制。

(4)特殊的腺瘤

1)嗜酸性细胞腺瘤(oxyphil cell adenoma):又称 Hurthle 细胞瘤,绝大部分或全部肿瘤细胞由嗜酸细胞构成,瘤细胞体积大,呈多角形,细胞可分成梁索片状或实体片状分布,较少形成滤泡,即使形成滤泡,也很少含胶质,有时瘤细胞可围绕血管形成假菊形团。细胞排列呈条索状或腺泡状。偶成滤泡或乳头状。乳头结构有二级分支,要与乳头状癌鉴别。胞浆丰富,含有丰富的线粒体,核小深染,核仁突出,核异型性明显。虽然细胞学表现提示嗜酸细胞滤泡腺瘤有恶性的可能,但由于其生物学行为缺乏浸润性,提示为良性病变。

2)腺脂肪瘤(adenolipoma):是非常少见的良性肿瘤。肉眼见包膜完整,分界清楚。光镜下见分化成熟的脂肪组织中有小滤泡和呈单纯性结构的滤泡岛,或由分化成熟的滤泡和脂肪构成。有人认为是腺瘤间质的脂肪化生。

3)玻璃样变性梁状腺瘤(hyalinizing trabecular adenoma):也是一种少见的特殊类型的腺瘤,表现为包膜完整的肿块。细胞丰富,形成细胞柱,呈梁状条索状排列伴有突出的玻璃样变性,玻璃样变性可出现在肿瘤细胞的胞浆内,也可出现在细胞外间隙。小梁曲直不一,可形成特殊的"器官样"构象,与髓样癌、乳头状癌、副节瘤的图像相似,但为良性病变。有时可出现核沟和砂粒体,但很少见—免疫组化染色和甲状腺球蛋白总是阳性表达,可与其他肿瘤相鉴别。同时也出现局灶性的表达 NSE、嗜铬素 A。

2.来源于滤泡旁细胞的肿瘤 滤泡旁细胞,即 C 细胞,边界清楚的良性肿瘤称为 C 细胞腺瘤,部分不形成肿块的称为 C 细胞增生症。

(1)C 细胞增生症(C-cell hyperplasia):C 细胞增生,均认为是家族性髓样癌的前期病变,也可为反应性增生,其以两侧叶的中心部位较明显,呈弥漫性或结节性增生;常为多发性,结节多有明显的界限但结节中常有甲状腺滤泡的夹杂,无淀粉样物质沉积。弥漫性增生的 C 细胞可位于甲状腺滤泡内或滤泡旁,呈小叶分布。有学者认为,每个滤泡中 C 细胞数在 6 个以上或每个低倍视野内 C 细胞超过 50 个即可诊断为 C 细胞增生症。作为髓样癌的前期病变,增生的 C 细胞存在一定的异型性,如核大,深染,细胞大小稍不一致等。常见的继发于甲状旁腺功能亢进、桥本甲状腺炎、甲状腺肿瘤等的 C 细胞增生症,增生的 C 细胞无明显的异型性。C 细胞在 HE 切片上也很难辨认,常常需要做降钙素的免疫标记染色,增生的 C 细胞为强阳性。

(2)C 细胞腺瘤(C—cell adenoma):C 细胞腺瘤,是由 C 细胞发生的具有完整包膜包裹的良性肿瘤,极其罕见。镜下形态与透明变性的梁状肿瘤相似,鉴别的主要依据依然是降钙素的免疫组化标记,C 细胞腺瘤呈阳性反应而梁状腺瘤为阴性。C 细胞腺瘤与髓样癌的关系是否有别于髓样癌还有争议。有人提出 C 细胞腺瘤就是髓样癌的早期病变,与髓样癌无本质的区别,还有待进一步研究证实。

3.来源于间叶的肿瘤 原发性甲状腺的良性间叶性肿瘤如脂肪瘤、血管瘤、纤维组织细胞瘤等,均较少见。形态学表现和发生在其他器官的良性间叶性肿瘤相似,无特殊。

三、临床表现

甲状腺腺瘤可发生于任何年龄,好发于 20～40 岁女性,大于 40 岁发病逐渐减少,多数无自觉症状,绝大部分患者为偶然触及或他人发现颈部肿块。近年来部分患者常在体格检查时被医师发现。肿瘤常无痛,为单发、圆形或椭圆形,表面光滑,质地较韧,边界清楚,与皮肤无粘连,可随吞咽移动。增长缓慢,可长时间维持原状或不发生变化。一旦肿瘤内出血或囊变,体积可突然增大,且伴有疼痛和压痛,但过一时期又会缩小或囊性变,甚至消失。少数增大的肿瘤压迫周围的组织,引起器官移位,但气管狭窄罕见;患者会感到呼吸不畅,特别在平卧时为甚。胸骨后的甲状腺腺瘤压迫气管和大血管后可引起呼吸困难和上腔静脉压迫症。少数腺瘤可因钙化斑块使瘤体变得坚硬。少数病例在一定时候可出现甲状腺功能亢进症状,产生过量甲状腺激素可能是功能性腺瘤,但也可能由肿瘤周围的甲状腺组织增生引起当瘤体生长迅速,活动受限,质地硬,表面不平整,出现声音嘶哑,呼吸困难,颈部淋巴结肿大,应考虑有恶变可能高功能腺瘤临床上常先出现甲状腺结节,逐渐增大,数年后出现甲状腺功能亢进表现,但甲状腺功能亢进的临床表现比较轻,不伴突眼。

四、实验室及相关辅助检查

1.甲状腺功能检查 血清 TT_3、FT_3、TT_4、FT_4、TSH 均正常。高功能腺瘤血清甲状腺激素水平 T_4、FT_4、T_3、FT_3 升高,血 TSH 水平降低。

2.X 线检查 如腺瘤较大,颈胸部 X 线检查可见气管受压移位,部分患者可见瘤体内钙化等。

3.核素扫描 90％的腺瘤不能聚集放射性物质,核素扫描多显示为"冷结节",少数腺瘤有聚集放射性碘的能力,核素扫描示"温结节";自主性高功能腺瘤表现为放射性浓聚的"热结节";腺瘤发生出血、坏死等囊性变时则均呈"冷结节"。

4.B 超检查 对诊断甲状腺腺瘤有较大的价值,超声波下腺瘤和周围组织有明显的界限,有助于辨别单发或多发,囊性或实性。

5.甲状腺穿刺活检(fine needle aspiration,FNA) 有助于诊断,特别在区分良恶性病变时有较大的价值。

五、诊断及鉴别诊断

甲状腺瘤的诊断可参考以下几点:①20～40 岁青壮年颈前单发结节,少数亦可为多发的圆形或椭圆形结节,表面光滑、质韧、随吞咽活动,多无自觉症状;颈部淋巴结无肿大。②甲状腺超声检查,多为单发实性结节,边界清楚,部分可为囊实性结节。③甲状腺功能检查正常;甲状腺抗体水平正常,肿瘤发生出血时,血清 Tg 水平可短期升高。高功能腺瘤血清甲状腺激素水平 T_4、FT_4、T_3、FT_3 升高,血 TSH 水平降低。④核素扫描多显示为"冷结节",少数腺瘤有聚集放射性碘的能力,核素扫描示"温结节";自主性高功能腺瘤表现为放射性浓聚的"热结节";腺瘤发生出血、坏死等囊性变时则均呈"冷结节"。⑤甲状腺 FNA 检查对诊断极有帮助。⑥服用甲状腺激素 3~6 个月后肿块不缩小或更明显突出。病理活检是确诊的主要手段,由于甲状腺瘤有恶变倾向,特别是乳头状腺瘤,诊断确立后应尽快治疗。

甲状腺腺瘤需要与以下疾病相鉴别:

1. 结节性甲状腺肿　虽有单发结节,但甲状腺多成普遍肿大,在此情况下易于鉴别。一般来说,腺瘤的单发结节长期病程之间仍属单发,而结节性甲状腺肿经长期病程后多呈多发结节。腺瘤结节内外图像不一致而结节性甲状腺肿结节内外图像一致。腺瘤挤压包膜外围的组织形成挤压带而结节性甲状腺肿不挤压周围组织。另外,甲状腺肿流行地区多诊断为结节性甲状腺肿,非流行地区多诊断为甲状腺腺瘤。在病理上,甲状腺腺瘤的单发结节有完整包膜,界限清楚。而结节性甲状腺肿的单发结节无完整包膜,界限也不清楚。

2. 甲状腺癌　可表现为甲状腺质硬,结节表面凹凸不平,边界不清,颈淋巴结肿大,并可伴有声音嘶哑、霍纳综合征等。病理鉴别的要点就是血管浸润和包膜浸润,有血管或包膜浸润者为微小浸润癌,无则为腺瘤。细胞的丰富程度及细胞的异型性并不是诊断的指标,对判断良恶性没有意义。

六、治疗

1. 甲状腺激素治疗　能抑制垂体 TSH 对甲状腺腺瘤的刺激,从而使腺瘤逐渐缩小,甚至消失。从小剂量开始,逐渐加量。可用左甲状腺素 $50\sim150\mu g/d$ 或干甲状腺片 $40\sim120mg/d$,治疗 3~4 个月。适于多发性结节或温结节、热结节等单结节患者。如效果不佳,应考虑手术治疗。高功能腺瘤有人建议随诊或试用甲状腺激素。随诊期间注意肿瘤大小的变化,如出现肿瘤逐渐增大,或出现周围浸润表现或压迫症状,须重复 FNA 检查,或手术治疗。

2. 手术治疗　近年来研究证实,临床上诊断单发结节在手术切除后病理检查约>10%是甲状腺癌,所以对单发结节最好是手术切除。

若有下列情况时,更应及时治疗:①年龄<20 岁年轻人或>40 岁成年人,尤其是男性患者。②患者在幼年时,因颈面部或纵隔某些疾病有过放射治疗史。③肿块迅速增大,质地坚硬,表面不平,活动受限,伴颈淋巴结肿大者。④同位素扫描为"冷结节"。⑤B 超检查证实为实质性肿块。⑥引起甲亢者。⑦年轻的高功能腺瘤患者。

目前多主张做患侧腺叶切除或腺叶次全切除而不宜行腺瘤摘除术。约有 25% 的甲状腺瘤为多发,临床上往往仅能查到较大的腺瘤,单纯腺瘤摘除会遗留下小的腺瘤,日后造成复发。切除标本须立即行冷冻切片检查,以判定有无恶变。若证实为恶性病变,应进一步扩大手术范围。若证实为甲状腺瘤时,则可结束手术。

3. 超导消融疗法　此法治疗甲状腺瘤效果也很满意,基本上达到手术治疗效果,颈部无瘢痕,安全无不良反应。

适应证:①肿瘤直径<5cm。②年龄大,伴心、肺等器官疾病不能耐受手术者。③患者不

愿或拒绝手术者。④双侧多发甲状腺瘤。

4.同位素^{131}I治疗　另外,也可以用同位素^{131}I治疗甲状腺腺瘤,但对于治疗高功能腺瘤使用^{131}I的剂量大于治疗Graves病的剂量。此法多用于年龄较大者。

(付言涛)

第五节　甲状腺囊肿

甲状腺囊肿是指在甲状腺中出现的含有液体的囊状物。该囊状物可能很大($>5cm$即为手术指证),也可能很小($<1cm$),小的甲状腺囊肿须经由彩超检查才能发现,较大的甲状腺囊肿则用肉眼观察即能发现,常常是患者自行发现,然后由医师触及结节,再经由彩超检查获得证实。本病女性发病率高于男性。临床上所见的甲状腺囊肿,大多数是假性囊肿,并不是一个单独的疾病。绝大多数囊肿系由单纯性甲状腺肿、结节性甲状腺肿、甲状腺腺瘤退变而来。临床上也有少数囊肿是由颈部外伤甲状腺内部血管损伤出血而引起血肿样囊肿。只有少数囊壁为鳞状上皮的囊肿,为真性甲状腺囊肿,系来源于化生或甲状舌骨管残余或第4腮裂残余,临床上极为少见。

一、病因与发病机制

甲状腺囊肿是甲状腺良性占位的常见病变之一。其病因目前尚不清楚。可能与碘代谢、性激素、地区性、饮食习惯及家族有关。多数学者认为甲状腺囊肿形成与碘缺乏有关,尤其在我国。甲状腺囊肿产生的原因多是由于患者身体吸收的碘量不足,血液中甲状腺激素浓度因此而降低,通过神经-体液调节使腺垂体分泌大量的TSH,促使甲状腺肿大。初期,扩张的滤泡分布较均匀,散布在腺体内部周围,形成弥漫性甲状腺肿。如果未经治疗,形成结节性甲状腺肿,进而发生坏死而形成甲状腺囊肿。同时,越来越多的研究证实,高碘地区食盐加碘容易诱发甲状腺疾病。在一些含碘量高或不缺碘的地区,如果再食用含碘盐,就非常容易诱发甲亢和甲状腺疾病的发生,甚至使该地区的甲状腺囊肿发生率也增高。

二、病理

从病理来看,甲状腺囊肿可分为胶性囊肿、浆液性囊肿、出血性囊肿等。

1.胶性囊肿　主要来源于胶性甲状腺肿,巨大的含胶滤泡发生变性,若干个滤泡逐渐融合成一个囊肿,囊内胶质成分均系碘化的甲状腺球蛋白,黏稠,褐色,囊壁厚薄不一,系扁平滤泡上皮细胞。

2.浆液性囊肿　常发生于结节性甲状腺肿和甲状腺瘤、长期生长过程中,结节长大,压迫静脉血管造成供血不良,组织缺血,发生萎缩性变性,间质内淤血水肿,液体积聚而形成囊肿。

3.出血性囊肿　浆液性甲状腺囊肿囊液较稀薄,若在演变过程中组织发生缺血性坏死、周围血管失去支撑而破裂出血,则形成出血性囊肿。

诸囊肿壁均系纤维结缔组织,上皮细胞较少,当然在疾病的演变过程中常为结节或甲状腺瘤发生部分囊性变,故而临床上可见囊腺瘤的病例。甲状腺癌亦可发生坏死、出血、液化而形成囊肿。

三、临床表现

本病多发生于 20～40 岁女性。囊肿多为单发,也可多发,肿物呈圆形或类圆形,大小不等,小者如花生米大小,大者可如鸭蛋大小。表面光滑,边界清楚,质地软,随吞咽上下移动,无触压痛。囊肿内容物较多时,囊腔内压力较高,较坚实,质地较硬;若囊肿内容物不多,囊内压力不高,则肿块较柔软,伴囊性感。囊肿增大缓慢。通常不产生明显的自觉症状,偶可因囊肿内出血,肿物短期内迅速增大,局部出现疼痛及压迫症状,可伴有声音嘶哑及呼吸困难,甚至吞咽困难。颈部钝器外伤引起甲状腺出血性囊肿,有明显的疼痛感,颈部肿块迅速增大,疼痛加重。数日后颈部肿块停止增大或增大速度减慢,则疼痛好转。以后囊肿内血液吸收,肿块缩小,逐渐消失。

四、辅助检查

1.B超检查 可直接明确诊断,肿物为甲状腺内囊性变,多为单发,边界清楚。肿物有时可达锁骨下及胸骨后。

2.核素甲状腺扫描 如[131]I等扫描示甲状腺内"凉"结节。

3.CT、MRI检查 若肿物较大或伴有压迫症状,有必要进行 CT 或 MRI 检查,观察周围组织器官受压情况,一般指导治疗。

4.甲状腺功能 一般情况下 TSH、T_3、T_4 正常。

五、诊断及鉴别诊断

根据甲状腺出现无任何症状的肿物,表面光滑,质地软,随吞咽上下移动,无触压痛。核素扫描为甲状腺内"凉"结节;B超检查肿物为囊性,表面光滑,即可确诊。

鉴别诊断包括:

1.甲状腺腺瘤 一般均为甲状腺内单发的无任何症状的良性占位。腺瘤质地较韧,囊肿较软,B超检查可鉴别。

2.结节性甲状腺肿的单发结节 甲状腺囊肿患者,健侧甲状腺一般不大,仅患侧甲状腺叶增大;而结节性甲状腺肿的双侧甲状腺叶均增大,质地较韧,而且经过一定时间后单个结节可演变为多个结节。核素扫描和B超检查均有助于鉴别。

六、治疗

甲状腺囊肿虽然大多无任何临床症状,但因其持续增大,而且囊内有出血的危险,因此,对已确诊的甲状腺肿均应采取治疗措施。对浅表且直径＜3cm的小囊肿可用非手术疗法,硬化剂治疗,行局部穿刺抽吸后无水乙醇灌注冲洗,无水乙醇保留 1～2ml 即可。此法创伤小,痛苦少,疗效好,患者易接受,但有继发出血的风险。较大的囊肿以手术治疗为主。尤其直径＞4cm的甲状腺囊肿,恶变率增高,手术方式以单纯甲状腺次全切除为妥。

七、预后

甲状腺囊肿是甲状腺的良性病变,行穿刺抽吸后无水乙醇灌注后,若有复发,可再次行穿吸灌注,若灌注 3 次后囊肿复发或囊肿增大明显,即行手术治疗。手术预后良好。偶尔有复发再手术治疗。

（付言涛）

第六节　甲状腺癌

一、甲状腺癌的临床表现

甲状腺癌占全身恶性肿瘤不到1‰，但在内分泌腺体恶性肿瘤中却属于常见的疾病。学者 Boone 统计发现，在美国 2002 年就有超过 2 万人被确诊患有甲状腺癌，其中 1.6 万人为女性，约有 1300 人死于甲状腺癌。在多数国家，甲状腺癌的年发病率为男性 0.9～2.6/10 万人，女性为 2.0～5.9/10 万人。根据上海市疾病预防控制中心统计：甲状腺癌的发病率呈逐年增加的趋势，尤其以女性明显。2008 年上海城市女性发病率高达 21.2 人/10 万人，2009 年发病率升至 25.03 人/10 万人。甲状腺癌的发病率已跃升至女性常见恶性肿瘤的第 5 位。2012 年北京发布的居民恶性肿瘤报告中显示，从 2000—2010 年甲状腺癌的发病率增长了223.75%。

甲状腺癌因病理分型各异，临床表现不尽相同。腺癌的患者其甲状腺占位多逐渐出现。未分化癌的患者短期内即可出现增大的甲状腺结节，质硬、随吞咽上下活动性减少，较早出现颈部淋巴结转移。甲状腺癌的特点是发病少见和预后良好。以下依据不同的病理分型阐述其临床特点：

（一）甲状腺乳头状癌（papillary thyroid cancer，PTC）

甲状腺乳头状癌属低度恶性肿瘤，病史一般较长。本病多见于 40 岁左右的青壮年，以女性为多，男女之比为 1：（1.5～3）。是甲状腺癌中最常见的病理类型，占成年人甲状腺癌的 60%～70% 和儿童甲状腺癌的 70% 左右。在外部射线所致的甲状腺癌中，85% 为乳头状癌。需要注意的是，男性甲状腺结节中癌的比例高于女性，儿童期的甲状腺癌绝大多数属本型。

PTC 的早期表现为逐渐肿大的颈部肿块，肿瘤多为单发，少数为多发或双侧发病，肿瘤大小不一，质地硬、不规则、活动差。肿块为无痛性，由于患者无明显的不适、肿瘤生长缓慢，特别是隐匿型和腺内型，可无任何不适。由于 PTC 多缺乏明显的恶性表现，就诊时间通常较晚，且易误诊为良性变。随着病程的进展，晚期癌组织侵犯周围软组织、神经或软骨时，可出现不同程度的声音嘶哑、发音困难、吞咽困难和呼吸困难等，这时通常已经伴有同侧颈部淋巴结转移。

颈部体检可触及质地较硬、边界不清、表面凹凸不平的非对称性的肿物。肿块可随吞咽活动说明仍然局限在甲状腺腺体内，较为固定则常为肿瘤侵犯了气管及周围组织。甲状腺乳头状癌在初诊时约 50% 以上的患者有淋巴结转移，多局限于甲状腺区域，另可通过淋巴结转移至颈部或上纵隔。只有约 5% 的患者发生血行转移，主要为肺部转移。甲状腺乳头状癌的肺部转移对肺功能影响少，患者可带瘤维持相对正常的肺功能 10～30 年。肺部转移灶逐渐发展可导致阻塞性和限制性肺病。由于肺部的转移灶可有分泌甲状腺素的功能，故在行甲状腺切除术后成为了体内甲状腺素的来源另一个常见的转移部位为骨骼系统（颅骨、椎骨、胸骨、盆骨等）。

— 26 —

(二)甲状腺滤泡状癌(follicular thyroid cancer,FTC)

该病理类型可发生于任何年龄,以中老年人较多,是甲状腺第二位常见的恶性肿瘤。发病率女性多于男性,但与乳头状癌相比,男性患者相对较多。多数病程较长,肿块多单发,少数多发,生长缓慢,缺乏明显症状。早期可随甲状腺活动,当肿瘤侵犯邻近组织后,可出现如前所述的压迫症状。甲状腺滤泡状癌以血行转移为主,初诊时常伴有远处转移,骨、肺、脑为常见的转移部位,其次为肝脏、膀胱、皮肤等。骨骼的转移灶多为溶骨性改变,较少出现成骨性改变。少部分患者则以转移症状,如股骨、脊柱的病理性骨折为首发表现。滤泡状癌较少发生淋巴结转移,与甲状腺乳头状癌相比,发生颈部和纵隔区域的淋巴结转移较少,为8%~13%。甲状腺滤泡状癌标本检查时,大多数为实性、肉样、质较软。肉眼可见完整包膜,但不易发现包膜浸润。也可发生出血、坏死、囊性变和纤维化等退行性变。

(三)甲状腺髓样癌(medullary thyroid cancer,MTC)

甲状腺髓样癌起源于分泌降钙素的甲状腺 C 细胞(即滤泡旁细胞,parafolliculay cell)。1959 年 Hazand 等首次提出髓样癌的概念,在此之前,它被归类于未分化癌。该病理类型临床较少见,占甲状腺癌的 5%~12%。甲状腺髓样癌分为遗传性和散发性两类:其中遗传性的甲状腺髓样癌属家族性的常染色体显性遗传,表现为多发性内分泌肿瘤(multiple endocrine neoplasia,MEN)系统的第Ⅱ型,伴有嗜铬细胞瘤、甲状旁腺瘤或垂体瘤等。C 细胞起源于神经嵴,与肾上腺髓质细胞、十二指肠分泌肠促胰肽(secretin)的 S 细胞、分泌胃泌素的 G 细胞等属于同一起源。大部分甲状腺髓样癌与定位于第 10 号染色体 q11.2 的 RET 癌基因有关。本病多见于 30~40 岁的中年人,男女发病率无明显差异。根据遗传性特点和伴发的疾病,甲状腺髓样癌可分为四类:

1. 散发性 MTC　占甲状腺髓样癌的 75%左右,非遗传型,一般单侧发病多见,无伴发其他内分泌腺病变。50 岁是散发性甲状腺癌的高发年龄,男女发病比例为 1∶1.3。

2. 家族非多发性内分泌腺瘤性 MTC　指有家族遗传倾向,但不伴有其他内分泌腺疾病的征象。在所有类型中恶性度最低,高发年龄在 40~50 岁。其基因突变模式与 MENⅡA 相同。

3. MENⅡA 型　在多发性内分泌腺瘤中与甲状腺髓样癌有关的是 MENⅡA 和 MENⅡB。MENⅡA 也称 Sipple 综合征,以伴有嗜铬细胞瘤和甲状旁腺功能亢进为特征。约有 30%的 MENⅡA 型和家族性甲状腺髓样癌的基因携带者没有明显的临床表现。

4. MENⅡB 型　包括双侧甲状腺髓样癌、嗜铬细胞瘤(常双侧发病,且为恶性)、多发黏膜神经瘤,但很少累及甲状旁腺。本病男女发病率相似,高发年龄 30~40 岁。95%的 MENⅡB 型病例可发现 RET 基因第 16 外显子(第 918 密码子)发生突变。特征性的临床表现为舌远端及其连接部位的黏膜神经瘤、嘴唇增厚、类马方体型(身体及其瘦长、上下肢比例失调、髋内翻、漏斗胸),以及整个胃肠道的多发黏膜神经瘤。

甲状腺髓样癌可有家族史,肿瘤恶性程度差别较大,一般呈中度恶性。大部分患者就诊时的主要表现为甲状腺的无痛性硬实结节,局部淋巴结肿大,有时淋巴结肿大成为首发症状散发型患者多为一侧单发。家族型及 MENⅡ型的患者可为双侧甲状腺肿物。一般发展较慢,可在数年,甚至十数年内缓慢进展,少数发展急速,可短期内死亡。甲状腺髓样癌的临床表现有多样性的特点,如由于肿瘤可分泌前列腺素和 5-羟色胺,则可出现面部潮红和腹泻。腹泻出现较早,每日数次至十次不等,呈水样泻,常有腹痛和里急后重,饭后和夜晚加重,大便无脓血。患者一般仅有水及电解质丢失，营养障碍不明显。腹泻和肿瘤的演变有明显关系，一旦肿瘤切除即消失，如有转移或复发，腹泻再次出现。癌细胞分泌大量降钙素，血清降钙素水平明显增高，这是该病的最大特点。降钙素水平超过 600ng/L，应考虑 C 细胞增生或髓样癌。但临床上不出现低血钙，因降钙素对血钙水平的调节作用远不如甲状旁腺激素强大。若同时伴发嗜铬细胞瘤、甲状旁腺瘤或增生，以及神经节瘤或黏膜神经瘤，即为 MEN。

本病早期肿块活动度较好，晚期侵犯了邻近组织后则较为固定。此时可出现不同程度的压迫症状。甲状腺髓样癌的癌细胞转移较早，主要经淋巴转移。早期即侵犯甲状腺的淋巴管，并很快向腺体外的其他部位以及颈部淋巴结转移，也可通过血道发生远处转移，转移至肺、肝、骨和肾上腺髓质等。

家族性甲状腺髓样癌常合并其他系统肿瘤或细胞增生，出现相应的症状和体征。如 MEN Ⅱ 型伴发的嗜铬细胞瘤的临床表现包括头痛、心悸、焦虑、心动过速及阵发性或持续性高血压。血和尿中儿茶酚胺及其代谢产物增加。10%～25%的 MEN Ⅱ 型基因携带者出现原发性甲状旁腺功能亢进症。有些可合并肾上腺皮质增生，出现库欣综合征。合并多发性神经纤维瘤者，出现口唇粗厚，眼睑、口唇和舌前部出现苍白带蒂的小结节。

（四）甲状腺未分化癌（anaplastic thyroid cancer，ATC）

甲状腺未分化癌为高度恶性肿瘤，男性发病较多，常见于老年人。部分未分化癌由分化型甲状腺癌（differentiated thyroid cancer，DTC）转化而来，也可在同一病例中同时存在分化型和未分化型癌。病前常有甲状腺肿或甲状腺结节多年，尤其是小细胞型的未分化癌，常发生在原有甲状腺肿或甲状腺结节的基础上，或由其他癌转化而来。绝大部分患者表现为进行性增大的颈部肿块。部分患者可追溯曾有颈部放射线照射史。患者肿块发展迅速，1～2 个月可形成双侧甲状腺肿大伴疼痛。有的可形成巨大肿块，质地坚硬、固定、边界不清。病情发展非常迅速，特别常侵犯食管、气管，使之狭窄或溃破，也可累及颈部的神经和血管。甚至在气管与食管间隙形成肿块，导致声嘶、呼吸、吞咽障碍和明显的 Horner 综合征。未分化癌很早便发生颈淋巴结转移，首诊时已有颈部淋巴结转移的患者为 90%。常发生血行转移，近 30%的患者在初诊时已发生肺、骨等处的转移。本病转移快，死亡率高，常在半年内死亡。

（五）其他特异性的甲状腺恶性肿瘤

1. 甲状腺鳞状细胞癌（squamous cell carcinoma of the thyroid，SCCT）　该类型可能为残余的甲状舌管或鳃裂上皮癌变而来，也可能在甲状腺肿瘤增生及炎症的基础上，发生鳞状上皮化生而来。SCCT 作为一种罕见的恶性肿瘤，具有较强的侵袭能力，恶性程度高，预后差。临床上患者常表现有肿块压迫症状。常伴有甲状腺周围淋巴结转移。强烈建议综合治疗，手术切除加术后放疗可能是主要的 SCCT 患者的治疗方案。

2. 淋巴瘤　除了上皮性肿瘤之外，淋巴瘤是最常见的原发性甲状腺恶性肿瘤。原发性甲状腺淋巴瘤最常见的组织学类型为非霍奇金淋巴瘤，常发生于中老年人，女性多发。研究显示，该症 83%的患者同时合并慢性甲状腺炎。总体 5 年生存率为 46%～82%。

3. 来源于甲状腺间质的恶性肿瘤　这些肿瘤好发于中老年女性，病理形态各不相同。甲状腺肉瘤（包括纤维肉瘤、淋巴肉瘤等）生长迅速，边界不清，易与周围组织粘连、固定。可侵犯相邻器官引起相应的临床表现。本病的恶性程度高，转移较早，主要表现为血行转移，淋巴转移很少见。

二、甲状腺癌的诊断

甲状腺癌常无明显临床症状,临床上有甲状腺肿大时,应结合患者年龄、性别、病史、体征及各项检查进行全面分析,诊断方面注意下述内容。

(一)病史及体检应注意的问题

儿童甲状腺结节患者约50%为甲状腺癌,既往曾有颈部放射线暴露史,青年男性单发甲状腺实质性结节,既往曾患有的甲状腺结节短期内明显增大、并伴有压迫症状(持续性声音嘶哑、发音困难,吞咽困难,呼吸困难),体积较小而质地较硬的甲状腺单发结节,甲状腺结节活动受限或固定、坚硬、形状不规则,伴有颈部淋巴结肿大但无结核表现。

(二)影像学检查

1.超声检查 超声检查是目前诊断甲状腺疾病首选的影像学检查方法,具有简便、重复性好、无创、快捷、无电离辐射、价格便宜等优点。通过B超和彩色多普勒超声检查可以测量甲状腺的体积、结节的大小、有否钙化、质地(囊实性)、结构(弥散、单发或多发)、边界、回声特点(高回声、等回声和低回声)。同时可以评估颈部淋巴结的大小及结构特点。若甲状腺结节出现以下超声征象可提示为良性:①纯囊性结节。②由多个小囊泡占据50%以上结节体积、呈海绵状改变的结节。

甲状腺癌超声显像下通常可出现以下征象:①低回声实质性结节。②结节内部可见丰富血流信号(TSH正常情况下)。③结节形态不规则、晕圈缺如。④结节内有微小钙化、针尖样弥散分布或簇状分布的钙化。⑤伴有颈部淋巴结超声影像异常,如淋巴结边界不规则、呈圆形、内部回声不均、出现钙化、皮髓质分界不清等。如超声影像中同时出现以上5项中的3项,则甲状腺癌可能性极大。

2.甲状腺核素显像 通过核素显像可以反映甲状腺局部代谢活性,作为超声形态学检查的补充,适用于评估直径>1cm的结节。因甲状腺有吸碘和浓集碘的功能,放射线碘进入人体后大多数分布在甲状腺内,以此可观察甲状腺的形态以及甲状腺结节的吸碘功能,并可测定甲状腺的吸碘率。根据甲状腺结节显像情况并与周围正常甲状腺组织对比,可分为热结节、温结节、冷/凉结节。其中冷/凉结节部位无聚集显像剂的功能,图像表现为结节部位的放射性分布缺损,常见于甲状腺癌,但甲状腺囊肿、甲状腺腺瘤等良性病变亦可显示冷/凉结节。甲状腺成像图中热、温及冷结节分类,仅说明结节组织对^{131}I和^{99m}Tc摄取的功能状态,而与结节的良恶性无直接关系,不能作为甲状腺恶性肿瘤的诊断依据(表1-2)。

表1-2 结合超声及核素显像结果初步诊断判定

	热结节	冷结节
等回声/高回声	自主性高功能腺瘤	退行性结节
低回声、复合	自主性高功能腺瘤 滤泡状腺瘤	恶性肿瘤 甲状腺炎 出血
无回声	/	囊肿

3.CT和MRI CT、MRI对于甲状腺结节的良恶性判断并不优于超声。甲状腺术前行颈部CT或MRI检查旨在观察邻近器官如气管、食管和颈部血管等受侵犯的情况,以及气管旁、颈部静脉周围、上纵隔有无肿大的淋巴结。另一方面,CT和MRI主要用于甲状腺癌转移

的发现、定位、诊断。发现晚期甲状腺癌转移至颅、肺及骨骼系统的病灶，为临床治疗及预后评估提供有价值的资料。详细了解纵隔情况，尤其是对于累及胸骨的巨大侵袭性甲状腺癌。同时 CT 检查对于多发性内分泌肿瘤（MEN）ⅡA 及ⅡB 型不但能进一步证实临床诊断，且可显示多发性内分泌肿瘤的位置、数目、大小等。

4.其他影像学检查　颈部正、侧位 X 线片：正常情况下甲状腺不显像，可以用来发现气管的移位和管腔受压。巨大甲状腺可以显示软组织的轮廓和钙化阴影。良性肿瘤钙化影边界清晰，呈斑片状，密度较均匀，恶性肿瘤常呈云雾状或颗粒状，边界不规则。

胸部及骨骼 X 线片：常规胸片检查可以了解有无肺转移，骨骼摄片观察有无骨骼转移，骨转移以颅骨、胸骨柄、肋骨、脊椎、骨盆、肱骨和股骨多见，主要是溶骨性破坏，无骨膜反应，可侵犯邻近软组织。

^{18}F-FDG PET 显像能反映甲状腺结节摄取和代谢葡萄糖的状态。考虑到并非所有的甲状腺恶性结节都能在^{18}F-FDG PET 中表现为阳性，良性结节也会摄取^{18}F-FDG，单纯依靠 PET 显像不能准确判断甲状腺结节的良恶性。

（三）细胞组织学检查

1.细针穿刺细胞学检查（fine-needle aspiration biopsy，FNAB）　方法简单易行，相比触诊下 FNAB，超声引导下 FNAB 的取材成功率和诊断准确率都更高。对于直径＞1cm 的结节，可考虑行 FNAB 检查。但对于热结节，超声提示纯囊性的结节以及超声影像已高度怀疑恶性的结节则 FNAB 不作为常规。以下情况可考虑超声引导下 FNAB：①超声提示有恶性征象。②颈部淋巴结影像异常。③有颈部放射线照射史。④^{18}F-FDG PET 阳性。⑤血清降钙素水平升高。⑥甲状腺癌病史或家族史。

一般认为细针穿刺并不增加肿瘤种植及扩散的机会。细针穿刺活检虽然对于甲状腺占位是重要的评估工具，但对于散发性甲状腺髓样癌的灵敏度仍然较低，限制了最佳的术前评估。许多肿瘤体积较小，而且多表现为隐匿性或为多结节甲状腺肿，限制了细针穿刺活检所需的样品量。

2.手术活检　由于穿刺活检仍然有一定的假阴性或无效材料，故现有主张术中探查，获得足够的标本，行术中冰冻切片病理，若为恶性病变，即可进行手术治疗。

（四）分子生物学检查

1.甲状腺球蛋白（thyroglobulin，Tg）　作为甲状腺滤泡上皮细胞分泌的特异性蛋白，在分化型腺癌中其水平明显增高，是甲状腺特异性肿瘤标志物。然而由于在甲状腺良恶性疾病中都有升高，包括甲亢、损伤、甲状腺肿、亚急性甲状腺炎等。检测其水平变化往往不能为术前怀疑恶性的病例提供有力的证据。但对于行全甲状腺切除及放射性治疗后，测定其水平变化有临床意义。若经放射免疫测定，发现 Tg 水平超过 $10\mu g/L$，则应怀疑癌的复发或转移。从临床实用来看，Tg 检测可用于高分化甲状腺癌术后复发与否的追踪观察，另可作为简易手段鉴别颈部包块是否来源于甲状腺。

2.降钙素（calcitonin，CT）　由甲状腺滤泡旁细胞（C 细胞）分泌。正常人血清和甲状腺组织中降钙素含量甚微，放射性免疫测定降钙素的水平为 0.1～0.2。甲状腺髓样癌患者血清降钙素水平明显高于正常，大多数大于 $50\mu g/L$。测定其水平变化可用以筛查甲状腺结节患者中的散发性甲状腺髓样癌。术后监测血清降钙素，有助于及早发现肿瘤复发，提高治疗效果，增加存活率。同时降钙素还可作为患者家属的检查，作为家族遗传性的监测。

3.甲状腺癌分子标记物 传统以组织学标准进行区分甲状腺癌,现在也可基于特征性的基因改变,两者结合可以提高确诊率。目前存在四个突变与甲状腺癌的诊断、预后意义显著相关。这些点突变涉及 BRAF 基因(B－type rapidly growing fibrosarcoma kinase)、RAS 基因(rat sarcoma),以及 RET/PTC 重排(rearranged during transfection/papillary thyroid cancer)、PAX8/PPARγ 融合基因(paired box gene 8/peroxisome proliferator－activated receptor gamma)。已知大部分的甲状腺乳头状癌涉及了 BRAF、RAS 或 RET/PTC 遗传基因的改变。检测标本的 BRAF 突变情况还有助于对甲状腺乳头状癌的诊断和临床预后预测。另外,在病理检查中对于重叠的滤泡源性的病变常难以评判良恶性,故现有学者提出将滤泡细胞进行提取 RNA,然后行 RT－PCR 扩增并检测良性或恶性甲状腺疾病中特异性表达的 mRNA。同时也可作为检测甲状腺癌基因突变的技术手段。

三、甲状腺癌的手术治疗

(一)概述

通常甲状腺手术,根据病变的范围及病变的性质不同,所选择的术式及手术范围也各不一样,包括:甲状腺叶部分切除、甲状腺次全切除、甲状腺腺叶切除、甲状腺癌改良根治术加颈中央区淋巴结清扫等,倘若肿瘤有颈侧区淋巴结的转移,则需行颈侧区淋巴结清扫。尽管甲状腺手术方案的各种不同,但是常规的术前检查和术前准备大体都一致,如下所述:

1.甲状腺手术术前检查 凡施行甲状腺手术,除进行如血、尿常规,肝、肾功能,心电图等一般手术的常规术前检查外,还应常规进行下述检查:

(1)凝血功能:注意患者凝血功能是否正常,异常者应查明原因,待血凝功能正常后,再施行手术。

(2)电解质检查:电解质检查应特别注意血清钙、磷是否正常,判断是否存在甲状旁腺功能异常情况。

(3)甲状腺功能检查及抗体检查:应特别注意 FT_3、FT_4、TSH、TPOAb 和 TgAb 是否正常,判定是否存在甲减及甲状腺炎症等相关疾病,便于术前评估。

(4)甲状腺彩色 B 超检查:甲状腺彩色 B 超检查要了解甲状腺肿块的性质、数量、大小、位置(方便术中查找)及病变侧淋巴结情况。

(5)常规声带检查:检查患者声带情况,尤其对有甲状腺手术病史的患者,了解术前声带状况十分重要。

2.甲状腺手术术前准备

(1)体位:甲状腺手术,患者一般取仰卧位,肩下垫枕,颈部呈过伸位,双侧头部固定,充分暴露颈部(图1－2)。

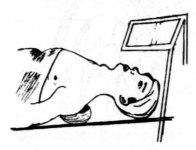

图1－2 甲状腺手术常规体位

（2）麻醉准备：现多在气管插管下行全身麻醉。

（3）消毒、铺单：在患者进入麻醉状态后，进行常规术前皮肤消毒。消毒范围上至下颌部，下平乳头平面，双侧至颈后线，包括双肩上臂上三分之一。皮肤消毒后，颈部双侧垫无菌纱布团，小器械台置于患者头部上方，相当于口唇水平，用无菌巾将手术区域与非手术区域隔开。

（4）切口选择：通常于胸骨柄上方 2cm 处做弧形切口，皮肤消毒前沿颈部皮纹方向可用记号笔标记切口线，并在切口线中点及预计切口两端标记与切口线垂直交叉的短线，作为手术结束时缝合皮肤的标记（图 1—3），以确保皮肤准确对位缝合，切口长度随甲状腺肿块的大小而定，在不影响手术的情况下，尽量保证美观。

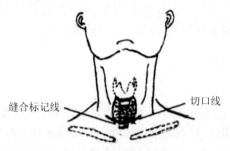

图 1—3　甲状腺手术切口标记

（二）甲状腺叶部分切除术

1.适应证　甲状腺腺瘤与甲状腺囊肿一般都是单发结节，有完整包膜，与正常甲状腺组织有明显分界。切除病变组织后行病理检查，达到排除癌症、治疗良性甲状腺肿瘤的目的。

2.手术步骤

（1）切口：主刀医师与助手分别用纱布紧压在拟切开的切口线两侧，一次性切开皮肤及皮下组织，保证切口上下缘平整。随后切开颈阔肌至肌下网状组织后，分离皮瓣。切开过程中，所有活动性出血均需止血，小的出血点可用电凝止血，稍大的出血点可先用止血钳夹住，待完全切开颈阔肌之后一并处理。

（2）游离皮瓣：Alice 钳夹持颈阔肌切缘，在颈阔肌与颈前筋膜之间的网状组织层内潜行游离皮瓣，向上可至甲状软骨水平，向下可至胸锁关节水平。颈阔肌与颈前筋膜之间为无血管的组织间隙，先用电刀锐性剥离网状组织层，待一定程度后，可用手指向上推压网状组织行钝性分离（图 1—4）。同理向下游离皮瓣至胸锁关节水平。

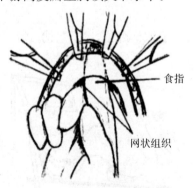

食指

网状组织

图 1—4　钝性分离网状组织间隙

（3）显露甲状腺：拉开皮瓣，以肿物隆起处为中心，沿颈白线纵行切开颈前筋膜，注意避免损伤连接颈前静脉的颈静脉弓。在颈前肌群深面钝性分离,然后用小拉钩将两侧肌束拉开,止血钳提起并钝性分离覆盖在甲状腺上的疏松组织后,即可显露甲状腺(图1-5)。

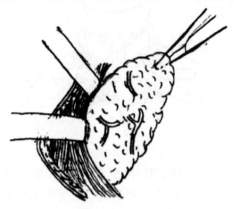

图1-5　甲状腺显露

(4)切除病变组织:检查已经显露的甲状腺,确定局部病变的大小、所在位置及深浅后,以肿块隆起最高处为中心,计划甲状腺的切除范围。用蚊式钳夹住肿块隆起最高点处,在计划切口外侧缘,依次用蚊式钳夹持所要切除的周围甲状腺组织,沿蚊式钳内侧缘方向一点点剪开,最后绕肿块一周,将连同肿块在内的甲状腺组织完整切除(图1-6)。将切除组织送病理冰冻检查,若病理报告证实为良性病变则缝合伤口;病理冰冻报告为恶性肿瘤时,需进一步行扩大切除术。

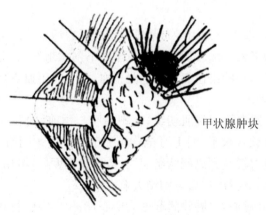

甲状腺肿块

图1-6　甲状腺肿块切除术

(5)缝合切口:摘除肿块残腔彻底止血后,缝合残腔。残腔闭合后,创面若无渗血,则用温盐水冲洗切口,放置引流管,逐层缝合肌层、皮下组织层。随着近来对美观的要求,皮肤切口可采用4-0进口可吸收线行皮内埋线缝合。缝合后用无菌纱布包扎,上面覆盖无菌棉垫,防止感染,可采用"围巾"式包扎伤口(图1-7)。

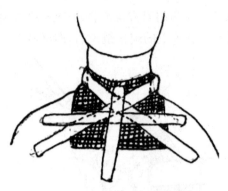

图 1-7 "围巾"式伤口包扎

3.术后处理 术后注意患者呼吸情况,待患者清醒后,取半坐位。术中放置的引流管在术后 24～48 小时内予以拔除,术后 4～5 天可拆线。术后当天可进食。

(三)甲状腺腺叶切除术

1.适应证

(1)甲状腺恶性肿瘤(是否加行颈淋巴结清扫及清扫范围视肿瘤病理类型决定)。

(2)甲状腺微小乳头状癌。

(3)甲状腺高功能腺瘤。

(4)局限于一侧的多发甲状腺瘤。

(5)多结节性甲状腺肿占据甲状腺一侧者。

2.手术步骤

(1)切口:主刀医师与助手分别用纱布紧压在拟切开的切口线两侧,一次性切开皮肤及皮下组织,保证切口上下缘平整。随后切开颈阔肌至肌下网状组织后,分离皮瓣。切开过程中,所有活动性出血均需止血,小的出血点可用电凝止血,稍大的出血点可先用止血钳夹住,待完全切开颈阔肌之后一并处理。

(2)游离皮瓣:Alice 钳夹持颈阔肌切缘,在颈阔肌与颈前筋膜之间的网状组织层内潜行游离皮瓣,向上可至甲状软骨水平,向下可至胸锁关节水平。颈阔肌与颈前筋膜之间为一无血管的组织间隙,先用电刀锐性剥离网状组织层,待一定程度后,可用手指向上推压网状组织行钝性组织分离。同理向下游离皮瓣至胸锁关节水平。

(3)显露甲状腺:拉开皮瓣,以肿物隆起处为中心,沿颈白线纵行切开颈前筋膜,注意避免损伤连接颈前静脉的颈静脉弓。在颈前肌群下钝性分离,然后用小拉钩将两侧肌束拉开,止血钳提起并钝性分离覆盖在甲状腺上的疏松组织后,即可显露甲状腺。

(4)切除甲状腺:切除甲状腺有囊内法和囊外法,现在大多数所采用的是囊内法、囊外法相结合的术式,即游离甲状腺上极,结扎、切断甲状腺上血管时,采用囊内法;游离甲状腺下极,结扎、切断甲状腺下动脉分支,显露喉返神经时采用囊外法。

1)甲状腺血管的处理

①甲状腺上极血管结扎、切断:良好显露甲状腺后,用血管钳在甲状腺上极向下、向外侧轻轻牵拉,尽量提起甲状腺上极。将喉头处甲状腺边缘的膜性组织钝性分离出一小口,伸入血管钳,在外科囊内将甲状腺从喉头处推开。向下、向外牵拉甲状腺上极,食指伸至甲状腺上极血管后方抵住甲状腺外侧缘,在靠近甲状腺腺体处用血管钳做血管与甲状腺的钝性分离,

结扎、切断甲状腺上动、静脉(图1—8)。在剥离过程中，要做到精细被膜解剖，全程保证术野的清晰，不可连带其他组织剥离，防止造成神经及甲状旁腺损伤。为不伤及喉上神经外支，止血钳可置于甲状腺上端或夹在甲状腺上极的腺体实质内。

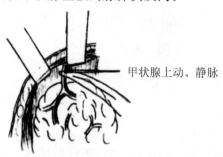

甲状腺上动、静脉

图1—8　甲状腺上极血管结扎、切断

②甲状腺中静脉结扎、切断：沿着剥离开的甲状腺上极，顺势剥离甲状腺的外侧。用血管钳夹持甲状腺外侧缘，将腺体轻轻向上、向前拉起，游离甲状腺外侧面，显露甲状腺中静脉，在紧靠腺体处将其结扎、切断(图1—9)。

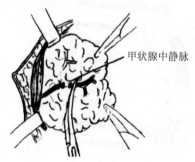

甲状腺中静脉

图1—9　甲状腺中静脉结扎、切断

③甲状腺下极血管结扎、切断：向上、向内牵拉甲状腺，以提起甲状腺下极，显露甲状腺下静脉，将其在远离甲状腺处结扎(图1—10)。继续向上，用蚊式钳在假被膜外显露甲状腺下极后方，可于甲状腺侧叶后缘中点或侧叶缘稍下方找到甲状腺下动脉。此处，甲状腺下极血管分支多从这里进入甲状腺腺体，其下面便是气管，在结扎切断这些血管时，注意保护气管不受损伤。在处理甲状腺下极血管时，注意暴露甲状腺喉返神经，防止喉返神经的损伤(图1—11)。

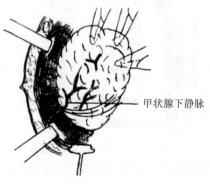

甲状腺下静脉

图1—10　甲状腺下静脉结扎，切断

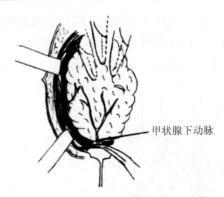

图 1—11 甲状腺下动脉结扎、切断

2)切断峡部:将游离的甲状腺向外牵拉,游离甲状腺峡部。紧贴气管的下缘将峡部钳夹住并往上提拉,在气管和甲状腺后壁之间边分离边前进,逐步用超声刀分离和切断甲状腺峡部,在气管和甲状腺后壁之间稍作分离至气管侧缘(图 1—12)。切断甲状腺峡部后,由内向外游离甲状腺不可太深,一般游离到气管外侧即可,防止喉返神经在游离过程中损伤。

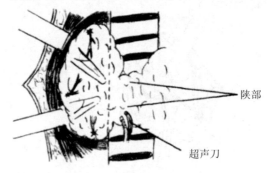

图 1—12 甲状腺峡部切除

3)甲状腺腺叶切除:将游离的甲状腺一侧腺叶再翻向内侧,从后面逐渐向靠近气管方向剥离在直视下保护喉返神经和甲状旁腺,将甲状腺一侧腺叶完整的切除(图 1—13)。在靠近气管游离甲状腺和游离峡部上血管钳时,一定注意用力的大小和方向,防止不慎刺入气管筋膜,增加患者术后不适。

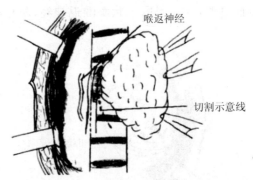

图 1—13 甲状腺腺叶切除

(5)缝合切口:腺叶完整地切除后,关闭切口前,为谨慎起见,要再一次检查甲状旁腺及切下来的手术标本,确定甲状旁腺被保留;若不慎发现切除手术标本上有甲状旁腺附着,要做自体移植,将其移植至胸锁乳突肌处。用温盐水冲洗伤口,创面若无渗血,放置引流管,逐层缝合肌层、皮下组织层。皮肤切口采用 4—0 可吸收线行皮内埋线缝合。缝合后用无菌纱布包扎，上面覆盖无菌棉垫，防止感染，采用"围巾"式包扎伤口。

3.术后处理　患者取半卧位，颈部不能过伸，苏醒后密切观察患者生命体征的变化。病床旁常备气管切开包，以防止发生术后窒息。静脉输液直至患者能口服流质饮食。术后 24 小时后，视患者引流情况之后再决定是否拔除引流管。

4.术后并发症　甲状腺术后常见的并发症有大出血、喉上神经损伤、喉返神经损伤、甲状旁腺功能减退等，较少见但比较严重的并发症还有呼吸困难和窒息、气管损伤和食管损伤等。本书已有专门章节详细介绍术后并发症出现的原因及相应的处理措施，这里就不一一赘述。

(四)颈中央区淋巴结清扫

1.适应证　颈中央区淋巴结清扫，又称颈Ⅵ区淋巴结清扫(图 1—14)，其是甲状腺癌淋巴结转移的第一站，适用于临床颈侧区淋巴结阴性的甲状腺癌患者，清扫此区淋巴结可以减少甲状腺癌淋巴结转移的可能性。手术范围一般清扫上至甲状软骨，下至胸腺，外至颈动脉鞘，内至气管前的淋巴脂肪组织。甲状腺下极附近肿大的淋巴结常提示喉返神经就在附近位置。

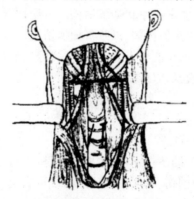

图 1—14　颈中央区(Ⅵ区)图示

2.手术步骤　颈中央区淋巴结清扫通常在颈部肿块组织切除之后，经快速病理冰冻报告为甲状腺癌后，在原有基础之上，行甲状腺癌根治术。在甲状腺全部切除之后，将气管前及气管旁左右侧淋巴结彻底清除。

(1)右侧淋巴结清扫：于胸骨柄切迹处将气管与周围脂肪组织稍加剥离，用甲状腺拉钩将气管向左牵拉，注意动作轻柔，可见到气管与食管及颈椎之间隐藏的气管旁右侧淋巴结，进一步将右颈动脉前鞘切开，用肌钩将右侧颈动脉向外侧牵拉，可看到颈总动脉后方呈现搏动的甲状腺下动脉向气管方向走行。向气管旁追寻甲状腺下动脉，暴露到与喉返神经交叉附近为止。

紧接着暴露喉返神经。当进入喉头的喉返神经暴露出来，应用两把蚊式钳，在不触及神经本身，将神经周围含有淋巴结的脂肪组织向两侧游离。喉返神经与气管之间，可见到气管旁淋巴结，应予以切除。距离喉返神经的喉头进入部向下移 2cm 处，将甲状腺下动脉在喉返神经前方横断，弄清甲状腺下动脉上下走行，尽量保留供应甲状旁腺的分支游离喉返神经下方到颈总动脉后方消失的地方为止。在喉返神经后方，喉返神经与颈椎前面之间也有淋巴结，予以清除。清除淋巴结之后，将喉返神经完全暴露出来。下一步在右侧颈总动脉旁将含有淋巴结的脂肪进行剥离清除，进一步显露腺体右外侧缘，游离气管旁右侧淋巴结。

(2)左侧淋巴结清扫：右侧淋巴结清扫完之后，转向清除气管旁左侧淋巴结，左侧喉返神经位于食管前方,通常较右侧淋巴结容易清除。将含有气管旁左侧淋巴结的脂肪组织游离到锁骨上缘高度,然后切除。接着剥离胸骨甲状肌与胸腺上部前面之间,可见到气管周围淋巴结和下甲状旁腺的脂肪组织与大部分胸腺连接在一起。于锁骨上缘高度用止血钳夹住含有胸腺与淋巴结的脂肪组织,小心剥离,将含有气管周围淋巴结的脂肪组织小心切除,结束气管旁左侧淋巴结清扫。在清扫过程中,全程注意保护喉返神经及下甲状旁腺,防止损伤和甲状旁腺的误切。

(3)切除标本检查:仔细检查手术切除标本,若发现有误切甲状旁腺,应在胸锁乳突肌内进行自体甲状旁腺的移植,以最大限度地保留甲状旁腺的功能。

3. 术后处理　因颈中央区淋巴结清扫多是发生在术中病理冰冻报告为甲状腺恶性肿瘤之后所行的进一步手术,因而术后除密切观察患者生命体征之外,还应对症处理,如下所述:

(1)持续负压吸引

术后 2~3 日,视患者引流情况予以拔除。部分患者在颈部淋巴结清扫后可发生后可侧颌下部水肿,需 2 周左右消退。

(2)一旦发生手足抽搐,可能术中甲状旁腺损伤或者误切导致的钙磷代谢障碍,查患者电解质之后,口服乳酸钙片或肌内注射钙剂,以改善抽搐情况。

(3)术后 3 周左右,行甲状腺功能检查,以了解甲状腺功能情况。

(4)术后每日服用甲状腺激素,以维持日常功能活动所需,以及抑制促甲状腺激素的过度分泌,防止甲状腺癌复发。

(五)颈侧区淋巴结清扫术

1. DTC 颈侧区淋巴结清扫指征

(1)不行预防性颈侧区淋巴结清扫术:其主要理由是:①行预防性侧区淋巴结清扫与否对预后差别不大。②手术造成的创伤、畸形、功能障碍,严重影响患者生活质量。③术后出现颈淋巴结转移的机会很小,仅为 7%~15%,如果出现淋巴结转移再行手术并无困难,而且术后效果较好。

(2)常规行颈淋巴结清扫术:其主要理由是:甲状腺乳头状癌颈淋巴结转移率高达 40%~65%,颈淋巴结转移癌仍是致命的重要因素之一,一旦发展到 N_1,可能出现远处转移,会给根治带来困难,影响预后;功能性颈淋巴结清扫术对大多数患者手术损伤较轻,对生活质量影响不大。

(3)根据原发癌侵犯情况来决定是否行淋巴结清扫:年龄在 45 岁以上,肿瘤明显腺外侵犯,可考虑行颈淋巴结清扫术。其理由是:原发癌侵犯程度关系到淋巴结转移率,对预后有明显影响。颈淋巴结转移与否,10 年无瘤生存率无显著性差异,而 20 年则有显著性差异。

(4)根据术中Ⅵ区淋巴结探查情况进行清扫,如果Ⅵ区淋巴结阳性,则行颈淋巴结清扫术;阴性则进行观察。其理由:Ⅵ区是最常见的转移部位;Ⅵ区转移与颈外侧淋巴结转移有明显相关性;以后颈侧区出现淋巴结转移,无须再清扫Ⅵ区;可以减少喉返神经及甲状旁腺损伤率。反对者认为:Ⅵ区淋巴结转移率不高,而清扫并发症发生率较高,对预后无帮助;N_0 期患者允许发现可疑淋巴结后再进行处理。

(5)根据前哨淋巴结活检情况:目前已有学者根据术中对前哨淋巴结(Ⅵ、Ⅲ、Ⅳ区)的检测结果来决定颈部淋巴结的清除范围,如术中前哨淋巴结活检阳性,则行颈部淋巴结清扫术。但也存在着操作繁杂及假阴性等不足,临床评价有待更多病例资料的积累才能做出。反对者认为淋巴结转移可以发生在任何水平,跳跃转移并不少见,只有施行广泛的淋巴结清扫才能彻底清除转移灶。

DTC颈侧区淋巴结清扫的适应证:对术前临床体检、影像学检查、FNA活检证实颈侧区淋巴结存在转移者;对部分颈中央区淋巴结转移患者(淋巴结大于3枚阳性),建议行颈侧区淋巴结清扫术。一般不做预防性颈侧区淋巴结清扫术。

2.手术分类和方法　对有颈淋巴结肿大的甲状腺癌,应行淋巴结清扫术。选用何种术式进行淋巴结清扫,要以患者的具体情况、以期获得良好的疗效、尽量减少并发症以及术者的习惯为依据。以适应证划分可分为颈选择性清扫术和颈治疗性清扫术。按清扫范围可分为颈全清扫术、颈改良性清扫术和颈择区性清扫术。

(1)传统式(经典式)颈淋巴结清扫术:此术式系1906年由Crile首创,故又称Crile术式。我国最早由天津金显宅教授推广。此术式被广泛应用于头颈部转移癌的治疗,包括伴有颈淋巴结转移的甲状腺癌在内。由于它对头颈部转移癌疗效显著,迄今已被公认为是甲状腺癌根治性切除的经典手术方法。20世纪50年代美国一些头颈外科专家将此术式标准化。其清扫范围包括Ⅰ～Ⅵ区淋巴结,切除胸锁乳突肌、颈内静脉和脊副神经。最大特点是符合"颈大块切除"的原则,比较彻底、干净、疗效可靠,复发率低,但由于需切除副神经、胸锁乳突肌和颈内静脉,从而造成畸形和功能障碍。此术式较复杂,创伤大,并发症和手术死亡率都较高,且常可以出现脸肿、垂肩、肩痛等后遗症,使功能及美观方面均受影响,故难以被患者尤其是青年女性患者所接受。

(2)颈改良性淋巴结清除术:通过对颈淋巴结系统的组织胚胎学和解剖学的深入研究发现,颈淋巴结系统分布在颈部间隙与器官之间,相隔着胚胎时围绕血管和肌肉间组织分化而来的筋膜。正常情况下,这种筋膜很容易从被覆的肌肉、血管上剥离下来,而使淋巴组织与之分离,这就使完整切除淋巴结组织又保留周围器官成为现实。多年来,许多学者不断探求既彻底清除肿瘤又保全功能的新术式。20世纪50年代,有学者开始对传统的颈淋巴结清除术加以改良。Bocca等于20世纪60年代初开始对传统术式加以改进,提出保留颈内静脉、胸锁乳突肌和副神经的改良术式,称"保留(守)性颈淋巴结清除术"(conservative neck dissection),现称"颈改良性淋巴结清除术"(functional radical neck dissection)。其清扫范围包括Ⅰ～Ⅵ区淋巴结,保留胸锁乳突肌、颈内静脉和脊副神经等。此术式操作时间比传统术式略长,但出血量、术后并发症比传统术式低,而其功能及美观方面都可为最佳。临床经验证明,切除一侧颈内静脉是安全的,极少出现并发症。双侧同时结扎的危险性却大大增加,安全的方法是分期进行,间隔时间以4～6周为宜。在实际操作中,胸锁乳突肌、颈内静脉、副神经均可以保留,也可以只保存1项或2项,主要根据颈淋巴结侵犯的范围和程度而灵活处理。选用此种术式,要严格掌握甲状腺癌的病理种类、临床分期,并结合患者年龄。本术式适用于甲状腺乳头状癌、甲状腺滤泡状癌及N_0、N_1和某些N_2的病例、青少年病例。国内有学者提出对分化型甲状腺癌侵及气管外膜者,钝性剥离便可达到根治目的;腔内或明确气管软骨受侵者,应切除受侵的气管壁,镜下残留癌细胞者,予以术后放射治疗,可达到较好效果。此术式目前常称"改良颈淋巴结清扫术"。

1964年我国头颈部肿瘤专家李振权对Crile术式进行改进,他根据颈深筋膜结构的特点,把手术步骤改良为由上而下,从外侧开始,由深至浅,沿深筋膜面进行剥离,先结扎颈内、外静脉上端和肿瘤供应血管,最后清除病灶。

（3）颈择区性淋巴结清扫术：根据肿瘤原发部位，清扫该区域淋巴结，保留胸锁乳突肌、颈内静脉和脊副神经等。

（4）颈扩大淋巴结清扫术：清扫Ⅰ～Ⅴ区或Ⅰ～Ⅵ淋巴结的同时切除被肿瘤侵犯的组织和器官，包括迷走神经、颈总动脉、椎旁肌肉等。该手术创伤大，并发症多，特别涉及颈总动脉有一定的死亡率，但随着血管外科的发展，目前手术风险大大降低。

3.改良式甲状腺癌颈淋巴结清扫术简介　根治性颈淋巴结清扫术完整地切除颈前后三角区，颌下区及颏下区内所有脂肪淋巴组织，以及胸锁乳突肌、肩胛舌骨肌、二腹肌、副神经、颈内静脉、下极及颌下腺，是为根治性颈淋巴结清扫术。近年来，有人主张行"改良的甲状腺癌颈部清扫术"，其理由是：①保持颈部基本外形，满足患者在生活质量方面的要求。②避免标准根治术后所形成的皮肤直接覆盖颈总动脉的情况，防止皮瓣坏死，造成难以处理的颈总动脉裸露；再者，若患者术后放射治疗，表浅的颈总动脉在放射线的作用下很容易发生破裂，导致难以救治的大出血。

（1）适应证：分化型甲状腺癌合并颈淋巴结转移。

（2）禁忌证

1）甲状腺未分化癌。

2）分化型甲状腺癌局部广泛浸润、固定，或有气管、食管广泛受累者（相对禁忌证）。

3）颈部皮肤及软组织有严重放射性损伤者。

4）合并严重疾病无法耐受手术者。

（3）手术步骤

1）切口选择：一般选择弧形或"L"形切口，以弧形切口术后恢复快、瘢痕少、美学效果更好（图1—15）。

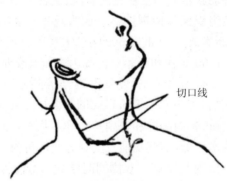

切口线

图1—15　"L"形切口设计

2）游离皮瓣：切开皮肤、皮下、颈阔肌后，用电刀于颈阔肌下游离皮瓣，上至下颌骨下缘，下至锁骨水平，前方至对侧胸锁乳突肌内缘，后方至斜方肌前缘。分离后缘时注意保护副神经，分离上界时宜在下颌骨下缘1cm以下分离，且位置宜略深，避免损坏面神经下颌缘支。

3）寻找、游离副神经：于斜方肌前缘中、下1/3交界处切开颈深筋膜浅层，在软组织内寻找副神经入肌点，沿其表面向上游离至胸锁乳突肌后缘，继续游离直达二腹肌下方。术中注意动作轻巧，避免过度牵拉损伤神经。

4）游离胸锁乳突肌：沿胸锁乳突肌前、后缘锐性分离，游离时在其前、后缘切开肌膜，保留其浅面的颈外静脉、耳大神经和颈皮神经，注意不要伤及下方的颈内静脉。副神经常于中上1/3交界处穿行其中，要加以保护。

5）解剖颈内静脉：于颈内静脉表面锐性分离，贴近颈内静脉前缘，结扎、切断进入此静脉的甲状腺上、中静脉等属支，使其全长游离，切开动脉鞘，将筋膜及其他软组织与静脉壁分开，向深层达迷走神经。

6）清除颈内静脉外侧三角组织：分离、切断、结扎颈外静脉上、下两端，用拉钩将胸锁乳突肌拉向内侧，沿锁骨上缘向深层解离直达臂丛神经表面，于斜方肌后缘找到肩胛舌骨肌，颈横动、静脉分别切断、结扎。沿着颈总动脉表面自下而上切断第Ⅳ、第Ⅲ、第Ⅱ颈神经丛根部，术中注意保护前斜角肌表面的膈神经。复旦大学附属肿瘤医院对分化型甲状腺癌选择性进行保留颈丛的颈淋巴结清扫，最大限度地保留了颈丛功能，改善了患者的生活质量。肿瘤将颈内静脉外侧区软组织上自二腹肌后腹，下至锁骨上，外至斜方肌，内至颈内静脉这一区域内的脂肪组织及淋巴结等分离切除。

7）清除颈内静脉内侧三角组织：将颈内静脉、迷走神经及颈总动脉拉向外侧，进行解剖分离，上方直到颌下区，将颈内静脉气管侧软组织连同淋巴结一并切除。若为甲状腺癌联合根治术，则包括患侧气管食管沟淋巴结、脂肪组织、胸骨舌骨肌与胸骨甲状肌及甲状腺一起切除。术中注意暴露喉返神经至入喉处，全程加以保护。

8）彻底止血，放置引流管：创面仔细止血，同时观察有无乳糜漏现象，若存在乳糜漏现象，找到相应淋巴导管予以结扎。经检查无渗血、出血时，于切口外下方放置引流管，并接负压吸引。

9）缝合伤口：逐层缝合颈阔肌全层、皮下及皮肤。

（4）术后处理

1）术后密切观察患者生命体征变化，注意有无异常情况发生。

2）伤口处稍许加压包扎，引流管持续负压引流 3～4 天，使皮肤与创面充分贴附。

3）术后 24 小时引流液可为血性，但颜色随着时间会逐渐变淡，引流量约 200ml/d 以内，超过应仔细观察有无伤口内出血，原因不明时，需手术探查。

4）术后若出现乳糜漏，表现为术后 2～3 天引流量剧增，可达 600ml/d，甚至大于 1000ml/d 出现上述情况，可先加大负压吸引，禁食，静脉营养，若引流量持续增多或未见减少，应尽早行手术探查结扎相应淋巴导管。

5）术后 5～6 天，当引流量小于 10ml/d 时，可考虑拔出引流管。

6）伤口术后 2～3 天换药，6～7 天拆线。

7）术后予甲状腺激素治疗，定期随访。

（六）前哨淋巴结活检术

甲状腺乳头状癌是甲状腺常见的恶性肿瘤，占全部甲状腺恶性肿瘤的 60%～80%，常见颈部淋巴结转移，临床可确定的转移率为 15%～50%。据文献报道，平状腺乳头状癌颈部淋巴结隐匿性转移率为 50%～80%。目前，对于甲状腺乳头状癌患者颈部外科处理存在较大争议，大部分学者认为，颈部淋巴结转移不影响甲状腺乳头状癌患者的生存率，对 cN₀ 甲状腺乳头状癌患者应进行观察，待颈部出现淋巴结转移后再行颈部淋巴结清扫术。少部分学者则建议，对甲状腺包膜外侵或者为腺外型患者行功能性颈部淋巴结清扫术，能明显提高患者的 10 年和 20 年生存率。至今，临床上尚无可靠有效的方法能检出 cN₀ 患者是否存在隐匿性淋巴结转移。SLN 活检对预测 cN₀ 甲状腺乳头状癌的颈部淋巴结转移和指导临床治疗有重要的意义。

Kelemen 等于 1998 年首次将 SLN 活检运用到甲状腺癌研究中。目前,SLN 活检采用的方法主要有染料法、核素法和联合法。Raijmakers 等研究分析显示,染料法的 SLN 检出率为 83%,核素法的 SLN 检测率为 96%,差异有统计学意义。染料法的优点是无需特殊的设备,操作简便,费用低廉,无放射性污染,对手术干扰小,染色后肉眼直观,可协助 γ 探针找到最热淋巴结。染料法的缺点是采用甲状腺低领式切口无法广泛暴露位于中央区(Ⅵ区)以外的 SLN,有遗漏颈侧区 SLN 可能;术中解剖甲状腺时使淋巴管破裂致蓝色污染,使 SLN 的确认难度增加;引流肺部的黑色淋巴结与蓝染淋巴结鉴别困难,操作有一定的盲目性;由于染料法显影速度快,有时颈部很多淋巴结染色,影响 SLN 的选择。以上缺点可能是染料法 SLN 检出率较低的原因。

核素法的显像原理是肿瘤内注射示踪剂后,示踪胶体借助淋巴管壁的通透性和内皮细胞的胞饮作用进入毛细淋巴管,局部动态显影观察,首先显像的淋巴结即为 SLM,并在图像上标记 SLN 大致位置。术中使用高灵敏的 γ 探针对淋巴结进行探测,计数最高,且超过本底计数 10 倍以上的淋巴结即为 SLN。核素法的缺点是需要注射放射性同位素,容易有放射性污染;手提 γ 探针价格昂贵,需要超声诊断科和核医学科医生配合;核素法中 SLN 定义的差别对也会对 SLN 的检出率产生影响;没有染料法直观因此,联合运用染料法和核素法可以提高 SLN 的检出率。

SLN 活检是一种靶向性淋巴结活检,cN_0 甲状腺乳头状癌患者通过 SLN 活检,检测淋巴结转移情况,可以更精确地设计手术范围;对 SLN 阳性部位进行区域淋巴结清扫,可明显减少手术并发症;颈部淋巴结无转移(pN_0)患者可以避免扩大手术范围,避免过度治疗。但由于甲状腺乳头状癌患者本身预后较好,SLN 活检能否提高甲状腺乳头状癌患者长期生存率以及减少颈部复发率,尚需大规模随机化前瞻性研究和长期的随访来证实。

(付言涛)

第二章　乳腺疾病

第一节　先天性乳房畸形

乳房是女性的性征标志,无论是外形还是心理上乳房在女性的生活中都占有非常重要的地位。任何大小和形状的改变都会难以被接受,会给女性特别是青春期女性带来负面影响。她们会因乳房小或缺失,表现为缺乏自信,感到羞愧、压抑,喜欢独居,同样在性关系和文化信仰方面都会产生负面影响。由于乳房的畸形,在将来的哺乳功能方面同样也会产生障碍。

先天性乳房和胸壁畸形的分类:

1.乳头、乳晕复合体的畸形　包括多乳头,乳头内陷。

2.副乳腺。

3.不对称畸形　包括无乳房畸形,乳腺发育不全,乳腺萎缩。

4.乳房形状畸形　管状乳房畸形。

5.胸壁的畸形　Poland综合征,前胸壁发育不全。

一、乳头、乳晕复合体的畸形

1.多乳头畸形　多乳头畸形多发生于孕期的前三个月,当乳腺的边缘不能退化到正常时;同样,在泌尿系统和其他系统的发育异常时也会伴发。约占总人口1‰～5‰会出现副乳头畸形,男女发生比较一致。副乳头一般都沿乳头垂直线生长,90％都在乳房下皱襞水平。它可以是单侧,也可双侧,在某些病例副乳头周围有乳晕。有证据表明,多乳头畸形可能有家族遗传性,可以同时伴有泌尿道的畸形、睾丸癌和肾癌。在匈牙利和以色列有至少两篇报道在儿童中发生肾的排泄系统发生阻塞性异常,分别为23％和40％。但是,也有未发现两者联系的报道。因此,有泌尿专家提出,当出现多乳头畸形时,应检查是否有泌尿道畸形的发生。但是由于泌尿道畸形的表现明显,但发病率低,而多乳头畸形很常见,故临床实践中并没有采用该方案。

2.乳头内陷　占总人口的2％,50％的患者有家族史。胎儿在子宫内发育过程中,由于乳腺导管和纤维束的发育不良,引起乳头形成过短,造成乳头内陷的形成。乳头内陷可以发生于一侧,可以发生于双侧。由于乳头内陷,使乳头发育不良,从而影响部分妇女的哺乳。但亦有部分妇女在产前通过外提乳头等,使乳头外翻,可以进行哺乳。也有部分患者,由于乳头内陷,造成乳管堵塞,引起乳腺的反复感染。乳头内陷一般不需要特殊处理,一般要求患者在孕前外提乳头,尽量使乳头外翻,但多数效果不佳。部分患者小因美学要求,或乳头内翻后引起反复感染,可以行乳头外翻整形术,但应告知患者将来不能哺乳,乳头感觉障碍,以及乳头坏死等风险。

二、副乳腺

副乳腺畸形的发生率为1％～2％,女性多见,且某些有家族遗传性。1/3患者是双侧发生,多见于腋窝。副乳腺多于青春期和妊娠时,由于卵巢雌二醇和胎盘雌三醇激素水平的增高,开始生长,增大,一般没有症状,但在妊娠和月经前可以有不适感和疼痛,哺乳时还可以有乳汁流出。副乳腺像正常乳房一样可以有乳头,乳晕,妊娠后副乳腺可以缩小,严重者哺乳后仍可见腋窝明显隆起的副乳腺。副乳腺可以发生与正常乳房一样的乳腺疾病,包括乳腺癌、纤维腺瘤、乳腺增生乳腺炎等。对于副乳腺的外科切除治疗,一般不推荐。因为该手术可以引起腋窝切口瘢痕,上肢的运动受限,损伤肋间臂神经引起上臂内侧感觉异常、疼痛、血清肿、切口裂开、切除副乳腺不全等并发症。对于部分患者,可以采用吸脂术。

三、乳房不对称畸形

1.无乳房畸形　先天性一侧或双侧乳房缺失是在临床上非常少见的畸形。Froriep 在1839 年首先描述了这一现象。1882 年,Gilly 报道一例双侧乳房缺失,同时伴有尺骨缺失和手的尺侧缺失的 30 岁女性患者。有关先天性畸形伴双侧乳头和乳腺组织缺失的病例少见。Trier 的总结发现有右侧胸肌萎缩,右侧尺骨和尺侧手的缺失等,单侧乳房缺失比双侧更常见,并多见于女性。这种缺失病变发生是由于胚胎第六周乳腺发育不全所致。Tier 发现乳房缺失与腭裂,宽鞍鼻,胸肌、尺骨、手、足、腭、耳,生殖泌尿系统缺失有关。有时,也可呈现家族遗传性。这种畸形的治疗可以采用扩张器,假体乳房重建或采用自体背阔肌肌皮瓣乳房重建。

2.乳腺发育不全,乳腺萎缩　乳腺发育不全,乳腺萎缩可发生于一侧或双侧,也可同时伴有胸肌的缺损。乳房双侧一定程度的不对称较常见;但是,还是以乳腺发育不全最突出。治疗主要通过小乳房一侧使用假体或大乳房侧缩乳固定术。近年,已开始使用脂肪填充术保持双侧乳房对称。

四、管状乳房畸形

管状乳房畸形首先由 Rees 和 Aston 于 1976 年报道。形成管状乳房的基本原因是乳腺发育不全,这种通常在内下和外下象限发生。在形成乳晕周围的收缩性环的过程中,两层的乳腺带粘连引起了管状乳房的发生。这就造成疝样的腺体组织伸入到乳晕后间隙。这部分乳腺组织韧带松弛,缺乏阻力,因此引起乳晕过度肥大。

1.管状乳房畸形的分类(Groleau 等)

Ⅰ级:病变主要在下象限中份。

Ⅱ级:病变主要累及内下和外下两个象限。

Ⅲ级:病变主要累及全乳房。

2.管状乳房畸形的临床表现　管状乳房畸形常开始于青春期,因此往往会引起性心理问题。这种管状小乳房会严重的阻止这种女性接触社会。女孩对乳房感到羞愧的是怪异的乳房形状,而不是乳房大小本身。

常见的表现有它可发生于单侧,也可发生于双侧;可以有乳房皮肤的缺失,乳房不对称,乳腺发育不全,圆锥形乳房,狭窄形乳房基底,疝样乳头乳晕复合体,肥大的乳晕。

3.管状乳房畸形的处理　校正不正常的肥大乳晕和乳腺。正常的大小对促进女性正常的心理发育是一个重要的步骤,做一个校正手术即使是一个年轻女孩也是必要的。但是也应该强调外科干预对年轻患者应该尽量限制,对采用改变乳房体积和移位的外科手术应该尽量避免。

通常采用 Rees 的方法,切除肥大乳晕过多的皮肤,皮下分离乳腺,使乳腺基底部增宽。这种手术方式可以达到乳房形状有较好的美容效果,又没有改变腺体的完整性。

对已经发育好的乳腺,可以考虑切除肥大乳晕过多的皮肤和置入假体,以期有更好的美容效果;但是对于严重畸形的患者,由于没有足够的软组织覆盖,假体置入难以实施。采用 Muti 和 Ribeiro 的方法是恰当的,即:真皮层切除肥大乳晕过多的皮肤,充分皮下游离乳房下象限直到设计的新下皱襞;从乳晕开始达胸大肌分离乳腺,下部形成以下部腺体为基底的转移瓣,将该转移瓣折叠塑形放置于下部所形成的腔并固定于下皱襞。这种方法的缺点是由于中心部分已被游离瓣占据,再放置假体几乎不可能进行。

现在较流行的手术技术是,首先将扩张器放置于腺体后分,然后更换假体,将假体的 2/3 放置于胸大肌后分,下 1/3 以乳腺组织覆盖。这样可以扩展乳腺的基底部,与传统的方式即将假体完全放置于胸大肌后分相比,可以得到较好的美容效果。

脂肪填充术常被用于管状乳腺发育畸形的后期处理。多用于矫正术后乳腺边缘轮廓的修复,同时可以对不对称的小乳房体积进行补充。

五、胸壁畸形

Poland 综合征

1.流行病学特点　1841 年,Alfred Poland 首先在 Guy 医院报道 1 例患者表现为肩胛带胸大小肌肉缺失和上肢畸形,同时还伴有外斜肌缺失和部分前锯肌的缺失。既后,又有多位学者报道类似的发现,同时还发现伴有乳头萎缩或乳头,肋软骨,肋骨 2、3、4 或 3、4、5 缺失,胸壁皮下组织萎缩和短并指(趾)畸形。这种临床发现要么全部要么部分表现。现在把一侧胸壁的萎缩,加上同侧上肢畸形统称为 Poland 综合征,即:是一侧肢体胚芽的第五周胚胎发育的第二个阶段的基因变异综合征,由于接近乳腺嵴的形成,因此这种畸形可能发生在乳腺,胸壁,胸肌,上肢和手。该综合征病发病率低,为 1∶7000 到 1∶1000000,多见于男性。该病的病因不清楚,没有家族遗传性,可能因胚胎发育的 46d,锁骨下轴的发育异常,造成锁骨下血管及其分支的血液供应阻挡,从而影响胚胎结构的发育。

2.临床表现　Poland 综合征的临床表现各异,几乎很少在一个患者都表现出来。一般是单侧发生,常常发生于右侧。表现为乳房、乳头萎缩或缺失,胸肌缺失,胸壁畸形,上肢畸形,较常见的畸形是乳房外形的不全伴部分下分胸肌的缺损畸形。对于女性,由于部分或完全缺失胸大肌,表现为腋前皱襞的消失;这种非自然的外观要想隐藏是非常困难的。文献报道发现该综合征与黑素沉着斑有关。因为乳腺和黑素细胞都是来源于外胚层。乳腺异常萎缩和高色素沉着可能均来自于此胚芽层。表现为一侧胸壁和(或)乳腺萎缩,伴有高色素沉着斑,没有恶变倾向,故患者一般不要求对高色素沉着斑治疗。

尽管在 Poland 综合征的患者,乳腺发育不良,但仍然有文献报道发生乳腺癌。对于这种患者,虽然有解剖变异,但前哨淋巴结活检技术仍然可以采用。还有并发白血病的报道。

3.治疗　由于这种疾病的表现各异,因此对这种患者的治疗往往会根据患者的不同表现采取不同的手术方式。多数患者对功能上的胸前肌肉缺乏和小乳房并不感到尴尬,只有一些严重的病例如胸廓或前肋缺失造成形态的畸形,表现为吸气时肺形成疝,呼气时胸壁形成深的凹陷腔,不论在形态和情感上都影响了患者的生活质量,才要求进行手术治疗。

手术目的包括以肌瓣覆盖的胸壁修复和乳房重建。常用的方法有假体,带蒂皮瓣和游离皮瓣,以及肌皮瓣都可以应用。

在制定手术方案中,Hurwitz 建议术前 CT 加三维重建对胸壁和乳房重建的手术方式选择有重要的帮助。

对该病的外科治疗程序应包括以下几个方面:

(1)带游离背阔肌或外斜肌瓣的骨膜下移植片。

(2)自体分离肋骨移植物。

(3)带骨膜的分离肋骨移植物。

(4)异种骨移植物。

(5)取对侧胸壁肋骨移植物用于患侧,再用金属网片固定。

(6)用常规乳房假体和胸壁假体修复困难病例。

Schneider 等推荐采用一步法修复 Poland 综合征的患者。他们采用背阔肌肌皮瓣修复胸壁和乳房的缺失,较以前传统方法,有明显的优势,并发症更低,美容效果更好的优势。近年,开始将内镜技术应用于该手术。

(潘金强)

第二节　巨乳症

乳房的发育受下丘脑－垂体－卵巢轴的影响。它们的生理和病理变化,影响促性腺激素释放激素、卵泡刺激素、黄体生成素、雌激素孕激素的变化,从而影响乳腺的增生,激素水平的过高可诱发乳房肥大。

乳房肥大的分类:①乳房早熟。②青春期乳房肥大。③药物性乳房肥大。④妊娠性乳房肥大。

一、乳房早熟

乳房早熟是指 8 岁以下女孩在缺乏任何性成熟标志的情况下,乳房的单纯发育。关于其病因仍然存在争论。Wilkins 等推测乳房早熟与乳腺组织对雌二醇,雌酮的敏感性提高有关;也有研究认为与促黄体生成素和促卵泡雌激素的轻度增高有关,但也有研究未发现该现象,其下丘脑－垂体轴是正常的。对于该类患者,不需特殊处理,一般采取观察方法,检测其性激素水平至成年期,多数患儿激素水平可恢复正常水平。

二、青春期乳房肥大

青春期乳房肥大是青年女性青春期发育后比较常见的表现。这种临床表现是由于这种女性乳房在青春期发育后,仍继续生长。多数为双侧,也有单侧报道。

1.病因　多数观点认为青春期乳房肥大是由于血浆雌酮或雌二醇水平增高所致,但是,通过各种催乳激素的检测,并没发现其与乳房肥大有关。有推论认为由于靶器官组织如导管上皮,胶原和基质有雌激素受体存在,对催乳激素如雌激素,孕激素高度敏感,继而促进乳房的发育。

2.治疗　由于乳腺肥大与激素的高敏感性有关。有学者推荐使用抗雌激素药物去氢孕酮和甲羟孕酮治疗青春期乳房肥大,但效果不佳。亦有报道认为使用雌激素受体拮抗剂他莫昔芬可能更有效,但 Bromocriptine 用于治疗青春期乳房肥大,亦未成功。

目前的观点认为乳房缩小整形术是青春期乳房肥大治疗的主要手段。乳房缩小整形术的适应证主要依据体格检查乳房肥大者,患者对肥大的乳房感觉不适,下垂感明显,慢性背部疼痛,颈部僵硬,乳房下皱襞反复糜烂,同时结合患者个体对美学的要求决定是否有手术指征。

(1)手术目前准备

1)术前常规乳房 X 线检查,超声检查,排除乳房肿瘤性病变。

2)整形外科医生与患者充分沟通,了解患者通过乳房缩小整形手术后,期望达到的效果,同时也要向患者介绍手术的目的,手术方式选择,手术后切口瘢痕的位置,需要多长时间恢复,手术中和手术后可能出现的风险和并发症,手术可能达到的预期效果等,使患者对本次乳房缩小整形手术有充分的理解。

3)对于正在服用抗凝剂的患者,要求至少停止服用 1 周以上。

(2)乳房缩小整形手术的方式:一个成功的乳房缩小整形手术应该包括以下几方面:①重新定位乳头乳晕复合体。②乳房皮肤,脂肪,腺体组织体积减少。③缩乳术后的乳房切口瘢痕应尽量小,隐蔽,形状稳定、持久。

乳房缩小整形术有多种方式,目前应用最多的是"T"切口的乳房缩小整形术和短垂直切口乳房缩小整形术。采用何种方式与乳房体积和乳房下垂的程度,以及整形外科医生对该项技术掌握的熟练程度密切相关。一般而言,乳房肥大中度以下,切除乳房组织体积不多,乳房下垂不严重者,可以选择短垂直切口乳房缩小整形术;如果乳房肥大中度以上,乳房下垂明显者,皮肤松弛者,或需切除上组织者,建议选用"T"切口的乳房缩小整形术。

1)短垂直切口乳房缩小整形术(Lejour 技术):

手术步骤:外科标记-皮下注射浸润-去表皮化-吸脂-切除部分腺体,形成新的乳房。

①外科标记:A. 要求患者站立位,标记胸骨中线和乳房下皱襞;B. 确定术后乳头的位置,一般据胸骨上凹 21~23cm。注意:一定避免术后新乳头位置过高,因此在设计新乳头位置时要相对保守;C. 在乳房中份从乳房下皱襞垂直向下标记乳房中线;D. 根据缩乳的大小,标记乳晕两侧垂直线,并在乳房下皱襞上 2cm 汇合;E. 新的乳晕周径可依据公式计算:周径=$2\pi r$,并利用 Lejour 技术在新的乳晕周围标记一个像清真寺顶的半弧形并于两侧垂直线交叉;F. 标记包括乳头、乳晕的上蒂。②皮下乳房注射浸润:全身麻醉后,取半卧位,消毒铺巾,除带蒂乳头瓣外,注射含肾上腺素的生理盐水,以利于手术剥离和减少术中出血。③去表皮化:去表皮化包括乳头晕上方和下方 5~6cm 范围。④吸脂:主要针对那些脂肪多的病例,通过吸脂,可以减少乳房体积,改善乳房外形,同时有利于蒂的包裹。⑤切除部分腺体,形成新的乳房:外科手术切除腺体包括乳房下分和乳房后分的组织,以达到双乳对称。

2)"T"切口的乳房缩小整形术:该手术有各种技术的带蒂保证乳头,乳晕复合体的血供,包括垂直双蒂,垂直单蒂,侧方单蒂等。垂直双蒂对乳房下垂,胸骨上凹与乳头距离大于30cm 以上患者更适用。多数情况下,采用上方单蒂就可达到较好的美容效果。

(3)并发症

1)近期并发症:①血肿或血清肿:血肿形成的原因包括:术前使用抗凝剂,如阿司匹林(建议术前 1 周要停药),手术剥离范围宽,切除组织量大,手术止血不彻底引流安置不当,致引流不畅等。血肿的表现:主要的症状是疼痛,体征为双乳房不对称,肿胀,触痛,乳房淤斑。时间超过 1 周者,多形成血清肿。血肿的处理:小血肿,在局部麻醉下,注射器抽吸。大的血肿,必须在手术室拆除缝线,清除血肿,止血,重新安置引流管引流。②切口裂开:发生率约为 10%～15%,切口裂开的原因包括:缺血,感染,皮肤张力过高,脂肪液化等。切口裂开的处理:创面换药,引流,如果是感染引起,全身和局部使用抗生素。创面小、浅,会在短期内愈合;如果创面大、深,可能换药时间长达数月。二期愈合后,瘢痕较大。③皮瓣缺血和坏死:主要与皮瓣的设计有关,手术时避免切口张力过大。如果关闭切口时,张力高,建议切除蒂部部分乳腺组织。通常外侧皮瓣由于供血距离远,更容易发生缺血。如果只是轻微的缺血,一般不需要特殊处理;皮肤的坏死多见于 T 型切口的三角部位和切口的边缘,因其张力大,距离供血最远。小的坏死,通过换药二期愈合,大的坏死则需要植皮处理。④急性蜂窝组织炎:感染致病菌多为肺炎链球菌和金黄色葡萄球菌,但也有院内感染所致的 G 阴性球菌或厌氧菌的感染。表现为红、肿、痛,发热、寒战等。如果有分泌物,应首先进行细菌培养,明确感染类型。在不能明确感染源时,使用一代或二代头孢菌素抗感染治疗。对于反复发生蜂窝组织炎患者,应注意是否有异物存在,不能通过临床体检发现者,建议做磁共振(MRI)检查,明确异物的部位,通过手术取出异物。⑤乳头乳晕复合体缺血,坏死:多数乳头乳晕复合体的缺血坏死是由于静脉回流障碍,静脉淤血造成,只有少数是由于动脉血供障碍所致。多数情况在术中就发现有静脉充血,这时应迅速松解,检查是否带蒂瓣扭转,是否蒂太厚,或是否有足够的空间容纳带蒂的瓣。通常静脉回流障碍表现为乳头乳晕复合体充血,暗红色的静脉血自切口边缘溢出,而动脉血供障碍,则表现为乳头乳晕复合体苍白,切口无出血,但这种在术中很难发现。如果发生手术后乳头乳晕复合体的坏死,就要仔细与患者沟通,告诉其可能需要的时间较长,需要多次换药,最后二期再次行乳头乳晕重建或采用文身的方式进行乳晕修复。

2)远期并发症:①脂肪坏死:脂肪坏死常由于某一区域缺血或手术所致。表现为乳房局部硬节或块状,可于手术后数周,数月后出现。范围小的可变软,不需特殊处理。对于质地硬或范围广者,建议做超声,乳腺 X 线检查或 MRI 检查,必要时做细针穿刺活检,以排除恶性病变,消除患者疑虑心理。如果患者焦虑严重要求切除者,应尽量选用原切口手术切除,范围大可能影响乳房外观,应在手术前告诉患者,以避免医疗纠纷的发生。②双侧乳房大小,形态不对称:事实上,对所有行乳房缩小整形手术患者术后都有不同程度的大小和形态不对称。如果是轻微的,绝大多数患者都能接受,因为多数乳房肥大患者,手术前就存在不同程度的双乳不对称,相比手术前肥大乳房带来的不便,手术后的一对大小适中的乳房,以及带来的愉快心理,即使有轻度大小,形态不对称,患者还是满意的。如果双侧乳房差异较大,会给患者带来烦恼,如果是大小不对称,多数可以通过吸脂或切除组织的方式解决。如果是形态不对称,需要用手术方式校正。③乳头乳晕不对称:乳头乳晕的不对称包括大小,形态,位置和凸度,以及颜色的不对称。常见的有乳头乳晕复合体被拉长或像水滴样,这在乳房缩小手术中并不少见,还可见乳晕变大,瘢痕呈星状,增大。这主要与手术切口的选择,缝合的方式以及上移乳头距离的多少等有关,一般这种情况必须等待水肿消退,术后 6 个月后再行处理。④乳头内陷:乳头内陷往往是由于乳头后方的组织太薄,不足以支撑乳头。处理的方法就是尽量保证乳头后分有足够的组织支撑。

三、药物性乳房肥大

药物诱发的乳房肥大被报道与 D 青霉素胺有关,它发生于青春期或成熟的乳房。虽然病因清楚,但发病机制不清。Desai 推测 D 青霉素胺影响性激素连接蛋白,从而使血循环中游离雌激素水平升高,但对患者的月经功能没有影响。

Cumming 使用达那唑(具有弱孕激素、蛋白同化和抗孕激素作用)通过干扰乳腺实质的雌激素受体敏感性抑制乳腺的增长。Buckle 还将该药用于男性乳房肥大的治疗。

四、妊娠性乳房肥大

1. 病因和流行病学　妊娠性乳房肥大是一个非常少见的疾病,高加索白人妇女发病多见。目前病因不清楚,可能与激素的水平异常,组织的敏感性增高,自身免疫,恶性肿瘤等有关。文献报道认为与激素的变化有关,认为妊娠时,体内产生大量雌激素,同时,肝脏代谢功能的异常对雌激素的灭活能力下降可能是妊娠期乳房肥大的原因。

2. 临床表现　该病发生于妊娠开始的几个月,多为双侧发生,亦有单侧发生的报道。乳房的增大达正常的数倍,患者往往难以承受。乳房变硬,水肿,张力高,静脉怒张,可出现橘皮样变病征。由于乳房迅速增大,皮肤张力增高,造成血供不足,引起乳房皮肤溃疡,坏死,感染,和血肿发生。

3. 治疗　妊娠性乳房肥大是一个自限性疾病,多数不需治疗,一般在分娩后,乳房会缩小到正常乳房大小。因此建议这部分患者佩戴合适的乳罩,保持皮肤清洁。对于有严重疼痛症状,皮肤严重感染,坏死,溃疡无法控制者,可以采用缩小乳房手术或双侧乳房切除,行Ⅱ期乳房重建术。

(刘颖)

第三节　男性乳房发育症

一、流行病学

人类乳腺发生是从胚胎第 6 周或体长达 11.5mm 时开始,先在躯干腹面两侧由外胚叶细胞增厚形成乳腺始基,然后转向腹侧,除在胸部继续发育外,他处萎缩消失。出生后 2～10 天内,受母体与胎盘激素的影响,乳腺可以出现增大,甚至有类似母亲的初乳样乳汁泌出,但 2～3 周内消失,乳腺转入静止状态,在性成熟以前,男女乳腺均保持此种静止状态。在性成熟开始时期,女性乳腺开始继续发育,男子乳腺终生保持婴儿时期的状态,如果男子乳房持续发育不退,体积较正常增大,甚至达到成年妇女的乳房体积,被称为男性乳房发育症(gynecomastia,GYN),又称男性乳腺增生症或男子女性型乳房。GYN 是男性乳房常见的病变之一,可发生于任何年龄组。Gunhan－Bilgen 报告 10 年来收治的 236 例男性乳房疾病,GYN 206 例,占 87.3%。新生儿 GYN 发病率 50% 以上,青春期约为 39%,也有高达 50%～70% 的报告,老年发生率较高,在 50～69 岁的住院男性中高达 72%。

二、病因

GYN 可以分为生,理性乳房肥大和病理性乳房肥大,其中,生理性乳房肥大可以细分为新生儿乳房肥大、青春期乳房肥大和老年乳房发育症,它的病因不明,多数人认为与内分泌的不平衡、雌/雄激素比例失调,以及乳腺组织对雌激素的高度敏感有关。病理性乳房肥大多是因为睾丸、肾上腺皮质、脑垂体、肝脏、肾脏等部位的病变引起内分泌激素的失调或与激素有关的改变有关。但是,临床上大多数患者并无明确病因,被认为是特发性疾病。

三、临床表现及分级标准

乳房增大为其特点。根据不同的病因,发育的乳房可以呈单侧增大、双侧对称性或不对称性增大。GYN 的分级标准最常用的为 Simon's 分级标准,Ⅰ 级,轻度乳房增大,没有多余皮肤;ⅡA 级,中等程度的乳房增大,没有多余皮肤;ⅡB 级,中等程度的乳房增大,伴有多余皮肤;Ⅲ 级,显著的乳房增大伴明显的多余皮肤,类似成年女性乳房。根据此分类法,外科医生可以在术前决定手术应采取何种切口,以及术中切除乳腺后是否切除多余皮肤。对 Ⅰ 和 Ⅱ A 类患者去除乳腺组织后,无需切除皮肤。对 Ⅱ B 类患者,如果患者年轻且皮肤回缩性较好,在去除乳腺组织和脂肪组织后无需切除多余的皮肤;反之,如果患者年龄较大且皮肤回缩性较差,在去除乳腺组织和脂肪组织后就需要切除一定量的皮肤。对 Ⅲ 类患者在去除乳腺组织和脂肪组织后,需切除一定量的皮肤以保证患者术后胸部外形恢复良好。此外,按乳腺组织中乳腺实质与脂肪组织的比例分类,GYN 可分为以下三种:①增大的乳房以乳腺实质的增殖为主。②增大的乳房以脂肪组织的增殖为主,多见于肥胖的男性减肥后出现的乳房增大。③增大的乳房中乳腺实质和脂肪组织均有增殖。根据此分类法,外科医生可以在术前决定患者需要采取何种手术方式。以乳腺实质增殖为主的 GYN 需要采用锐性切除的方法去除乳腺实质,再辅以吸脂术改善胸部外形;增大的乳房以脂肪组织增殖为主的,可采用吸脂加锐性切除的方法治疗,也可以单纯用吸脂的方法治疗。乳腺实质和脂肪组织均有增殖的 GYN 需要同时采用吸脂法和锐性切除的方法。因为单纯靠术前查体,难以准确区分乳腺实质和脂肪组织的确切比例,所以必须结合病史综合考虑,方可决定采取何种手术方式。

四、治疗

对男性乳房发育症的治疗,首先要查明原因,对症治疗。部分患者不经治疗,增大的乳房可以自行消退,如特发性男性乳房发育、青春期男性乳房肥大,无需特殊处理。由药物引起者,只要停药也可以随之消退。

1.病因治疗　如已明确诊断,可除掉病因。营养缺乏引起者,可行补充营养的治疗。肝病引起的或各种内分泌紊乱所致者,可针对各种病因进行治疗。对肿瘤性男性乳房发育者,有效的肿瘤治疗才是关键。

2.激素治疗　对于睾丸功能低下者可试用睾酮治疗,肌注丙酸睾酮,每周 2~3 次,每次 25~50mg,或甲睾酮舌下含用,每次 10~15mg,每天 2~3 次。但是,激素治疗对于乳房明显增大者不易使其乳房恢复原状。多数学者认为此疗法效果不肯定,而且易引起副作用,主要是因为雄性激素在体内能够转化为雌激素,导致治疗失败,故不主张长期以此药为主的治疗。雌激素拮抗剂,如他莫昔芬对多数男性乳房肥大者有明显疗效,可以应用 10mg,每日 1~2 次。

3.男性乳房发育症的手术治疗

(1)手术指征:多数患者通过性激素相关的药物治疗可以得到一定程度缓解,部分病例由于乳房较大、病期较长、药物治疗疗效不明显,以及肿大的乳房对患者造成了严重的心理负担,此类患者需要手术治疗。对于男性乳房发育症的手术指征,蔡景龙等总结为:①乳腺直径

＞4cm，持续 24 个月不消退者。②有症状者。③可疑恶性变者。④药物治疗无效者。⑤影响美观或患者恐惧癌症要求手术者。在我们的临床工作中发现，虽然多数青春期生理性男性乳房发育可自行消退，但部分患者随着病程的延长，增生腺体可被纤维组织和玻璃样变所替代，即使病因去除或予以性激素相关药物治疗后发育乳房也不能完全消退，此类患者需要手术治疗。

（2）传统手术方法：锐性切除法的切口多选择在乳晕内、乳晕周围、腋窝等瘢痕小而隐蔽的部位。但该法在手术后易出现皮下血肿、积液、乳头坏死及乳头感觉障碍等并发症。手术切口的部位或方式包括：①放射状切口：在乳晕上以乳头为中心作放射状切口。②经腋窝切口：在腋顶作一长约 2cm 的横行切口。此两种切口仅适合于乳房较小且无皮肤松弛的患者。③乳晕内半环形切口：在乳晕内设计乳头上方或乳头下方的半环形切口，具有暴露好、瘢痕小、可以去除多余皮肤等优点。④晕周（晕内）环形切口：在乳晕内或其周围作环形切口，用"剥苹果核"技术（applecoring technique）切除乳腺组织，仅在乳晕下保留一圆形乳腺组织，使乳头与胸壁相连，用剪刀同心圆修整多余的皮肤，重建乳房和胸壁外形。这种切口显露较好，去除乳腺组织彻底，较少发生乳头坏死等并发症，手术后瘢痕较小。⑤乳房双环形切口：乳房双环形切口线内环位于乳晕内，以乳头为中心作直径 2.0～3.0cm 的环形切口；外环在乳晕外乳房皮肤上，与内环平行，内环和外环之间的距离根据乳房的大小而定，一般 1～5cm。乳头乳晕真皮乳腺蒂位于乳头外上部，宽度为乳晕周径的 1/3～1/2，呈扇形，双环之间的部分应去表皮。术中除保留内环内的乳头、乳晕皮肤和 0.8～1.0cm 厚的乳头乳晕外上真皮乳腺蒂外，彻底切除乳腺组织，止血后在外环切口上对称性做多个小"V"形切口，对边缝合，或荷包缝合外环，缩小外环，并与内环缝合，重建新乳晕的边缘。该方法手术切除乳腺组织彻底，术后瘢痕小，乳头乳晕的血运和感觉保存好，胸部外形恢复好，适合于中重度的 GYN 患者。Coskun 等报告，Simon Ⅰ级患者采用较低的半环形晕周切口，Simon Ⅱ级患者部分采用上述切口，部分采用改良扩大的晕周切口，有较少的并发症和较好的美容效果。Persichetti 等采用晕周环形切口，乳头乳晕上方真皮乳腺蒂，去除过多的乳腺组织后，用 2－0 的尼龙线环形荷包缝合拉紧外环使之与内环等大，内外环之间用 5－0 的尼龙线间断缝合，对中重度 GYN 恢复了良好的胸部外形。Peters 等报告应用双蒂技术治疗青春期 GYN，无、无头乳晕坏死，效果较好。姚建民等采用乳晕下缘小切口分叶切除术治疗 GYN，外观美学效果好，但不适合乳房巨大的患者。

除了传统的手术切除方法以外，目前，有部分学者采用内镜辅助治疗 GYN，Ohyama 等报告内镜辅助经腋窝切口移除腺体组织治疗 GYN，适合于大多数需外科治疗的患者。此外，超声辅助吸脂技术也被用于治疗大多数的 GYN。Rosenberg 提出，单纯使用两种不同管径的吸管抽吸治疗 GYN，具体操作为：在乳晕边缘作 0.5cm 的小切口，先用一内径为 7mm 的吸管吸除乳腺周围的脂肪组织，然后从原切口伸入内径约 2.4mm 的吸管吸除乳腺组织。但抽吸法能否去除乳腺实质尚存有争议。Reed 等认为抽吸法对于以脂肪组织增殖为主的患者可达到治疗目的，主张单独使用抽吸法治疗此类 GYN。Walgenbach 等报道了乳腺组织的超声波辅助吸脂术治疗 GYN，对腺体无破坏性作用。抽吸加锐性切除法是近年来国外比较流行的治疗方法。具体的方法有吸脂加偏心圆切口和吸脂加乳晕半环形切口乳腺组织切除法。但事实上，单纯吸脂去除腺体不充分，术后复发率 35％，同时合用腺体锐性切除后，复发率明显降至 10％以下。Bauer 等提出对巨大的 GYN（Simon Ⅲ级）采用吸脂和简单切除聚焦整形的方法,获得较好效果。Colonna等比较了腺体切除、吸脂术和吸脂术联合腺体切除三种方法,认为联合方法最有效,美容效果最好。有作者认为采用先吸脂后小切口切除乳腺实质的方法,与肿胀局麻下锐性切除法相比,并不减少手术损伤。

(3)腔镜手术治疗:男性乳腺发育的标准手术为乳腺单纯切除术,该术式通常会在乳房表面遗留较为明显的瘢痕,严重影响美观;另外,如果考虑美观因素行乳晕切口,该切口势必破坏部分乳头乳晕周围血管网,影响乳头乳晕血供,增加乳头乳晕坏死几率。由于以上缺陷,使得部分患者担心手术效果甚至拒绝手术,这种矛盾的心理状况,对患者的身心势必造成严重的伤害。因此,设计一种微创且美容效果满意的手术方式对于男性乳腺发育症具有重要意义。腔镜下的乳房皮下腺体切除在溶脂吸脂的基础上建立操作空间,可应用于各种程度的男性乳房,切除腺体的同时可避免乳房表面的切口瘢痕,有良好的美容效果。

1)手术指征:对男性乳房发育症病例行腔镜下乳房皮下腺体切除手术选择标准是:①术前彩超检查发现乳房内有明确的腺体成分。②乳房最大直径>5cm,Simon's分级ⅡB级以上,持续1年以上者。③术前检查未发现引起乳房发育的直接原因,或行抗雌激素药物及其他药物治疗3个月以上无明显疗效。④乳房表面无手术或外伤引起的较大瘢痕。

2)腔镜乳房皮下腺体切除术的麻醉及术前准备:术前准备无特殊要求,由于全腔镜下的乳房皮下切除需要用充气法建立操作空间,充气压力需要在8mmHg以上才能形成足够的气压以维持空间需要,局麻下多数患者不能耐受。在进行良性肿瘤的切除过程中对切除腔隙的充气观察表明,多数患者在局麻下不能耐受7mmHg以上的气压。因此全麻是腔镜下乳房皮下腺体切除最合适的麻醉方式。患者取仰卧位,患侧上肢外展,肩关节及肘关节各分别屈曲约90°,并固定在头架上,调整手术台使手术侧抬高15°~20°,可根据术中情况适当调整手术台倾斜度以利操作。

溶脂吸脂是乳房腔镜手术最重要的环节,充分的溶脂吸脂是建立足够的操作空间,完成手术的根本条件。手术开始前先用记号笔标记乳房的边界以及手术入路,标出Trocar进入的位置。在腋窝、平乳头水平的外侧边缘及乳房外下分别取0.5cm的切口3个,切口距乳房边缘约2cm,经此切口采用粗长穿刺针在乳房皮下及乳房后间隙均匀注入溶脂液500~800mL,良性疾病可适当按摩乳房,使溶脂液充分扩散,均匀分布。10~20mm后用带侧孔的金属吸引管(也可直接用刮宫用吸头)经乳房边缘外侧切口插入,接中心负压(压力为0.03~0.08MPa),在乳房皮下和乳房后间隙充分吸脂,皮下吸脂时要注意在乳房皮下和乳房后间隙吸脂时吸引头侧孔尽量朝向侧面或腺体方向,避免朝向皮肤和胸大肌表面,避免猛力或暴力吸刮,溶脂时间不足或过长均不利于充分抽吸脂肪。吸脂完成后可于腔镜下检查空间建立情况,如发现吸脂不够充分特别是在Trocar进入径路上空间建立不充分,可重复吸脂操作,直至达到形成满意的操作空间。充分的溶脂、吸脂可简化手术操作。溶脂不充分时会增加手术难度,延长手术时间。但是,过分的吸脂会导致术后胸壁塌陷,不利于美观,所以,在有利于操作的前提下,尽量保留脂肪也是必须的,手术医生要在两者之间寻求平衡。

溶脂液配制:灭菌蒸馏水250mL+注射用生理盐水250mL+2%利多卡因20mL+0.1%肾上腺素1mL,按以上比例配成溶脂液。

3)腔镜乳房皮下腺体切除术的手术步骤:经前述切口分别置入3个5mm Trocar,充入CO_2,建立操作空间,维持充气压力在8~10mmHg之间。腋窝Trocar为腔镜观察孔,其他两个为操作孔;切除外下部分腺体时为方便操作,可换乳房外下Trocar作为腔镜观察孔。经充分吸脂后腺体表面只有 Cooper 韧带和乳头后方的大乳管及腺体与皮肤和乳头相连,而乳腺后间隙只有 Cooper 韧带与胸大肌筋膜相连,另腺体边缘尚与周围筋膜有部分连接。

手术时先将腔镜置入皮下间隙,进行腺体前方的操作,在腔镜监视下用电凝钩切断腺体与皮肤相连的 Cooper 韧带;为避免破坏乳晕皮下的血管网,保护乳头乳晕血供,游离皮瓣到乳头乳晕后方时对于初学者可改用超声刀操作,并于乳晕处以粗线缝合一针,以该缝线垂直向上牵引乳头乳晕,以超声刀分次切断乳头后方与腺体连接的乳管及腺体,全部完成腺体与皮肤及乳头乳晕的游离;对于能熟练应用微创电钩操作技术的术者可采用电钩完成全部操作。完成皮下间隙的分离切割后,继续进行乳腺后间隙的解离,将腔镜置于乳房外下缘皮下间隙,找到吸脂时建立的后间隙入口,采用电凝钩先切断部分乳房外下缘腺体与边缘组织附着处的筋膜,扩大后间隙入口,于腔镜监视下充分游离乳房后间隙,用电凝钩切断连接腺体后方与胸大肌筋膜的 Cooper 韧带及连接腺体边缘与周围筋膜的组织,直至完成全部腺体与周围组织之间的游离。术中如遇有较大血管时用电凝或超声刀止血。容易出血的部位主要是乳房内侧腺体边缘,尤其是第二肋间常有较大的肋间血管穿支,此处时采用电凝操作时需小心止血。

切除腺体后延长腋窝切口取出腺体,在乳房残腔内皮下放置引流管一根自乳房外下切口引出并固定。对于原乳房体积较大者,因腺体切除后乳房皮肤较松弛易导致乳头偏移,术后应适当调整位置,适度包扎固定乳头以避免其偏离正常位置,并使两侧对称。敷料包扎应暴露乳头、乳晕,以利于术后观察乳头乳晕血供情况。

总结腔镜乳房皮下腺体切除技术要点为:①在腋窝和腋中线后方较隐蔽处做切口为 Trocar 入口,且要离开腺体边缘 1cm 以上,以方便进行外侧腺体边缘的游离。②3 个切口之间的距离应尽量取大一些,以避免腔镜手术器械术中的相互干扰。③建立良好操作空间是顺利完成手术的前提,因此必须通过充分的溶脂和吸脂以去除腺体表面和乳房后间隙的脂肪,且维持 CO_2 充气压力在 $8 \sim 10mmHg$ 之间,以获得良好的操作空间。④切断乳头乳晕下方的腺体及大导管时应谨慎处理,必要时采用超声刀分次操作以避免破坏乳晕皮下的血管网,保护乳头乳晕血供。

4)术后观察和处理:术后 24h 内密切观察患者生命指征;引流管持续负压吸引,保持引流管通畅,定期观察并记录引流物的性质和引流量,引流量每日 <10mL 后拔除引流管。术后适当补液并维持水、电解质和酸碱代谢平衡,根据病情需要围术期适当给予抗生素及止血药。同时注意术后不同时期双侧乳房正侧位照相并作为资料留存。

术后较常见的并发症包括:皮下气肿、高碳酸血症、术后出血、皮瓣和乳头、乳晕坏死、皮下积液、乳头功能障碍。当采用 CO_2 充气方式建立操作空间时,气腔压力过大可能造成手术区以外的皮下气肿,严重时皮下气肿可发展到颈部甚至发生纵隔气肿压迫静脉。动物实验和临床手术实践表明,皮下 CO_2 充气压力保持在 $8 \sim 10mmHg$ 是安全的。手术时应随时注意充气压力以避免压力过高造成手术区以外的皮下气肿。良好的正压通气可保证体内过多的 CO_2 排出而不至于发生高碳酸血症。但目前乳腺腔镜手术仍需选择无严重心肺疾病、心肺功能正常患者,同时术中应常规监测,保持动脉血氧分压(PaO_2)及二氧化碳分压($PaCO_2$)等血气指标在正常范围,避免出现高碳酸血症。

术后出血是任何外科手术较常见的并发症。但由于腔镜皮下腺体切除术前应用了含肾上腺素的低渗盐水进行溶脂,术中主要采用电凝或超声刀操作,术中腔镜的放大作用也可及时发现并处理出血,避免遗漏活动性出血点。因此腔镜手术的术中出血量一般均少于常规手术,并很少出现术后出血的并发症。术后注意观察引流情况,如术后引流管内持续有鲜红血液渗出,并影响患者的血压时,应果断手术止血,可在原切口打开,插入腔镜,反复冲洗清除积血,找到出血点妥善止血。术后少量的出血可通过引流管注射肾上腺素盐水、加压包扎以及止血等措施得到有效处理。西南医院乳腺中心在 2003—2009 年完成的 500 余例腔镜皮下腺体手术中仅有 1 例术后出现较多的出血行二次手术止血。

皮下全乳腺切除术后发生乳头、乳晕坏死常是因血运障碍引起。术中要特别注意保护真皮下血管网。因此对于良性疾病的腔镜皮下腺体切除时要尽量保留较厚的皮瓣,在处理乳头乳晕后方的大乳管时应避免用超声刀或电刀在高功率状态下长时间持续操作,以免引起乳头乳晕部位组织或血管网的势损伤。

单纯腔镜乳房皮下腺体切除后皮下积液少见,其发生与乳房体积过大,腺体切除后皮肤冗余形成皱褶,引流管无负压、堵塞或过早拔除,术野有小出血点持续出血等原因有关。当乳房体积过大,术后有皮肤冗余形成皱褶时,应于包扎时适当调整并固定皮肤位置,并可于皮下放置双引流管。彻底止血,术后确保引流管负压及通畅,选择适当时机拔引流管均可预防术后皮下积液。

五、预后

本病虽可以由多种病因引起,但预后都较好,恶变较少。青春期男性乳房肥大随着青春期的进展会自行消退。老年性乳腺肥大在药物治疗后,一般在 1 年内消退,少数患者乳内留有小的硬结,有疑癌变者可行切除。继发性乳房肥大者,多在病因去除后消退。

(刘颖)

第四节　乳腺感染性炎症

乳腺炎是指乳腺的急性化脓性感染,是产褥期的常见病,是引起产后发热的原因之一,最常见于哺乳妇女,尤其是初产妇。哺乳期的任何时间均可发生,以哺乳的开始阶段发病最为常见。患有乳腺炎会导致一系列局部和(或)全身症状,若治疗不及时或治疗不当危害性更大,乳腺脓肿就有可能穿破胸大肌筋膜前疏松结缔组织,形成乳房后脓肿;或乳汁自创口处溢出而形成乳漏;甚者可发生脓毒败血症。

一、乳腺炎的病因

1. 多因排乳不畅、乳汁淤积,致病菌侵入乳管,进一步逆行侵犯乳腺小叶及淋巴管、乳腺周围结缔组织所致。可能的原因包括:①乳头过小或内陷,妨碍哺乳,孕妇产前未能及时矫正乳头内陷,婴儿吸乳时困难。②乳汁过多,排空不完全,产妇没有及时将乳房内多余乳汁排空。③乳管不通,乳管本身的炎症,肿瘤及外在压迫,胸罩脱落的纤维亦可堵塞乳管。

2. 细菌的侵入、乳头内陷时婴儿吸乳困难,易造成乳头周围的破损,是细菌沿淋巴管入侵造成感染的主要途径。另外婴儿经常含乳头而睡,也可使婴儿口腔内炎症直接侵入蔓延至乳管,继而扩散至乳腺间质引起化脓性感染。其致病菌以金黄色葡萄球菌为常见。

二、乳腺炎的临床表现及分期

1.乳腺炎的临床表现　急性乳腺炎在开始时患侧乳房胀满、疼痛,哺乳时尤甚,乳汁分泌不畅,乳房结块或有或无,全身症状可不明显,或伴有全身不适,食欲欠佳,胸闷烦躁等。然后,局部乳房变硬,肿块逐渐增大,此时可伴有明显的全身症状,如高热、寒战、全身无力、大便干燥等。常可在 4～5d 内形成脓肿,可出现乳房搏动性疼痛,局部皮肤红肿,透亮。成脓时肿块中央变软,按之有波动感。若为乳房深部脓肿,可出现全乳房肿胀、疼痛,高热,但局部皮肤红肿及波动不明显,需经穿刺方可明确诊断。有时脓肿可有数个,或先后不同时期形成,可穿破皮肤,或穿入乳管,使脓液从乳头溢出。破溃出脓后,脓液引流通畅,可肿消痛减而愈。若治疗不善,失时失当,脓肿就有可能穿破胸大肌筋膜前疏松结缔组织,形成乳房后脓肿;或乳汁自创口处溢出而形成乳漏;严重者可发生脓毒败血症。急性乳腺炎常伴有患侧腋窝淋巴结肿大,有触痛;白细胞总数和中性粒细胞数增加。

2.临床将乳腺炎分为急性炎症期和脓肿形成期,两阶段特点如下:

(1)急性单纯乳腺炎初期主要是乳房的胀痛,局部皮温高、压痛,出现边界不清的硬结,皮肤红、肿、热、痛,可有患侧腋窝淋巴结肿大、压痛,全身发热等症状。辅助检查血常规见白细胞和(或)中性粒细胞计数升高。这种单纯性的乳腺炎若经过及时干预症状往往可以得到控制。

(2)脓肿形成期患者全身发热等症状进一步加重,局部组织发生坏死、液化,大小不等的感染灶相互融合形成脓肿。患侧乳房的肿胀疼痛加重,可出现跳痛;浅表脓肿可触及波动感,辅助检查血常规见白细胞和(或)中性粒细胞升高,乳腺 B 超检查可见脓肿形成,注射器穿刺抽吸待抽出脓液或涂片中发现白细胞来明确脓肿的诊断。亦有患者未能及时治疗,脓肿破溃后乳汁从疮口溢出,久治不愈形成乳漏,严重时可合并败血症。这种情况必须去医院进行抗感染治疗或脓肿切开引流。

三、乳腺炎的早期治疗

早期乳腺炎,乳房有红、肿、热、痛但尚未形成脓肿时,可采取以下方法预防性治疗:

1.局部治疗

(1)手法排乳:急性哺乳期乳腺炎发生时乳汁淤积于整个乳房,尤其以肿块形成部位严重,而普通吸奶器只能吸空乳头、乳晕部位乳汁,对象限内淤积的乳汁及肿块无效,手法排乳可有效促进乳汁排出、促使肿块变软、缩小、消失,临床症状缓解迅速,且不必停止哺乳。具体方法:①术者洗净双手,患者清洗并可热敷患侧乳房 5～10min。②患者取平卧位、暴露乳房,术者立于患乳一侧。③先轻挤乳头、乳晕,将挤出的少量乳汁涂抹于乳腺皮肤避免排乳时皮肤损伤。④术者双手交替,用手掌的大小鱼际肌及五指指腹以环行姿势轻揉按摩乳房,自乳房根部向乳头乳晕部按摩推拿,开始时手法轻柔,乳汁流出后稍加用力,肿块部位稍加用力,直至乳管通畅,肿块变软为止。⑤在肿块变软、缩小、消失后,无乳头破损、溃疡者应继续哺乳,而且哺乳时先吸吮患乳以保持乳汁通畅,避免炎症肿块复发,有乳头破损、溃疡者应暂停哺乳,给予局部治疗。

(2)局部 TDP 理疗等,可改善局部血液循环,减轻炎症反应。

2.全身治疗　抗生素的应用:由于急性哺乳期乳腺炎致病菌多为金黄色葡萄球菌,故首选抗生素为青霉素。急性炎症期症状轻者可口服每次 0.5g,3 次/d,急性炎症期出现全身症状及脓肿形成期应静脉滴注每次 800 万~960 万 U,1 次/d,并与解热镇痛等对症处理及支持治疗。

3.乳腺炎的外科治疗

(1)注意清洁:早期注意休息,暂停患者乳房哺乳,清洁乳头、乳晕,促使乳汁排出(用吸乳器或吸吮),凡需切开引流者应终止哺乳。

(2)使用药物回乳:停止患侧哺乳,以吸乳器吸出乳汁。可适当使用回乳药物:如炒麦芽、维生素 B_6 片、已烯雌酚片或溴隐亭片等。

(3)使用抗生素:为防治严重感染及败血症,根据细菌培养及药敏结果选用抗生素治疗。哺乳期妇女是一类特殊人群,几乎所有药物都能够通过血浆乳汁屏障进入乳汁,因此应用抗菌药物时必须严格考虑对哺乳儿有无不良影响。

(4)热敷:局部热敷,或用鲜蒲公英、银花叶各 60 克洗净加醋或酒少许,捣烂外敷。用宽布带或乳罩托起乳房。

(5)口服止痛药物:对疼痛剧烈、痛觉耐受力低患者可在输注抗生素治疗同时给予对症镇痛处理,可以缓解患者紧张情绪,提高治疗依从性。

(6)切开排脓:已形成明确乳房脓肿者,应立即切开排脓,必要时放置外引流。切口应与乳头成放射方向,避开乳晕。乳腺后脓肿或乳房下侧深部脓肿,可在乳房下皱襞皮肤处作弧形切口或对口引流,以利脓液排出。

结合上述治疗方法,治疗过程中还应鼓励患者尽量保持良好的心态,以积极配合治疗,往往可以获得较高的治疗依从性,缩短总体治疗时间。

(四)乳腺炎的预防

预防急性哺乳期乳腺炎的发生应从妊娠后期开始,至整个哺乳期结束。

1.妊娠后期应每周清洗乳房、乳头至少 2~3 次,保持乳头清洁。

2.若有乳头内陷者,应提前向外牵拉,使之突出,情况严重者应在怀孕前行乳头、乳晕矫形手术。

3.哺乳期应保持心情愉快,合理进食、适量营养,充足睡眠。

4.哺乳应注意卫生,保持身体清洁,每次哺乳前后均应使用温热水洗净双手和乳房,尤其是乳头、乳晕,以免污染乳汁,防止细菌由乳头进入乳腺组织形成乳腺炎。

5.按需哺乳,形成规律,养成正确的哺乳姿势和哺乳习惯。哺乳时应让婴儿将乳头及大部分乳晕含吮在口内,使之有效地吸吮,充分吸空双侧乳腺各叶内的乳汁。若乳汁有剩余,可用吸奶器吸空乳房以避免乳汁淤积,不要让婴儿含乳头睡觉,要预防和及时治疗婴儿口腔炎症。

6.避免长时间婴儿含吮乳头,以免乳头皮肤发生破损、溃疡,若乳头已有破损、溃疡应暂停哺乳,并用吸奶器吸空乳汁,乳头可局部外涂红霉素软膏等治疗,创口愈合后继续哺乳。

7.睡眠时应采用仰卧或侧卧位,怀抱婴儿及其他物品时均应避免压迫乳房以免损伤乳腺导管以致排乳不畅,乳汁淤积。

8.佩戴合适胸罩,穿着松紧适度内衣。

(潘金强)

第五节　乳腺良性肿瘤

乳腺是体表器官，表面覆盖皮肤、皮下脂肪，腺体本身由导管上皮、腺上皮、小叶间纤维组织及脂肪组织构成。其中任何一种组织都可能发生良性肿瘤。如皮肤乳头状瘤、皮脂腺腺瘤、皮下脂肪及小叶间脂肪发生的脂肪瘤、乳腺导管上皮或腺上皮增生引起导管内乳头状瘤及腺瘤、上皮组织和纤维组织同时增生形成的纤维腺瘤。这些乳腺良性肿瘤均是女性常见的肿瘤，据统计乳腺良性肿瘤的发生率仅次于乳腺增生症和乳腺癌，占第三位。

一、乳腺纤维腺瘤

乳腺纤维腺瘤（fibroadenoma of breast）是由纤维组织和上皮组织异常增生所致的良性肿瘤。是青年女性中最常见的乳腺良性肿瘤，约占乳腺良性肿瘤的 3/4，多发生在卵巢处于功能活跃时期的 20～35 岁青年女性，绝经后女性少见。

（一）病因及病理

乳腺纤维腺瘤的发生与机体雌激素水平过高及局部乳腺组织对内分泌激素（雌激素）反应过于敏感有关，故常伴有乳腺小叶的其他增生性变化。大体观察：肿瘤多呈圆形或椭圆形，有完整包膜。直径约 1～3cm，也可大于 10cm。表面光滑、结节状、中等硬度、质韧、与周围乳腺组织分界清楚。切面质地均匀，灰白或淡粉色，稍外突。当其上皮成分丰富时，切面呈淡粉红色，质地偏软；镜下观察：根据肿瘤中纤维组织和腺管结构之间的关系，一般将乳腺纤维腺瘤病理类型分为以下五型：①向管型（管内型）：主要为腺管上皮下结缔组织增生形成的肿瘤，上皮下平滑肌组织也参与肿瘤的形成，但无弹性纤维成分。②围管型（管周型）：病变主要为腺管周围弹力纤维层外的管周结缔组织增生，弹力纤维参与肿瘤形成，但无平滑肌成分，亦不成黏液变性。③混合型：同时存在向管型及围管型两种病变者。④囊性增生型：腺管上皮和上皮下或弹力层外结缔组织增生而形成。⑤分叶型：基本结构似向管型纤维腺瘤，上皮下纤维组织从多点突入高度扩张的管腔，但不完全充满，因此无论用肉眼观察及镜下检查均呈明显分叶状。

（二）临床表现

患者常无意中发现乳房肿块，无疼痛、压痛及乳头异常分泌物。肿块好发于乳腺外上象限。常为单发，亦有多发者。肿块多成圆形、卵圆形或扁形，表面光滑，质地坚韧，边界清楚，与表皮或胸肌无粘连，活动度大，触之有滑动感。腋下淋巴结无肿大。肿瘤增长速度很慢，数年或数十余年无变化。如果静止多年后肿瘤突然迅速增大，出现疼痛及腋窝淋巴结肿大，要高度怀疑恶变。根据肿瘤临床表现又可分为：①普通型纤维腺瘤：此型最多见，瘤体小，生长缓慢，一般在 3cm 以下。可发生于乳腺各个部位，以外上象限为主。人多为单发，也可多发。②巨纤维腺瘤：此型多见于青春期和 40 岁以上女性。特点是生长迅速，短时间可占据整个乳房。肿块直径一般超过 5cm，最大可达 20cm，边界清，表面光滑，活动度良好，与表皮无粘连。乳房皮肤紧张，发红。③青春型纤维腺瘤：临床上较少见。发病于月经初潮前，在初潮后数月及 1～2 年瘤体迅速增大，病程约 1 年瘤体即可占满全乳房，肿块最大径为 1～13cm。由于瘤体快速膨胀生长，使乳房皮肤高度紧张，致使乳房表浅静脉曲张，此体征易被误诊为恶性肿瘤。

（三）诊断

有典型的临床表现，并结合辅助检查即可作出诊断。辅助检查主要为：①乳腺彩超：瘤体多为圆形或卵圆形暗区，边界清晰，形态规则，包膜回声完整，呈均匀的中低回升。彩色多普勒表现为以周边性为主的血流信号，体积较大者，血流信号较丰富。频谱多普勒表现为 RI≤0.7 作为纤维腺瘤的诊断标准。②乳腺钼靶 X 线摄影：X 线下肿块表现为等密度，边缘光滑，边界清楚的肿块，有时伴有良性钙化灶，但比较少见。③针吸细胞学检测：针感介于韧与脆之间，针吸细胞量较多。涂片常见三种成分：导管上皮细胞片段、裸核细胞和间质细胞片段，诊断符合率达 90% 以上。

（四）鉴别诊断

1.乳腺囊性增生病　好发于 30～50 岁。表现为单侧或双侧乳腺腺体增厚，肿块以双侧多发者较为常见，可呈结节状、片块状或颗粒状。肿块常有明显压痛，双侧或单侧乳房疼痛，且与月经有明显关系。经前整个乳房常有胀感，经后可缓解。必要时可行有关辅助检查予以鉴别，如钼靶 X 线摄片等。病理检查可确诊。

2.乳腺癌　乳癌肿块可呈圆形、卵圆形或不规则形，质地较硬，表面欠光滑，活动度差，易与皮肤及周围组织发生粘连，肿块生长迅速，同侧腋窝淋巴结常有肿大。乳癌肿块介于 0.5～1.0cm 时，临床酷似纤维腺瘤。如发现肿瘤与表皮或深部组织有部分粘连者，应首先考虑乳腺癌。必要时行针吸细胞学检查及病理检查可提供组织学证据进行鉴别。

3.乳腺囊肿　多见于绝经前后的中老年女性。乳腺囊肿的肿块较纤维腺瘤有囊性感，活动度不似纤维腺瘤那样大。此外，可行肿块穿刺予以鉴别，腺瘤为实性肿块，无液体，而囊肿则可抽出乳汁样或浆液性的液体。

（五）治疗

1.药物治疗　药物治疗纤维腺瘤效果不好。因此临床主张："一旦确诊，均应手术"的治疗原则。未婚女性一旦发现此病，应在婚前，至少妊娠前切除肿瘤。孕后发现肿瘤，可在妊娠3～4 月时切除肿瘤。乳腺纤维腺瘤虽属良性肿瘤，但少数也有恶变可能，因此术后均应将切除的组织标本送病理检查，以明确肿块性质。

2.开放手术　多采用以乳头为中心的放射状切口，不致损伤乳管；切口应尽量小而美观，使愈合后的瘢痕能缩小到最小程度。当肿瘤位于乳晕旁时，可在乳晕边缘作一弧形切口。当肿瘤位置较深、较大或多发时，可在乳腺下方作弧形切口，经乳腺后间隙切除肿瘤。由于该病有时包膜不完整，应作包括肿瘤及其周围至少 0.5cm 正常组织在内的局部切除术。

3.超声引导下 Mammotome 微创旋切术　适用于小于 2.5cm 的乳腺良性肿物以及病理性质不明、需要进行切除活检的乳房肿物。对可疑乳腺癌患者可进行活检，但应避免行肿块旋切手术。有出血倾向、血管瘤及糖尿病患者为手术的禁忌证。对于肿块较大且血流丰富以及肿块位于乳晕且直径＞2.5cm 者，仍然选择外科手术传统切除。与传统手术相比，超声引导下的 Mammotome 微创旋切技术的优点有：①精确定位，准确切除病灶：传统手术方式为凭手感盲切，Mammotome 微创旋切术在高频 B 超精确定位下完整切除病灶，其过程为实时监控，因此其精确度较高。②切口微小，美容效果好：传统开放手术，切口较多、术后瘢痕明显。Mammotome 微创旋切术手术切口只有 3～5mm，无须缝合、不留瘢痕。而且同一侧乳房多个病灶，可以通过一个切口切除，避免了切开皮肤、皮下组织和正常腺体。组织损伤小，恢复快。

（六）预后

纤维腺瘤经手术切除，多可治愈。但由于致病的内分泌因素（雌激素）持续存在，少数患者在术后可在同侧或对侧乳房中复发。极个别患者可在原肿瘤切除的瘢痕处发生复发。如有多次复发者，应提高警惕，以免发生恶变。

二、乳腺导管内乳头状瘤

乳腺导管内乳头状瘤（breast intraductal papilloma）是发生于乳腺导管上皮的良性肿瘤，大多发生在乳晕下方的输乳管内，肉眼可见导管内壁有米粒大小的乳头状结节突入管腔。其瘤体较小，直径仅数毫米，带蒂及绒毛，瘤体血管丰富，易出血。根据其病灶的多少及发生部位可将其分为单发性、大导管内乳头状瘤和多发性、中小导管内乳头状瘤两种类型。前者源于输乳管的壶腹部内，多为单发，位于乳晕下区，恶变者较少见；后者源于乳腺的末梢导管，常为多发，位于乳腺的周边区，此类较易发生恶变。此病发生于青春期后任何年龄的女性，以经产妇多见，尤其多发于 40～50 岁妇女。本病有一定的恶变率。一般认为本病与雌激素的过度刺激有关。

（一）病理改变

1. 大体形态　大导管内乳头状瘤类型的瘤体位于乳头或乳晕下的大导管内，肿瘤直径一般为 0.5～1.0cm，边界清楚，无纤维性包膜，多数为单发，少数可同时在几个大乳腺导管内发生，瘤体自导管腔内突出，由许多细小的树枝状或乳头状突起粘连在一起而形成"杨梅样"结节。结节常有粗细、长短不同的蒂，亦可无蒂。一般粗短的乳头状瘤纤维成分较多，切面呈灰白色，质韧。细长且顶端呈颗粒状鲜红的乳头状瘤，质脆，容易出血，易恶变。瘤体所在的部位导管扩张，内有浅黄色或咖啡的液体残留，有时可伴有黏液或血性液体。中小导管内乳头状瘤类型位于中小乳腺导管内，瘤体呈白色半透明小颗粒状，无蒂，附着于管壁上，质韧，上皮生长旺盛，属癌前病变，癌变率达 5%～10%。

2. 组织形态　由导管上皮细胞及间质增生形成的乳头状肿物突入由扩张导管围成的腔内，在以纤维组织和血管构成乳头的轴心外覆盖 1～2 层柱状上皮细胞。根据乳头状瘤细胞分化的程度及间质细胞的多少，可将其分为以下 3 种类型。①纤维型管内乳头状瘤：其特点为乳头粗短，间质内纤维组织层丰富，乳头的表面被覆的多为立方上皮或柱状上皮，也可为上皮与肌上皮双层细胞。细胞排列整齐，分化良好，无异形性。由于瘤体内纤维组织成分较多，故称纤维型管内乳头状瘤，是临床上较为常见的一种。②腺型管内乳头状瘤：导管增生的上皮细胞构成细小的乳头，反复分支，相互吻合形成不规则的腺样结构，间质内纤维组织较少，常呈细条索状夹杂在上皮细胞之间。③移行型管内乳头瘤：其特点为导管上皮高度增生，形成乳头，突入管腔。增生的上皮为立方或低柱状上皮细胞，细胞排列均匀一致，无异形性，排列类似移行上皮。

（二）临床表现

乳腺导管内乳头状瘤以间歇性、自主性乳头溢液为主要临床表现，溢液可为黄色、暗棕色或血性液体。也可在挤压乳晕区或乳头时，从乳头溢出液体。部分患者在乳晕下方可触及小结节，质地较软，可推动。绝大多数为单侧乳房发病。①单发性大导管内乳头状瘤：该类型肿瘤组织比较脆弱，血管丰富，导管内积血积液，轻微的挤压即可引起出血或分泌铁锈色液体，这是本病呈血性溢液的最常见的原因。在乳晕下或乳晕边缘部位能触及到长约 1cm 的索状肿块,或扪及枣核大小结节,本病常为间歇性自发溢液,或挤压、碰撞后溢液。多数患者以发现内衣上留下棕黄色的污迹而就诊。当肿瘤阻塞大导管时,可有乳头、乳晕区胀痛,并发现乳晕下或乳晕附近小肿块,一旦积血、积液排出后,肿块即变小或消失,疼痛缓解,该症状可反复出现,此类型恶变较少见。②多发性、中小导管内乳头状瘤:此类型源于末梢乳腺导管,是由于中小导管内的腺上皮增生而形成。乳头溢液较少见。此时患者多无特殊不适感。体检时,约 2/3 患者不能触及肿块,仅在压迫乳晕区附近某处时,可见血液或浆液血性液从乳头相应乳管溢出。1/3 患者可扪及乳晕区小肿块,约 1～2cm 大小、圆形、质韧、光滑,活动度好,压迫该肿块时上述液体可溢出,随即肿块变小或消失。腋窝淋巴结通常不肿大。部分有溢液症状,溢液呈血样、黄色水样、咖啡样。本病恶变率可达 5%～10%,为癌前病变,诊断时应予以高度重视。

(三)诊断

在乳晕下方或周边扪及一小肿块或结节,轻压时有血性或浆液性液体溢出,即可作出诊断。如未能扪及肿块,以示指尖围绕乳头按压乳晕区,如见到乳头乳腺导管口有溢液,也可作出诊断。部分病例虽可触及结节,但按压时乳头无溢液。乳腺 X 线钼靶摄影检查、乳腺导管造影可显示肿瘤所在部位及大小。乳腺导管内镜检查可以对乳管内乳头状病变作出明确诊断和定位,是乳头溢液病因诊断的有效方法。乳头溢液细胞学检查亦可明确诊断。凡发现乳头有血性溢液者,应先明确出血导管的部位和性质,再根据具体情况确定手术方案。术前准确定位是手术成功的关键。

(四)鉴别诊断

1.乳腺导管内乳头状癌　本病与乳腺导管内乳头状癌均可见到自发的、无痛性乳头血性溢液,均可扪及乳晕部肿块,且按压该肿块时可自乳管开口处溢出血性液体。由于两者的临床表现及形态学特征都非常相似,故两者的鉴别诊断十分困难。一般认为,乳腺导管内乳头状瘤的溢液可为血性,亦可为浆液血性或浆液性。而乳头状癌的溢液则以血性者为多见,且多为单侧单孔。乳头状瘤的肿块多位于乳晕区,质地较软,肿块一般不大于1cm,同侧腋窝淋巴结无肿大。而乳头状癌的肿块多位于乳晕区以外,质地硬,表面不光滑,活动度差,易与皮肤粘连,肿块一般大于1cm,同侧腋窝可见肿大的淋巴结。乳腺导管造影显示导管突然中断,断端呈光滑杯口状,近侧导管显示明显扩张,有时为圆形或卵圆形充盈缺损,导管柔软、光整者,多为导管内乳头状瘤;若发现断端不整齐,近侧导管轻度扩张、扭曲、排列紊乱、充盈缺损或完全性阻塞、导管失去自然柔软度而变得僵硬等情况时,则多为导管内癌。溢液涂片细胞学检查乳头状癌可找到癌细胞。最终确立诊断则以病理诊断为准,而且应做石蜡切片,避免因冰冻切片的局限性造成假阴性或假阳性结果。

2.乳腺导管扩张综合征　两者在溢液期均可以乳头溢液为主要症状,但导管扩张综合征常伴有先天性乳头凹陷,溢液多为双侧多孔,性状可呈水样、乳汁样、浆液样、脓血性或血性。乳头状瘤与导管扩张综合征在肿块期均可见到乳晕下肿块,但后者的肿块常较前者为大,且肿块形状不规则,质地硬韧,可与皮肤粘连,常发生红肿疼痛,后期可发生溃破和流脓。导管扩张综合征还可见患侧腋窝淋巴结肿大、压痛。乳腺导管造影显示导管突然中断,有规则的充盈缺损者,多为乳头状瘤。若较大导管呈明显扩张,导管粗细不均匀,失去正常规则的树枝状外形者,则多为导管扩张综合征。必要时可行肿块针吸细胞学检查或活组织病理检查。

（五）治疗

手术治疗：手术治疗是本病的首选治疗方法。通常认为乳管内乳头状瘤属良性，但6%～8%的病例可发生恶变，尤其对起源于小乳管的乳头状瘤应警惕其恶变的可能。故应在早期手术治疗。对单发的乳管内乳头状瘤应切除病变的乳管系统。术前需正确定位，可先循乳头溢血口插入细探针，尔后沿探针切开乳管，寻找肿瘤，予以切除；或可经探针注入少许亚甲蓝注射液，然后依染色所示的乳管分布范围和方向作腺体的楔形切除，切除部位包括病变乳管及其周围组织。年龄较大的患者，可考虑行患乳单纯切除。切除标本应送常规病理检查，如有恶变应施行乳腺癌根治术。对年龄较大、乳管上皮增生活跃或渐变者，可行单纯乳房切除术。

（六）预后

虽然导管内乳头状瘤是一种良性疾病，是否会发生恶变尚有争议，但临床确有发现，管内乳头状瘤无论发生于大、中、小导管内，都有一定的恶变几率。一般认为多发性导管乳头状瘤病理生物学特性倾向恶变，故称癌前病变，乳头状瘤癌变一般恶性度较低，生长缓慢，但因处理不当而致复发或转移，造成不良后果并不少见。因此，及早就诊、慎重采取治疗措施甚为重要。有少数患者，由于致病内环境存在，手术后仍可在其他导管内新生导管内乳头状瘤，应视为多发性而非原肿瘤复发。

三、乳腺其他良性肿瘤

（一）乳腺脂肪瘤

乳腺脂肪瘤同身体其他部位脂肪瘤一样，其肿块较软，边界清楚，生长缓慢无特殊不适，极少恶变。

1.临床表现　本病可发生于任何年龄，多见于40～60岁妇女，好发于脂肪丰富的肥大乳房内。本病发病率低，多为圆形、椭圆形，质地柔软，有分叶，直径多在5cm以下，也有达10cm者。根据肿瘤在乳房内位置不同分为：①乳房皮下脂肪瘤。②乳房内脂肪瘤。③乳腺外脂肪瘤。

2.病理改变

（1）大体所见：肿物质地软，有完整包膜，呈结节状或分叶状，形态不规则，多为圆形或椭圆形，瘤组织与正常乳腺内脂肪极为相似。其颜色较正常脂肪黄。脂肪瘤组织有包膜与乳房皮下脂肪组织及乳房脂肪小叶不同。

（2）镜下：瘤体由分化良好的成熟脂肪组织所构成。有时混有少许幼稚的脂肪细胞，细胞核小且位于细胞中央，细胞质内充有丰富的脂滴，瘤细胞间有少许纤维组织及小血管。根据肿瘤组织的所含成分，乳房脂肪瘤可分为：乳腺单纯性脂肪瘤、乳腺内血管型脂肪瘤、乳腺纤维型脂肪瘤、乳腺腺脂肪瘤。

3.X线表现　可行X光照片鉴别肿瘤的性质。恶性者，在肿块周围有毛刷状阴影出现，良性则无此现象。脂肪瘤的X射线表现为边界清楚、密度较低的肿块阴影，呈圆形或卵圆形，也有呈分叶状的。有时病变位居皮下，其密度与脂肪组织相似，因此往往不能在X片上显示。位居乳房内的脂肪瘤，可显示乳腺内占他性病变。边缘呈现薄层纤维脂肪包膜的透亮带，将邻近的乳腺条索状结缔组织推开，以此作为诊断参考。

4.治疗　乳房的脂肪瘤，与其他部位的脂肪瘤一样，为良性肿瘤，很少发生恶变，且生长缓慢,对机体的危害不大。若瘤体不大,无须处理。对于乳腺间脂肪瘤,因手术探查遇到本病可随即摘除。位于乳房后的脂肪瘤,如诊断清楚,瘤体又不大,不影响其乳房功能者,不必手术。而对瘤体较大,明显压迫周围组织,甚至影响乳腺功能者,或继发癌变者,以手术切除为原则。

(二)乳房血管瘤

乳房血管瘤发生在乳腺的很少,主要见于乳房皮肤或皮下,病变处皮肤呈青紫色,或皮肤正常少有隆起,以及皮肤的毛细血管样红色小结节。可单发也可多发,肿物大小、深浅不定,没有包膜,质地柔软有弹性可以压平。无明显症状。血管瘤大多数为先天性,生长缓慢,很少有恶变。病因与雌激素增高有关。发生在乳腺上的血管瘤,依其组织结构、形态特点可分为:毛细血管瘤和海绵状血管瘤。根据临床症状和体征诊断本病不难。

1.乳房毛细血管型血管瘤

(1)临床表现:毛细血管型血管瘤又称莓状痣。是一种良性自限性病变,可发展为海绵状血管瘤。呈鲜红色,高出皮表,也可为紫红色或青紫色,界限清楚,表面为细颗粒状或皱襞状,压迫退色,生长缓慢。有报道其发病率为乳房疾病的 1.2% 左右。

(2)病理改变:

1)大体所见:血管瘤多发生在乳腺的真皮内,大小不定,表皮隆起,质地柔软无包膜,呈暗紫红色,切面暗红有血液渗出。

2)镜下所见:镜下见大量排列方向不一的细胞,在血管之间有少量的疏松纤维组织增生。

(3)治疗:毛细血管瘤是一种自限性病变,一般不需治疗,但要密切观察。如病变小还是以手术切除为最好,但幼儿时不宜手术。也可用 X 射线或低电压 X 射线超短距离照射,一般一次 2.58×10^{-2} C/kg,每周 2 次,$0.2 \sim 0.26$ C/kg 为一疗程。放射性 32P 贴敷,一疗程成人可 0.9C/kg,必要时间隔 3 个月后再贴敷 1 次,均可收到明显效果。

2.乳房海绵状血管瘤　本病除在体表及四肢多见外,肝脏也可见到,乳房内则少见,常与乳房毛细血管瘤混合存在。

(1)临床表现:乳房海绵状血管瘤位于皮下,瘤组织软,多为稍隆起的圆形,边界不太清楚,状如海绵有压缩性。病变处表皮正常,对于表浅的海绵状血管瘤,可以透过皮肤看到蓝色团块状瘤,亦可呈青紫色,常与毛细血管瘤并存,构成混合性血管瘤。穿刺有血抽出,最大者可达 6cm×8cm,X 线偶尔见成人血管瘤内血管腔钙化。

(2)病理改变

1)大体所见:海绵状血管瘤可见于乳腺皮下或深层组织。瘤组织大小不一,质地柔软。切面紫红色可见有大小不等的血管腔,管壁厚薄不均,内含较多的血液。

2)镜下特点:瘤组织由大小不等、形态不规则的血管构成。管腔内有较多的血液,管壁仅有一层内皮细胞,无平滑肌,血管间可见有不等量的纤维间隔。

(3)治疗

1)治疗原则

①因乳房血管瘤为良性肿瘤,可呈浸润性生长,但有的可停止生长或缩小,一些幼儿的血管瘤经过一段时间可以自行消退。故对婴幼儿,此病可以观察,不宜过早处理。

②血管瘤对放疗也很敏感,有些可以完全治愈,但对婴幼儿身体及乳腺都有损害,甚至乳腺终生不发育,故应慎重应用或不过早使用。

③海绵状血管瘤手术切除时,须小心谨慎逐一结扎外围血管以防出血过多。

④海绵状血管瘤须硬化治疗者,也宜在少年时为宜,但必须根据肿瘤生长状况而定。

⑤对生长迅速的血管瘤以尽早处理为宜,以手术切除为主。

2)具体方法

①X射线放射治疗:海绵状血管瘤对X射线颇为敏感,一般常用浅层X射线治疗机,每周照射1～2次,每次$(1.29～2.58)\times10^{-2}$C/kg,总量可达0.2～0.26C/kg,有条件者可用镭盒接触治疗。

②硬化剂:硬化剂注射,可用5％～10％高渗盐水或5％色肝油酸钠等,注入肿瘤下方及周围。切勿注入瘤内或上方,否则可引起破溃。剂量一般不超过0.5～1.0mL,每周1次,数次后可见效果。

③手术切除:手术治疗时要注意止血,术后效果良好,但能在硬化后尽量少切乳房或部分切除乳房,也不作乳房全切以作整形基础。

(三)乳房皮脂腺囊肿

乳腺皮脂腺囊肿是由于某些原因造成皮脂腺管闭塞,使皮脂不能泌出而淤积在皮脂腺内,并使其扩张成囊。皮脂腺囊肿可单发也可多发。常见于成人头面部、肩颈部,偶尔见于乳腺乳晕部皮内。临床上将本病和表皮囊肿统称皮脂腺囊肿,或称粉瘤。

1.临床表现　在乳房的乳晕皮内可见1个或数个高出皮面约1cm左右、直径2cm大小的微隆起结节,一般呈圆形或椭圆形,与皮肤粘连甚紧,与皮下组织不粘连。肿物中等硬度,推之可动,边界清楚,有柔软感,无压痛,有时有感染症状。

2.病理改变

(1)大体所见:囊肿为灰白色圆形或椭圆形,表面光滑,包膜完整,切面为实性,内容物为油脂状,囊壁菲薄。

(2)镜下特点:囊肿壁由鳞状上皮细胞组成,没有细胞间桥,也没有角化,不分层。囊壁周围可见发育成熟的皮脂腺,囊内可见破碎的皮脂腺细胞。

3.治疗　包括囊壁在内的完整切除是其根治方法。如有感染,可在感染控制后再行切除,如囊壁残留还会复发。

(四)乳房表皮囊肿

乳房表皮囊肿常见,与乳房皮脂腺囊肿不易区分,无明显的临床症状和体征。

1.病因

(1)外伤时将表皮种植于真皮内。

(2)皮脂腺囊肿的鳞状上皮过度增生形成,及皮脂腺细胞萎缩后而形成。

(3)皮肤附件中较为原始的上皮细胞长出。

2.临床表现　在乳房皮肤表面可见隆起皮肤的肿物,多呈椭圆形,界限明显,不与深层组织粘连,一般情况下无明显临床症状。触诊时,可于皮下或皮内触及1个或数个较硬的,明显隆起的肿物,表皮无改变。如合并感染,局部皮肤红肿甚至化脓。

3.病理改变

(1)大体所见:囊肿为圆形或椭圆形肿物,灰白色,表面光滑,包膜完整。切面可见囊内充满灰色或灰白色豆腐渣样物,或银灰色鳞片状物,有时可见钙盐沉着。

(2)镜下所见:囊壁由鳞状上皮所组成,最外层为基底层,依次向内,最内层为角化细胞层。囊内角化物 HE 染色为一致性粉红色物,有时可伴有异物巨细胞和胆固醇结晶。

4.治疗和预后　治疗原则同皮脂腺囊肿。手术切除后可获痊愈。手术时未能将囊壁完整切除,术后有复发的可能。

(五)乳房平滑肌瘤

乳腺的平滑肌瘤来源于乳腺的平滑肌组织。可见于乳头、乳晕区内的平滑肌及腺内血管平滑肌组织。乳腺平滑肌瘤生长缓慢,可对瘤周围组织产生压迫,阻碍乳腺的正常功能。如果生长迅速者,应考虑平滑肌瘤恶变或是平滑肌肉瘤。发生于乳腺上的平滑肌瘤可分为乳头平滑肌瘤和乳腺平滑肌瘤。乳腺平滑肌瘤又可分为 3 型:即浅表型、血管型和腺型。浅表型平滑肌瘤来自乳腺区真皮内的平滑肌;血管型平滑肌瘤来源于乳腺本身血管壁上的平滑肌;腺型平滑肌瘤来自深层血管的平滑肌,也可能来源于管周平滑肌。

1.乳头平滑肌瘤　源自乳头的平滑肌细胞(乳头及乳晕处无皮下组织,而主要是平滑肌构成)。一般肿物不超过 1cm。发病年龄为 20～40 岁女性,多数单发,偶尔见多发者。

(1)临床表现:肿物位于乳头内,直径一般不大于 1cm。触之较硬,富于弹性,活动性差,时而疼痛,生长缓慢,可有局部压迫症状,如在哺乳期可影响哺乳,肿瘤压迫乳管使乳汁流出不畅。可继发乳腺炎,使乳腺出现红肿、疼痛等炎性表现。

(2)病理改变:

1)大体所见:乳头内有平滑肌瘤生长,使其肿胀增粗,触之呈结节状,质地坚实,体积不大,直径一般均小于 1.0cm,切面隆起,呈灰红色。如果瘤内含纤维成分增多则呈乳白色,包膜可有可无。

2)镜下所见:平滑肌瘤由分化比较成熟的平滑肌细胞所构成。瘤细胞呈长梭形、胞浆丰富,红染,边界清楚。细胞核呈杆状,两端钝圆,位于细胞中央,少见或不见核分裂。瘤细胞排列成束状或编织状,有时可见瘤细胞呈栅栏状排列,间质为少量的纤维组织。

2.乳腺内平滑肌瘤

(1)临床表现:乳腺内平滑肌瘤罕见,有些特点与乳头平滑肌瘤相似,不同的是它可以发生在乳头以外的乳腺任何部位,呈圆形或椭圆形,有时扁平,直径为 0.5～2.5cm,生长缓慢,无疼痛。由于生长部位及来源和结构不同,可分为三型:①浅表型平滑肌瘤:本瘤发生于乳晕区真皮内,与皮下组织无关,皮肤包膜隆起呈结节状,大量分化良好的平滑肌细胞呈编织状排列。②血管型平滑肌瘤:起源于乳腺血管平滑肌细胞,肿瘤边界清楚,有完整包膜,间质略软,大小不超过 2.5cm。③腺样型平滑肌瘤:此型肿瘤由平滑肌细胞和上皮细胞构成,肿瘤大小不定,一般直径在 3cm 以下。

(2)诊断:乳腺内平滑肌瘤少见,早期患者无症状,瘤组织生长缓慢,多见于乳头、乳晕区。1 个或数个 1～3cm 大小的圆形或椭圆形肿块,质地硬韧,有弹性,周界清楚。由于肿瘤呈膨胀性生长,压迫乳腺导管,使乳汁潴留可继发乳腺炎。少数患者主诉乳腺有阵痛。

1)表浅型平滑肌瘤

①肿瘤生长在乳头内,使乳头变粗变硬。

②瘤细胞呈梭形,胞浆丰富而红染,核呈杆棒状,平直而两端钝圆,位于细胞中央。

2)血管型平滑肌瘤

①瘤组织由平滑肌和厚壁的血管构成。

②血管大小不等。

3)腺型平滑肌瘤

①肿瘤较大,直径可达 3cm,在乳腺皮下较深处。

②肿瘤由平滑肌和腺胞或腺上皮细胞所构成。

(3)X 射线摄片:可见有边界清楚、整齐、锐利、瘤体直径 1～3cm 的高密度阴影区。

(4)鉴别诊断

1)平滑肌瘤与平滑肌肉瘤相鉴别:①平滑肌肉瘤一般体积较大,无完整包膜,侵犯周围组织,切面呈鱼肉状。②平滑肌肉瘤的瘤细胞间变明显,每高倍视野可见 1 个以上核分裂。平滑肌瘤几乎不见核分裂现象。③平滑肌肉瘤可发生转移,术后易复发。

2)平滑肌瘤与皮肤纤维瘤相鉴别:①皮肤纤维瘤细胞界限不清,常见胶原成纤维细胞。②皮肤纤维瘤细胞核两端尖锐呈枣核状。③Masson 染色,胶原纤维染成绿色,平滑肌细胞呈红色。vangison 染色,纤维组织呈红色,而平滑肌细胞呈黄色。

(5)治疗:乳腺的平滑肌瘤是良性肿瘤,手术切除预后良好。如果瘤体较大,生长迅速,疼痛加剧,说明有恶变的可能,则应及早做乳腺单纯切除或区段切除。平滑肌瘤恶变最重要的指征是瘤细胞的核分裂数量,对决定其良、恶性有极为重要的意义。一般认为高倍视野(×400)能找到一个肯定的病理性核分裂,即可作出低度恶性的诊断;如果查到 5～25 个核分裂,可以认为是中度恶性平滑肌瘤;若 25 个以上核分裂,可定为高度恶性肿瘤。

(六)乳房神经纤维瘤

乳腺神经纤维瘤是周围神经发生的一种良性肿瘤,发生在乳腺组织不常见。发生在乳腺皮肤或皮下的神经纤维瘤,有一大部分是神经纤维瘤病。

1.临床表现　任何年龄均可发生,乳腺的神经纤维瘤常位于乳晕区附近的皮下组织中,呈圆形或椭圆形结节状。境界清楚,活动性好,一般仅 1～2cm。可有压痛,偶尔有放射样痛,很少恶变。常为多发,也可单发。

2.病理改变

(1)大体所见:①神经纤维瘤一般坚实,富有弹性。切面观:灰白色,细嫩,实性,肿瘤血管丰富。②神经鞘瘤呈球形或圆形,表面光滑,包膜完整,切面为灰黄色、黄白色或灰褐色、半透明、细嫩脆弱的质块。

(2)镜下特点:①神经纤维瘤的瘤细胞呈长棱形,细胞核细长或椭圆,胞浆呈丝状伸出,相互连接成疏松旋涡状或波浪状或细网状无核分裂象。②神经鞘瘤:瘤细胞呈长横形,细胞质浅染边缘不清,瘤细胞往往呈行排列,似波浪状、旋涡状、细胞核呈棱形或椭圆形,有些核在同一水平线上,排列呈栅栏状。

3.诊断　乳腺神经纤维瘤多见于女性,生长缓慢,早期无自觉症状,肿瘤常位于乳晕区或附近的皮下组织中。触诊时可触及一个或数个直径不大于 3cm 质稍软的肿块。边界清楚,可有压痛或阵发性疼痛,偶尔也会有放射样疼痛。而神经纤维瘤病可在表皮出现大小不一的咖啡牛奶斑,也可出现神经纤维瘤结节隆起于皮肤,质较硬,直径 1～2cm,可单发也可多发,后期可有疼痛。

4.鉴别诊断

(1)与神经纤维肉瘤相鉴别:如果切除后复发,肿瘤细胞丰富,有明显间变,核分裂多见,则是神经纤维肉瘤。

(2)与神经鞘瘤相鉴别:神经纤维瘤无包膜、神经鞘瘤可有完整的包膜。神经鞘瘤内血管扩张,管壁增厚,可放射透明变性,而神经纤维瘤内血管很少。

5.治疗 对肿瘤体积较小者可作完整切除,一次治愈。如果肿瘤体积较大,与周围组织粘连,特别是神经纤维瘤无完整包膜,与周围组织的界限不清,连同肿物周围的部分乳腺组织一并切除是主要治疗原则,术后很少复发。

(七)乳腺错构瘤

乳腺错构瘤是一种由乳腺组织、脂肪组织、纤维组织混合在一起的乳房良性肿瘤。以乳房肿块为临床特点,多见于35～45岁的妇女,很少恶变。手术切除可达治疗目的。

1.病因及病理改变 有学者认为本病的发生与妊娠和哺乳等激素变化有一定关系,且认为是发生本病的主要因素。从发病机制上看,是由于乳腺内的正常组织错乱组合,即由残留的乳腺管胚芽及纤维脂肪组织异常发育而构成瘤样畸形生长。

病理可分3个类型:①以乳腺的小叶为主者:腺性错构瘤。②以脂肪组织成分为主者:脂肪性结构瘤。③以纤维组织为主者:纤维性错构瘤。

(1)大体所见:首先乳腺错构瘤具有包膜,切面见脂肪和纤维成分混合存在的病灶脂肪组织特别丰富,肉眼观察类似脂肪瘤。

(2)镜下所见:显微镜下根据见到发育良好的乳腺小叶或有异常增生的乳腺组织病灶,导管和小叶结构常有不同程度的改变,但仍清晰可见。另外,同时又有成熟的脂肪组织和纤维组织,3种成分不同比例混合存在,即是确诊本病的组织学依据。如缺乏对该病的认识,未重视观察包膜或因取材不当,在切片上仅看到类似增生的乳腺小叶,可伴导管扩张,易误诊为小叶增生性腺病;仅看到脂肪组织时,易误诊为脂肪瘤:看到小叶增生紊乱伴固有纤维组织增生未注意其他成分时,易误诊为纤维腺瘤。乳腺错构瘤以脂肪组织为主时,要注意从切面呈星芒状灰白色区取材,找到少量腺体方可确诊。以腺纤维组织为主时,虽然乳腺小叶增生紊乱,与纤维瘤相似,但仔细观察其仍具有小叶结构并有少量脂肪成分时,即可确诊。该瘤中导管上皮可有增生,或伴导管扩张,长期带瘤者,腺导管上皮增生能否癌变有待进一步观察。

2.临床表现

(1)发病年龄:本病多发生在中青年妇女,目前未见有男性发病的报道。多发生在25～35岁之间,也有文献报道在32～42岁之间多发病,另有文献报道在绝经后妇女常见。

(2)临床特点:本病最突出表现为,乳房无任何不适的、圆形或椭圆形、质地柔软、边界清楚、活动度大的肿物。常在无意中发现,直径多在2～8cm之间。

3.辅助检查 X线检查:在X线片上可见肿物处乳腺组织密度增高,瘤体的结构和形态清晰,呈圆形或椭圆形,边缘光滑。界限清晰,肿物密度不均,外有紧密的包裹,乳腺组织失去指向乳头的5角形结构,瘤体将正常的乳腺组织推向一边。X线片呈现密度不均的低密度区是本病的特点。

4.临床诊断

(1)无明显症状:无明显症状的乳房肿块,圆形或椭圆形,软硬不均,活动度大,无粘连,同时也可触及表面凸凹不平、软硬不均的肿块,乳头无溢液,腋下无肿大的淋巴结。

(2)X射线特点:瘤体结构和形状清晰,呈圆形或椭圆形,边缘光滑,界限清楚,肿物密度不均是其特点。

5.治疗 本病是良性肿瘤,药物治疗及放疗无效。手术切除肿物是该病治疗的首选方法。切除肿物应严格止血,术后可不放引流条,均可一期缝合。所要提及的是,应根据肿瘤位置及患者年龄选择不同的既能方便切除肿块又能使乳房外形不破坏的切口。切口可为放射状或弧形状。

6.预后　乳腺错构瘤为良性肿瘤,手术后无复发也不影响乳房的功能。

(八)乳房汗腺肌上皮瘤

本病为皮内孤立性肿瘤,偶尔为多发。可发生在乳房任何部位的皮肤上,瘤体质坚硬,表面皮肤正常,或轻微发红,直径多为 0.5～2cm,往往易误诊为乳腺癌。该病的组织学检查,可见肿瘤为包膜完整的界限清楚的实体瘤,其肿瘤的大多数细胞为肌上皮细胞,排列成带状或团块状,多位于边缘部分,可呈现不规则增生,向周围基质突入。其次为分泌细胞,位居中央,排列成团,细胞团块中间出现小管腔,有时肿瘤呈小叶结构。小叶中间有管腔,腔壁为分泌细胞,其余多为肌上皮细胞,此瘤位于皮内,易与癌区别。该病行局部病变切除,即可达治疗目的。

(九)乳头的乳头状瘤

乳头的乳头状瘤很少见。是乳头表皮鳞状上皮细胞呈乳头样增生,多个增生的乳头状物聚积在一起,看起来似菜花状,与乳腺鳞状细胞癌相似。

1.临床表现　成年女性的乳头表面,可见凸凹不平的暗棕色状或菜花状肿物,单个或多个,呈丛状,长期存在,生长缓慢,无特殊不适。

2.病理改变

(1)大体所见:鳞状细胞增生成乳头状,构成本病的主体。

(2)镜下所见:由纤维和脉管所组成的中轴,外被鳞状上皮细胞,可发生过度角化,胞浆略呈碱性,细胞核深染。瘤体的基底部几乎在一个平面上,不向深层发展。

3.鉴别诊断　与乳头的鳞状细胞癌鉴别见表2-1。

表2-1　乳头状瘤与鳞状细胞癌的鉴别要点

鉴别点	乳头状瘤	鳞状细胞癌
上皮角化	无	不全角化
细胞间变	似正常鳞状上皮细胞	明显
上皮顶突	顶突平,不成杆状	成杆状,伸入生长密集不规则
核分裂	无或少	棘细胞层核分裂多
间质	无上皮细胞	鳞状癌细胞散入间质
脉管侵犯	无	有

4.治疗　本病的根治性措施是手术,非手术治疗不能彻底治愈,术后预后好,不复发。

(十)乳房淋巴管瘤

发生于乳房的淋巴管瘤甚为少见,大多数为先天性。胚胎时遗留下来的淋巴管组织,后天生长成良性肿瘤。初期淋巴管可以发生扩张,一段为1～3cm大小,念珠状小球囊内含淋巴液。生长在乳腺真皮内的淋巴管瘤与周围组织边界不清、大小不定、质地柔软、无包膜、生长缓慢或停止生长。

根据淋巴管的特征可分为:单纯性淋巴管瘤(又称毛细淋巴管瘤)、海绵状淋巴管瘤、囊性淋巴管瘤、又称囊性水瘤;混合型淋巴管瘤。

1.病理改变

(1)大体所见:①单纯性淋巴管瘤发生在真皮表面,呈疣状小颗粒。②海绵状淋巴管瘤可隆出于皮肤表面形成畸形,切面见有许多小囊腔状似海绵。③囊状淋巴管瘤,由多房性的囊腔构成,体积较大,不能压缩。

(2)镜下所见:①淋巴管瘤组织由许多管腔大小不等、管壁薄厚不一的淋巴管构成,其腔内含有淋巴液。②毛细淋巴管瘤,腔隙小,肿瘤位于真皮的上部。③海绵状淋巴管瘤,由大而薄的淋巴管及丰富的纤维间质构成。④囊性淋巴管瘤,多位于真皮的深部,可有大的囊腔,囊壁较厚,含有胶原,有时还可见断续的平滑肌。

2.治疗 淋巴管瘤并非无害,可以生长很大,造成畸形。也可发生感染、破溃、肿胀等。单纯性淋巴管瘤,可用冷冻疗法(液氮)或用激光治疗。对 X 射线也比较敏感。其余 2 型对射线不敏感,应进行手术治疗。海绵状淋巴管瘤切除范围应大(包括一部分正常组织在内),否则易于复发。

(十一)乳房骨瘤

骨瘤是骨组织常发生的一种良性肿瘤,发生于乳腺内罕见。一般患者于无意中发现乳房内有坚硬的肿块,体积不大。可以活动,界限清楚,表面光滑,不痛,生长缓慢。X 射线检查显示乳内肿块为不与骨连接的骨组织。

1.病理改变

(1)大体所见:瘤组织为椭圆形或结节状、包灰白、质坚硬、表面光滑如骨组织。

(2)镜下所见:骨外膜可分为 2 层,外层为致密的胶原纤维,内层纤维少,细胞多。在骨膜小梁周围可见少数成骨细胞和小血管。在骨松质内有数量不等、粗细不均、排列紊乱的成熟板状骨小梁,但无哈氏系统。

2.治疗及预后 乳腺骨瘤是良性肿瘤。由于生长缓慢或停止生长,对身体无明显危害。对体积小或对乳腺功能无影响者,可以不必治疗。

(十二)乳腺颗粒细胞瘤

乳腺颗粒细脑瘤又称作颗粒细胞肌母细胞瘤。好发全身各部位,尤其舌部居多,占全部病例的 1/3,发生在乳房者占全部病例的 5%。其他部位如皮下、软组织、子宫、胃肠道等多处都有不同程度的发生。有文献报道至今不足 1000 例。发病年龄年轻于乳腺癌,为 20~50 岁,女性多于男性。近年来经过组织培养、组织化学和电子显微镜观察研究证明,是来自神经鞘的施万细胞。乳腺的颗粒细胞瘤是源自乳腺区的软组织,而不是来自乳腺本身。

1.临床表现 临床症状不明显,多在无意中发现乳腺皮下肿物。多见于乳腺的内上象限。触诊时可触及到 0.5~2.0cm 质硬、圆形、较固定的无痛性结节。受累皮肤下陷,易与乳腺癌相混淆。

2.病理改变

(1)大体所见:乳腺部的颗粒细胞瘤,直径一般不超过 2cm,无包膜或有假包膜,与周围组织界限不清。切面观为均质,呈浅黄色或灰白色,分叶状,中心有条索状结构,质地较硬,有时可见受累区皮肤凹陷,常误诊为癌。

(2)镜下特点:瘤细胞体积较大,呈多边形、椭圆形或圆形。通常边界清楚,胞浆丰富,并有均匀分布的嗜伊红颗粒。PAS 染色颗粒呈阳性反应。细胞核较小呈圆形或椭圆形,较一致。着色或深或浅,可有 1~2 个核仁,核分裂象很少。常见瘤细胞与外围神经密切相关,常围绕神经鞘或在神经鞘内生长。排列紧密的瘤细胞,被结缔组织分割成大小不一的巢状、条索状。受累皮肤出现鳞状上皮假瘤样增生,并伴在角化过度及角珠形成。易诊为高分化鳞状细胞癌。尤其冰冻切片时要注意与浸润性乳癌鉴别,此两点应引起注意。

(3)电镜所见:肿瘤细胞内有丰富颗粒,表现为界膜状的自噬空泡,空泡内充满颗粒,同时可见髓质样物质及线粒体,粗面内质网及微丝,胞浆内颗粒 PAS 阳性。免疫组化:S-100阳性。

3.诊断与鉴别诊断　无任何症状的乳腺上出现的质地坚实,呈结节状或分叶状肿物。一般不超过 2cm 的肿块,界限不清,较为固定。大多为孤立性结节。组织学所见:瘤细胞较大,呈多边形或椭圆形,胞浆内均匀分布着 PAS 染色阳性颗粒。瘤细胞与外围神经密切相关。

本病应与恶性颗粒细胞瘤相鉴别。恶性颗粒细胞瘤,尤其临床表现为恶性,组织学所见似良性者,与本瘤很相似。只是细胞核略有增大,核分裂偶见。瘤体积较大,可超过 5cm。鉴别诊断对本瘤来说更要密切结合临床,以免作出错误诊断。

4.治疗　乳腺颗粒细胞瘤为良性肿瘤,仅行肿块切除或乳房区段切除后不复发不转移,可一次性治愈。对临床上有转移、浸润生长怀疑恶性者,可根据具体情况按恶性肿瘤处理。

①乳腺颗粒细胞瘤,不是发生于乳腺本身,而是发生于乳腺邻近的软组织。②乳腺颗粒细胞瘤良、恶性有时不易鉴别。病理改变呈良性肿瘤特性,而临床上有侵犯、转移等恶性肿瘤的特征,应按恶性肿瘤处理。③良性乳腺颗粒细胞瘤,只做肿物切除或区段切除即达目的,术后不复发不转移。

(刘颖)

第六节　乳腺癌的手术治疗

一、手术在乳腺癌治疗中的地位和作用

在乳腺癌的治疗方面,尽管有放化疗、内分泌治疗和生物治疗等许多治疗手段,但手术治疗仍然是乳腺癌主要的和基本的治疗手段。除手术外,目前其他的治疗方法几乎不能治愈乳腺癌,而大多数病理组织学上的早期乳腺癌和一部分临床早期乳腺癌仅通过手术即可治愈。虽然近年来乳腺癌的非手术治疗取得了很大的进展,但对可手术乳腺癌而言,当前的治疗理念仍然是以手术为主的综合治疗。

乳腺癌手术从作用上可分为诊断性手术、治疗性手术、预防性手术和康复整形手术等。诊断性手术是为明确病变的性质和类型以及确定病变的扩散范围而进行的手术操作,对乳腺癌的定性、定量和定位诊断均有重要作用,如乳腺病变的切除活检、区域淋巴结和前哨淋巴结切除活检等。治疗性手术又可分为根治性手术、姑息性手术和辅助治疗手术。乳腺癌根治性手术包括从局部扩大切除和象限切除的保乳手术到单纯乳房切除,从改良根治、经典根治到扩大和超扩大根治等,手术种类繁多,对乳腺癌的治愈具有决定性作用。姑息性手术包括为减轻体内肿瘤负荷而进行的减瘤手术(或称减量或减体积手术)以及为减轻症状和改善生活质量而施行的减症手术,前者如为提高治疗效果而进行的原发癌或转移灶的姑息性切除,后者如为减轻疼痛或控制溃烂出血而实施的解救手术。辅助治疗手术是为提高其他疗法的治疗效果而施行的手术,如为改善乳腺癌内分泌治疗疗效而做的卵巢或肾上腺切除。预防性手术是为防止恶变和病变扩散进行的手术。乳腺癌预防性手术常见的有对侧乳房的预防性切除、区域淋巴结的预防性清扫和为避免内分泌治疗的副作用导致子宫内膜癌变而进行的子宫

切除等。乳腺癌术后可能出现一些手术并发症,有时候保守治疗效果不好,需要二次手术以促进患者康复或改善功能,如术后皮下积液、皮瓣坏死、上肢水肿和功能障碍等可能需要进行康复手术。乳房是女性美的重要组成部分,乳腺癌手术常常导致乳房缺失或形态改变,影响患者的形体美观和心理健康,为此需要进行整形美容手术,如乳房假体植入和自体重建、乳头乳晕再造等。

二、乳腺癌术前准备

术前准备是手术治疗的重要环节和成功保证,尤其是对病情较重、年老体弱或者有其他合并疾病的患者要更加重视。乳腺癌的术前准备包括术前诊断评估与术式选择、一般术前准备和特殊术前准备等。

1.术前诊断评估与手术方式选择 术前诊断评估包括定性、定量、定位和分期,不仅要初步查明乳腺病变的性质和类型,还要确定乳腺病灶的数目和位置,是单侧还是双侧,是单个还是多灶性,病变范围多大,位于乳房的哪个象限,距离乳头乳晕有多远。除此之外,还要了解腋窝、锁骨上下和内乳等区域淋巴结转移状态、远处有无转移以及转移状况如何等,据此进行临床分期评估。

临床上一般可根据病史、临床表现和体检对乳腺癌作出初步诊断。辅助检查对乳腺癌的诊断有重要作用,尤其是乳腺彩超检查,简便无害,普及率高,经济高效,可重复进行。结合血流分析,对判断乳腺癌的定性、定量和定位诊断有很高的价值,灵敏性和特异性均较高,是目前乳腺检查中最常用的检查。

乳腺钼靶 X 线检查是乳腺的常用检查,对乳腺癌的诊断有较高的价值,尤其是对钙化性病变灵敏性和特异性高,但对非钙化病变阳性率和特异性不高。CT 对乳腺癌的诊断价值有限,主要用于了解乳腺癌有无胸部肌肉和胸壁的浸润及远处转移,一般较少用于乳房本身的检查。MRI 对乳腺癌的诊断、分期和疗效评估有较大的价值,发现病变的阳性率较高,但特异性不足。PET/CT 灵敏性和特异性均高,但对病变大小的评估不够精确,费用昂贵,主要用于检查区域淋巴结和远处有无转移。其他检查如乳管镜对乳头溢液的定性定位有一定的帮助,核素检查在乳腺癌主要用于骨转移的检测,化验检查目前尚缺乏特异性和灵敏性高的定性指标。

病理检查是乳腺癌的最终确诊方法,包括细胞学和组织学检查,细胞学检查假阳性和假阴性率稍高,最后诊断应以病理切片组织学检查为准,并结合免疫组化等特殊检查作出判断。

所有乳腺癌患者术前应常规行双乳钼靶、双乳和区域淋巴结(包括双侧腋窝、锁骨上下和内乳区)的彩超检查,以便准确评估病灶大小、部位和区域淋巴结转移状态,避免遗漏同侧和对侧病变,尤其是拟行保乳手术的乳腺癌患者,有条件或必要时行乳腺 MRI 检查。乳腺 MRI 检查可以减少隐匿性病灶的漏诊,但因有一定的假阳性,可能降低保乳几率,因此对 MRI 发现的乳腺阳性病变应综合判断,避免不必要的乳房切除。

乳腺癌的手术方式应以术前检查为依据,根据病变的大小、数目、位置、类型、距乳头乳晕的距离、浸润情况、乳房的大小、淋巴结转移和分期等因素进行综合考量,并结合患者的全身情况和意愿以及医疗条件进行选择。

2.一般术前准备 乳腺癌的一般术前准备与普通手术相同,包括了解和改善患者全身情况、治疗和控制合并疾病、病情和围术期相关情况的告知和心理指导、手术区域皮肤的准备、饮食和术前用药等。

特别要注意的是乳腺癌患者手术前的心理准备。乳房是女性形体美的重要组成部分,爱美之心人皆有之。乳腺癌患者不仅要承担患癌的沉重打击,还要承受乳房丧失美观甚至失去乳房的巨大痛苦,手术可能给患者的工作、社会和家庭生活带来巨大的影响,因此患者往往有很重的心理负担,尤其是年轻、未婚女性和特别爱美者,并可能因此出现过激行为。医护人员应高度重视患者的心理变化,术前应与患者和家属进行深入的沟通和交流,针对性地进行心理疏导和解释,解除患者和家人的后顾之忧,使患者和家属愉快地接受和配合手术,以便患者顺利康复。

3.特殊术前准备　乳腺癌手术相比其他手术也有其特殊性。乳腺癌患者如在哺乳期,应立即断奶并回奶,并禁用雌激素。乳腺癌如属局部晚期,应先行术前化疗等新辅助治疗,待适当时机再行手术。化疗后如有白细胞减少等化疗并发症,应治疗好转后再手术。有局部糜烂、破溃、出血、感染等情况时术前应予适当治疗和处理。拟在根治手术同时行一期乳房整形、重建或再造的患者应同时做好假体和供区的准备。

三、乳腺癌根治手术方式、适应证和方法

自 1894 年 Halsted 报道乳腺癌根治术以来,该术式一直作为乳腺癌外科治疗的标准术式,沿用半个多世纪。20 世纪 50 年代,有学者考虑到乳房内侧或中央部的肿瘤向内乳淋巴结转移,因而提出"扩大根治术"的必要性,后来随着对乳腺癌本身生物特性及转移规律的认识,自 20 世纪 70 年代又开展了保留胸肌的"乳腺癌改良根治术"。随着 Fisher 等提出保留乳房手术可以达到与根治术相似的效果以来,保留乳房手术在乳腺癌外科治疗中已占据重要地位,在欧美国家成为手术治疗的主流,但这并不意味传统切除乳房的乳腺癌根治手术失去意义。乳房切除术仍是乳腺癌患者的选择之一。再后来,Toth 和 Lappert 发展了一种保留皮肤的皮下乳房切除术,保留皮肤方便了乳房重建,在肿瘤安全性方面没有不利的影响。此外尚有保留乳头乳晕复合体的乳房切除术,后者美容效果更好。随着腔镜技术的成熟,国内外均已开展了腔镜辅助或全腔镜乳腺切除手术,微创优势更为突出,美容效果更佳。

1.保留乳房和腋窝手术-局部扩大切除和前哨淋巴结活检　最早的乳腺癌保留乳房手术(breast-conserving surgery)见于 1954 年,Mus-takallio 首先报道了乳腺癌局部切除＋放疗的治疗方法,在腋窝未触及肿大淋巴结的患者中取得了较好的效果。1960 年后 Poritt 和 Crile 相继发表了该手术的治疗经验。Hayward 通过对乳腺部分切除＋放疗与经典乳腺癌根治术进行了比较研究,结果表明两组 10 年生存率在 I 期乳腺癌患者中无明显差别,但在 II 期乳腺癌中部分切除组预后不良。Veronesi 对 701 例 T_1N_0 期乳腺癌患者行乳房象限切除术＋腋窝淋巴结清扫术＋乳房放疗和行经典乳腺癌根治术者对比发现,在 10 年生存率、局部复发率方面,两组无差别,据此认为早期乳腺癌患者行保留乳房手术是安全的。Fisher 随后通过对 1843 例临床 I、II 期乳腺癌患者行肿瘤局部切除术＋腋窝淋巴结清扫术＋乳房放疗或不加放疗者与接受单纯乳房切除＋腋窝淋巴结清扫术的患者进行对比研究发现,5 年生存率无差别,但非放疗组的乳房内复发率高达 27.8%,因此提出肿瘤局部切除＋腋窝淋巴结清扫＋

乳房放疗的治疗方法。近年来,保留乳房手术已逐步成为乳腺癌外科治疗的一种主要术式。

适应证及禁忌证:保留乳房手术应严格掌握手术适应证,病例的选择是否合适将直接影响疗效和保留乳房形体美容效果。选择保留乳房手术首先应考虑肿瘤大小与乳房大小的比例关系。国内多家医院共同参与的"十五"国家攻关课题"早期乳腺癌规范化保留乳房综合治疗的临床研究"规定保留乳房手术适合原发肿瘤大小≤3cm,腋窝淋巴结未触及、无远处转移并具有强烈保留乳房意愿的乳腺癌患者。对于肿瘤大小与乳房大小比例不合适的浸润性乳腺癌患者,可通过术前化疗使肿瘤缩小,从而使患者适合保乳手术。选择保留乳房手术也应考虑肿瘤距离乳头的距离,肿瘤距离乳头 2cm 以上患者适合选择保乳手术。选择腋窝淋巴结阴性的患者可以降低术后腋窝局部复发的概率。

手术要点:选择行保留乳房手术的乳腺癌患者在术前需全面检查,仔细诊断,行乳腺钼靶或乳腺磁共振检查以排除多中心病灶或微小钙化灶。切口的设计原则以尽量保持乳房外形同时兼顾手术操作方便为准。若肿块位于内上象限者,可顺皮纹即郎格氏线(Langer's lines)取弧形切口,腋窝则另作切口,位于外上象限者可取弧形切口也可做放射状切口并向腋窝延伸,这样可以使乳房上端在术后保持美容效果。若肿块位于外下或内下象限者取放射状切口,腋窝另作切口。此时沿郎格氏线所做的切口具有明显的美容缺陷,会导致乳头乳晕复合体向乳房下皱襞偏斜。至于肿块表面皮肤是否切除根据肿块距皮肤距离离及局部皮肤是否有轻度改变。

2. 单纯乳房切除术 单纯乳房切除术(simple total mastectomy)的适应证是:已确诊并行乳腺癌保留乳房手术,但最终病理显示切缘阳性的患者,保乳术后局部复发的患者,乳腺原位癌、乳腺癌早期浸润和早期乳腺 Paget's 病等早期乳腺癌且前哨淋巴结无转移者,乳腺叶状囊肉瘤,乳腺结核病已形成多处窦道且抗结核治疗无效者,乳腺囊性增生病变广泛,有较多沙砾样钙化、活检证实有Ⅱ级不典型增生者。也适用于有乳腺癌根治术指证但因其他原因不能耐受较大手术者和晚期乳腺癌的姑息性切除。预防性对侧乳房单纯切除的适应证如下:有双侧发病的高风险患者(小叶癌,局部晚期,炎性乳腺浸润性癌,多中心病灶且有家族史)或不能进行可靠筛查的患者(行乳房 X 线摄影或检查有困难者)。

手术要点:对于大多数患者,全身麻醉更为安全。也可单独或联合使用腰麻或硬膜外麻醉或局部阻滞麻醉。单纯乳房切除术的标准切口是一个包括肿瘤和乳头乳晕复合体的梭形切口,适用于任何方位的肿瘤。理论上,如果肿瘤位于 3 点钟方向,可作水平切口(Stewart 切口);如果在 12 点钟,作纵向切口(Hamington 切口)。实际情况下,大多数为水平切口或对角线切口。内侧缘离胸骨边缘 2 或 3cm,外侧缘点到胸大肌外侧缘或背阔肌边缘。如果考虑即刻重建乳房,则应采用"保留皮肤"的切口。如果要植入假体,可在乳头-乳晕复合体开个小的梭形切口,如果要用组织和皮肤进行组织重建,可在乳头乳晕复合体周围或乳晕上作环状切开。切除乳房需在上至锁骨,下至腹直肌前鞘,内至胸骨旁,外至背阔肌解剖边界内,沿着胸大肌筋膜完整切除乳腺组织及乳头乳晕复合体。皮瓣厚度应为切除所有乳腺实质组织后所留下的薄层皮下脂肪和表面血管,以减少皮瓣坏死风险。皮瓣厚度主要取决于外科医生喜好和技术以及患者体型等因素。然而,如果皮瓣厚度超过 5mm,就可能明显残留乳腺组织,目前尚无能够可靠评估皮瓣厚度的技术。外科医生通常依据个人喜好选择使用手术刀、剪刀或电刀分离皮瓣。当不需行乳房重建时,手术的目的仅为切除乳房,同时保留足够而不多余的皮肤覆盖胸壁,且利于后期放置假体。在切除乳房时,对于所有的浸润性乳腺癌患者均应切除胸大肌筋膜,而仅在较大肿瘤侵犯肌肉时才需切除部分肌肉组织。

切除乳房时,遇有自胸壁穿出的血管应切断结扎,避免血管断端回缩。彻底止血后于皮瓣下放置引流管经腋中线最低位另行戳孔引出并固定,缝合皮下组织和皮肤。对恶性肿瘤皮肤切除范围较大致缝合张力过大者可行游离皮移植并加压包扎。若需要术中行即刻乳房重建时,则需选择保留皮肤的手术切口。若选择行保留乳头乳晕或保留全部皮肤的乳房切除术,选择的切口包括环乳晕并横向延伸的切口,越过乳晕的内侧或横向延伸切口及乳房下皱襞切口。对于距离乳头乳晕复合体 1cm 以内的乳晕后病变、由乳头乳晕复合体延伸出的钙化灶、肿瘤超过 3cm 或术中乳头乳晕复合体活检阳性的患者不宜选择保留乳头乳晕复合体的乳房切除术。对适合保留乳头乳晕复合体的患者手术时既要保证切缘足够薄又要避免乳头乳晕复合体坏死等问题。

3.改良根治术　乳腺癌改良根治术(modified radical mastectomy)的适应证是:改良根治术的手术范围包括全部乳腺组织,胸大、小肌间的淋巴脂肪组织,腋窝及锁骨下区的淋巴脂肪组织。保留胸大、小肌。适用于临床Ⅰ~Ⅲ期乳腺癌。该手术即可达到根治术的治疗效果,又可以保持患侧上肢良好的功能,减轻术后胸部毁坏程度,得到外科医生的广泛认可和推广,并且存在不同种类的进一步改良。目前主要应用于临床的乳腺癌改良根治术主要包括:乳腺癌改良根治术Ⅰ式(Auchincloss-Madden 法),即手术切除全部乳腺组织,胸大、小肌间的淋巴脂肪组织,腋窝及锁骨下区的淋巴脂肪组织,保留胸大、小肌,主要用于非浸润性癌和Ⅰ期浸润性癌。Ⅱ期临床无明显腋窝肿大淋巴结者也可选用。乳腺癌改良根治术Ⅱ式(Patey 法),即切除胸小肌,而保留胸大肌,淋巴结清扫范围与根治术相当,多应用于腋窝淋巴结转移较多的患者,需进行包括胸肌间 Rotter 淋巴结在内的腋窝淋巴结彻底清扫的进展期乳腺癌患者。

手术要点:按照根治术要点设计切口和分离皮瓣。自内、上方沿胸大肌筋膜深面向外、下方向游离乳房,连同胸大肌筋膜一并分离,切除乳房至胸大肌边缘。

解剖胸大肌外侧缘,分离胸大肌边缘并向内侧翻起,分离胸大、小肌,清除胸肌间淋巴结(Rotter 淋巴结)及脂肪组织,注意保护胸肩峰动脉胸肌支和胸前神经外侧支及内侧支。对于腋窝淋巴结转移较广泛的患者可采用 Patey 法切断胸小肌的起止点进行更为彻底的淋巴结清扫。于胸小肌外缘切开喙突筋膜,显露腋静脉及锁骨下静脉,逐一结扎分支,清扫 Level Ⅱ区域淋巴结。于胸小肌下方胸壁处向内上方清扫,直至与腋静脉交叉的胸小肌内缘。必要时,将胸小肌向外下牵拉,以清扫 Level Ⅲ区域淋巴结。改良根治术Ⅰ式也可清扫胸小肌内侧的 Level Ⅲ区域淋巴结,但因该术式适应证为早期乳腺癌病例,转移至 Level Ⅲ区域的几率很小,此外行 Level Ⅲ区域淋巴结清扫后常导致上肢水肿,故不常规清扫 Level Ⅲ区域淋巴结。

继续清扫 Level Ⅰ区域淋巴结,注意保护胸长神经、胸背神经及胸背动静脉,选择性保留肋间臂神经。向下分离前锯肌筋膜和腋窝后壁的肩胛下肌、背阔肌表面筋膜,最后将乳房、胸肌间淋巴结、腋窝及锁骨下区域淋巴结整块切除。彻底止血并冲洗伤口,于胸壁及腋窝放流引流管后缝合皮下组织、皮肤并加压包扎。

4. 经典根治术　经典的乳腺癌根治术（radical mastectomy）又称 Halsted 根治术，是标准的乳腺癌手术方式，该术式是切除全部乳房及其周围脂肪组织，切除胸大、小肌，清扫腋窝及锁骨下淋巴结核脂肪组织。切除的所有组织均应做到整块切除，以防止术中癌组织播散。作为乳腺癌的基本术式，在任何需要行腋窝淋巴结清扫术的术式中，若想确定进行淋巴结清扫，都需要掌握乳腺癌根治术的手术要领。

适应证：目前，乳腺癌根治术主要适用于临床ⅡB～Ⅲ期乳腺癌伴有胸大肌侵犯、胸大、小肌之间有淋巴结转移且与肌肉粘连者，或腋窝和锁骨下转移淋巴结融合并与静脉粘连或包裹静脉，或淋巴结转移癌侵犯出淋巴结与周围肌肉粘连者。

手术要点：患者取仰卧位，患侧上肢外展90度，肩胛部垫高，向外侧牵引患肢。根据肿瘤部位及大小选择不同的梭形切口（同单纯乳房切除术），切口边缘需距离肿瘤3cm以上。分离皮瓣时勿过深，以刚露出真皮下脂肪组织为宜。切开皮肤后，可以组织钳提起外侧皮缘，使其成一平面，切开皮肤后距离皮肤约5mm在皮肤与浅筋膜间锐性分离或使用电刀分离皮瓣。远离切缘5cm以上时皮瓣可逐渐增厚，以保证皮瓣血供。接近终点时保留全层脂肪。注意腋窝处皮瓣不保留脂肪，因腋窝皮肤松弛且与皮下组织连接紧密，可将皮肤绷紧后进行分离，避免剥破皮肤。皮瓣分离的范围为上至锁骨，下至肋弓、腹直肌前鞘，内至胸骨中线，外达背阔肌前缘。分离皮瓣顺序：①横切口：上→下→内侧→外侧、腋窝。②纵切口：外侧、腋窝→内侧。

分离完皮瓣后，在腋窝前方分离胸大肌外缘，于锁骨下方、胸大肌和三角肌间沟分开胸大肌至肱骨大结节。在近肱骨胸大肌肌腱处切断胸大肌并向内侧翻起，肱骨处胸大肌断端应妥善结扎。在锁骨下保留1～2cm的胸大肌以保护行走于其中的头静脉和后方的锁骨下静脉。切断结扎胸小肌前方的胸肩峰血管，分离胸小肌，于喙突处切断胸小肌肌腱。

将胸小肌翻向内下方，沿血管走行切离胸锁筋膜，显露腋静脉和锁骨下静脉。注意切断结扎腋静脉、锁骨下静脉的分支，清扫锁骨下区和腋窝的全部淋巴脂肪组织，直至显露腋窝后壁的肩胛下肌和背阔肌，期间注意分离保护胸长神经和胸背神经。将胸大、小肌在肋骨和胸骨附着处一一钳夹、切断。同时结扎肋间和内乳血管的穿支血管。将乳房、胸大、小肌、锁骨下及腋窝淋巴脂肪组织整块切除。

术毕以灭菌蒸馏水冲洗术腔，于胸骨旁及腋中线皮瓣底部背阔肌前缘处放置引流管并另行戳孔穿出、固定。缝合皮下组织及皮肤并加压包扎。

5. 扩大根治术　乳腺癌扩大根治术（extensive radical mastectomy）的适应证：从整块切除乳腺及局部转移淋巴结的意义上考虑，Halsted 的经典乳腺癌根治术遗漏了同样可以作为乳腺淋巴引流第一站的内乳淋巴结的切除。由此探索开展的乳腺癌扩大根治术正是在根治术的基础上加行胸骨旁（内乳区）淋巴链清扫术。该术式适用于肿瘤位于乳房内侧和中央区的乳腺癌患者，也适合行乳腺癌根治术但可疑有临床或影像学胸骨旁淋巴结转移者。近年来随着放疗技术的进步，可用术后放疗替代内乳淋巴链清扫术。因此，目前已较少应用乳腺癌扩大根治术。但在医疗条件较差，不具备内乳区放疗条件而患者具有乳腺癌扩大根治术指证者仍可考虑采用该术式。常用的内乳淋巴结清扫术方法有两种。即1949年由 Margottini 和 Auchincloss 首先提出的胸膜外清除内乳淋巴结的手术方法（简称为"胸膜外法"）和1952年由 Urban 等提出的胸膜内清除内乳淋巴结的手术方法(简称为"胸膜内法")。

手术要点:"胸膜外法"扩大根治术的手术要点是在完成乳腺癌根治术后,于胸骨旁横行切开同侧第 1 肋间肌肉组织,显露胸廓内动静脉,胸廓内淋巴链则围绕在该血管周围。分离、结扎、切断胸廓内动静脉;在第 4 肋间切开肋间肌,经第 4 肋间向上分离推开胸横肌及胸膜;在第 4 肋上缘处结扎切断胸廓内动静脉下端;切除第 2 至第 4 肋软骨,在胸膜外将第 1~4 肋间的胸廓内动静脉连同其周围的淋巴及脂肪组织一并切除。"胸膜内法"扩大根治术的手术要点是完成乳腺癌根治术后,同胸膜外法,于胸骨旁分别切断第 1、4 肋间肌,分离、结扎、切断胸廓内动静脉;横向切开第 1 肋间胸膜和第 4 肋间胸横肌及胸膜;先于肋骨和肋软骨交界处切断肋软骨、肋间组织,纵向切开胸膜,再经胸骨旁逐一切断上述组织,使之连同胸廓内淋巴链整块切除;用阔筋膜修补胸膜缺损,根据情况行胸腔引流。

6.乳腺癌腔镜手术 乳腺腔镜手术的发展相对较晚,是在腹腔镜外科发展成熟的基础上探索发展而来。乳腺腔镜手术最早报告应用于乳房整形美容。1992 年 Kompatscher 首先报道用腔镜技术将隆乳术后乳房内挛缩假体取出,成为乳腺腔镜手术的开端。此后腔镜辅助下的义乳植入式隆乳术发展迅速,并发展成为整形美容外科的一个常规手术。此后,腔镜手术广泛应用于乳房整形外科的各个方面,如乳房巨乳缩小术、乳房固定术和乳房重建、男性乳房发育症腺体切除术等。

法国的 Suzanme 等于 1993 年首次报道了 72 例乳腺癌患者腔镜腋窝淋巴结清扫术。研究发现采用吸脂术加腔镜手术可完成腔镜腋窝淋巴结切除,且并发症少,安全性高。此后,多个中心采用相同方法对该技术的可行性和安全性进行了验证评价。1995 年 Friedlander 提出腔镜技术可用于、需要作整个乳房切除的较大的导管原位癌和小叶原位癌。同年 Friedlander 报道了一例采用腔镜结合牵引的方法行乳房切除和即期自体皮瓣移植乳房重建手术,既减少了创伤又明显提高了美容效果。1997 年 Yamagata 和 Iwai 等经过乳晕入路,在腔镜辅助下采用外部牵拉法建立操作空间,为一例乳腺癌患者成功地进行了乳房部分切除术。1998 年 Tamaki 等采用充气法经腋窝入路,在腔镜辅助下为 1 例肿块较小的乳腺癌患者进行了乳房部分切除术。1998 年 Kitamura 等首次报道了在腔镜辅助下经腋窝入路的乳房良性肿瘤切除术,手术在腋中线插入 3 个 Trocar,建立皮下操作空间,并用充气法维持进行操作,着重强调了其美容效果。2000 年 Ogawa 等首次报告了 21 例乳腺癌的腔镜内乳淋巴结清扫术,并认为这种手术方式创伤小,清扫彻底,是评价内乳淋巴结转移与否的有效方法。2002 年日本 Tajima 对各种乳腺腔镜手术进行回顾,认为腔镜部分乳房切除或乳房全切、腋窝清扫、乳房重建等手术具有美容效果好、术后并发症少以及术后恢复快等优点,应该加以推广。2006 年 Yamashita 报告了 100 例乳腺疾病的腔镜手术的短期随访结果,发现不管是乳腺良性疾病还是恶性疾病,采用腔镜手术与常规手术相比,除了腔镜手术的优势以外,由于技术水平和熟练度的提高,手术时间已经和常规手术没有差别,确定了乳腺腔镜手术在乳腺疾病治疗中的地位。国内乳房腔镜手术开展较晚。最早关于乳腺腔镜手术的文献报道是 1997 年,上海瑞金医院郑民华教授在国内首次报道了 5 例腔镜腋窝淋巴结清扫术。2003 年北京复兴医院骆成玉教授等报告了腔镜乳腺肿瘤切除术和腔镜腋窝淋巴结清扫术,取得了较好的近期临床效果。自 2003 年起第三军医大学西南医院开始进行乳腺腔镜手术的探索与研究,至今已经开展一系列乳腺腔镜手术,包括乳腺癌腔镜皮下乳腺切除、腔镜腋窝前哨淋巴结活检和淋巴结清扫、腔镜内乳淋巴结活检和清扫、腔镜乳腺癌局部扩大切除、腔镜辅助乳房假体植入、背扩肌瓣和大网膜分离乳房填充成形等。目前,国内已有100余家医院开展各类乳腺腔镜手术。

7.乳腺癌复发、转移的手术治疗 原则上,仅有乳房、胸壁、腋窝或锁骨上等局部或区域复发转移而无远处转移的乳腺癌,如果在术前辅助治疗后能达到局部病变的全部或相对彻底的切除,应争取行局部根治性手术,同时进行综合治疗。对某些有同侧锁骨上转移或内乳区转移的局部晚期的乳腺癌,也适用上述原则,力争完全切除锁骨上和内乳区转移病灶。这样不仅可以改善患者的无病生存期和生存质量,减少其他治疗的费用和副反应,也可能延长患者总的生存时间。对远处转移病灶的外科处理则存在较多的争议。有人主张,对乳腺癌术后发生的单一的远处转移灶,如果病灶可完全切除,患者全身情况和条件允许,也可以积极进行手术以改善患者的生存。

乳腺癌的手术治疗还包括乳房整形、重建或再造等手术,这些内容将在后面章节中叙述。

（刘颖）

第三章　胸心外科疾病

第一节　胸部损伤

一、胸壁软组织损伤

胸壁软组织损伤在胸部损伤中非常多见,包括皮肤肌肉挫伤、皮肤裂伤、肌肉撕裂伤、皮肤皮下肌肉穿通伤等。

(一)诊断标准

1.临床表现及体征

(1)有较明确的外伤史。

(2)局部疼痛:与暴力的强度、性质、持续时间及受伤部位的神经分布有关,疼痛程度可以随呼吸幅度或咳嗽、打喷嚏而改变。

(3)肿胀:由局部软组织内炎性反应渗出、瘀血或皮肤损伤所致。

(4)创面:不同的创伤性质和强度可以造成皮肤表面伤痕、破损等。

(5)功能障碍:严重损伤患者可因疼痛限制咳嗽而引起排痰障碍,导致肺不张等合并症。

(6)心率、血压、呼吸多正常。

(7)严重、大面积软组织损伤可以有心率加快、血压升高或降低、呼吸幅度变浅、呼吸频率加快。疼痛剧烈时面色苍白、出冷汗。

2.检查　拍摄后前位 X 线胸片,应该正常,可以排除肋骨骨折和其他并发症。

(二)治疗原则

1.对症止痛　依据伤情严重程度给予活血、化瘀、止痛的中、西药物。

2.局部理疗　受伤早期(6h 内)局部冷敷,无继续出血迹象后热敷或选用其他理疗方法。

3.清创缝合　有皮肤破损的患者,必须给予彻底清创,清除异物及坏死组织,充分止血,一期修复神经、血管,缝合伤口。污染严重的伤口,妥善止血后,开始换药。

4.其他　酌情应用抗生素及破伤风抗毒血清。

二、肋骨骨折

肋骨骨折是最常见的胸部损伤,骨折多发生于第 4~7 肋,第 9~12 肋骨骨折可能伴有潜在的腹内脏器损伤。肋骨骨折分为单根单处肋骨骨折、多根单处肋骨骨折、多根多处肋骨骨折和单根多处肋骨骨折四种。多根多处肋骨骨折(一般 4 根以上)是最严重的肋骨骨折,可形成胸壁软化,引起反常呼吸运动,严重影响呼吸功能。间接暴力引起的肋骨骨折,骨折端常常向外折断,而引起开放性骨折,直接暴力引起的肋骨骨折,骨折端向胸腔内折断,常导致血胸、气胸和肺损伤等并发症。老年人骨质疏松更易发生骨折。

(一)诊断标准

1.临床表现及体征

(1)有车祸、坠落产生的胸部撞击、挤压伤史。

（2）胸部疼痛明显，深呼吸、咳嗽、打喷嚏、变动体位时疼痛加剧。

（3）局部肿胀、压痛或伴有瘀血斑，胸廓挤压试验（间接压痛试验）阳性，有时可触及骨擦感或骨折断端。

（4）多根多处肋骨骨折常伴发胸壁软化，胸壁反常运动，引起低氧血症、发绀。

（5）疼痛限制咳嗽动作幅度，影响气道分泌物排出，加重肺水肿及肺不张，胸壁反常运动会在伤后数小时逐渐明显起来，呼吸音减低，也可闻及啰音。

（6）伴有血胸、气胸的患者，呼吸音可以消失，叩诊可以发现浊音区和鼓音区。

2.检查

（1）X线片较易确定肋骨连续性中断或错位的部位，并可以了解是否有血胸、气胸，纵隔或皮下气肿、肺损伤或肺不张等合并症的存在。

（2）肋软骨骨折或肋软骨与硬骨连接处骨折，不能在胸片上显示，X线需在 3～6 周后发现骨痂形成时才能确诊，必须根据病史、体征来明确诊断。

（二）治疗原则

1.闭合性肋骨骨折

（1）镇静止痛：可口服或注射止痛药，必要时可以采用骨折部位和肋间神经封闭术及"止疼泵"硬膜外或静脉持续给药止痛。有效控制疼痛有助于改善呼吸障碍。

（2）帮助患者咳嗽，雾化吸入，更换体位，排除分泌物，必要时经鼻导管或纤维支气管镜吸痰，预防肺不张及肺炎的发生。

（3）多头胸带固定胸部，有助于止痛和控制反常呼吸。

（4）抢救过程中要注意避免过多输入晶体液，一般不应超过 1000mL，如果伤情严重，应该适当使用胶体液或血液制品，避免进一步加重肺水肿。

（5）多根多处肋骨骨折，造成胸壁反常呼吸运动范围较小者，通常不做特殊处理，也可用棉垫加压包扎。当反常呼吸运动范围较大，胸壁严重塌陷时，如果患者条件允许，可以考虑手术固定肋骨，减少呼吸功能不全的时间。严重的胸壁软化及合并头部损伤或严重呼吸功能障碍时，可以行气管插管，呼吸机辅助呼吸，待胸壁相对稳定，反常呼吸消失后，停止辅助呼吸，拔除气管插管。

（6）合理选择使用抗生素，预防感染。

（7）有气胸、血胸等合并症时要同时处理。

2.开放性肋骨骨折

（1）常规清创、彻底清除异物、碎骨及坏死组织，缝合伤口。

（2）开放时间过长，或污染严重的伤口，清创后引流换药。

（3）根据伤口污染程度及细菌培养结果选用敏感抗生素。

三、胸骨骨折

胸骨骨折多见于发生车祸的机动车司机，骨折部位多在胸骨上部。在胸部损伤中少见，但是容易合并不同程度的心脏损害，有较大的潜在危险性。

（一）诊断标准

1.临床表现及体征

（1）有胸部撞击伤或车祸、减速伤史。

（2）局部明显疼痛,呼吸或活动时加重。

（3）局部可扪及骨折摩擦或断端重叠畸形。

（4）常伴多根肋软骨骨折。

（5）有反常呼吸可发绀。

2.检查

（1）X线片较易确定骨折部位。

（2）要除外心脏、大血管或支气管损伤。

（二）治疗原则

1.无移位或仅有轻度移位的胸骨骨折,对胸廓活动无明显影响,可以仅给镇静止痛,对症治疗。

2.重症,有呼吸困难、反常呼吸的患者,行气管插管,呼吸机辅助呼吸,待呼吸功能稳定后,停止辅助呼吸,拔除气管插管。

3.开放性胸骨骨折移位明显或伴有连枷胸,应该在全身麻醉下钢丝或钢板固定,纠正严重畸形,胸骨骨折处后放置纵隔引流管,保持引流管通畅。

4.合理选择抗生素,预防感染。

四、创伤性气胸

气胸在胸外伤的患者中常见。气胸可以由各种锐器造成胸壁穿透伤,外界气体进入胸膜腔而形成,也可以由各种锐器伤、爆震伤、挤压伤、肋骨骨折损伤肺、支气管,因而气体进入胸膜腔而形成,还可因食管破裂而形成。可分为闭合性气胸、张力性气胸和开放性气胸三种。

（一）诊断标准

1.临床表现及体征

（1）有挤压伤、肋骨骨折或锐器伤、爆震伤等外伤史。

（2）少量气胸症状轻微,胸闷、憋气症状不明显。

（3）大量气胸可以引起呼吸困难,甚至发绀。患侧呼吸音减弱或消失,叩诊为鼓音。

（4）张力性气胸时呼吸急促、极度困难,精神紧张,大汗淋漓,四肢湿冷,甚至发绀。

（5）患侧呼吸音消失,肋间增宽,皮下气肿,纵隔气管向健侧移位,血压下降,心率增快,处于休克状态。

（6）开放性气胸可以听到随患者呼吸有气体进出伤口的声音,同时有四肢湿冷,血压下降等休克症状。

2.检查

（1）X线胸片可确定气胸的程度及是否有肋骨骨折、肺不张、纵隔移位,皮下气肿、血胸等合并症。

（2）张力性气胸时肺完全萎陷,纵隔移向健侧,皮下气肿（紧急情况下先行闭式引流或粗针头第二肋间排气处理后再拍片）。

（二）治疗原则

一般处理原则包括吸氧、镇静、止痛,化痰,排出分泌物,输血、补液,纠正休克,合理选择抗生素预防感染。

1.闭合性气胸

（1）少量气胸（肺压缩<30%）,症状多不明显,可密切观察,不做特殊处理。

（2）中等以上气胸（肺压缩＞50％），应行胸腔穿刺抽气或胸腔闭式引流，酌情给予止痛和抗生素治疗。

2. 张力性气胸

（1）紧急情况下粗针头锁骨中线第二肋间刺入胸腔排气。

（2）条件允许时行胸腔闭式引流，管腔内径要粗。

（3）持续大量漏气，闭式引流不能缓慢解症状时，说明有较大的气管、支气管损伤或有大面积肺撕裂伤，应该及时手术探查，必要时行肺切除术。

3. 开放性气胸

（1）无菌敷料覆盖、暂时闭合伤口，变开放性气胸为闭合性气胸，再行胸腔闭式引流。

（2）情况危急的患者需要气管插管，呼吸机辅助呼吸。

（3）彻底清创、切除毁损组织、仔细止血、修复伤口。胸壁伤口缺损面积较大时，应及时手术，用带蒂肌皮瓣或人工代用品修补。

（三）临床操作标准

1. 胸腔穿刺术　患者取坐位或半坐位，在预定的穿刺点局部消毒，麻醉后沿肋骨上缘刺入胸腔穿刺针，反复抽吸直至肺基本复张。

2. 胸腔闭式引流术　患者取半坐位，根据 X 线胸片定位，多取锁骨中线第二肋间，局部消毒，麻醉，切开皮肤，将引流管置入胸腔约 5～8cm，皮肤缝线固定引流管，连接水封瓶。在 X 线证实无残留液体、气体时，拔除胸腔闭式引流管。

五、创伤性血胸

各种原因造成的胸腔内积血称为血胸。出血通常来源于肺裂伤、肋间血管或胸廓内动脉损伤，甚至大血管、心脏破裂出血均可引起血胸。轻度肺裂伤，出血常可自行停止。体循环的动脉出血常不易停止。血胸可以单独存在，也可以与其他胸部损伤同时存在。缓慢、少量出血多不凝固，大量迅速出血时就可以出现胸内血凝块，形成凝固性血胸，可不同程度影响呼吸、循环功能。受到污染的血胸如果治疗不彻底有转变为脓胸的危险。

（一）诊断标准

1. 临床表现及体征

（1）外伤后依出血量的多少，可以有不同程度的呼吸困难，出血量大而迅速时，血压下降、心率加快，出血超过 1000mL 时，可以有四肢湿冷、烦躁等休克表现，如果抢救治疗不及时会出现呼吸、循环衰竭而死亡。

（2）患侧呼吸音减低，叩诊浊，合并气胸时叩诊可以发现鼓、浊音界面。

2. 检查

（1）立位或坐位 X 线胸片：少量血胸仅见肋膈角变钝或消失，中等量血胸液面可从膈顶到肺门水平不等，大量血胸液面可达肺门水平以上。平卧位 X 线胸片患侧胸腔透过度减低，并可估计血胸的严重程度。

（2）胸腔穿刺抽出血性液体即可确定诊断。

（二）治疗原则

1. 密切观察血压、心率，输血、补液，预防失血性休克，合理选择使用抗生素，预防血胸感染。

2.少量血胸动态观察或胸腔穿刺,中等量需做胸腔闭式引流术,大量血胸应及时行闭式引流,必要时开胸或电视胸腔镜(VATS)急诊手术探查,凝固性血胸在病情稳定后尽早(2周左右)开胸或 VATS 手术,清除血凝块和肺表面的纤维膜。

3.进行性血胸的判定

(1)脉搏逐渐增快,血压持续下降。

(2)经输血补液后,血压不回升或升高后又迅速下降。

(3)重复测定血红蛋白、红细胞计数和血细胞比容等,持续降低。

(4)胸膜腔穿刺因血液凝固抽不出血液,但连续多次 X 线检查显示胸膜腔阴影继续增大。

(5)闭式胸腔引流后,引流血量连续 3h 超过 200mL,或一次引流量超过 1000mL。

如果有上述五项之一,就应该及时开胸探查,彻底止血。

4.手术探查要点

(1)根据伤情选择开胸手术或 VATS。

(2)仔细探查可能的出血部位,确切止血。

(3)修补肺撕裂伤,如果裂口过大过深,无法缝合止血,可以行肺段或肺叶切除。

六、胸导管损伤

外伤导致胸导管损伤、破裂可引起低蛋白血症及水电解质紊乱。大量乳糜液积存在胸腔,压迫肺组织引起呼吸困难,时间长久以后形成纤维板,严重限制呼吸。

(一)诊断标准

1.临床表现及体征

(1)有颈、胸部外伤史或手术损伤史。

(2)外伤后数日或数周出现闷气短、呼吸困难。

(3)患侧呼吸音减弱,叩诊浊音。

(4)胸腔积液反复出现,或者手术后胸腔引流管内持续有较多量的引流液。

(5)可伴有电解质紊乱,营养不良。

2.检查

(1)X 线显示大量胸腔积液。

(2)胸穿抽出积液,典型表现为乳白色液体。

(3)胸水乙醚、苏丹Ⅲ检查,乳糜试验阳性。

(二)治疗原则

1.非手术治疗

(1)禁食。

(2)加强营养支持,维持水、电解质、酸碱平衡。

(3)酌情合理选择抗生素预防感染。

(4)胸腔闭式引流,观察引流量及性状,保持肺的良好膨胀。

2.手术治疗

(1)保守治疗无效多行胸导管结扎术。

(2)术前纠正水电解质紊乱,给予静脉营养。

(3)术前 2h 口服炼乳或芝麻油,有利于在术中观察溢出乳白色乳糜液的破损处,行局部缝扎。

(4)术中不能发现破损乳糜管时可以于膈肌上方低位结扎胸导管。

(5)术后保持引流管通畅,待引流液逐渐减少时拔除引流管。

七、肺挫伤

肺挫伤常与胸壁损伤同时存在,常见于严重创伤。可导致严重的肺内分流和低氧血症,也是导致急性呼吸窘迫综合征(ARDS)的一种高危因素,如果不能及时纠正,会造成多器官衰竭而死亡。应提高对肺挫伤的认识,及时诊断和早期综合治疗,以提高抢救成功率。

(一)诊断标准

1.临床表现及体征

(1)严重的外伤史或有受强大冲击波损伤史。

(2)皮肤损伤、皮下瘀血或皮下气肿。

(3)胸痛、咳嗽、咯血、咳血性泡沫痰,呼吸困难。

(4)患侧可闻及啰音、水泡音、管性呼吸音。

(5)可伴有液气胸或气栓而出现神经症状。

(6)发生 ARDS 时严重缺氧、发绀,甚至烦躁不安、有出血倾向,尿少,昏迷,直至死亡。

2.检查

(1)X 线胸片:单纯肺挫伤可表现为局限性斑片影或边缘模糊的浸润阴影。严重肺挫伤表现为单肺或双肺大片浸润阴影或团块状影。

(2)CT 能更敏感地显示肺实质的损伤类型和程度,复查 CT 可以起到随诊作用。

(3)PaO_2 低于 60mmHg,$PaCO_2$ 高于 50mmHg,血压下降。

(4)凝血机制改变,血小板降低,可出现出血倾向,也可出现高凝状态。

(二)治疗原则

1.肺挫伤、肺裂伤

(1)吸氧、控制输液速度、减少晶体液量。

(2)酌情使用抗生素预防感染。

(3)如合并血气胸,行胸腔闭式引流术。

(4)持续大量漏气或持续严重出血时需开胸探查,必要时切除受损肺组织。

2.急性呼吸窘迫综合征(ARDS)

(1)监测血气情况及电解质,及时纠正。

(2)吸氧并保持呼吸道通畅,维持呼吸功能,吸氧无改善或二氧化碳升高、pH 降低时,应该尽快气管插管,正压通气辅助呼吸,并加用呼气末正压。

(3)条件允许可置漂浮导管监测心功能。

(4)抗生素治疗,预防肺部感染。

(5)激素治疗。

(6)治疗不对称的两侧肺损伤,有条件的话可以同时插入双腔气管插管,分侧通气。用两台呼吸机分别给两侧肺通气,呼吸频率、气道压力、吸入氧浓度、PEEP 均可以不同。

(7)保肝护肾,成分输血,必要时补充血小板。

八、创伤性窒息

创伤性窒息属胸部闭合性损伤,又称胸部挤压综合征,常常是胸部瞬间挤压伤使患者声门突然紧闭,胸腔内压力突然升高,致使头颈部毛细静脉血管破裂出血、淤斑,从而导致脑、眼、鼻、耳、口腔等毛细血管破裂。

(一)诊断标准

1.临床表现及体征

(1)有胸部挤压伤史。

(2)轻者胸闷、气短、呼吸困难。

(3)重者头颈部皮肤紫红斑,肩部、上胸部淤斑和出血点。

(4)眼结膜和口腔黏膜出血点,视网膜出血,视力减退,甚至失明。

(5)鼻、耳出血,耳鸣或耳聋,脑组织出血造成神经错乱,甚至昏迷,窒息死亡。

(6)肺内出血点、淤斑可引起呼吸困难,听诊可以闻及啰音。

2.检查　X线胸片　可见肺间质斑点状模糊阴影。

(二)治疗原则

1.轻者吸氧、休息、对症治疗。

2.重者镇静、止痛,吸氧、抗休克,强心利尿。

3.紧急情况下心肺复苏,气管插管辅助呼吸。

4.脑水肿时脱水治疗。

九、外伤性气管损伤

气管损伤是指由直接暴力或间接暴力引起的气管损伤,也包括医源性损伤,气管切开不当,长期气管插管引起的狭窄、气管食管瘘等。气管穿透伤一般在颈部。钝器伤引起的气管损伤可以造成严重后果。医源性气管损伤包括经口气管插管造成的声门下狭窄,气管切开或环甲膜切开造成的狭窄、插管气囊造成的压迫性气管壁坏死及气管软化。

(一)诊断标准

1.临床表现及体征

(1)有外伤史或气管插管、气管切开史,要注意钝性创伤可以损伤气管支气管。

(2)受伤初期症状可以不明显,逐渐出现呼吸困难、颈部皮下气肿,有握雪感、捻发感,可以蔓延至面部及腹股沟,轻微咯血,也可伴有气胸或血气胸。

(3)随着纵隔气肿的加重,可以出现心悸、气短、烦躁不安,也可以因咳痰困难引起缺氧或肺部感染。

2.检查

(1)X线纵隔气肿和下颈部气肿是气管断裂的重要而且最敏感的征象。

(2)纤维支气管镜检查最可靠,可以见到血性分泌物及气道损伤。在呼吸衰竭时可引导气管插管正确定位,避免盲插引起的并发症,如加重气道损伤等。

(二)治疗原则

1.吸氧、气管插管,保持呼吸道通畅。维持水电解质平衡。适当选用抗生素。预防感染。

2.早期气管损伤,无明显污染时可以清创一期缝合重建气道,但是要特别注意喉返神经和声带的功能。当喉返神经有临时性或永久性损伤时,需要在吻合口远端做气管切开。

3.复杂、严重的气管破碎损伤,可以从断裂的远端插入气管插管,避免组织水肿引起气管梗塞,待炎症反应消退后再延期重建气管。气管和喉部交界处断裂较难处理,需请耳鼻喉科医师会诊协助。

十、支气管损伤

80%的创伤性支气管断裂发生在距隆突远端2.5cm处,首先破裂点在主支气管软骨和膜状部联合处,通常有纵隔气肿和血气胸。右主支气管损伤较左侧多见,左主支气管纵隔内部分较长,损伤造成的纵隔气肿发生率较高。

(一)诊断标准

1.临床表现及体征

(1)有胸部外伤史。

(2)呼吸困难、发绀、纵隔皮下气肿、咯血,可以伴有气胸或张力性气胸、血胸。

(3)肺不张时,呼吸音消失,纵隔移位,叩诊浊音。

2.检查

(1)纵隔气肿、皮下气肿、肺下垂征是支气管断裂的典型X线征象。

(2)纤维支气管镜检查可以明确诊断。

(3)支气管碘油造影可见盲袋状支气管,证实晚期支气管断裂。

(4)X线可以有液气胸表现。

(二)治疗原则

1.吸氧、保持呼吸道通畅,预防感染。

2.置胸腔闭式引流,积极处理血气胸。

3.纤维支气管镜确定支气管损伤较大时,或闭式引流严重漏气时,需要积极手术探查。

4.未及时处理的闭塞性支气管断裂可以行择期手术,支气管对端吻合,尽可能保留肺组织。如果肺组织已经纤维化或感染化脓,则只好行肺叶切除或全切除。

十一、食管损伤

食管损伤是指由锐器或异物造成的食管穿孔、破裂,如果处理不及时,将毫无例外地转变为急性纵隔炎、食管胸膜瘘,死亡率极高。食管穿孔常发生在食管的三个解剖狭窄段。

(一)诊断标准

1.临床表现及体征

(1)患者有外伤或吞咽异物史。

(2)90%以上的患者有颈部或胸骨后剧烈疼痛,吞咽时加重,并伴有呕吐,甚至呕血。

(3)部分患者可以有呼吸困难。

(4)多数患者有纵隔或下颈部皮下气肿,甚至发展为纵隔脓肿或脓气胸。

2.检查

(1)发热,白细胞计数增高。

(2)早期X线可以见到纵隔增宽,损伤部位周围气腔或液气面,稍后可以发展为液气胸或膈下游离气体。部分患者有异物影。

（3）CT 可以见到食管周围软组织内气体或脓腔紧靠食管或食管与脓腔相通。

（4）碘油食管造影明确食管穿孔部位、大小。

（5）纤维食管镜检查可以直接观察食管损伤情况。

（6）纤维支气管镜可以除外合并气管损伤。

（7）胸腔积液的 pH 低于 6，淀粉酶高有助于诊断，引流液中见到口服的亚甲蓝可明确诊断。

（二）治疗原则

1. 早期确诊者可考虑手术修补。

2. 禁食水，尽可能减少吞咽动作。胃肠减压，减少胃液潴留。

3. 应用广谱抗生素。

4. 胃肠外维持营养或空肠造瘘保证有效肠道营养。

5. 保持水电解质平衡。

6. 胸腔闭式引流后，口服庆大霉素盐水行食管灌洗。

7. 保守治疗无效则可开胸探查，修补裂口、并用胸膜、网膜和膈肌瓣等加固，特别要彻底引流。

8. 手术时要同期解决并存的食管疾病。

十二、膈破裂

下胸部的钝性暴力（撞击、碾压、坠落等）或锐器损伤（枪弹伤、刀刺伤等）均可造成创伤性膈肌破裂。

（一）诊断标准

1. 临床表现及体征

（1）下胸部、腹部或季肋部外伤史，常有合并损伤。

（2）胸痛、腹痛、呼吸困难，偶有恶心、呕吐。

2. 检查

（1）合并肋骨骨折时可触及骨摩擦音，胸廓挤压试验阳性。

（2）有时胸部闻及肠鸣音，合并肠梗阻时肠鸣音亢进。

（3）腹部压痛、腹肌紧张、反跳痛。

（4）腹穿可能抽到血性液体，应考虑内脏出血，或抽出伴有臭味的混浊液体，应考虑有空腔脏器破裂。

（5）X 线见胸腔积液或液气胸，膈下游离气体，偶见腹腔脏器进入胸腔。

（二）治疗原则

1. 开腹损伤较小，根据伤情决定先开胸探查还是开腹探查，也可以胸腹联合切口。

2. 手术修补膈肌，还纳腹腔脏器。

3. 同时治疗合并损伤。

4. 若考虑有膈疝，则慎做胸穿和胸腔闭式引流。

十三、胸部异物

胸部异物包括子弹、弹片、金属碎片、山石、衣物布条等，这些异物可以存留在胸膜腔内、肺内,也可以存留在心脏大血管。气管内异物常由误吸造成,如:塑料笔帽、花生米、豆类等。医源性异物包括折损的造影导管等。

（一）诊断标准

1.临床表现及体征

（1）胸腔内异物:如为高速运动的弹头,温度高,常常不引起感染,也不引起临床症状,可以长期存留,无须特殊处理。碎石、外伤带入的破布条则常常引起感染,形成脓肿,而导致胸痛、发热等症状。

（2）肺内异物:存留在肺内的异物常常引起咳嗽、咯血。

（3）气管内异物:常有剧烈呛咳,较大的异物可以立即呼吸困难,缺氧、发绀,患者有三凹征,听诊哮鸣音。

（4）心脏大血管内异物:可以随血液流动而移位,通常无明显症状,如果异物进入右心室可以引起期前收缩,体动脉内异物随血流移动可以栓塞在小的动脉分支内,引起相应梗死症状。

（5）纵隔异物:容易造成纵隔内大血管出血,引起纵隔血肿。

2.检查　X线有助于发现异物的大小和性状及位置,及是否有合并症。但是某些异物在X线检查时不能显影,应特别注意。

（二）治疗原则

1.对于有症状胸腔内异物应积极手术治疗。

2.支气管内异物应该争取用支气管镜取出,不能取出的应该手术探查。

3.心脏大血管内异物,应该尽早手术取出,避免引起血栓或感染,手术时必须准备体外循环机。

4.肺内异物应及时开胸摘除异物,若深在肺实质内可行局部肺切除或肺叶切除。

十四、支气管异物

多数支气管异物发生在儿童,常见的有笔帽、植物种子如花生米等,成人支气管异物常因吞咽过快、进食时谈笑注意力不集中,而使异物进入反气管。异物进入支气管后常停留在右侧支气管内,应该急诊处理,一般可以经支气管镜将异物取出,异物未能及时取出、滞留时间过长、刺激、已经引起炎症或有尖锐结构嵌顿无法取出时行开胸手术,局部切开支气管取出异物或行肺叶切险。

（一）诊断标准

1.临床表现及体征

（1）有误吸异物史。

（2）刺激性咳嗽,气促,呼吸困难。

（3）个别患者可以有发绀。

（4）听诊患侧呼吸音减低。

2.检查

（1）X线可以显示不透射线的异物,但是不能显示其他异物。

（2）纤维支气管镜检查可以发现异物阻塞部分支气管开口。

（二）治疗原则

1.局部麻醉或基础麻醉后,先行纤维支气管镜检查,确定异物位置,如果能用活检钳取出,较为简便。

2.体积较大、且光滑的异物,可以使用硬支气管镜、金属抓钳取出。

3.开胸手术需要全身麻醉,双腔支气管插管,有利于术中控制呼吸,有异物阻塞支气管开口的肺组织萎陷较慢,据此可以协助验证、判断异物的位置。

4.在异物所在部位切开支气管,取出异物,清除肉芽组织,缝合支气管。

5.如果阻塞远端肺组织已经反复感染化脓或已经纤维化,可以行局部或肺叶切除。术后应用敏感抗生素,预防感染、肺不张、吻合瘘等合并症。

(孟浩)

第二节　纵隔感染

纵隔感染是由于不同因素导致的急性和慢性炎症性病变过程,急性纵隔感染往往由于细菌感染引起,而慢性纵隔感染则常常由于真菌、组织浆细胞细菌病、结核等病因所致,造成肉芽肿和纤维组织增生。

一、急性细菌性纵隔炎

常见的致病菌是葡萄球菌,其他是革兰阴性肠杆菌;常见的原因是纵隔内脏器破裂和经胸骨路径的切口感染,以食管穿孔以及吻合口瘘最为常见;其次是颈部感染经气管前间隙、咽周间隙、椎前间隙向下蔓延造成的急性下行性坏死性纵隔炎;胸内感染性病变偶尔也可以直接播散达纵隔内。

1.诊断标准

(1)有纵隔内脏器破裂或颈部等部位的感染史。

(2)高热、寒战、胸痛、呼吸急促或呼吸困难、部分患者可出现休克。

(3)颈部皮下气肿及皮下捻发音,皮下气肿迅速向全身弥散。

(4)白细胞有不同程度增高。

(5)X线检查可见纵隔增宽、纵隔及皮下气肿,有食管破裂者造影时可见造影剂外溢。

(6)CT检查可见纵隔积液、积气。

2.治疗原则

(1)积极对症治疗,保持呼吸道通畅,必要时气管切开。

(2)早期食管破裂可积极行食管破裂修补。

(3)及时放置引流,保证引流充分、通畅。

(4)选用敏感抗生素治疗。

二、肉芽肿型纵隔炎

是指各种类型的纵隔慢性淋巴结肉芽肿,大多由组织胞浆细菌病和结核引起。

1.诊断标准

(1)可有胸痛、咳嗽、低热、乏力、体重下降等症状。

(2)X线检查可见纵隔增宽,最常见的为右侧气管旁肿块,可有钙化。

(3)CT可见纵隔内肿块。

2.治疗原则

(1)治疗原发病,积极寻找发病原因,结核杆菌引起者应积极行抗结核治疗。

(2)有严重压迫症状者可行手术治疗解除压迫。

(3)病灶累及纵隔内脏器时,可手术治疗,缓解其引起的器质性合并症,如出血、胸膜瘘等。

三、纤维化性纵隔炎

由纵隔慢性炎症过程导致致密纤维组织在纵隔内大量沉积造成,纵隔内结构被压迫、包绕;多由真菌引起,常见的为组织胞浆细菌病,也可为肉芽肿型纵隔炎的晚期表现。

1.诊断标准

(1)纵隔内脏器受压表现,如上腔静脉综合征,气管受压可出现呼吸困难等。

(2)X线可见纵隔弥漫性增宽,曲度消失,可有钙化。

(3)CT可显示脏器受压、变形情况。

(4)部分患者组织胞浆细菌病补体结合试验阳性。

2.治疗原则

(1)组织胞浆细菌病补体结合试验阳性者,可用抗真菌治疗。

(2)必要时手术解除压迫症状。

(孟浩)

第三节　纵隔肿瘤

一、胸内甲状腺肿

位于纵隔内的甲状腺肿、甲状腺瘤和囊肿通称为胸内甲状腺肿。绝大多数为颈部甲状腺增大延续至纵隔,称作胸内甲状腺肿。胸内异位甲状腺或迷走甲状腺较少见。

正常甲状腺周围没有坚硬的结构,甲状腺肿物由于重力的作用易向纵隔生长,或者是胚胎时期在纵隔内遗留的甲状腺组织发展而来。

1.诊断标准

(1)主要为肿瘤的压迫症状和肿瘤特有症状。压迫气管可出现胸闷、喘鸣、刺激性咳嗽、呼吸困难、胸背疼痛或胸骨后疼痛;压迫食管可有吞咽不畅;压迫无名静脉或上腔静脉引起颈静脉怒张、颜面肿胀等表现。如果合并甲状腺功能亢进,可出现心悸、出汗、兴奋、易激动等。

(2)透视下可见肿物随吞咽上下移动。

(3)X线平片可见前上纵隔椭圆形肿块影,位于锁骨上下,多向一侧突出。气管受压可发生移位。

(4)胸部CT可见胸骨后、气管前间隙内圆形或类圆形软组织块影,与颈部甲状腺相延续,极少数可位于气管后方。其内多见钙化影。异位甲状腺则与颈部甲状腺不连续。

(5)核素显像(^{131}I、^{99m}Tc)可用来鉴别肿物是否为甲状腺组织。磁共振(MRI)可帮助了解肿物与大血管的关系。

2.治疗原则

(1)一经确诊应行手术治疗。

（2）有甲亢症状者,术前应给予药物治疗。

（3）手术禁忌证:气管受压严重狭窄,无法行气管内插管;全身情况差,不能耐受全麻。

（4）手术要点:多采用颈部领形切口,其创伤小,恢复快。因胸内甲状腺的血管多来源于颈部,所以多数胸内甲状腺都可以通过颈部切口切除。如遇下列情况:①坠入性胸内甲状腺中部分血供来自胸内。②巨大胸内甲状腺肿无法从胸廓入口提出。③复发后再次手术因手术瘢痕操作困难。④怀疑胸内甲状腺癌。⑤伴有上腔静脉综合征或显著气管压迫、喘鸣等,需加作纵向劈开胸骨上部切口。

（5）术后处理:常规备气管切开包;注意伤口引流情况,必要时敞开切口;术后注意有无手足搐搦甲状旁腺功能不足的表现,以及甲状腺素水平是否低下。

二、胸腺肿瘤

最常见的胸腺肿瘤为胸腺瘤,约占胸腺肿瘤的 95%,其他较少见的胸腺肿瘤有胸腺癌和胸腺囊肿等。

1.诊断标准

（1）多无症状,查体发现为多。

（2）当肿瘤长到一定体积时,对周围器官的压迫可出现胸痛、胸闷、咳嗽及上腔静脉梗阻综合征等。

（3）剧烈胸疼、短期内症状迅速加重、严重刺激性咳嗽、胸腔积液所致呼吸困难、心包积液引起心慌气短,周身关节骨骼疼痛,均提示恶性胸腺瘤或胸腺癌的可能。

（4）约 40% 左右的胸腺瘤患者可有各种伴随症状,最常见的是重症肌无力,其次是单纯红细胞再生障碍、免疫球蛋白缺乏、系统性红斑狼疮或伴发其他器官的肿瘤。

（5）诊断主要依靠影像学检查,其中 X 线检查可见一侧纵隔增宽或突向一侧胸腔的前纵隔肿物影。CT 尤其是增强 CT,可了解肿物的大小、形状、部位,和周围组织、器官、血管的关系。

2.治疗原则

（1）胸腺瘤首选手术切除。

（2）胸腺瘤和重症肌无力的发病有相关性,切除胸腺瘤后肌无力症状可以减轻。伴有重症肌无力的胸腺瘤,术前需使用抗胆碱酯酶药物。

（3）手术禁忌证:临床证实肿瘤无法切除或出现远处转移;全身情况差,不能耐受全麻;重症肌无力症状控制不满意,手术风险巨大者。

（4）突向双侧胸腔、瘤体较大者多采用胸骨正中切口摘除肿瘤。根据瘤体部位和性质以及有无合并症等,也可采取前外侧剖胸切口或胸腔镜下切除胸腺肿瘤。

（5）恶性胸腺瘤术后放疗可缓解症状延长寿命。

（6）术后处理:术前合并重症肌无力的患者,术后继续药物治疗,谨防"肌无力危象"和"胆碱能危象"。

三、重症肌无力

重症肌无力是一种自身免疫性疾病,中青年发病较多见,患者体内存在抗乙酰胆碱受体的抗体,引起神经肌肉递质的传导障碍,从而引起骨骼肌无力。任何横纹肌均可累及,并且常累及多个肌群。

在疾病发展过程中,颅神经支配的肌肉首先受累,如上睑下垂、复视、面部缺乏表情、构音障碍、咀嚼无力等。四肢无力严重时妨碍梳头或上楼。呼吸肌无力是最严重和最危险的症状,严重者可导致呼吸衰竭。临床分为三型:眼肌型、躯干型、延髓型。

重症肌无力患者中,少数患者合并胸腺瘤,但多数为胸腺增生。据统计胸腺瘤合并重症肌无力者约为 10%~50%,而重症肌无力合并胸腺瘤者约占 8%~15%。

1. 诊断标准

(1)重症肌无力患者,重复活动后可加重,休息后缓解,常表现为晨轻暮重的特点。

(2)90%的患者发病始于成年期,常在 35 岁前。

(3)抗胆碱酯酶药物(新斯的明)试验阳性。

(4)电生理肌电图检查:重复电刺激反应减退。

(5)90%以上的患者乙酰胆碱受体抗体和调节抗体水平升高。

(6)X 线和 CT 检查,以确定是否存在胸腺肿瘤或胸腺增生。

2. 治疗原则

(1)小儿或单纯眼肌型患者,以药物治疗为主,主要是应用抗胆碱酯酶药物。

(2)手术适应证:①合并胸腺瘤。②年轻、病程短、肌无力严重、药物治疗不易控制。③对药物耐受,药物剂量逐渐增加而症状无改善。

(3)手术禁忌证:①药物治疗效果好,病情稳定。②存在肌无力危象。③全身情况差,不能耐受手术。

(4)手术方式:可选择颈部横切口和(或)胸骨正中切口;近年来,可采用 VATS 进行小的胸腺瘤和胸腺切除,或单纯胸腺切除。手术范围:胸腺组织(瘤体)以及上至颈部、下至心膈角、两侧膈神经之间的前纵隔内所有脂肪组织的广泛切除。

(5)术后处理:术后床旁常规备气管插管包,必要时呼吸机辅助呼吸。术后继续使用术前相同剂量的抗胆碱酯酶药物。

四、畸胎类肿瘤

纵隔畸胎瘤是胚胎时期部分鳃裂组织随着膈肌下降进入纵隔,随着身体发育增殖发展而成。畸胎类肿瘤包括畸胎瘤(含三种胚层成分)和畸胎囊肿(一种或两种胚层成分)。大多为良性,少数实性畸胎瘤可发生恶变。

1. 诊断标准

(1)畸胎瘤常见于 20~40 岁的成人,多数位于前纵隔,少数位于后纵隔。

(2)多数无自觉症状,无症状的畸胎瘤可达 34%~62%。体检阳性体征很少。

(3)临床症状主要是肿瘤压迫邻近脏器所致,可引起咳嗽、胸痛、呼吸困难等症状。典型和特征性的表现是咳出毛发和油脂样物,提示畸胎瘤已破入支气管。破入胸腔可引起剧烈疼痛。若破入心包,可引起心脏压塞。

(4)X 线表现为前纵隔团块影,密度多不均匀,典型的可见到油脂、钙化、骨化和(或)牙齿。CT 可准确地显示病变的范围,并能根据不同的密度分辨出肿瘤内的脂肪、肌肉及其他类型组织。

2.治疗原则

(1)一经确诊应尽早手术切除,避免合并症的发生。

(2)畸胎瘤合并感染应进行一段时期的抗感染治疗,但不宜拖延过久,不必等体温完全恢复正常。

(3)手术方式:可采用开胸术,合适情况下可考虑胸腔镜下切除肿瘤。

(4)巨大畸胎瘤切除时,在切除受损组织的同时,应避免损伤大血管,并尽可能保留肺组织。

五、心包囊肿

心包囊肿系胚胎发育过程中,部分腔隙未能完全融合而产生心包囊肿。囊肿的外面结构为纤维性囊壁,其内含清亮的液体。常位于前心膈角处,表现为圆形或椭圆形肿物,右侧多见,可有蒂与心包相连。

1.诊断标准

(1)大多数心包囊肿患者无临床症状,多在查体时发现。

(2)多出现于青春期和成年人。

(3)部分患者可有呼吸道症状,巨大囊肿产生压迫时,可出现胸闷、气短的表现。

(4)X线片表现为边缘光滑的椭圆形或圆形肿块,形状可随体位而变化。CT表现为心膈角、心缘旁、主动脉与心脏交界处的圆形、椭圆形囊性肿物,边缘清楚,密度均匀,CT值0~10Hu,囊壁薄呈均匀细线影,偶有钙化。

2.治疗原则

(1)心包囊肿一经确诊,应手术治疗,切除囊肿。

(2)手术方式:可采用开胸手术,或胸腔镜切除术。

(3)手术要点:术中尽量完整切除囊肿。

六、神经源性肿瘤

神经源性肿瘤是最常见的纵隔肿瘤之一,是产生于胸腔内周围神经、交感神经和副神经的神经成分来源的肿瘤,每个纵隔神经源性肿瘤都有一种与其神经嵴有关的胚胎来源,组织学上根据肿瘤结构中主要成分所占的比例,将纵隔神经源性肿瘤分成神经鞘肿瘤、交感神经肿瘤和副神经节细胞肿瘤三个亚型。

位于后纵隔的神经源性肿瘤多数为良性肿瘤,而发生在前纵隔的多数为恶性肿瘤。

1.诊断标准

(1)大多数患者无临床症状,多在查体时发现。

(2)大的肿瘤可出现呼吸道症状或食管受压症状,少数患者可有神经系统症状,如脊髓受压、声音嘶哑、霍纳征、肋间神经痛或臂丛神经痛。需强调的是有神经系统症状并不意味着肿瘤是恶性。

(3)恶性肿瘤发展速度快、预后差,临床症状多无特异性。

(4)X线胸片可发现位于后纵隔的圆形或椭圆形肿物影,其密度均匀,边缘清晰,部分肿瘤影内可以发现局灶性钙化或囊性变。受累的骨质可显示骨受破坏征象。

(5)CT能显示肿瘤大小、部位以及与周围组织的关系。

(6)MRI 能从三维方向显示肿瘤与周围脏器的关系,对通过肋间隙或椎间孔呈哑铃形神经鞘瘤的诊断有特殊的价值。

2.治疗原则

(1)一经诊断,首选手术切除。

(2)切除肿瘤力求彻底,应注意切除椎间孔内的肿瘤组织。

(3)良性肿瘤完整切除后预后较好。

(4)恶性肿瘤切除不彻底者,应注意术后加做放疗。

七、纵隔支气管囊肿

支气管囊肿是一种少见的纵隔病变,是胚胎时期气管、支气管树异常分化形成的。常见于气管旁、隆突下、食管旁。

1.诊断标准

(1)临床症状可轻可重,无症状患者多为意外发现。较大的囊肿可出现呼吸道或消化道压迫症状,也可引起上腔静脉梗阻、肺动脉狭窄等症状。

(2)X 线检查:较小的支气管囊肿因被纵隔结构掩盖不易发现,较大的囊肿在后前位胸片上表现为自纵隔突出的半圆形或椭圆形阴影,密度均匀一致,界限清晰,偶有液平。

(3)CT 显示为球形阴影,密度视囊内容物而变化,本身无强化,但是囊壁可有增强或钙化,与支气管相交通时囊肿内可出现气液平面。

2.治疗原则

(1)一经诊断均应手术治疗,合并感染时术前应予抗感染治疗。

(2)争取完整切除囊肿。若囊肿不能完整摘除,残余囊壁用碘酊涂抹以破坏上皮的分泌功能。

(3)术中仔细分离粘连,防止损伤周围组织。

(4)合适的囊肿可在胸腔镜下切除。

八、食管囊肿

正常情况下胚胎前肠壁空泡最终闭合形成食管的管腔,若某单一空泡与食管壁分离并持续存在,即为食管囊肿。常为单房、圆形或椭圆形,表面有肌纤维,内覆食管黏膜上皮,囊内有清亮的棕色或绿色黏液。

1.诊断标准

(1)临床表现与囊肿的大小和部位有关,症状多无特异性。囊肿较大时可引起呼吸道受压症状和(或)吞咽障碍。

(2)X 线或 CT 表现与支气管囊肿几乎完全一样,唯一不同的是它囊壁很少出现钙化。

(3)上消化道造影可见食管壁有光滑的圆形或弧形充盈缺损,一侧黏膜纹理消失,对侧黏膜形态正常,可见钡剂分流征。

(4)超声胃镜检查提示壁外肿物。

2.治疗原则

(1)一经诊断应手术切除,如囊肿与气管、支气管、食管或主动脉紧密相连,完整切除有困难时,可手术剥除囊壁内衬的黏膜上皮而保留囊壁外层,同样可达到治疗目的。

(2)术前最好放置胃管,巨大囊肿或有合并症时,术中应注意避免损伤食管。

九、纵隔淋巴源性肿瘤

纵隔淋巴源性肿瘤常常是全身系统的淋巴瘤累及纵隔所致,也就是继发性淋巴瘤,仅 5％～10％纵隔淋巴瘤为原发性的。原发性纵隔淋巴源性肿瘤是以纵隔肿块为原发表现而无全身淋巴结肿大的病变。

1.诊断标准

(1)纵隔淋巴瘤主要出现在成年人,男性多于女性。前纵隔多见。

(2)临床表现　局部症状如胸痛、胸闷、咳嗽,全身症状如乏力、低热、盗汗等。肿块压迫上腔静脉可致上腔静脉梗阻的表现。有的患者可无症状。

(3)X 线平片上一般可发现位于前上纵隔的肿物影,可以呈圆形、椭圆形或分叶状,肿块向两侧胸膜腔突出。

(4)CT 能清楚地显示肿块的大小、部位、范围以及周围邻近脏器受侵的程度。同时还可显示有无胸腔积液和心包积液。

(5)MRI 能更好地显示肿物与血管的关系。

(6)纵隔淋巴源性肿瘤的确诊主要依靠活检。经皮针吸穿刺活检,由于获取的组织较少,往往较难获得明确的诊断。必要时可采用纵隔镜或胸腔镜淋巴结活检。

2.治疗原则

(1)纵隔淋巴瘤对于化疗和放疗很敏感,故化疗和放疗是基本的治疗方法。

(2)由于淋巴瘤常侵犯周围重要脏器,且大多数情况下完整切除纵隔淋巴瘤较困难,所以纵隔淋巴瘤不适宜积极的外科处理。

(3)对孤立的单发淋巴瘤可考虑手术切除,完整切除肿瘤后加放疗、化疗可有效地提高存活率。

十、纵隔淋巴管肿瘤

淋巴管瘤是一种少见的淋巴管源性良性病变,它不是真正意义上的肿瘤,一般认为它是先天性发育异常,是以淋巴管增生为主要特征。囊状水瘤是最常见的淋巴管瘤。

1.诊断标准

(1)纵隔淋巴管肿瘤临床上常无症状,查体时也多无阳性发现,当肿瘤较大压迫周围组织脏器时,可引起前胸不适、胸闷、咳嗽等症状。

(2)X 线表现为纵隔内圆形或椭圆形有分叶阴影,可突向一侧也可向左右两侧膨出,其界限清楚,密度均匀,很少有钙化。

(3)CT 扫描显示淋巴管瘤表现为单房或多房性、密度均一的囊性占位病变,边界清楚、锐利,壁薄。典型的纵隔淋巴管瘤为水样密度。

(4)大多数纵隔淋巴管肿瘤位于前上纵隔,有时可由颈部向下延伸到纵隔,位于后纵隔较少见。

2.治疗原则

(1)一经诊断首选手术治疗。

(2)囊内注射硬化剂效果不理想;放射治疗不仅不能使肿物缩小,还有促发恶变的可能。

(3)术中若不能完整切除肿瘤,应尽可能多地切除肿瘤囊壁,并缝扎囊壁创面以免复发。

十一、纵隔血管瘤

良性血管瘤是一种血管系统肿瘤,起源于血管内皮细胞,普遍认为它是先天性发育畸形所致。纵隔血管瘤少见,多数位于前纵隔。大部分纵隔内血管瘤是良性血管瘤,主要为海绵状血管瘤或是毛细血管型血管瘤。30%纵隔血管瘤为恶性,包括血管内皮瘤和血管肉瘤。

1.诊断标准

(1)75%的患者年龄在35岁以下,发病高峰在10岁以内。

(2)多无症状,大部分为查体时发现纵隔阴影。出现症状多为肿瘤压迫或侵犯周围脏器或组织所致。

(3)X线胸片显示肿瘤为圆形或分叶状肿块,多位于前上纵隔。发现病灶内存在静脉石具有诊断价值,这一特征性表现出现在约10%的纵隔血管瘤患者。

(4)CT可以清楚地显示肿瘤与周围脏器的关系,能更清晰地显示静脉石的存在。增强CT还可看出肿瘤与周围血管有相同的强化。

(5)恶性血管瘤界限不清,可呈现出向周边侵蚀性生长的特点。

2.治疗原则

(1)一经诊断应手术切除。

(2)对于肿瘤呈侵袭性生长,包绕重要血管或脏器,活检病理检查无恶性发现,且患者无临床症状,则不必强行手术切除。

(3)对于不能完整切除的血管瘤,也应尽可能多地切除肿瘤,电灼和严密缝合残余囊壁,以防日后复发。

(4)对于血管瘤,不推荐放疗。

(孟浩)

第四节　膈肌疾病

一、膈疝

先天性膈疝是指腹腔脏器由发育不全膈肌缺损的部分突入胸腔,最常见的先天性缺损是位于膈肌后外侧部分的胸腹裂孔疝。

(一)诊断标准

1.先天性膈疝多数病例在出生前通过超声可获得诊断。新生儿出现呼吸窘迫,伴有肠道梗阻症状,体检发现患侧呼吸音减弱或消失,有时可听到肠蠕动音。

2.典型病例胸腹部联合摄片可获诊断:

(1)胸腔内可见胃及肠袢。

(2)纵隔向对侧移位。

(3)腹腔充气肠袢缺少或消失。

3.不典型病例可以放置胃管进行造影检查,胸腔内可见胃或肠道显影。

(二)治疗原则

1.确诊后应积极准备手术治疗

（1）胎内诊断后,应将产妇转至有新生儿外科的医院分娩。

（2）对于症状较轻的患儿,可以在充分术前准备后,尽快手术治疗;对于呼吸窘迫严重的患儿,除了少数有疝内容物绞窄需要急诊手术外,多数情况下需要积极地对症和支持治疗,改善症状后再行手术。

2.手术要点　一般情况下可采用腹部切口,将疝入胸腔的腹腔脏器还纳入腹腔,缝合膈肌缺损,多数情况下需用肌瓣或人工材料修补膈肌缺损,以防止张力大,膈肌过于低平对患儿以后的不良影响。

二、膈膨升

膈膨升是指膈肌的连续性和与周围组织的附着是完整的,但其部分或全部异常升高凸向胸腔;膈膨升可分为先天性或非麻痹性以及获得性或麻痹性。先天性膈膨升是由于膈肌发育异常导致膈肌肌纤维显著减少而形成的,左侧多见。获得性膈膨升是指各种因素导致膈神经损伤而产生膈肌麻痹所形成的,如外伤、感染、肿瘤及医源性损伤等。两者发病基础虽然不同,但在一些影像学表现和导致的病理生理学改变是相似的。

1.诊断标准

（1）由于膈肌活动受限,临床症状以呼吸困难为主要表现,可伴有呕吐等症状,新生儿症状往往较重;成年人可有咳嗽、乏力以及一些恶心、反酸等消化道症状。

（2）体格检查可见胡佛氏征,即吸气时患侧肋骨下缘向中线移位,患侧呼吸音减弱或消失,气管向健侧移位,患侧胸部有时可听见肠鸣音。

（3）X线摄影可见膈肌升高,纵隔移向健侧,腹部脏器移向胸腔。

（4）X线透视可发现膈肌矛盾运动和纵隔摆动。

2.治疗原则

（1）新生儿膈膨升伴有严重呼吸困难,应积极改善缺氧症状,胃肠减压,必要时气管插管,待症状改善后尽早手术治疗。

（2）对于有症状的儿童及青年,可择期手术治疗;对于成年人症状轻微者,可暂不行手术治疗,症状严重者,可择期手术治疗。

（3）常用的手术方法是膈肌折叠术,使膈肌恢复到正常位置,可通过开胸或胸腔镜实施。

三、膈肌肿瘤

膈肌的原发肿瘤临床少见,膈肌的原发肿瘤主要来源于间叶组织,但也可来源于神经组织。膈肌的良性肿瘤主要包括脂肪瘤、囊肿、纤维瘤、畸胎瘤等,恶性肿瘤主要包括纤维肉瘤、平滑肌肉瘤等。继发性膈肌肿瘤常来源于其周围器官如肺、肝、胆囊、食管、结肠等的肿瘤转移或直接浸润。

1.诊断标准

（1）膈肌肿瘤的临床表现无特异性。良性肿瘤常无症状,由常规胸片发现。恶性肿瘤可有呼吸时疼痛,或有膈附近胁肋部的饱胀感,甚至有气短、咳嗽等。

（2）X线和CT可见膈肌表面局部膨出的肿块影,B超有助于鉴别膈附近实质脏器如肝脏等。

2.治疗原则　原发性膈肌肿瘤应采取手术治疗。良性肿瘤及边界清楚的局部恶性肿瘤手术时需把肿瘤及附近的正常膈肌一并切除,如肿瘤位于膈肌边缘,需切除邻近的部分胸壁,缺损的膈肌可对端缝合,若缺损过大,可采用人工材料修补。

(孟浩)

第五节　房间隔缺损

一、历史回顾

1953年,Gibbon在体外循环下成功为一例患者进行了心脏房间隔缺损修补术,使得房间隔缺损成为第一种在体外循环技术支持下进行心内矫治的心脏疾病,这次手术对心脏外科学界具有划时代的意义,标志着心血管外科步入了一个崭新的体外循环时代。而在此之前,由于缺乏人工辅助循环的支持,心内直视手术只能依赖低温降低全身代谢及流入道的阻断(避免气体栓塞)抑或人体间并行循环来完成,而该类方法创伤大,手术窗口短,有极高的死亡率。

二、房间隔缺损分类及病理生理

房间隔缺损是胚胎发育期原始心房分隔成左,右心房过程中,因某种影响因素,第一房间隔或第二房间隔发育障碍,导致的间隔遗留缺损,左,右心房存在血液分流的先天性畸形。依据房间隔缺损位置的不同,其通常被分为三种不同类型,继发孔型房缺、原发孔型房缺及静脉窦型房缺(图3—1)。继发孔型房缺是最常见的房间隔缺损,其位于靠近卵圆窝的房间隔中部,静脉窦型房间隔缺损通常位于房间隔与上腔静脉开口处,也可位于下静脉开口及冠状静脉窦开口处(导致无顶冠状静脉),此类房缺经常伴有肺静脉异位引流。房间隔缺损是一种常见的先天性心脏病,其中继发孔型房缺以女性患者为主,约占65%～75%,其他类型的房间隔缺损男女比例类似。

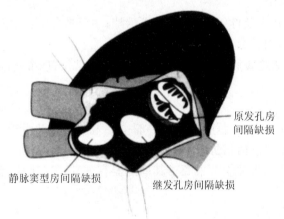

原发孔房间隔缺损

静脉窦型房间隔缺损

继发孔房间隔缺损

图3—1　房间隔缺损外科解剖示意图

依据不同的解剖位置其可以分为继发孔,原发孔及静脉窦型房间隔缺损常见的位置。原发孔型房间隔缺损位于房室瓣上方,与其紧邻;继发孔型房缺位于靠近卵圆窝的房间隔中部;静脉窦型房间隔缺损通常位于房间隔与上腔静脉开口处(但也可位于下静脉开口及冠状静脉窦开口处),此类房缺经常伴有肺静脉异位引流

心内的分流决定了房缺病理生理的改变,而房缺分流量的大小取决于缺损的大小及左右

心室顺应性,肺血管发育情况等因素。一些因素诸如左心室肥厚(纤维化)所导致的左心顺应性降低,二尖瓣狭窄等因素均会导致左向右分流增加,相反导致右心室顺应性下降的因素(诸如肺动脉高压或肺动脉瓣狭窄)及三尖瓣狭窄也能够导致左向右分流减少甚至产生右向左分流。通常情况下显著的左向右分流定义为其肺循环血流量/体循环血流量(Qp/Qs)比值大于1.5 或者出现右心明显扩张,而此种程度的分流往往可导致远期不良预后,需要及早干预。

三、临床表现、诊断及评估

房缺患者在早期可无任何临床症状,仅在体格检查时发现心脏杂音而得以确诊,但随着年龄增长绝大部分会出现症状,出现症状的时间具有很大的个体差异,其与房间隔缺损大小有一定的联系。心房水平的大量分流量,可以导致肺充血明显,而易患支气管肺炎,同时因体循环血量不足而影响生长发育。当剧哭、屏气、肺炎或心力衰竭时,右心房压力可超过左心房,出现暂时性右向左分流而呈现出青紫。随着患者年龄增大,房间隔缺损患者可表现出生长发育落后、活动耐力降低、反复呼吸道感染及不明原因的栓塞等表现,并且出现心脏增大、肺循环压力及阻力增高、心力衰竭以及房性心律失常等。

目前,对于房间隔缺损的诊断方式主要依赖临床影像学手段,但传统的体格检查,胸片及心电图仍是有效的早期筛查及评估方式。

1.体格检查 对于部分出现心脏增大的患者,心脏检查可见心前区隆起,心界扩大,扪诊可有搏动增强;在肺动脉瓣区可听到由于肺动脉瓣相对狭窄产生的Ⅱ~Ⅲ级收缩期杂音,肺动脉第二音增强及固定分裂。左向右分流量大时,可在胸骨左缘下方听到三尖瓣相对狭窄所产生的舒张期隆隆样杂音。肺动脉扩张明显或伴有肺动脉高压者,可在肺动脉瓣区听到收缩早期喀喇音。

2.心电图 典型表现有右心前导联 QRS 波呈 rSr 或 rSR,或 R 波伴 T 波倒置。电轴右偏,有时可有 P−R 延长,如果出现房颤,心电图可以帮助诊断。

3.超声心动图 经胸超声心动图能够评价房缺的种类,大小,分流的方向以及肺静脉的解剖回流情况,也能够评价心脏房室大小及功能情况,如果合并三尖瓣反流,通过多普勒测定反流速度,也能估算肺动脉收缩压指标。

4.心导管检查 随着越来越多无创的检查方式的问世,心导管检查已经不再作为单纯的诊断手段,但其仍作为评价肺循环体循环血流比(Qp/QS),肺血管阻力以及各心腔内压力及血流动力学参数的金标准。同时经心导管介入房间隔封堵治疗也是治疗部分类型房间隔缺损的经典方法。

近些年来随着影像学技术的进步,越来越多的影像学技术帮助我们不仅能够准确全面的评估房间隔缺损,更能直接发现继发的心脏结构功能的改变,从而指导外科治疗方案的选择。其中以三维食道超声心动图(TEE)及磁共振显像(MRI)尤为突出,不同于传统影像学检查,MRI 能够提供较超声更为清晰的房间隔缺损图像,及其周边解剖结构的详细信息,同时还能够对双心室(尤其是右心室)功能及形态提供准确的评价(图 3−2)。同样,三维 TEE 的独特之处在于能够全面地显示房间隔缺损及周边结构(提供外科视角级的图像),精确地测量房间隔大小,测定分流的方向及程度,并能够实时地引导介入治疗。

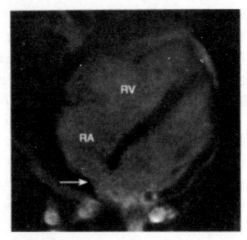

图 3-2　MRI 图像显示的继发孔房间隔缺损(箭头),图中清晰地显示了房间隔缺损的位置(箭头),左心室的大小以及明显增大的右心房(RA)及右心室(RV)

四、房间隔缺损的治疗手段及评价

一般而言,只要房间隔缺损有明显分流($Qp/Qs>1.5$ 或者出现右心室扩张),都应给予及时的干预,表 3-1 中详细地列举了房间隔缺损干预指征。但是如果出现以下情况,则不需要或者不能够关闭房间隔缺损:①房间隔缺损较小<10mm,且分流量也较小的患者,此类患者需要定期进行监测及评估。②明确的晚期肺动脉高压,肺血管阻力$>8U/m^2$,合并右向左分流。③妊娠患者诊断房缺应于分娩后 6 个月进行手术治疗。④出现严重的左心功能降低,也不适合立即行手术。

表 3-1　房间隔缺揭 ASD 临床干预指征

ASD 的干预指征
MHI,超声或 CT 提示右心室/房扩张并含有以下情况之一
1)ASD 最大径>10mm
2)2)Qp:Qs>1.5(超声心动图,MRI 或者心经导管测量)。应排除确诊肺动脉高压的患者

目前治疗房间隔缺损的方式有内科介入治疗及外科治疗。

(一)内科介入治疗

通过股静脉通路,通过特殊的输送装置,将房间隔封堵器放置于房间隔上,从而达到消除分流的作用。但经导管内科封堵治疗仅适合于部分原发孔型缺损且直径较小并且有很好边界的缺损,而对于静脉窦型、原发孔型房间隔缺损,以及一些较大的且边界不良的继发孔型缺损,或合并其他心内畸形的患者,外科治疗仍是唯一有效的治疗方式。同样,也有研究证实,接受介入治疗的患者远期可能发生封堵器脱落、移位,对心内组织结构的磨损等严重并发症,长期的随访至关重要。

随着外科治疗水平的日新月异,外科治疗的方法也变得更为丰富,除了传统的经正中胸骨体外循环下心内直视手术,一些新的技术如体外循环微创外科手术(腔镜辅助经侧胸小切口房缺修补或机器人手术等)也开始作为常规的治疗手段,同样,我国一些心血管中心采用不停搏经胸外科微创房间隔封堵术的方法,通过右胸肋间隙切口,暴露左心房,在三维食道超声引导下,通过输送系统,将封堵器放置于房间隔上从而关闭封堵,也取得了不错的效果。与内科介入封堵相比,其优点主要在于易于准确调整封堵器位置,无需 X 线引导,适合于一些较大边界较差的原发孔房间隔缺损的患者。

(二)外科治疗

1.外科解剖 尽管在形态学上右心房构成了单一的腔室,但它是由 2 个部分组成的:静脉窦部和心房体部,静脉窦部略呈水平,其实为上下腔静脉的延续,窦房结位于上腔静脉入口处静脉窦部和心房体部的交界区域,其容易受到在右心房上外科操作的损伤。与内壁光滑的静脉窦部形成对比的是,心耳侧壁有诸如梳状的肌肉结构。静脉窦部上方的内侧壁中央为卵圆窝,而在前内侧心房壁后方为主动脉根部,此区域无冠窦和右冠窦与心房毗邻。三尖瓣位于右心房内的前下方,三尖瓣环跨过膜性室间隔将其分为心室间部位及心房间部。传导束就位于该区域心室部附近的区域。

2.手术方式,并发症预防及预后 所有类型的房间隔缺损均可以使用胸骨正中切口(或低位正中切口及乳房下右胸切口),对于不同类型的房间隔缺损,体外循环的静脉插管策略也有所不同,对于静脉窦性房缺选择上腔静脉直角插管能够更大程度的帮助暴露缺损。如果对于小切口及机器人微创手术,通常采用股动静脉插管(或是股动脉+切口内上下腔静脉插管)的插管方式,但由于是右心手术,在主动脉阻断时必须对上下腔静脉进行阻断,其操作难度较传统的开胸手术高。建立体外循环后,应仔细探查房间隔缺损位置,大小,肺静脉引流情况以及三尖瓣功能。应避免损伤窦房结,主动脉根部结构,并防止肺静脉狭窄,对于较小的房间隔缺损可采取直接缝合的方式,应缝合房间隔两侧较厚的心内膜组织,对于较大的房间隔缺损,应采用补片修补的方式以分担潜在张力。对于静脉窦型房缺合并右上肺静脉异位引流,依据其肺静脉的粗细,开口的位置选择不同的手术方式:①对于肺静脉异位开口于右心房上部并距离缺损较近的患者,可以采用补片在关闭缺损时,直接将肺静脉隔入左心室。②如果肺静脉异位开口于上腔静脉内且距离缺损位置较远,且肺静脉较细,流量较低,可不行处理,但如肺静脉粗大,流量大,则应采用针对肺静脉异位引流的特殊手术方式完成外科修复(详见肺静脉异位引流章节)。目前,房间隔缺损外科治疗已经成为一种极为安全的手术,其远期预后也较为良好。

五、启示与展望

心脏房间隔缺损的外科治疗是第一种运用人工辅助循环技术治疗的心脏疾病,其演变过程从某种程度上反映了整个心脏外科领域技术的转变。近些年来,依托科技在计算机技术及材料学领域的巨大突破,一些先进的临床诊断设备,人工材料以及外科微创手术设备的问世,使得我们对这一古老疾病诊断及治疗方式再一次发生了巨大的变化,安全、微创的内外科综合治疗理念已经成为治疗房间隔缺损新的方向。

(孟浩)

第六节 室间隔缺损

一、概述

室间隔缺损是最为常见的先天性心脏病,约占先天性心脏病总量的 50%,其中 20% 是单纯的室间隔缺损,近些年来,随着影像学诊断水平的提高,室间隔缺损的诊出率已经有了很大的提升(新生儿约(1.56~53.2)/1000)。室间隔的解剖结构较为复杂,其发育于胚胎期第4~5周,各部分如果发育不全或互相融合不良,则导致相应部位的室间隔缺损。近些年来,随着外科技术围术期管理,体外循环技术的不断进步,以及内科经导管微创介入治疗的发展,室间隔缺损治疗的成功率,并发症,以及其远期预后均得到了显著提升。

二、室间隔缺损解剖命名及病理生理

目前常用的 Soto 标准将室间隔分为膜部及肌部两个大类。膜部室间隔(由非肌性纤维组织构成)是一个相对较小的区域,其位于肌部室间隔流入及流出道上缘及三尖瓣及主动脉瓣之间的膜性区域,三尖瓣半环将这一区域分为房间隔部及室间隔部。肌部室间隔范围较广(除了膜部间隔以外的其他区域),其实是个非平面结构,可分为流入道部,肌小梁部以及漏斗部室间隔。室间隔缺损的分类对于其治疗方式至关重要,其取决于其所处的室间隔解剖位置,一般而言学者们习惯于将室间隔分为膜周部缺损,肌小梁部(肌部)缺损,流入道室间隔缺损(合并于心内膜垫缺损,又名房室间隔缺损),以及漏斗部室间隔缺损(可进一步分为脊内型及脊上型,或称之为双动脉干下缺损)。

室间隔缺损病理生理基础是其所产生左向右分流,分流量取决于缺损的大小,左、右心室压力阶差及肺血管阻力。婴幼儿出生早期由于左右心室压力近乎相同,室间隔缺损分流量较小,所以早期可以无任何症状,但随着双心室压力差的变化,患儿将逐渐出现症状。如不合并右心室流出道梗阻,或肺动脉高压,室间隔缺损将导致左向右分流,继而导致肺动脉、左心房及左心室容量负荷增加。随着室缺病程进展,肺小动脉管壁内膜增厚、管腔变小、阻力增大,引起器质性肺动脉高压,最后导致不可逆的右向左分流,出现艾森门格综合征。部分较小的室间隔缺损如肌部,膜周部缺损在成长过程中可以自行愈合,但较大的缺损,及一些特殊类型缺损如主动脉瓣下缺损,其发生自行愈合的概率极低。由于分流所导致的流体力学作用,主动脉瓣下缺损可以导致进行性的主动脉瓣膜脱垂,部分膜周部缺损分流对三尖瓣的冲刷也可以直接导致三尖瓣关闭不全,对于这些类型室间隔缺损,应该采取更为积极的外科治疗策略。

三、临床表现、诊断及评估

缺损直径较小、分流量较少者,一般无明显症状,多在体检时发现心脏杂音(全收缩期杂音),或超声检查发现室间隔缺损。缺损大,分流量多者,症状出现较早,表现为活动后心累气急,活动受限,生长发育迟缓。直径较大的室间隔缺损,肺淤血和心力衰竭发展较快,并可反复发生肺部感染,重者在婴幼儿期,甚至新生儿期可死于肺炎或心力衰竭。一旦发生肺动脉高压及右向左分流,便可出现发绀,此时已至病变晚期。目前,对于室间隔缺损的诊断方式主要依赖临床影像学手段,但传统的体格检查,胸片及心电图仍是有效的早期筛查及评估方式。

1.体格检查 分流量小,除胸骨左缘第3~4肋间闻及Ⅱ~Ⅲ级或Ⅲ级以上粗糙的全收缩期杂音外,无其他明显体征。缺损大、分流量大者,左前胸明显隆起,杂音最响部位可触及收缩期震颤。肺动脉高压者,心前区杂音变得柔和、短促,而肺动脉瓣区第二音明显。

2.心电图 在一定程度上,心电图改变可以反映心内分流的程度。分流较小的室间隔缺损常心电图正常,中至大量分流的室间隔缺损心电图常有左心室高电压和左心室肥厚。合并中等肺动脉高压的患者,心电图可表现为双侧心室肥厚。严重肺动脉高压,则有时肥大或伴劳损。

3.超声心动图　经胸及食道超声心动图均能够评价室间隔缺损的种类、大小、分流的方向，以及心脏房室大小及功能情况，同时还能明确显示主动脉瓣膜及三尖瓣病变反流，并通过多普勒测定三尖瓣反流速度，也能估算肺动脉收缩压指标。

对于室间隔缺损而言，诊断及评估肺部血管发育、阻力、双心室功能（尤其是右心室功能）尤为重要，完成这些评估需要更为复杂的一些手段，包括：

4.心导管造影（图3-3）虽然随着越来越多无创的检查方式的问世，心导管检查已经不再作为单纯的诊断手段，但对已怀疑出现肺动脉高压的患儿，其仍作为评价肺循环/体循环血流比（Qp/Qs）、肺血管阻力以及各心腔内压力及血流动力学参数的金标准。同样，内科经导管介入治疗也很大程度地依赖经心导管造影。

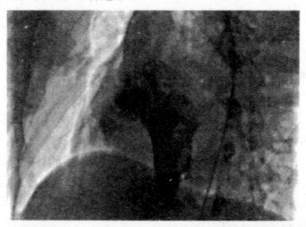

图3-3　心导管造影显示的膜周部室间隔缺损可以清晰地观察到膜部瘤形成及其破口

5.磁共振MRI　磁共振是一种较新的影像学手段，其主要的优势就是提供清晰而全面的心脏图像，清晰的显示室间隔缺损的位置，尤其是肌部室间隔缺损的位置，并全面的评估其他合并心脏畸形及各心室功能（尤其是右心室功能）的改变。

四、室间隔缺损的治疗

一般来说，婴幼儿时期对于有症状的室间隔缺损应当进行积极治疗，一些分流量较小（QP/Qs<1.5）且没有临床症状的室间隔缺损可以不进行积极干预，但需保持定期随访观察，而对于出现并发症，诸如瓣膜反流，心功能不全等，合并感染性心内膜炎等情况，应该采取积极的内外科治疗方式。对于不同类型的室间隔缺损其治疗方案也有所不同，近年来，随着内外科技术的飞速发展以及围术期管理理念的进步，对不同类型的缺损采用更为个体化的治疗方案已经成为未来治疗该类疾病的一种趋势。

（一）室间隔缺损介入治疗

内科经导管介入封堵是一种微创的治疗室间隔缺损的方式，其可以避免体外循环，外科切口的损伤，已被运用于治疗部分膜周部以及肌部室间隔缺损，由于采用封堵器对室间隔进行封闭，所以需要室缺具有较小的直径，良好的边界，以及较好的解剖位置从而便于导管通路的建立（并不适合较大及某些特殊类型的室缺，如干下型及心尖肌部缺损的治疗）。但内科介入封堵也伴随着其特有的并发症，除了残余分流，封堵器移位脱落，导致瓣膜反流等并发症之外,大规模研究已经证实对于膜周部缺损封堵,远期严重的三度传导阻滞的发生率高达3%～5%。

(二)室间隔缺损外科治疗,并发症及预后

如前所述室间隔解剖相对复杂,对于不同类型的室间隔缺损其手术方案的制订也会不尽相同。目前外科仍是治疗室间隔缺损的主要方式,传统的外科手术方式包括,胸骨正中切口体外循环下行室间隔缺损修补。近年来,经右胸切口胸腔镜辅助微创手术、机器人辅助室间隔修补手术及经胸微创室间隔封堵术,已经在国内的一些心血管中心开展,这些技术提供了新的微创治疗方法,取得了较好的效果,其适应范围、近期并发症及远期疗效有待进一步临床研究。

行膜周部室间隔缺损外科手术时,由于此类缺损靠近传导通路,准确的了解此区域的外科解剖有助于在手术中避免损伤传导组织。房室结通常位于Koch三角的顶端(图3-4),Koch三角的边界为三尖瓣隔瓣瓣环、Todaro腱膜以及作为基底部的冠状静脉窦。几乎所有的膜周部位缺损都适合采用经心房入路,心脏停搏后于心房做一纵行或斜行切口,牵开切口边缘,从而暴露三尖瓣及Koch三角。外科暴露膜周部室间隔缺损的方式有两种:①采用5-0缝线牵拉三尖瓣瓣下腱索。②游离三尖瓣隔瓣改善暴露。较小的缺损可采用直接缝合的方式,对于较大的缺损应使用补片进行修补,可使用5-0双头半圆针,沿室间隔缺损肌肉肌缘12点钟位置开始缝合,并按照顺时针或逆时针方向完成缝合,缝合过程中应当注意避免损伤主动脉瓣膜(室间隔缺损9～11点钟方向)及传导束(室间隔缺损3～6点钟方向),连续缝合至传导束区域后应浅缝靠近缺损边缘发白的心内膜组织,或者在离开缺损下缘3～5mm外放置缝线,损暴露不佳,则需要采用单针加垫的多个间断缝合如果室间隔缺损的肌肉缘非常脆弱,抑或室间隔缺来代替连续缝合的技术。

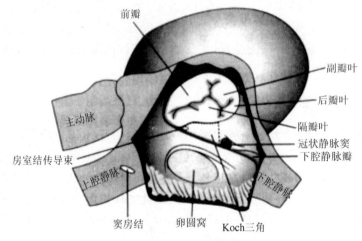

图3-4 膜周部室间隔缺损外科解剖

膜周部室间隔缺损最重要的结构即是Koch三角,房室结位于Koch三角顶端,在行膜周部室间隔缺损修补术时,应尽量避免损伤该区域,从而避免传导阻滞

对于漏斗部室间隔缺损的外科修补,由于其位置较高,通常采用经肺动脉及右心室切口作为外科入路,如果存在严重的主动脉瓣膜关闭不全,在闭合室间隔缺损之前应于主动脉做一切口,进行主动脉瓣成形手术,从而保证心肌停搏液灌注。在关闭缺损时,应尽量避免损伤主动脉及肺动脉瓣膜。对于此类缺损,我国的学者创新性的使用经胸封堵技术,在超声引导

下置入特殊设计的偏心封堵器,在封堵缺损的同时最大可能地避免了干扰主动脉瓣膜的功能,一些前期的研究也得到了令人鼓舞的结果。

外科治疗肌部位室间隔缺损,尤其是对于心尖部及多发肌部缺损极具挑战性。肌性室间隔缺损具有完全的肌肉边缘,可发生在肌肉室间隔的任何位置。因为右心室内有较多排列错综复杂的网状肌小梁结构,外科探查及暴露往往比较困难,术后残余分流的发生较多。为了帮助外科显露,根据其所处的位置,可经右心室切口进行修补,对于靠近心尖部的室间隔缺损,更可采用左心室心尖部切口进行修补,但是由于行经心室切口出现术后心功能不全的概率较高,此种手术路径并不作为常规术式使用。有学者提出,运用内科微创介入封堵联合外科修补的杂交治疗技术,可以避免为改善暴露切开右心室,有效缩短体外循环辅助时间,提高手术成功率并降低围术期风险。同样,近些年来,国内一些学者采用术中直视下封堵;也有在经食道超声引导下经胸封堵技术,在不停搏的情况下,通过右心室表面的穿刺点,将封堵器释放在室间隔缺损处,早期经验显示,外科封堵技术对婴幼儿无血管通路限制,操作成功率更高,伞盘释放位置更为准确。使用该方法,不仅可以对外科暴露困难的单纯肌部缺损进行有效治疗,更可以结合外科手术对多发肌部缺损进行一站式的外科杂交治疗(外科修补容易显露的缺损/对于心尖部难以显露进行经胸封堵治疗)。

室间隔缺损外科治疗围术期并发症主要取决于患者的年龄,肺血管阻力,缺损的种类,以及是否出现残余分流等。数据显示,目前对于单发的室间隔缺损(不合并肺动脉高压),外科修补术的围术期死亡率仅约1%(大于1岁),对于小于1岁的患者,围术期风险则较高(报道的死亡率约2.5%甚至更高)。对于多发肌部室间隔缺损,单纯的外科手术风险同样较高(约7%左右),其主要是由于大量分流导致的右心室重构,肺动脉压力升高,为改善暴露行心室切开所导致的心功能不全,以及较高的残余分流发生率等因素所致,近些年来,由于杂交技术的广泛应用,联合不停搏封堵技术及传统外科手术(如上所述),能够显著地降低该类患者的围术期风险,提高手术成功率。室间隔缺损外科修补术具有较好的远期效果,其远期可能的并发症包括三度房室传导阻滞(<1%),残余分流,以及持续性肺动脉压力升高等,但发生概率均较低。

五、启示与展望

作为一种复杂多变的先天性心脏病,室间隔缺损的诊疗发展体现了多学科协作发展的学科理念进步,从诊断,评估,治疗以及评价等多个领域中不同学科知识,观念及技术的穿插融合,构成了目前治疗不同类型室间隔缺损的观念的主线。充分运用杂交技术的观念,结合心内科介入,传统外科开胸及微创外科治疗技术,依据不同患者的实际情况制定出个性化的诊疗方案,力求安全,微创的内外科综合治疗理念已经成为治疗该类疾病全新的方向。

(孟浩)

第四章　腹壁和腹腔手术

第一节　腹部切口

一、腹部切口种类

腹腔内各种手术都须经由腹前壁切口进入腹腔,常用的腹部切口有五种:即垂直切口、横切口、斜切口、胸腹联合切口和腹膜后/外切口(图4-1)。

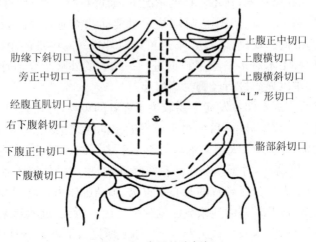

肋缘下斜切口
旁正中切口
经腹直肌切口
右下腹斜切口
下腹正中切口
下腹横切口

上腹正中切口
上腹横切口
上腹横斜切口
"L"形切口
髂部斜切口

图4-1　常用的腹部切口

(一)垂直切口(纵切口)

这种直切口可位于正中、旁正中或侧旁正中;可位于脐上或脐下;可向任意方向延伸,特别在腹部外伤时,或大型腹部手术时,正中垂直切口可上延伸至剑突,下延伸至耻骨联合。

1.正中切口　正中切口一般通过腹白线,进入腹腔快,缝合也便利,显露好,可检查半个腹腔,但血供差,相对易于裂开。

(1)皮肤切口:自剑突下方1cm至脐上方垂直纵形切开,必要时可从脐右方绕过而扩大延长切口。开始时,术者和助手在切口两侧反方向按压牵拉皮肤,或术者用左手拇指和示指在切口两侧上端按压,当皮肤绷紧后,右手持刀,一次切开皮肤,再切开皮下组织,止血后用小敷巾保护皮肤切口(图4-2)。

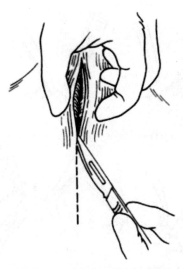

图 4-2　上腹正中切口切开皮肤

（2）切开白线：先在白线中部切一小切口，用组织剪分别向上、下剪开白线。剪开时注意勿损伤白线下方的富含血管的腹膜外脂肪组织，在上方靠近剑突时，常有腹壁上动脉的小分支分布，更需留意止血。有时可用左手示指和中指伸入，向两侧分开，仔细剪开白线上端（图 4-3）。尤其当急性肠梗阻，膨胀的肠管常伸展于切口下方，更应防止损伤。

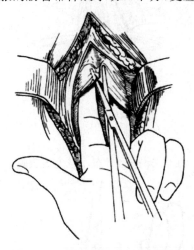

图 4-3　手指保护下切开白线上端

（3）牵开腹膜外脂肪：用手指轻轻推开腹膜外脂肪组织，在圆韧带两侧切开腹膜（胆道、十二指肠和胰头部手术在右侧，胃、脾手术在左侧）。

（4）切开腹膜：用齿镊夹住一小块腹膜，提起，助手用止血钳在对侧腹膜夹住提起，随后术者放松一下齿镊，再重新夹住腹膜提起，再用右手拇示指在两镊钳之间触摸有无内脏被夹住，证实没有时即切开一小口，剖入腹腔（图 4-4）。之后术者用一弯止血钳夹住对侧腹膜，助手再用另一把弯止血钳夹住术者对侧腹膜提起，术者用长镊夹一块盐水纱布塞入切口上方的腹腔内，将腹膜与下方脏器隔开，在长镊或手指保护下切开腹膜（图 4-5）。切口下方的腹膜，则可用刀切开，此时用左手示指和中指塞垫于腹膜下，也使腹膜与其深层的脏器隔开，以防误伤（图 4-6）。切开腹膜的长短，应与皮肤切口相等，以充分显露。在切开时如遇小血管应结扎之。

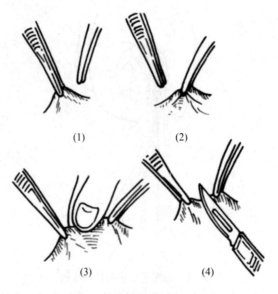

(1)   (2)

(3)   (4)

图4－4　提起腹膜,切一小口

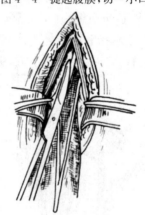

图4－5　塞入纱布,向上剪开腹膜

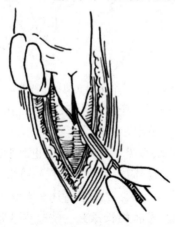

图4－6　手指垫于腹膜下,向下切开腹膜

　　(5)缝合切口:先清点纱布器械。仔细清洗吸尽积液和渗血,放置引流。缝合腹膜时,先用弯止血钳夹住腹膜两侧游离缘,每3～4cm一把,上、下两角各夹一把。提起腹膜,用纱布覆盖好肠管和大网膜,有时需用压肠板轻轻压住,向中间拉拢腹膜,自上角开始用一长的可吸收线连续全层缝合腹膜(图4-7)。如遇腹腔较胀,或有切口污染,则可改用间断线缝合腹膜,1-4号丝线,自上角开始,每0.5cm缝合一针,各线结最后一并剪去(图4-8)。白线4号丝线间断缝合,间断0.8~1cm(图4-9)。再用纱布覆盖切口,以酒精棉球重新消毒皮肤,再用1号丝线间断缝合皮下组织和皮肤。皮下组织应缝合Scarpa筋膜,间距2cm,皮肤缝线间距1~1.5cm,有污染时置皮片引流皮下。

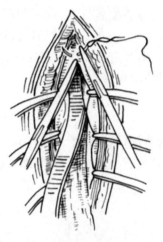

图4-7 自上角开始缝合腹膜

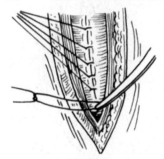

图4-8 间断缝合腹膜

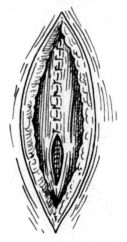

图4-9 缝合白线

如行下腹部正中切口时,基本与上腹部相同,但在切口和缝合时,须注意保护膀胱和脐侧韧带。

2.旁正中切口 旁正中切口在减少切口裂开和切口疝方面与正中切口相比并不占多少优势,缘于此切口易经过腹直肌前后鞘,在闭合切口时要修复前后鞘缺损,易造成局部炎症和粘连瘢痕,在前瞻性随机试验中显示,正中切口与旁正中切口相比,在防止切口感染和切口疝方面无甚差异。

这一切口可在上、下腹部的左或右侧施行,在急症剖腹探查时较为常用,可便于向上、下延伸扩大。切口位于正中线旁 2.5～3cm 处。这种切口仅切断腹直肌前后鞘的腱膜。切口缝合后腹直肌介于前后鞘切开线之间,具有保护作用,且能耐受腹腔内压力,愈合也较好。但操作时须注意避免损伤靠近腹壁的供应血管。

(1)切开皮肤:在腹中线旁 2～3cm 切开皮肤及皮下组织,上腹切口的上端可斜向内侧(朝向剑突)。

(2)切开腹直肌前鞘:切开腹直肌前鞘后(图 4-10),将其深层的腹直肌从前鞘内侧分离,腱划附着较紧处可锐性分离,如遇血管应予结扎切断,然后将腹直肌向外侧牵开,显出腹直肌后鞘(图 4-11)。

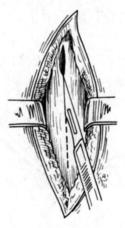

图 4-10 旁下正中切口,切开腹直肌前鞘

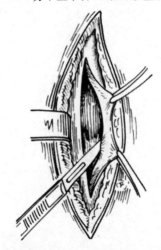

图 4-11 切开腱划

（3）切开腹膜：将腹直肌后鞘与腹膜用齿镊和止血钳一并提起，证实未夹住内脏后切开。旁正中切口的模式图如图4－12所示。

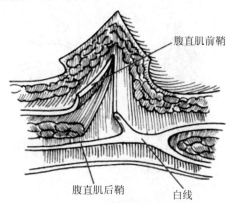

图4－12　旁正中切口模式图

（4）缝合切口：用可吸收长线一并缝合腹直肌后鞘和腹膜，再用4－0丝线间断缝合腹直肌前鞘。重新消毒皮肤后用细丝线缝合皮下组织及皮肤。

3. 侧旁正中切口　位于传统的旁正中切口侧方3cm处，是1980年Guillon从旁正中切口改良而来的（图4－13）。经循证医学随机前瞻数据证实，它比旁正中切口和正中切口的切口疝发生率均减少，分别为0％、14.9％和6.9％，显然有统计学意义。

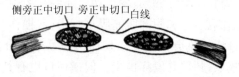

图4－13　侧旁正中切口与旁正中切口

手术步骤：

侧旁正中切口选在旁正中切口侧方3cm处，切开皮肤和皮下组织后，在腹直肌前鞘外侧切开，此处正好在腹直肌前鞘中点与外1/3交界处。仔细分开腹直肌与前鞘与后鞘，分别做切口于前鞘和后鞘上，注意上下端可斜向内侧，上端朝向剑突，下端朝向耻骨联合。此种切口与旁正中切口的位置不同。闭合此种切口时，可充分缝合前鞘而后鞘可不缝合（图4－14）。

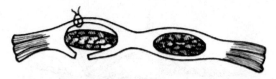

图4－14　侧旁正中切口缝合时，可不缝合后鞘

4. 经腹直肌切口　此切口延中线外侧4～5cm，在侧旁正中切口外侧，优点是操作方便，易于向上、下延长，缝合也方便；缺点是切断腹直肌鞘，切口愈合前不能耐受腹内压力，也会损伤神经和血管致腹直肌内侧部分组织萎缩，影响腹壁强度。

手术步骤：

沿皮肤切口切开下方的腹直肌前鞘，用刀背钝性纵行分离腹直肌，同样注意腱划处止血结扎。向左右两侧分开腹直肌纤维后，切开腹膜（图4－15）。缝合此切口时，将腹膜和腹直肌后鞘一并缝合，然后用丝线间断缝合腹直肌前鞘，逐层至皮肤。

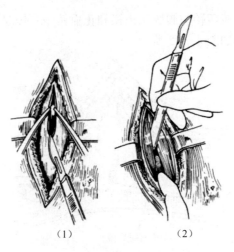

（1）　　　　　　　　（2）

图 4－15　经腹直肌切口

（二）横切口

横切口在腹部手术中更符合解剖学和外科手术的原则,从解剖学上讲,腹前壁筋膜的走行是横向的。在缝合切口时,横切口的张力缝线是头尾上下向放置,这种垂直于肌肉纤维走行的旋转更为安全,又不易切断筋膜。从大量回顾性临床研究中显示,横切口优于垂直切口,从长短期效果分析,包括手术后疼痛、肺部并发症、切口疝和切口裂开的发生率,横切口和正中垂直切口的发生率分别为 0％和 0.69％;发生切口疝的几率则分别为 0.85％和 3.85％。

总之,横切口有以下诸优点:①和腹部肌筋膜平行走行,损伤少。②不易切断神经而影响功能,发生切口裂开和切口疝的机会少。③横切口边缘易于缝合,肠管不易外突至切口。④术后切口张力小,可抵抗咳嗽,肺部并发症也少。但横切口也有其缺点:①操作费时。②手术病变不肯定时,横切口不易提供良好的显露术野及便于探查。上腹部横切口适用于胃胰及肝的手术;下腹部横切口常于妇科和盆腔手术。上下腹部横切口还可向下向上呈弧形弯曲,适应边缘和盆腔的解剖开关,以扩大显露。

上腹部横切口常用于胰腺和胃部手术,在切断腹直肌时,应注意在切断同时仔细止血,防止用大块钳夹肌肉造成肌肉缺血坏死。还须注意上腹部横切口需结扎切断圆韧带,方可进入腹腔内(图 4－16)。

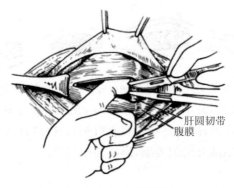

肝圆韧带
腹膜

图 4－16　上腹部横切口

下腹部横切口常用于前列腺或膀胱手术,妇科手术也常使用,可提供后骨盆腔的入路。较低的下腹部横切口可向下或向上呈弧形弯曲,以适应骨盆的解剖开关,以扩大显露妇科手术或男性耻骨后前列腺切除术等。常使用 Pfannenstiel 切口,此切口也是一种下腹部横切口,但弧形向下切口两端斜向上方,皮肤切口中间距耻骨联合上 5cm 左右,约 12cm 长(图 4—17)。腹直肌是由中间向两侧分离,在中线切开腹膜进入腹腔。此切口须注意将膀胱向下推开,以防损伤(图 4—18)。

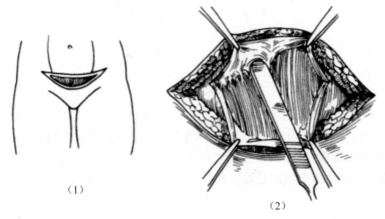

（1） （2）

图 4—17 下腹部 Pfannenstiel 切口

(1)切口;(2)横向分离腹直肌前鞘

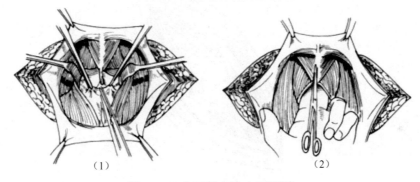

（1） （2）

图 4—18 切开腹直肌,切开腹膜

(1)切开腹直肌,在中线进入腹腔;(2)切开中线腹膜

（三）斜切口

斜切口可由横向向上或向下成不同的角度做切口,有时常沿皮肤纹线切口缝合,以获取更好的美容效果,同时可减少对血管和神经的损伤。此种切口显露较差,尽量施用于病理变化在上腹或下腹部且已明确部位的手术。

1. Kocher 右肋缘下斜切口 常用于开放性胆囊或胆道系统的各种手术,尤其适用于较肥胖、肌肉强壮或肋弓角度较阔的患者。

(1)切口:中间始于中线剑突下 2.5～5cm 处,向外侧下方斜向于肋缘下 2.5cm 处,长约 10～12cm。对于肥胖患者的肝脏手术,切口还可延至更下方一些(图 4—19)。

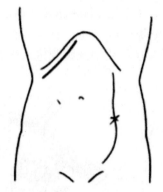

图 4—19　右肋缘下斜切口

（2）切开腹壁：腹直肌前鞘的切口走行如同皮肤切口，从内侧向外侧切断腹直肌，使用电刀仔细止血，较大血管应结扎之，以控制来自腹壁上动脉分支的出血。切口外侧的腹部扁平肌层则可根据手术显露需要加以延长。此时注意第 8 肋间神经的保护，然后切开腹膜剖入腹腔（图 4—20）。

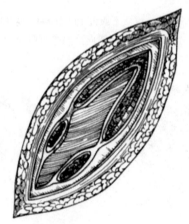

图 4—20　右肋缘下切口的肌肉切开

（3）缝合切口：在闭合切口时，须分别缝合腹直肌前鞘和后鞘，腹直肌肌纤维也须对拢缝合。

2.左肋缘下斜切口　适用于脾切除术，施行方法与右侧相同。

3.双肋缘下斜切口　左右两个肋缘下斜切口，跨过中线，形如"箭头"（朝上）或水桶上的三角形提柄，有时可在中间向上行垂直形延伸，成为"人"字形，这种切口对上腹部的显露较佳，特别适合于肝切除、肝移植手术，全胃切除术或双肾上腺切除术等。

4.右下腹斜切口　即 McBurney 切口，这种阑尾切除术常用的切口，是 1894 年 Charles McBurney 首先提出的，而当前许多外科医生更选用由 McBurney 切口改良的 Rockey 切口，即较为横向的，顺皮肤纹向右下腹斜切口。

（1）切口和切开皮肤：典型的 McBurney 切口是在脐与髂前上棘连线的外、中 1/3 交界处，作与之垂直的斜切口，切口上 1/3 在连线上方，2/3 在其下方。成人一般 5～6cm，如术中需扩大显露，可将切口向上或向下延长。但是阑尾切除的切口，需视压痛点位置及患者腹壁厚度来决定。切开皮肤和浅筋膜，结扎出血点。推开浅筋膜，显出深层的腹外斜肌腱膜。

（2）切开腹外斜肌腱膜：用手术刀沿腹外斜肌纤维方向将腱膜切开一小口，然后再用组织剪向上、下方向剪开,长度与皮肤切口相同(图4-21)。

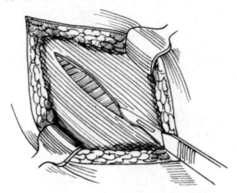

图4-21　切开腹外斜肌腱膜

(3)牵开腹内斜肌与腹横肌:腹部各扁平肌都应沿肌纤维走向分离,用手术刀在腹内斜肌切一小口,用止血钳插入肌纤维中,相互交叉分开(图4-22),再用小直角拉钩或双手示指向腹内斜肌纤维垂直方向牵开腹横肌(图4-23),直至腹膜。

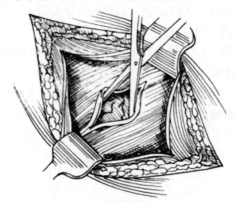

图4-22　牵开腹内斜肌

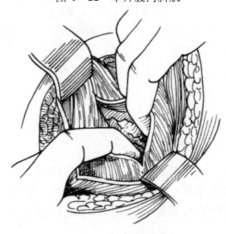

图4-23　牵开腹横肌

(4)切开腹膜:术者和助手使用齿镊和止血钳交替提起腹膜,再以手指触诊并无内脏被夹后,用小尖刀将提起之腹膜切一小口,分别以止血钳提起两侧的腹膜切缘,用大镊置入纱布保护切口下方的内脏,再剪开腹膜,切口略小于皮肤切口即可,进入腹腔(图4-24)。

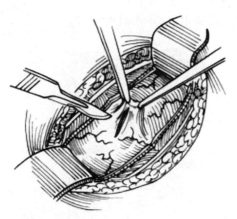

图 4-24 切开腹膜

(5)缝合切口:用 1 号可吸收线连续缝合腹膜,再用 1-0 丝线间断缝合腹横肌和腹内斜肌各 3、4 针,用 4 号丝线间断缝合腹外斜肌腱膜,最后用细丝线缝合皮下组织和皮肤。

(四)胸腹联合切口

如上腹部手术用上腹部切口不够满意,或施行胸腔和腹腔相连的脏器手术时,可作胸腹联合切口,使腹腔与胸腔融为一体,充分显露,便于手术操作。右侧胸腹联合切口适用于右膈、食管中上段、肝、下腔静脉、右肾和右肾上腺、胰头部手术;左侧胸腹联合切口则适用于贲门胃底部、胃、胰尾、脾、左肾和左肾上腺、主动脉手术等。

1.体位 患者采取"螺旋形"体位,手术侧肩部和臀部垫高 45 度,借助砂袋使患者腹部水平倾斜 45 度,完全显露胸部侧面,手术侧的肘部屈曲固定于床头架上(图 4-25)。

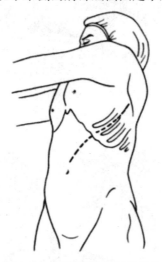

图 4-25 胸腹联合切口的体位

2.切口 一般先行开腹手术切口,当探查后决定可否手术后,再确定是否需要开胸,切口由垂直正中切口经第 7 或 8 肋间隙延伸,切至腋后线处,完全切开皮肤,显出下层的胸腹部肌肉(图 4-26)。

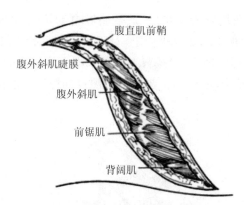

图 4—26　切开皮肤,显出下层肌肉

　　3.切开肌层,进入胸腹腔　沿皮肤切口向深层切断分开前锯肌和腹外斜肌,再切断部分背阔肌和腹内斜肌,切开腹直肌前鞘。切断腹直肌的部分或全部,切开腹膜进入腹腔,向上切断肋间肌,将胸膜切一小口,待肺萎缩之后,扩大胸膜切口,进入胸腔(图 4—27)。如果仅行脾或肾手术时,可不必切开胸膜进入胸腔,仅将胸膜推开即可。

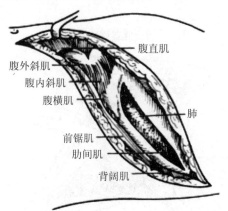

图 4—27　切开胸腹膜,进入胸腹腔

　　4.切断肋弓　使用肋骨剪切断同一肋间的肋软骨并切除约 1cm 一段长的肋弓软骨,以便在关胸缝合时能严密缝合肋间肌(图 4—28)。

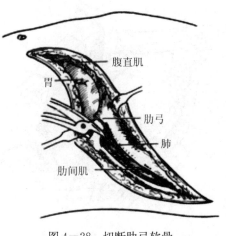

图 4—28　切断肋弓软骨

5.切开膈肌 切口周围垫好纱布垫后,放置胸腔自动拉钩,扩张后,充足显露手术术野(图4—29)。沿切开的长度视手术需要来决定,对于贲门和食管下端的手术还需切开食管裂孔;其他手术仅需部分切开膈肌即可;肾或肾上腺手术则可将切口向外斜行。缝扎止血后,保存长线头以作牵引显露术野(图4—30)。最后将胸腔自动拉钩全部扩开,向上推开肺脏,进行胸内操作(图4—31)。

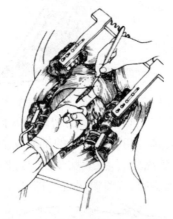

图4—29 放置胸腔自动拉钩

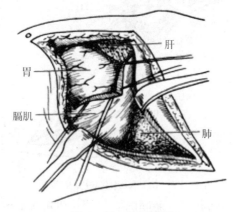

图4—30 切开脂肌

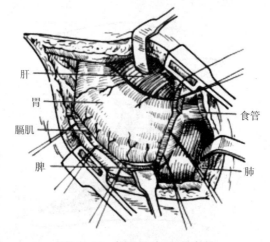

图4—31 推开肺脏,显露术野

6.闭合　间断丝线缝合膈肌,如已切开裂孔则需再造大小适当的裂孔,如太大可引起裂孔疝,太小又易致狭窄引起吞咽障碍,并与食管下端固定。

7.引流　清洗检查胸腹腔后,在肋间低位置入胸腔引流管。以粗丝线缝合切断的肋弓软骨,对拢之,再分别间断丝线缝合胸膜、腹膜以及各层肌肉,皮下至皮肤(图4-32)。有时需减张缝合,防止切口裂开(图4-33)。须注意的是切开膈肌时,勿损伤肝左叶;在切断肋弓和其后面的膈肌时,应注意结扎切断的肋间血管,缝合时,注意在缝合膈肌时,闭合肋膈角,以防遗漏空隙,造成膈疝。

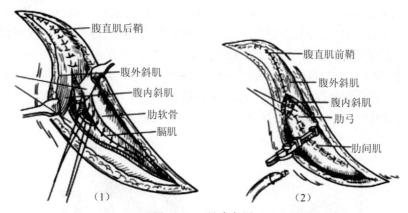

图4-32　缝合各层
(1)缝合膈肌和腹壁肌肉;(2)置引流管,缝合肋弓和胸、腹壁肌肉

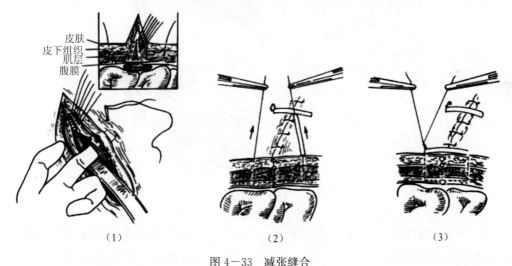

图4-33　减张缝合
(1)褥式缝合腹膜后,用粗线或钢丝行全层减张缝合;(2)在拉紧减张缝线的同时缝合腹直肌前鞘、皮下组织及皮肤;(3)最后拧紧减张的钢丝或将缝线结扎

(五)腹膜后和腹膜外切口

腹膜后和腹膜外切口比起腹膜内切口有许多优点:如:①不易牵拉和误伤腹内脏器。②降低术后肠粘连和肠梗阻。③术中如遇出血,易于塞压止血。④如发生感染、漏液时易于局限化。⑤更易引流。这类切口适用于腹膜后间隙内的肾、肾上腺、输尿管、膀胱等脏器的手术,也适用于脾动、静脉、下腔静脉、腹主动脉、腹股沟疝、腰交感神经、以及髂部的手术。

1.腰部区域的腹膜后切口　这一手术常用于肾切除术、腰交感神经切除术,输尿管取石术和主动脉等手术。患者采侧膝髋屈曲并升高 30～45 度的体位。切口始于平脐水平的腹直肌前鞘,沿第 12 肋切开皮肤 12～14cm,沿肌肉走行切开腹外、内斜肌和腹横肌纤维,钝性分离腹膜外脂肪和腹膜,切开腹膜,进入腹膜后腰部区域,此处还须注意解剖腰肌。在腰部区域,较易分辨肾下极、输尿管和交感神经,下腔静脉走行于腹主动脉右侧。在手术操作中尽量将腹膜返折部用纱布推开垫好,如万一不慎打开,应立即用可吸收线缝合破损的腹膜。术毕,将腹膜后脂肪和腹腔脏置回原位,逐层缝合腹壁各层。

2.肾上腺的腹膜后切口　借助这一切口可完全解剖分离肾上腺,也可行下腔静脉的手术。体位采俯卧位,切口自第 10 肋骨距中线外侧 5～6cm 行垂直切口,切口下端向外侧弯曲少许呈"J"形(图 4－34)。继续向深层切开皮下脂肪,腰背筋膜后层和背阔肌纤维,向中间牵拉显露腰背筋膜和 12 肋,在骨膜下切除 12 肋,注意勿损伤其深层的胸膜。再沿腰方肌侧缘纵行切开腰背筋膜,显露出 Gerota 筋膜。此时即可在直视下结扎各小血管,轻柔将 12 肋间神经牵拉向下。再分离胸膜的横膈附着点,将其推开,如万一撕破胸膜,即应及时处理,在胸膜内置一引流管从伤口引出,将肺过度通气排出胸腔内的残气,快速拔出引流管,闭合胸膜。

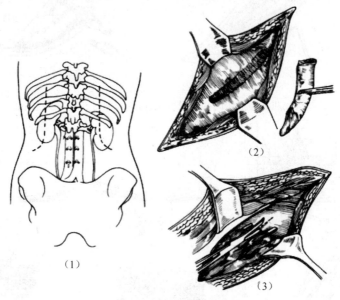

图 4－34　肾上腺的腹膜后切口

(1)切口位置;(2)切除第 12 肋骨;(3)显出 Gerota 筋膜腔

3.髂窝的腹膜后切口　此切口主要施行远端输尿管、膀胱、髂总和髂内血管以及髂窝部的手术,也常用于髂窝的肾移植术。切口自髂前上棘上 2cm 处到耻骨联合处,如手术需要可向头侧延伸到肋缘。下层分离腹部各扁平肌进入腹膜外区域,钝性分离腹膜外脂肪和腹膜,将其推开,注意勿损伤撕破,然后进行髂窝部的手术操作(图 4－35)。

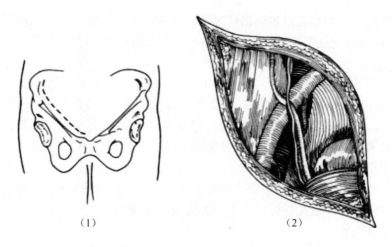

（1）　　　　　　　　　（2）

图 4—35　髂窝的腹膜后切口
(1)切口位置;(2)进入腹膜后间隙

二、腹部切口选择

影响腹部切口的选择有许多因素,包括:可能病变的脏器位置,患者肥胖情况,手术的紧急程度,过去腹部手术切口位置和外科医生的习惯等。大多数外科医生更倾向于选择正中或旁正中切口进行腹部脏器手术,在急诊手术时,正中切口无疑会简捷快速些,如手术需要还可向上向下延长,达到充分显露目的;此外,如果原切口已软弱甚至形成切口疝,还可通过正中切口对原切口加以探查和修补切口疝。但注意前后两切口距离勿小于 5cm,以免造成中间组织缺血而影响愈合。切口的选择也要考虑进一步施肠造口术的预留造口切口位置。最后还须考虑,如万一原发疾病复发,再次手术的切口选择位置。

可将一些腹部切口选择的原则归纳如下:

1. 位置适宜　距离手术探查和切除的脏器距离近,便于显露术野。

2. 长度合宜　手术切口长度要充分,才能顺利操作,不应片面强求小切口而增加手术操作困难;但也不能无原则的扩大切口。

3. 易于延长　如纵形切口就可在手术需要时,不因解剖关系限制切口的延长。

4. 避免损伤　切口应尽量减少腹壁各层肌肉、筋膜、血管和神经的损伤。

5. 便于缝合　切口的选择也要便于能牢固地缝合,还要注意切口的美容效果。

6. 并发症少　尽量能考虑到能减少切口疼痛、切口裂开、切口疝等并发症的发生。

具体在考虑选择正中切口抑或横切口时,须注意以下几点。对胸肋角狭窄患者,横切口或斜切口更适用些。但在肥胖、胸肋角宽的患者,肋下斜切口的显露会更为满意。特别是进行胆道、脾、胰腺手术时。有些外科医生认为,横切口有更好的解剖学基础,应该肯定。从解剖学观点分析,前壁肌肉的筋膜纤维是横向走行的,易被垂直纵行的切口离断。经过精心设计的循证医学显示,横切口优于垂直切口,无论是短期长期效果看,术后切口疼痛、肺部并发症、切口裂开和切口疝等横切口均优于垂直切口。

在垂直的三种切口选择中,侧旁正中切口比正中和旁正中切口更为可取,它可显著减少切口疝的发生率,正中、旁正中与侧旁正中切口的切口疝发生率分别为 14.9%、6.9%和 0%。

如诊断未确定而剖腹探查时,一般可采用右侧经腹直肌切口,半在脐上,半在脐下,手术开始时切口可小些,术中探查后再根据情况适当扩大。婴儿的腹部切口以横切口更为合宜。术中发现切口距离灶过远可闭合探查切口,另选择距离病灶近的切口。

三、腹部切口闭合

腹部切口的闭合是常见手术操作,由于学习和培训方法不同,术者的闭合方法也各异。但刀口闭合的主要目的是术后维持腹壁的良好功能,尽量减少各种并发症甚至切口裂开、切口疝、切口感染和窦道形成等,还能留下美观的疤痕。

(一)腹膜闭合

尽管 20 世纪 70 年代曾有随机对照研究缝合与不缝合腹膜差别不大的报告,但是缝合腹膜会减少术后疼痛,减少肠粘连的发生率。缝线用 PDS 单线连续缝合。

(二)肌筋膜闭合

有分层缝合、一并缝合两种方式,分层缝合是将腹股鞘前鞘单独缝合,后鞘常与腹膜同时缝合;另种办法是将各层肌筋膜一并缝合。两者发生感染和腹壁疝的差别不大。关于缝合技术方法,有连续和间断之分,连续缝合较间断缝合安全,分散缝线的张力,减少组织受压缺血。另一种争论是使用哪种缝线,可吸收肠线的术后切口疼痛率低,发生瘘的机会少;但它的张力不足,增加裂开和切口疝的形成。近年来使用的合成可吸收线,弥补了可吸收肠线的缺点。合成的可吸收线有多种,常用的有乳酸羟基乙酸(Vicryl)型、聚二 χ 烷酮(PDS)聚乙醇酸(Dexon)和聚葡萄糖酸酯(Maxon)型等,以聚丙烯更为可取。至于缝线是单纤维线抑或多纤维线,由于多纤维线可为细菌提供更多更好的生长繁殖环境,会增加切口感染率。

总之,对肌筋膜的闭合方式,更为可取的是使用合成的单纤维可吸收线,如 PDS 或 Vicryl,施行大块组织(连同前后鞘)连续缝合方法,这样耗时少,能降低切口感染、切口疝或窦道的发生率。

(三)皮下组织

对于肥胖患者,皮下组织的缝合成为一难题,皮下组织血供差,如遗留下一个潜在空间,再加上脂肪组织液化形成积液时,极易发生感染。所以多数人主张缝合皮下组织,可减少切口的渗出和切口的死腔,一组随机剖腹手术对照组,研究结果显示缝合皮下的切口感染率为14.5%,而不缝合达 26.6%。为了减少皮下组织死腔的积液,可用封闭性皮下引流,以减少感染风险。此外尚须注意缝合皮下组织的缝线,以 Vicryl 缝线间断缝合为宜。

(四)皮肤缝合

除了严重污染的切口(包括Ⅳ类和严重Ⅲ类)应敞开行二期缝合外,Ⅰ、Ⅱ类或轻的Ⅲ类切口均应缝合皮肤。缝合皮肤的方法有多种,如间断缝合、皮下缝合、钉皮器和粘合剂等。但其目的相同,即保持皮肤组织完整,减少感染、美观、减少疼痛等。一些随机对照试验研究显示,使用顺滑的单纤维可吸收线行皮下缝合更为可取。而氰基丙烯酸盐粘合剂在修复皮肤瘢痕方面更为适合。

四、腹壁切口裂开缝合术

腹部手术后腹壁切口可发生多种并发症,常见的有手术部感染、坏死性筋膜炎、血肿、缝线脓肿等,但最为严重的是腹壁切口裂开。腹壁切口裂开可发生在筋膜层,皮肤仍保持完整;也可以全层裂开,甚至有内脏组织脱出。切口裂开的发生率曾高达 10% 左右,近年来由于缝线的改进和闭合切口新的技术应用,发生率已降至 1% 左右。但一旦发生这严重并发症,死亡率高达 9%～43%,最近的报道平均 10% 左右。

腹壁切口裂开多发生在手术后 7～10d,患者切口处可突然流出淡红色液体,挤压切口两侧更为明显;如果同时有腹膜炎症或切口感染,则可能有脓液流出。如全层裂开,会有内脏组织脱出,裂开如仅发生在切口下腹膜外,裂开是逐渐缓慢的,渗液也会引流干净;如全层裂开,则渗液会继续不断流出。

(一)病因和评估

造成腹壁切口裂开的因素很多:①患者状况不佳:营养不良,晚期肿瘤患者,血浆蛋白下降,年迈,同存其他重要器官疾病,如心脑血管病和糖尿病等,黄疸,贫血,腹水等。②手术切口存在缺陷:如缝线选择不当,结扎不牢,麻醉不佳而腹肌松弛不够致腹壁撕裂。③其他因素:如手术时间长,非清洁切口,长期吸烟史,出现咳嗽、呃逆、呕吐、喷嚏、便秘等影响腹壁切口裂开。根据一组 570 例腹壁切口裂开的结果制定的腹壁切口裂开危险因素评分系统表 4—1、表 4—2 所示。

表 4—1　腹壁切口裂开危险指数因素评分系统

危险因素	评分
脑血管病变	4
COPD	4
患肺炎	4
急诊手术	4
手术时间长＞2.5h	6
手术医师经验不足,＜4年	2
清洁伤口	—3
切口浅表感染	5
切口深层感染	17
未戒烟	6
出现其他手术并发症	7

表 4—2　腹壁裂开危险分级

危险分级	总分	切口裂开率
低危	＜3	1.47%
中危	4～10	2.70%
高危	11～14	4.53%
极高危	＞14	10.90%

(二)手术适应证

适应证须根据腹壁裂开具体情况来考虑,腹壁切口裂开可分为全层完全裂开和部分裂开两类。部分裂开又可分为浅层部分裂开和深层部分裂开两种。

1.完全裂开　指从皮肤到腹膜的腹壁各层均裂开,有时伴有内脏脱出,这种裂开应急行腹壁切口缝合术,再根据探查结果,附加其他必要的治疗措施。

2.浅层部分裂开　仅皮肤和皮下组织裂开,肌腱膜以深的组织完好,仅皮下引流,再使用宽胶布拉拢固定切口,大多都可愈合。

3.深层部分裂开 肌腱膜以深的组织裂开,而皮肤和皮下组织尚未裂开或已裂开,可先用宽胶布拉拢固定切口,再扎以腹带加固,这样可使部分患者待切口愈合形成切口疝并发症以后,再择期行腹壁切口疝修复术。如病情继续加重也应行紧急缝合手术。

(三)手术步骤

1.术前应将全层裂开的切口创面用无菌敷料覆盖,特别注意包扎保护好膨出的肠管和大网膜,免于污染;安定患者情绪,可使用镇静剂;禁食、胃肠减压,以减轻腹胀;补充水和电解质,注意营养支持;如患者有肺部并发症,并咳嗽较重时,可适量使用镇咳和镇静剂。

2.体位采卧位。

3.消毒皮肤 在消毒皮肤时,如遇肠管、大网膜从裂开切口处脱出,可用消毒纱布在裂口周围轻覆盖,防止冲洗液体流入腹腔内,用冲洗生理盐水冲洗膨出的脏器,再用消毒纱布覆盖肠管。用碘酊、酒精消毒皮肤,裂口周围则用稀释的洗必泰液消毒。

4.内脏复位 使用局麻剂浸润麻醉裂口的皮肤和皮下组织,并向腹腔和肠管表面喷洒,待 5min 后再开始剪除切口缝线,用组织钳将腹壁切口裂开处边缘夹住上提,再将腹膜浸润麻醉。最后探查腹腔,如肠管未破损,则用双手交替、分段逆返腹腔内,并用纱布垫覆盖好,防止再次膨出到腹腔外。

5.缝合腹壁 裂开切口腹壁如炎症变化不重,可逐层缝合,如炎症重、消肿明显,组织脆弱时,可先褥式缝合腹膜,暂不打结,再用粗合成缝线行腹膜外全层腹壁减张缝合。随后在拉紧全层减张缝线的情况下,再将腹膜缝线拉紧打结。接着再用合成可吸收线褥式缝合肌层、腱膜,最后缝一端套上一细胶皮管,再拉紧粗线固定切口。

如果腹壁分层缝合不易进行,还可行腹壁全层大块缝合(腹膜除外),以大的弯角针穿引 7 号粗线在距切口边缘 2～2.5cm 处穿入,穿过皮肤、皮下、肌层、在腹膜外穿至切口对侧,同样经肌层、皮下穿出皮肤。一般情况下,一个切口可缝合 3～4 针,每针间距 2.5～3cm,不宜太密以免影响切口血运。

遇有腹腔脏器并未膨出,仅有粘连,且不影响缝合时,可不分离粘连。如影响缝合时,则需将腹膜边缘加以分离后再缝合。

(四)术中注意事项

1.术中腹腔内脏继续膨出,影响缝合,此种情况可以是因对胃肠道牵拉刺激,引起胃肠道反应,腹内压增加,以致内脏继续膨出,应先应用 1%～2% 普鲁卡因喷洒在腹腔及肠管上,5～10min 后再行缝合;也可以是患者精神紧张,恐惧不安所致,应作好解释,取得合作,令患者深呼吸,以缓解紧张,不得已时可改用全麻;若遇儿童患者,难以取得合作,应给予基础麻醉或镇静药物,或改用全麻。

2.切口感染 组织水肿,减张缝线可割破皮肤,对此种患者,缝合时宜选用金属丝,以减少组织反应,随时调整缝线松紧程度。

3.大网膜或肠管夹于缝线之间 拉紧缝线时,要看清楚,拉紧后要用手指伸入腹腔检查,证实未夹有组织后才可打结。

4.缝合时损伤肠管 若损伤肠管,可形成肠瘘,造成病情复杂化。一旦缝合时突破肠管,应立即作浆肌层间断缝合或间断褥式内翻缝合修补。

（五）术后处理

1.胃肠减压　腹壁切口裂开常有腹胀、肠麻痹,故应以鼻胃管行减压,以减轻腹胀和胃肠道反应。如无明显腹胀,又非胃肠道疾病时,也可不行胃肠减压,相应补充液体。

2.饮食　待胃肠道功能恢复时,可予流质食,渐改为半流食,食物应富含高蛋白、维生素C等。

3.抗感染　切口裂开有腹内感染和其他并发症,应同时积极处理。

4.拆线　一般要延长拆线时间 8～10d 为宜,减张缝线可在 2 周拆除,如伤口愈合欠佳时,可再延长 3～5d。腹膜外引流条,在 24～48h 后拔除。

（六）腹壁裂开预防

针对各种原因加以预防。

1.全身营养状态　失血、脱水、营养不良,都可影响切口愈合。血浆蛋白低可造成组织水肿,缺乏维生素 C 则影响细胞间质纤维组织的形成。除急症手术外,对择期手术,术前纠正贫血、脱水及维生素缺乏,改善营养状态,提高对手术的耐受性及切口愈合能力,是有裨益的。

2.生物因素　腹内残余感染和腹壁感染是造成腹壁裂开的一个重要因素。术中应注意无菌技术,操作轻巧,以免造成过多的组织损伤;对腹腔有污染或渗出液较多者,应充分吸引,并于腹腔内旋转香烟引流,于侧腹壁另戳小口引出。腹膜外或皮下置胶皮片引流。这对预防切口及腹内的感染,减少腹壁裂开的发生,均有明显的效果。

3.机械因素

（1）肺部并发症的发生和腹壁裂开有密切关系。因此,术前要注意口腔卫生,如有慢性感染灶、上呼吸道感染,应先予治疗。术中应避免着凉、呕吐,预防吸入性肺炎。术后胃肠减压管不宜久放,保持口腔清洁,鼓励早期翻身活动,在保护好腹壁切口的情况下鼓励咳嗽。

（2）应在良好麻醉情况下关闭腹壁切口,使腹肌松弛,以保证腹壁各层的顺利缝合。因为在患者挣扎中缝合腹膜时,穿针处可有部分裂开,如术后突然呕吐、咳嗽,也易造成切口裂开。

（3）在连续缝合腹膜时,中间应加针缝合,缝线间距不宜过稀也不宜过密。一般情况下缝合太稀比较少见,而太密是常犯毛病。缝合过密,腹膜所承受的张力虽是最低,但在腹膜上所穿过的缝线孔道太多,稍一用力就容易撕裂。腹膜缝合的间距以 1cm 为宜。

（4）术后腹胀是促使腹壁裂开的重要因素,应予预防和及时解除。如术后 2～3d 内胃肠功能尚未恢复而发生腹胀,应行胃肠减压,定期有效扩肛,对预防腹胀和腹壁裂开有积极效果。如系腹腔内残余感染造成腹胀者,应积极处理腹内残余感染。

（金涛）

第二节　剖腹探查术

急腹症和平时或战时的腹部外伤,都会威胁患者的生命安全,需及时做诊断并合理处理。而各种常见的腹腔内疾病,包括先天性畸形、感染、肿瘤等疾病,有的也需手术治疗,也应需在手术前做出诊断和治疗计划。在过去,对于其中一些诊断未明的病例常需剖腹探查术,在术中了解确实病情,再据此手术治疗;但近年来各种诊断技术进展迅速,绝大多数患者可在术前通过特殊检查做出诊断,而不必通过施行剖腹探查来做出诊断。当前只有严重的腹部外伤和特殊疑难病例,还需剖腹探查术。本章仅重点介绍腹部外伤的剖腹探查术。

一、适应证

1.有腹腔内出血征象或已呈出血性休克,腹腔试验性穿刺抽出不凝血时。

2.腹部非穿透性外伤,呈现腹膜炎体征,腹腔试验性穿刺抽出肠道内容物。

3.X线检查有气腹征。

4.腹部穿透性外伤,经非手术治疗病情不好转,有呕血、便血或尿血。

5.腹部穿透性外伤,检查腹部伤口与腹腔相通;伤口有气体或胃、肠、胆道内容溢出;弹道伤的方向可能涉及腹腔时。

二、手术前准备

1.抢救治疗低血容量休克 腹部外伤或腹膜炎患者大多有创伤和失血性休克,此时需尽快建立输液输血通道(以上肢为好),及时快速输入晶体液及胶体液,尽可能快速输血,做到液体复苏,如经输血1000mL后休克仍不好转时,应在抢救休克的同时,立即剖腹探查。

2.胃肠减压 一方面可减轻腹胀有利手术进行;另一方面可改善呼吸机能,有利氧气交换。

3.留置导尿 排空膀胱有利手术进行,及时记录尿量,指导抢救休克和纠正水、电解质失衡。

4.预防和治疗性抗生素 手术前半小时静脉推注二代或三代头孢菌素。

三、手术步骤

1.体位 仰卧位。

2.切口选择 剖腹探查的切口,一般选择与病变最近的部位,然后再考虑不同的病情选择不同的手术切口。

对于非穿透性腹部外伤,常采用腹部正中切口或旁正中切口,或经腹直肌切口,可在术中发现病变的便于向下延长扩大切口。如同时合并胸部外伤,亦可行胸腹联合切口。切口的选择,应避免用创伤伤口为切口,以减少术后感染和切口裂开并发症。

对于腹腔内感染的切口,一般选用右中腹直肌切口,切口上1/3应在脐上方,切口长短以能容手进入腹腔探查为宜,这种切口还可根据术中需要向上下方延长。

对于腹部肿块的切口,应根据肿块所在部位来选择,常使用正中或正中旁切口。如临床诊断肝脏肿瘤时,有时术中需备特殊拉钩行胸腹联合切口。

急性肠梗阻的剖腹探查切口宜采用正中或旁正中切口。

3.剖入腹腔时的观察和处理 术中剖开腹腔时,可透过半透明的腹膜观察到腹腔内有无出血情况,如有蓝色液体即为出血;也可观察可能存在有腹膜炎的征象,如腹膜充血和水肿;还可观察到胃肠穿孔时积存的气体。剖入腹腔后,要注意有无气体溢出,辨别其气味;同时观察溢出的液体量、色、味等。不同病变有不同的表现:如有多量不凝鲜血流出,可能为实质空腔脏器穿孔;如有粪臭样物溢出,可能为结直肠或阑尾穿孔;如有胆汁样液则表示可能为胆道系统、十二指肠或胃穿孔。同时需留部分液体行细菌培养和涂片镜检。

4.抽吸腹腔内出血 为便于探查,须先用吸引器吸出出血溢液,抽吸时先用手持纱布垫压住出血处,以减少在抽吸时的继续出血等。

5.探查 当出血和积液清除后,即可探查,此时应考虑具体病情和拟定探查的部位,次序和重点。一般先从可能的正常区开始,后探查病变区。还要特别留意胃后壁、贲门区、十二指肠、结直肠和腹膜后间隙,探查手法应轻柔,探查范围要全面。

一般的探查次序是先从肝脏开始,先右叶、后左叶,至贲门再向左侧探查脾脏,再沿胃前弯从左向右至幽门、十二指肠球部和降部,探查胆道系统和胰腺后,再探查小肠,从 Treitz 韧带直至回盲部,最后探查阑尾、结肠、直肠和膀胱;如系女性还需探查子宫及附件(图 4—36)。

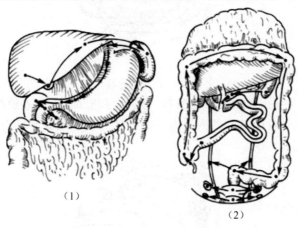

(1)

(2)

图 4—36 腹腔探查次序

各部探查注意点是:

(1)肝脏:先膈面,后脏面,用手掌在肝表面滑动触摸,探查有无损伤、肿瘤、硬化、囊肿或炎症(图 4—37)。

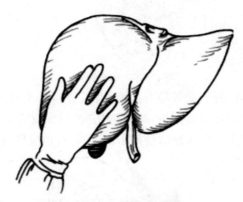

图 4—37 探查肝脏

(2)贲门和食管裂孔:裂孔疝患者可呈现上腹腹痛症状,此时先将肝左叶牵拉向上后方,用手将贲门推向下左方即可显示食管下段,再检查此处有无穿孔、肿瘤和裂孔疝,同时注意肝左叶病变情况(图 4—38)。

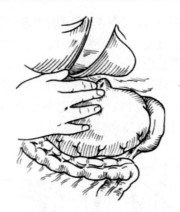

图4—38 探查食管裂孔部

(3)脾脏:脾脏是最易出血的实质性脏器,有膈面和脏面,又位置较高,必须仔细探查,发现包膜下破裂,防止延迟性脾破裂的内出血。此处还需注意结肠脾区有无肿瘤等病变,脾门处还可检查胰尾部(图4—39)。

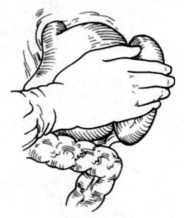

图4—39 探查脾脏

(4)胃:沿胃前壁大小弯、肝胃韧带检查病变和淋巴结,再于胃、结肠韧带处剖开一小口,撑开扩大,对胃后壁及小网膜腔进行探查,胃穿透伤时,只要有胃前壁裂伤,就应探查胃后壁有无裂伤;另靠贲门处的胃大弯胃短静脉是易于出血部位,也应仔细探查(图4—40)。

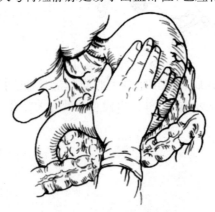

图4—40 探查胃前壁、后壁

(5)胆道系统:先检查胆囊的大小、张力、损伤、炎症的程度,有无结石、囊内有无出血等,再将左手示指伸入 Winslow 孔内,用拇指对示指检查肝外胆管的粗细、炎症、结石、损伤、肿大及附近淋巴结(图 4—41)。

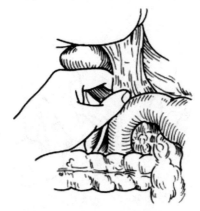

图 4—41 探查胆道系统

(6)胰腺:胰腺位于腹膜后,不易显露,需先提起横结肠,在其根部由右向左分别触诊头、颈和体部,检查有无肿块、损伤和炎症,坏死性胰腺炎时,包膜可充血、水肿、有坏死灶,周围还有渗液,再剖开胃结肠韧带进入小网膜腔,仔细检查体和尾部,还可检查钩突部(图 4—42)。

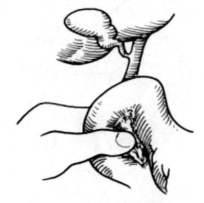

图 4—42 探查胰头部

(7)小肠:从 Treitz 韧带开始,从此向远端查至回盲部,检查有无肿瘤,炎症性狭窄、梗阻、穿孔,特别注意微小穿孔,常通过覆盖的大网膜仔细检查才可发现。同时检查小肠系膜的血供、淋巴结等(图 4—43)。

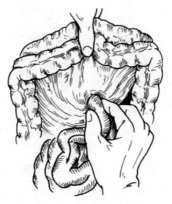

图 4—43 探查小肠

(8)阑尾:急性阑尾炎是最常见的急腹症,但临床变化各异,阑尾解剖也常有变异,须仔细检查,可先找到盲肠,沿结肠带向盲肠顶端寻找,最后可见到阑尾,注意阑尾的位置、指向、炎症及肿瘤(图4—44)。

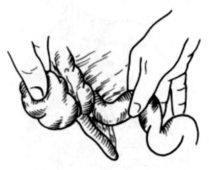

图4—44　探查阑尾

(9)结肠、直肠:探查结肠先从升结肠开始:沿肝曲、横结肠、脾曲、降结肠、乙状结肠至直肠,检查各部位结肠的损伤、肿瘤、套叠、扭转、粘连、憩室等病变,并注意其粘连器官和输尿管,肾脏病变,同时注意肠系膜病变(图4—45)。

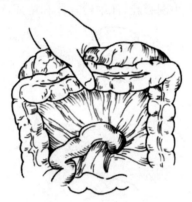

图4—45　探查横结肠

(10)膀胱子宫及附件:深入盆腔、依次探查膀胱、子宫和附件及腹膜后的输尿管,注意出血、肿瘤和炎症等病变(图4—46)。

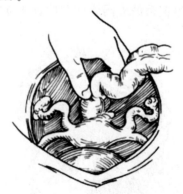

图4—46　探查膀胱和子宫

以上仅是一般的探查顺序,还应根据具体病变情况有重点的探查,如出血、胃肠穿孔时,首先重点探查易于出血的肝、脾、胃、输卵管处,以及易于穿孔的胃肠等空腔脏器。腹腔内大出血等危及生命,应优先探查,止血,而后再有次序地探查。

对于消化道大出血患者,首先要注意胃、十二指肠肿瘤、溃疡等,然后除外食管胃底静脉曲张破裂出血、胃黏膜撕裂出血、胆道出血以及少见的胃血管畸形引起的出血。门静脉高压不但可引起胃食管内出血,还能引起腹腔内出血,应予注意。

6.不同病变的探查注意事项

(1)腹部外伤:主要有两种情况,一是腹腔内大出血,常见出血部位为实质脏器,如肝、脾、肾,以及肠系膜血管等;另一是腹膜内积气及胃肠内容物,此时应探查空腔脏器,如胃、十二指肠、小肠、结肠、直肠、膀胱;如发现胆汁,则重点探查胆道系统、胃和十二指肠等。

(2)急性上消化道出血:最先探查最常见的出血部位,即胃、十二指肠溃疡和癌的出血,以及食管胃底曲张静脉出血;其次探查胆道出血的胆道系统,行胆囊及胆总管穿刺检查;空肠上段病变亦可发生上消化道出血,不能忽视;上述检查如肝、胆无阳性发现时,则根据胃肠道内出血,剖开胃肠道探查出血来源。

(3)急性腹膜炎:从正常区开始,最后检查病变区,注意大网膜移动所至处常为炎症所在,特别脓液集聚和脓苔所在处。胰腺炎时常发现腹腔内有皂化斑点。

(4)急性肠梗阻:剖腹探查的重要问题是检查肠梗阻原因和部位,另一是辨别是否存在绞窄性肠梗阻。剖入腹腔后,轻轻提出肠管逐段对膨胀及变色重的肠段探查,一直找到病变部位,如仍无法观察到病变肠段,可先行将扩张的肠段减压,吸出肠内容物,一方面可降低绞窄危险,一方面便于探查。然后检查是否存在粘连、扭转、套叠、内疝、或是肠系膜血管栓塞等病变。判断肠管是否绞窄,是否尚有生机是重要问题,可从肠管色泽、蠕动、血管转动等方面辨认,还可使用术中超声探头、观察肠系膜血管搏动情况。

(5)腹部肿块:探查肿块的性质、来源以及与周围组织器官的关系特别是与血管的关系,以确定可否切除及拟定切除方案。如恶性肿瘤还要探查有无转移,种植,转移灶具体部位及情况,对囊性肿块还可试验性穿刺了解性质。

7.清理腹腔和引流 尽量吸尽腹腔内渗液、积血及胃肠内容物,清除组织碎屑及异物;再用冲洗盐水冲洗腹腔,直至盐水澄清,根据病情可在腹腔内使用抗癌化疗药物或抗生素,但须稀释,防止过敏刺激反应的发生。

对严重外伤史伴腹膜炎者,术后须放置引流管视病情分别采用双腔管、单腔管或烟卷引流条等。引流管宜从另小戳口引出,引流管应固定在腹壁上,防止脱落或滑入腹腔内。

8.切口缝合 一般采用一期缝合,有轻度污染者可放置腹膜外或皮下橡皮条引流。易于裂开的切口,如患者营养不良、年迈、危重者,可行减张缝合或二期缝合。

(金涛)

第三节　腹腔脓肿手术

腹腔脓肿常为腹腔内严重感染,渗出的液体形成脓液聚积在腹腔某一部位,周围炎性纤维组织形成假膜包绕最终形成脓肿。最常见的腹腔脓肿有盆腔脓肿,膈下脓肿和肠间脓肿。治疗腹腔脓肿的原则是通畅引流使其愈合,临床常用的有经皮脓肿穿刺置管引流和手术切开引流两种方法,各有其优点。穿刺置管引流方法简便,减轻患者痛楚,但引流常不畅,也不宜用于腹腔深处脓肿的治疗;手术切开引流虽增加患者痛楚,手术切口也会遗有瘢痕,但引流通畅,治疗效果好。这要根据患者的具体情况加以选用。

一、盆腔脓肿引流术

盆腔脓肿常发生在急性弥漫性腹膜炎的恢复期,患者如仍持续有全身中毒症状,白细胞计数仍高,大便次数增多,且有黏液便时,可行直肠指诊触及直肠前壁有触痛的囊样肿块即应考虑已形成盆腔脓肿。此时使用超声检查或 CT 扫描能协助定位并了解脓肿具体情况,指导选择手术方法。

盆腔脓肿的引流手术可通过经直肠、经阴道或经腹部三种途径引流。

(一)经直肠切开引流术

1.适应证　适用于低位盆腔脓肿,经直肠前壁予以切开引流,此方法操作较简便,因体位关系引流较通畅,效果满意。但操作有一定盲目性,易损伤肠管引流致肠瘘发生。术前最好行试验穿刺,获取脓液后再引流。

2.手术步骤

(1)体位:使用膀胱截石位,患者后臀部尽量向前靠近手术台前缘。

(2)扩肛:指诊确定脓肿位置及大小范围,然后用双手示指反方向渐渐扩张肛门,使肛门括约肌尽量松弛。

(3)试验穿刺抽脓:置入肛门镜,用 PVP 碘或 1∶1000 新洁尔灭消毒脓肿部位的直肠黏膜。用长穿刺针在脓肿隆起变软部位穿刺。如抽出脓液,沿穿刺针头将有沟槽探针插入脓腔内,再拔出穿刺针头。

(4)切开脓腔:使用尖刀沿沟槽探针切开直肠前壁少许,再用弯止血钳置入脓腔,撑开扩大切开的引流口,如可能还可将示指插入脓腔,边探查边扩开引流口,直至脓液尽量引出。一般情况下,勿须冲洗脓腔。此时可嘱患者增加腹部压力或按压下腹部,有助排出脓液。

(5)放置引流:当脓液尽量排尽后,于脓腔内放置头端有侧孔的软橡皮引流管;如估计脓液不多时,也可放置烟卷引流(图 4—47)。

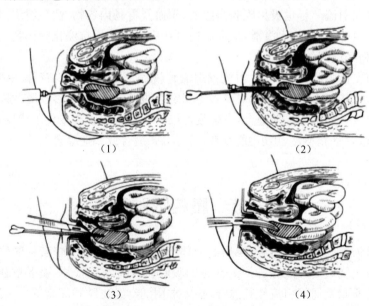

(1)　　　　　　　　　　　　　(2)

(3)　　　　　　　　　　　　　(4)

图 4—47　经直肠切开引流术

(1)试验穿刺抽脓;(2)插入沟槽探针;(3)切开盆腔脓肿;(4)扩大引流

3.术中注意事项

(1)在切开脓肿前,必须鉴别直肠前壁的脓块是脓肿还是小肠肠腔。这主要由试验穿刺液来区别,脓液一般质地均匀,黄色混浊臭味腥,镜检可见多量脓细胞。如怀疑肿块为小肠肠腔时,则及时改用经腹腔脓肿切开引流术。

(2)直肠前壁的切口使用直切口,勿用横切口。切开处尽量向上前方,但引流口尽量要低,切口也要足够大。

(3)在探入脓腔和血管钳放入脓腔时,均应保持轻柔,探入不能太深,以免伤及周围脏器或使脓腔向腹腔内破裂而致感染扩散。

(4)常规脓液细菌培养和药物敏感试验。

(5)男性患者术毕从导尿管注入生理盐水 20mL,如自引流口流出液体,说明已有膀胱损伤,再做相应处理。

4.术后处理

(1)术后 1～2d 用流质食或低渣食。

(2)术后半坐位 1～2d,以利引流。

(3)术后 3～4d 后排便时引流管排出时,不必再置放;但如烟卷引流在术后 1～2d 内脱出,则需重新置放。

(二)经阴道切开引流术

1.适应证　已婚妇女患盆腔脓肿,直肠指诊可触及包块,且阴道后穹隆突出明显时可行此种手术。

2.手术步骤

(1)体位:截石位。

(2)消毒和导尿:先用 1∶1000 苯扎溴铵(新洁尔灭液)、硫汞液或 PVP 碘消毒会阴部,冲洗阴道。放置导尿管排空膀胱尿液。放置阴道扩张器。用子宫颈钳提起宫颈后唇,显出后穹隆。

(3)穿刺:在后穹隆处用长的穿刺针头进行试验性穿刺,抽出脓液后不要抽尽,保留住针头,再将一有槽探针插入盆腔脓肿内。

(4)切开:拔出穿刺针头后,沿探针沟槽以小尖刀切开脓肿的腔壁,再用血管钳挑开扩大脓腔切口,还可用手指放入脓腔探查,并分开其中的纤维隔,通畅放出脓液。

(5)放置引流:根据脓腔的大小,放置脓腔 1～2 条烟卷引流,或一根软硅胶引流管,自阴道引出(图 4—48)。

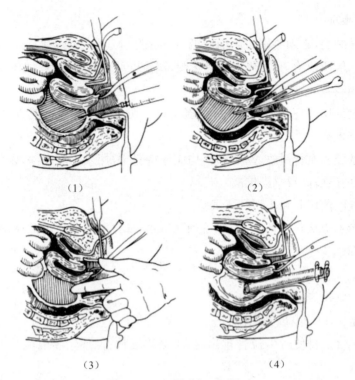

(1)　　　　　　　　　　　　(2)

(3)　　　　　　　　　　　　(4)

图 4－48　经阴道切开引流术

(1)显露后穹隆,行试验穿刺;(2)切开脓腔;(3)扩大引流分开纤维隔;(4)放置引流

（三）经腹切开引流术

1.适应证　盆腔脓肿较高位,比较表浅,触诊时可在耻骨上方触及脓肿块,而在直肠指诊时不易触到时。或需同时探查和处置腹内原发性疾病时(如急性阑尾炎并盆腔脓肿时)。

2.手术步骤

(1)体位:平卧位。

(2)切口:在耻骨上行下腹正中切口,长约 5～6cm,切开腹壁,剖入腹腔后,先找至膀胱和子宫,并将其向下推移,再用纱布保护好周围组织。

(3)探查:沿直肠前壁向下探查至直肠膀胱窝,明确脓腔位置。

(4)切开:先用穿刺针抽得脓液,再用血管钳分开脓腔壁,引流出脓液,吸净脓腔内脓液。

(5)放置引流:根据脓腔大小,放置 1～2 条烟卷引流或 1 根软硅橡管至脓腔内,由切口引出。

3.术中注意事项

(1)术中可触摸膀胱内的留置导尿管,以免术中误伤膀胱。

(2)剖开腹腔后,如发现有肠管与脓腔壁粘连,应先仔细分离避免损伤小肠的肠壁。

(3)切开脓肿后,还可用手指探入脓腔,轻轻分离松解纤维粘连。

4.术后处理　注意引流须通畅,视病情在术后 5～7d 拔出引流。勿过早拔出,以免发生残余脓肿。

二、膈下脓肿切开引流术

（一）膈下间隙应用解剖

膈下间隙是横膈膜之下,横结肠及其系膜之上脏层腹膜和壁层腹膜之间的间隙。膈下间隙又被各种韧带和脏器分为许多小的间隙,首先被肝脏分为肝上和肝下间隙;肝镰状和冠状韧带又将肝上间隙分为右肝上前间隙、右肝上后间隙和左肝上间隙;肝镰状韧带又将肝下间隙分为右肝下间隙和左肝下间隙;肝胃韧带将左肝下间隙分为左肝下前和左肝下后间隙。因此,膈下间隙共有7个,6个在腹膜腔内,1个在腹膜腔外;4个在肝上,3个在肝下(图4—49,表4—3)。

表4—3　膈下脓肿的分布

分区			病例
腹膜内	肝上	右区	14
		左区	5
	肝下	右区	10
		左前区	1
		左后区	1
腹膜外区			1

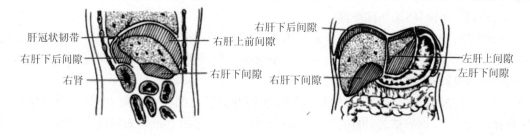

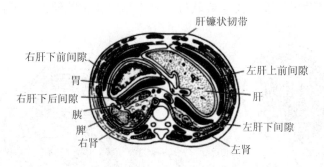

图4—49　膈下间隙(自上向下观)

(1)矢状面;(2)冠状面;(3)横切面

　　膈下间隙发生感染后可演变为脓肿,即为膈下脓肿。膈下脓肿多见于右肝上后间隙和右肝上前间隙。各个间隙的脓肿手术切开引流途径不同,但原则是尽量勿污染腹腔,引流要通畅。常使用的引流途径有:经前侧腹膜外、经腹腔、经后侧腹膜外和经胸腔等(图4—50)。近年来对表浅的膈下脓肿也可行置管闭式引流方法。

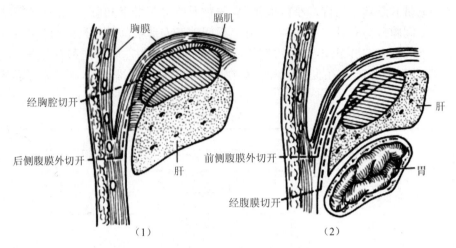

图 4-50 膈下脓神切开引流途径

(二)经前侧腹膜外引流

1.适应证 此术式适用右肝上前、右肝下、左肝下前间隙的脓肿。

2.手术步骤

(1)体位:平卧,将季肋部垫高。

(2)切口:根据脓肿左右位置,分别采用左、右肋缘下 2cm 左右的斜切口,逐层切开皮肤、皮下结缔组织、腹直肌前鞘、腹直肌、腹横肌及腹横筋膜;靠腹外侧的脓肿则仅切开腹外斜肌、腹内斜肌、腹横肌和腹横筋膜,显露出腹膜。

(3)切开脓肿依据脓肿部位,使用示指在腹膜和膈肌之间向上分离,当触及脓肿壁时,用穿刺针试验穿刺,抽得脓液,再用尖刃刀切开脓肿。此时可用示指伸入向各方探查,了解脓腔大小和深度,分开纤维隔。

(4)引流:于脓腔底部放置烟卷引流条或软硅橡管引出。如脓腔较大时可再放置一细硅塑管,留置作冲洗用(图 4-51)。

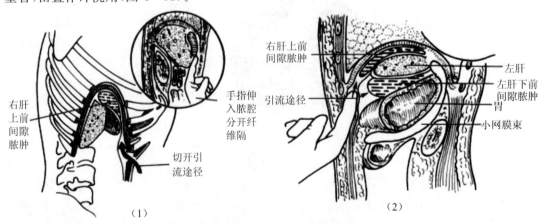

图 4-51 经前侧腹膜外引流

(1)右肝上前间隙引流途径;(2)左肝上间隙,左肝下前间隙引流途径

3.术后处理

(1)全身使用抗生素治疗:加强营养支持,鼓励早期活动,多做深呼吸,使膈肌恢复功能,

并促使脓液排出。必要时通过细硅塑管使用含抗生素的冲洗盐水冲洗脓腔。

（2）术后及时更换敷料：根据引流脓液情况逐渐拔出引流条和引流管，必要时可行脓腔碘液造影，当脓腔缩至 5cm 直径以下时拔出。

（三）经腹腔切开引流术

1.适应证

（1）体位：仰卧位。

（2）切口：根据脓肿部位选择切口，但一般使用肋缘下斜切口即可，需剖腹探查者可行上腹部直切口。

（3）探查：剖开腹壁后，检查腹壁层与脓肿有无粘连，如有粘连，可在粘连处行切开引流；如尚未形成粘连，则先切开腹膜，检查脓肿周围组织，先行试验性穿刺确定脓肿位置，在切开脓肿前，可将腹膜与脓肿壁相互缝合；如无法缝合，可用纱布垫将脓肿周边垫好，防止脓液在切开后外溢污染。

（4）切开引流：切开脓肿壁，用吸引器吸尽脓液，再用示指伸入脓腔，探查其深度和大小以及与周围脏器的关系，并分开腔内纤维隔，再放置烟卷或软硅橡管引流。切口小的可不再缝合，大的可缝合切口上部分，下部留引流口引流。

2.术后处理　同经前侧腹膜外切开引流术。

（四）经后侧腹膜外切开引流术

1.适应证　右肝上后间隙、右肝下间隙和腹膜外间隙脓肿的引流方法是经右后侧腹膜外切开引流术；左肝下后间隙脓肿则采用经左后侧腹膜外切开引流术。

2.手术步骤

（1）体位：左侧卧位，患侧在上方，并稍向前斜 15°左右，沙袋垫腰部。

（2）切口：和显露从胸 12 腰 1 椎体棘突平面向腋后线作一斜行切口，切开皮肤后，向下切开皮下组织，牵开背阔肌和下后锯肌，切除部位 12 肋骨，此时注意勿损伤肋骨上缘和内面的胸膜，防止发生气胸。切除肋骨后，在平腰 1 椎棘突平面切开第 12 肋骨内面的骨膜，缝扎肋间血管，显露骨膜深层的膈肌。将膈肌在脊椎的附着部切开；即可见到肾周围囊（Gerota 囊）的上区，将脂肪钝性分离后，显出肾包膜的后壁。

（3）切开引流：先用示指探查脓肿的确切部位，此时如查脓肿偏上方，用手背将腹膜从膈面剥下，向上分离；如位于肝下肾前方，则可在肾上极之前方向下分离。试验穿刺抽得脓液，即可顺穿刺针切开脓肿壁，抽出脓液。用止血钳分离脓腔，用示指伸入脓腔分开纤维隔，了解脓腔大小，再放置烟卷或软硅橡管引流。视情况缝或不缝合切口。

（五）经胸腔切开引流术

1.适应证　仅在右肝上前间隙的高位脓肿或腹膜外间隙脓肿时使用。

2.手术步骤

（1）体位：同经后侧腹膜外切开引流术。

（2）切口：沿第 8、9 或第 10 肋骨在腋中线作一与肋骨平行的切口，长 8～9cm，切除一段肋骨，显露出下方的胸膜，注意勿伤及肋间血管。

（3）分期引流：此术可分为一期或二期手术，主要依据胸膜与膈肌有无粘连而定。一期手术是针对已有粘连者，可直接在粘连部位试验穿刺，获得脓液后，沿穿刺针一期切开相互粘连的胸膜与膈肌引流脓腔。

二期手术是针对尚未形成粘连的脓肿,从原切口剖入后,用碘酒棉球涂擦胸膜,再用干纱布堵塞切口,促进肋膈角产生粘连,待 4~5d 后再行二期手术,手术时通过粘连的胸膜与膈肌,试验穿刺抽得脓液后,沿穿刺针切开脓肿壁,吸出脓液,同样以示指探查脓腔,放置引流(图 4-52)。

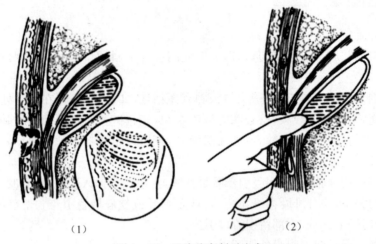

图 4-52 经胸腔穿刺引流术
(1)干纱布堵塞促使胸膜发生粘连;(2)切开脓腔,用手指分开纤维隔

3.术后处理 同经后侧腹膜外切开引流术。

三、其他腹腔脓肿切开引流术

其他的腹腔内脓肿有双侧髂窝、肠间隙和肠管与腹壁间的脓肿等。

（一）适应证

如出现其他腹腔内脓肿,经支持治疗病情不好转、局部炎症范围有扩大趋势者,应作切开引流术。

（二）手术步骤

1.脓肿定位 手术成败的一个关键是准确的定位,可采用超声、CT、MRI 等检查方位,对腹腔内脓肿准确定位,再选用切开入路。

2.体位 仰卧位。

3.切口 切口选择局部炎症反应最明显处,或有炎症包块处的腹部切口。切开皮肤、皮下组织、分离肌层。当剖入腹腔时,注意此时肠管可能与腹膜已发生粘连,特别注意加以保护勿损伤,以免发生肠瘘等并发症。

4.引流 切开腹膜后,在炎性包块周围用纱布堵塞保护。然后用手指钝性分离进入脓腔,并分开纤维隔,勿用锐器分离避免误伤肠管。吸尽脓液后,放置烟卷引流,大的伤口部分缝合;引流周围置凡士林纱布保护之(图 4-53)。

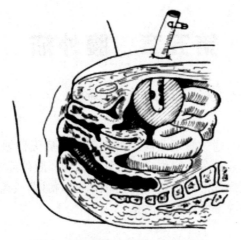

图4—53 腹腔内脓肿切开引流术

（三）术后处理

同其他切开引流术。

四、腹腔脓肿置管闭式引流术

随着抗感染措施的完善和全身使用各种有效抗生素情况,对一部分表浅的腹腔内脓肿,在准确定位后,可行套管针穿刺后置入引流硅橡管加以闭式引流。对较大的脓肿可同时置入细硅橡管,在引流后对脓肿行冲洗或灌洗术,也能取得与开放引流术同样的效果,且可减轻患者痛苦。

（金涛）

第五章　腹外疝

第一节　概述

腹部某部位的器官组织,通过腹壁或腹内的先天性或后天性缺损或薄弱处,进入到另一部位,统称为腹部疝。腹部疝可分为腹内疝和腹外疝两种。腹外疝是指腹腔内器官或组织经腹壁缺损处向体表突出,在局部形成肿块;腹内疝则是腹内脏器或组织进入腹内间隙而形成。腹外疝远比腹内疝多见,是腹部常见疾病之一。

一、病因

腹外疝的发病主要有两个方面的因素。

(一)腹壁薄弱和缺损

有先天性和后天性两种。

1. 先天性缺损　即在胚胎发育过程中的缺损。常见于胚胎期某些组织穿出腹膜的部位,如精索或子宫圆韧带穿出腹股沟管,股动、静脉穿出股管等处。

2. 后天性缺损　如腹部手术或外伤,特别是经过长期引流的切口,可造成局部腹壁薄弱。老年、久病的患者有腹壁肌肉萎缩也可成为腹外疝的诱因。

(二)腹内压增高

如长期的咳嗽、排便或排尿困难、腹水、腹腔内肿瘤等,均可促使腹外疝发生或加重。

二、病理解剖

典型的腹外疝由疝环、疝囊、疝内容物和疝外被盖 4 个部分组成。

(一)疝环

疝环是疝突出腹壁的缺口处,如腹股沟管内环、股管内口、脐等。临床常以疝环所在处来命名疝,如腹股沟疝、股疝、脐疝等。

(二)疝囊

疝囊是腹膜壁层从疝环向外突出形成的囊袋,可分为疝囊颈、疝囊体和疝囊底 3 部分。疝囊颈为疝囊与壁层腹膜移行部分,常比较狭窄。疝囊体为疝囊的膨大部分。疝囊底为疝囊的最低部分。

(三)疝内容物

疝内容物是突入疝囊内的器官或组织。常见为小肠和大网膜,其他如盲肠、结肠、阑尾和膀胱等。

(四)疝外被盖

疝外被盖是指被盖在疝囊上的除腹膜以外的腹壁各层组织,常为筋膜、皮下脂肪和皮肤。

三、临床类型

根据临床表现可将腹外疝分为 4 种类型。

（一）易复性疝

疝内容物容易还纳入腹腔者称为易复性疝。当患者站立、运动、咳嗽或腹内压增高时,疝内容物进入疝囊;平卧或用手推送疝内容物时,疝内容物可还纳到腹腔。

（二）难复性疝

病程较长,疝内容物反复突出与疝囊壁发生粘连,使疝内容物不能完全回入腹腔。这种疝的内容物多数是大网膜。此外,有的腹股沟疝,其疝环大,一部分疝内容物未完全被腹膜包裹,如盲肠、乙状结肠等,这种疝称为滑动性疝(图 5-1),也属于难复性疝。

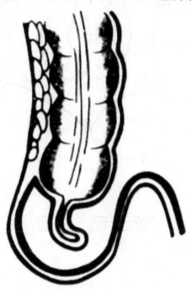

图 5-1　滑动性疝(盲肠构成疝囊的一部分)

（三）嵌顿性疝

当腹内压突然增高时,有较多的疝内容物通过疝囊颈进入疝囊。此时疝环和疝囊颈因腹肌收缩而紧缩,疝内容物被卡勒而不能还纳回腹腔,称嵌顿性疝。

（四）绞窄性疝

嵌顿性疝的内容物发生血行障碍,称绞窄性疝。

嵌顿性疝和绞窄性疝是同一病理过程的两个不同阶段,临床上不易截然区分。如疝内容物为肠管,嵌顿后肠壁及其系膜在疝环处被卡勒。先使肠壁静脉受阻,出现肠壁淤血和水肿,肠壁及其系膜增厚,颜色由正常的淡红色逐渐转为深红,囊内可有淡黄色渗液积聚。此时如能及时解除嵌顿,上述病变可恢复正常。如嵌顿不能及时解除,肠壁及其系膜受压情况继续加重,最后使动脉血流减少以至完全阻断,动脉搏动完全消失,肠壁逐渐变黑坏死,疝囊内渗液为紫红色血水。

嵌顿性疝的内容物仅为部分肠壁,系膜侧肠壁及其系膜并未进入疝囊,肠腔并未完全梗阻,这种疝称肠管壁疝或瑞契特(Richter)疝。若嵌顿性疝的疝内容物为 2 个以上的肠襻,形成"W"形者,称为逆行性嵌顿疝(图 5-2)。这种疝发生绞窄时,不仅疝囊内的肠襻可以坏死,位于腹腔内的肠襻亦可以坏死,有时甚至疝囊内的肠襻尚存活而腹腔内的肠襻已坏死,故手术时必须检查腹腔内的肠襻。

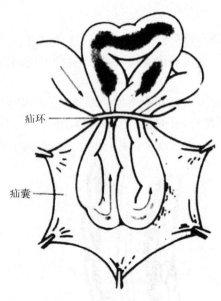

图 5-2　逆行性嵌顿疝

（王继军）

第二节　脐疝

一、婴儿脐疝

婴儿脐疝属先天性。脐部发育不全,脐环没有完全闭锁;或脐部的瘢痕组织薄弱,不够坚固。当腹压骤然增加时,内脏可从脐部突出而形成脐疝。婴儿腹压增加的主要原因有经常啼哭、包茎、咳嗽或便秘等。

（一）诊断

1.脐疝大多位于脐的上方,因为脐静脉位于脐部上缘,该处更趋薄弱。

2.一般直径约为 1~2cm,疝的内容物多是大网膜、小肠;被盖仅为瘢痕组织、皮下组织和皮肤。

3.婴儿脐疝多属易复性疝,嵌顿少见。

4.当啼哭、站立和用劲时,疝块增大、紧张,无其他症状。往往在洗澡、换衣服或无意中发现。

（二）治疗

1.在 2 周岁前,除非嵌顿,可以等待,或采取贴胶布疗法,因脐疝尚有迟至 1~2 岁时自行关闭的可能。

2.已经满 2 周岁,脐疝环直径超过 1.5cm 者宜用手术治疗。

二、成人脐疝

（一）诊断

1.多发生于中年肥胖的经产妇女。

2. 常见的诱因是妊娠、大网膜脂肪过多、慢性咳嗽、肝硬化腹水等。

3. 主要症状有脐部看到半球形疝块,内容可回纳,也有咳嗽冲击感。常伴有消化不良、腹部不适和隐痛。巨大的脐疝可呈悬垂状。

4. 疝内容物初期多为大网膜,随后还有小肠、结肠等,常因与疝囊壁发生广泛粘连,形成多房性间隙。

5. 成人脐疝较易嵌顿和发生绞窄,因其脐环一般较小,周围瘢痕组织较坚韧。

(二)治疗

手术治疗。嵌顿时,应做紧急手术。

(王继军)

第三节　股疝

一、概述

腹腔或盆腔内脏器经由股环进入股管或通过股管向股部卵圆窝突出的为股疝。老年妇女尤其多次妊娠和分娩后多见。由于股管较窄和股环周围缺乏弹性韧带,疝内容物突出后易被嵌顿和绞窄。确诊后应及早手术。

二、临床表现

1. 腹股沟韧带下卵圆窝处出现一半球形肿块。老年妇女多见。肥胖患者易被忽视。
2. 肿块突出后局部有胀痛下坠感。
3. 肿块嵌顿后有恶心、呕吐和腹痛等消化道症状。
4. 有一部分嵌顿股疝的病变为肠壁疝。此组患者的局部肿块较小,无典型肠梗阻表现,但多合并腹泻。有时由于被嵌顿的肠壁局部坏死并向皮肤破溃,可在局部流出恶臭液体或粪性液体。

三、诊断要点

1. 腹股沟韧带下卵圆窝处出现一半球形肿块应高度怀疑,尤其老年经产妇。应详细追问病史和有否消化道症状。
2. 腹部 X 线检查确定有否肠梗阻的影像特征。
3. 局部 B 超检查有助于确定是否在肿块处有肠管征象。
4. 需要与腹股沟淋巴结肿大、大隐静脉曲张、腹股沟斜疝和局部脂肪瘤做鉴别诊断。

四、治疗方案及原则

1. 一旦诊断为股疝,应积极手术治疗。对于已嵌顿或绞窄的股疝,除积极准备急症手术外要注意全身情况的处理,如高血糖、心功能不全和水、电解质紊乱等。
2. 做腹股沟上切口时常用斜疝修补切口,按解剖层次在腹横筋膜下寻得进入股管的疝囊。如返纳困难则切开疝囊确认疝内容物无血运障碍,并返纳内容物后关闭疝囊。按规程介绍的方法修补。

3. 腹股沟下切口常用股部纵形切口，经卵圆窝处理疝囊，疝囊颈要尽量高位缝合结扎，处理多余疝囊后，缝合腹股沟韧带、阔筋膜镰状缘和耻骨肌筋膜，结扎线结扎时注意勿使股静脉受压。

4. 用人工合成材料修补股疝，仅适用于无嵌顿和无绞窄的股疝。无论腹股沟上或下切口处理疝囊后置网塞于股管内，网塞内瓣宜大部分切除，勿把网塞固定于股静脉，避免使股静脉受压。不再置入另一平片。

（王继军）

第四节　腹股沟疝

腹股沟疝可分为腹股沟斜疝和直疝。斜疝疝囊从腹壁下动脉外侧的腹股沟管内环突出，向前下斜行进入腹股沟管，穿过外环而进入阴囊。直疝疝囊从腹壁下动脉内侧的直疝三角区直接由后向前突出，不经内环，不进入阴囊。腹股沟疝在各类腹外疝中约占90%，其中斜疝约占腹股沟疝的95%，男性多于女性；右侧多于左侧。

一、病因

（一）腹股沟斜疝

有先天性和后天性两种。

1. 先天性腹股沟斜疝　由于胚胎期睾丸下降过程中，将腹膜向前推移，形成腹膜鞘突，随着其后的睾丸一并降入阴囊。正常情况下，婴儿出生不久，鞘突自行萎缩闭锁，如鞘突不闭或闭锁不全，则鞘突与腹腔相通。在小儿啼哭等腹内压增高作用下，腹腔内脏器即可进入其中形成先天性斜疝（图5－3）。因右侧睾丸下降较迟，鞘突闭锁较晚，故右侧斜疝较左侧多见。

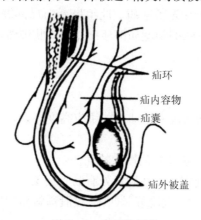

图5－3　先天性斜疝

2. 后天性腹股沟斜疝　发生原因为内环处缺陷和腹内斜肌及腹横肌薄弱，当腹内压增高时不能发挥保护作用，内环处的腹膜向外突出形成疝囊（图5－4），腹内脏器或组织等随之由薄弱处突出。

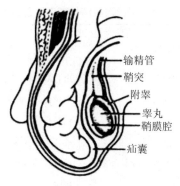

图 5-4　后天性斜疝

（二）腹股沟直疝

老年人腹壁肌肉多较薄弱。若有长期咳嗽、排尿困难或慢性便秘等，使腹内压增高，就可能迫使腹内脏器由直疝三角向外突出，形成直疝。

二、临床表现

（一）腹股沟斜疝

1. 易复性斜疝　　当腹内压增高时，于腹股沟区可出现肿块，可日渐增大，并经腹股沟管进入阴囊或大阴唇。肿块呈梨形，平卧或用手将肿块向腹腔内推送，即可向腹腔内还纳而消失。回纳后用手指通过阴囊皮肤伸入外环，可感到外环松弛扩大，患者咳嗽，指尖有冲击感。用手指经腹壁皮肤紧压内环口，让患者站立并咳嗽，肿块不再出现；将手指松开，则肿块又可出现。疝内容物如为肠袢，则肿块表面光滑、柔软，叩诊呈鼓音，听诊有肠鸣音，回纳肠袢入腹腔时可听到咕噜声；若为大网膜，则肿块叩诊呈浊音，回纳较慢。作阴囊透光试验，疝块一般不透光。局部除坠胀感外一般无症状。

2. 难复性疝　　难复性疝局部坠胀感稍重外，尚有疝块不能完全还纳。

3. 嵌顿性斜疝　　嵌顿性斜疝常发生在腹内压骤然增高时。表现疝块突然增大，伴有明显胀痛。平卧或用手推送不能使肿块回纳。肿块紧张发硬，有明显触痛。嵌顿内容物如为大网膜，局部疼痛常较轻微；如为肠袢，不但有腹绞痛，还可伴有恶心、呕吐、停止排气排便、腹胀等机械性肠梗阻征象。如不及时处理，将发展成绞窄性疝。

4. 绞窄性疝　　绞窄性疝临床症状多较严重。若绞窄时间较长者，由于疝内容物发生坏死感染，侵及周围组织，引起急性炎症。患者可有脓毒血症的全身表现，加之有肠梗阻等，则病情更为严重。

（二）腹股沟直疝

腹股沟直疝多见于年老体弱者。当患者站立或腹内压增高时，腹股沟内侧、耻骨结节外上方，出现一半球形肿块，不伴疼痛和其他症状。疝块容易还纳，极少发生嵌顿。还纳后指压内环，不能阻止疝块出现。疝内容物不降入阴囊。有时膀胱可进入疝囊，构成疝囊的一部分，成为滑动性直疝。

三、鉴别诊断

（一）腹股沟斜疝与直疝的鉴别

见表 5-1。

表 5-1　腹股沟斜疝与直疝的鉴别要点

	斜疝	直疝
发病年龄	多见于儿童及青壮年	多见于老年
突出途径	经腹股沟管突出,可进阴囊	由直疝三角突出,不进阴囊
疝块外形	椭圆或梨形,上部呈蒂柄状	半球形,基底较宽
指压内环试验	疝块不再出现	疝块仍可突出
外环指诊	外环扩大,咳嗽时有冲击感	外环大小正常,无咳嗽冲击感
术中所见	精索在疝囊后方,疝囊颈在腹下动脉外侧	精索在疝囊前外方,疝囊颈在腹壁下动脉
嵌顿机会	较多	极少

(二)应与腹股沟疝鉴别的其他疾病

1.睾丸鞘膜积液　肿物完全在阴囊内,可清楚摸到上界无蒂,有囊性感,透光试验阳性,触不到睾丸,肿物出现后不能还纳。

2.交通性鞘膜积液　交通性鞘膜积液见于小儿,常在起床后数小时才缓慢出现并增大,平卧或挤压肿块,因积液被挤入腹腔,其体积可逐渐缩小。阴囊肿大时触不清睾丸,透光试验阳性。

3.精索鞘膜积液　腹股沟部精索位置有肿物,与体位变动无关,牵拉同侧睾丸时肿物随之移动,透光试验阳性。

4.隐睾　睾丸下降不全可在腹股沟区形成肿块,边界清楚。阴囊内无睾丸,压迫肿物出现特有胀痛感。

四、治疗

腹股沟疝随着疝块逐渐增大,将加重腹壁缺损而影响劳动力。斜疝可因发生嵌顿或绞窄而威胁患者生命。因此一般均应尽早手术修补。

(一)非手术疗法

婴儿腹肌可随躯体生长逐渐强壮,疝有自愈的可能。故半岁以下婴儿可暂不手术。可用棉线束带或绷带压住腹股沟管内环(图 5-5)。

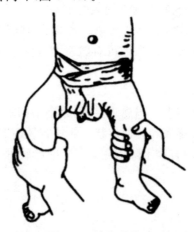

图 5-5　棉线束带法

如应用 6 个月后疝仍脱出,愈合无望则停用。年老体弱或伴有引起腹内压增高等疾病不能手术者,可用特制的疝带。白天在回纳疝内容物后,带上医用疝带。但长期使用疝带可使疝囊因摩擦而肥厚,还可使疝内容物和疝囊发生粘连,形成难复性疝,甚至发生嵌顿。嵌顿一旦发生应行手术治疗,但在下列情况可试行手法复位:①嵌顿时间在 3～4h 内,局部无腹膜刺激征者。②年老体弱或伴有引起腹内压增高疾病而估计肠袢未绞窄坏死者。复位方法是患者取头低足高位,注射止痛镇静剂,使腹肌松弛。然后托起阴囊,持续缓慢地将疝块推向腹腔,同时用左手按摩外环和内环,以协助疝内容物回纳。手法复位后,应严密观察腹部情况24h。如出现腹膜炎或肠梗阻的表现,应立即手术治疗。手法复位成功患者应择期手术修补,以防复发。

(二)手术疗法

患者如有慢性咳嗽、排尿困难、便秘、腹水、妊娠等腹内压增高情况,术前应先处理,否则术后易复发。手术方法有疝囊高位结扎术、疝修补术和疝成形术等。

1. 疝囊高位结扎术 疝囊高位结扎术指在内环水平,高位结扎切断疝囊颈部,然后切去疝囊,或不切疝囊任其粘连闭合。适用于:①婴幼儿患者,因其腹肌尚在发育中,可逐渐强壮而使腹壁加强。②作为疝修补术或成形术的基本内容之一。③绞窄性疝因肠坏死且局部有感染者,通常仅行单纯疝囊高位结扎加局部引流,待炎症消退后再择期手术。

2. 疝修补术 在疝囊高位结扎基础上,利用邻近健康组织行内环和腹股沟管的修补。内环修补的方法是把内环处腹横筋膜缝合数针或作"8"字缝合,使内环仅容一指尖通过为度。腹股沟管壁的修补是疝修补术的主要内容,其方法很多,通常有精索原位修补法和精索移位修补法两类。

(1)精索原位修补法:即精索留置原位不游离,手术是加强腹股沟管前壁,临床常用 Ferguson 法。是在精索前方将腹内斜肌下缘和联合腱缝在腹股沟韧带上,以消灭腹内斜肌弓状下缘与腹股沟韧带之间的空隙。适用于腹横筋膜无显著缺损、腹股沟管后壁尚健全的斜疝和一般直疝。

(2)精索移位修补法:即游离精索并向前移,手术是加强腹股沟管后壁,常用方法有四种:①Bassini 法:把游离精索提起,在其后方把腹内斜肌下缘和联合腱缝在腹股沟韧带上,置精索于腹内斜肌与腹外斜肌腱膜之间。②Halsted 法:与 Bassini 法类似,同时把腹外斜肌腱膜也缝在精索后方,从而把精索移至腹壁皮下层内。③McVay 法:是在移位的精索后方,把腹内斜肌下缘和联合腱缝在耻骨梳韧带上。④Shouldice 法:亦称多层加强疝修补术或加拿大疝修补术,方法是游离精索后,切断提睾肌,切开腹横筋膜为上、下两瓣,将下瓣连续缝合于腹直肌外侧缘的深面,再将上瓣连续缝合于腹股沟韧带返折部,最后,在耻骨结节处与第一层的缝线会合打结。再从内环开始,将联合腱缝于腹股沟韧带的深部,至内侧端返转,再将联合腱缝于腹股沟韧带上,腹外斜肌腱膜在精索前缝合,重建外环。

此外,尚有腹腔镜行易复性腹股沟斜疝修补术。

3. 疝成形术 疝成形术手术步骤按 Bassini 法进行。利用同侧腹直肌前鞘瓣向外下翻转,将其在精索后方与腹股沟韧带缝合,或用自体游离阔筋膜、聚丙烯网片、金属丝网等移植到腹股沟管后壁,以加强薄弱部分。适用于复发的巨大斜疝或直疝而腹股沟管后壁严重缺损难以修补的患者。

4. 无张力疝修补术 无张力疝修补术是在分离出疝囊后,还纳疝内容物,将疝囊内翻入腹腔,无须疝囊颈高位结扎,然后用合成纤维网片制成一个圆柱形花瓣状的充填物,缝合固定在疝的内环处,以填充内环的缺损,再用一个合成纤维网片缝于腹股沟管后壁,以替代传统的加强后壁的修补法。

5.嵌顿性疝和绞窄性疝的手术处理原则　应紧急手术,以防止疝内容物坏死并解除并发的肠梗阻。如有水和电解质紊乱,术前应迅速予以纠正。术中应注意:①切开疝囊前应保护切口,以防疝囊内渗液污染切口。②详细检查疝内容物,有无逆行性嵌顿的肠管坏死。③正确判断疝内容物生命力,解除嵌顿后,凡肠管呈紫黑色、失去光泽和弹性、刺激后无蠕动和相应肠系膜无动脉搏动者,即属已坏死。如不能肯定是否坏死,可在肠系膜根部注射 0.2%普鲁卡因 80mL,再用等渗温热盐水纱布覆盖热敷 30min;或将肠管暂送回腹腔,10min 后再行观察,如肠管转为红色、肠蠕动和肠系膜内动脉搏动恢复,则证明病变肠管尚具生命力,可回纳腹腔。如疝内容物为大网膜,可作切除。凡施行肠切除吻合术的患者,一般只做单纯的疝囊高位结扎,待感染控制后再择期做疝修补术。

疝手术后,均应使用阴囊托带或"T"形绷带抬高阴囊。切口加沙袋压迫24h,以防渗血。术后卧床 3~5d,此外亦应预防局部感染。渗血和感染均可造成修复失败,复发性疝处理十分困难。应防治便秘、咳嗽等,3 个月内不宜参加体力劳动。

(王继军)

第五节　腹部切口疝

腹部切口疝系指发生于腹部手术切口的疝,临床上相当多见,占腹外疝的第 3 位。

一、发病机制

(一)解剖基础

腹部纵切口除腹直肌外,切断了所有横行走向的腹壁各层肌肉、筋膜、腹膜、鞘膜组织纤维;在缝合后,又容易受到肌肉的横向牵引力而易发生裂开。即使是腹直肌,也因切断肋间神经而有损它的强度。为此,应尽量少用腹直肌旁切口,代之以横行切口、正中切口或旁正中切口。

(二)直接诱因

1.术中处理不当　例如术中缝合层次有误,对合不当,缝合不密,嵌入其他组织,或缝腹膜时留有缺口,麻醉效果不佳,强行拉拢创缘缝合引起组织撕裂。

2.术后处理不当　手术后留置引流物过久合并切口发生感染。据统计,切口一期愈合,切口疝发生率少于 1%,一旦感染,发生率增至 10%左右。

3.手术后腹内压力升高　如手术后肠麻痹引起的腹胀、频繁呕吐,以及原有的老年慢性支气管炎和术后并发肺炎所致的剧烈咳嗽,均可使缝线撕脱或组织撕裂。

二、诊断

1.腹部切口疝一般多见于纵切口,多发生于手术后几个月内。

2.疝囊多不完整,疝环较大,不易发生嵌顿,内容多为大网膜和小肠,可与疝囊壁发生粘连,形成难复性疝。

3.症状及体征

(1)腹壁切口有肿块突出,在患者站立、行走、用力时更为明显,平卧时则消失。

（2）小的切口疝无其他症状，大的和巨型切口疝可引起腹部不适和牵拉感，并有消化不良、腹胀、腹部隐痛和慢性便秘等。

（3）切口瘢痕处可见肿块，柔软，大者直径可达 10～20cm，甚至更大。疝内容物回纳后，可清楚地摸到疝环边缘。有时疝内容物为小肠，可见蠕动波及听到肠鸣音。

三、治疗

治疗主要是手术治疗，仅在年老体弱不能忍受手术，或有顽固性剧咳不能控制者可使用弹性绷带包扎。手术疗法有两种：单纯修补和成形术。

（王继军）

第六章　胃十二指肠疾病

第一节　先天性肥厚性幽门狭窄

肥厚性幽门狭窄是常见疾病，占消化道畸形的第三位。早在 1888 年丹麦医师 Hirchsprung 首先描述本病的病理特点和临床表现，但未找到有效治疗方法。1912 年 Ramstedt 在前人研究基础上创用幽门肌切开术，从而使死亡率明显降低，成为标准术式推行至今。目前手术死亡率已降至 1% 以下。

依据地理、时令和种族，有不同的发病率。欧美国家较高，在美国每 400 个活产儿中 1 例患此病，非洲、亚洲地区发病率相对较低，我国发病率为 1/3000。男性居多，占 90%，男女之比约 4~5：1。多为足月产正常婴儿，未成熟儿较少见；第一多见胎，占总病例数的 40%~60%。有家族聚集倾向，母亲患病，则子女患病可能性增加 3 倍。

一、病理解剖

主要病理改变是幽门肌层显著增厚和水肿，尤以环肌为著，纤维肥厚但数量没有增加。幽门部呈橄榄形，质硬有弹性。当肌肉痉挛时则更为坚硬。一般测量长 2~2.5cm，直径 0.5~1cm，肌层厚 0.4~0.6cm，在年长儿肿块还要大些。但肿块大小与症状严重程度和病程长短无关。肿块表面覆有腹膜且甚光滑，由于血供受压力影响，色泽显得苍白。肥厚的肌层挤压黏膜呈纵形皱襞，使管腔狭小，加上黏膜水肿，以后出现炎症，使管腔更显细小，在尸解标本上幽门仅能通过 1mm 的探针。细窄的幽门管向胃窦部移行时腔隙呈锥形逐渐变宽，肥厚的肌层逐渐变薄，两者之间无精确的分界。但在十二指肠侧则界限明显，胃壁肌层与十二指肠肌层不相连续，肥厚的幽门肿块类似子宫颈样突入十二指肠。组织学检查见肌层肥厚，肌纤维排列紊乱，黏膜水肿、充血。由于幽门梗阻，近端胃扩张，胃壁增厚，黏膜皱襞增多且水肿，并因胃内容物滞留，常导致黏膜炎症和糜烂，甚至有溃疡。

肥厚性幽门狭窄病例合并先天畸形相当少见，约 7% 左右。食管裂孔疝、胃食管反流和腹股沟疝是最常见的畸形，但未见有大量的病例报道。

二、病因

对幽门狭窄的病因和发病机制至今尚无定论，多年来进行大量研究，主要有以下几种观点：

（一）遗传因素

在病因学上起着很重要的作用。发病有明显的家族性，甚至一家中母亲和 7 个儿子同病，且在单卵双胎比双卵双胎多见。双亲中有一人患此病，子女发病率可高达 6.9%。若母亲患病，其子发病率为 19%，其女为 7%；如父亲患病，则分别为 5.5% 和 2.4%。经过研究指出幽门狭窄的遗传机制是多基因性，既非隐性遗传亦非伴性遗传，而是由一个显性基因和一个性修饰多因子构成的定向遗传基因。这种遗传倾向受一定的环境因素而起作用，如社会阶层、饮食种类、各种季节等。发病以春秋季为高，但其相关因素不明。常见于高体重的男婴，但与胎龄的长短无关。

（二）神经功能

从事幽门肠肌层神经丛研究的学者发现，神经节细胞直至生后 2～4 周才发育成熟。因此，许多学者认为神经节细胞发育不良是引起幽门肌肉肥厚的机制，否定了过去幽门神经节细胞变性导致病变的学说。但也有持不同意见者，其观察到幽门狭窄的神经节细胞数目减少不明显，但有神经节细胞分离、空化等改变，这些改变可能造成幽门肌肥厚。如神经节细胞发育不良是原因，则早产儿发病应多于足月儿，然而临床以足月儿多见。近年研究认为肽能神经的结构改变和功能不全可能是主要病因之一，通过免疫荧光技术观察到环肌中含脑啡肽和血管活性肠肽神经纤维数量明显减少，应用放射免疫法测定组织中 P 物质含量减少，由此推测这些肽类神经的变化与发病有关。

（三）胃肠激素

幽门狭窄病儿术前血清促胃泌素升高曾被认为是发病原因之一，经反复实验，目前并不能推断是幽门狭窄的原因还是后果。近年研究发现血清和胃液中前列腺素（PGS）浓度增高，由此提示发病机制是幽门肌层局部激素浓度增高使肌肉处于持续紧张状态，而致发病。亦有人对血清胆囊收缩素进行研究，结果无异常变化。近年来研究认为一氧化氮合酶的减少也与其病因相关。幽门环肌中还原性辅酶Ⅱ（NADPHd）阳性纤维消失或减少，NO 合酶明显减少，致 NO 产生减少，使幽门括约肌失松弛，导致胃输出道梗阻。

（四）肌肉功能性肥厚

有学者通过细致观察，发现有些出生 7～10d 的婴儿将凝乳块强行通过狭窄幽门管的征象。由此认为这种机械性刺激可造成黏膜水肿增厚。另一方面也导致大脑皮质对内脏的功能失调，使幽门发生痉挛。两种因素促使幽门狭窄形成严重梗阻而出现症状。但亦有持否定意见，认为幽门痉挛首先应引起某些先期症状，如呕吐，而在某些呕吐发作很早进行手术的病例中却发现肿块已经形成，且肥厚的肌肉主要是环肌，这与痉挛引起幽门肌肉的功能性肥厚是不相符的。

（五）环境因素

发病率有明显的季节性高峰，以春秋季为主，在活检组织切片中发现神经节细胞周围有白细胞浸润。推测可能与病毒感染有关，但检测患儿及其母亲的血、粪和咽部均未能分离出柯萨奇病毒，检测血清抗体亦无变化，用柯萨奇病毒感染动物亦未见相关病理改变。

三、临床表现

症状出现于生后 3～6 周，亦有更早的，极少数发生在 4 个月之后。呕吐是主要症状，最初仅是回奶，接着为喷射性呕吐。开始时偶有呕吐，随着梗阻加重，几乎每次喂奶后都要呕吐。呕吐物为黏液或乳汁，在胃内滞留时间较长则吐出凝乳，不含胆汁。少数病例由于刺激性胃炎，呕吐物含有新鲜或变性的血液。有报道幽门狭窄病例在新生儿高胃酸期发生胃溃疡及大量呕血者，亦有报道发生十二指肠溃疡者。在呕吐之后婴儿仍有很强的觅食欲，如再喂奶仍能用力吸吮。未成熟儿的症状常不典型，喷射性呕吐并不显著。

随呕吐加剧，由于奶和水摄入不足，体重起初不增，继之迅速下降，尿量明显减少，数日排便 1 次，量少且质硬，偶有排出棕绿色便，被称为饥饿性粪便。由于营养不良、脱水，婴儿明显消瘦，皮肤松弛有皱纹，皮下脂肪减少，精神抑郁呈苦恼面容。发病初期呕吐丧失大量胃酸，可引起碱中毒,呼吸变浅而慢,并可有喉痉挛及手足抽搐等症状,以后脱水严重,肾功能低下,酸性代谢产物滞留体内,部分碱性物质被中和,故很少有严重碱中毒者。如今,因就诊及时,严重营养不良的晚期病例已难以见到。

幽门狭窄伴有黄疸,发生率约2%。多数以非结合胆红素升高为主。一旦外科手术解除幽门梗阻后,黄疸就很快消退。因此,这种黄疸最初被认为是幽门肿块压迫肝外胆管引起,现代研究认为是肝酶不足的关系。高位胃肠梗阻伴黄疸婴儿的肝葡萄糖醛酸转移酶活性降低,但其不足的确切原因尚不明确。有人认为酶的抑制与碱中毒有关,但失水和碱中毒在幽门梗阻伴黄疸的病例中并不很严重。热能供给不足亦是一种可能原因,与Gilbert综合征的黄疸病例相似,在供给足够热量后患儿胆红素能很快降至正常水平。一般术后5~7d黄疸自然消退,不需要特殊治疗。

腹部检查时将患儿置于舒适体位,腹部充分暴露,在明亮光线下,喂糖水时进行观察,可见胃型及蠕动波。检查者位于婴儿左侧,手法必须温柔,左手置于右肋缘下腹直肌外缘处,以示指和环指按压腹直肌,用中指指端轻轻向深部按摸,可触到橄榄形、光滑质硬的幽门肿块,1~2cm大小。在呕吐之后胃空瘪且腹肌暂时松弛时易于扪及。当腹肌不松弛或胃扩张明显时肿块可能扪不到,可先置胃管排空胃,再喂给糖水边吸吮边检查,要耐心反复检查,据经验多数病例均可扪到肿块。

实验室检查发现临床上有失水的婴儿,均有不同程度的低氯性碱中毒,血液PCO_2升高,pH值升高和低氯血症。必须认识到代谢性碱中毒时常伴有低钾现象,其机制尚不清楚。少量的钾随胃液丢失外,在碱中毒时钾离子向细胞内移动,引起细胞内高钾,而细胞外低钾,同时肾远曲小管上皮细胞排钾增多,从而造成血钾降低。

四、诊断

依据典型的临床表现,见到胃蠕动波、扪及幽门肿块和喷射性呕吐等三项主要征象,诊断即可确定。其中最可靠的诊断依据是触及幽门肿块。同时可进行超声检查或钡餐检查有助于明确诊断。

(一)超声检查

诊断标准包括反映幽门肿块的三项指标:幽门肌层厚度≥4mm,幽门管长度≥18mm,幽门管直径≥15mm。有人提出以狭窄指数(幽门厚度×2÷幽门管直径×100%)大于50%作为诊断标准。超声下可注意观察幽门管的开闭和食物通过情况。

(二)钡餐检查

诊断的主要依据是幽门管腔增长(>1cm)和管径狭窄(<0.2cm),"线样征"。另可见胃扩张,胃蠕动增强,幽门口关闭呈"鸟喙状",胃排空延迟等征象。有报道随访复查幽门环肌切开术后的病例,这种征象尚可持续数天,以后幽门管逐渐变短而宽,然而有部分病例不能恢复至正常状态。术前患儿钡餐检查后须经胃管洗出钡剂,用温盐水洗胃以免呕吐而发生吸入性肺炎。

五、鉴别诊断

婴儿呕吐有各种病因,应与下列各种疾病相鉴别,如喂养不当、全身性或局部性感染、肺炎和先天性心脏病、颅内压增加的中枢神经系统疾病、进展性肾脏疾病、感染性胃肠炎、各种肠梗阻、内分泌疾病以及胃食管反流和食管裂孔疝等。

六、外科治疗

采用幽门环肌切开术是最好的治疗方法,疗程短,效果好。术前必须经过 24～48h 的准备,纠正脱水和电解质紊乱,补充钾盐。营养不良者给静脉营养,改善全身情况。手术是在幽门前上方无血管区切开浆膜及部分肌层,切口远端不超过十二指肠端,以免切破黏膜,近端则应超过胃端以确保疗效,然后以钝器向深层划开肌层,暴露黏膜,撑开切口至 5mm 以上宽度,使黏膜自由膨出,局部压迫止血即可。目前采用脐环弧形切口和腹腔镜完成此项手术已被广泛接受和采纳。患儿术后进食在翌晨开始为妥,先进糖水,由少到多,24h 渐进奶,2～3d 加至足量。术后呕吐大多是饮食增加太快的结果,应减量后再逐渐增加。

长期随访报道患儿术后胃肠功能正常,溃疡病的发病率并不增加;而钡餐复查见成功的幽门肌切开术后有时显示狭窄幽门存在 7～10 年之久。

七、内科治疗

内科疗法包括细心喂养的饮食疗法,每隔 2～3h 1 次饮食,定时温盐水洗胃,每次进食前 15～30min 服用阿托品类解痉剂等三方面结合进行治疗。这种疗法需要长期护理,住院 2～3 个月,很易遭受感染,效果进展甚慢且不可靠。目前美国、日本有少数学者主张采用内科治疗,尤其对不能耐受手术的特殊患儿,保守治疗相对更安全。近年提倡硫酸阿托品静注疗法,部分病例有效。

(胡大维)

第二节　胃和十二指肠溃疡的外科治疗

一、胃溃疡和十二指肠溃疡的特点

(一)概述

1.定义　胃十二指肠溃疡是一种局限性圆形或椭圆形的局限性黏膜缺损,累及黏膜、黏膜下层和肌层,治愈后不留瘢痕。因溃疡的形成与胃酸—蛋白酶的消化作用有关,也称为消化性溃疡(peptic ulcer)。胃十二指肠是好发部位,近年来认为病因是多因素的,是全身疾病的局部表现。

2.流行病学　消化性溃疡是常见的消化系慢性疾病。据估计,一般人群中,约 5%～10% 的人在人生中某一时期曾患过胃或十二指肠溃疡。近 40 年来,欧美及亚洲等地区的消化性溃疡发病率、死亡率、住院率和外科手术率均有下降的趋势。然而溃疡并发症的患病率却相对稳定,甚至有上升的趋势。同时老年人消化性溃疡,尤其是老年妇女的消化性溃疡的死亡率和住院率都有增高的趋势。这可能同人口老龄化,非甾体类抗炎药的广泛应用有关。十二指肠溃疡(duodenal ulcers,DU)发病率明显高于胃溃疡(gastric ulcer,GU),但在一些西方国家这种差异有逐渐减小的倾向。十二指肠溃疡发病年龄多为 35～45 岁,胃溃疡年龄多为 50～60 岁,男性发病率高于女性。

3.好发部位　胃溃疡好发于胃小弯,尤其是胃角处,其中 90% 发生在胃窦部(属Ⅰ型胃溃

— 151 —

疡,约占胃溃疡的 57％）。溃疡的直径一般＜2.5cm,但直径＞2.5cm 的巨大溃疡并非少见。溃疡底部常超越黏膜下层,深达肌层甚至浆膜,溃疡下层可完全被肉芽组织及瘢痕组织所代替。

胃溃疡根据其部位和胃酸分泌量可分为四型：Ⅰ型最为常见,约占 50％～60％,低胃酸,溃疡位于胃小弯角切迹附近；Ⅱ型约占 20％,高胃酸,胃溃疡合并十二指肠溃疡；Ⅲ型约占 20％,高胃酸,溃疡位于幽门管或幽门前,与长期应用非甾体类抗炎药物有关；Ⅳ型约占 5％,低胃酸,溃疡位于胃上部 1/3,胃小弯高位接近贲门处,常为穿透性溃疡,易发生出血或穿孔,老年患者相对多见。

同胃溃疡相似,十二指肠溃疡约 95％发生于球部,直径一般＜1cm。球部以下者称为球后溃疡(约占 5％)。当球部前后壁或胃大、小弯侧同时有溃疡存在时,称对吻溃疡。胃和十二指肠均有溃疡者,称复合性溃疡(属Ⅱ型胃溃疡,约占胃溃疡的 22％)。发生于幽门管溃疡或近幽门 2cm 以内的胃溃疡属Ⅲ型胃溃疡,约占胃溃疡的 20％。距食管胃连接处 4cm 以内的胃溃疡属Ⅳ型胃溃疡,在 2cm 以内者则称为近贲门溃疡(juxtacardial ulcer)。

(二)病因及发病机制

自 20 世纪 80 年代以来对于消化性溃疡的认识有了新突破,消化性溃疡主要为幽门螺杆菌感染和与非甾体类抗炎药(NSAID)有关的两大类。按病因将消化性溃疡分为：幽门螺杆菌(helicobacter pylori,Hp)相关性溃疡,即 Hp 相关性溃疡;非甾体抗炎药引起的溃疡(non-steroidal anti-inflammatory drug,NSAID),即 NSAID 相关性溃疡;非 Hp、非 NSAID 相关性溃疡三类。

1.幽门螺杆菌感染　在 Warren 和 Marshall 于 1982 年发现幽门螺杆菌之前,外界的压力和不良的生活习惯被认为是导致消化性溃疡的主要原因。Schwartz 在 1910 年提出"消化性溃疡是一种自身消化的产物,是胃液的消化能力超过胃和十二指肠黏膜防御能力的结果。"即经典的"无酸则无溃疡"学说一直被视为消化性溃疡的理论基础。"一旦溃疡,终身溃疡"。20 世纪 80 年代中期,质子泵抑制剂(如奥美拉唑等)这一强力抑酸剂的出现增强了溃疡的治疗效果,溃疡的治愈已不困难,但溃疡愈合后复发率居高不下,即使采用药物长期治疗,一旦停药仍不可避免复发。

幽门螺杆菌的发现具有深刻的意义,慢性胃溃疡经常复发是因为导致胃部慢性炎症的细菌(幽门螺杆菌)依然存在。Warren 和 Marshall 发现,当致病细菌被清除,慢性胃溃疡类疾病是可以完全治愈的。基于他们的这一突破性发现,胃溃疡不再是一个慢性而且经常复发的顽症,"无幽门螺杆菌无溃疡复发"已成为学者们接受的事实。国外有资料指出：40 岁以下正常人群幽门螺杆菌检出率为 20％左右,而 60 岁以上人群幽门螺杆菌检出率为 50％左右。在感染幽门螺杆菌的患者中约 15％～20％一生中会发生溃疡。2007 年国内调查了 26 个省市的 2395 例 DU 患者中,Hp 阳性 1206 例(50.4％),阴性 461 例(19.2％),未接受 Hp 检测 728 例;1603 例 GU 患者中,Hp 阳性 833 例(52.0％),阴性 287 例(17.9％),未接受 Hp 检测 483 例,在本组病例中,DU 与 GU 患者的 Hp 感染率相仿。研究表明:幽门螺杆菌感染者发生消化性溃疡的危险性是未感染者的 20 倍。

幽门螺杆菌为革兰阴性杆菌,呈弧形或 S 形,胃黏膜是 Hp 细菌的自然定植部位。Hp 可分泌尿素酶、蛋白酶、磷脂酶及过氧化物酶等多种酶。尿素酶能分解尿素生成氨,除保护 Hp 在酸性环境中得以生存外,同时破坏胃黏膜、损伤组织细胞。蛋白酶与磷脂酶可降解胃黏液层的脂质结构及黏蛋白,损坏胃黏液层的屏障功能。过氧化物酶能抑制中性粒细胞的杀菌功能。Hp 菌株能够生成毒素相关蛋白(CagA)、刺激 IL－8 与 TNF 的分泌,引起严重的炎症反应。Hp 生成的细胞空泡毒素(VacA)可使细胞发生变性反应,导致细胞损伤。另外,目前一致认为 Hp 感染是已被证实的人类非贲门胃癌最常见的危险因素。Hp 感染是慢性胃炎的主要病因,可启动一系列致病事件,从而导致萎缩性胃炎、化生、异型增生,最终发生胃癌。

2. 胃酸分泌　大量临床试验和研究证明胃酸的病理性升高是溃疡发病的重要因素之一。尤其是十二指肠溃疡更加明显。胃液酸度过高,激活胃蛋白酶原,使十二指肠黏膜自身消化,可能是溃疡形成的重要原因。十二指肠溃疡患者的基础酸分泌(basal acid output,BAO)和最大胃酸分泌量(maximal acid output,MAO)均高于健康人。除与迷走神经的张力及兴奋性过度增高有关外,与壁细胞数量的增加有关。正常人胃底壁细胞总数约为 10 亿,而十二指肠溃疡患者胃底壁细胞数高达 19 亿,为正常人的 2 倍。此外壁细胞对促胃液素、组胺、迷走神经刺激敏感性亦增高。溃疡患者在胃窦酸化情况下,正常的抑制胃泌酸机制受到影响,促胃液素异常释放,而组织中生长抑素水平低,黏膜前列腺素合成减少,削弱了对胃黏膜的保护作用,使得黏膜易受胃酸损害。而胃溃疡患者的基础胃酸分泌量(basal acid output,BAO)和最大胃酸分泌量(maximal acid output,MAO)均同正常人相似,甚至低于正常人。

3. 胃黏膜屏障的破坏和药物因素　人们注意到在胃溃疡病患者,胃酸和胃蛋白酶水平并不高于正常人,甚至低于正常人,证明某些患者存在胃黏膜抵抗力的下降。胃黏膜屏障由 3 部分组成:①黏液－碳酸氢盐屏障的存在,使胃内 pH 保持在 2.0,而黏液与上皮细胞之间 pH 保持在 7.0。②胃黏膜上皮细胞的紧密连接,能防止 H^+ 逆向弥散和 Na^+ 向胃腔弥散,上皮细胞再生功能强、更新快也是重要的黏膜屏障功能。③丰富的胃黏膜血流,可迅速除去对黏膜屏障有害的物质如 H^+,并分泌 HCO_3^- 以缓冲 H^+ 黏膜屏障损害是溃疡产生的重要环节。非甾体类抗炎药(NSAID)、肾上腺皮质激素、胆汁酸盐、酒精、氟尿嘧啶等均可破坏胃黏膜屏障,造成 H^+ 逆流入黏膜上皮细胞,引起胃黏膜水肿、出血、糜烂,甚至溃疡。长期使用 NSAID 使胃溃疡发生率显著增加,但并未使十二指肠溃疡发病率增高。

4. 胃十二指肠运动功能异常　一些十二指肠溃疡病患者,其胃排空速度较正常人快,液体排空过快使十二指肠球部与胃酸接触的时间较长,黏膜易于发生损伤。研究发现,对部分胃溃疡患者,胃运动异常主要表现在胃排空延迟和十二指肠的反流,前者使胃窦部张力增高,刺激胃窦黏膜中的 G 细胞,使之分泌的促胃液素增加,刺激胃酸分泌。由于幽门括约肌功能不良,导致反流中的胆汁、十二指肠液及胰液对胃黏膜发挥损伤作用。

5. 遗传因素　研究发现消化性溃疡具有遗传素质,并且胃溃疡和十二指肠溃疡病系单独遗传,互不相干。但是在胃溃疡患者的家族中,胃溃疡的发病率比正常人高 3 倍;遗传因素在十二指肠溃疡的发病中起一定作用,单卵孪生患相同溃疡病者占 50%,双卵孪生仅占 14%。O 型血者患十二指肠溃疡比其他血型者显著为高。另外,高胃蛋白酶血症Ⅰ型(常染色体显性遗传)在十二指肠溃疡患者中比较常见,但具体机制不清。

6. 其他因素　临床研究表明,长期处于精神高度紧张、焦虑或者情绪波动者容易发生消化性溃疡,现已证明十二指肠溃疡在愈合后再遭受到精神应激时容易复发。此外,吸烟与溃疡的发生有一定的关系。吸烟可能减慢溃疡愈合的时间,原因可能是由于吸烟导致前列腺素合成减少,提高了胃酸的分泌,抑制或者减少了十二指肠和胰源性的碳酸氢盐的分泌。停止吸烟是吸烟治疗溃疡的一个关键因素。某些特定的疾病也会增加溃疡的发病几率,如慢性阻塞性肺疾病、酒精肝和慢性肾衰竭等。另外胃肠肽和过度饮酒也可能在溃疡发病中起一定作用,但具体机制还未完全清楚。

从胃和十二指肠的发病机制来看,两者是有区别的。其共同的致病因素主要有 Hp 感染和 NSAID 的应用。但就十二指肠溃疡而言,过量的胃酸分泌、胃排空速度过速以及十二指肠的酸中和能力减弱是引发溃疡的主要原因。胃溃疡除了上述与十二指肠溃疡共同的致病因素外,主要是十二指肠液的反流和胃黏膜的破坏。

(三)临床表现及并发症

长期性、周期性和节律性上腹疼痛为胃十二指肠溃疡共有的特点。但两者又有其不同的表现。

1.胃溃疡　胃溃疡的高峰年龄是 50～60 岁,男性多于女性。重要的症状为上腹痛,规律性腹痛不如十二指肠明显,进食并不能使腹痛减轻。疼痛多发在餐后半个小时到 1h,也可持续 1～2h 时。其他表现为恶心、食欲缺乏,常表现因进食后饱胀感和因拒绝进食而引起体重减轻。抗酸药物多难以发挥作用。体格检查常发现疼痛在上腹部、剑突和脐正中间或偏左。

2.十二指肠溃疡　十二指肠溃疡可见于任何年龄,发病比胃溃疡年轻 10 岁,多见于 35～45 岁的患者,男性为女性的 4 倍。典型的十二指肠溃疡引起的疼痛常常发生在餐后数小时,疼痛主要为上腹部,有明显的节律性,且因进食而有所缓解。饥饿痛和夜间痛与基础胃酸分泌过度有关,腹痛可因服用抗酸药物而缓解,这种疼痛多为烧灼样,可以发射到背部,体检时可以发现右上腹有压痛。十二指肠溃疡引起的腹痛常呈周期性,秋冬季易于发作。

3.并发症　胃和十二指肠溃疡均可并发出血、穿孔和幽门梗阻。胃溃疡可发生恶变,而十二指肠溃疡一般不会恶变。

(四)诊断

1.X 线检查和胃镜　对疑有发生在胃和十二指肠的病变,X 线钡餐检查(barium radiography)和纤维胃镜(endoscopy)检查是首选的诊断方法,大约 90％以上的胃和十二指肠病变可以通过 X 线气钡双重对比造影检查得到明确的诊断。十二指肠溃疡多发生在球部,X 线表现为龛影是诊断十二指肠溃疡病的唯一依据。正面观,溃疡的龛影多为圆形、椭圆形或线形,边缘光滑,周围可见水肿组织形成的透光圈,在溃疡愈合过程中,纤维组织增生可呈纤细的黏膜皱襞向龛影集中。胃溃疡多发生于胃小弯,X 线气钡双重造影常发现小弯龛影溃疡周围有黏膜水肿时可有环形透明区,龛影是临床上诊断胃溃疡的直接证据,溃疡周围组织的炎症使局部痉挛,可导致钡餐检查时局部疼痛和激惹现象。

应当指出,龛影虽然是诊断消化性溃疡的直接证据,但在一些情况下难以发现典型的龛影,此时内镜检查显得更为重要。据统计大约有 3％～7％的患者在胃发生恶性溃疡时,钡餐检查仅表现为良性病变的征象。纤维内镜可以直接观察到胃和十二指肠内黏膜的各种病理改变。并可进行活组织病理检查,对良恶性溃疡的鉴别是有价值的。在内镜可观察到大而圆形的溃疡,底部平坦,呈白色或灰白色。

2.实验室检查　胃液分析:胃溃疡患者的胃酸浓度与量和正常人无明显区别,十二指肠溃疡的胃液量及酸浓度明显增加。血清促胃液素测定仅在疑有胃泌素瘤时做鉴别之用。

(五)治疗原则

1.手术适应证　对于消化性溃疡,外科治疗的目的主要是修复胃肠壁,手术止血或者两者兼有。而对于预防复发而言,主要是内科药物治疗(根除幽门螺杆菌和抑制胃酸分泌)。

当胃、十二指肠溃疡发生并发症而不再是单纯的溃疡时，即有可能需要采用手术治疗。两者有着相似的适应证：①临床上有多年的溃疡病史。症状逐年加重，发作频繁，每次发作时间延长。疼痛剧烈影响正常生活和工作。②既往曾接受过至少一次正规严格的内科治疗，治疗3个月以上仍不愈合或者经内科治愈后又复发。③钡餐检查或内镜检查提示溃疡较大，溃疡直径超过2～2.5cm，或有穿透胃十二指肠以外的征象。④并发大出血、急性穿孔、或者瘢痕性幽门梗阻者。其中瘢痕性幽门梗阻是溃疡外科手术的绝对适应证。⑤怀疑有溃疡恶变者。⑥一些特殊性质的溃疡：胰源性溃疡（zollinger－ellison syndrome）、胃空肠吻合口溃疡、应激性溃疡等。

但鉴于下述原因，对胃溃疡的手术指征可适当放宽：①多数胃溃疡对内科抗酸药物治疗的效果不满意，有效率仅35%～40%，而且复发率较高。②部分胃溃疡有可能癌变（<5%）。③合理的手术治疗效果好，目前手术治疗已相当安全。④胃溃疡患者年龄偏大，一旦发生并发症，手术的死亡率和病残率都明显增高。因此，目前大多数外科医师都主张胃溃疡诊断明确，经过短期（8～12周）严格的药物治疗后，如果疗效不好，应该尽早手术。

2.手术方式 常用的手术方式为胃大部切除术和迷走神经切断术。其中胃大部切除术适用于胃和十二指肠溃疡，而迷走神经切断术更适合于十二指肠溃疡。但总的认为，用以治疗二指肠溃疡的手术方式尚未达到满意的程度。高选择性迷走神经切断术的危险性最小，胃大部切最大。溃疡复发率则以选择性迷走神经切断加胃窦切除术最低，高选择性迷走神经切除术最高。后遗症以胃大部切除术最多，高选择性迷走神经切断术最少。手术方式的选择除与术者的训练、经验与认识、倾向有关，更应考虑患者的具体情况，至今尚无单一的术式能适合于所有的患者，故应根据患者的具体情况制订个体化的方案。

二、胃和十二指肠溃疡并发症的外科治疗

随着各种新型治疗溃疡病药物的发展，消化性溃疡的内科疗效明显提高。临床上需要外科治疗的溃疡也越来越少。尽管如此，溃疡病出血并发症的发病率却相对稳定，尤其在老年患者中，这可能与非甾体类抗炎药物广泛应用有关。因此，从某种意义上讲，胃十二指肠溃疡的外科治疗，主要是针对其并发症：大出血、急性穿孔、瘢痕性幽门梗阻和胃溃疡恶变的治疗。吸烟、年龄、延期手术（>24h）以及伴随休克与否是影响并发症的重要因素。治疗时间延迟24h以上，并发症的发病率增加3倍左右，病死率增加6～7倍。

（一）大出血

胃十二指肠溃疡大出血（hemorrhage）是指那种引起明显出血症状（出血量>1000mL），并有失血性休克表现的大出血，表现为大量呕血、便血、皮肤苍白、尿少等低血容量休克表现。约有5%～10%的胃十二指肠大出血需经外科手术治疗。胃十二指肠溃疡出血是溃疡常见的并发症，也是上消化道出血最为常见的原因，约占上消化道出血的40%～50%。有资料表明在需要手术治疗的溃疡病患者中，大出血患者占10%～20%。并且在因十二指肠溃疡死亡的患者中，大约40%患者死于急性出血。大量研究表明，曾有过溃疡大出血的患者，再发出血的比例约为50%左右。

1.病因病理 溃疡大出血是因为溃疡基底血管被侵蚀破裂所致，大多数为动脉出血，但溃疡基底充血的小血管破裂，也可引起大量失血。大出血的溃疡一般位于胃小弯或十二指肠后壁，胃溃疡出血常来源于胃右、左动脉的分支或肝胃韧带内的较大血管。十二指肠溃疡出

血多来自胰十二指肠上动脉或胃十二指肠动脉等附近的血管。多数患者为间歇性出血,大出血可引起循环血量明显减少,血压下降。临床发现出血 50～80mL 即可引起黑便,若有便血常表明出血在 1000mL 左右。

2.临床表现 呕血和排柏油样黑便是胃十二指肠溃疡大出血的主要表现。呕血为鲜红或咖啡样。多数患者表现只有黑便而无呕血。如出血迅速可呈色泽较鲜红的血便。失血量在 1000mL 以上,可出现心悸、恶心、出冷汗、口渴。当出血量超过 1500mL,便可发生低血压,患者可有眩晕、无力、口干、腹胀或腹痛,肠蠕动增强,并有苍白、出冷汗、脉搏细速、血压下降等失血现象,甚至突然晕倒。腹部检查常无阳性发现,出现腹痛的患者应注意有无溃疡出血伴发急性穿孔。实验室检查可以发现血红蛋白进行性下降。红细胞计数和血细胞比容低于正常。但在急性失血初期,血液循环量已减少而血液尚未被组织液稀释,此时检查结果并不能正确地反映出失血量的多少,所以有必要多次重复检查。

3.诊断和鉴别诊断 通常根据典型的溃疡病病史、呕血、黑便以及纤维胃镜检查,多可做出正确诊断。但在确诊前必须意识到:①出血是否来自上消化道。②是否属胃十二指肠溃疡出血。必须注意同食管静脉曲张破裂、食管裂孔疝、Mallory—Weiss综合征、胃癌、胆管病变等引起的出血相鉴别。③有无合并症,特别是胃十二指肠溃疡合并门静脉高压食管静脉曲张者。

4.治疗原则

(1)止血、制酸等药物应用:经静脉或肌注血凝酶(立止血);静脉给予 H_2 受体拮抗剂(西咪替丁等)或质子泵抑制剂(奥美拉唑);静脉应用生长抑素奥曲肽(善得定)0.3～0.5mg 加入 500mL 补液中缓慢滴注维持 24h,或 0.1mg 皮下注射,每 6～8h 一次。

(2)留置鼻胃管:用生理盐水冲洗胃腔,清除凝血块,直至胃液变清,持续低负压吸引,动态观察出血情况。可经胃管注入 200mL 含 8mg 去甲肾上腺素的生理盐水溶液,每 4～6h 一次。

(3)急诊胃镜治疗:内镜止血相对于保守疗法可减少出血复发率及死亡率,并且可明确出血病灶,尤其是对动脉性出血和可视血管的出血极为有效。同时还可施行内镜下电凝、激光灼凝、注射或喷洒药物等局部止血措施。检查前必须纠正患者的低血容量状态。近 10 年来消化性溃疡并发大出血的治疗已从外科手术逐渐转到采用胃镜治疗为首选的局面。消化性溃疡急性出血的内镜止血效果良好,诸如喷涂止血剂或激光、微波等,一度替代了手术。

内镜治疗分四种:①注射疗法。②热疗法。③联合疗法(注射疗法联合热疗法)。④机械疗法。内镜注射肾上腺素治疗溃疡出血,由于安全,低成本和易用性,目前在国外是最普遍的内镜疗法。有资料表明,对于严重的高风险出血,内镜联合疗法(药物注射联合热疗法或者联合其他机械疗法)优于单一内镜疗法,其中肾上腺素注射结合热凝固疗法是不错的选择。肾上腺素注射疗法有较高的初次止血率,而热凝固疗法可降低出血复发率。另外,应用乙醇局部注射治疗溃疡出血患者,在出血灶周围选择 3～4 点,每点注射乙醇 0.1～0.2mL,可在其浅层再注射 0.05～0.10mL,总量不超过 1.5～2.0mL,止血有效率达 99.7%。

(4)补充血容量:建立可靠畅通的静脉通道,快速滴注平衡盐液,作输血配型试验。同时严密观察血压、脉搏、尿量和周围循环状况,并判断失血量来指导补液。失血量达全身总血量的 20% 时,应输注羟乙基淀粉、右旋糖酐或其他血浆代用品,用量在 1000mL 左右。出血量较大时可输注浓缩红细胞,也可输全血,并维持血细胞比容不低于 30%。输入液体中晶体与胶体之比以 3：1 为宜。

(5)急症手术止血：多数胃十二指肠溃疡大出血，可经非手术治疗止血，约 10% 的患者需急症手术止血。手术指征为：①出血速度快，短期内发生休克，或较短时间内(6～8h)需要输入较大量血液(＞800mL)方能维持血压和血细胞比容者。②年龄在 60 岁以上并伴动脉硬化症者自行止血机会较小，对再出血耐受性差，应及早手术。③近期发生过类似的大出血或合并穿孔或幽门梗阻。④正在进行药物治疗的胃十二指肠溃疡患者发生大出血，表明溃疡侵蚀性大，非手术治疗难以止血。⑤胃溃疡较十二指肠溃疡再出血机会高 3 倍，应争取及早手术。⑥纤维胃镜检查发现动脉搏动性出血，或溃疡底部血管显露再出血危险很大。⑦有长久和屡次复发的溃疡史，出血前曾经检查证明溃疡位于十二指肠后壁或胃小弯，表明出血可能来自大的动脉，溃疡基底部瘢痕组织多，出血不易自止。急诊手术应争取在出血 48h 内进行，反复止血无效，时间拖延越长危险越大。

采取积极的复苏措施，力争在血流动力学稳定的情况下手术止血。手术方法有：①包括溃疡在内的胃大部切除术。如术前未经内镜定位，术中可切开胃前壁，明确出血溃疡的部位，以非吸收缝线缝扎止血同时检查是否有其他出血性病灶。②对十二指肠后壁穿透性溃疡出血，先切开十二指肠前壁，贯穿缝扎溃疡底的出血动脉，再行选择性迷走神经切断加胃窦切除或加幽门成形术，或作旷置溃疡的毕 Ⅱ 式胃大部切除术外加胃十二指肠动脉、胰十二指肠上动脉结扎。③重症患者难以耐受较长时间手术者，可采用非吸收缝线溃疡底部贯穿缝扎止血。

(二)急性穿孔

1.概述　溃疡穿透浆膜层而达游离腹腔即可致急性穿孔，是胃十二指肠溃疡严重并发症，也是外科常见的急腹症。急性穿孔的发生率约为消化性溃疡病的 5%～10%。其中男性占 90%。通常十二指肠溃疡急性穿孔比胃溃疡多见。一旦溃疡穿孔，就有致命的危险，十二指肠溃疡穿孔的死亡率为 5%～13%，胃溃疡为 10%～40%。并且随着年龄的增加和穿孔时间的延长，死亡率也相应增高。

2.病因与病理　吸烟是＜75 岁患者穿孔最常见的病因，有文献报道吸烟与溃疡穿孔之间存着相关关系，吸烟可显著增加各个年龄组的穿孔发生率。另外一个重要原因是非甾体类抗炎药的使用。约 1/4 的穿孔患者是由于使用非甾体类抗炎药，在老年人中这个比例更高。胃十二指肠溃疡穿孔可分为游离穿孔与包裹性穿孔。游离穿孔发生时，胃与十二指肠的内容物进入腹膜腔引起弥漫性腹膜炎；包裹性穿孔同样形成侵蚀胃或十二指肠壁全层的溃疡孔洞，但为邻近脏器或大网膜封闭包裹，阻止了消化道内容物进入腹膜腔。如十二指肠后壁溃疡穿入胰腺，为胰组织所包裹，即所谓慢性穿透性溃疡。

90% 的十二指肠溃疡穿孔发生在球部前壁，而胃溃疡穿孔 60% 发生在胃小弯，40% 分布于胃窦及其他各部。急性穿孔后，有强烈刺激性的胃酸、胆汁、胰液等消化液和食物溢入腹腔，引起化学性腹膜炎。导致剧烈的腹痛和大量腹腔渗出液，约 6～8h 后细菌开始繁殖并逐渐转变为化脓性腹膜炎。病原菌以大肠埃希菌、链球菌为多见。由于强烈的化学刺激、细胞外液的丢失以及细菌毒素吸收等因素，患者可出现休克。

3.临床表现　急性胃十二指肠溃疡穿孔者多有较长的病史，近期症状逐渐加重，约有 10% 的患者没有溃疡病史而突然发生急性穿孔。部分患者有暴饮暴食、过度疲劳、情绪激动等诱因。

急性穿孔典型的症状是突然发生的剧烈的腹痛,刀割样,难以忍受,并迅速波及全腹部,有时强烈刺激性的消化液沿升结肠外侧沟流至右下腹,引起右下腹疼痛。要与急性阑尾炎相鉴别。剧烈的腹痛使患者多有面色苍白、出冷汗、肢体发冷等休克表现。患者可以清楚地回忆起剧痛发作的时间。部分患者表现有恶心、呕吐。体检时,患者多为被动体位,表现为屈膝、不敢翻动及深吸气,全腹呈板样硬,压痛、反跳痛及肌紧张明显,疼痛主要在上腹。75%的患者肝浊音界缩小或消失,肠鸣音消失。80%的患者直立位腹部 X 线平片示膈下有半月形游离气体。穿孔发生后,继发细菌性腹膜炎可引起患者发热、腹胀、血白细胞计数显著升高。穿孔晚期或穿孔较大者,可出现腹胀,肠麻痹。腹腔积液超过 500mL 时,可叩到移动性浊音。部分老年患者或体质较虚弱者,临床穿孔表现不典型,往往以脓毒血症和感染中毒性休克为主要表现。

4.诊断和鉴别诊断

(1)急性胰腺炎:胃十二指肠溃疡穿孔和急性胰腺炎均属急腹症,两者在临床表现上有许多相似之处。严重的溃疡穿孔或溃疡穿透累及胰腺时,虽然血淀粉酶可升高,但是一般不超过正常值的 5 倍。急性胰腺炎起病也较急骤,多有暴饮暴食史,突然发作上腹疼痛,疼痛剧烈并且向腰背部放射,患者常有"束带"感,早期腹膜炎不明显,检查无气腹征,血清淀粉酶超过 500 索氏单位。

(2)急性阑尾炎:因穿孔后胃肠内容物可经升结肠旁沟或小肠系膜根部流到右下腹,引起右下腹腹膜炎症状和体征。易误为急性阑尾炎穿孔。后者常有明显的转移性右下腹疼痛,临床症状和腹部体征相对较轻,多不伴休克征象,也多无气腹征表现。

(3)急性胆囊炎和胆囊结石:腹痛和腹膜炎体征相对较轻并且局限于右上腹,有时疼痛放射至右肩胛部或腰背部。腹部超声、X 线和 CT 检查,常有助于诊断和鉴别诊断。

(4)肝破裂出血:常有明显的外伤史,出血性休克是其主要症状,可有腹痛和腹膜炎体征,腹腔穿刺可抽出不凝血。腹部超声和 CT 检查提示有肝破裂及腹腔积液。

5.治疗原则

(1)非手术治疗:非手术治疗适用于:一般情况良好,症状体征较轻的空腹小穿孔;穿孔超过 24h,腹膜炎已局限者;患者全身情况差,年老体弱,或合并有严重的心肺疾病;或是经水溶性造影剂行胃十二指肠造影检查证实穿孔业已封闭的患者;终末期脓毒症患者;或者患者因手术风险而拒绝手术。非手术治疗不适用于伴有出血、幽门梗阻、疑有癌变等情况的穿孔患者。

非手术治疗的措施主要包括:①持续胃肠减压,减少胃肠内容物继续外漏,以利于穿孔的闭合和腹膜炎消退。②输液以维持水、电解质平衡并给予营养支持。③全身应用抗生素控制感染。④经静脉给予 H_2 受体阻断剂或质子泵拮抗剂等制酸药物。非手术治疗期间需严密观察病情变化,如治疗 6~8h 后病情仍继续加重,应立即转行手术治疗。非手术治疗少数患者可出现膈下或腹腔脓肿。痊愈的患者应胃镜检查排除胃癌,根治幽门螺杆菌感染并采用制酸剂治疗。

(2)手术治疗:仍为胃十二指肠溃疡急性穿孔的主要疗法,根据患者情况结合手术条件选择单纯穿孔修补术或彻底性溃疡手术。

1)穿孔修补术:是治疗溃疡穿孔的主要手段,行单纯修补的病例,效果满意,但术后要加强抑酸剂和抗感染治疗。此方法简单,创伤轻,危险性小,疗效确切。并且缝闭穿孔,不仅终止胃肠内容物继续外漏,同时可较彻底地清除腹腔内的污染物和渗出液,有效地防止和减少术后并发症。如在穿孔修补术后,给予正规的内科治疗,约30%患者溃疡可愈合,症状消失。部分溃疡复发患者需要作溃疡根治性手术。此外,在胃溃疡急性穿孔单纯修补术后的患者中,约7%～11%在随访过程中确诊为胃癌。因此,对胃溃疡患者应尽可能地取活检作病理检查,术后应定期做胃镜检查。

适应证:①穿孔时间超过8h,合并有严重的腹膜炎体征及有大量脓性渗出物。②术中发现腹腔污染严重,胃十二指肠明显水肿。③患者全身情况差,难以耐受较大或较长时间的手术。④以往无溃疡病史或有溃疡病史未经正规内科治疗,无出血、梗阻等并发症。

方法:经上腹正中切口,探查腹腔内污染情况,暴露胃幽门和十二指肠,检查穿孔所在,常可发现穿孔处已被邻近组织或肝缘所覆盖。由于穿孔局部充血水肿,有时不易确定穿孔是在幽门胃侧抑或是在幽门的十二指肠侧。如为胃溃疡穿孔,并疑有胃癌可能时,应取穿孔边缘组织做病理检查。闭合穿孔时,沿横行方向以丝线间隔缝合,第一层为对拢缝合,第二层为内翻缝合。但常由于穿孔周围组织水肿及瘢痕,无法行第二层缝合;或由于穿孔靠近幽门,内翻缝合后有可能造成幽门狭窄,可只做一层对拢缝合,再以网膜覆盖。如穿孔大,瘢痕多,难以将孔洞缝闭,可将带蒂大网膜塞入孔内后固定于肠或胃壁。穿孔缝合前及缝合后,应尽量吸除腹腔,特别是膈下及盆腔内的渗液。术后在穿孔修补附近及盆腔内可酌情放置引流管。对于较大的溃疡穿孔,网膜填塞法是比较安全的,尤其对于高危患者是不错的选择。

2)腹腔镜溃疡穿孔修补术:手术适应证:急性穿孔;腹腔内渗液不多,术前患者腹膜炎症状不重,仅上腹疼痛,压痛,患者年轻;全身情况较好,能耐受人工气腹;可排除溃疡恶变或胃癌穿孔。手术禁忌证:入院时有休克症状;穿孔时间大于24h;年龄>75岁;合并其他重症基础疾病,如心衰、肝硬化等。

手术方法:目前腹腔镜穿孔修补的方法有以下三种:①单纯缝合修补术:用0号、1-0,2-0可吸收线顺胃肠长轴方向间断全层缝合或连锁缝合。这种方法可适用于大多数穿孔较小的患者,并且与患者本身的身体状况关系不大。此法修补可靠,但对溃疡边缘已瘢痕化或十二指肠溃疡边缘处已有变形,尤其溃疡较大时,缝合有时较困难。②网膜片修补法:用可吸收缝线穿过穿孔的两侧,缝合3～4针,将大网膜提到穿孔的表面,收紧缝线打结,使网膜片起到生理性封闭物作用即可。该手术操作简单,手术效果好,但网膜片固定须牢固。③蛋白胶粘堵法:用吸收性明胶海绵或网膜组织涂上生物蛋白胶或ZT胶后,直接插入穿孔内,使吸收性明胶海绵或网膜组织与胃十二指肠壁粘在一起,封闭穿孔,该方法适用于较小的穿孔。粘补法操作比较简单,所用黏合剂为生物制剂,但价格较昂贵。

腹内空腔灌洗也是手术的重要环节,包括腹膜腔,肝上间隙,肝下间隙,盆腔等,一般推荐用6～8L的温热生理盐水。另外术后即开始应用质子泵抑制剂或H_2受体阻滞剂,并且要保留鼻胃管>48h,抗生素应用至少5d或直至发热消退。

术后并发症:术后缝合瘘是最常见的并发症,发生率约为1.5%～16%,主要发生在腹腔镜纤维蛋白胶修复患者;肺炎,可能与气腹有关;其他还有腹内脓肿形成、肠梗阻、外瘘、出血等。

手术评价:腹腔镜溃疡穿孔修补术的优势有:可以减轻术后疼痛;降低发病率的伤口并发症,如感染及切口疝形成;加快恢复进食,缩短住院日数,并更快的恢复工作等。既往对年龄小于35岁的年轻患者,多采用保守治疗,或仅行穿孔修补术,或修补术后加行高选择性迷走神经切断术;而对年龄大于 40 岁,特别是有胃十二指肠溃疡病史多年,经系统的内科治疗,包括正规应用 H_2 受体阻滞剂及质子泵抑制剂的抗酸与抗 Hp 治疗,效果渐差的溃疡穿孔,或既往有穿孔史、幽门或十二指肠球部瘢痕形成甚或出现过梗阻情况者,胃大部切除术仍较为合适。即便术后有残胃癌发生风险,一般多于术后 20～25 年发生,即使发生残胃癌,也还可以再次手术。另外,胃溃疡患者,时间久后溃疡也有恶变可能。

当然,对于胃或十二指肠球部后壁穿孔,腹腔镜下无法修补或修补困难,或者腔镜下高度怀疑有胃癌可能性者,还应果断中转开腹。总之,对青年胃十二指肠溃疡穿孔患者,腹腔镜穿孔修补手术,是目前较合理的手术方式。

3)急诊根治性手术:有资料表明穿孔修补术后,约 2/3 患者仍有轻度或重度慢性溃疡病症状。其中部分患者需要再次作根治性手术。因此,在急诊手术治疗溃疡病时是否行急诊根治性手术,应根据根治性手术的必要性和患者耐受手术的可能性决定。应使根治性手术的死亡率不高于穿孔修补术或非手术治疗。通常有下列情况时应争取做根治性手术:①多年溃疡病病史,症状较重,反复发作。②曾有过穿孔或出血史。③急性穿孔并发出血。④胼胝状溃疡。⑤有瘢痕性幽门狭窄。⑥疑有癌变的胃溃疡穿孔。⑦多发性溃疡。⑧患者全身情况良好,无严重的合并病。此外,还应根据穿孔的大小、时间、腹腔内污染情况以及腹腔探查结果,进行综合判断。常用的急诊根治性手术是胃大部切除或迷走神经切断附加胃窦切除或幽门成形术。

(三)瘢痕性幽门梗阻

胃十二指肠溃疡患者因幽门管、幽门溃疡或十二指肠球部溃疡反复发作形成瘢痕狭窄,合并幽门痉挛水肿可以造成幽门梗阻(pyloric obstruction)。

1.病因和病理 溃疡引起的幽门梗阻有三种:①幽门括约肌痉挛引起梗阻:这类梗阻属于功能性,间歇性发作。②水肿性幽门梗阻:幽门部溃疡炎症使幽门狭窄,炎症水肿消退或减轻后梗阻即缓解。③瘢痕性幽门梗阻:位于幽门附近的溃疡在愈合过程中,形成瘢痕,久之瘢痕收缩而产生狭窄,引起梗阻。前两种情况是暂时的、可逆性的,在炎症消退、痉挛缓解后幽门恢复通畅,瘢痕造成的梗阻是永久性的需要手术方能解除。瘢痕性幽门梗阻是由于溃疡愈合过程中瘢痕收缩所致,最初是部分性梗阻,由于同时存在痉挛或是水肿使部分性梗阻渐趋完全性。初期,为克服幽门狭窄,胃蠕动增强,胃壁肌层肥厚。后期,胃代偿功能减退,失去张力,胃高度扩大,蠕动消失。胃内容物滞留,使促胃液素分泌增加,使胃酸分泌亢进,胃黏膜呈糜烂、充血、水肿和溃疡。由于胃内容物不能进入十二指肠,因吸收不良患者有贫血、营养障碍;呕吐引起的水电解质丢失,导致脱水、低钾低氯性碱中毒。

2.临床表现 临床表现大多数患者都有慢性溃疡症状和反复发作史,当并发幽门梗阻时,症状的性质和节律也逐渐改变。一般抗酸药物逐渐无效。由于幽门梗阻、胃潴留,患者常感到上腹部饱胀不适,时有阵发性疼痛,尤以餐后加重。自发性呕吐为幽门梗阻的主要症状,约每隔 1～2d 发作一次,常发生于餐后 30～60min。呕吐量大,可超过 1000mL,内含发酵酸臭的宿食,无胆汁。

由于多次反复大量呕吐,可引起 H^+、K^+ 和氯化物严重丢失,导致代谢性低氯低钾性碱中毒。患者可出现呼吸短促、四肢乏力、烦躁不安。由于碱中毒,使循环中游离 Ca^{2+} 减少,以及长期呕吐、禁食和 Mg^{2+} 缺乏,故可发生手足抽搐。患者临床上表现为消瘦,倦怠,皮肤干燥,丧失弹性,腹部检查可见上腹隆起,可有蠕动波,可闻及振水音。

体检时发现:营养不良,空腹时上腹隆起,可见胃蠕动波以及有上腹部振水音。当有碱中毒低血钙时,耳前叩指试验(Chvostek 征)和上臂压迫试验(Trousseau 征)均可为阳性。

3.实验室检查　包括:①血液生化检查可发现血清 K^+、Cl^-、Ca^+ 和血浆蛋白均低于正常,非蛋白氮升高。②血气分析为代谢性碱中毒。③X 线检查清晨空腹透视可见胃内有液平。④钡餐可发现幽门变细或钡剂不能通过,胃呈高度扩张,明显潴留。通常 6h 后仍有 1/4 以上的钡剂存留于胃,甚至在 24h 后胃内仍有大量钡剂残留。⑤纤维胃镜检查可发现胃内有大量宿食残渣,幽门部明显狭窄,有时可见溃疡存在。

4.诊断及鉴别诊断　包括:①具有慢性溃疡病病史和典型的胃潴留症状。②清晨空腹置入胃管,可抽出大量酸臭的宿食。注水试验阳性(空腹经胃管注入生理盐水 750mL,半小时后抽出量>350mL)。③X 线钡餐和纤维胃镜检查证明有幽门狭窄、胃潴留。

幽门梗阻应与下列情况鉴别:①痉挛水肿性幽门梗阻,系活动溃疡所致,有溃疡疼痛症状,梗阻症状为间歇性,经胃肠减压和应用解痉制酸药,疼痛和梗阻症状可缓解。②十二指肠球部以下的梗阻性病变,十二指肠肿瘤、胰头癌、肠系膜上动脉压迫综合征、十二指肠淤滞症、淋巴结结核等也可以引起上消化道梗阻,据其呕吐物含胆汁,X 线、胃镜、钡餐检查可助鉴别。③胃窦部与幽门的癌肿可引起梗阻,但病程较短,胃扩张程度轻,钡餐与胃镜活检可明确诊断。④成人幽门肌肥厚症:极为少见,病因尚不清楚,部分病例可能同先天性因素有关。临床上很难同瘢痕性幽门梗阻和胃幽门部硬癌相鉴别。因此需要手术治疗。

5.治疗　瘢痕性幽门梗阻是外科治疗的绝对适应证,手术治疗的目的是恢复胃肠的连续性,解除梗阻。通常采用胃大部切除术,对于胃酸分泌高,临床症状明显的年轻患者可考虑做胃大部切除术加迷走神经切断术。但对老年患者,全身情况较差者,宜采用胃空肠吻合术。虽然一些学者主张用双侧躯干迷走神经切断术加内镜下幽门扩张术(内镜气囊扩张)来解除梗阻,但是此类方法狭窄的复发率较高。此外,近年微创外科发展迅速,在国外,腹腔镜双侧躯干迷走神经切断术结合胃空肠吻合术在很多机构作为治疗瘢痕性幽门梗阻的首选方法。

对手术患者必须进行积极的术前准备,包括:持续胃管减压和温盐水洗胃,以清除胃内潴留的食物,减轻胃黏膜水肿。同时给予 H_2 受体拮抗剂以减少胃酸分泌,纠正水电解质和酸碱平衡紊乱,加强营养支持疗法,改善贫血和低蛋白血症。通常术前准备为 5~7d。手术方式可采用胃大部切除术或迷走神经切断加胃窦切除术。对难以切除的十二指肠溃疡,可行溃疡旷置胃大部切除术。无论实施何种手术,术后胃管减压和空肠造瘘管饲养均是有益之举。

(四)胃溃疡恶变

胃溃疡是否恶变是个有争议的问题。有研究表明其发生率<5%。由于胃溃疡和胃溃疡恶变属两种完全不同的病变,并且临床上诊断为胃溃疡的患者中,约 10% 切除后的病理检查证实是癌,说明术前临床上的鉴别诊断有较高的误诊率。因此,凡是中年以上的胃溃疡患者若出现下述情况应予以重视:①长期典型的溃疡症状发生改变。②经严格的内科治疗 4~6 周,病情无明显改善。③食欲减退,进行性消瘦。④粪便隐血试验持续阳性,贫血症状加重。⑤X 线和胃镜检查提示溃疡直径>2.5cm,并且不能除外恶变者。对有癌变的胃溃疡应按胃癌进行根治性胃切除术治疗,其远期疗效比原发性胃癌好。

三、胃十二指肠溃疡病的外科治疗方法

胃十二指肠溃疡主要是由于胃酸增加和胃黏膜屏障受到破坏造成的,因此,外科治疗胃

十二指肠溃疡的目的是控制和降低胃酸分泌,同时可以消除症状,防止复发。不同部位的溃疡其发病机制也有不同,所选择的手术方式也不尽相同。目前比较常用的手术方法大致分两类:胃大部切除术(subtotal gastrectomy)和迷走神经切断术(vagotomy)。通常治疗胃溃疡多选择胃大部切除术,也同时治疗十二指肠溃疡。但迷走神经切断术多用于十二指肠溃疡的患者。事实上,单纯的迷走神经切断术很少应用。部分患者实施的胃—空肠吻合术也不应作为常规手术,仅适用于某些患者,原因是该种手术不能有效地减少胃酸分泌,上述两种手术方法可以合并使用互相补充。全胃切除术(total gastrectomy)仅在 Zollinger-Ellison 综合征严重高胃酸情况下应用。

(一)胃大部切除术

胃大部切除术在我国开展比较普遍,切除的范围是胃的远端 2/3～3/4,包括胃体大部、整个胃窦部、幽门和部分十二指肠球部。一般认为十二指肠球部溃疡胃切除范围应大于胃溃疡患者。对年老体弱和女性患者切除的范围可以小些,体力劳动者和食量较大者应少切除一些。

1.胃大部切除术治疗溃疡的理论基础　胃部分切除术治疗十二指肠溃疡,需要的切除范围应该包括胃远侧的 2/3～3/4,即是胃体部的大部分、整个胃窦部、幽门和十二指肠第一部。这种手术称为胃大部切除术。其治疗溃疡的理论基础有:①根据胃酸分泌的生理,经过上述范围的胃切除后,由于胃窦部已不存在,促胃液素的来源已大部分消除,体液性胃酸分泌明显减少。②同时,由于大部分胃体已切除,分泌胃酸的壁细胞和主细胞数量也减少很多,使得胃酸和胃蛋白酶分泌大为减少。③切除了溃疡的常发部位(邻近幽门的十二指肠第一部、幽门管和胃窦部小弯),使之不可能再在这些部位复发溃疡。④切除了溃疡本身,消除了病灶。⑤胃部分切除术后,幽门的作用不复存在,胃内容物在胃内停留的时间缩短,碱性十二指肠液反流入胃的机会增多,可以中和残胃分泌的胃酸。这种情况也有助于防止胃酸过高、溃疡复发。因此,胃部分切除术既可降低胃酸的分泌,又可以除去溃疡病灶,还可以防止溃疡的复发,所以治疗效果很好,治愈率达 85%～90%,而且手术死亡率仅在 1%以下。

2.胃切除范围　胃切除范围决定胃酸降低的程度,是影响手术疗效的主要问题。通常 50%的胃切除,是从胃大弯左、右胃网膜动脉交界处到贲门下 2～3cm 处画一直线;60%为大弯处再向左在胃网膜左动脉第一个垂直分支处,到贲门下 2cm 处的连线;75%为贲门下至胃网膜左动脉弓在大弯的起点处。胃大部切除术的切除范围是胃远侧的 2/3～3/4,包括胃体的远侧部分、整个胃窦部、幽门和十二指肠第一部。切除要求一般来讲高泌酸的十二指肠溃疡与Ⅱ、Ⅲ型胃溃疡切除范围应不少于胃的 60%,低泌酸的Ⅰ型胃溃疡则可略小(50%左右)。年老体弱女性和重体力劳动者可切除少些,对少数胃酸分泌量很大的胰源性溃疡应作全胃切除。

3.溃疡的切除　胃部分切除治疗胃十二指肠溃疡的作用之一是可以切除溃疡,达到消除溃疡的目的。因为绝大多数溃疡发生在邻近幽门的十二指肠球部、胃窦部。但事实上溃疡的切除并非必要,因为消除了胃酸之后溃疡多数可以自愈,故临床上十二指肠球后溃疡等形成严重瘢痕者,不宜勉强切除时,可在幽门前胃窦部 3～4cm 处切断,但必须将残留的胃窦部黏膜全部剥离掉(Bancroft 手术),消除胃酸的作用因素,许多溃疡可以自愈。因此对溃疡切除困难或位于球后的低位溃疡,可采用旷置溃疡的手术,即溃疡旷置术(Bancroft 术)。

4.吻合口大小　胃肠吻合口的尺度对术后胃肠功能的恢复至关重要。过小的吻合口会使食物通过困难,太大的吻合口使食物过快进入空肠,易发生倾倒综合征。胃十二指肠吻合,依据十二指肠的口径,一般吻合口为 2.0～2.5cm 大小。如嫌吻合口太小,可将十二指肠前壁切开一部分,以扩大吻合口。胃空肠吻合口的大小以 3～4cm(2 横指)为宜,过大易引起倾倒综合征,过小可能增加胃排空障碍。胃空肠吻合口的大小,主要取决于空肠肠腔的口径。

5.胃肠道重建　常用的消化道重建有两种基本方法:胃和十二指肠吻合(毕Ⅰ式);胃和空肠吻合(毕Ⅱ式)。关于这两种方法哪一种更适于溃疡的手术治疗,意见仍不统一。多数认为胃十二指肠吻合较好,因为比较接近正常解剖生理,术后并发症和后遗症较少。但也有人认为胃空肠吻合更适于十二指肠溃疡的手术治疗,因为,如强调胃十二指肠吻合,则有可能因担心吻合口张力过大以致胃切除的范围不足,这样在胃酸分泌高的患者,溃疡复发可能较大。此外,胃十二指肠吻合必须将溃疡切除而且留有足够长的正常十二指肠壁,吻合口缝合才牢固,否则易发生吻合口漏或狭窄等并发症。在十二指肠溃疡瘢痕组织多或已穿透至邻近器官的情况下,勉强切除溃疡和游离足够长度的正常十二指肠壁时,即可有损伤胆总管和胰管的危险,对低位十二指肠溃疡更是如此,所以胃空肠吻合更为安全。至于胃溃疡则不存在这些问题,因为需要切除的胃较少,十二指肠也正常,几乎都可以作胃十二指肠吻合。通常胃溃疡患者,由于十二指肠多数正常,所切除的胃组织比十二指肠溃疡少些,作毕Ⅰ式的机会比较多。而十二指肠溃疡患者更适合做毕Ⅱ式。

此外,常用的尚有胃空肠 Roux－en－Y 吻合即远端胃大部切除后,缝合关闭十二指肠残端,在距十二指肠悬韧带 10～15cm 处切断空肠,残胃和远端空肠吻合,距此吻合口以下 45～60cm 空肠与空肠近侧断端吻合。其优点有:①有效预防和治疗碱性反流性胃炎,与 Billroth 式胃肠重建相比,是十分突出的优势。②无输入襻并发症。③吻合口宽度易掌握,溃疡防止或减少吻合口狭窄或倾倒综合征。④对防止残胃癌具有重要意义。

6.吻合口与结肠的关系　多指毕Ⅱ式胃－空肠吻合方式,通常有结肠前、结肠后之分。结肠前吻合是空肠襻在结肠前侧直接上提至胃断端进行吻合,操作上比较简单,但这种吻合空肠襻较长(10～20cm),并发症相对较多。结肠后吻合是在横结肠系膜上打孔,然后将空肠襻穿过系膜孔,在结肠后方与胃进行吻合。此种吻合法空肠襻相对较短,一般为 4～5cm。通常结肠前后术式的选择取决于操作医师的熟练程度、经验和个人习惯,只要操作正确,两者并无差别。

7.近端空肠的长度与方向　近端空肠的长度与走向越靠近十二指肠的空肠,黏膜抗酸能力越强,日后发生吻合口溃疡的可能性越小。在无张力和不成锐角的前提下,吻合口近端空肠段宜短。结肠后术式要求从 Treitz 韧带至吻合口的近端空肠长度在 6～8cm,结肠前术式以 8～10cm 为宜。近端空肠与胃大小弯之间的关系并无固定格式,但要求近端空肠位置应高于远端空肠,以利排空;如果近端空肠与胃大弯吻合,应将远端空肠置于近端空肠前以防内疝。

胃大部切除术是目前治疗胃十二指肠疾病较常用的手术方法,疗效肯定。各种手术方法的选择依照各地区手术者的习惯、经验以及条件而定。各类手术均可不同程度地带来不少近期、远期并发症,并有一定的复发率。新的改进方法有待进一步积累经验及时总结。

(二)胃迷走神经切断

1.迷走神经解剖　迷走神经属混合神经。其中 80％为传入纤维,20％为传出纤维。左右迷走神经与食管平行下行,在气管分叉及膈肌水平之间形成食管丛,该丛再形成左、右迷走神经干沿食管两侧下行并共同穿过膈食管裂孔。当胃发生向右90°角的旋转后,左、右干迷走神经在贲门及小弯便成为前、后干。前干分为肝支和胃前支,肝支经小网膜右行,入肝前又分出一支,下降分布至幽门括约肌及幽门窦和十二指肠球部。胃前支沿小弯走行,其外观像是前干的延续,称胃前 Latarjet 神经,并分出3~5支至胃底、体部,随血管穿入胃小弯壁。末端一般为3小支称"鸦爪"(crow foot),在近小弯角切迹处分布至胃窦前壁。后干较前干粗,在胃左动脉进入胃壁处的平面分出腹腔支至腹腔丛,其胃后支即胃后 Latarjet 神经,在胃后的分支与胃前 Latarjet 神经相似。此外,后干在食管裂孔稍下或少数在食管裂孔稍上,发出1~2细支斜向外下分布至胃底后壁,走行隐蔽,迷走神经切断时,即使是熟练的外科医师有时也易漏切,以致术后溃疡复发,因而被称为"罪恶神经"(criminal nerve)。

2.迷走神经切断术后的病理生理改变

(1)对胃酸分泌的影响:胃壁细胞具有乙酰胆碱、促胃液素及组胺受体,三种迷走神经切断均可有效地消除乙酰胆碱受体的功能,对一个受体功能的阻断将抑制另两个受体的功能,明显抑制胃酸的分泌。

(2)对胃蛋白酶分泌的影响:高选择性迷走神经切除作用于胃黏膜的主细胞,抑制胃蛋白酶的释放,从而与降酸作用共同减轻对胃十二指肠黏膜的不良作用,使溃疡得以愈合。

(3)对促胃液素分泌的影响:迷走神经兴奋和食物刺激均能刺激胃窦和十二指肠黏膜释放促胃液素,促胃液素能刺激胃酸分泌,而胃酸分泌增高反过来抑制促胃液素分泌,这一负反馈系统起到调节循环中促胃液素水平的作用。低胃酸、胃窦黏膜碱化、胃膨胀等因素均使促胃液素分泌增加。所以,迷走神经切断术后,均同样有血清促胃液素水平升高。

(4)对胃碳酸氢盐分泌的影响:迷走神经兴奋时可刺激胃窦产生 HCO_3^- 分泌,高选择性迷走神经切断术保留胃窦迷走神经支配,因此,术后对胃分泌碳酸氢盐没有影响。

(5)对胃运动功能的影响:迷走神经干切断,选择性迷走神经切断和高选择性迷走神经切除术均破坏了胃体、胃底部胃壁的张力,并加速流体食物的排出,因此有些患者可能出现进食后饱胀感,并且可在进流体食物后出现倾倒综合征。对固体食物的排空,在高选择性迷走神经切断术后仍正常,反映该手术保留了胃窦和幽门对固体食物的研磨和控制胃排空的作用。

3.迷走神经切断术的类型　根据迷走神经兴奋刺激胃酸分泌的原理以及没有胃酸就没有溃疡的理论,20世纪40年代以后,迷走神经切断术治疗溃疡病在临床上得到应用和推广。目前迷走神经切断术有三种类型:迷走神经干切断术(truncal vagotomy,TV);选择性迷走神经切断术(selective vagotomy,SV);高选择性迷走神经切断术(highly selective vagotomy,HSV)又称壁细胞迷走神经切断术(parietal cell vagotomy,PCV)。迷走神经切断术主要是通过切断迷走神经,去除神经性胃酸分泌,消除了十二指肠溃疡发生的主要原因,同时也去除迷走神经对促胃液素分泌的刺激作用,减少了体液性胃酸分泌,达到使溃疡愈合的目的。迷走神经切断术还通过去除壁细胞群的神经支配,降低壁细胞膜上的乙酰胆碱受体浓度,从而减少胃酸的分泌;同时也影响促胃液素的浓度,使基础胃酸分泌量可减少80%~90%。

(1)迷走神经干切断术(truncal vagotomy,TV):是在膈下切断迷走神经前、后干,去除了全部脏器的迷走神经支配,也称全腹迷走神经切断术。该术式不但切断了胃全部迷走神经支配,使基础胃酸量和胃蛋白酶下降78%和60%。但同时也切断了支配腹部其他脏器的迷走神经,从而使这些脏器功能发生紊乱。由于胃迷走神经被切断,使胃张力与蠕动减退,胃排空延迟,胃内容物滞留,可以刺激胃窦部黏膜释放促胃液素,促进体液性胃酸分泌,容易导致溃疡复发。此外,因支配肠道的迷走神经被切断,可引起小肠功能紊乱,导致顽固性腹泻。由于迷走神经干切断后,胃壁张力减弱,导致排空延迟,因此必须加做引流术。一般多选择幽门成形术或胃空肠吻合术。

(2)选择性胃迷走神经切断术(selective vagotomy,SV):在 TV 基础上进行了改进,即保留迷走神经肝支和腹腔支,切断供应胃壁和腹腔食管段的所有迷走神经分支,避免了其他内脏功能紊乱的可能性。由于上述两种迷走神经切断术,均造成胃窦部迷走神经支配缺失,导致胃潴留。为了解决胃潴留问题,必须附加胃引流手术。常用的引流术有:①幽门成形术:往幽门处做一纵切口,然后横行缝合。或在幽门处沿胃大弯到十二指肠作一倒"U"字形,切除后行胃十二指肠吻合。②胃空肠吻合术:吻合口应在靠近幽门的胃窦最低点,以利排空。③胃窦或半胃切除术:胃十二指肠或胃空肠吻合术。近年来的资料表明,选择性迷走神经切断术总的临床效果并不比迷走神经干切断术好。选择性迷走神经切断术加各种引流术在我国许多地方广泛应用。在有些地方已经作为十二指肠溃疡治疗的首选方法。此方法也有一些问题,如迷走神经解剖变异,切断神经纤维常不够完整,神经也可能有再生,且有复发可能。此外,还有幽门括约肌丧失导致胆汁反流,部分患者还有倾倒综合征和腹泻等并发症。具体方法是找到迷走神经前干肝支和后干腹腔支,再往远侧分别找到前、后干的胃支,分别于肝支、腹腔支远侧切断前、后胃支。并注意切断前、后干分布至胃底的各小分支及后干的"罪恶神经"。此手术需加做幽门成形术或胃—空肠吻合等引流手术。

(3)高选择性迷走神经切断术:随着对十二指肠溃疡发生机制的进一步认识,近年来 PCV 越来越受到重视。该术式仅切断胃前、后 Latarjet 神经分支,保留了迷走神经肝支、腹腔支和"鸦爪"支神经,降低了胃肠功能的紊乱,尤其是倾倒综合征、腹泻和胆汁反流等。术后胃肠道并发症少,死亡率仅为 0.3%,但其不消除 Hp 主要的孳生场所。由于保留了胃窦幽门部的神经支配和功能,故术后不需要加做引流手术。但应注意切断可能存在的罪恶神经,以防止术后溃疡复发。

由于 PCV 有效地降低了胃酸和胃蛋白酶的分泌;保留了胃窦幽门部以及肠道的生理功能,手术安全、恢复快、术后并发症少,适用于腹腔镜手术,因此被认为是治疗十二指肠溃疡的首选方法,适用于:①内科治疗无效的十二指肠溃疡。②十二指肠溃疡急性穿孔在8~12h,腹腔内无严重污染,患者全身情况允许,可采用高选择性迷走神经切断术加穿孔修补术。③十二指肠溃疡出血,可采用 PCV 加出血溃疡缝扎术。随着内镜微创外科(microinvasive surgery)的发展,一些应用腹腔镜和胸腔镜切断迷走神经的手术也有报道。

4.迷走神经切除术后并发症

(1)胃潴留:主要是迷走神经切断后胃张力减退、胃窦幽门部功能失调所致。常发生在术后5~7d。表现为上腹部饱胀不适,呕吐食物和胆汁。X 线钡餐和核素扫描均提示有胃排空延迟和潴留。多数患者在 2 周内症状可自行或通过禁食、持续胃肠减压、应用胃肠动力促进剂等治疗而缓解。对该类患者应注意排除机械性梗阻,慎用手术治疗。

(2)胃小弯坏死穿孔:在行 PCV 时,分离胃小弯时过于贴近胃壁或过多地损伤血管,造成胃小弯缺血、坏死和穿孔。避免手术时分离小弯血管过深过广,以及神经切断后行胃小弯侧浆膜层完整而严密的缝合,是预防胃小弯坏死穿孔的主要方法。

(3)吞咽困难:通常迷走神经前干在贲门上 2~3cm 处发出支配食管下段和贲门的分支,若手术切断,则可引起食管下段和贲门的持续性痉挛。对长期痉挛、狭窄者,可通过食管气囊扩张而缓解。

(4)腹泻:发生率为 5%～20%,原因不明,可能与迷走神经干切除后小肠神经调节功能紊乱、食糜转运加快所致。临床上可表现为轻型、发作型和暴发型。通常经调节饮食、应用止泻收敛剂等可缓解症状。若经上述处理无效,症状严重,病程持续达 18 个月者,可考虑行 Henle 手术(间置逆蠕动空肠)。

(三)治疗结果及评价

胃迷走神经切断术疗效的判断:如果基础胃酸分泌量较术前减少 80% 以上;增量组胺试验最大胃酸分泌量较术前减少 60%～70%,夜间高胃酸现象消失,基础胃酸中无游离酸,提示疗效良好。胰岛素试验也可判断迷走神经是否完全切断,方法是皮下注射胰岛素 0.2U/kg,使血糖减至 2.8mmol/L 以下,刺激迷走神经引发胃酸分泌。如刺激胃酸分泌的反应消失,基础胃酸分泌小于 2mmol/h,注射后胃酸分泌量上升小于 1mmol/h,表示迷走神经切断完全;如胃酸分泌量上升为 1～5mmol/h,表示切断不全,但仍足够;如胃酸分泌量上升超过 5mmol/h,表示迷走神经切断不够。

各种胃切除术与迷走神经切断术的疗效评定,可参照 Visick 标准,从优到差分为四级。Ⅰ级:术后恢复良好,无明显症状;Ⅱ级:偶有不适及上腹饱胀、腹泻等轻微症状,饮食调整即可控制,不影响日常生活;Ⅲ级:有轻到中度倾倒综合征,反流性胃炎症状,需要药物治疗,可坚持工作,能正常生活;Ⅳ级:中、重度症状,有明显并发症或溃疡复发,无法正常工作与生活。

(阿布力克木·毛拉尤甫)

第三节　胃大部切除术后并发症

各类胃十二指肠溃疡手术术后均有一些并发症。术后早期出现的并发症如出血、感染、吻合口漏等大多与手术操作不当有关;术后远期发生的一些并发症如碱性反流性胃炎、倾倒综合征、营养障碍等则常与手术自身带来解剖、生理、代谢和消化功能改变有关。

一、早期并发症

1. 邻近脏器的损伤

(1)胆总管损伤:常发生于十二指肠球部或球后溃疡。慢性十二指肠溃疡常伴有周围组织瘢痕形成,并与附近脏器明显粘连,瘢痕挛缩将肝门拉紧,牵拉胆总管靠近幽门,在局部解剖困难的情况下,由于强行切除溃疡易导致胆总管损伤,造成术后胆汁性腹膜炎或梗阻性黄疸。对术后因胆管破裂或横断引起胆汁性腹膜炎者,应急诊手术治疗。原则上是只引流不修补,形成胆瘘。6～8 周后再做修补或胆肠内引流术。对术后因误扎引起胆管梗阻者,若肝功能无明显损害,可在 3～4 周后,待胆管扩张时再做胆道重建术;若肝功能有明显损害或合并有胆道感染,可先做经皮肝穿刺引流(PTCD)术,待感染控制和肝功能恢复后再手术。

(2)胰腺损伤:胃和十二指肠溃疡后壁穿透性溃疡,其基底即为胰腺,勉强切除可损伤胰腺或主、副胰管。副胰管一般位于主胰管的前上方,开口于十二指肠乳头近侧 2cm 处。由于溃疡周围组织粘连瘢痕形成,幽门与十二指肠距离较短,副胰管开口被向上牵拉靠近溃疡基底,分离溃疡时易受到损伤。损伤发生时常常不易察觉。术后患者表现腹胀、腹膜炎、膈下感染和假性胰腺囊肿形成。胰腺损伤发生后,对较小的胰管损伤可行结扎术,较大的胰管损伤应行胰管—空肠吻合术。损伤处放置引流管。已有胰腺外瘘者,可自瘘口放橡皮管或导尿管持续引流 3～6 个月。有假性胰腺囊肿形成者,应至少在囊肿形成 6 周后行内引流术。

(3)结肠中动脉损伤:常发生在切开胃结肠韧带时将横结肠系膜一起切断结扎。造成横结肠缺血坏死和腹膜炎。因此在切开横结肠系膜时,应仔细辨认,从左侧开始,切不可盲目切断结扎。术中发现误扎时,应立即拆除结扎线,观察横结肠血供情况,必要时需切除缺血的肠段。对术后发生横结肠缺血坏死、腹膜炎者,应立即手术,切除坏死的肠管,近端结肠造瘘,远端结肠关闭。待 8～12 周后再行结肠造瘘口关闭术。

(4)脾脏损伤:术中在分离左侧大网膜及脾胃韧带、横结肠韧带时,如牵引不当可能撕裂包膜或脾下极,尤其是肥胖患者。因此,术中不要过度牵拉脾胃韧带。对小的包膜破裂可用吸收性明胶海绵等止血,必要时可做细针缝合修补术;对损伤较大,出血不止,脾实质损伤明显时,可行脾切除。

(5)食管下段损伤:行迷走神经切断术时,由于食管周围分离过于广泛,有损伤供应食管的血管和食管肌层的可能,术后可引起食管周围炎症反应。症状一般在术后 1 个月左右出现,表现为进固态食物时咽下困难,胸骨后疼痛。上消化道造影可见食管下段狭窄,贲门痉挛。治疗上以保守治疗为主,可给予流质饮食,患者症状多少可逐渐缓解。对于长期不能缓解者,可行食管球囊扩张或粘连松解术。其预防措施主要是在术中分离食管周围的范围应适当,操作细致,避免损伤食管肌层。

2.出血

(1)腹腔内出血:相对较为少见。若术后患者出现烦躁不安、四肢湿冷、脉搏加快、血压下降以及少尿等有效循环血量不足征象,并且腹腔引流物引流出大量鲜血或腹腔穿刺抽出血液,胃管内虽无鲜血吸出时,仍应考虑有腹腔内出血的存在。常因术中血管结扎不可靠或结扎线脱落以及脾脏损伤等所造成。故确切的止血和关腹前仔细地检查是防止腹腔内出血的主要手段。

(2)胃内出血:术后胃出血胃大部切除术后,可有少许暗红色或咖啡色胃液自胃管抽出,一般 24h 以内不超出 300mL,以后胃液颜色逐渐变浅变清,出血自行停止。若术后不断吸出新鲜血液,24h 后仍未停止,则为术后出血。发生在术后 24h 以内的胃出血,多属术中止血不确切;术后 4～6d 发生出血,常为吻合口黏膜坏死脱落而致;术后 10～20d 发生出血,与吻合口缝线处感染,黏膜下脓肿腐蚀血管所致。因此缝合胃断端时,应确切止血。

3.十二指肠残端破裂　常发生在毕Ⅱ式术后 4～6d(也可在 1～2d),发生率约 1%～4%,是毕Ⅱ式手术近期的严重并发症,可以引起急性腹膜炎、膈下脓肿和十二指肠残端瘘,是手术死亡的主要原因。多发生于术后 4～5d 内,主要表现为突发右上腹疼痛,并出现腹膜炎体征,可有轻度黄疸。白细胞计数增高,腹腔引流物突然增多,并含有胆汁。其发生原因有:①十二指肠残端血供差。②十二指肠残端因明显水肿、瘢痕过多或游离困难,残端缝合不严、张力过高,愈合不良。③空肠输入襻梗阻,肠腔内胆汁、胰液和肠液淤积,压力增高,引起残端缝合处胀裂。④十二指肠残端局部感染。⑤术后胰腺炎。因此,手术时,不要过分强调切除溃疡,且缝合的残端必须是血液供应正常的肠壁,如因局部水肿或瘢痕过多而缝合不满意时,可通过缝合处插管至十二指肠肠腔内做造口,外覆大网膜。同时手术还应注意空肠输入襻长短适中,并避免吻合口组织翻入过多,术后应将胃肠减压管放入空肠输入襻内,以降低肠腔内压力。术后 1～2d 破裂者,可试行裂口修补,并在十二指肠肠腔内放置引流管引流减压。4～6d

破裂者,修补破裂口极难成功。因此,可通过裂口放入一引流管于十二指肠内,缝合裂口前后壁,用大网膜覆盖,并在残端附近放一双套管引流,持续负压吸引。同时做空肠造口术和胃管减压。通常在 6 周左右拔除十二指肠引流管,瘘管口多能自闭。如果不愈,可在 12 周后再做瘘管切除、瘘口修补术。

4.胃肠吻合口破裂或瘘　胃十二指肠吻合口破裂多为吻合口张力较大、十二指肠断端条件不理想所致。术中宜切开十二指肠外侧腹膜(Kocher 切口)松解十二指肠,并充分游离残胃大弯以减少张力。如仍有张力,可改为 Billroth Ⅱ式吻合。而胃空肠吻合口破裂大多为严重低蛋白血症、贫血、组织水肿、缝合不当所致。因吻合口破裂发生严重腹膜炎时,须立即手术进行修补。如破裂口较小,可采用大网膜填塞后缝合固定于胃壁上,并于附近放置腹腔引流和胃管减压。如破口较大,可改行 Roux-en-Y 式胃肠重建,并行空肠造瘘给予肠内营养、放置腹腔引流和胃管减压,对原手术为 Billroth Ⅰ式的病例,尚需行十二指肠减压。

胃大部切除术后,胃肠吻合口漏的发生率为 0.8%～5%。轻者可引起感染、电解质紊乱和营养不良,重者可致死。常发生在术后 1 周左右。Billroth Ⅱ式胃大部分切除术后发生部位多在胃小弯侧断端空肠吻合交点的所谓"危险三角"。术前有贫血、低蛋白血症的患者中容易发生。上消化道造影检查可明确诊断。术后发生吻合口破裂或瘘的患者,如病变已局限形成脓肿或外瘘,经胃管减压、营养支持、抗感染、抑制消化液分泌等治疗,一般数周后吻合口漏常能自愈,若经久不闭合,则应考虑手术。

5.胃排空障碍　胃切除术后排空障碍属动力性胃通过障碍,发病机制尚不完全明了。胃排空障碍又称胃瘫(gastroparesis)。多发生于术后 7～10d,患者多在肠道功能已经恢复并开始进食时出现腹胀、呕吐,呕吐物为所进食物。常发生于因长期幽门梗阻的患者,经胃肠减压吸出大量液体后症状好转。稀钡造影或胃镜可以清楚地显示胃的输出道通畅,残胃无收缩或蠕动现象,没有或仅有少量的钡剂进入空肠。此时,最佳的治疗方法是持续应用胃肠减压,并且给予促进胃动力的药物,有助于胃功能的恢复。一般持续 10～20d 后开始自行缓解,少数情况下可长达 30～40d。症状一旦开始缓解,胃排空障碍很快消失,2～3d 内即可恢复正常饮食。再次手术对患者无益。值得注意的是胃排空障碍常合并有吻合口狭窄梗阻或输出段肠麻痹,功能紊乱,因此及早明确诊断是治疗的关键。其诊断要点如下:①经一项或多项检查提示无胃流出道机械性梗阻。②术后 7d 仍需行胃肠减压或停止胃肠减压进食或由流食改为半流食后再次出现胃潴留症状而需再行胃肠减压者;或胃引流量>800mL 并且持续时间>7d。③无明显水电解质酸碱失衡。④无引起胃瘫的基础性疾病,如糖尿病、甲状腺功能低下等。⑤无应用影响平滑肌收缩的药物史,如吗啡、阿托品等。

6.空肠输入襻综合征(afferent loop syndrome,ALS)　见于 Billroth Ⅱ式胃大部分切除术后,常见于胃肠重建方式为输入襻对胃小弯者。临床上常分为急性绞窄性完全梗阻和慢性单纯性部分梗阻。

(1)急性绞窄性完全梗阻:较少见,属闭合性梗阻。其发生的原因为:①输入襻和输出襻空肠扭转,形成输出襻在前,输入襻在后的交叉。造成输出襻系膜牵拉过紧形成索带,压迫后面的输入襻肠管。②过长的空肠输入襻可钻入横结肠系膜和空肠输出襻间的空隙,形成嵌顿、绞窄性内疝。

急性绞窄性完全梗阻的临床表现为上腹部急腹症。突发性上腹部剧烈疼痛,呕吐频繁,呕吐量不多,不含胆汁,并且呕吐后症状无缓解。常随即出现烦躁不安、脉搏细速、血压下降等休克表现。体检上腹部有明显的压痛,肌紧张,有时可扪及包块。实验室检查可发现有血液浓缩和明显水、电解质、酸碱平衡紊乱,有时也伴有血淀粉酶升高和黄疸。内镜检查因梗阻而不能插入输入襻。B超和CT检查是目前较理想的诊断手段,都可显示扩张的输入襻有特征性的征象:右上腹跨中线的管型液性包块,位于腹腔动脉与肠系膜动脉之间,内见小气泡影,部分可见扩张的胆、胰管。因属闭襻性梗阻,如不及时处理,可发生肠管坏死破裂,并出现全身中毒症状和休克表现。

因此,手术时应避免输入段和输出段交叉。输入段应长短适度。闭合空肠系膜与横结肠系膜之间的孔。均可以预防此症的发生。由于此症发展迅速,可危及生命,因此一旦出现应及时手术,尽早解除梗阻。如尚未发生肠壁坏死、穿孔。则可作输入段与输出段之间的Braun吻合,或单纯内疝复位,闭合疝门。单纯穿孔可行缝合修补,出现肠坏死则需切除坏死肠管,并重建肠道的连续性。

(2)慢性单纯性不全梗阻:其发生主要是:①输入段空肠口处,手术时翻入的胃肠黏膜过多导致狭窄。②输入段太长,局部发生扭曲而粘连。③输入段过短,十二指肠空肠曲被牵拉成锐角,或胃小弯切除的过高,使输入段被拉紧,在吻合口处形成锐角。④输入襻空肠胃套叠。

临床表现主要是间歇性大量呕吐胆汁。呕吐与进食有密切关系,多发生于食后15～30min。上腹部胀痛或绞痛,并放射至肩背部;恶心,喷射性呕吐大量不含食物的胆汁、呕吐后腹痛症状随即消失,食欲不减退但由于呕吐多因进食而诱发,所以患者多恐惧进食而逐渐消瘦。由于各种原因的梗阻,使输入段内的胆汁、胰液和肠液排空不畅而积存在空肠输入段内,进食后这些分泌液短期内明显增加,输入段内压力明显增高,肠蠕动增强,而克服了梗阻。于是大量含胆汁的液体倾入胃内,由于胃容积小而又来不及从输出段排出,因而出现大量呕胆汁,引起临床上所谓"输入襻综合征",即餐后15～30min,上腹部胀痛或绞痛,随即喷射性呕吐大量不含食物的胆汁,呕吐后症状立即消失。呕吐物的性质以及呕吐与进食的关系是诊断的主要依据。胃镜检查可以看到胃吻合口以及输出段均通畅,而胃镜无法进入输入襻。钡餐检查吻合口和空肠输出段通畅无阻而无钡剂进入空肠输入段,由于术后正常情况下输入段空肠也常可不显示,所以钡餐检查的意义在于明确没有吻合口和输出段梗阻。

输入段慢性不完全梗阻也可发生在毕Ⅱ式胃空肠全口吻合或输入段对胃大弯的术式,特别在后者,由于输出段位置比输入段高,食物更易进入并潴留在输入段内,但多为进食后即呕吐。呕吐物既有胆汁也有食物。钡餐造影显示大量钡剂很快进入输入段内,但输出段显示不清。此亦可称为"输入段逆流"。针对慢性单纯性部分梗阻患者可先采用非手术治疗,纠正水电解质酸碱平衡紊乱和低蛋白血症。若症状持续存在并且数月不能缓解者,可采取手术治疗。常用的方法为:输入和输出襻间作3cm大小的侧侧吻合(Braun);切断输入襻梗阻的近端,将其同吻合口下40cm处输出襻空肠作端侧吻合(Roux—en—Y)。

7.输出襻排空障碍

(1)吻合口处输出襻梗阻:此类排空障碍的临床特点是呕吐物中含有大量胆汁,上消化道碘液造影可见造影剂有时可进入空肠输入襻,而远端空肠则不显影。一般认为此类排空障碍多与一些机械性因素有关,包括:大网膜脂肪坏死粘连在吻合口处,吻合口渗漏等形成的炎性肿块局部压迫,吻合口下空肠粘连后折叠扭曲等。在大多数情况下,上述机械性梗阻为不完全性,并可能合并有一些功能性的因素如吻合口局部水肿和空肠输出襻痉挛所致。临床表现为上腹饱胀,疼痛不适,伴恶心呕吐。间歇性发作。一般可行非手术治疗。如非手术治疗无效,应行手术治疗。

(2)空肠输出襻梗阻:临床表现与吻合口输出襻空肠口排空障碍相似。发生的可能原因有:①吻合口以下输出襻的受粘连索带、水肿或坏死的大网膜以及周围炎性肿块的压迫。②结肠后胃空肠吻合时横结肠系膜与胃壁滑脱,横结肠系膜孔环绕压迫输入、输出襻空肠。③远端小肠可从结肠前吻合后未关闭的横结肠与空肠系膜间隙而发生内疝。④输出襻空肠发生套叠引起梗阻。上消化道造影可明确梗阻的部位,如非手术治疗无效,造影检查显示有器质性狭窄,应手术解除引起梗阻的原因,一般行输入襻与输出襻之间侧侧吻合即可解除梗阻。

8.吻合口梗阻 分机械性梗阻和功能性梗阻(即胃排空障碍-胃瘫)两类。吻合口机械性梗阻远比动力性原因引起的胃瘫少见。但其症状与胃瘫相似,也为进食后诱发的溢出性呕吐,呕吐物为所进食物含或不含胆汁。有时上腹部可触及痛性包块。呕吐和胃肠减压后症状好转。钡餐可见钡剂全部或大部停留在胃内,吻合口以下空肠不显影。但仍可见到胃的蠕动,胃镜可以见到吻合口狭窄,无法通过。吻合口机械性梗阻的原因是吻合口过小;吻合口的胃壁或肠壁内翻过多;空肠逆向套叠堵塞吻合口;大网膜脂肪坏死粘连于吻合口;吻合口渗漏等形成的炎性肿块压迫;或是吻合口处的空肠扭转折叠导致的机械性梗阻。患者低蛋白血症、营养不良导致的吻合口水肿常可加重吻合口狭窄和梗阻。

对于机械性吻合口狭窄,在手术时应该注意吻合口开口不宜过小,缝合时注意胃壁不要内翻过多,缝合严密以免局部形成瘘而导致感染。避免术中不必要的黏膜损伤,以免加重吻合口水肿。空肠吻合口切线应与肠纵轴平行,以防止吻合完毕后空肠在吻合口扭转。分离胃结肠韧带时注意保存大网膜血液供应,供应不良的部分应予切除。尽可能及时纠正患者的低蛋白血症和营养不良。建议常规给予患者留置空肠营养管。以便进行营养支持。

由于机械性吻合口梗阻与胃瘫常合并发生,因此除确系手术原因造成的吻合口过小,应及时手术予以纠正外,一般多采用非手术疗法,并可采用胃内注入高渗溶液、口服泼尼松等,减轻吻合口水肿。上腹部炎性包块可应用物理疗法。注意观察每日胃肠减压量,如4～6周仍未能好转,则可考虑再次手术。

9.Roux潴留综合征 国内次全切除后多采用 BillrothⅠ或Ⅱ式重建消化道,较少采用 Roux-en-Y 术式。在国外 Roux-en-Y 术式常被用于胃大部切或全胃切除术后的胃肠消化道重建,其优点在于可防止胆汁反流。但该吻合可使胃排空延缓和(或)Roux肠襻的转运时间延长,因此引起的症状称之为"Roux潴留综合征(Roux stasis syndrome)"。其临床症状主要是餐后饱胀、上腹部疼痛、恶心和呕吐。严重者食欲减退,体重减轻,营养不良。发病机制和下列因素有关:①Roux肠襻的自身慢波频率低,影响了肠襻的平滑肌的收缩程度。②Roux肠襻异位起搏电位在传导上具有双向性,可向胃逆向传导,影响胃排空。逆向传导的慢波和 MMC 甚至可导致肠套叠。③Roux肠襻产生的 MMCⅢ相波频率增高,周期缩短,故推动食物向远端移行的能力降低。④Roux肠襻在餐后不能转换胃餐后波形。⑤上消化道连续性改变。研究表明利用肌桥保持肌神经的连续性,使十二指肠的起搏电位能经过肌桥传导到 Roux-en-Y 空肠襻,但不保持肠腔的连续性。结果 Roux-en-Y 空肠襻内动力正常,而胃排空仍比术前延迟。迷走神经干切除可使空肠张力降低,蠕动减弱。术前有胃排空减、残胃较大以及 Roux肠襻过长者,更易发生此症。

诊断:主要依靠 Roux-en-Y 吻合手术史加上典型的临床表现,包括 Roux-en-Y 术后有呕吐食物,以及下列三项中有两项存在:餐后发腹痛、恶心和缺乏胆汁的呕吐。同时排除其他可解释的原因。上消化道造影检查可排除可能存在的机械性梗阻。核素检查能较准确的测定残胃以及 Roux 肠袢的排空时间,是明确诊断的最好方法。

治疗:可采用一些胃肠道动力药物如西沙必利、红霉素等,对部分病例有一定的疗效。症状严重者需再次手术。手术办法为近全胃切除,仅保留 50～70mL 的小胃,再作 Roux－en－Y 胃－空肠吻合,空肠袢不宜过长,以 40cm 为宜,术后大部分患者症状可或缓解。

10.胃－回肠吻合

(1)病因及发病机制:胃－回肠吻合是一种严重的手术失误,主要原因是术野过小、解剖不清、术者粗心大意,加之缺乏基本的解剖知识,误将回盲部当作十二指肠悬韧带,从而误把回肠当空肠与胃行吻合所致。空肠始于十二指肠悬韧带,寻找空肠首先要寻找该韧带,寻找该韧带的简便方法是提起并向上牵拉横结肠,在横结肠系膜根部第 1 腰椎左侧下方找到空肠的固定处即为十二指肠悬韧带,或将小肠向下方推移即可见该韧带,从该韧带处发出之肠管即为空肠起始部,沿此处肠系膜向右侧触摸可扪及肠系膜上动脉搏动。

(2)临床表现:表现为恢复进食后即出现频繁腹泻,腹泻物为食物原形,腹泻与进食关系密切,每日数次至十数次不等。由于大量腹泻,导致水电解质平衡紊乱、进行性消瘦和营养不良。病程在半年以上者,大多有不可逆性的智力障碍。

(3)诊断:根据术后顽固性腹泻,进行性消瘦、营养不良,大便中又有食物原形,不难做出诊断。行全消化道钡餐检查即可证实为胃回肠吻合。

(4)治疗:需在积极术前营养支持的基础上尽早手术纠正原错误的术式,切除手术原吻合口,重新行结肠前胃－空肠吻合,回肠－回肠吻合。术后全胃肠道外高营养支持治疗,并经鼻饲管进流食,然后逐渐恢复为普食。

11.急性出血坏死性胰腺炎　多发生在术后数日,病因不清。可能同 Oddi 括约肌持续痉挛,胆汁逆流入胰管,大量胰酶被激活,继之激活弹性蛋白酶原和磷脂酶原,引起胰腺的充血、水肿和坏死等有关。其发病率<1%。临床上常表现为突然的循环衰竭和腹膜炎体征。血清淀粉酶在胃大部分切除术后的患者也可增高,所以单纯的增高不能作为诊断术后急性坏死性胰腺炎的依据。B 超和 CT 检查有助于明确诊断。腹穿抽出血性液体,并且淀粉酶含量显著增高。由于本病死亡率很高,因此一旦确诊,应积极抗休克、及时手术(按急性出血坏死性胰腺炎处理)。

二、晚期并发症

晚期并发症多由于胃切除术改变了消化道原有的解剖关系和生理连续性,阻断了胃的部分或全部神经支配。损害了胃的储存、机械性消化和排空等功能,导致胃肠动力紊乱以及消化吸收和代谢障碍。

1.倾倒综合征　胃大部分切除术后,胃的容纳和容受能力受损,原有的控制胃排空功能的幽门括约肌已消失,胃的容量减少,胃－空肠吻合术使食物直接进入空肠,十二指肠反馈性抑制胃排空的功能丧失,加上部分患者胃肠吻合口过大,食物迅速排入肠道内,导致胃排空过速而产生的一类综合征。为胃手术后最常见的功能紊乱之一。胃大部分切除术后发生率最高,而行 HSV 者发生率最低。其发生主要与胃肠吻合口的大小、部位和食物性质有直接关系。临床上根据进食后症状产生的时间分为早期和晚期两种类型,前者约占 75%,后者 25%。

(1)早期倾倒综合征：多见于毕Ⅱ式胃空肠吻合术后(占 50%),毕Ⅰ式少见,Roux-en-Y 罕见。症状常发生在餐后 10~30min,主要因胃排空速率明显加快,高渗性碳水化合物快速进入小肠,使体液从血管间隙进入肠腔,导致有效循环血量骤减,肠腔突然扩张,肠激素如：5-羟色胺、抑胃肽、血管活性肠肽、神经紧张素等释放,引起胃肠道和心血管系统症状。患者可出现心悸、心动过速、出汗、无力、面色苍白等一过性血容量不足表现,并有恶心、呕吐、腹部绞痛、腹泻等消化道症状。术中尽可能避免胃切除过多和吻合口过大是关键。

诊断主要依据临床症状、上消化道造影和胃镜检查以排除其他病变,作核素检查可了解胃的排空状况。胃排空加速在胃术后很常见,且排空的速度与倾倒综合征的严重程度直接相关。但若胃的排空正常或减慢,则基本可排除此症。对症状体征及检查结果不典型者,可作倾倒激发试验：空腹口服 25%葡萄糖溶液 300mL,出现典型症状者为阳性。

治疗原则是减缓胃排空,首先采用饮食调节疗法,即少食多餐,避免过甜食物和乳制品,减少液体摄入量并降低摄入食物的渗透压,膳食以富蛋白富脂肪低碳水化合物为宜,正餐以固体食物为主,餐后平卧 20~30min,一般症状均可明显缓解。对那些经饮食调节后症状改善不明显者,可采用药物治疗。一般可用抗组胺或抗胆碱能制剂、解痉、镇静剂和生长抑素等。经上述治疗,约 1%的患者仍需要外科治疗。手术目的主要是减缓胃内食物的排空时间,原则为缩小吻合口,改 BillrothⅡ式为 BillrothⅠ式,或者改为 Roux-en-Y 胃空肠吻合。或间置一段空肠于胃和十二指肠之间等,一般均可达到目的。

(2)晚期倾倒综合征：又称低血糖综合征,症状出现在餐后 2~4h,常表现为心慌、头昏、出汗、苍白、眩晕、无力、手颤等症状。为胃排空过快,食物快速进入小肠,葡萄糖被快速吸收,血糖一过性升高,刺激胰岛素大量分泌,继而出现反应性低血糖综合征。与早期倾倒综合征不同,晚期倾倒综合征可通过适当进食后缓解。此外,通过饮食调整,在食物中添加果胶延缓碳水化合物的吸收等可有效阻止症状的出现。

倾倒综合征重点在于预防而非治疗,避免残胃过小、吻合口过大；采用高选择性迷走神经切断替代迷走神经干切断；选用 Roux-en-Y 胃空肠吻合或毕Ⅰ式手术,均可减少倾倒综合征的发生。

2.碱性反流性胃炎 常在胃大部分切除术后数月至数年内发生,一般认为在 BillrothⅡ式术后碱性胆汁、胰液和肠液反流入残胃内,破坏了胃黏膜屏障,导致胃黏膜发生充血、水肿、糜烂等改变。临床上常表现为上腹部持续性疼痛或胸骨后烧灼样痛,同时伴有恶心、呕吐胆汁样液体和体重减轻。服用制酸药物无效,进食后加重,症状较为顽固。胃液分析酸度明显降低,粪便隐血试验常呈阳性。上消化道造影检查吻合口通畅,胃镜检查胃黏膜充血水肿明显,易出血,伴有局部的糜烂,尤以吻合口处更为严重。镜下病检显示胃黏膜萎缩、组织间隙水肿和炎性细胞浸润。诊断必须具备三个条件：①剑突下持续烧灼痛,进食后加重,抗酸药物无效。②胆汁性呕吐。③胃镜活检示慢性萎缩性胃炎。如胃镜仅见胃黏膜被胆汁染色,尚不能作为诊断依据。对症状较轻者,可服用胃黏膜保护药、胃动力药及胆汁酸结合药物如考来酰胺等治疗,常可缓解,但容易反复。症状严重者如药物治疗效果不明显,则需手术治疗且效果较好。手术目的是消除胆汁入胃的途径,防止复发。一般将原先 BillrothⅡ式吻合改用 Roux-en-Y 型吻合,空肠-空肠吻合处需距离胃-空肠吻合口 30~40cm,以减少胆汁反流入胃的机会。

3. 小残胃综合征(small gastric remnant syndrome,SGRS) 也称早期饱胀综合征。多见于胃切除 80％以上的患者。表现为早期饱胀、呕吐和餐后上腹部疼痛。偶有严重消瘦、营养不良和贫血。同倾倒综合征相似,其发生机制主要是胃的储存功能损失。根据 Laplace 定律:胃腔越小,产生针对胃壁的腔内压越大,引起胃内食物排空加速。但亦有胃排空延迟的报道,可能系食物快速进入小肠,引起肠－胃发射性抑制所致。SGRS 的诊断主要靠病史。通常内科治疗效果良好。

4. 溃疡复发

(1)部位:复发性溃疡指胃切除术后在胃肠吻合口或其附近复发的溃疡,又称吻合口溃疡或边缘溃疡。约 65％患者在术后 2 年内发生。在胃切除术后有症状的患者中,20％有吻合口溃疡。复发性溃疡一般多发生于十二指肠溃疡术后,很少发生于胃溃疡术后。胃镜检查发现溃疡多位于吻合口附近的空肠,最常见的部位是吻合口对侧的空肠壁上,其次是吻合口边缘空肠侧。其发生机制仍是胃酸和胃蛋白酶直接作用于吻合口空肠黏膜所致,全胃切除后则不发生吻合口溃疡。一般而言,毕Ⅱ式较毕Ⅰ式溃疡复发率高,原因可能是:①毕Ⅱ式术后,胃正常生理通道发生改变,胆汁、胰液反流破坏了胃黏膜对氢离子的屏障作用。②空肠黏膜抗酸能力较十二指肠黏膜低,从而增加了溃疡复发的机会。

(2)发病机制:①胃切除范围不足或迷走神经切断不全,是溃疡复发的主要因素。②在行溃疡旷置手术时未将保留部分的胃窦部黏膜完全剥除,残留胃窦黏膜在十二指肠的碱性环境中,仍可持续分泌促胃液素使胃酸分泌增加。③输入襻空肠过长。一般认为,小肠距离十二指肠越远,其黏膜抗酸能力越弱,越易诱发溃疡病。为避免复发溃疡,结肠前 Billroth Ⅱ 式吻合输入襻以 8～12cm 为宜,结肠后吻合输入襻以 6～8cm 为宜。④单纯胃－空肠吻合治疗十二指肠溃疡。⑤空肠输入、输出襻行侧侧吻合(Braun 吻合)或胃空肠 Y 形吻合使碱性十二指肠液不能流经吻合口中和胃酸。⑥采用不吸收缝线行胃肠吻合。因不吸收丝线做为一种永久性异物存在,可引起吻合口边缘黏膜组织炎症,加上胃酸反流,促使黏膜形成糜烂溃疡。⑦患者身体素质原因。

(3)临床表现及诊断:表现为上腹部疼痛,可向背部放射,疼痛较重,节律性也不明显,常在饭后出现,夜间痛明显,常有恶心呕吐。食物和碱性药物常不能缓解。上腹部可有压痛。并发出血的发生率高达 50％～60％;穿孔的发生率为 1％～5％。若为慢性穿孔可以穿入结肠形成胃空肠结肠瘘,引起结肠刺激症状,表现为肠蠕动增加、腹泻、腹痛、大便中含有不消化的食物、呕吐物中可有粪渣样物。急性穿孔并不常见。一般胃大部切除术后 BAO 和 MAO 显著降低,如有溃疡复发则 BAO 与 MAO 均接近正常范围。MAO＝6mmol/h 为区别有无溃疡复发的界限。若 BAO＞5mmol/h,MAO＞15mmol/h 强烈提示复发性溃疡,若缺酸则可排除复发性溃疡。BAO/MAO＞0.60 应考虑胃泌素瘤或幽门窦切除不全。纤维胃镜检查能直接看到溃疡。钡餐检查在大多数患者中可发现有吻合口附近的改变,有将近一半的患者可出现典型的龛影。

(4)预防及治疗:通常选择适当的手术方法,避免有利于吻合口溃疡产生的操作失误,是预防吻合口溃疡发生的主要措施。若症状轻无并发症可先用内科治疗。若前次手术选择不当,技术操作错误,或内科治疗 3 个月后症状不缓解,经胃镜检查溃疡未好转,即需手术治疗。对原先为胃空肠吻合术者,可改为胃部分切除术或半胃＋迷走神经切断术。若原先为胃大部切除术,切除范围不足,可扩大切除范围;对有幽门窦黏膜残留者应予切除;若切除范围已够,无技术上错误者加迷走神经切断术。若发现胃泌素瘤,应作相应处理。对胃空肠结肠瘘患者,须切除吻合口和溃疡,重新吻合。

5. 营养不良　发生的原因有胃切除过多,胃容量明显下降,食物摄入量不足;胃排空和肠转运加速小肠蠕动加快,食糜不能同消化液充分混匀,导致消化吸收功能障碍;再者术后出现的并发症,如严重倾倒综合征等也限制摄入。可合并有排便次数增多、腹泻、粪便内有未消化完全的脂肪滴和肌肉纤维等。一般通过对症处理、调整饮食、处理其他的并发症、改善营养等即可恢复。

6. 贫血　胃部分切除术后患者贫血较常见,尤其是女性患者。贫血有两类:

(1)缺铁性贫血(低色素小细胞性贫血):在正常情况下,铁盐需在胃内经胃酸溶解,然后在十二指肠和空肠上部吸收。胃切除后,胃酸减少。特别是毕Ⅱ式术后,食物不再经过十二指肠,小肠上段蠕动加快,影响了铁的吸收。可口服铁剂,严重时应注射铁剂予以纠正。

(2)巨幼红细胞性贫血:为维生素 B_{12} 缺乏所致。正常情况下,胃黏膜壁细胞分泌内因子进入肠道,与维生素 B_{12} 相结合,在回肠末段吸收。胃大部切除后,内因子分泌减少,造成维生素 B_{12} 吸收障碍。可给予维生素 B_{12} 叶酸加以纠正。

7. 脂肪泻　当粪便中排出的脂肪超过摄入的 7% 时称为脂肪泻。胃切除术后,由于胃排空加快、肠蠕动增强,不仅毕Ⅰ式术后患者的食物难以同十二指肠液、胰液、胆汁等充分混合,而是快速排入空肠。在毕Ⅱ式术后患者,食物直接进入空肠,不能刺激十二指肠壁内渗透压受体和激素受体,造成消化道激素、胆汁和胰液分泌与食糜转运不同步,使胰液不能充分地分解脂肪以及胆盐的乳化作用降低,而影响脂肪吸收。若输入襻过长,潴留的消化液或食糜易于细菌过度繁殖生长,加速胆盐的分解,更加削弱了胆盐的乳化作用。因此,毕Ⅱ式患者比毕Ⅰ式患者更易发生脂肪泻。治疗上可采用少渣易消化高蛋白饮食,口服考来酰胺,必要时给予广谱抗生素以抑制细菌生长。

8. 骨病　原因是:①钙主要在十二指肠内吸收,毕Ⅱ式术后,食物不经过十二指肠,钙吸收减少。②由于脂肪吸收障碍,过多的脂肪酸和钙盐结合,形成不溶性钙皂。③脂溶性维生素缺乏。一般发生在术后 5～10 年,女性多见。表现为骨痛、下肢无力且易发生骨折。血清碱性磷酸酶升高,血钙、磷下降。X 线检查可见骨质疏松。骨病发生的原因是毕Ⅱ式吻合术后,食物不再通过十二指肠,钙吸收减少;脂肪吸收障碍使肠道内的大量脂肪酸与钙盐结合,影响钙吸收;此外,脂肪吸收不良也影响脂溶性维生素 D 的吸收。治疗以补充钙和维生素 D 为主。

9. 残胃癌　指胃因良性病变施行胃大部切除术至少 5 年以后所发生的残胃原发性癌。随访显示发生率在 2% 左右,大多在手术后 20～25 年出现。残胃内的胃酸降低,胆、胰、肠液逆流入胃,以及肠道内细菌引起慢性萎缩性胃炎等因素,均可导致残胃癌的发病率高于正常胃。因胃溃疡和十二指肠溃疡而手术的患者,其残胃癌的发生率大致相当。主要表现为胃痛、餐后饱胀、消瘦、便潜血阳性等。易误诊为溃疡复发而延误病情。诊断依靠 X 线和胃镜检查。常行根治性胃切除手术。

(阿布力克木·毛拉尤甫)

第四节 胃泌素瘤

胃泌素瘤是一种比较少见的疾病,在胰腺内分泌肿瘤中其发生率仅次于胰岛素瘤。1955年 Zollinger 和 Ellison 两人首先报道了两例表现为高胃酸分泌、顽固消化性溃疡和胰腺内非 β 细胞瘤的患者,以后人们把具有这种三联症特点的疾病称为卓-艾综合征(Zollinger-Ellison syndrome)。卓-艾综合征患者的症状多是由于胰岛 G 细胞肿瘤组织分泌大量的促胃液素引起,因此卓-艾综合征也称为胃泌素瘤(gastrinoma)。但胃窦的 G 细胞增生临床表现与胃泌素瘤相同,却无胃泌素瘤的存在,因此将胃窦的 G 细胞增生称为卓-艾综合征 I 型,而将胃泌素瘤称为卓-艾综合征 II 型。

胃泌素瘤除可发生在胰腺内,也可见于胰外部位,如十二指肠、胃、空肠、肝、脾门等。据统计有 90% 左右的胃泌素瘤发生在胃泌素瘤三角区(gastrinoma triangle)。该三角区是指上起自胆囊管和胆总管,下至十二指肠第三部,内至胰腺颈体交界处。胰内的胃泌素瘤往往是单发的,直径一般为 0.6~2cm,但亦有较大肿瘤,且多数为恶性肿瘤。十二指肠及胃的胃泌素瘤有 50% 左右是多发性的,直径为 2~6mm,散在于黏膜之下,呈小结节样,因而内镜检查难以发现,甚至有时剖腹探查亦难发现。

一、临床表现

1. 消化性溃疡 胃泌素瘤患者的主要症状是消化性溃疡,其发生率在 90% 以上。与普通的溃疡病相比,其症状较重,腹痛持续时间长,对抗溃疡药物治疗的反应差,易于复发,易于发生出血、穿孔等并发症。溃疡可以是单发的、中等大小,亦可以是多发的,有时为大于 2cm 直径的大溃疡。

2. 腹泻 近 20% 的病例以腹泻为首发症状,有少数患者只有腹泻而无溃疡病症状。引起腹泻的主要原因是大量胃液进入肠道超过小肠吸收的能力,肠黏膜受到盐酸的直接侵蚀,同时在酸性的环境中胃蛋白酶活性增强,这些都能使黏膜受损并影响小肠的吸收功能,导致水泻。高酸状态下还可导致脂肪酶失活,发生脂肪泻。

3. 贫血 由于长期脂肪消化和吸收不良,影响到各种脂溶性维生素的摄入,且内因子在强酸的作用下失活而干扰了其与维生素 B_{12} 的结合,从而妨碍肠道对维生素 B_{12} 的吸收,使患者出现贫血。

4. 合并 MEN I 型的临床表现 20% 左右的胃泌素瘤患者可能是多发性内分泌腺瘤(multiple endocrine neoplasm,MEN) I 型的组成部分,所以除了有消化性溃疡的症状外,尚会伴有其他内分泌肿瘤的相应症状。最常见的为甲状旁腺腺瘤或增生,伴有甲状旁腺功能亢进的症状,如骨骼疼痛、病理骨折等。

二、诊断

临床上有下列表现的患者应考虑胃泌素瘤可能:①上消化道巨大、多发而难治的溃疡。②溃疡位于十二指肠球后或空肠上段。③外科治疗后溃疡很快复发或出现并发症。④伴不明原因的水样泻或脂肪泻。⑤有甲状旁腺瘤或垂体瘤。⑥有明确的内分泌肿瘤或溃疡病家族史。下列检查有助于明确诊断。

1.胃液分泌测定 70%～90%的胃泌素瘤患者的基础胃酸(BAO)超过15mmol/h,有的患者可高达150mmol/h,但也有12%的普通溃疡病患者的BAO可超过150mmol/h的。胃泌素瘤患者的最大胃酸排出量(MAO)一般大于60mmol/h,但增高的幅度不如正常人或普通的溃疡患者大,正常人或普通消化性溃疡患者的BAO/MAO之比值常小于0.6,而胃泌素瘤患者的比值常大于0.6。

2.血清促胃液素测定 测定血清促胃液素的水平是诊断胃泌素瘤的直接依据。正常人或普通溃疡患者空腹促胃液素一般在100pg/mL以下,而胃泌素瘤患者促胃液素水平升高至100～1000pg/mL以上,但需多次测定。

对有些疑为胃泌素瘤而血清促胃液素水平升高不显著,临床上又难以确定诊断的患者,除了重复促胃液素水平测定外,还应进行激发试验,如促胰液素激发试验、钙刺激试验等。

胃泌素瘤诊断明确后,还应对肿瘤进行明确定位。由于肿瘤定位与外科治疗密切相关,该项内容将在外科治疗部分阐明。

三、治疗

胃泌素瘤的治疗观点和治疗方法上都在不断地进展,治疗效果逐渐提高。全胃切除术在以往被认为是一个有效的方法而得到广泛的应用,患者可带瘤生存多年而无任何症状,但最后仍因肿瘤转移而死亡。随着H_2受体拮抗剂、质子泵抑制剂等制酸药物的出现,已有逐渐取代了全胃切除而作为首选的趋势。

1.外科治疗 手术切除肿瘤是唯一能彻底治疗患者的方法,因此为了使患者能获得根治的机会,必须对每例胃泌素瘤患者进行仔细的肿瘤定位检查。术前B超、CT、选择性血管造影等影像学检查对直径1cm以上的肿瘤定位意义较大。经皮肝穿门静脉置管(PTPC)分段取门脾静脉血测定促胃液素含量对胃泌素瘤的定位有较大的帮助。静脉插管动脉刺激试验(ASVS)是选择性地动脉插管到胃十二指肠动脉、脾动脉、肠系膜上动脉、肝动脉等,分别注射促胰液素后,由肝静脉取血测定促胃液素含量,当该分支动脉供血区有肿瘤存在时,静脉血中促胃液素含量就明显增高,根据此峰值可以推断出肿瘤的位置。鉴于后两者为有创性检查,其最终效果尚难定论,需积累更多的临床资料。对于诊断明确但不能清楚术前定位的患者,在无手术禁忌的情况下,可作剖腹探查,结合术中定位以期发现肿瘤而给予彻底根治。

手术时无论术前肿瘤是否已定位都需仔细探查全腹腔,自胰腺、胃、十二指肠、系膜根部及后腹膜、肝脏、小肠、盆腔、卵巢等,特别应注意胃泌素瘤三角区。对大于2cm直径的胰腺内肿瘤不难发现,而对胰腺组织内的小肿瘤需反复仔细扪诊,对可疑的在胰腺表面小结节可切除作病理检查,对深在的可采用细针穿刺作细胞学检查。如配合术中B超可提高胰腺内肿瘤发现率。要注意的是不满足于发现一个肿瘤,需反复探查,特别是在PTPC或ASVS检查有峰值的部位。对胰腺外胃泌素瘤有的学者主张切开十二指肠,将黏膜外翻后仔细检查,也有主张常规地应用内镜透照胃及十二指肠壁以仔细寻找肿瘤。

位于胰头钩部或胰体部的2cm直径左右的胃泌素瘤,往往有完整的包膜,可将肿瘤完整摘除。位于十二指肠、胃或空肠黏膜下的单个肿瘤,也宜施行摘除术,但应将肿瘤周围的全层肠壁、胃壁切除。如肿瘤位于胰体尾部,小的可摘除,较大的可行胰尾切除,位于胰体部大于2cm直径的肿瘤,摘除术易于伤及大的胰管,以胰体尾切除为好。位于胰头的较大、深在而无包膜的胃泌素瘤,往往是恶性的多,如未发现有明确的远处转移,或转移灶可以较彻底地切除,应考虑行 Whipple 手术。

对已有广泛转移的恶性胃泌素瘤进行姑息手术治疗。原则上应尽可能地切除病灶,包括原发肿瘤和转移瘤,肝转移者若条件允许,可作肝不规则切除或肝叶切除。切除大部分肿瘤对提高以后的化疗效果有利。

全胃切除以往被认为是有效的方法而得到广泛应用,在已有强有力的制酸药物的今天,全胃切除的适应证已明显减少,只有在无法找到肿瘤或已广泛转移手术无法切除的恶性胃泌素瘤,并对质子泵抑制剂治疗反应不佳的患者才适合选用。

选择性迷走神经切断术可使胃酸分量减少,并使患者制酸药物的用量降低,适用于在肿瘤不能定位、无法切除而患者术前需要大剂量的制酸药物时,为了减少用药量而选用的一种辅助性手术。

2.内科治疗　胃泌素瘤的临床症状和并发症皆由于高胃酸分泌引起,药物治疗的目的是抑制胃酸分泌,从而控制和改善临床症状。H_2 受体拮抗剂治疗胃泌素瘤有很好的临床效果,使溃疡迅速愈合,但需长期服药,而其剂量往往因人而异。质子泵抑制剂作用于壁细胞泌酸过程中的最终环节所必需的 H^+-K^+-ATP 酶,是最强效和长效的抗酸药物,多数学者认为其是治疗胃泌素瘤患者的首选药物。生长抑素衍生物能降低患者的胃酸和使血清促胃液素水平下降,增添了治疗胃泌素瘤的手段。

3.伴 MENⅠ型胃泌素瘤的治疗　多数 MENⅠ型胃泌素瘤患者伴有甲状旁腺功能亢进症,应先行甲状旁腺切除。术后血钙正常者多数的 BAO、MAO 和血清促胃液素均下降,H_2 受体拮抗剂用量可减少。如果仅切除胃泌素瘤而不纠正甲状旁腺功能亢进,胃酸分泌不见减少。

4.恶性胃泌素瘤的化疗　对已失去了手术切除机会的晚期恶性胰岛素瘤患者除了应用抗酸类药物抑制高酸分泌所引起的各种症状,改善患者的生活质量外,还可应用化疗药物,常用的药物是链佐星、多柔比星和氟尿嘧啶联用。但对化疗的治疗效果各家报道差异较大。

(王继军)

第五节　胃十二指肠良性肿瘤

胃良性肿瘤少见,约占胃肿瘤的 $1\%\sim5\%$,而十二指肠良性肿瘤更为少见,占所有小肠肿瘤的 $9.9\%\sim29.8\%$。胃十二指肠良性肿瘤按其发生组织的不同可分为两类:来自黏膜的上皮组织,包括息肉或腺瘤;来自胃、十二指肠壁的间叶组织,统称为间质肿瘤,大多来源于平滑肌、脂肪、纤维以及神经、血管来源等,临床上以息肉和来源于平滑肌的肿瘤比较多见,约占全部胃十二指肠肿瘤的 40%。胃良性肿瘤的分类详见表 6-1。本节主要介绍胃十二指肠息肉及其处理。

表 6-1 胃良性肿瘤

息肉
增生性息肉(日本文献中的Ⅰ和Ⅱ型)
瘤样或腺瘤性息肉(日本文献中的Ⅲ和Ⅳ型)
混合型息肉(增生性和瘤样)
胃底腺息肉
家族性息肉病和其他息肉病综合征
Peutz-Jeghers(错构瘤样息肉)
息肉炎性纤维样息肉
停滞(青少年)性息肉
良性增生性胃病
Menetrier病(Polyadenomes en nappe)
合并Zollinger-Ellison综合征
腺型,无高促胃液素血症
假性淋巴瘤
壁内肿瘤
间质肿瘤
骨瘤和骨软骨瘤
异位胰腺
Brunner腺瘤
腺肌瘤
黄瘤(黄斑瘤)
炎性肿瘤
嗜酸性胃炎
弥漫性
局限性(炎性纤维样息肉)
良性组织细胞增多症X
肉芽肿样病变(肉瘤样,Crohn病)
梅毒
结核
囊性病变
黏膜内囊肿(黏液囊肿)
黏膜下囊肿(胃炎深部囊肿)
重叠囊肿
混合情况
胃静脉曲张
胃动脉瘤(Dieulafoy病)
窦血管膨胀(西瓜胃)

　　胃十二指肠息肉是一种来源于胃十二指肠黏膜上皮组织的良性肿瘤,发病率占所有良性病变的5%以上。

一、病理

根据息肉的组织发生、病理组织形态、恶性趋势可分为腺瘤性息肉、增生型息肉和炎性纤维样息肉等。

（一）腺瘤性息肉

为真性肿瘤，发病率占息肉的3%～13%，多见于40岁以上男性，60%为单发性，外形常呈球形，部分有蒂或亚蒂，广基无蒂者可占63%，胃腺瘤直径通常在1.0～1.5cm，部分可增大到4cm以上，胃窦部多见，腺瘤表面光滑或呈颗粒状，甚至分叶状、桑葚状，色泽可充血变红，位于贲门、幽门区经常形成糜烂或浅溃疡，息肉之间的黏膜呈现正常。若整个黏膜的腺体普遍肥大，使黏膜皱襞消失而呈现一片肥厚粗糙状，并伴多发性息肉者，称为胃息肉病。

腺瘤虽属良性，但腺上皮有不同程度的异常增生，重度者和早期癌不易鉴别，故称其为交界性病变。依据病理形态可分为管状腺瘤和乳头状腺瘤（或绒毛状腺瘤），前者是由被固有层包绕分支的腺管形成，腺管排列一般较规则，偶见腺体扩张成囊状，腺体被覆单层柱状上皮，细胞排列紧密；后者是由带刷状缘的高柱状上皮细胞被覆分支状含血管的结缔组织索芯组成，构成手指样突起的绒毛，有根与固有层相连。该两型结构可存在于同一息肉内（绒毛管状或乳头管状腺瘤），伴有不同程度异形增生是癌变的先兆。同一腺瘤内亦可发生原位癌乃至浸润癌的变化。息肉性腺瘤的癌变率不一，管状腺瘤的癌变率约为10%，乳头状腺瘤癌变率则可高达50%～70%。息肉直径大于2cm，息肉表面出现结节、溃疡甚或呈菜花状，息肉较周围黏膜苍白，息肉蒂部宽广，周围黏膜增厚，则常是恶性的征象。

（二）增生性息肉

较常见，约占胃良性息肉的90%。多为单发，无蒂或有蒂，表面光滑，色泽正常或稍红，突出黏膜表面，其表面是分泌黏液的柱状细胞，基质丰富。息肉直径通常＜1cm。常见于胃窦部，是慢性炎症引起黏膜过度增生的结果，该息肉是由增生的胃小凹上皮及固有腺组成，偶可观察到有丝分裂象和细胞的异形增生。间质以慢性炎症性改变为其特点，并含有起源于黏膜肌层的纤维肌肉组织条带，常见于萎缩性胃炎、恶性贫血以及胃黏膜上皮化生患者，其中90%患者胃酸缺乏。增生性息肉的癌变率很低（＜5%），极少部分癌变系通过腺瘤样增生或继发性肠化生、异形增生发展而来。随访发现部分增生性息肉患者胃内除息肉外同时存在浸润癌，发生率约为2.3%，值得注意。

（三）炎性纤维样息肉

可能是一种局限形式的嗜酸性胃炎，可为单发或多发，无蒂或蒂很短，也好发于胃窦部。病变突向胃腔，组织学所见为纤维组织、薄壁的血管以及嗜酸细胞、淋巴细胞、组织细胞和浆细胞的黏膜下浸润。其发病机制仍不清楚，可能是一炎性病变的过程。

二、临床表现

大多数胃十二指肠息肉患者无明显临床症状，往往是在X线钡餐检查、胃镜检查或手术尸检标本中偶然发现。息肉生长较大时可出现上腹不适、疼痛、恶心、呕吐，若息肉表面糜烂、出血，可引起呕血和黑便。疼痛多发生于上腹部，为钝痛，无规律性与特征性。位于贲门附近的胃息肉偶可出现咽下困难症状，位于幽门区或十二指肠的较大腺瘤性息肉可有较长的蒂，可滑入幽门口，表现为发作性幽门痉挛或幽门梗阻现象。如滑入后发生充血、水肿、不能自行复位,甚至出现套叠时,部分胃壁可发生绞窄、坏死、甚或穿孔,发生继发性腹膜炎。位于 Vater 壶腹部肿瘤,可压迫胆道,出现梗阻性黄疸。部分腺瘤性息肉患者往往有慢性胃炎或恶性贫血的表现。大多数患者体格检查无阳性体征。

三、诊断

胃息肉因症状隐匿,临床诊断较为困难。约 25% 的患者大便潜血试验阳性。大多数息肉可由 X 线诊断,显示为圆形半透明的充盈缺损,如息肉有蒂时,此充盈缺损的阴影可以移动。无论是腺瘤性息肉还是增生性息肉,胃镜下的活组织检查是判定息肉性质和类型的最常用诊断方法。如息肉表面粗糙,有黏液、渗血或溃疡,提示有继发性炎症或恶变。对于小的息肉,内镜下息肉切除并回收全部息肉送检病理诊断最可靠;对较大的息肉,细胞刷检对判断其良恶性可能亦会有些帮助。较大的胃息肉多是肿瘤样病变,钳夹活检可作为最基本的诊断方法,依据组织学结果决定进一步诊疗方法。有些腺瘤性息肉恶变早期病灶小、浅,很少浸润,而胃镜下取材有局限性,不能反映全部息肉状态而易漏诊。所以对胃息肉患者,即使病理活检是增生性息肉或腺瘤性息肉,均需要在内镜下切除治疗。对于大息肉,镜下切除有困难者需手术治疗。胃息肉患者应行全消化道检查,以排除其他部位息肉的存在,因此类息肉患者更常见伴发结直肠腺瘤。

四、治疗

内镜下切除息肉是治疗胃息肉的首选方法。随着内镜技术的发展和广泛应用,镜下处理胃十二指肠息肉已普遍开展,且方法较多。开腹手术的适应证:未能明确为良性病变的直径大于 2cm 的有蒂息肉;直径大于 2cm 的粗蒂或无蒂息肉;息肉伴周围胃壁增厚;不能用内镜圈套器或烧灼法全部安全切除的息肉;内镜切除的组织学检查持续为侵袭性恶性肿瘤。手术切除包括息肉周围一些正常组织。如果发现浸润癌或息肉数量较多时,可行胃大部切除术。

(胡大维)

第六节　胃扭转

各种原因引起的胃沿其纵轴(贲门与幽门的连线)或横轴(胃大弯和小弯中点的连线)扭转,称胃扭转。胃扭转不常见,其急性型发展迅速,诊断不易,常延误治疗,而其慢性型的症状不典型,也不易及时发现。

一、病因

新生儿胃扭转是一种先天性畸形,可能与小肠旋转不良有关,使胃脾韧带或胃结肠韧带松弛而致胃固定不良。多数可随婴儿生长发育而自行矫正。

成人胃扭转多数存在解剖学因素,在不同的诱因激发下而致病。胃的正常位置主要依靠食管下端和幽门部的固定,肝胃韧带、胃结肠韧带和胃脾韧带也对胃大、小弯起到一定的固定作用。较大的食管裂孔疝、膈疝、膈膨出以及十二指肠降段外侧腹膜过度松弛,使食管裂孔处的食管下端和幽门部不易固定。此外,胃下垂和胃大、小弯侧的韧带松弛或过长等,均是胃扭转发病的解剖学因素。

急性胃扩张、急性结肠胀气、暴饮暴食、剧烈呕吐和胃的逆蠕动等可以成为胃的位置突然改变的动力,故常是促发急性型胃扭转的诱因。胃周围的炎症和粘连可牵扯胃壁而使其固定于不正常位置而出现扭转,这些病变常是促发慢性型胃扭转的诱因。

二、分型

1. 按起病的缓慢及其临床表现,可分为急性和慢性两型。急性胃扭转具有急腹症的临床表现,而慢性胃扭转的病程较长,症状反复发作。

2. 根据扭转的范围,可分为胃全部扭转和部分扭转。前者是指除与横膈相贴的胃底部分外整个胃向前向上的扭转。由于胃贲门部具有相对的固定性,胃全部扭转很少超过180°。部分胃扭转是指胃的一个部分发生扭转,通常是胃幽门部,偶可扭转360°。

3. 按扭转的轴心,胃扭转可分为下列两型:

(1)系膜轴扭转型:是最常见的类型,胃随着胃大、小弯中点连线的轴心(横轴)发生旋转。多数是幽门沿顺时钟方向向上向前向左旋转(图6-1Ⅰ),有时幽门可达贲门水平。胃的前壁自行折起而后壁则被扭向前。幽门管可因此发生阻塞,贲门也可以有梗阻。右侧结肠常被拉起扭转到左上腹,形成一个急性扭曲而发生梗阻。在少数情况下,胃底部沿逆时钟方向向下向右旋转。但较多的胃系膜轴扭转是慢性和部分型的。

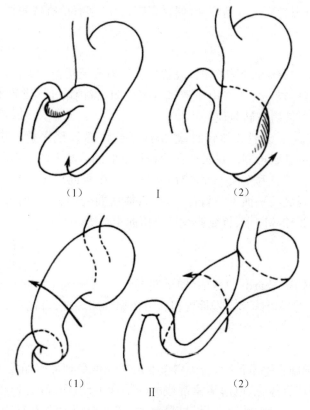

图6-1　胃扭转的类型

Ⅰ.系膜轴扭转:(1)向前扭转;(2)向后扭转

Ⅱ.器官轴扭转:(1)向前扭转;(2)向后扭转

(2)器官轴扭转:是少见的类型。胃体沿着贲门幽门连线的轴心(纵轴)发生旋转。多数是向前扭转(图 6-1Ⅱ),即胃大弯向上向前扭转,使胃的后壁由下向上翻转到前面,但偶尔也有相反方向的向后扭转。贲门和胃底部的位置基本上无变化。

三、临床表现

急性胃扭转起病较突然,发展迅速,其临床表现与溃疡病急性穿孔、急性胰腺炎、急性肠梗阻等急腹症颇为相似,与急性胃扩张有时不易鉴别。起病时均有骤发的上腹部疼痛,程度剧烈,并牵涉至背部。常伴频繁呕吐和嗳气,呕吐物中不含胆汁。如为胃近端梗阻,则为干呕。此时拟放置胃肠减压管,常不能插入胃内。体检见上腹膨胀而下腹平坦,腹壁柔软,肠鸣音正常。如扭转程度完全,梗阻部位在胃近端,则有上述上腹局限性膨胀、干呕和胃管不能插入的典型表现。如扭转程度较轻,临床表现很不典型。在一组 25 例急性胃扩张的研究中提示下列三种 X 线表现有重要诊断意义:①胃位于胸腔而腹部体征轻微。②胸片发现在下胸部或上腹部有充满气体的内脏,尤其是伴有大的食管裂孔疝时。③上消化道稀钡或碘水造影可见扭转处发生梗阻。

慢性胃扭转多系不完全性质,若无梗阻,可无明显症状,或其症状较为轻微,类似溃疡病或慢性胆囊炎等慢性病变。腹胀、恶心、呕吐,进食后加重,服制酸药物疼痛不能缓解,以间断发作为特征。部分因贲门扭转而狭窄,患者可出现吞咽困难,或因扭转部位黏膜损伤而出现呕血及黑便等。部分患者可无任何症状,偶在胃镜、胃肠钡餐检查或腹部手术而被发现。

四、辅助检查

1. 放置胃管受阻　完全性胃扭转时,放置胃管受阻或无法置入胃内。

2. 上消化道内镜检查　纤维或电子胃镜进镜受阻,胃内解剖关系异常,胃体进镜途径扭曲,有时胃镜下充气可使胃扭转复位。

3. 腹部 X 线检查　完全性胃扭转时,腹部透视或腹部 X 线平片可见左上腹有充满气体和液体的胃泡影,左侧膈肌抬高。胃肠钡餐检查是重要的诊断方法。系膜轴扭转型的 X 线表现为双峰形胃腔,即胃腔有两个液平面,幽门和贲门处在相近平面。器官轴扭转型的 X 线表现有胃大小弯倒置、胃底液平面不与胃体相连、胃体扭曲变形、大小弯方向倒置、大弯在小弯之上、幽门和十二指肠球部向下、胃黏膜纹理呈扭曲走行等。

五、诊断

急性胃扭转依据 Brochardt 三联症(即早期呕吐,随后干呕;上腹膨隆,下腹平坦;不能置入胃管)和 X 线钡剂造影可确诊。慢性胃扭转可依据临床表现、胃镜和 X 线钡剂造影确诊。

六、治疗

急性胃扭转必须施行手术治疗,否则胃壁血液循环可受到障碍而发生坏死。急性胃扭转患者一般病情重,多伴有休克、电解质紊乱或酸碱平衡失调,应及时进行全身支持治疗,纠正上述病理生理改变,待全身症状改善后,尽早手术;如能成功地插入胃管,吸出胃内气体和液体,待急性症状缓解和进一步检查后再考虑手术治疗。在剖开腹腔时,首先看到的大都是横结肠系膜及后面绷紧的胃后壁。由于解剖关系的紊乱以及膨胀的胃壁,外科医师常不易认清其病变情况。此时宜通过胃壁的穿刺将胃内积气和积液抽尽,缝合穿刺处,再进行探查。在胃体复位以后,根据所发现的病理变化,如膈疝、食管裂孔疝、肿瘤、粘连带等,予以切除或修补等处理。如未能找到有关的病因和病理机制者,可行胃固定术,即将脾下极至胃幽门处的胃结肠韧带和胃脾韧带致密地缝到前腹壁腹膜上,以防扭转再度复发。

部分胃扭转伴有溃疡或葫芦形胃等病变者,可行胃部分切除术,病因处理极为重要。近年有报道对不适宜手术的患者行经皮内镜导引下置入胃造瘘管,甚至置入两根胃造瘘管以增加固定点,待胃与腹前壁粘连完全后再予拔除。也可应用腹腔镜手术纠正由食管裂孔疝引起的器官轴扭转。

(胡大维)

第七节　胃下垂

胃下垂是指直立位时胃的大弯抵达盆腔,而小弯弧线的最低点降至髂嵴连线以下的位置,常为内脏下垂的一部分。

一、病因和发病机制

胃下垂可有先天性或后天性。先天性胃下垂常是内脏全部下垂的一个组成部分。腹腔脏器维持其正常位置主要依靠以下三个因素:①横膈的位置以及膈肌的正常活动力。②腹内压的维持,特别是腹肌力量和腹壁脂肪层厚度的作用。③连接脏器有关韧带的固定作用。胃的两端,即贲门和幽门是相对固定的,胃大、小弯侧的胃结肠韧带、胃脾韧带、肝胃韧带对胃体也起一定的固定作用。正常胃体可在一定的范围内向上下、左右或前后方向移动,如膈肌悬吊力不足,支持腹内脏器的韧带松弛,腹内压降低,则胃的移动度增大而发生下垂。

胃壁具有张力和蠕动两种运动性能,胃壁本身的弛缓也是一个重要的因素。按照胃壁的张力情况可将胃分为四个类型,即高张力、正常张力、低张力和无张力型(图6-2)。在正常胃张力型,幽门位于剑突和脐连线的中点,胃张力低下和无张力的极易发生胃下垂。

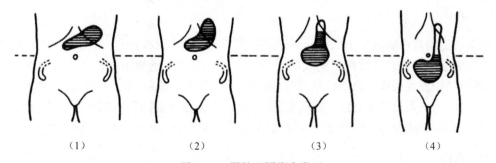

(1)　　　　　(2)　　　　　(3)　　　　　(4)

图6-2　胃的不同张力类型

(1)高张力型(牛角形);(2)正常张力型(J形);(3)低张力型(鱼钩形);(4)无张力型(鱼钩形)

胃下垂常见于瘦长体型的女性、经产妇、多次腹部手术而伴腹肌张力消失者,尤多见于消耗性疾病和进行性消瘦者,这些都是继发胃下垂的先天性因素。

二、临床表现

轻度下垂者可无症状。明显下垂者可伴有胃肠动力低下和分泌功能紊乱的表现,如上腹部不适、易饱胀、畏食、恶心、嗳气及便秘等。上腹部不适多于餐后、长期站立和劳累后加重。有时感深部隐痛,可能和肠系膜受牵拉有关。下垂的胃排空常较缓慢,故会出现胃潴留和继发性胃炎的症状。可出现眩晕、心悸、站立性低血压和晕厥等症状。

体检可见多为瘦长体型,肋下角小于90°。站立时上腹部可扪及明显的腹主动脉搏动。胃排空延缓时还可测得振水声。上腹部压痛点可因不同体位而变动。常可同时发现肾、肝和结肠等其他内脏下垂。

三、诊断

胃下垂的诊断主要依靠X线检查。进钡餐后可见胃呈鱼钩形,张力减退,其上端细长,而下端则显著膨大,胃小弯弧线的最低点在髂嵴连线以下。胃排空缓慢,可伴有钡剂滞留现象。

四、治疗

胃固定术的效果不佳,如折叠缝合以缩短胃的小网膜,或将肝圆韧带穿过胃肌层而悬吊固定在前腹壁上,现多已废弃不用。主要采用内科对症治疗。少食多餐,食后平卧片刻,保证每日摄入足够的热量和营养品。加强腹部肌肉的锻炼,以增强腹肌张力。也可试用针灸、推拿、气功和太极拳疗法。症状明显者,可放置胃托。

(胡大维)

第八节　十二指肠憩室

十二指肠憩室并不少见,但由于多数憩室无临床症状,不易及时发现,其确切的发病率难以统计。憩室的发现与诊断方法及检查者的重视程度有直接关系。文献报道,尸检中十二指肠憩室发现率高达22%,内镜检查发现率为10%～20%,胃肠钡餐检查发现率约为2%。本病多见于50岁以上人群,发病率随年龄增长而升高,30岁以下发病较少见。

一、病因

憩室形成的基本病因是十二指肠肠壁的局限性薄弱和肠腔内压力升高。肠壁局限性薄弱可能与肠壁肌层先天性发育不良或退行性变有关。十二指肠憩室好发于十二指肠降部内侧,接近十二指肠乳头处。该部位是胚胎前肠与中肠的结合部,又有胆胰管通过,因此缺乏结缔组织支持,为一先天性薄弱区。随着年龄的增长,十二指肠腔内长期的压力冲击,使薄弱区肠壁向外膨出,形成憩室。Oddi括约肌收缩牵拉十二指肠,也是促进憩室形成的因素之一。

二、病理

十二指肠憩室有多种不同的分类方法,依据憩室壁组织结构的不同可将十二指肠憩室分为原发性和继发性两类,前者憩室壁是由黏膜、黏膜下层及稀疏的平滑肌组成,又称假性憩室,其发生与局部肠壁的先天性薄弱有关。继发性憩室常因十二指肠溃疡瘢痕牵拉所致,憩室壁为肠壁全层,又称真性憩室,偶见于十二指肠球部溃疡者。

根据憩室与十二指肠腔的不同关系,可分为腔外型憩室和腔内型憩室。绝大部分的十二指肠憩室凸向肠腔外属腔外型憩室。腔内型憩室极其罕见,迄今全世界文献报道不足百例。

腔内型憩室完全位于十二指肠腔内,其外表面和内表面均被覆十二指肠黏膜。此型憩室是十二指肠先天性发育异常所致,约 40％的病例可伴有消化道其他部位的发育异常或先天性心脏病等先天性畸形。腔内型憩室虽极罕见,却易引起胆道、胰腺疾病和十二指肠梗阻。

目前临床上又根据憩室所在部位对十二指肠憩室进行分类,按憩室与十二指肠乳头的关系,可将降部憩室分为距乳头 2.5cm 以内的乳头旁憩室(juxtapapillary diverticula,JPD)和远离十二指肠乳头的非乳头旁憩室。乳头旁憩室与胆总管、胰管以及 Vater 壶腹在解剖上关系密切。偶尔可有十二指肠乳头直接开口于憩室内者,称为憩室内乳头。乳头旁憩室是十二指肠憩室的主要类型,占 70％以上。其他部位的十二指肠憩室相对少见。十二指肠憩室多为单个,约占 90％,多发性憩室约占 10％,可同时伴有胃肠道其他部位憩室形成。

约 10％的十二指肠憩室可继发一系列病理变化,从而导致相应的并发症。由于憩室颈部狭小,食物残渣进入憩室后不易排出而潴留在腔内,可发生急、慢性憩室炎和憩室周围炎,并可发生憩室内溃疡、出血、穿孔、十二指肠梗阻和胆胰疾病等并发症。由于 JPD 与胆胰管及十二指肠乳头在解剖上关系密切,不仅可能对胆胰管产生机械性压迫,而且憩室炎症伴发的水肿和瘢痕形成可直接影响乳头功能,使胆汁、胰液排泄受阻。憩室内细菌过度繁殖和乳头功能不良引起的上行性胆道感染可导致反复发作的胆管结石、胆管炎和胰腺炎。

三、临床表现

绝大多数的十二指肠憩室并无临床症状,多是在 X 线钡餐检查、十二指肠镜检查、手术或尸检时偶然发现。当憩室出现并发症时则可有相应的临床表现,其主要临床表现大致可分为以下五类。

1.憩室炎表现　主要是由于食物潴留和继发性感染所致,常见有上腹部疼痛、饱胀、嗳气、呕吐、腹泻、黑粪等。腹泻可能与憩室内食物潴留、细菌过度繁殖有关。部分患者可因腹泻而致严重营养不良,或因反复出血黑粪而致贫血。

2.胆胰疾病表现　多见于乳头旁憩室(JPD)患者,主要表现为胆囊结石、反复发作的胆管结石、胆管炎或胰腺炎。症状的出现与 JPD 对胆总管和胰管的机械性压迫导致胆胰液引流不畅,憩室内细菌过度繁殖和乳头功能不良引起的上行性胆道感染有关。此类患者,如仅行胆囊切除和(或)胆总管探查,而未作憩室的相应处理,则术后胆总管结石、复发性胆管炎或胰腺炎发生率很高。

3.急性大出血　虽较少见,但出血量可以很大,严重时可致失血性休克。DSA 检查偶可显示出血部位,其他现代检查手段对确定出血部位鲜有帮助。多数患者需经手术探查后方可确诊。

4.十二指肠梗阻　腔内型憩室易引起十二指肠梗阻。较大的腔外型憩室也可因内容物潴留压迫十二指肠致肠梗阻。

5.急性穿孔　临床罕见,但后果严重,死亡率高达 50％。表现为急腹症,腹痛表现与急性胰腺炎相似,且伴有血清淀粉酶升高,因而常常与急性胰腺炎相混淆。唯腹部 X 线平片检查可显示右上腹部气体聚积,若同时口服泛影葡胺则可显示十二指肠穿孔,并可见造影剂被局限于腹膜后。CT 检查有助于进一步确诊。然而,大多数憩室穿孔术前诊断困难,甚至剖腹探查时仍遭误诊。若术中发现胰十二指肠附近腹膜后蜂窝织炎或脓肿内含有胆汁样液体,则应考虑到十二指肠憩室穿孔可能。

四、诊断

十二指肠憩室无特异性临床表现,症状性憩室的诊断率与临床医师的重视程度和所采用的检查方法直接相关。因此,50 岁以上的患者若出现反复发作的上腹部疼痛、饱胀、嗳气、呕吐、腹泻、黑粪等消化道症状,经多项检查排除了消化道炎症、结石、肿瘤等常见病变后,应想到症状性十二指肠憩室存在的可能,并作相关检查予以确定或排除。

乳头旁憩室(JPD)与某些胆胰疾病的发病有关,胆胰疾病伴 JPD 者临床上并不少见,但却屡遭漏诊。主要是因为临床医师对 JPD 与胆胰疾病发病之间的关系认识不足,往往满足于胆胰疾病的诊断,忽视了作为病因的 JPD 的存在。因此,充分认识 JPD 与胆胰疾病之间的关系,对疑有 JPD 的患者积极采用十二指肠镜和低张十二指肠造影检查是提高此类疾病诊断率的关键。尤其是遇到下列情况时应考虑到 JPD 存在的可能:①胆囊切除术后症状仍存在,或反复发作胆管炎而无胆道残留结石者。②胆总管探查术后反复发作胆总管结石、胆管炎者。③反复发作原因不明的胆道感染。④反复发作的胰腺炎。

十二指肠憩室的诊断可分为两步进行,首先是确定憩室的存在,然后是明确憩室与临床症状的关系。为确定憩室的诊断,目前主要采用以下几种检查方法。

1.上消化道钡剂造影　常规钡剂造影能显示大部分十二指肠憩室,但对较小或颈部狭窄的憩室诊断相对较难。低张十二指肠造影能显示小而隐蔽的憩室,是目前首选的检查方法。

2.十二指肠镜检查　十二指肠镜检查的憩室检出率高于钡剂造影,且能同时除外胃十二指肠其他疾病,并可直接观察憩室与乳头的关系。若同时作 ERCP 检查则能显示憩室与胆胰管的关系,了解是否同时存在胆胰管病变。尤其适用于 JPD 伴有胆胰疾病拟行手术治疗的患者。

3.CT 检查　较小的憩室不易显示,对突入胰腺实质内的较大憩室 CT 检查常能显示。

通过上述检查绝大多数十二指肠憩室可被检出。但要准确判定临床症状是否由憩室引起常有一定困难。若十二指肠造影显示憩室内钡剂滞留 6h 以上,憩室相应部位有深在压痛,则憩室炎的诊断基本明确。必须强调的是,十二指肠憩室在临床上非常常见,但出现临床症状者仅约 10%,同时约 1/3 的十二指肠憩室患者可伴有溃疡病、空肠憩室、结肠憩室等疾病,十二指肠憩室的症状又与此类疾病的症状常难以区别。因此,在确定症状性憩室诊断之前,必须进行系统而详细的检查,排除消化道其他病变,警惕把检查中无意发现的十二指肠憩室作为"替罪羊"而遗漏引起症状的真正原因。

五、治疗

1.治疗原则　无症状的十二指肠憩室不需要治疗。已确诊为急慢性憩室炎者,若未合并大出血或穿孔,也应首先采用非手术疗法,包括饮食调节、制酸剂、解痉剂的应用,调整体位促进憩室排空,酌情应用抗生素等。手术指征应从严把握,对内科治疗无效并屡发憩室炎、出血、压迫邻近器官或穿孔者可考虑手术治疗。

2.手术治疗

(1)手术指征:①十二指肠憩室诊断明确,有长期的上腹痛、呕吐或反复出血,憩室相应部位有压痛,经各种检查排除了其他腹部疾病,内科治疗无效者。②憩室合并胆道结石、梗阻或胰腺炎者。③憩室并发大出血者。④憩室穿孔,出现腹膜炎或腹膜后蜂窝织炎及脓肿形成者。⑤憩室并发十二指肠梗阻，非手术治疗无效者。

（2）术前准备：充分的术前准备是确保手术成功的关键。术前憩室的准确定位有利于术中探查和术式选择。术者必须观看正位和左、右前斜位钡剂十二指肠造影片，以明确憩室的部位、大小和数目。乳头旁憩室患者应争取行十二指肠镜检查，观察憩室开口的大小、位置及与乳头开口的关系。对伴有胆总管扩张、胆管结石、波动性黄疸及有胆管炎病史者应行 ER-CP 或 MRCP 检查，尽可能了解憩室与胆胰管之间的关系。憩室炎患者若伴有严重的营养不良，应在术前加以纠正。

（3）手术方法：十二指肠憩室的手术方法分为两类，一类是直接针对憩室的手术方法，包括憩室切除术和憩室内翻缝合术；另一类是不直接处理憩室而采用各种转流（十二指肠憩室化）或内引流手术。术式的选择应根据憩室本身的解剖情况、伴发疾病的类型和严重程度以及术者的经验决定。

单纯憩室切除术原则上最为理想，其优点在于：①直接纠正异常病理解剖，保留正常的解剖和生理功能，消除了憩室炎引起的消化道症状及出血、穿孔等并发症。②避免了转流手术后胃动力障碍、反流性胃炎、吻合口溃疡以及残胃癌等远期并发症的发生。③消除了憩室对胆胰管的机械性压迫，减少了逆行性胆道感染的发生，有利于伴发胆胰疾病的彻底治疗。

剖腹后应首先探查有无胃十二指肠溃疡、胆道结石、胆总管扩张及慢性胰腺炎，同时核实憩室的大小、部位、解剖关系以确定手术方式。继发性憩室不需要切除，仅需处理原发病。大多数十二指肠憩室的显露和游离并无困难。升部和水平部憩室的显露需横行切开横结肠系膜，解剖水平部憩室的过程中应避免损伤肠系膜上血管和结肠中血管。降部憩室的显露需作 Kocher 切口，切开十二指肠旁沟侧腹膜充分游离十二指肠和胰头，直至肠系膜上血管右侧，并将胰头和十二指肠向左侧掀起。大多数乳头旁憩室位于十二指肠降部后内侧，伸向胰头背侧或实质内，作 Kocher 切口后即可显露。伸向胰头腹侧，凸向乳头前方的乳头旁憩室相对较少，但显露相对较难，需仔细分离胰头和十二指肠附着部，此处为胰十二指肠上下血管弓的汇合部，血供丰富，极易出血，解剖操作应力求精细。偶有憩室由于体积较小定位困难，则可用肠钳阻断十二指肠球部和升部，细针穿刺肠管，并以注射器向肠腔内注入空气使憩室膨胀以利寻找。

游离憩室时应紧贴憩室壁解剖，以钝性与锐性结合法分离，自憩室底部向体部分离，直至憩室颈部，显露憩室颈部四周肠壁肌层，然后依据憩室部位的不同以及憩室与乳头关系的密切程度选择不同的切除方法。

颈部直径小于 5mm 的非乳头旁憩室，可结扎憩室颈部，切除憩室，荷包缝合憩室颈部四周肠壁肌层。颈部直径大于 5mm 者，可于颈部横行切开憩室壁，边切开边以 3—0 丝线间断缝合十二指肠黏膜，然后再间断缝合肌层。

乳头旁憩室（JPD）的切除难度较大，常会遇到一些困难，且有损伤胆胰管的潜在危险，早期报道憩室切除的并发症率和死亡率均较高。复旦大学附属中山医院外科过去 25 年来共施行 JPD 切除术 33 例，除 1 例并发术后胆瘘外，无其他严重并发症发生，无手术死亡。笔者认为，如能熟悉局部解剖，仔细操作，多数 JPD 是可以安全切除的。切除 JPD 时应仔细辨别憩室与十二指肠乳头及胆胰管的关系。颈部距离乳头 1cm 以上的 JPD 多可采用前述的非乳头旁憩室切除法切除之。颈部距离乳头 0.5～1cm 的 JPD，宜先切开憩室底部和体部打开憩室，找到乳头开口，在不损及乳头的前提下，采用边切边缝法切除憩室。若颈部距离乳头不足

0.5cm,则宜在乳头对侧纵行切开十二指肠,将憩室内翻,在乳头内插入细导管作导引后切除憩室。乳头分辨不清或插管困难者则应作胆总管探查,将导尿管或软探条自上而下插入直至乳头部作引导。切除憩室后双层内翻缝合十二指肠切口。

乳头旁憩室的切除术中尚需注意以下几点:①分离切除憩室时应注意辨认憩室与毗邻的关系,以免损伤胆总管、胰管和胰腺实质。若发现乳头开口于憩室内或憩室深入胰腺实质与周围严重粘连时,应放弃切除憩室,改行转流手术。②无论采用何种切除方法,憩室颈部的切开和肠壁的缝合原则上均采用横切横缝;作憩室内翻切除时,十二指肠切口如纵切纵缝,一般会导致肠腔狭窄,相反,如采用纵切横缝,则缝合后多有张力而影响愈合,易致术后肠漏。③对乳头旁憩室伴胆总管下端瘢痕性狭窄者,在憩室切除的同时应加作 Oddi 括约肌切开成形术。④术中要尽量减少对胰腺组织的损伤,若因粘连较重在分离时损伤了部分胰腺组织,则应在局部放置妥善的引流,并在术后应用生长抑素以减少胰漏的发生。⑤无论采用何种切除方法,术中均应将鼻胃管放置于十二指肠内,以利术后引流减压。

憩室内翻缝合术操作相对较简单,游离憩室后将其内翻入肠腔,荷包缝合或间断缝合憩室颈部肠壁肌层。适用于直径在 2cm 以内的小憩室。其优点是保持了十二指肠黏膜的完整性,不易发生十二指肠漏。但对较大憩室因有产生术后肠梗阻之虞,不宜采用。此外,若憩室内存在异位胃黏膜或胰腺组织,憩室内翻则可能导致术后出血。

难以切除的憩室,多发性憩室且合并的胆胰疾病症状较轻以及憩室穿孔伴腹膜后严重感染者可施行十二指肠憩室化手术,包括 Billroth Ⅱ 式胃切除术和十二指肠空肠 Roux－en－Y 吻合术等。若同时伴有胆总管显著扩张、Oddi 括约肌明显狭窄,可选择胆总管空肠 Roux－en－Y 吻合术。

(胡大维)

第九节　十二指肠血管压迫综合征

十二指肠血管压迫综合征系指十二指肠第三部(即横段)受肠系膜上动脉压迫所致的肠腔梗阻,故又称肠系膜上动脉压迫综合征、Wilke 综合征或十二指肠壅积症等。

一、病因和病理解剖

十二指肠横段位于腹膜后,是消化道中最固定的部分。它从右至左横行跨越第三腰椎和腹主动脉,十二指肠的远端又被十二指肠悬韧带(Treitz 韧带)所固定,其后方为腔静脉、椎体和腹主动脉,其前方被肠系膜根部内的肠系膜上血管神经束所横跨。肠系膜上动脉一般在第一腰椎水平处分出,与主动脉呈 30°～41°角,从血管起始角度到十二指肠中点的距离平均为 10cm。如果肠系膜上动脉与腹主动脉之间的角度变小,肠系膜上动脉即可将十二指肠横部或上升段压至椎体或腹主动脉上,造成肠腔狭窄和梗阻。

引起上述机械性梗阻常是多种因素的综合结果,如肠系膜上动脉起始处呈一夹角、十二指肠悬韧带过短而将十二指肠的远端固定于较高的位置,肠系膜上动脉起源于腹主动脉的位置过低,在十二指肠跨越椎体处的前方有肠系膜上动脉的异常行走等。此外,腰椎前凸畸形、十二指肠悬韧带和肠系膜根部邻近淋巴结炎性肿大、消瘦所致肠系膜和后腹膜脂肪减少、内脏下垂等均可缩小脊椎与肠系膜上动脉近端部分之间的空隙,易使十二指肠遭受压迫。

二、临床表现

因肠系膜上动脉压迫所引起的十二指肠梗阻可分为急性和慢性两种类型。急性梗阻多无胃肠道前驱症状,常继发于躯干石膏固定、牵引或卧于过度伸展的支架上之后,主要表现有急性胃扩张征象,有的以上腹剧痛并血、尿淀粉酶升高等急性胰腺炎为首发症状。

慢性梗阻是临床上最常见的类型,症状多在 30 岁以后出现,病期一般较长,症状系间歇性反复发作,缓解期或长或短。主要症状为呕吐,多在饭后出现,呕吐物含胆汁和所进食物,症状可因体位的改变而减轻,如侧卧、俯卧、胸膝位等,这是本病的特征。呕吐时多不伴有腹痛,或仅有上腹闷胀不适。缓解期间可能有进食后闷胀、易疲劳、无力、神经过敏、畏食及情绪不稳定等表现,长期反复呕吐则导致消瘦、脱水和全身营养不良。

三、诊断

凡遇有反复呕吐胆汁和所进食物的患者,尤当体位改变可减轻征象,应考虑肠系膜上动脉压迫综合征的可能,需进一步作胃肠钡餐检查。

胃肠钡餐造影可见十二指肠第一、二部扩张,并有反复的强烈逆蠕动,钡剂可回流入胃内,呈"钟摆样运动"。在十二指肠横段远侧有一外形整齐的斜行压迹和钡剂通过受阻现象。如吞服的钡餐在 2~4h 后不能从十二指肠内排空,即表示有梗阻存在。如患者取俯卧或左侧卧位时,十二指肠内潴留消失,这对本综合征的诊断很有帮助。同时进行主动脉造影和钡剂检查可以显示十二指肠受压与肠系膜上动脉的关系,肠系膜上动脉与腹主动脉之间的角度,以及肠系膜上动脉的异常走行,但临床上很少需用主动脉造影的方法。腹部彩色多普勒超声可显示肠系膜上动脉(SMA)和腹主动脉(AO)之间所形成的夹角,动态观察十二指肠蠕动时肠腔内径变化及肠腔内容物流动状态。SMA 与 AO 之间的夹角<13°,胸膝位时夹角>20°有助于诊断。CT 检查增强后可明确 SMA 与 AO 之间的角度,从而作出诊断。

四、鉴别诊断

十二指肠血管压迫综合征是十二指肠壅积症中的一种类型,尚需与其他原因形成的壅积症鉴别:

1. 神经不平衡引起的先天性巨十二指肠,其机制与贲门失弛缓症或先天性巨结肠相似。

2. 先天性粘连使十二指肠、十二指肠空肠曲或空肠第一段发生扭曲梗阻。

3. 小肠或结肠旋转不良所致十二指肠横部受压梗阻。

4. 十二指肠系膜部肿瘤。

5. 屈氏韧带附近淋巴结肿大。

6. 环状胰腺压迫十二指肠降部。

症状不典型者,尚需排除胃十二指肠溃疡、胆石症、胆囊炎、胰腺炎和十二指肠炎等可能。近年来有慢性十二指肠梗阻合并溃疡病或胰腺炎的报道,诊断时需加以注意。

五、治疗

凡诊断为十二指肠血管压迫综合征者,应先采用非手术治疗,特别在急性发作期给予静脉补充营养、禁食、鼻胃管减压和抗痉挛药物。症状缓解后,可进流质饮食,少量多餐,逐步改为软食,饭后即采取俯卧位或左侧卧位,用上述方法治愈的报道日见增多;下床活动时可用围腰或腹带防止内脏下垂。营养改善和体重增加使腹膜后间隙的脂肪沉积,加强腹肌锻炼、校正脊柱前突等措施或可使症状有所改善。

上述治疗失败后,采用手术治疗。手术的方法不外乎以下三种:①游离十二指肠悬韧带。②十二指肠空肠吻合术。③十二指肠复位术。

第一种方法收效甚微,仅适用于十二指肠悬韧带过短而造成十二指肠受压的病例,但临床上已很少应用。

第二种方法虽被广泛应用,效果尚称满意。将横结肠向上翻转后切开横结肠系膜,即可暴露出膨大的十二指肠第二部、第三部交界处,取距离十二指肠空肠曲约10~15cm的一段空肠与之作侧侧吻合(图6-3)。最后,将横结肠系膜的切口边缘缝到十二指肠壁上,以防十二指肠空肠的吻合口回缩而形成内疝。

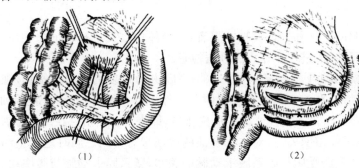

(1) (2)

图6-3 示十二指肠空肠吻合术

(1)切开横结肠系膜,暴露和拖出膨大的十二指肠第三部;(2)作十二指肠空肠侧侧吻合

不宜采用胃空肠吻合术,因吻合口距离梗阻部位较远,吻合口远侧仍留下较长盲襻,不能有效地解除十二指肠淤滞。近年来推广十二指肠复位术,尤多应用于儿童患者。手术方法是游离右半结肠和整个C形十二指肠襻,包括腹膜后的第三、四部,直达肠系膜血管的压迫处,并松解十二指肠悬韧带,再将十二指肠和空肠在肠系膜血管后方拖出,使安置在腹中线的右侧(图6-4)。这种方法的优点是不切开肠壁,而仅将近侧小肠和结肠回复到在胚胎期尚未转位前的位置。游离十二指肠时需切断血管,注意十二指肠的生机。

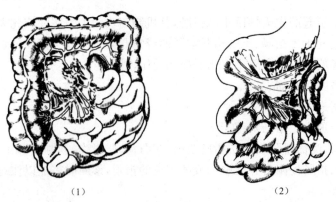

(1) (2)

图6-4 示十二指肠复位术

(1)游离右半结肠和整个十二指肠C形肠襻;(2)将十二指肠和空肠置于腹中线的右侧

(胡大维)

第七章　小肠疾病

第一节　先天性肠旋转异常

肠旋转异常是指在胚胎期中肠发育过程中,以肠系膜上动脉为轴心的肠旋转运动不完全或异常,使肠道位置发生变异和肠系膜附着不全,从而引起肠梗阻或肠扭转。大概在 6000 个出生婴儿中有 1 例。30％在生后 1 周内发病,大于 50％在生后 1 个月内发病,少数在婴儿或儿童期发病,亦可终身无临床症状,偶在其他检查或其他手术时发现。男性发病率高于女性 1 倍。诊断延迟和不恰当的处理肠旋转异常会引起死亡率上升和终身疾患。

一、胚胎学

在胚胎发育第 4 周,体长 5mm 时,原肠位于胚腔矢状面的正中位,肠管中部的原基向前方凸出,此即为中肠部分,受肠系膜上动脉的供应,将发育成十二指肠 Vater 乳头部至横结肠中部的肠管。第 6～10 周,发育迅速的中肠不能容纳在发育较慢的腹腔内,且被迅速增大的肝脏推挤,大部分中肠经脐环突入卵黄囊内,形成一个生理性脐疝。至胚胎第 10～11 周,体长 40mm 时,腹腔的发育加快,容积增大,中肠又回纳到腹腔,并以肠系膜上动脉为轴心,按反时针方向逐渐旋转 270°,使十二指肠空肠曲从右到左在肠系膜上动脉的后方转至左侧,形成十二指肠悬韧带;使回肠结肠连接部从左向右在肠系膜上动脉的前方转至右上腹。以后再逐渐降至右髂窝。正常旋转完成后,横结肠位于肠系膜上动脉的前方,升结肠和降结肠由结肠系膜附着于腹后壁,小肠系膜从左上腹斜向右下腹,并附着于腹后壁。

二、病理

如果肠管的正常旋转过程,在任何阶段发生障碍或反常,就可发生肠道解剖位置的异常,并可产生各种不同类型的肠梗阻、肠扭转等复杂的病理情况。肠道位置异常的病理机制是:①胚胎期肠管旋转障碍或旋转异常,包括脐环过大、中肠不发生旋转、旋转不完全、反向旋转。②肠管发育不良。③结肠系膜未附着,呈背侧总肠系膜。④由于肠管发育障碍或肠系膜固定不全,近端结肠或小肠袢继续旋转而形成肠扭转。

胚胎期肠旋转异常的类型有:

(一)中肠未旋转

中肠在退回腹腔时未发生旋转,仍保持着原始的位置,小肠与结肠均悬挂于共同的肠系膜上,肠系膜根部在脊柱前方呈矢状面排列,常伴发脐膨出及腹裂畸形。

(二)肠旋转不完全

肠袢旋转 90°后停止,小肠悬挂于腹腔右侧,盲肠和近端结肠居于腹腔左侧,阑尾位于左下腹,为常见的旋转异常。十二指肠下部不与肠系膜上动脉交叉,而位于肠系膜根部右侧,不存在十二指肠空肠曲,末端回肠自右侧向左进入盲肠。升结肠在脊柱前方或左侧,十二指肠、小肠及结肠悬垂于共同的游离肠系膜上。结肠本身的发育使横结肠横位,近端结肠肝曲呈锐角向右侧伸展,十二指肠与近端结肠有盘绕。

（三）肠旋转异常Ⅰ型

肠袢旋转180°后停止，十二指肠下部在肠系膜根部后方，盲肠和升结肠位于腹部中线，并有片状腹膜粘连带或索带，跨越于十二指肠第二部的前方，附着于右侧腹后壁。当近端结肠发育停顿时，盲肠在十二指肠前方的脊柱右侧，压迫十二指肠。

（四）肠旋转异常Ⅱ型

如反向旋转或混合旋转。

1. 中肠反时针方向旋转90°后，又按顺时针方向再旋转90°～180°，使十二指肠降部位于肠系膜上动脉的前方。

2. 结肠近端向右移行，全部或部分居于十二指肠和肠系膜前方。

3. 近端结肠及其系膜向右移位时，将小肠及肠系膜血管均包裹在结肠系膜内，形成结肠系膜疝，升结肠系膜构成疝囊壁，囊内小肠可发生梗阻。

4. 中肠在顺时针方向旋转180°后，横结肠走行于腹膜后，小肠与升结肠位置正常，横结肠在其后方交叉，十二指肠下部位于前方，如中肠继续按顺时针方向旋转180°，则形成以肠系膜根部为轴心的肠扭转，盲肠移位左侧，十二指肠位于右侧。

（五）总肠系膜

升结肠系膜未附着于腹后壁是中肠旋转不良的合并异常，它也可以是正常肠旋转的单独异常。此时，肠十二指肠下部位于肠系膜上动脉后方，十二指肠曲位于腹部左侧。呈总肠系膜时肠系膜根部形成细柄状，自胰腺下方伸出呈扇形散开，升结肠靠近右侧腹壁，但无粘连。若升结肠系膜部分黏于后腹壁，则盲肠与相邻的升结肠游离。

合并畸形：文献报道高达30％～62％。半数为十二指肠闭锁，其他有空肠闭锁、先天性巨结肠、肠系膜囊肿等。

三、临床表现

最常见的症状是呕吐（95％），呕吐物最初为胃内容物，但是很快就变为胆汁性。发生肠坏死时，呕吐物为血性，1/3的患儿有肉眼血便，1/2患儿有腹胀。

婴儿出生后有正常胎便排出，一般常在第3～5d出现症状，主要表现为呕吐等高位肠梗阻症状。间歇性呕吐，乳汁中含有胆汁，腹部并不饱胀，无阳性体征。完全梗阻时，呕吐持续而频繁，伴有脱水、消瘦及便秘。如若并发肠扭转，则症状更为严重，呕吐咖啡样液，出现血便、发热及休克，腹部膨胀，有腹膜刺激征。必须早期作出诊断，及时救治。

婴幼儿病例多表现为十二指肠慢性梗阻，症状呈间隙性发作，常能缓解，表现为消瘦、营养性发育不良。亦可发生急性肠梗阻，而需紧急治疗。约有20％病例伴有高胆红素血症，原因尚不清楚，可能是因胃和十二指肠扩张，压迫胆总管所致；也可能因门静脉受压和肠系膜静脉受压，使其血流量减少，肝动脉血流代偿性增加，使未经处理的非结合胆红素重回循环；同时由于门静脉血流量减少，肝细胞缺氧，肝葡萄糖醛酸转移酶不足有关。

四、诊断

凡是新生儿有高位肠梗阻症状，呕吐物含大量胆汁，曾有正常胎便排出者，应考虑肠旋转异常的诊断，可作X线检查加以证实。腹部X线平片可显示胃及十二指肠扩大，有液平面，而小肠仅有少量气体充盈。上消化道钡餐检查、钡剂灌肠为主要诊断依据。前者见十二指肠框消失,小肠起始部位不超过脊柱左侧呈螺旋型分布于右侧腹;后者主要观察盲肠位置,位于上腹部或左侧腹部可确诊。但因盲肠游离或钡剂充盈肠腔可使盲肠位置下移,因而盲肠位置正常时,亦不能排除肠旋转异常。当肠旋转不良、十二指肠闭锁或狭窄和环状胰腺三者均有高位肠梗阻表现而鉴别困难时,上消化道钡餐检查可帮助诊断。但对不能耐受术前检查或有腹膜炎体征的患儿,或为防止严重反流等特殊情况下,不宜进行更多复杂检查,应早期手术探查。

较大婴儿和儿童病例在发生不完全性十二指肠梗阻时,可吞服稀钡进行检查,造影剂滞留于十二指肠,仅少量进入空肠,偶见十二指肠空肠袢不循正常的弯曲行径而呈垂直状态。如显示复杂的肠管走行图像,提示合并有中肠扭转存在。

五、治疗

无症状者不予手术,留待观察。有梗阻症状或急性腹痛发作是手术指征,均应早期手术治疗。有肠道出血或腹膜炎体征,提示发生扭转,必须急症处理。

手术作上腹部横切口,充分显露肠管。术者必须对此类畸形有充分认识,才能理解术中所显露的异常情况,而给予正确处理,否则会不知所措而错误处理,以致症状依旧。在判断肠管情况时,应注意十二指肠下部与肠系膜根部的关系,了解近端结肠局部解剖位置,整个肠管常需移置腹腔之外,将扭转的肠管按逆时针方向复位之后,始能辨明肠旋转异常的类型。

肠管位置正常,但有总肠系膜时,应将盲肠及升结肠固定于右外侧的腹膜壁层。为了防止结构的异常活动,使小肠不至于嵌入结肠系膜和后侧的腹膜壁层间引起梗阻,可将升结肠系膜从回盲部至十二指肠空肠曲斜行固定于背侧的腹膜壁层。

肠旋转异常Ⅰ型及Ⅱ型时,松解膜状索带和粘连,彻底解剖十二指肠,游离盲肠,以及整复扭转的肠管,使十二指肠沿着右侧腹直下,小肠置于腹腔右侧,将盲肠和结肠置于腹腔左侧部(Ladd术)。常规切除阑尾,以免今后发生误诊。

横结肠在肠系膜上动脉之后方时,多因反向旋转之故,整复要求将扭转的肠管按反时针方向旋转360°,使盲肠与升结肠固定于右侧腹膜壁层,肠系膜血管前方的十二指肠下部移位到腹部右侧,防止受压,解除反向旋转所致的肠系膜静脉淤滞,使恢复通畅。

随访的结果证明手术疗效良好,虽然小肠系膜仍属游离,按理有可能复发肠扭转,但临床经验证明罕见有复发者。有时遗留间歇性腹痛,有顽固的消化吸收障碍,引起贫血、低蛋白血症。切除坏死肠管后的营养吸收障碍,视残存肠管的长度和功能而定。死亡病例多数合并有其他畸形。

(李延甫)

第二节　消化道重复畸形

消化道重复畸形是指附着于消化道系膜侧的,具有与消化道相同特性的囊性或管形空腔肿物,是一种比较少见的先天性畸形。可发生在消化道的任何部位,75％的重复畸形出现在腹部,20％在胸腔。以回肠发病最多,其次是食管、结肠、十二指肠、胃、直肠等。每个脏器有其好发部位,如食管好发于右后纵隔,胃在大弯侧,十二指肠在内侧或后侧,小肠在系膜侧,结肠在内侧,直肠在后侧等。伴发其他系统的畸形也有一定规律,如胸腔内重复畸形多合并半椎体、脊柱裂等脊柱畸形,重复肠道可合并泌尿生殖系畸形等。在所有重复畸形中,75％是肠源性囊肿,与肠腔并不相通,其余25％为管状重复畸形或重复脏器,一般与空腔脏器相通。

一、病因

一般认为肠重复畸形发病机制多源性,不同部位、不同形态的畸形,可能由不同的病因引起,单一胚胎发育理论无法解释这一现象。

（一）消化道再管道化学说

在胚胎早期再管道化时,腔内空泡融合,如有一部分空泡未与肠腔完全融合,可发展成为重复肠道。

（二）胎儿期肠憩室残留学说

在胚胎早期消化道出现许多憩室样外袋,以小肠的远端最多见,正常情况下憩室逐渐退化而消失,如发育过程中未退化或有残留,则发展成囊状物的重复畸形。

（三）脊索发育障碍学说

胚胎第三周形成脊索时,因内胚层与外胚层间发生粘连,致使神经管与肠管分离障碍,由于内胚层被牵拉而发生憩室状突起,当内胚层发育为肠管时,此突起发展为各种形态的重复消化道。另外,脊索的分裂异常与造成神经管原肠囊肿合并脊椎半锥体形成有关。

（四）血管学说

认为胎儿肠道发育完成后,因发生缺血性梗死病变,导致肠闭锁、肠狭窄或短小肠;而坏死残留的肠管断片经受附近血管的供养,自身再发育而形成肠重复畸形。临床上肠重复畸形患儿可同时伴有肠闭锁、狭窄或短小肠。

二、病理

病理类型颇为复杂,临床上可分为囊状型和管状型两类。

（一）囊状型

占80％,为球形或椭圆形囊肿,大小不定,紧密附着在消化道的一侧,内有分泌物积聚,并随分泌的增多而逐渐增大。又分为2类,一种位于肠壁肌层内或黏膜下,向肠腔内突出,称为肠管内型,多见于回盲瓣附近,早期即可发生肠腔内梗阻。另一种贴附在肠壁上向外突出,称为肠管外型,早期无梗阻症状,随着囊性肿块的增长而压迫肠管或引起肠扭转时,可发生肠梗阻。

（二）管状型

肠道呈并列的双腔管道,长度可自数厘米至数十厘米,甚至伸延整个结肠。有完全正常的肠壁结构。多数与附着的肠道有交通口相通,交通口以远端居多,如只有近端与正常肠管相通,则远端肠腔常积液而膨大。亦有呈囊袋状与肠腔不相通者。亦有呈长憩室状,可从肠系膜内向外伸向任何部位。亦有少数管状型可具有独自的肠系膜和血液供应。另有一些畸形起源于十二指肠或空肠,经腹腔穿过横膈伸入胸腔,甚至可达颈部,称胸腹腔内重复畸形。

重复消化道的管壁组织学上与正常消化道结构相似,具有完整的平滑肌层和黏膜,肠壁紧密附着在消化道的一侧,与正常的肠壁有共同的浆膜层,具有共同的血液供应,因而剥离困难。重复畸形与正常肠腔不相通者,其内液往往是无色透明稀薄液,碱性为主,含胃黏膜时可为酸性液体;重复畸形与正常肠腔相通者,其内液含肠内容物。重复畸形的肠黏膜含有迷生的胃黏膜或胰腺组织时,则易引起消化性溃疡而有出血及穿孔的倾向。

三、临床表现

由于重复畸形发生的部位、形态、体积、并发症及合并其他畸形等因素不同,其临床症状表现不一。症状可出现于任何年龄,多数在婴儿时期发病。虽然症状出现较早,但很多仍是偶然发现。

1. 胸腔内消化道重复畸形者,压迫呼吸道引起呼吸窘迫,压迫食管产生梗阻症状,腔内衬有胃黏膜时,因受胃酸及消化酶的腐蚀,使邻近的食管及肺组织发生炎症,甚至穿孔和出血,出现呕血、便血或脓胸。

2. 胃重复畸形者,上腹部饱胀感,呕吐不含胆汁,左上腹肋缘下可扪及囊性肿块。

3. 回肠重复畸形者,大的囊肿压迫肠道引起梗阻,腹部可扪及圆形或椭圆形、光滑的囊性肿块,有一定的活动度,囊腔内积液增多,囊内压力升高,可出现疼痛及压痛。肠壁肌层内小囊肿可导致肠套叠。有些重复畸形可使附着的肠段发生肠扭转致肠坏死。管状畸形与肠道相通者,因腔内积液可经肠道排出,故不易扪及肿块。当其内衬胃黏膜或胰腺组织时,可产生溃疡,出现呕血或便血,溃疡穿孔时出现腹膜炎症状。

4. 结肠重复畸形的临床症状较轻,压迫肠管时可发生低位肠梗阻症状,伴出血时呈鲜红色血便。常伴发重复输尿管、膀胱、阴道、尿道及直肠肛门畸形等。

5. 直肠重复畸形早期即出现排便困难,排便时有肿块从直肠内脱出者,为直肠球状重复畸形的特征,直肠指检于直肠后壁扪及囊性肿块。

四、诊断

急性肠梗阻或急性出血病例,术前诊断率仅 20%～30%,多数于剖腹手术时获得确诊。腹部 X 线片对诊断很少有帮助;胸部 X 线片见右后纵隔有肿块阴影时,尤其是合并胸椎畸形者应考虑食管重复畸形。腹部超声对囊性病变或扩张的重复畸形肠管很有帮助。上消化道钡餐和钡剂灌肠对诊断帮助不大,除非事先认定病变与肠腔相通,可见肠腔内有圆形充盈缺损或肠壁上有压迹;或钡剂进入畸形囊腔,显示形状及范围而得出诊断。CT 对诊断亦很有帮助,口服造影剂的增强 CT 目前正逐步取代常规的食管吞钡造影,因为 CT 可提供胸腔囊性畸形更加精确的图像及其与周围器官的关系。MRI 胰胆管成像对于了解胰胆合流部位的解剖异常很有帮助,特别是对合并胰腺炎的患者。对于结肠或直肠重复畸形,纤维内镜检查有利于确诊。出血病例可进行$^{99m}Tc-CO4^-$ 或$^{99m}Tc-RBC$ 腹部同位素示踪扫描,如含有胃黏膜组织,可显示放射性浓集区,提示出血部位,间接诊断为重复畸形。

五、治疗

由于消化道重复畸形有呼吸窘迫、肠梗阻、肠套叠、消化道出血、穿孔等并发症,可危及生命,故一经确诊,均需手术治疗。术中应避免遗漏多发重复畸形。手术方法视畸形的解剖情况而不同:

1. 食管重复畸形　与食管不相通又无粘连的食管重复畸形可行单纯重复畸形切除术。

2. 胃重复畸形　一般可以完整切除;有时囊肿过大,可部分切除,剥离共同侧壁黏膜组织,或者行囊肿胃内引流。

3.十二指肠重复畸形　多数情况下完整切除不大可能。最好实行十二指肠切开术、囊肿部分切除和黏膜剥除术,或者二期手术;如十二指肠内引流不可能实行,可行 Roux－en－Y 引流至空肠,术中需行胆管造影。

4.小肠重复畸形　重复肠管与其依附的正常肠管切除、肠管端端吻合术。因为重复肠管与其附着肠管多系同一血管供应。完全性小肠重复畸形的患者,行部分切除、远端内引流。

5.结肠和直肠重复畸形　最好的方法是切除和原位吻合。直肠重复畸形可通过后矢状入路完整切除。长管状的结肠重复,一般在远端行内引流足够了。

6.胸腹部的联合重复畸形　需要完整切除,一般可以在胸腹部分别做切口进行切除,可以一期切除或二期切除,取决于患者情况。

(李延甫)

第三节　先天性肠闭锁与肠狭窄

肠闭锁与肠狭窄是常见的先天性消化道发育畸形,是新生儿时期的主要急腹症之一。发病率为 1/4000～5000 活产儿。可发生在肠道任何部位,以空肠、回肠为多见,十二指肠次之,结肠少见。男女性别无显著差异,未成熟儿的发病率较高。

一、十二指肠闭锁与狭窄

十二指肠部位在胚胎发育过程中发生障碍,形成十二指肠部的闭锁或狭窄,发生率约为出生婴儿的 1/7000～10000,多见于低出生体重儿。闭锁与狭窄的比例约为 3：2 或 1：1,在全部小肠闭锁中占 37％～49％。其合并畸形的发生率较高。

(一)病因

胚胎第 5 周,原肠管腔内上皮细胞过度增殖使肠腔闭塞,出现暂时性的充实期,第 9～11 周,上皮细胞发生空化形成许多空泡,以后空泡相互融合即为腔化期,使肠腔再度贯通,至第 12 周时形成正常的肠管。如空泡形成受阻,停留在充实期,或空泡未完全融合,肠管重新腔化发生障碍,即可形成肠闭锁或狭窄。此为十二指肠闭锁的主要病因(Tandler 学说)。有人认为胚胎期肠管血液供应障碍,缺血、坏死、吸收、修复异常,亦可形成十二指肠闭锁或狭窄。30％～50％病例同时伴发其他畸形,如先天愚型(30％)、肠旋转不良(20％)、环状胰腺、食管闭锁以及肛门直肠、心血管和泌尿系畸形等。多系统畸形的存在,提示其与胚胎初期全身发育缺陷有关,而非单纯十二指肠局部发育不良所致。

(二)病理

病变多在十二指肠第二段,梗阻多发生于壶腹部远端,少数在近端。常见的类型有:

1.隔膜型　肠管外形保持连续性,肠腔内有未穿破的隔膜,常为单一,亦可多处同时存在;隔膜可薄而松弛,向梗阻部位的远端脱垂形成风袋状;隔膜中央可有针尖样小孔,食物通过困难。壶腹部常位于隔膜的后内侧。

2.盲段型　肠管的连续中断,两盲端完全分离,或仅有纤维索带连接,肠系膜亦有 V 型缺损。临床上此型少见。

3.十二指肠狭窄　肠腔黏膜有一环状增生,该处肠管无扩张的功能;也有表现为在壶腹部附近有一缩窄段。

梗阻近端的十二指肠和胃明显扩张,肌层肥厚,肠肌间神经丛变性,蠕动功能差。肠闭锁远端肠管萎瘪细小,肠壁菲薄,肠腔内无气。肠狭窄的远端肠腔内有空气存在。

（三）临床表现

妊娠妇女妊娠早期可能有病毒感染、阴道流血等现象,半数以上有羊水过多史。婴儿出生后数小时即发生频繁呕吐,量多含胆汁,如梗阻在壶腹部近端则不含胆汁。没有正常胎粪排出,或仅排出少量白色黏液或油灰样物。胎儿期梗阻发生较晚者,生后有时亦可有1～2次少量灰绿色粪便。轻度狭窄者,间歇性呕吐在生后数周或数月出现,甚至在几年后开始呕吐。因属于高位梗阻,一般均无腹胀,或仅有轻度上腹部膨隆,可见胃蠕动波。剧烈或长期呕吐,有明显的脱水、酸碱失衡及电解质紊乱、消瘦和营养不良。

（四）诊断

生后出现持续性胆汁性呕吐,无正常胎粪者,应考虑十二指肠梗阻。X线正立位平片见左上腹一宽大液平,为扩张的胃;右上腹亦有一液平,为扩张的十二指肠近段,整个腹部其他部位无气体,为"双泡征",是十二指肠闭锁的典型X线征象。十二指肠狭窄的X线平片与闭锁相似,但十二指肠近端扩张液平略小,余腹可见少量气体。新生儿肠梗阻时,禁忌作钡餐检查,可引起钡剂吸入性肺炎,严重者可致死。为与肠旋转不良作鉴别,可行钡剂灌肠,观察盲肠、升结肠的位置。年长儿病史不典型,有十二指肠部分梗阻症状者,需作吞钡检查,检查后应洗胃吸出钡剂。

产前超声诊断上消化道梗阻的准确性大于90%。如发现母亲羊水过多,同时胎儿腹腔内显示1～2个典型的液性区,或扩张的胃泡,应高度怀疑本病。可为出生后早期诊断、早期手术提供依据。

（五）治疗

术前放置鼻胃管减压,纠正脱水与电解质失衡,适量补充血容量,保暖,给予维生素K和抗生素。

术时必须仔细探查有无其他先天性畸形,如肠旋转不良或环状胰腺。闭锁远端需注入生理盐水使之扩张,按顺序检查全部小肠,注意有无多发闭锁与狭窄。根据畸形情况选择术式,隔膜型闭锁采用隔膜切除术,作切除时须慎防损伤胆总管入口处。十二指肠梗阻近远两端相当接近,或同时有环状胰腺者,可作十二指肠十二指肠侧侧吻合术。十二指肠远端（水平部）闭锁与狭窄可选择十二指肠空肠吻合术,但术后可产生盲端综合征。亦可将扩张段肠管裁剪整形后吻合,可以促进十二指肠有效蠕动的恢复,缩短禁食时间,减少并发症。

近年主张十二指肠闭锁患儿手术恢复肠道连续性同时,做胃造瘘并放置空肠喂养管。胃造瘘可保证胃排空,防止误吸;空肠喂养管术后立即灌输营养液,早日进行肠内营养,同时可减少长期静脉营养的并发症。

目前随着新生儿呼吸管理、静脉营养、肠内营养技术及各种监测技术的不断改进,十二指肠闭锁的死亡率已大大降低,影响其预后的因素包括:①早产或低体重儿。②伴发严重畸形。③确诊时间。④病变及肠管发育程度。近端十二指肠淤滞、功能性肠梗阻是影响患儿存活的关键。研究发现闭锁近端肠壁的环纵肌肥厚增生且比例失调,肠壁内肌间神经丛和神经节细胞减少,产生巨十二指肠伴盲端综合征、胆汁反流性胃炎、胆汁淤积性黄疸、胃食管反流及排空延迟等并发症,是影响术后肠道功能恢复的因素。

二、空、回肠闭锁与狭窄

空、回肠闭锁与十二指肠闭锁的发生率之比为 2∶1。近年报道空、回肠闭锁的发生率较高，达 1/1500～1/4000，男女相等，1/2 多发性闭锁为低出生体重者。肠闭锁可发生于同一家庭或孪生子女中。

（一）病因

与十二指肠闭锁病因不同，空回肠胚胎发育过程中无暂时性充实期，其并非由管腔再通化异常造成闭锁，而是肠道血液循环障碍所致。胎儿期肠管形成后，肠道再发生某种异常的病理变化，如肠扭转、肠套叠、炎症、穿孔、索带粘连及血管分支畸形等，造成肠系膜血液循环发生障碍，以致影响某段小肠血液供应，导致肠管无菌性坏死和（或）穿孔、吸收、修复，出现相应部位的肠管闭锁或狭窄，有时受累肠管消失，出现不同程度小肠短缩。据认为多发性肠闭锁为隐性遗传。回肠近端闭锁伴肠系膜缺损和远端肠管围绕肠系膜血管旋转，也属隐性遗传。

（二）病理

闭锁或狭窄可发生于空、回肠的任何部位，空肠比回肠略多见。闭锁于近段空肠占 31%，远段空肠 20%，近段回肠 13%，远段回肠 36%。>90% 为单一闭锁，6%～10% 病例为多发闭锁。可分为五种类型：

1.隔膜型　近端扩张肠段与远端萎瘪肠段外形连贯，其相应的肠系膜完整无损，隔膜为黏膜及纤维化的黏膜下层构成。有时隔膜中央有一小孔，少量气体和液体可进入梗阻以下肠腔。

2.盲端Ⅰ型　两盲端间有索带相连：近侧盲端肠腔膨大，肠壁增厚。远侧肠段萎瘪细小，直径仅 0.3～0.6cm 左右，相应的肠系膜呈 V 形缺损或无缺损。

3.盲端Ⅱ型　两盲端间无索带粘连，相应的肠系膜呈 V 形缺损，有时肠系膜广泛缺损，远端肠系膜完全游离呈一索带，血液供应仅来自回结肠、右结肠或结肠中动脉，远侧细小的小肠以肠系膜为轴，围绕旋转，形成一种特殊类型，称之为"苹果皮样闭锁"（apple－peel atresia），此型约占 10%，多发生于空肠闭锁，常为低体重儿伴有多发畸形。整个小肠长度可缩短，因缺乏固定肠系膜而容易发生小肠扭转。

4.多节段型　闭锁远端肠段与近侧完全分离，肠系膜缺损，远端肠段有多处闭锁，其间有索带相连，状如一串香肠。但亦有远侧肠段内多处闭锁而外观完全正常者。

5.狭窄型　病变部有一段狭窄区域或呈瓣膜样狭窄，仅能通过探针；有时表现为僵硬肠段，而其内腔细小，远侧肠腔内有少量气体。

正常小肠的全长，成熟儿为 250～300cm，未成熟儿 160～240cm，肠闭锁者较正常儿明显缩短，仅 100～150cm，甚至更短。闭锁近端肠腔因内容物积聚而高度扩张，直径可达 30～40mm，肠壁肥厚，蠕动功能差，血运不良，甚至坏死、穿孔。闭锁远端肠管细小萎陷，直径不足 4～6mm，腔内无气，仅有少量黏液和脱落细胞。有时合并胎粪性腹膜炎。伴发畸形有肠旋转不良、肠扭转、腹裂、肛门直肠闭锁、先天性心脏病和先天愚型等。

（三）临床表现

主要为肠梗阻症状，其出现早晚和轻重取决于梗阻的部位和程度。呕吐为早期症状，梗阻部位愈高出现呕吐愈早，空肠闭锁多在生后 24h 以内出现呕吐，而回肠闭锁可于生后 2～3d

才出现,呕吐进行性加重,呈频繁呕吐胆汁或粪便样液体。高位闭锁时腹胀仅限于上腹部,多不严重,在大量呕吐或放置胃管抽出胃内容物后,可明显减轻或消失。回肠闭锁时全腹呈一致性腹胀,可见肠型。如腹壁水肿发红,则为肠穿孔腹膜炎征象。肠闭锁者无正常胎便排出,有时可排出少量灰白色或青灰色黏液样物,此为闭锁远段肠管的分泌物和脱落细胞。全身情况可因呕吐频繁很快出现脱水、酸中毒、电解质紊乱及中毒症状,体温不升,并常伴吸入性肺炎,呼吸急促。

(四)诊断

小肠闭锁约有 15.8%~45%伴有羊水过多,尤以空肠闭锁多见。胎儿超声检查可发现腹腔多个液性暗区,提示扩张肠管可能。出生后持续性呕吐、进行性腹胀、无胎粪排出,应怀疑肠闭锁。肛指或灌肠后观察胎粪情况,有助于区别闭锁、胎粪黏滞性便秘或巨结肠。

腹部 X 线平片对诊断有很大价值。新生儿吞咽空气 1h 内到达小肠,12h 内到达直肠。高位闭锁可见一大液平(胃)及 3~4 个小液平(扩张的小肠),或"三泡征",下腹部完全无气体影。低位闭锁显示较多的扩张肠段及液平,最远的肠袢极度扩张。侧位片示结肠及直肠内无气体。对临床不典型者,少量稀钡作灌肠检查,可显示细小结肠(胎儿型结肠);并可发现合并的肠旋转不良或结肠闭锁,及除外先天性巨结肠。

(五)治疗

按新生儿肠梗阻的要求进行充分的术前准备。根据病变类型及部位,选择合适的术式。凡条件许可者,应常规作肠切除、小肠端端吻合术,取 5-0 可吸收线全层间断内翻单层缝合,组织内翻不宜过多。隔膜型可作隔膜切除术,肠壁纵切横缝。高位空肠闭锁,切除扩张肠段有困难时,为改善日后功能,可作裁剪法整形吻合。亦可选择近、远端作端侧吻合及远端造瘘术(Bishop-Koop 法)或近、远端作侧端吻合及近端造瘘术(Santulli 法),后者可使近侧肠管充分减压。病变部位在回肠远端,合并肠穿孔、胎粪性腹膜炎及其他严重畸形者,可作双腔造瘘术(Mikulicz 法)。肠狭窄患儿应将狭窄肠管切除后作肠吻合术。

闭锁近端肠管扩张、蠕动功能障碍为术后肠道通行受阻的主要原因。因此术中应彻底切除盲端及扩张肥厚的近端肠段 10~20cm。远端肠管切除 2~3cm。小肠切除的长度不应超过其全长的 50%,全部小肠最好能保留 100cm 以上,使营养代谢不致发生严重紊乱。吻合前应在闭锁远端肠管注入生理盐水,对整个肠管进行全面仔细检查,以免遗漏多发闭锁。肠吻合时两断端管腔直径不等,可将远端肠管斜行 45°切开或沿肠系膜对侧缘纵行切开,进行端端或端背吻合。手术放大镜进行操作,能提高吻合质量。术后肠道功能恢复较慢,一般需 10~14d,甚至更长。因此在恢复前需较长时间持续胃肠减压,通过静脉营养,补充足够的水、热量和氨基酸,维持氮平衡或正氮平衡。

(六)预后

小肠闭锁的治疗效果随着目前诊疗技术的提高,特别是静脉营养的成功应用,已有明显改善。在专业新生儿外科治疗中心的报道其治愈率 90%,但高位空肠闭锁治愈率略低,60%~70%。高位空肠闭锁,仍有较高术后并发症和死亡率,近端空肠裁剪术虽可缩小盲端,但其增加吻合口漏和破坏肠壁肌层的连续性。对高位空肠闭锁,建议术中放置经吻合口下方的小肠喂养管,早期肠内营养可减少静脉营养的并发症。常见致死原因为肺炎、腹膜炎及败血症,未成熟儿、短肠综合征、吻合口漏与肠功能不良。术后小肠长度>50%者大多可得到正常生长发育。远侧小肠广泛切除,特别缺少回盲瓣者,大多有脂肪、胆盐、维生素 B_{12}、钙、镁吸收不良,腹泻及肠道细菌过度繁殖。应用静脉营养与要素饮食,使余下小肠＞35cm 有回盲瓣者大多能存活,以后可借小肠绒毛的肥大,肠黏膜细胞的增生及肠壁增厚增粗而逐渐适应营养吸收。

三、结肠闭锁

结肠闭锁的发生率为 1/15000～20000,占肠闭锁＜5％。病因与病理基本上与小肠闭锁相同。类型有:①黏膜及黏膜下层构成的隔膜,多见于升结肠及乙状结肠。②两端为盲端,中间有结缔组织。③两盲端间无结缔组织,多见于横结肠。

(一)临床表现

为典型的低位肠梗阻,腹胀明显,呕吐物呈粪汁样,无胎粪排出。腹部 X 线平片见全腹均有肠段充气及多个液平面。钡剂灌肠可提示闭锁部位,有助确定诊断。

(二)治疗

主张分期手术,先切除扩张的肠管,近端造瘘排便,远端造瘘进行灌洗,以扩大远端肠管直径,使二期吻合时两端肠管直径基本接近,数周或数月后作造瘘关闭吻合术。尽量避免在病情恶劣时作一期手术。

(王继军)

第四节　肠梗阻

肠梗阻是由于多种原因引起的肠内容物不能正常运行的一组临床综合征,分急性和慢性两种,这里主要介绍急性肠梗阻,其病情进展快,常伴发水和电解质的丢失,如不及时处理,患者常因水电解质的紊乱、酸碱平衡失调、肠穿孔、肠坏死、腹膜炎和休克等死亡。

由于急性肠梗阻可由很多不同原因引起,处理方法也不尽相同,故诊断时不能笼统称为肠梗阻,必须弄清病因和分型,给予针对性处理。

一、概述

(一)分类

1.根据发病的缓急　可分为急性和慢性肠梗阻。急性肠梗阻常合并较严重的水电解质紊乱、酸碱平衡失调等全身病理生理变化,慢性肠梗阻全身的变化则主要是营养不良。

2.根据梗阻部位　可分为小肠和结肠梗阻;小肠梗阻尚可分为高位和低位梗阻。如一段肠管的两端均阻塞,肠内容物既不能向远侧运行也不能向近侧反流减压,称为闭祥性肠梗阻。结肠梗阻时回盲瓣阻挡住逆流时,也形成闭祥性梗阻。闭祥段肠管内压力可逐步增高,当肠壁过度扩张时可坏死穿孔,所以应及早手术治疗。

3.根据梗阻肠管血供有无损害　如无损害为单纯性肠梗阻,如系膜血管血供受阻则为绞窄性肠梗阻。单纯性和绞窄性的鉴别在临床上有重要意义,因为绞窄性肠梗阻若不及时解除,可很快导致肠壁坏死和穿孔,引起严重后果。

4.根据梗阻程度　可分为部分性和完全性梗阻。

5.病因分类　肠梗阻可由不同的病因引起,按病因可分为以下三类:

(1)机械性肠梗阻:因不同的器质性病变使肠腔变小、肠内容物通过受阻而产生梗阻。这

— 200 —

是临床上最常见的一类肠梗阻。包括：①肠腔内病变：如胆结石、粪便、异物或蛔虫团等引起的肠腔阻塞；以及一段肠管进入另一段肠管的肠腔内而形成的肠套叠等。②肠壁病变：如新生儿先无性肠管闭锁或狭窄；局限性肠炎或肠结核因充血、水肿、肉芽肿或瘢痕收缩等引起肠管狭窄、梗阻；巨大肠肿瘤、胃肠道吻合术后吻合口或肠造瘘术后造瘘口狭窄也可导致肠梗阻。③肠管外病变：如肠粘连、肠扭转及腹外疝嵌顿等。

（2）动力性肠梗阻：肠道本身无器质性病变，但受全身或局部影响致肠管麻痹或痉挛，肠内容物通过受阻，称动力性肠梗阻。包括：①麻痹性肠梗阻：神经、体液或代谢因素可使肠道动力受到干扰而麻痹引起肠梗阻，这种梗阻称为麻痹性肠梗阻。常见的有低钾血症、腹膜或腹腔脓肿等。②痉挛性肠梗阻：是由肠壁肌肉过度收缩而致，较少见。急性肠炎、肠道功能紊乱或铅中毒时可造成痉挛性肠梗阻。

（3）血运性肠梗阻：当肠系膜动脉或静脉因栓塞或血栓形成时引起肠管血运障碍，可迅速地抑制肠管活动而导致肠内容物运行受阻，较少见，但病情凶险。

腹部手术后早期（1～2周）内，由于肠壁水肿和渗出可导致一种机械性和动力性因素同时存在的粘连性肠梗阻，称之为术后早期炎症性肠梗阻，其病理过程及处理原则均有特殊性，我们将在以后的章节中详细讨论。

在不同时期、不同国家以及不同地区中，不同原因肠梗阻的发病率往往并不一致。从表7－1中可以看到，20世纪早期腹外疝为肠梗阻病因的第一位。随着人们生活水平的提高及饮食结构的变化，结、直肠肿瘤的发病率显著提高，由肿瘤导致的肠梗阻的发病率也逐步增多，而绝大多数腹外疝患者已早期接受择期疝修补术，故腹外疝引起的肠梗阻明显减少。腹部手术的大量增加而导致术后粘连显著增加，与之相符的是粘连性肠梗阻已成为目前肠梗阻病因的第一位。

表7－1　20世纪国内外肠梗阻病因变化

作者	年代	例数（例）	第一位（%）		第二位（%）		第三位（%）		第四位（%）		第五位（%）	
Vick	1925—1930	6892	外疝	49.0	肠套叠	15.0	肿瘤	13.0	粘连	7.0	肠扭转	2.6
Wangensteen	1942—1952	1252	粘连	31.0	肿瘤	27.0	外疝	10.0	肠麻痹	6.9	炎性狭窄	3.8
张延龄	1940—1955	1350	外疝	27.2	肠套叠	22.8	粘连	18.4	结核	10.0	畸形	3.2
黄萃庭	1956	1024	外疝	32.6	粘连	21.1	扭转	10.2	套叠	9.5	蛔虫	5.1
曾宪九	1960	7335	外疝	27.1	粘连	20.1	套叠	18.5	扭转	10.2	蛔虫	5.1
Ellis	1962—1983	279	粘连	31.0	肿瘤	30.0	外疝	23.0				
Bevan	1960—1975	414	肿瘤	29.0	外疝	19.0	粘连	16.0				
王汉青	1978	632	套叠	40.5	粘连	23.4	外疝	15.7	扭转	12.8	肿瘤	4.3
Bevan	1976—1980	277	粘连	38.0	肿瘤	17.0	外疝	13.0				
McEntee	1985—1986	236	粘连	32.0	肿瘤	26.0	外疝	25.0				
Fuzun	1991	582	粘连	44.0	外疝	24.0	扭转	13.0	肿瘤	10.0	套叠	1.7
卿三华	1977—1997	622	粘连	39.5	肿瘤	31.4	外疝	3.9	肠结石	3.4	扭转	2.6
江来	1991—2000	483	肿瘤	44.1	粘连	33.7	外疝	10.1	异物	2.1	肠麻痹	2.1

需要指出的是不能机械地看待肠梗阻的分类，因为上述分类只是相对的，在一定条件下各种类型的肠梗阻可以相互转变，如单纯性肠梗阻可转化成绞窄性肠梗阻，部分性肠梗阻可转化成完全性肠梗阻。

(二)病理生理

肠梗阻发生后,肠管局部和全身将出现一系列复杂的病理生理变化。不同类型的肠梗阻的病理生理变化各不相同。慢性肠梗阻多为不全性,导致梗阻以上的肠腔扩张以及肠壁代偿性增厚,全身的变化主要是营养不良。痉挛性肠梗阻多为暂时性,肠管局部多无明显变化。一般来说,急性肠梗阻可引起以下局部和全身的病理生理变化。

1.局部病理生理变化

(1)肠动力紊乱:梗阻近侧肠管为克服肠内容物的通过受阻,肠蠕动的频率和强度均有增加。高位肠梗阻频率可达到每 3~5min 一次,低位肠梗阻间隔时间较长,可达到每 10~15min 一次。但随着病程延长和病情进展,肠扩张逐渐加剧,最后导致肠平滑肌收缩力逐渐减弱到完全麻痹。而远侧肠管在梗阻初期仍保持正常的动力,所以在肠梗阻病程中排出少量气体或干粪便并不说明梗阻解除。只有当排出大量稀便并伴有临床症状的全面好转才是真正的梗阻缓解。远侧肠管在排尽残留的肠内容物后就因肠腔空虚而进入静止状态。

(2)肠腔胀气、积液:肠梗阻时肠内气体中 68% 系从吞咽而来,32% 乃从血液中弥散入肠以及从肠内容物分解所产生。所以如能予以持续胃肠减压,保持胃空虚,就可能使肠胀气不再加剧。

正常情况下,肠腔内液体和体内液体不断交换。肠梗阻时梗阻近侧肠管不再自肠腔内回吸收液体,而仍有液体自血液流向肠腔,可造成大量液体积聚在近侧肠管。

(3)肠壁水肿、通透性增加:肠腔内压力增高导致肠壁静脉回流障碍,肠壁充血水肿,液体外渗,同时由于缺氧,细胞能量代谢障碍,肠壁通透性增加,液体可自肠腔内外渗至腹腔。如肠腔内压力进一步增高,影响肠壁动脉血流,可引起坏死和穿孔。

2.全身病理生理变化

(1)水和电解质的丢失:体液的丧失及因此引起的水和电解质代谢紊乱与酸碱平衡失调,是急性肠梗阻的重要病理生理变化。胃肠道每日分泌的消化液约为 8000mL,其内含有大量的电解质(表 7－2)。正常情况下,绝大部分的消化液被再吸收从而维持水、电解质代谢与酸碱平衡。急性肠梗阻患者由于频繁的呕吐造成大量水和电解质的丢失,尤其是高位肠梗阻。

表 7－2 各种消化液的电解质浓度(mmol/L)

消化液	H^+	Na^+	K^+	Cl^-	HCO_3^-	每天分泌量(mL)
唾液		9	25	10	12~18	1000~1500
胃液	60(0~90)	60(10~115)	10(1~35)	85(8~150)	0~15	1500~2500
胆汁		148(130~160)	5	101(90~118)	35~40	500~800
胰液		141(115~150)	5(2.5~7.5)	77(55~95)	90~121	700
小肠液		105~135	5—20	110(100~120)	20~30	4200

另一个造成水、电解质丢失的重要原因是梗阻近侧肠管的扩张,大量的消化液潴留在近侧肠管,不能被重吸收,这点在低位梗阻时更为明显。正常的肠黏膜可将肠腔内液体吸入血血液,亦可有液体从血液中分泌入肠腔。回肠梗阻时,近侧肠管在 12h 内停止吸收液体,但分泌液体却继续,且在 48h 内明显增快,钠和钾随之同样变化。与此同时肠壁水肿,部分液体尚可逸入腹腔。这种失液量随水肿肠管的范围、程度和梗阻时间而加剧。绞窄性肠梗阻时可以丢失大量血液。上述几方面水和电解质丢失的后果是低血容量和血液浓缩,除此之外,尚有电解质代谢和酸碱失调等。不同部位的肠梗阻引起的尚有所不同,如高位肠梗阻由于频繁的

呕吐,丢失大量的氯离子和酸性胃液而导致代谢性碱中毒。一般小肠梗阻丢失多为碱性肠液,加以体内酸性代谢产物增加,多导致代谢性酸中毒。

(2)感染和中毒:肠梗阻时,肠内容物淤积,细菌大量繁殖,并产生大量毒素。由于此时肠壁水肿,通透性增加,细菌和毒素可渗透入腹腔引起腹膜炎和中毒。

(3)休克:消化液的大量丢失使机体血液浓缩,有效血容量不足,导致休克。电解质代谢紊乱和酸碱失调加剧休克的发展。另一个造成休克的重要原因是细菌和毒素的大量吸收引起严重的感染和中毒。

(4)呼吸、循环和肾功能障碍:肠管扩张使腹压增高,膈肌上升,腹式呼吸减弱,影响肺内气体交换。同时下腔静脉回流受阻,加以有效血容量减少,心输出量可明显降低,并可导致肾灌注量不足,引起循环和肾功能障碍。多器官功能障碍可致使肠梗阻患者迅速死亡。

(三)临床表现

不同类型的肠梗阻因为发病的部位、原因、发病缓急等的不同可有不同的临床表现,但其具有共同的病理基础,即肠内容物不能正常向肛门方向运行,因此具有共同的临床表现为腹痛、呕吐、停止排便排气和腹胀。

1.四大特征

(1)腹痛:单纯性机械性肠梗阻呈阵发性绞痛,有腹痛缓解间歇期,其时间长短随梗阻部位而异,高位梗阻间歇约 3～5min,低位梗阻间歇约 10～20min。腹痛部位可弥漫全腹,也可偏于梗阻部位,如高位小肠梗阻时一般痛在上腹部,低位小肠梗阻时常位于脐周,结肠梗阻位下腹部,乙状结肠直肠梗阻位于会阴部。

绞窄性肠梗阻时腹痛发作急骤,程度剧烈,呈持续性可伴阵发性加重。如果单纯性肠梗阻腹痛间歇期不断缩短,程度不断加剧,表现为剧烈的持续性腹痛,应警惕提示有肠绞窄可能。

麻痹性肠梗阻时呈持续性全腹胀痛,少有阵发性绞痛。

(2)呕吐:肠梗阻早期为反射性呕吐,呕出物为染有胆汁的胃内容物,量相对较少。此后,呕吐随梗阻部位的高低而有所不同。高位肠梗阻静止期短,呕吐频繁,呕吐物量多,一般不臭。低位肠梗阻由于梗阻近侧有较长一段肠管可以扩张接纳滞留的肠内容物,呕吐出现迟而少,呕出物常有粪臭。结肠梗阻到晚期才出现呕吐。当呕出物为棕褐色或血色时,应警惕有肠绞窄可能。

(3)停止排便:排气完全性肠梗阻时,近侧肠内粪便和气体就不能排出,是一个具有诊断价值的症状。但梗阻早期梗阻远侧肠内残留内容物仍可自行或灌肠后排出,量少,不能据此排除肠梗阻。部分性梗阻也可排出少量气体和粪便。某些绞窄性肠梗阻,如肠套叠或肠系膜血管栓塞,在腹部绞痛后可排出少量血性液状便。

(4)腹胀:腹胀程度随梗阻部位的高低而有所不同。小肠梗阻腹胀多不明显。结肠梗阻腹胀较显著,可伴有肠型。麻痹性肠梗阻表现为全腹明显腹胀,不伴肠型。

2.腹部体征　腹部视诊可见到腹胀、肠型和肠蠕动波。小肠梗阻所致蠕动波多见于脐部。严重梗阻时,胀大的肠袢呈管状隆起,横行排列于腹中部,组成多层梯形肠型。当发生肠麻痹时,肠蠕动波消失。结肠梗阻的肠型多宽大,位于腹壁周边,不对称,同时盲肠多胀大成球形,随每次蠕动波来临而更加突起。

腹部触诊时,单纯性肠梗阻腹壁柔软,按压扩张肠曲时有轻度压痛。绞窄性肠梗阻有较明显的局限性压痛,可伴有反跳痛及肌肉紧张,有时还可扪及孤立胀大的绞窄肠袢。麻痹性肠梗阻腹部可无明显压痛。

腹部叩诊呈鼓音,绞窄性肠梗阻腹腔渗液多于1000mL时,出现移动性浊音。

腹部听诊可听到肠鸣音亢进,有气过水声或金属声。绞窄性肠梗阻出现肠坏死和腹膜炎时不能闻及肠鸣音。麻痹性肠梗阻仅偶可听到孤立的肠鸣音。

直肠指检有时可摸到直肠内或直肠外腹腔内肿瘤。如指套染血,应考虑结肠肿瘤,肠绞窄或肠系膜血管栓塞等可能。

3. 全身表现 早期单纯性梗阻一般无显著全身症状,血白细胞可仅轻度增高。随着病情进展渐出现脱水,患者出现口唇干燥、眼窝深陷、皮肤无弹性、心跳加快、尿量减少等脱水症状,可因血液浓缩导致血红蛋白和血细胞比容升高,尿比重也增加,严重时出现休克。绞窄性肠梗阻全身症状较严重,血白细胞和中性粒细胞明显增多,原发性系膜血管栓塞时白细胞更可高达 60×10^9/L,患者往往很快就出现烦躁不安、发热、脉率加快、血压下降、休克等症状。

(四)放射学检查

放射学检查有助于肠梗阻的明确诊断及梗阻部位的确定。腹部卧位片上可显示肠曲扩张的程度。扩张的小肠影一般位于腹部中央,呈横向排列。空肠黏膜的皱襞呈鱼骨刺状,回肠影则无特征。扩张的结肠影多位于腹部四周或盆腔,可具有袋影,资与小肠影相区别。立位时扩张的肠腔内可见到多个液平。小肠梗阻时结肠在腹部X线平片上无或仅有少量气体。结肠梗阻时结肠内经常伴有大量气体使结肠明显扩张。如回盲瓣功能良好,小肠内气体极少;但如瓣膜功能不全,小肠亦有扩张、液平等小肠梗阻的X线表现。小肠梗阻时多个液平呈阶梯状排列,在立位或侧卧位上可表现为倒U形扩张肠曲影。有时小肠与结肠梗阻难以鉴别,可以作钡剂灌肠以迅速安全地区别小肠和结肠梗阻。

在多数情况下腹部X线平片也可以鉴别机械性和动力性肠梗阻。机械性肠梗阻时肠扩张一般仅涉及小肠或结肠,只在少数情况下才两者均有。在麻痹性肠梗阻时,所有肠曲,包括小肠和结肠均扩张,甚至在个别情况下可以包括直肠。

水溶性造影剂(常用40%~50%的泛影葡胺)的胃肠道造影能安全地确定梗阻部位,并可根据造影剂的运行速度有效区分机械性和动力性肠梗阻。泛影葡胺对粘连性肠梗阻也有治疗作用。

绞窄性肠梗阻的腹部X线平片表现有不因时间推移而改变的孤立胀大的肠袢,或肠间隙增宽提示有腹腔积液,或有假肿瘤阴影,或门静脉内有气体等,但这些征象仅见于少数绞窄性肠梗阻患者,因此临床症状的观察非常重要,据此才可以早期发现绞窄性肠梗阻。

如果肠梗阻的诊断仍无法明确,腹部CT和B超有助于肠梗阻的明确诊断及肠梗阻病因的判定。肠梗阻的CT表现包括肠管扩张、肠管直径的突然变化、肠壁增厚、肠系膜血管走向改变和弥漫性充血,以及肠腔外改变,如大量腹水等;B超表现包括肠管持续性扩张、肠腔内积气积液、肠壁水肿增厚以及肠管蠕动增强等。

(五)诊断

根据腹痛、呕吐、腹胀、停止排便排气四大症状和腹部可见肠型或蠕动波,肠鸣音亢进等,结合腹部X线平片,一般可对肠梗阻作出正确诊断。但是一个完整的肠梗阻诊断必须包括:①是否肠梗阻。②肠梗阻部位在哪里。③肠梗阻病因是什么。④是单纯性抑或是绞窄性肠梗阻。⑤患者的全身情况如何(包括水电解质代谢和酸碱平衡情况、是否合并其他系统疾病等）。临床医师必须对患者的病史、体格检查以及各项辅助检查进行认真详尽的分析，才能作出一个准确完整的肠梗阻诊断。不能忽视病史和全面的体格检查而完全依赖放射学检查，对于放射学检查结果也需动态观察，切忌匆忙定论。

面对任何肠梗阻患者，必须检查腹股沟部、脐部等有无腹外疝嵌顿，以免延误诊断。

（六）治疗

肠梗阻治疗方法的选择取决于肠梗阻的部位、原因、类型以及有无水、电解质紊乱、低血容量和重要脏器功能障碍等全身情况，主要有非手术治疗和手术治疗两大类。动力性肠梗阻以处理原发病为主；绞窄性肠梗阻则要紧急手术；完全性肠梗阻应及时手术；部分性肠梗阻可先试行非手术治疗，2～3d 内无效或恶化改为手术治疗。

1.非手术治疗　非手术治疗主要适用于早期单纯性粘连性肠梗阻、早期肠套叠、麻痹性或痉挛性肠梗阻、蛔虫或粪块引起的肠堵塞、Crohn 病和结核等炎性肠病引起的不完全性肠梗阻等。同时非手术治疗可以纠正机体水、电解质紊乱和酸碱失衡，改善患者的全身情况，为手术治疗创造条件。

（1）禁食。

（2）胃肠减压：目的是改善梗阻近侧肠管的扩张或防止其进一步进展，是肠梗阻治疗的重要方法。临床上使用较多的是短的胃管，有单腔和双腔之分。单腔管如 Levin 管，插到胃内可以抽吸胃内液体和气体；双腔胃管如 Salem Sump 管，通过增加的一腔使空气通入，有利于另一腔的减压效果。短的胃管虽然对低位肠梗阻不能有明显效果，但持续吸除吞吸的空气，基本上可防止肠扩张的进一步发展。有人主张应用长的肠管，如 Miller－Abot T 形管（M－A 管，米－阿管），为约 3m 长的双腔长管，一腔通向邻近管端的气囊，管端有金属头，以便 X 线下走位。当此管通过幽门后把气囊充气，由肠蠕动波逐渐推动气囊前进，可抵达阻塞处而起到了减压的效果。然而米－阿管通过幽门较困难，比较费时费力，除少数使用 M－A 管有经验者外，未获广泛应用。

（3）纠正水、电解质紊乱和酸碱失衡：水、电解质紊乱和酸碱失衡是肠梗阻一个严重问题，应及时纠正。可根据血清钠、钾、氯化物等的测定结果决定补充量，必要时在监测中心静脉压的条件下进行快速补液，宜保持中心静脉压在 0.49～0.98kPa（5～10cmH$_2$O）之间。同时监测尿量，要求每小时尿量达到 30～40mL。绞窄性肠梗阻和单纯性肠梗阻晚期血浆成分丧失较多，还需补充胶体（血浆、人体血清白蛋白）。

（4）抗生素：除早期单纯性肠梗阻外，多数患者扩张肠管的毛细血管通透性改变，有细菌和毒素渗入腹腔的可能，均宜应用抗生素治疗。可用一种广谱抗生素如氨苄西林加一种针对厌氧菌的药物如甲硝唑。

（5）对症治疗：经胃管注入液状石蜡或黄油 100mL 或通便泻下的中药煎剂如加减大承气汤，对粘连性和麻痹性肠梗阻有较好疗效。手法复位、灌肠、经内镜复位等可用于肠套叠或肠扭转。对蛔虫性肠堵塞可采用氧气或药物驱虫。

（6）内镜介入支架治疗：许多消化道肿瘤晚期均可引起肠梗阻，经内镜介入放置支架治疗胃肠道癌性梗阻的应用日益增多。结直肠支架治疗可作为一种过渡型治疗措施，替代结肠造瘘术，解除梗阻，改善患者的一般状况，同时进行充分彻底的肠道准备，择期手术。对于不能切除的结直肠恶性肿瘤、盆腔恶性肿瘤浸润直肠致梗阻者，或已有广泛转移、严重并发症而不能耐受手术，但估计还有一定生存期者，可作为姑息性治疗的一种措施，替代结肠造瘘术，解除梗阻,提高生活质量。

非手术治疗的患者应严密观察病情改变,包括全身情况、腹部体征和临床症状等,每24h可重复腹部X线检查。如有肠绞窄现象,必须转用手术治疗。另外,如非手术疗法无效者亦应改作手术治疗。

2.手术治疗 多数情况下,只有通过手术治疗才能解除肠道梗阻,恢复肠道功能。只是有些情况需紧急手术,有些必先经过一段时间准备后才手术,另一些可先试用非手术治疗,如无效再手术。关键在于手术时机的把握,这取决于肠梗阻的严重程度、患者全身情况及发生肠绞窄坏死的可能性。一般地说,在没有发热、心动过速、白细胞上升及腹膜炎体征情况下非手术治疗是安全的;而出现以上任一情况则是手术治疗指征。

(1)术前准备:尽量纠正水、电解质紊乱和酸碱失衡,改善全身营养状况;留置胃肠减压以利于术野暴露及防止麻醉时误吸。

(2)手术方式:一般采用硬脊膜外阻滞麻醉,如患者一般情况较差,可采用气管内麻醉或静脉复合麻醉。多采用经腹直肌或正中切口。剖腹后检查有无腹水及其性质和数量。血性腹水提示有绞窄,混浊腹水提示有肠穿破、腹膜炎,淡黄腹水为单纯性梗阻。接着寻找梗阻部位,可先检查盲肠。如盲肠不扩张,说明为小肠梗阻,可循回肠自回盲部往上找到病变部。如盲肠扩张则顺扩张结肠往远侧找病变。根据发现的不同病因予以相应的手术处理。如为粘连索带压迫肠管就剪除此带;如为肠粘连成角或扭曲,作松解粘连将肠曲复位;如为肠套叠就予以整复;如为腹内外疝也予以纳回原处;如为肠腔内胆石、蛔虫或异物等可切开肠壁取出之。肠肿瘤或肠炎性狭窄应尽可能予以切除。有时造成梗阻的病因难以解除,如腹腔内广泛肿瘤复发或腹腔结核,可施行捷径手术,将梗阻近远两侧肠作吻合或近端肠腹壁造口术以解除梗阻。肠造口术主要适应于远段结肠梗阻,如乙状结肠或直肠肿瘤不能切除时,可作乙状结肠腹壁造口术。

当梗阻近侧肠管重度扩张使探查发生困难或妨碍手术的操作,可行扩张肠段的减压术。减压可通过肠壁戳口插管减压。如作肠切除,可在拟切除的肠段上戳口插管,也可将拟切除的肠段在切断前拉到远离手术野处切开减压后再切除。减压时需特别注意保护手术野,防止污染。

对于绞窄性肠梗阻,解除梗阻后要检查绞窄肠段有无活力。如切除很长一段可能存活的肠管,就可能使患者遭受短肠综合征之苦;反之,存留一段无活力的肠管可造成一场灾难。以下表现提示肠管已坏死:①肠色暗黑、无光泽并塌陷。②肠管无张力,刺激不能激发蠕动。③肠系膜终末小动脉无搏动。如有疑问,可用等渗盐水纱布热敷,或用0.5%普鲁卡因封闭肠系膜根部,甚可用纱条标记有疑问的肠段后放入腹腔,再观察10~30min,倘若没有好转,说明肠管已坏死,应予切除。若患者一般情况极差,可行坏死肠段外置术。

近年来,腹腔镜手术治疗肠梗阻的报道越来越多,如腹腔镜粘连松解术、肠扭转复位术及腹腔镜结直肠癌根治术等,具有创伤小、术后恢复快等优点。但肠梗阻患者伴有腹胀及肠管扩张,腹腔镜手术时易出现肠管损伤和影响操作,因此需对接受腹腔镜手术的肠梗阻患者进行选择。

(3)术后处理:肠梗阻患者术前多有水、电解质紊乱和酸碱失衡,术后仍需积极纠正。手术后胃肠道动力功能的恢复较一般腹部手术后慢,约在第5d左右,禁食时间较长,需加强肠外营养。保持胃肠减压及其他减压措施通畅有效,降低肠管压力,加速肠壁循环的恢复,并减少毒素的吸收。术中如有切开肠管者,术后均应继续应用抗生素,至无感染征象。

二、粘连性肠梗阻

近年来腹腔内粘连而形成的粘连性肠梗阻已成为肠梗阻最常见的病因,如表7-1所示为32.0%～44.0%。粘连性肠梗阻多表现为单纯性肠梗阻,少数也可转化成绞窄性肠梗阻,甚至以后者为首要表现。

(一)病因和发病机制

粘连性肠梗阻除极少数为腹腔内先天性因素,如先天发育异常或胎粪性腹膜炎所致外,大多为获得性。常见的原因为腹腔炎症、损伤、出血和腹腔内异物,如腹部手术、腹膜炎或腹腔内滑石粉或遗留纱布等。腹部放疗和腹腔内化疗也可导致粘连性肠梗阻。

腹腔内粘连的发生机制尚未明确,但粘连是腹膜自身生理功能的正常反应已被公认。腹膜除有润滑、吸收和渗出作用外,其防御和修复功能是形成粘连的内在因素。腹膜在受到上述创伤、炎症或异物刺激时,发生急性炎症反应而渗出含有大量含纤维蛋白原的液体。渗出物集中在受到刺激脏器的表面和附近,在几小时内即可凝固成纤维素性疏松的粘连,将相邻脏器的浆膜面粘在一起。这种纤维素性粘连如未被吸收,24h后就有血管和成纤维细胞长入,最后形成牢固的纤维性粘连。

应该说创伤、炎症或异物刺激等必然引起肠粘连,但大部分不出现临床表现,小部分可有轻度阵发性腹痛。只有当肠曲粘连成团,影响蠕动波将内容物向前推进;或当粘连造成牵拉使肠曲折叠成锐角;或粘连形成支点,肠曲环绕而扭转;或粘连索带压迫肠曲;或肠曲在索带下形成内外疝,才产生肠梗阻。

(二)诊断

机械性肠梗阻,尤其是小肠的机械性肠梗阻均应考虑到有粘连性肠梗阻的可能。如果患者既往有腹部手术、创伤或腹膜炎病史,此种可能性更大。既往已有多次梗阻反复发作,考虑为广泛粘连形成的肠梗阻;既往无梗阻反复发作史,突然出现腹痛较剧伴有腹膜炎体征的急性梗阻,考虑为粘连索带引起的绞窄性肠梗阻。但最后诊断只能在剖腹探查术时才能作出。

(三)治疗

粘连性肠梗阻多数为单纯性梗阻,并且术后必然会形成新粘连,故首先应用非手术治疗。同一般的肠梗阻一样,有效的胃肠减压是一项非常重要的治疗措施。对于较低位的梗阻,还可应用M-A管。胃管内注入液状石蜡及中药(加减大承气汤等)往往可以奏效。非手术治疗同时做好术前准备。如果经48h正规非手术治疗无效,应及时手术,过长时间的非手术治疗可能会导致肠管水肿、缺血,需行肠切除,并且术后容易发生肠瘘、腹膜炎、腹腔内脓肿等并发症;疑有肠绞窄,也应及时手术;对反复频繁发作的粘连性肠梗阻也应考虑手术治疗。

手术治疗的目的是解除梗阻并防止复发。对小范围粘连或索带可用锐性分离,梗阻即可解除,并可将粗糙面内翻缝合以减少再粘连的机会。如肠曲粘连成团,难以分离且累及肠段不多时,可将该粘连团切除后作肠吻合。如难以分离且累及肠段较多时,可行短路手术。手术时应尽量保护肠管免受损伤,避免不必要的肠切除,短路手术时被旷置的肠段应尽量短,以免产生盲袢综合征。对于粘连较重、反复梗阻、曾多次行粘连松解术者,分离粘连后为防止再次粘连梗阻,有必要附加一种小肠排列固定术。1937年Noble采用小肠平行排列,缝合固定,此手术操作费时,术后肠功能恢复较慢,现已很少应用。1959年Backer在术中用导管作支架,经鼻插入小肠内,将小肠排列使其重新粘连成钝角,术后这一内支架一般保留 10～15d 或更久,也可作减压用。1960 年 Child 提出一种改良的手术方法,在分离粘连并排列好肠曲后用一长针和丝线在距肠壁约 3cm 处穿过各层肠系膜,然后在旁开 3cm 处穿回各层系膜,松松结扎,不可扎紧肠系膜血管。Child 手术操作相对简单,并发症少,效果优于 Noble 术。以上手术虽可使肠梗阻复发率降低,但易出现胃肠麻痹、长期慢性腹痛,有时出现导管拔除困难及肠瘘等。

（四）预防

预防粘连是解决粘连性肠梗阻的关键。彻底治疗腹腔内炎症将减少粘连性肠梗阻的发生。腹部手术是引起粘连性肠梗阻的最主要原因,所以外科操作时应尽量注意避免可诱发粘连的一些因素。手术操作轻柔、勿损伤肠管和其他腹内脏器的浆膜面;尽可能修复腹膜缺损,面积较大可用大网膜覆盖;尽可能保留大网膜,覆盖在小肠或吻合口表面防止与前腹壁粘连;避免腹腔内进入滑石粉或遗留纱布;尽可能应用刺激性较小的缝线,线头应剪短;注意无菌术,防止胃肠内容物外溢入腹腔,对于已外溢者,需彻底清洗腹腔;避免组织缺血,因缺血组织易产生粘连;闭腹前尽可能将腹内脏器放回原位。此外手术后宜早期起床活动和进食以促进肠蠕动恢复。如术后肠蠕动差可根据情况应用新斯的明等促胃肠蠕动药。

此外人们在预防粘连性肠梗阻上还作了很多实验研究。为防止术后腹腔渗出液中纤维蛋白沉淀凝固,人们曾试验肝素、双香豆素等抗凝剂。尚有人应用透明质酸酶、链激酶等以去除已形成的纤维蛋白。最近报道较多是将肠管和腹膜用化学生物可吸收膜隔离,如透明质酸钠或透明质酸磷酸钠缓冲液、右旋糖酐和羟甲基纤维素等。尽管以上报道很多,但至今仍无公认的有效可靠方法。

三、肠堵塞

肠腔可因蛔虫团、胆结石、粪块、柿石或其他异物等内容物堵塞而形成梗阻,这类梗阻大多为单纯性和不完全性。

（一）病因

蛔虫梗阻一般见于 13 岁以下的儿童,乃因大量蛔虫聚积成团,同时分泌毒素和机械性刺激引起肠管痉挛而造成梗阻。引起胆石性梗阻的结石直径一般在 2.5cm 以上,此类患者大多合并有胆囊与十二指肠、结肠或空肠瘘,结石通过此瘘口进入肠腔。胆石梗阻多见于老年女性。老年人合并有慢性便秘者,因无力排便,粪块干结成团,也可引起肠堵塞。吞食含鞣酸较多的食物,如柿子、山楂、黑枣等,食物中鞣酸遇胃酸变成胶状物质,进而也可引起肠堵塞。

（二）诊断

蛔虫梗阻常在病儿服驱虫药后发病,主要症状为脐周阵发性腹痛,可伴呕吐蛔虫,体检时可触及可以变形的条索状质软肿块,腹部 X 线平片除扩张的小肠肠曲外,常可看到梗阻处成团的蛔虫影。胆石性肠梗阻患者往往有胆石症发作史,腹部 X 线平片除肠梗阻的表现外,尚可见到胆管内气体显影,或看到肠腔内有胆结石阴影。粪块性肠梗阻体检时沿左侧结肠可扪及粪块,直肠指检更可触及大量干结粪便。

（三）治疗

蛔虫性肠梗阻一般采用非手术治疗。可经胃管注入氧气,注入量儿童每周岁 80～150mL,每次总量不超过 1500mL;成人每次 2000～3000mL。次日可重复治疗 1 次。也可用氧气灌肠治疗,注氧量依病儿年龄而异:3~6岁在1000mL以下;7~10岁1200mL;11~14岁1500mL;成人可灌入2000mL。当上述非手术治疗无效或临床上出现绞窄征象时,应剖腹探查,切开肠壁取虫,必要时作坏死肠段切除。胆石性梗阻原则上应手术治疗。如结石能被捏碎可将结石捏碎并将碎屑送向远侧肠道而解除梗阻。如胆石不能捏碎就需切开肠壁取石。同时检查肠道内是否尚有其他胆石。合并肠坏死行坏死肠段切除术。如存在胆道肠道瘘,在患者情况许可下可一起予以治疗,如患者情况不许可,可手术恢复后再择期手术。粪块性肠梗阻也应首先试用非手术治疗,包括经胃管注入液状石蜡、肥皂水灌肠等,必要时用手指或器械将直肠下段干结粪便掏出。非手术治疗无效时采用手术治疗。

四、肠扭转

肠扭转指一段肠曲以其系膜的纵向为轴旋转180°以上甚至几转而造成肠梗阻,约占肠梗阻的2.6%~13%。

（一）发病机制

腹腔内各游离的肠段均可发生扭转,但以小肠和乙状结肠为多,盲肠少见。肠扭转大多是按顺时钟方向旋转。肠段扭转时造成肠系膜血管受压,是为绞窄性肠梗阻,当肠段扭转超过360°后静脉血流就停止,再进一步扭转,动脉血流也停止;肠段扭转还导致肠段两端均受压,形成闭袢性肠梗阻,因此肠扭转容易造成肠坏死穿孔。

肠扭转的发生首先须具有解剖因素,如肠系膜过长和根部较窄或盲肠过分游离。除此外,肠粘连也可使肠曲以此粘连点为轴心而扭转。肠扭转的发生还需要一定诱因。一段肠曲重量增加,如有些儿童肠道内大量蛔虫聚集成团或有些老年人患习惯性便秘甚或饱餐后,易使此段肠曲发生扭转。剧烈运动时由于体位突然改变,充盈的肠曲随体位变动的惯性作用而发生扭转。另有部分患者并无明显原因可见,扭转可能与肠动力改变有关。

（二）诊断

小肠扭转发病急骤,表现为中上腹或脐周持续性腹痛伴阵发性加重,多剧烈,可牵涉到腰背部,恶心呕吐早而频繁。体检可见全腹膨隆,伴压痛,肌紧张不明显,肠鸣音多减弱。小肠系膜根部扭转时,大量血浆成分丧失,在短时间内就可发生低血容量性休克。腹部X线平片上可见扩张的小肠肠袢呈小跨度并有位置和排列的紊乱,若为全小肠扭转,可仅为胃十二指肠扩张,而小肠本身充气不多。

乙状结肠与盲肠扭转均可分两型,急性型发病急,多见的是亚急性,发病较缓慢,可有类似发作史。乙状结肠扭转腹痛多位于左下腹部,恶心呕吐轻而腹胀明显,体检时可扪及一巨大肠曲从左下腹往上伸展到中腹部或全腹部,腹部X线平片上可见巨大的双腔肠袢,自盆腔可达膈肌,立位时可见两个液平面,小量钡剂灌肠可见钡剂受阻,尖端呈"鸟嘴状"或螺旋形;盲肠扭转腹痛位右下腹部,也多伴有明显腹胀,腹部X线平片上除扩大充气的盲肠外,有时可在其右侧或下方见到回盲瓣所形成的V形切迹,钡剂灌肠可见钡剂受阻于横结肠或肝区处。

（三）治疗

肠扭转可在短时间内发生肠绞窄坏死及休克等,死亡率高达15%~40%,因此除少数早期患者外,应及时予以手术治疗。

乙状结肠扭转如临床上无绞窄或腹膜炎表现,可经乙状结肠镜插管减压复位。如排出大量气体和粪水,腹痛等症状改善,表明复位成功,再留置肛管2~3d以利肠功能恢复。有报道应用纤维结肠镜复位,可治疗乙状结肠镜无法到达的高位扭转。如复位失败,插管后见血性粪水,有腹膜炎或肠坏死征象应急诊手术。

肠扭转的手术治疗包括扭转复位术和肠切除术。将扭转的肠袢反旋转复位,如肠袢血供良好,还须解决复发问题:小肠一般不予处理;对于移动性盲肠可将之与旁沟缝合固定;过长的乙状结肠可平行折叠后固定于横结肠内侧,也可切除过长的乙状结肠。如见肠坏死,须将坏死肠段切除,小肠一期吻合,乙状结肠除极少数情况极佳患者外,以一期造瘘二期吻合为妥。

五、肠套叠

一段肠管套入相连接的另一段肠管内称为肠套叠,是婴儿肠梗阻最常见原因,成人肠套叠少见。

(一)病因

肠套叠分原发性和继发性。原发性肠套叠多见于小儿肠套叠,一般无明确原因,考虑与饮食、气候变化等导致肠痉挛和肠蠕动异常有关。成年人肠套叠一般均有明确原因,多数肠管内壁长有息肉、乳头状腺瘤或有梅克尔憩室内翻入肠腔等,在蠕动波推动下,牵拉该段肠管一起套入远侧肠腔内而形成肠套叠。

肠套叠由鞘部和套入部组成,套入部又分顶部和颈部。一般为近侧肠管套入远侧肠管内,最多见的为回盲型,即回肠套入盲肠内。套入部系膜血管为鞘部挤压而使套入肠管充血、水肿以至坏死。肠套叠发生后,只要肠系膜够长且肠管可活动,套入部的顶部可继续向前推进到左侧结肠。

(二)诊断

小儿肠套叠典型临床表现为阵发性腹痛、血便和腹块。腹痛为突发性,表现为幼儿突然阵发性啼哭伴脸色苍白,持续几分钟后静止,间隔15min到半小时左右又反复发作。约90%病儿在发病2h内排果酱样黏液便,直肠指检可见指套染血;体检时在多数患者可扪及典型的腹块。应在发作间歇期检查,肿块质韧,常呈红肠样。部位随套叠类型而异,常见的回盲或回结型可在右上腹扪及肿块并伴有右下腹空虚感,此征象(Dance征)被认为有诊断意义。肠套叠发作时还可有呕吐胆汁、腹胀、发热等肠梗阻症状。

只有25%左右的成人肠套叠患者同时具有以上的三大症状,绝大多数患者具有不同程度的腹痛,约60%~80%的患者伴有腹块,便血较少见,约见于三分之一患者。成人肠套叠大多有慢性反复发作史。

放射学检查有重要诊断价值。钡剂灌肠时可发现钡剂在套叠顶部受阻,并在外鞘和套入部顶部处进入肠壁间,造成典型的杯口形影像。B超可发现套叠肠段,并且无创,对钡剂无法到达的上段小肠套叠和危重患者有意义,但易受肠腔胀气影响。

(三)治疗

对早期的小儿肠套叠宜先应用钡剂(或盐水、空气)灌肠复位,疗效可达90%以上。在荧光透视监视下将钡剂盛器提高到距床1m处渐渐灌入,可看到套入的肠管逐渐逆行脱回,钡剂逆流入近段小肠,病儿排出染血的钡剂及大量粪便和气体,表明完全复位。也可用盐水代替钡剂灌肠,但不能监视套叠脱出的进展。空气灌肠复位压力平稳,复位迅速,初起用8.0kPa(60mmHg),可逐步加压到10.6kPa(80mmHg),至完全复位为止。

患者有腹膜炎或外周循环衰竭现象时不可作灌肠复位。灌肠复位失败者也应及时手术复位。对于成人肠套叠一般有诱发病变须处理，所以原则上均应手术。手术复位时用手指轻柔地在远端将套入部顶部向近侧挤压，至套入肠段全部复位为止，绝不可牵拉套入的肠段。有时挤压复位有困难，可试用 Cope 法，即用一小手指插入外鞘和返折肠段间轻轻分开粘连以助回复。如手法不能复位，或发现肠坏死，就需切除套叠肠段后作肠吻合。成人肠套叠手术复位后应仔细检查顶部肠壁有无息肉等病变，如有应予以处理。

六、腹内疝

腹腔内容物经腹腔内正常或异常的孔隙突入腹腔裂隙中称为腹内疝。按有无疝囊分为真疝和假疝两种。

（一）病因和病理

1. 先天性因素　胚胎发育过程中，中肠会发生旋转，如果旋转方向或角度出现偏差可使小肠系膜、回盲部不能固定于后腹膜的正确位置，造成十二指肠旁疝或结肠系膜疝。发育过程中留下的某些隐窝或孔道过宽过深也可形成腹内疝，如 Winslow 孔疝、膀胱上疝。肠系膜发育不全留有缺损或孔隙可发生小肠系膜疝。

（1）十二指肠旁疝：是最常见的先天性腹内疝（图 7-1）。以左侧多见，约占该型腹内疝的75％，肠管或网膜组织疝入十二指肠升部的左侧隐窝（Landzert 隐窝）；右侧十二指肠旁疝为疝内容物进入十二指肠水平部和十二指肠空肠曲下方的隐窝（Waldeyer 隐窝）。

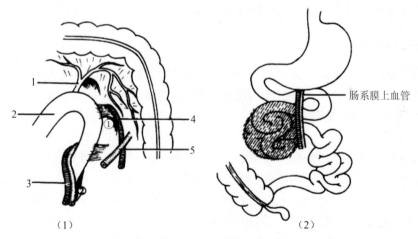

图 7-1　十二指肠旁疝

（1）疝的入口　1.结肠中动脉　2.十二指肠　3.肠系膜上动、静脉　4.肠系膜下静脉　5.左结肠动脉①十二指肠升部左侧的 Landzert 隐窝　②十二指肠水平部下方的 Waldeyer 隐窝；（2）右十二指肠旁疝从Waldeyer 隐窝处疝入.

（2）盲肠旁疝：盲肠周围有数个隐窝，包括升结肠内侧末端回肠上方的回结肠隐窝，回盲部下方的回盲肠隐窝和盲肠下后方的盲肠隐窝。疝内容物可从上述隐窝疝入，疝囊位于盲肠及回盲部的间隙。

（3）结肠系膜疝：横结肠系膜及乙状结肠系膜疝较少见，疝环为横结肠系膜或乙状结肠系膜根部与后腹膜之间的隐窝。

（4）其他内疝：Winslow 孔疝少见，腹腔内容物经 Winslow 孔疝入小网膜囊。另外还有较罕见的膀胱上疝和盆腔疝,后者包括阔韧带疝、直肠旁疝和 Douglas 窝疝。

2.获得性因素　腹部手术、腹腔内感染、腹部外伤均可导致腹腔内容物与腹壁间、腹腔内容物之间形成粘连或粘连束带,肠管经这些粘连造成的非正常间隙疝入成为腹内疝。

（二）临床表现

腹内疝如果疝环的口径较大,疝内容物进出自由,可没有或只有较轻的不适症状。但腹内疝通常有腹胀、腹部隐痛、恶心等慢性肠梗阻的临床表现。如疝环口较小,肠管进入疝环后发生嵌顿,则会有急性肠梗阻的临床表现,严重者可发生绞窄性肠梗阻。胃肠造影和腹部 CT 扫描能较准确地诊断各种类型的腹内疝。多排螺旋 CT 因可在工作站中重建图像从而明确腹腔内容物间的解剖关系,故在诊断腹内疝时有重要的使用价值。

先天性腹内疝在未发生疝嵌顿、肠梗阻时无特征性临床表现,诊断较困难,常于急性肠梗阻手术时发现。腹腔手术后发生肠梗阻,应考虑获得性腹内疝的可能。

（三）治疗

一旦确诊为腹内疝一般均须手术治疗。先天性腹内疝的疝环缘多有重要血管或器官,在将疝内容物复位时不可强行扩张或任意剪切疝环以免误伤。这就要求术者熟悉各种先天性腹内疝的解剖毗邻关系,术中作相应处理。如:十二指肠旁疝只能在疝环下方剪开;Winslow 孔疝可作 Kocher 切口充分游离十二指肠以扩大疝环回纳疝内容物;行获得性腹内疝手术时应找到形成疝环的粘连部位或粘连索带,予以分离松解。无论先天性或获得性腹内疝在解除嵌顿后还应检查疝内容物的血供情况,如有肠绞窄应行坏死肠段切除再行肠吻合。在疝内容物复位后应缝闭造成腹内疝的孔隙以免复发。

七、假性肠梗阻

肠道假性梗阻是一类临床病症,具有肠梗阻的共同症状和体征。其范围可局限或广泛,但均无肠腔内外阻塞的过程。分急性和慢性二型,急性型多见于慢性疾患或者老年患者,常有致病因素;而慢性型常无明确的致病原因,甚至有的患者经手术而仍未能解除症状的。

（一）病因

假性肠梗阻多见于某些疾病的过程中,下列疾病可导致假性肠梗阻:①腹膜刺激:胰腺炎等。②中毒性巨结肠症。③小肠憩室。④血管结缔组织疾病:硬皮病、皮肌炎、系统性红斑狼疮等。⑤肌肉浸润性疾病:淀粉样变性、蜡样变性、非热带腹泻等。⑥精神病。⑦药物源性:神经节阻滞药、抗抑郁药、强安定药、泻药、利尿剂等。⑧电解质紊乱:低钾、低氯、低镁、高镁、尿毒症。⑨内分泌失调:甲状腺功能低下、糖尿病、甲状旁腺功能低下等。⑩血紫质症。⑪与肠道无关的肿瘤:嗜铬细胞瘤、分泌胰高血糖素的肿瘤、多发性骨髓瘤等。⑫手术创伤:空回肠旁路手术、脊柱骨折、椎间盘突出等。⑬神经系统疾病:帕金森病、家族性退行性病。

临床上与外科关系最为密切的是急性假性结肠梗阻,又称 Ogilvie 综合征。手术、创伤、感染、呼吸系统、心血管系统疾病以及代谢、神经系统紊乱均可诱发该疾病,病变多位于盲肠、升结肠和横结肠,其病理生理变化与远端结肠机械性梗阻相似,后期发生肠穿孔的概率为 3%～15%,由此导致的死亡率为 50%。盲肠直径＞10～20cm 超过 6d 者肠穿孔概率大大增加。

原发性肠道假性梗阻综合征是指没有其他全身疾病的假性肠梗阻,原因不明,多为慢性,有遗传倾向。有人认为 P 物质和维生素 E 缺乏与本综合征的发生有关。P 物质使平滑肌收缩和使神经去极化,维生素 E 缺乏引起蜡质样色素沉着症,可能是造成肠蠕动减退和脂肪痢的一个因素。病理表现不一,可有肠道平滑肌变性、病理性肥大、施万细胞增殖、肠系膜嗜银神经细胞变性、神经节钙化等,也可无任何病理变化。

（二）诊断

假性肠梗阻的临床表现多样,无特征性,与机械性肠梗阻不易鉴别。有引发假性肠梗阻的疾病史或有肠梗阻手术探查阴性史者,应考虑有假性肠梗阻可能。X线摄片可见不同程度的十二指肠或近端小肠胀气。经胃管小肠低张造影有鉴别价值,机械性肠梗阻造影剂到达梗阻部位时间一般在一小时以内,假性肠梗阻造影剂到达结肠时间一般要超过4h。食管测压常显示食管下段括约肌压力降低和远端蠕动紊乱,十二指肠和结肠测压也见异常,有诊断价值。原发性肠道假性梗阻综合征者还可有体温调节受损、神经源性膀胱等自主性功能异常的表现,肾盂造影显示输尿管、膀胱扩张,平滑肌运动节律异常。

通常,空腔脏器动力障碍累及范围越广泛,假性肠梗阻可能性越大,对病变局限者要仔细分析,不要贸然下定论。

（三）治疗

原则上以非手术治疗为主,包括胃肠减压、抗生素、营养支持等,假性结肠梗阻还可经肛管排气。患者情况允许,每小时改换左侧和右侧卧位有助于患者恢复。病因明确者须对原发病进行处理。新斯的明是唯一有确切疗效的药物。西沙比利刺激肌间神经释放乙酰胆碱,对假性肠梗阻有一定疗效。胍乙啶、促胃液素、甲氧氯普胺、类固醇、酚苄明、缩胆囊素和 α 前列腺素 F_2 等药物也曾用于假性肠梗阻的治疗。以上治疗的长期疗效都不确切。

纤维结肠镜置入扩张肠段吸引有助于肠管减压,还可留置引流管持续减压。

手术治疗有三种情况:①急性发作与机械性肠梗阻无法鉴别者行探查手术,对病变肠管行全层切取活检,以明确病因。②药物治疗无效,行对症手术治疗。食管动力障碍为主,行食管气囊扩张术;胃十二指肠动力障碍为主,行迷走神经切断术、幽门成形术或胃空肠吻合术;小肠动力障碍为主,行胃空肠吻合术。对于反复发作者,有人主张行永久性胃造瘘术,平时封闭,急性发作时开放瘘口减压,可减少患者住院治疗时间。③已确诊为假性肠梗阻,但肠管极度扩张者,行减压手术。资料表明盲肠直径超过 14cm 时,穿孔发生率达 23%,因此对盲肠直径超过 12cm,症状不能缓解,应行盲肠置管减压或盲肠造瘘术。切忌行扩张肠段远端造瘘。

应该说,假性肠梗阻的诊断和治疗上还有很多问题没有解决,对待此类患者的处理还须慎重,不可贸然行事。

八、术后早期炎症性肠梗阻

术后早期炎症性肠梗阻是指发生在腹部手术后早期(1~2 周),由于腹部手术创伤或腹腔内炎症等原因导致肠壁水肿和渗出,形成的一种机械性和动力性因素同时存在的粘连性肠梗阻,如处理不当,可导致肠瘘,短肠综合征甚至死亡等严重后果。

（一）病因

腹部手术后并发的肠梗阻有许多种类型,其发生原因也各不相同。术后早期炎症性肠梗阻的发生原因之一为腹部手术操作范围广、创伤重,对胃肠道功能的恢复影响较大,尤其是胃肠道手术、短期内反复手术、广泛分离肠粘连、腹膜炎、肠排列等。另一重要原因为腹腔内无菌性炎症,如腹腔内积血、积液、腹腔内异物或坏死组织等无菌性炎性物质残留。此时肠浆膜层有炎性渗出,肠管相互粘连,有时还可出现成角现象。术后早期炎症性肠梗阻不同于术后内外疝、肠扭转或吻合口狭窄等机械性肠梗阻和腹腔内或腹膜后感染、水电解质紊乱引起的肠麻痹。

（二）诊断

术后早期炎症性肠梗阻与其他类型的肠梗阻具有相同的临床表现，即腹痛、腹胀、呕吐、停止排便排气。绝大多数术后早期炎症性肠梗阻发生在腹部手术后1～2周。术后早期患者可有少量排便或排气，但进食后马上出现梗阻症状，具有特征性。腹痛不显著，如患者出现剧烈腹痛，应警惕机械性或绞窄性肠梗阻的可能。由于梗阻原因中有麻痹因素，故只表现为胃肠道不通畅，而腹胀不如机械性或麻痹性肠梗阻显著。腹部触诊在肠管粘连最严重的部位有明显的柔韧感，一般在脐周或切口下方，无明显包块；叩诊多为实音；听诊肠鸣音多减弱、稀少或消失，无金属音或气过水声，梗阻解除，肠鸣音恢复。腹部CT检查可发现肠壁水肿、肠管粘连、肠腔积液以及肠管均匀扩张等，有重要参考价值。

（三）治疗

术后早期炎症性肠梗阻的基本治疗原则与其他肠梗阻相同，包括禁食、胃肠减压和纠正水电解质紊乱等。术后早期炎症性肠梗阻病程较长，长时间的禁食造成患者营养状况恶化，应予以正规的肠外营养，必要时予以血浆、白蛋白等。大量的消化液积聚在肠腔内，加重肠壁水肿，不利于肠功能的恢复，应给予生长抑素以减少消化液的分泌量，缩短病程。肾上腺皮质激素能有效减轻炎症，通常予以地塞米松5mg静脉推注，每8h一次，一周后逐渐停药。当腹部变软，肠鸣音逐渐活跃，可逐渐停用生长抑素和肾上腺皮质激素。新斯的明、西沙必利等药物有助于胃肠道动力的恢复。

术后早期炎症性肠梗阻很少造成绞窄性肠梗阻，不应急于通过手术来解除梗阻。由于肠壁高度水肿并致密粘连，强行分离可导致病情进一步加重，并可导致机械性肠梗阻。更严重的是肠壁水肿，愈合能力差，手术极易造成肠瘘，并可因多次行肠切除术而导致短肠综合征。因此治疗术后早期炎症性肠梗阻应严密观察，耐心等待，多数患者治疗2～4周后症状可逐渐缓解，切忌贸然手术，造成不可收拾的后果。当然病程中肠梗阻的症状和体征加重，甚至出现绞窄性肠梗阻迹象，应立即调整治疗方案，直至手术治疗。也要提防将机械性肠梗阻诊断为术后早期炎症性肠梗阻，导致肠绞窄。

（李延甫）

第五节　肠结核

肠结核是结核分枝杆菌侵犯肠道引起的一种慢性特异性感染。过去在我国比较常见，随着防痨工作的推广以及人民生活水平的提高，现发病率已大为降低。华山医院1975年9月至2007年8月间仅收治45例肠结核患者。但近年来结核病又见死灰复燃，肠结核的发病率也见上升，卫生部门已提出大力防治。

一、病因

肠结核多为继发性，最常见于活动性肺结核患者吞入含有大量结核菌的痰液。肠结核也可经血源感染，多见于粟粒性肺结核；或由邻近器官如女性生殖器官结核直接蔓延而致。原发性肠结核少见，一般饮用了污染牛结核分枝杆菌的牛奶引起。

二、病理

90％以上的肠结核患者病变位于回盲部和回肠,这是因为回盲部具有丰富的淋巴组织,而结核分枝杆菌多侵犯淋巴组织;并且食物在回盲部停留较久,增加回盲部感染机会。肠结核也可发生于肠道其他部位,大致趋向为离回盲部越远,发生概率越低。

本病病理根据机体对结核分枝杆菌的免疫力和过敏反应而定。机体过敏反应强,病变以渗出为主,并可有干酪样坏死及溃疡,为溃疡型肠结核;机体免疫力好,则表现为肉芽组织增生,并可有纤维化,为增生型肠结核。溃疡型和增生型的分类不是绝对的,这两类病理变化常不同程度地同时存在。

(一)溃疡型

此型肠结核多见。肠壁的淋巴组织呈充血水肿等渗出性改变,进而发生干酪样坏死,肠黏膜逐渐脱落而形成溃疡,常绕肠周径扩展,大小深浅不一。溃疡边缘和基底多有闭塞性动脉内膜炎,因此少有出血。受累部位常有腹膜粘连,故很少急性穿孔。晚期可有慢性穿孔,形成包裹性脓肿,并可穿透形成肠瘘。在修复过程中产生肠管的环形狭窄,并使肠段收缩变形,回肠与盲肠失去正常解剖关系。

(二)增生型

病变多局限于回盲部。虽可同时累及邻近的盲肠和升结肠,但多数患者仅一处受累。其病理特征是肠黏膜下纤维组织和结核肉芽肿高度增生,有时可见小而浅的溃疡和息肉样肿物。由于肠壁的增厚和病变周围的粘连,常导致肠腔狭窄和梗阻,但穿孔少见。

三、临床表现

肠结核多见于青少年,女性多于男性。常见临床表现有:

(一)腹痛

多位于右下腹,反映肠结核多位于回盲部,并可有上腹和脐周的牵涉痛。腹痛性质为隐痛或钝痛,餐后加重,排便后减轻。增生型肠结核并发肠梗阻时,还可有绞痛,伴有腹胀、肠鸣音亢进等。

(二)腹泻和便秘

腹泻是溃疡型肠结核主要临床表现之一,多为水泻或稀便,少有黏液和脓血便及里急后重感。后期病变广泛,粪便可含有少量黏液和脓液,便血仍少见。可间有便秘。腹泻和便秘交替曾被认为是肠结核临床特征,其实是胃肠功能紊乱的一种表现,也可见于其他肠道疾病。增生型肠结核以便秘为主。

(三)腹部肿块

主要见于增生型肠结核。当溃疡型肠结核合并有局限性腹膜炎,病变肠段与周围组织粘连,也可出现腹部肿块。肿块多位于右下腹,固定,质地中等,可有轻度压痛。

(四)全身症状

溃疡型肠结核常有结核毒血症,表现为午后低热、盗汗、消瘦、食欲减退等。此外可同时有肠外结核的临床表现。增生型肠结核少有结核毒血症及肠外结核的临床表现。

并发症见于晚期患者,常有肠梗阻,肠出血、穿孔、肠瘘、局限性脓肿等少见。

四、诊断

肠结核的临床表现及体征均无特异性,确诊不易。华山医院收治的肠结核患者中有82.1%的病例同时具有慢性腹痛和发热,因此对于有以上两个临床表现的患者,应考虑有肠结核的可能。X线检查,包括X线胃肠钡餐造影和钡剂灌肠造影,具有特异性。溃疡性肠结核多表现为X线钡影跳跃现象、病变肠段黏膜紊乱、回肠盲肠正常夹角消失等;增生型肠结核则多表现为钡剂充盈缺损。纤维结肠镜可直接观察到肠结核病灶,并可作活组织检查,有很大的诊断价值。有报道应用聚合酶联反应(polymerase chain reaction,PCR)技术对肠结核组织中的结核分枝杆菌DNA进行检测,可提高诊断准确性。化验室检查,如粪便找抗酸杆菌、结核菌素试验以及血沉化验等对诊断有一定帮助。一些疑及肠结核的患者,可试行2~3周抗结核的治疗性诊断方法,观察疗效。对于增生型肠结核有时需要剖腹探查才能明确。

五、治疗

肠结核应早期采用敏感药物治疗,联合用药,持续半年以上,有时可长达一年半。常用的化疗药物有异烟肼、利福平、乙胺丁醇、链霉素、吡嗪酰胺等。有时毒性症状过于严重,可加用糖皮质激素,待症状改善后逐步减量,至6~8周后应停药。

手术仅限于完全性肠梗阻、慢性肠穿孔形成肠瘘或周围脓肿、急性肠穿孔或肠道大量出血经积极抢救无效等伴发并发症者,对右下腹块难以与恶性肿瘤鉴别时也可剖腹探查以明确。手术方式根据病情而定,原则上应彻底切除病变肠段后行肠吻合术,曾有肠结核穿孔行修补术后并发肠瘘而导致再次手术的惨重教训。如病变炎症浸润广泛而固定时,可先行末端回肠横结肠端侧吻合术,二期切除病变肠段。手术患者术后均需接受抗结核药物治疗。

(王继军)

第六节　小肠息肉和息肉病

小肠息肉是一类从小肠黏膜表面突出至肠腔内的隆起性病变,是一个临床诊断。在未确定其病理性质前统称为小肠息肉,明确病理性质后则按部位直接冠以病理诊断学名称。从病理上可分为腺瘤性、错构瘤性、炎症增生性、嗜酸性肉芽肿性及化生性。大多数小肠息肉者不出现临床症状,可能的表现有反复发作的腹痛和肠道出血。临床检出率低,多在术中探查发现。小肠镜和胶囊内镜的应用可能提高小肠息肉的检出率。小肠息肉的处理简单而明确。一经诊断肯定,均可酌情作息肉摘除或病段小肠切除。在此不再详述。

传统上,把肠道息肉数目多于100颗,并具有其特殊临床表现者诊断为肠息肉病。息肉病主要分为腺瘤性息肉病和错构瘤性息肉病两大类(表7-3)。本节将重点介绍家族性腺瘤性息肉病和黑斑息肉病。

表 7-3　肠息肉病的分类

	突变基因	临床表现	恶性肿瘤发生情况
腺瘤性息肉病			
家族性腺瘤性息肉病(FAP)	APC	胃肠道多发息肉、先天性视网膜色素上皮肥厚、腹腔硬纤维瘤病	结直肠息肉癌变(100%)、壶腹周围癌、甲状腺癌、肝母细胞瘤等
Gardner 综合征	APC	结直肠多发息肉、骨瘤、表皮囊肿、牙齿畸形等	同上
Turcot 综合征(Ⅰ型)	MLH1,PMS2	结直肠多发息肉、中枢神经系统恶性胶质瘤	结直肠癌、脑恶性胶质瘤
Turcot 综合征(Ⅱ型)	APC	结直肠多发息肉、中枢神经系统髓母细胞瘤等	结直肠癌、脑恶性胶质瘤
轻表型家族性腺瘤性息肉病(AFPA)	APC	息肉数目通常少于 100,通常无肠外病变表现	癌变率明显低于 FAP,癌变年龄平均比 FAP 晚 15 年
错构瘤性息肉病			
P-J 综合征	LKB1/STK11	胃肠道多发息肉,黏膜、皮肤色素沉着	息肉可癌变,可发生乳腺癌、胰腺癌、卵巢癌
幼年性息肉病	SMAD4,MP-SH,BMPR1A	胃肠道多发息肉、先天性心脏病、唇裂、腭裂	癌变风险为 50%,可伴有胰腺癌
Cowden 综合征	PTEN	胃肠道多发息肉、巨头畸形等	可发生乳腺癌、甲状腺癌等
Bannayan-Riley-Ruvalcaba 综合征	PTEN	胃肠道多发息肉、巨头畸形、阴茎色素沉着等	未发现息肉癌变,可发生乳腺癌、甲状腺癌等

一、家族性腺瘤性息肉病(familial adenomatous polyposis,FAP)

家族性腺瘤性息肉病是由于位于染色体 5q21 位点的肿瘤抑制基因 APC 突变所导致的一种常染色体显性遗传疾病。突出表现为青春期结直肠多发腺瘤性息肉,70%~80%的息肉出现在左半结肠。90%的家族性腺瘤性息肉病患者在 70 岁时还会出现胃和十二指肠腺瘤。临床上主要表现为腹痛、消化道出血和梗阻。若未给予治疗,肠息肉癌变的发生率为 100%,且多发生在 35~40 岁。

对确诊家族性腺瘤性息肉病的患者提倡早期预防性手术。儿童和青少年在密切肠镜随访下,可以推迟至 20 岁左右心理较成熟时进行手术。手术方式包括结直肠全切除加永久性回肠造瘘、全结肠切除加回肠直肠吻合术(IRA)、结直肠切除加回肠储袋-肛管吻合术(IPAA)。因永久性回肠造瘘者的生活质量极差,故此术式已很少采用。回肠储袋-肛管吻合术虽然操作简单,肛周刺激及吻合口狭窄发生率低,但残留的直肠黏膜仍存在较高的癌变率,因此该术式仅适用于直肠息肉数目很少的患者。近来回肠储袋-肛管吻合术则成为治疗 FAP 的首选术式。IPAA 具有以下特点:①回肠储袋-肛管吻合术对急迫性排便(faecal urgency)的控制能力(能够延迟排便超过 15min)明显优于 IRA,具有较高的社会认可性,便于患者以后参加社会活动。②回肠储袋-肛管吻合术完全排除了直肠癌变的可能性。③围术期并发症、日间大便失禁发生率、术后饮食控制及对性功能的影响与 IRA 无明显差别。

对于伴有十二指肠腺瘤的家族性腺瘤性息肉病者,具体手术方式尚存在争议,但当腺瘤 Spigelman 分期为Ⅳ期,有十二指肠腺癌家族史时,有学者主张行保留幽门的胰十二指肠切除术。

FAP 患者术后应每 6 个月进行一次乙状结肠镜检查,以排除残余直肠或回肠储袋及吻合口息肉的癌变。根据息肉累及部位每 1～3 年行一次上消化道内镜检查,每年行一次甲状腺体检或超声检查,定期行腹部超声检查监测胰腺及是否出现腹部硬纤维瘤。对于儿童要定期随访 AFP 及肝的超声以及早发现肝母细胞瘤。对患者的一级亲属应进行基因测序,并根据突变情况进行肠道或肠道外病变的相关检查并监测。

二、黑斑息肉病(Peutz-Jeghers syndrome,PJS)

黑斑息肉病是一种常染色体显性遗传疾病,70%PJS 患者可检测到位于染色体 19p13.3 上的 STK11/LKB1 基因突变。多在青春期发病,发病率无性别和种族差异。发现胃肠道多发错构瘤性息肉,伴皮肤黏膜色素沉着或有家族史者,即可诊断此病。息肉为错构瘤性,发生于胃到直肠的任何部位,但主要见于小肠。色素斑多为黑色或棕色,主要位于口唇和颊黏膜,也可见于手指、足趾及肛周。临床上常见的并发症为肠梗阻、腹痛和便血,在青少年中则主要为小肠套叠。

息肉大于 1.5cm、生长迅速、或伴有肠道症状的患者均应手术治疗。尽可能行息肉切除术,套叠已致肠段坏死时需作肠切除。开腹手术可行术中肠镜对小肠进行全面检查(必要时经肠切开处行肠镜检查),可酌情经内镜行息肉切除术或肠切开息肉切除术。尽量减少小肠切除手术的次数,以减少短肠综合征的发生率。内镜随访过程中发现的胃和结肠息肉可直接在内镜下行息肉切除术。

因息肉有癌变可能,黑斑息肉病患者还可伴有肠道外癌变,故对 PJS 患者均应进行密切随访。包括:睾丸超声、上消化道内镜、小肠钡餐或胶囊内镜、结肠镜、胰腺 CT、经阴道妇科超声及乳腺钼靶摄片等。对已确认突变的黑斑息肉病患者的一级亲属同样也应进行基因测序,并根据测序结果制订随访方案。

(董理)

第七节　小肠瘘

小肠瘘是十二指肠、小肠内瘘或外瘘的总称,常由于腹部创伤或感染、炎性肠道疾病、肿瘤、放射性损伤、手术后肠管或吻合口破裂以及先天性因素等,导致肠液外漏至腹腔或腹壁外的一种疾病状态。穿破腹壁与外界相通者称外瘘,与其他空腔器官相通或本身相通,消化道内容物不流出腹外称内瘘。肠瘘一旦发生,将会产生一系列病理生理改变或各种并发症。在大多数情况下,这些并发症加重机体损害,导致病情更为复杂,治疗更为困难。近年来小肠瘘的治疗策略和方法均有明显的改变与发展,病死率已降至 10%～20%。

一、病理生理及临床表现

肠瘘发生后对机体全身状况的影响主要取决于肠瘘的位置、大小、原发疾病情况。临床表现为胃肠内容物自体表瘘口流出,瘘口可经久不愈,瘘口局部皮肤可出现糜烂及感染。早期可有腹膜炎或腹腔脓肿的表现,即发热、腹胀或局限性压痛、反跳痛等。全身症状主要有脱水、酸中毒、营养不良等。严重肠瘘可引起一系列病理生理改变,主要包括内稳态失衡、营养不良、感染和器官功能障碍等,并且这些病理生理改变互相影响,形成恶性循环。

1. 内环境紊乱 消化液的丢失是肠外瘘患者最主要的临床表现,尤其是高位、高流量的肠外瘘,消化液的丢失每天可高达数千毫升。消化液的丢失必然伴随着电解质的丢失,从而导致脱水和电解质失衡。此外,由于消化液如胆汁、胰液和小肠液中均含有高浓度的碳酸氢盐,肠瘘可引起这些消化液的大量丢失,导致碳酸氢盐丧失而发生代谢性酸中毒。另一方面,肠瘘患者大多数合并感染,严重感染或合并存在循环容量不足均可造成乳酸堆积,成为导致代谢性酸中毒的另一重要原因。

2. 营养不良 造成肠瘘患者营养不良的原因是多方面的,主要有:①丢失增加:肠瘘时大量营养物质可伴随消化液而丢失,特别是消化液中蛋白质的慢性丢失是导致机体营养不良的主要原因。此外,胃肠道显性或隐性失血,也可造成明显的蛋白质丢失。②摄入量减少:因肠瘘导致肠道完整性受到破坏,从胃肠道摄入的食物自瘘口漏出,不能满足机体的需要。此外,由于担心因摄入的食物刺激消化液分泌,增加肠瘘的流量,有意识地进行禁食或限制饮食,造成营养物质摄入不足。③消耗增加:肠道消化液漏入腹腔所致的感染及反复手术创伤,导致肠瘘患者机体处于应激状态,出现代谢亢进、蛋白质分解加剧,导致营养不良。

3. 感染 肠瘘患者极易发生感染,其原因有:①解剖结构的异常。②肠液外渗进入腹腔引起弥漫性腹膜炎、腹腔脓肿。③肠液外溢对周围组织的腐蚀、继而有细菌侵入造成局部感染。④长期禁食或肠外营养,肠黏膜屏障功能损害,肠道通透性增加,肠道细菌易位,导致肠源性感染。⑤营养不良以及机体免疫防御机制下降。腹腔感染是肠瘘患者最常见的并发症,也是肠瘘患者死亡的最主要原因。临床上可出现腹痛、腹胀、腹肌紧张、恶心、呕吐、发热、白细胞增高等征象。肠瘘患者的感染以革兰阴性杆菌为主,对机体造成的危害较大,可发生脓毒症或感染性休克,严重者可引起多器官功能衰竭。

4. 多器官功能衰竭 脓毒症和多器官功能障碍是肠瘘最严重的并发症,多发生在感染严重的肠瘘患者,多器官功能障碍可进一步发展成为多器官衰竭,也是肠瘘患者主要的死亡原因。

二、治疗

肠瘘患者的治疗应根据不同患者以及肠瘘类型、不同疾病状态和时期,不同器官组织功能,选择治疗方案。一般说来,肠瘘的治疗大致可分为四个阶段:

第一阶段:肠瘘发现后1周内,这一阶段是肠瘘处理的重要阶段,是肠瘘处理中有关全局的阶段。这一阶段的处理要点是:有效的引流、控制感染、适当使用抗生素;液体复苏、维持内稳态平衡、纠正贫血;开始进行营养支持;监测重要器官的功能;保护瘘口周围皮肤。这些措施尽量在肠瘘发现后24h内实施。

第二阶段:肠瘘发生后1周至1个月。肠瘘患者经第一阶段及时与合理处理后,有少数患者的瘘在短期内即不再有肠液漏出,创面逐渐愈合,患者进入康复阶段。有些患者瘘虽然未愈合,但已基本被控制。如无影响肠瘘愈合的因素,管状瘘的自行愈合率可高达40%～73%,多数都在瘘发生后1个月内愈合。高位小肠瘘在3～4周后愈合,低位小肠瘘在4～6周后愈合,结肠瘘愈合需要8周左右。相反,如果肠瘘发生后未能及时处理或处理得不恰当,患者可出现严重的病理生理改变,出现腹膜炎或腹腔脓肿,继而有腹腔内出血、胃肠道出血,以致多器官功能障碍或多器官衰竭,严重患者可导致死亡。因此,这一阶段的肠瘘患者可出现两极分化现象:一部分患者进入康复期,而另一部分患者则进入危重阶段。所以,此阶段的治疗措施应因人而异。对于病情稳定、趋向康复的患者,治疗的重点是继续加强引流,进行胃肠减压可有利于高位瘘、高流量瘘的愈合,进行合理的营养支持,对不存在影响愈合因素的管状瘘患者可给予促进愈合的措施(如水压、粘合胶、纤维蛋白胶、生长抑素和生长激素等)。一般说来,经过上述处理,大部分患者病情可得到进一步改善,预后良好。另一方面,对于病情仍在发展的患者,这一阶段治疗重点是积极寻找感染灶、设法进一步改善引流,以控制感染。加强监测和维护重要器官功能,防治并发症如全身性感染、大出血等发生。维持内环境稳定,调整营养支持方案以促进机体组织合成。

第三阶段:肠瘘发生后1~3个月。经第二阶段处理后,在那些不存在影响愈合因素的患者,多数瘘口已愈合或正在愈合之中。一些无自愈条件的患者如唇状瘘,经处理后瘘口已成为可控制的瘘,全身情况已趋向稳定,可等待确定性手术,但通常患者的营养状况尚有待改善。有些病情较重的患者也逐渐稳定下来。当然,仍有一部分患者经第二阶段处理后,病情仍无好转或仍有发展,需要作进一步的处理,这些患者肠瘘未被控制,肠液引流有困难,腹腔仍存在感染,明显存在营养不足的现象,已有器官功能障碍出现等。常见的影响肠瘘愈合的因素有:①瘘口远端存在梗阻。②瘘管组织已上皮化。③肠黏膜与腹壁愈合,使瘘口呈唇状。④瘘口部有异物存在。⑤瘘口附近有脓肿引流不畅。⑥存在特殊感染或肿瘤。这一阶段的处理重点:对于已稳定的患者,设法寻找瘘口不愈合的原因,选择合理的营养支持途径,进行确定性手术前的准备工作,部分患者已可施行确定性手术。对于病情仍未稳定的患者,则应继续寻找感染灶,设法改善引流,积极加强营养支持,对已有功能障碍的器官积极治疗,并维护尚未出现功能障碍的器官。最近研究发现,如果患者无脓毒症存在、营养支持4~6周而肠瘘量无明显减少,可行确定性手术,以确定性切除、端端吻合术的效果最好。

第四阶段:肠瘘发生后三个月以上。此时,近半数以上患者经过及时、合理的处理后,瘘已愈合,康复出院。剩余的部分患者因早期处理不合理,或存在影响愈合的因素,瘘不能自愈而需进行确定性手术。多数患者在第三阶段的后期即已进入围术期,进行手术前的准备。故第四阶段实际是肠瘘确定性手术的围术期,此阶段的处理重点实际上是围术期处理。

1.营养支持在肠瘘治疗中的作用 营养支持在肠瘘治疗中发挥重要作用,提供机体生理需要、组织合成及瘘口愈合所需的营养底物,维持内环境稳定,改善患者的营养状况,提高瘘口自愈力,增强患者对再次手术的耐受性,提高手术成功率,降低手术并发症和死亡率。

肠瘘患者的营养支持应选择营养支持方式和途径,确定能量及营养物质需要量。肠瘘患者营养支持途径选择的主要依据为:①病情是否允许经胃肠道进食,患者的胃肠道功能是否紊乱。②胃肠道的供给量是否可以满足患者需要。③患者有无肠外营养支持的禁忌。④营养支持时间的长短。一般说来,肠瘘患者早期常合并有腹腔感染、肠麻痹,营养物质需要量较高,因而常采用肠外营养支持。具体指征为:①无法获得肠内营养支持途径。②高流量瘘。③不能耐受肠内营养者。临床上对于病情不稳定的危重患者,建议采用间接测热法进行机体静息能量消耗的测定,并由此作为提供每日能量需要量的依据。在肠瘘发生的早期,应逐步增加营养物质的摄入量,避免过快达到目标需要量。因为在创伤、应激早期,过高的热卡或营养底物的供给,不但无法加快合成代谢,不利于早期恢复内稳态失衡,容易引起代谢紊乱。

　　肠瘘患者应用肠内营养的适应证为：①腹腔感染已被控制，溢出的肠液已得到有效引流。②有足够长(>100cm)的肠段可发挥消化吸收作用。③肠内有足量的胆汁、胰液等消化液与营养物混合。具体实施方法有：①高位肠瘘可应用瘘以下的肠段，只要瘘口远端有100cm以上的肠段可供消化吸收，且无消化道梗阻存在，即可通过瘘口向远端置管进行肠内喂养。②低位小肠瘘、结肠瘘等则可应用瘘以上的肠段，也就是可以通过经胃或近端空肠进行肠内喂养，一般说来不会太多增加瘘的流量，因为在瘘口上方还存在足够长度的正常小肠，能充分吸收给予的营养物质。③如有胆汁、胰液的丢失，可收集起来进行回输，以减少消化液、电解质、有关消化酶及蛋白的丢失。④如能够通过内堵的方法恢复消化道的连续性、控制肠液流出，则更有利于肠内营养的实施。因此，对于胃十二指肠瘘、低位肠瘘、管状瘘、唇状瘘经内堵或外堵恢复肠道连续性后均可行肠道营养。

　　在肠外瘘早期，肠液外溢是影响肠外瘘自愈的主要因素。目前临床上多建议肠瘘早期在进行营养支持的同时加用组胺 H_2 受体阻滞剂、质子泵抑制剂及生长抑素等，以减少肠瘘流量，促进瘘口自愈，缩短住院时间。生长抑素能抑制胃、胰腺、胆汁、肠液的分泌，抑制消化道运动，减少蛋白、酸碱物质及电解质的丢失。适用于高流量的十二指肠和高位肠外瘘患者，在治疗后头几天瘘流出量可减少约 50%～75%。生长抑素半衰期短(1～3min)，需静脉连续滴注，临床上使用方法是 6mg 生长抑素加入 500～1000mL 生理盐水中 24h 维持静脉滴注。奥曲肽半衰期为生长抑素的 50 倍，可皮下注射、肌内注射和静脉使用，使用方法是 0.1mg，每 8h 皮下注射一次。

　　人重组生长激素(AGH)的使用是肠瘘治疗中又一突破性进展，临床实践显示，在肠瘘治疗后期，特别是漏出消化液量减少每天 200mL 以下时应用生长激素可以提高体内 IGF-1 水平，有效地纠正机体的负氮平衡，促进机体白蛋白、前白蛋白及各种免疫球蛋白合成，改善患者的营养状况，缩短肠瘘自愈时间，有效地提高了肠瘘的治疗效果。一般说来，具备以下条件的肠外瘘患者可以应用生长激素治疗：①近期内(<1 个月)发生的管状瘘或可以转变为管状瘘的唇状瘘。②瘘口为单发。③无明确影响瘘自愈的因素存在。④无腹腔内严重感染或脓肿。⑤无其他重要器官疾病如肝硬化、代谢性疾病等。具体实施方法如下：生长激素 8u/d，单次或两次皮下注射至瘘道愈合后 3d，一般约需 10d，可提高肠外瘘的自行愈合率。

　　2. 小肠瘘的手术治疗　肠外瘘确定性手术的目的是消除瘘，恢复肠道运行。早年肠外瘘发生后的首选治疗是紧急手术修补肠瘘，但由于腹腔内感染严重，肠袢组织不健康而愈合不良，早期手术失败率十分高。目前肠外瘘的治疗原则是先充分引流，待感染炎症消退，营养状态得到改善后再行确定性手术。肠外瘘确定性手术方法有多种，应根据每个患者的具体情况而定，而分离粘连、了解全肠道情况、解除梗阻或可能导致术后梗阻的病变，是确定肠瘘手术成功的关键。

　　(1)肠切除吻合：这是肠外瘘最多采用的术式。吻合部肠管充分游离、无张力、组织健康及血运良好是保证吻合口良好愈合的条件。

　　(2)肠瘘旷置术：在粘连严重、无法分离肠瘘部肠袢的情况下，为恢复肠道的运行，减少肠液的漏出，可以将瘘口所在肠袢的远、近侧肠管行短路吻合以旷置肠瘘所在的肠袢，以后再行二期手术切除旷置的肠段或等待肠瘘自行愈合。这一术式较多用于放射性肠炎、肠结核、克罗恩病等病理性肠道疾病并发的肠外瘘。

　　(3)带血管蒂肠浆肌层片修复术：十二指肠瘘，由于其解剖生理特点，无法像其他小肠袢那样可自由选择加以切除,且该部位的肠瘘往往粘连广泛,瘢痕组织多,无法分离出较大范围的肠段作肠瘘切除吻合,可采用带血管蒂肠浆肌层片修复此类肠瘘。

(阿布力克木·毛拉尤甫)

第八节　短肠综合征

短肠综合征(short bowel syndrome,SBS)是指因各种原因引起广泛小肠切除或旷置后,肠道吸收面积显著减少,残存的功能性肠管不能维持患者营养需要,从而导致水、电解质代谢紊乱以及各种营养物质吸收障碍的综合征。SBS临床上主要表现为严重腹泻、脱水、吸收不良、维生素缺乏及代谢障碍和进行性营养不良。在小儿可影响发育,甚至危及生命。近年来,随着SBS代谢变化、残留肠道代偿机制认识的加深,SBS患者的治疗措施也日趋完善。通过合理的营养支持和肠道康复治疗,可促进残留肠道的代偿,不少患者已可能治愈或能摆脱肠外营养(PN)而长期生存。另一方面,随着小肠移植技术的不断成熟,同样给SBS患者带来彻底治愈的希望。

一、病因及定义

儿童SBS的常见原因是坏死性小肠结肠炎和先天性畸形(如先天性腹裂畸形、肠旋转不良、肠闭锁和肠狭窄、神经节细胞缺乏症)。在成人SBS的常见原因是肠扭转、肠系膜血管性疾病(栓塞或血栓形成)、创伤、克罗恩病等严重的炎性肠病或放射性肠炎、内外疝绞窄、肠恶性肿瘤等行广泛小肠切除,或胃回肠错误吻合等。

1.急性肠扭转　急性肠扭转时,由于肠系膜呈顺时或逆时钟方向扭转360°甚至720°,致肠管血供受阻。常累及全部小肠,甚至包括右半结肠。起病急骤,手术时往往肠管已缺血、坏死。因患者丧失全部小肠,后果极为严重。

2.肠系膜血管病变　急性肠系膜血管病变是由各种原因引起肠系膜血管血流减少,而导致肠壁缺血、坏死和肠管功能障碍的一种综合征,临床上表现为绞窄性肠梗阻。常见下列原因:①肠系膜上动脉栓塞,栓子多来自心脏,也可来自主动脉上的粥样斑块,栓塞常居于空肠动脉分支。②肠系膜上动脉血栓形成,大多发生于动脉硬化性阻塞或狭窄的基础上。③肠系膜上静脉血栓形成,一般继发于腹腔感染、门静脉高压和血管损伤,临床上以肠系膜上动脉栓塞多见。无论是肠系膜上动脉栓塞,或是肠系血管血栓形成,都可导致小肠缺血及坏死。肠管受累的范围与血管病变部位有关,血管病变越是靠近主干,累及的小肠就越多。

3.克罗恩病　克罗恩病(Crohn)是肠道非特异性炎症疾病,主要累及小肠。病变发展很缓慢,受累肠管的各层均有增殖性炎症改变,管壁增厚、僵硬,可引起肠管狭窄、梗阻,也可引起肠瘘。由于该病目前尚无有效的治疗方法,当发生肠梗阻、肠瘘及消化道大出血时常需行手术,作病段小肠切除以病情缓解,但数年后又会再发作而需再手术。多次的肠切除使大部分小肠丧失,最终产生短肠综合征。

除上述几种常见病因之外,外伤及某些先天性疾病也可引起短肠综合征。

目前,SBS尚无统一的定义,对于SBS残留小肠长度的标准,说法也不一。把切除小肠75%作为标准显然不够恰当,因为小肠长度因人而异,而且实际上难以算出这个百分数。有人认为残留小肠短于100cm就会导致短肠综合征,这个标准也不确切。因为其中不少患者仍能维持小肠的消化、吸收功能而不出现症状。目前认为,机体需要小肠长度的最低极限是1cm/kg,即60公斤体重者至少要有60cm的小肠。但是,除了残留小肠的绝对长度之外,还有其他因素会影响消化、吸收功能。例如回盲瓣是否保留,结肠是否保留,残留的小肠是空肠还是回肠等。如果同时缺失回盲瓣和(或)部分结肠,或缺失的是回肠而不是空肠,则症状会明显加重,而且代偿也会更困难。

二、病理生理变化

短肠综合征对机体代谢的影响大,首先是产生营养不良,继而可致器官功能衰竭,最终甚至危及生命。为取得良好效果,首先必需充分认识短肠综合征产生的一系列代谢变化,了解其代偿机制及能力,然后才能针对性地采取最佳的营养支持治疗措施,使机体保持营养状态,平稳地度过其失代偿阶段。

临床上习惯上将SBS病程人为地分为急性期、代偿期和恢复期三个阶段。急性期因肠道还不能适应肠黏膜吸收面积的骤然减少,患者可以出现严重腹泻,每日肠液排泄量可达5~10L。大量消化液的丢失不但造成体液丧失,而且使营养状况迅速恶化,容易出现水电解质紊乱、感染和血糖波动。促胃液素水平升高,高胃酸分泌可导致溃疡发生率增高,胆盐沉淀引起营养物质吸收不良,胰酶活性下降和空肠运动增加,这一阶段大约持续2个月左右。代偿期时肠道逐渐适应肠黏膜吸收面积明显减少所带来的变化,腹泻量明显减少,饮食量可以逐渐增加,营养与液体量不足的部分仍需从肠外途径补充。短肠代偿期从术后2个月左右开始,至代偿完全一般需经过1~2年。恢复期也称完全代偿期,部分患者能从肠道获得足够的营养,不再需要补充肠外营养。部分如患者不能耐受普通饮食和肠内营养,则必须依赖肠外营养维持生命。

三、短肠综合征的代偿

SBS患者的代偿、适应过程是指残余肠道吸收宏量营养素、微量元素、水等物质的程度逐渐恢复至肠道手术前水平,并获得自主性的过程。这一段时间长短不一,短则数月,长则需要1~2年。SBS患者残余肠道代偿、适应过程在疾病治疗中起着非常重要的作用,不少患者经过一段时间代偿、适应过程之后可以基本恢复小肠的消化、吸收功能,摆脱肠外或肠内营养,正常进食后能维持体重及营养状态。代偿一旦成功,不仅可节省可观的肠内、肠外营养费用,避免长期营养支持所造成的并发症,更重要的是能明显地改善患者的生活质量。

1. SBS残余肠道代偿机制　SBS残余肠道代偿、适应表现在结构上和功能上,结构上表现为吸收面积的增加,小肠肠管扩张和延长,绒毛变高,隐窝变深,腺细胞增生(并非细胞肥大)。功能上则表现为肠道蠕动延缓,从而使吸收时间增加。黏膜上皮的增生是肠道代偿、适应过程发生的物质基础,各种各样刺激如细胞增生、肠腔内营养物质、激素、生长因子和胆胰分泌物等可引起小肠和大肠增加它们的吸收面积和功能来满足机体代谢和生长的需要。临床上SBS患者代偿表现为在SBS发生早期,患者会有明显的腹泻、消瘦,出现营养不良。但到后期,患者能逐渐适应,大便次数减少,营养状况逐渐改善,这即是残余肠道代偿、适应的结果。

2. 影响SBS残余肠道代偿的因素　许多因素影响SBS患者残余肠道的代偿、适应过程:①残余小肠的长度:这是最关键的因素,残余的小肠越少,代偿也越困难,如果全部小肠都被切除,其代偿几乎是不可能的。正常小肠黏膜的吸收面积大大超过维持正常营养所必需的面积,有很大的功能储备,因而能够耐受部分小肠切除而不发生临床症状。但当残留小肠的长度过短时,尽管代偿非常充分,仍不能完全供给机体所需的各种营养成分以维持机体生长发育和新陈代谢的需要,可引起显著的消化、吸收不良症状,严重者可危及生命。②年龄:SBS残余肠道的代偿能力与年龄密切相关,年龄愈小,代偿能力愈强。③残留小肠的部位:虽然空、回肠同样具有很强的消化、吸收功能,但相比之下,回肠显得更为重要,因为回肠能在结构和功能上都有适应性变化以增加吸收,而空肠往往只有功能上的适应性变化。④回盲瓣是否保留:SBS患者是否留有回盲瓣,对其代偿能力的影响很大。回盲瓣能限制食物过快通过小肠,利于肠功能的代偿。回盲瓣缺失后,结肠的内容物会返入小肠,使小肠菌群失调,这将明显影响小肠功能的代偿。⑤结肠是否保留:SBS患者如果保留有完整的结肠,其代偿能力将明显增强。结肠吸收水、电解质和脂肪酸,延缓小肠的传输,刺激小肠黏膜增生,有利肠道代偿。此外,SBS患者的结肠可有明显的形态学变化,包括代偿性细胞增殖、肠管增粗、黏膜皱襞增多、陷窝加深、肠黏膜RNA和DNA增加等。临床上,结肠完整或留有结肠的SBS患者,即使残余小肠较短,代偿时间往往较短,并很少需要水和电解质的补充。反之,如大部分结肠缺失,即使残留小肠较多,代偿仍很困难。⑥术后是否及时进食:肠腔内食物的刺激对SBS残余肠道代偿起着十分重要的作用,其机制为:营养物质直接接触上皮细胞可刺激黏膜增生,肠内营养物不仅可增加肠上皮细胞的营养能源,还可通过体液因子等局部分泌或旁分泌机制发挥作用;刺激胃肠道激素的分泌,后者通过血流循环到达功能障碍的肠段,刺激肠道代偿、适应;刺激胆汁、胰液分泌,胆汁和胰液进入远端小肠可刺激绒毛肥大。⑦残余肠道是否有病变:除上述各种因素之外,患者是否同时存在其他疾病(特别是小肠有病变),将影响其代偿。

四、治疗

迄今为止,营养支持仍是SBS患者的首选的治疗方法,部分SBS患者需要终身依赖营养支持。典型的SBS病程需经过急性期、代偿期和恢复期三个阶段,在各个时期营养支持的侧重点各不相同。近年来,小肠移植有了长足的进步,有望成为SBS彻底治愈的理想方法。

1.急性期营养支持　SBS早期,肠道不能适应吸收面积骤然减少,患者可出现严重腹泻,大量体液丧失,高胃酸分泌,营养状况迅速恶化,易出现水电解质紊乱、感染和血糖波动。此阶段应以肠外营养支持为主,因为此时如进食甚至是饮水,均可加重腹泻,进一步造成内环境紊乱。一般说来,在短肠术后2~3d,当患者血流动力学和代谢状态稳定、电解质紊乱纠正后,应开始肠外营养支持。由于多数SBS患者需接受相当长时间的肠外营养支持,不合理配方或反复中心静脉导管感染可在很短时间内诱发肝功能损害,使肠外营养无法实施,因此在制订肠外营养配方时应避免过度喂养和高糖,选择具有保肝作用的氨基酸,脂肪乳剂使用量不宜过大,一般不超过总热量的30%~40%,电解质的剂量应根据情况供给并作及时调整,维生素和微量元素要经常补充,并经常监测。

由于长期肠外营养不仅费用昂贵、易出现并发症,而且不利于残留肠道的代偿。因此,即使在急性期如有可能也应尽早过渡到肠内营养和口服进食。一般说来,肠内营养实施得越早,越能促进肠功能代偿。但是,SBS患者能否从肠外营养过渡到肠内营养主要取决于残留肠管的长度和代偿程度,过早进食会加重腹泻、脱水、电解质和酸碱平衡紊乱。我们的经验是当患者水、电解质和酸碱平衡稳定,腹泻量降至2L/d以下,并保留有30cm以上的小肠时,可口服少量相对等渗液体,同时放置鼻饲管,开始肠内营养支持。肠内营养时应从低容量、低浓度开始,循序渐进,逐渐提高输注速度和营养液浓度,逐渐增至全量,不可操之过急。肠内营养开始时先应用由短肽类或单糖、氨基酸、脂肪酸为主要成分的制剂,如果患者能够耐受,再逐渐使用或添加整蛋白型制剂及膳食纤维。在肠内营养早期,营养素摄入无法满足患者营养需求,不足部分可从肠外途径进行补充。随着肠内营养用量的逐渐增加而逐渐减少肠外营养用量,如果单用肠内营养能维持患者体重及其他营养指标,则停止肠外营养,同时鼓励患者经口进食,逐渐减少肠内营养用量,最终使患者恢复至正常饮食。

2.代偿期营养支持 典型代偿期从术后 2 个月左右开始,至代偿完全一般需 1～2 年。此阶段腹泻量明显减少,应继续给予肠内营养和膳食,量可逐渐增加,同时可以辅助应用肠外营养,最大限度地保证营养和水化状态,并逐步将常量营养素、微量营养素与液体由肠外转变为肠内途径供给,某些维生素与矿物质可改为肌内注射。当肠内营养供给量超过每日所需热卡的一半时,可考虑逐步停用肠外营养。如果患者通过经口饮食,每周体重下降<0.5kg,则表示患者残余肠道已代偿、康复。反之,如果患者通过经口饮食无法维持体重及营养状况,我们采用每周补充 2～4 次肠外营养。在肠道代偿期进行一些促代偿治疗可以在一定程度上帮助残留肠道代偿提早实现,部分患者能在治疗后近期内完全摆脱营养支持或减少营养素用量。

3.恢复期营养支持 这一阶段由肠内营养逐渐过渡到经口饮食为主,肠内营养与普通饮食的比例视患者对普通饮食的消化吸收情况而定,如患者依靠普通饮食不能维持营养状况,则肠内营养比例应适当增加。即使短肠患者的吸收功能接近正常,但由于吸收面积减少,患者往往需要服用比需要量多的营养物质才能满足营养摄入的需求。如患者不能耐受普通饮食和肠内营养,则必须依赖肠外营养维持生命。

4.手术治疗 SBS 手术治疗的目的是延长肠管长度,增加营养物质与肠黏膜接触时间以增加营养物质的吸收。以往常用的手术方法有小肠倒置、结肠间置、小肠瓣膜成形术、连续横向肠成形术等。一般说来,只有在 SBS 发生后 1～2 年以上,残余肠道已经最大限度代偿后仍无法摆脱肠外营养支持,才考虑采用手术治疗。值得注意的是,术前必须观察 6～12 个月以进一步明确是否有手术指征,谨慎选择术式,因为任何不适宜的手术不但不能起到治疗作用,反而加重病情甚至带来新的并发症。

小肠移植是治疗 SBS 最理想的方法,近年来,随着新型免疫抑制剂的问世有移植技术的进步,小肠移植有了较快发展,移植存活率不断提高。国际权威机构已经认可小肠移植、肝小肠联合移植和联合脏器移植为不可逆的肠衰竭患者的治疗标准。

综上所述,对 SBS 的营养支持已积累了相当多的经验和科学依据,但目前我们对 SBS 残余肠道代偿的研究大多数局限于组织形态学上较粗浅的认识。今后有必要对肠道代偿进行分子生物学水平的研究,更深入地揭示肠道代偿的规律和机制,从而使 SBS 患者能够更快、更好地进行代偿,使 SBS 的治疗更加科学。

(阿布力克木·毛拉尤甫)

第八章　结直肠肛门外科疾病

第一节　痔

痔是直肠黏膜下和肛管皮肤下静脉丛淤血、扩张和屈曲形成的柔软静脉团。近年来，许多学者认为痔是"血管性肛管衬垫"，是正常解剖的一部分向下滑脱而成。合并出血、脱垂和疼痛等症状时，才是一种疾病，称为"痔病"，现仍习惯性称为痔。

痔是人类最常见的疾病之一，可发生于任何年龄，儿童和青少年处于发育阶段，肛管、肌肉等组织弹性好，活泼好动，体位多变，发病者少。20～40岁出现症状者多，且随年龄的增长，发病率增高。

一、病因

（一）肛管衬垫下移学说

肛垫是由静脉（窦状静脉）、平滑肌（Treitz肌），以及弹性结缔组织组成，是胎儿出生后就存在的解剖结构。肛垫主要分布在右前、右后和左侧。较小的继发肛垫稀疏地分散其间。

Treitz肌部分来自内括约肌，部分来自联合纵肌穿过内括约肌至黏膜下层，它与弹性结缔组织一起构成静脉窦的支持组织，有固定肛垫的作用。正常情况下，肛垫疏松地附着在肌肉壁上，排粪后借其自身的纤维收缩作用，缩回肛管。Treitz肌肥厚或断裂时肛垫则脱垂。当肛垫松弛、充血、肥大时，则易受伤而出血并向外脱垂于肛管外。内痔是由于肛垫压力增高所致。但在临床上门脉高压患者痔的发生率并不增高。因此，该学说已逐渐不被人们所重视。

（二）静脉曲张学说

从解剖学上看，直肠上静脉及其分支内无静脉瓣，血管易于淤血而扩张。直肠上、下静脉丛壁薄，位浅，抵抗力低，末端直肠黏膜下组织又松弛，都易于发生静脉扩张；若有静脉回流受阻因素，如便秘、妊娠、前列腺肥大、久坐和站立及盆腔巨大肿瘤等，都可使直肠上、下静脉丛内压力长时间增高，肛管及直肠下端静脉丛淤血曲张形成痔。

（三）肛管狭窄学说

肛管出口处狭窄，括约肌不能充分松弛，使排粪长时间用力，并需压力增高以挤出粪便，过高的压力使静脉丛充血而发生痔。痔块长期刺激肛管，引起括约肌反复紧张收缩。肛管压力增高，排粪用力，加重梗阻。形成充血－梗阻－充血的恶性循环，最终导致出血及内痔脱出。

（四）直肠海绵体学说

Thomson认为，窦状静脉内有小动脉直接注入，使肛管黏膜的血供大大超过它本身代谢的需要，证明肛管黏膜具有勃起组织的特性，青春期以后才发育，海绵体的血管不是静脉，而是扩大的动脉。直肠指检可在左、右前、右后处摸到动脉搏动。Thomson认为直肠黏膜上皮与黏膜肌层间有大量扩张的毛细血管网，痔出血不是来自窦状静脉和动脉，而是来自扩张的毛细血管网。但此学说在临床和组织学上来看，仍缺少足够的证据。

（五）细菌感染学说

Nesserland 等认为,肛门感染是痔发生的重要因素。肛腺及导管感染侵及痔静脉丛,引起静脉周围炎,痔静脉壁失去弹性,容易扩张弯曲。支持和固定肛垫的组织因受炎症损害,失去固定效能,使肛管下滑。有的学者从组织学上支持此观点,但有许多学者从组织学上观察,绝大多数痔组织内未见炎性反应。

（六）遗传、饮食等因素

患者的家族成员中容易发生痔,但无确凿的证据表明痔与遗传有关。在非洲,农村生活的非洲人较城市居住的西化了的非洲人相比,痔发病率明显低,可能是由于他们以粗纤维饮食有关,粪便量多质松,排便畅快有关。另外,长期饮酒和进食大量刺激性食物可使局部充血,营养不良使局部组织萎缩无力等因素均可诱发痔的发生。

二、分类

痔根据其发生部位分为 3 类(图 8-1)。

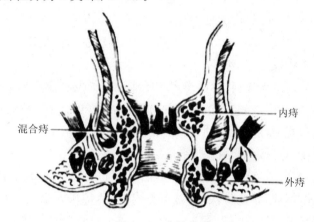

图 8-1　痔的分类

（一）外痔

齿状线远侧皮下静脉丛的病理性扩张或血栓形成为外痔。位于齿线以下,是直肠下静脉丛的曲张静脉团块,表面覆有皮肤,常见的有血栓性外痔,结缔组织外痔(皮垂),静脉曲张性外痔及炎性外痔,前两者多见。

（二）内痔

肛垫的支持结构、静脉丛及动吻合支发生病理性改变或移位内痔。位于齿线以上,是直肠上静脉丛的曲张静脉团块,表面覆有黏膜。常位于左侧、右前及右后三处(截石位 3、7、11点),以出血和脱出痔块为主要症状。痔的发生以内痔多见,临床上分为 4 期:

第 1 期:排便时带血、滴血或喷射状出血,便后出血可自行停止,痔块不脱出肛门外,仅肛镜检查可见。

第 2 期:常有便血,排便时痔块脱出肛门外,便后可自行回复。

第 3 期:偶有便血,排便时痔块脱出肛门外,或久站、咳嗽、行走或劳累后亦可脱出,需用手回复。

第 4 期:偶有便血,痔块长期脱出肛门外,不能用手回复或回复后立即脱出。

（三）混合痔

内痔通过丰富的静脉丛吻合支和相应部位的外痔相互融合称为混合痔。在齿线附近，由痔内静脉和痔外静脉之间彼此吻合相通的静脉形成，表面同时为直肠黏膜和肛管皮肤所覆盖。有内痔和外痔两种特性。

三、诊断

（一）内痔的诊断

1.临床表现

（1）出血：无痛性间断性便后出血是其特点。也是常见症状及早期症状。出血原因是粪便擦破痔核黏膜表面或排便过度用力使曲张静脉破裂出血，晚期由于痔黏膜表面纤维化出血减少。出血常在便池中滴入鲜血或便纸上发现鲜血。重者可为喷射状，可自行停止，大出血很少见。便秘、粪便干硬、饮酒及食刺激性食物是出血的诱因。如长期出血，可出现贫血。

（2）痔块脱出：是中晚期的主要症状，多先有出血后有脱出。原因是痔核增大，逐渐与肌层分离，排便时被推出肛门外，轻者大便时脱出，便后可自行回复，重者需用手推回。更严重者，稍加腹压即可脱出肛外，如咳嗽、行走等腹压增加时就脱出，回复困难，影响工作及生活有少数患者以脱垂为先发症权。

（3）疼痛：无并发症内痔无疼痛，少数患者有坠胀感。如发生血栓形成、溃疡和感染，或伴有肛裂时则有疼痛，当痔脱出嵌顿时，出现水肿、感染、坏死，也有不同程度疼痛。

（4）肛周瘙痒：内痔晚期，肛门括约肌松弛，肠腔分泌物流出而刺激肛门周围皮肤，而引起瘙痒。脱出痔核分泌物可直接刺激肛周皮肤。

2.检查　除一期内痔外，其他三期多可在肛门视诊下见到，对有脱垂者，最好在蹲位排便后立即观察，可清楚地看到暗紫色痔块，有时可见出血点，痔块大小、数目及部位更可清晰地看到。不脱出痔块可借肛门镜检查见到。一期在齿线上见直肠柱扩大，黏膜呈结节状突起，大小不等。大者可充满整个镜腔，黏膜隆起区，色鲜红或紫红，有时尚可见到黏膜表面糜烂或渗血，常位于右前、右后及左侧3个部位（截石位3、7、11点）。一般称在这三个部位的内痔为母痔，即生长在其他部位的内痔称为子痔，肛门镜检查前一定要做直肠指检，中晚期痔，常有黏膜表面纤维化或血栓形成，在痔区可触及黏膜肥厚感或血栓。但直肠指检主要是排除其他疾病及判断肛门镜检查是否可以进行，不能作为内痔诊断的重要依据。

（二）外痔的诊断

1.血栓性外痔　是痔外静脉丛的血栓性静脉炎或静脉血栓形成，最常见。因便秘、排粪用力、咳嗽或剧烈活动使肛门缘静脉破裂，血液渗到皮下组织内，形成圆形或近圆形血块。患者常感肛门缘突然发生肿块，伴有疼痛。有的为剧烈疼痛，排粪时加重，妨碍行走，坐立不安。疼痛在48小时最剧烈，以后血块逐渐吸收，疼痛减轻。

2.结缔组织性外痔（又称皮垂）　是肛门缘皮肤皱褶肿大向外突出，主要是结缔组织增生，血管很少。常为血栓性外痔或肛门手术的后遗症。一般无明显症状，少数有肛门瘙痒或异物感，如伴发炎症可有疼痛。病变单发或多发，常呈黄色或黑色，突出易见，大小形态不同。

3.静脉曲张性外痔　是齿线以下的痔静脉丛曲张，在肛缘形成的圆形、近圆形或其他形状柔软肿块。发病缓慢,有并发症时,可有疼痛和出血。

4.炎性外痔　是肛门皮肤皱褶的炎症和水肿,常因肛门皮肤轻微损伤和感染引起。肛门部红肿,痒热灼痛,排粪时加重。

根据临床表现和检查,痔的诊断一般无困难,但须和下列疾病相鉴别:

(1)直肠癌:直肠癌出血多附着大便表面,色略暗或带有黏液,可伴直肠刺激症状。直肠指检可发现质硬、表面不光滑的肿块,表面有溃疡,肠腔常有狭窄,指套常染有血迹。临床上常有将直肠癌误诊为痔,延误治疗的教训,主要原因是仅凭症状及大便化验而诊断,未做直肠指检及肠镜检查,直肠癌有 80% 以上位于指检可及的范围;由于痔的多发,医生忽视直肠癌可能与痔并存而未做进一步检查,导致误诊。因此,对有黏液血便的患者,必须行直肠指检,对指检确无异常发现,但指套有血迹者,必须行乙状结肠镜检查。

(2)直肠息肉:低位带蒂的直肠息肉可脱出肛门外,有时易误诊为内痔脱垂。息肉多见于儿童,为圆形、实质性、可活动。

(3)直肠脱垂:直肠脱垂需与环状痔相鉴别,直肠脱垂多见于儿童,脱垂黏膜呈环状,有环形沟,表面光滑。直肠指检时括约肌松弛。环状痔黏膜呈梅花瓣状,括约肌不松弛。

(4)肛乳头肥大:位于齿线上,呈乳头状或三角形,质较硬,表面覆以肛管上皮,灰红色,通常无症状,不常出血;当脱至齿线以下时,称为"纤维性息肉"。

另外,还需和肛裂、肛管直肠黑色素瘤、括约肌间脓肿以及子宫腺肌瘤等相鉴别。

四、治疗

一般认为,痔的治疗重点应放在消除症状上,而不是痔核本身。以非手术治疗为主,患者只要没有明显的症状及体征可不必进行治疗;有症状者,经治疗后症状与体征消失即达到治疗目的。痔的治疗方法甚多,应采取个体化原则。内痔非手术治疗的目的是使痔周围组织纤维化,将脱垂的肛管直肠黏膜及曲张血管固定在直肠壁肌层,以固定松弛的肛垫,从而达到止血及防止脱垂的目的。当非手术治疗失败,或三、四期内痔周围支持的结缔组织被广泛破坏时才手术治疗。

(一)非手术治疗

1.一般治疗

(1)保持排便通畅:要多吃水果、蔬菜及谷类等含纤维素多的食物。酒类、芥菜、辣椒等不宜常用。保持定时排便,纠正便秘、防止腹泻。

(2)局部用药:局部可用具有消炎、止痛、消肿、止血作用的药物,如各种痔疮栓、消痔膏、五倍子散等。温热盐水或中药坐浴,有助于消退炎症和改善回流。肛管内注入油剂或栓剂,有润滑和收敛的作用,减轻局部瘙痒不适症状。

(3)口服药物:强力痔根断、槐角丸、化痔片及中草药制剂有一定疗效。

2.注射疗法　局部药物注射疗法已有一百多年的历史,现已成为国内外治疗内痔常用的方法之一。注射药物有硬化剂和坏死剂两大类,因坏死剂剂量和浓度不易掌握,并发症较多,现多代以硬化剂注射。注射疗法的目的是通过将硬化剂注入痔核内,使其产生无菌性炎性反应,达到小血管闭塞和痔块内纤维增生、硬化、萎缩,以将松弛黏膜固定在肛管壁上。

常用的硬化剂有:5%石炭酸植物油,5%盐酸奎宁尿素水溶液,5%鱼肝油酸钠及4%复方明矾水注射液等。注射疗法适应证为一、二期内痔。注射疗法对控制出血,防止脱垂起到很好的疗效,晚期内痔由于痔核本身有一定程度纤维化,故效果较差。对年老体弱,不能耐受手术及配合手术治疗者,也可采用注射疗法。

患者注射前应排便,取左侧卧位,肛周局麻使肛门括约肌松弛,插入肛门镜观察,如痔核较小,可直接注入痔黏膜下层;痔核较大时,可分别于直肠上动脉区及痔内两部位注射。局部消毒后,注射针以一定角度刺入,有肌抵抗感时应稍退针,如针头能向左右移动证明在黏膜下层,回抽无血即可注射,每个痔核注入3~5mL,注射部位黏膜隆起略苍白,黏膜上血管清楚可见,说明注射量适宜。一般首次注射三个母痔总量为10~15mL。隔1周左右可根据情况重复注射。注射后24小时内不应排便,防止痔块脱出,如有脱出应立即还纳,局部可给予栓剂塞肛。注射时应注意以下几点:①注射部位不应过深、过浅或位置过低,以免局部发生疼痛、坏死出血。②前方痔注射时,注意易损伤前列腺或尿道阴道。③首次注射量要足,以用9号穿刺针注射为宜。

国内通过中西医结合方法研制出许多注射剂,如消痔灵、消痔液等。经过临床应用对各种内痔及静脉曲张性混合痔,取得令人满意的疗效。注射疗法操作步骤要求严格,如操作不当,可产生较严重的并发症。

3. 枯痔钉疗法 又称插药疗法,是将药针插入痔核内使痔发生坏死、脱落和萎缩,达到痊愈的一种治疗方法,是中医所独具特色的传统治疗方法。其作用是使痔组织发生炎症反应,部分痔组织发生波化,并通过钉道引流继而血栓形成,静脉闭塞,间质纤维组织收缩,从而使痔萎缩。本法的优点是近期疗效好、简便易行、术后无肛门狭窄后遗症,但远期疗效欠理想。该法适应于各期内痔及混合痔内痔部分。伴有肛门直肠急性炎症、腹泻及有严重心、肝、肾、血液系统疾病者禁用。现分为有砒和无砒枯痔钉两种,后者又分为含矾枯痔钉和异物枯痔钉两类。

患者取侧卧位,常规消毒铺巾,用肛门吸引器将内痔吸出,以左手食、中指用力按压内痔核下方,以防内痔回缩,右手拇、食指捏住或用镊子夹持枯痔钉的尾段,与直肠壁平行或不超过30°在齿线上方0.1~0.2cm处插入痔核内,长度以不穿透痔核为度,露出黏膜外的枯痔钉尾段保留0.1~0.2cm,其余剪去。先插有出血点的内痔,再插小痔,最后插较大的内痔。插钉数根据痔核大小决定,钉与钉间隔距离为0.2cm。术后24小时内控制排便,术后2~3天避免剧烈活动及体力劳动,每次排便后坐浴并塞痔疮栓一枚。2周后复查,如有残留痔核可再行插钉治疗(图8-2)。

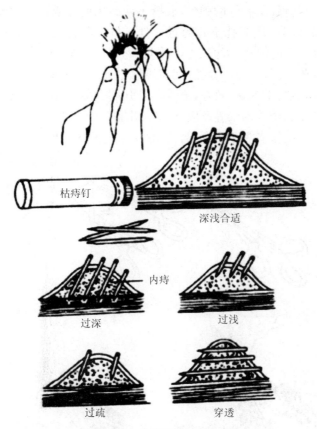

枯痔钉

深浅合适

内痔

过深　　　　　　　过浅

过疏　　　　　　　穿透

图8-2　枯痔钉插法示意图

4.扩肛疗法　此疗法可用于内痔合并绞窄、疼痛者,特别是肛管基础压>9.8kPa(100cm H_2O)的患者,但不应用于老年人、肠炎、腹泻以及曾做内痔硬化剂注射者。Lord 主张在全麻下扩肛至 8 指,现多认为扩张 4～6 指即可。喻德洪在局麻下扩至 4 指,90%患者立即止血。扩肛时,用力方向以向左右两侧为宜,因肛管前后的纤维结缔组织较多,血液供应又相对较差,容易撕裂,扩肛时用力应持续而缓慢,逐渐将肛门扩张,切忌暴力。其并发症有肛管皮肤撕裂、黏膜下血肿、肛门失禁等。长期随访,复发率高。

5.胶圈套扎疗法　用胶圈套于痔根部,通过胶圈和胶环的紧缩阻断内痔的血运,使之产生缺血坏死,痔核逐渐脱落,创面组织修复而愈。套扎方法有套扎器械套扎法及血管钳套扎法。现套扎器械种类很多,大体可分为牵拉套扎器及吸引套扎器两种。本方法适应证广,除了有并发症的内痔外,适用于各期、各型内痔及混合痔内痔部分,此法亦可用于直肠黏膜脱垂、痔环切术后黏膜外翻、直肠低位息肉等的治疗。患者取胸膝位或侧卧位,不需麻醉,先观察痔核部位和数目,消毒。牵拉套扎法是术者左手持有胶圈的套扎器,右手持组织钳自套扎器管伸出,将痔核拉入套管内,当套扎器前缘达基底时,将胶圈推出。吸引套扎法则是用吸引器、针筒等装置,将痔吸入套扎筒内,将乳胶圈推出、套于内痔基底部,对混合痔可将外痔部分剪切剥离后套扎。血管钳套扎法一般应在局麻下进行,先将小胶圈套在弯曲管钳根部,另一把放在胶圈内,钳夹住内痔上端,套扎在痔基底部,此法的优点是对大小痔均适用,不须特制的器械,方法简便。

套扎疗法的要点是:①要正确使用套扎器械,将胶圈套扎于痔基底部。②痔核套两个胶圈可防止胶圈断裂。保持胶圈有好的弹性,胶圈不能高压消毒或长期浸泡,环的张力是痔核坏死彻底与否的关键。③一次套扎不宜超过 3 处,以母痔为主。④胶圈应扎在齿线上 2～3cm 处。⑤位置低而较大的内痔,可剪一"V"形切口,以减轻术后水肿和疼痛。⑥二、三度内痔分 2～3 次套扎,间隔 3 周,因一次套扎可引起剧烈疼痛。⑦注意痔块脱落时可有出血的可能。此疗法操作简便,容易掌握,疗效好,患者痛苦小,并发症少,多数在门诊治疗,不需住院;少数患者可有疼痛、坠胀、排尿困难等反应,偶继发出血。

　　Marti 综合分析 4 位作者的套扎病例 2025 例,痊愈 69％～95％,症状有改进 10％～25％,无效(图 8－3)。

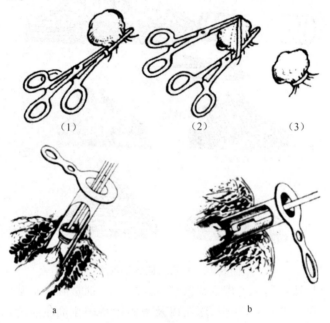

图 8－3　内痔套扎疗法
a.拉入式套扎;b.吸入套扎

　　6.多普勒超声引导下痔动脉结扎术(Doppler－guided hemorrhoidal artery ligation)　适用于Ⅱ至Ⅳ度的内痔。采用一种特制的带有多普勒超声探头的直肠镜,在齿状线上方 2～3cm 探测到痔上方的动脉直接进行结扎,通过阻断痔的血液供应以达到缓解临床症状的目的。

　　7.物理疗法　物理疗法治疗内痔种类很多,临床常用有以下几种:

　　(1)冷冻疗法:应用液氮(－196℃)通过特制探头与痔块接触,以使痔组织冰冻、坏死、脱落,创面逐渐愈合。冷冻疗法疗效较好,但并发症较多,复发率也较高。

　　(2)红外线疗法:分为温热疗法和红外线凝固疗法,前者适用于各类痔的炎肿热痛,如炎性外痔,痔脱出嵌顿,肛缘水肿,血栓痔等。后者适用于一、二期内痔,优点是方法简便、疗效快、无疼痛,可以多次治疗。不良反应主要是术后疼痛,复发率较高。

　　另外,还有激光疗法、磁场疗法、微波疗法等许多方法,对一、二期内痔均有一定疗效。

　　(二)手术治疗

　　适用于 2、3、4 期内痔及混合痔。只有 10％有症状的痔需要手术治疗。

　　1.结扎疗法　适用于单个孤立内痔,将痔提起,根部血管钳钳夹,行"8"字缝合结扎,结扎后留一段结扎线在肛门外,便于观察。痔核因缺血坏死脱落而愈。

2.开放式结扎切除术 是目前较常用的手术方式,其优点是术后不易感染,操作简便,并发症少,缺点是治愈时间长。

患者截石位、侧卧位或俯卧位,鞍麻或骶麻、局麻。充分暴露痔核,在外痔部分先作"V"形切口,注意保留肛管皮瓣,用组织钳提其"V"形皮瓣下的外痔静脉丛,剥离至齿线上方,然后用血管钳夹住内痔部分的基底部,由痔基底部进针穿越内括约肌下端,由痔顶部中心出针,分别于两侧结扎痔核,再剪除已结扎痔的线上部分,使肛管和皮肤创面开放,外覆凡士林油纱和敷料。若痔基底可触及动脉搏动,缝扎前可先缝扎动脉。用同样方法处理另外两个母痔,每个痔核结扎切除之间必须保留 0.5cm 以上的黏膜皮肤桥。

3.闭合式痔切除术 优点是治愈时间短,术后瘢痕小。缺点是操作复杂,易于感染,并发症较多。

患者取截石位、侧卧位或俯卧位,腰麻或骶麻、局麻。先用血管钳夹住混合痔最突出处,向外牵拉,将外痔放射状切开剥离至齿线上,高位钳夹内痔基底部,"8"字贯穿缝扎,切除痔核,再用"00"肠线纵行连续缝合创面,有出血点可用电凝止血,术后给予抗生素,控制排便 3~5 天。

4.痔环切除术 由 Whitehead 首创,又经过多人改良该术式,但该术式创面大,出血多,环切术后的并发症及后遗症较多,目前已很少采用。该术式对严重环状痔或内痔伴有直肠黏膜脱垂者较为合适。

5.吻合器痔上黏膜环切除(procedure for proplase and hemorrhoids,PPH) 主要适用于二、三度内痔,环状痔和部分四度内痔。其方法是环形切除齿状线上 2cm 以上的直肠黏膜 2~3cm,使下移的肛垫上移固定。国内外已有大宗病例报道,术后效果良好。较之传统的痔环形切除术,不破坏肛管的正常结构(图 8—4)。

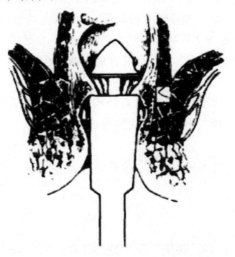

图 8—4 吻合器痔上黏膜环切除术

(三)嵌顿痔的处理

内痔脱出后因括约肌痉挛不能自行复位,因而充血,水肿称为嵌顿痔。传统观念认为,嵌顿痔手术难度大,术后易并发蜂窝织炎,门静脉炎等,主张非手术治疗。主要是复位、扩肛、局部敷药、消肿止痛、预随感染、卧床休息、保证大便通畅等。目前一般认为,嵌顿痔虽有炎症,多在痔的表面,深部组织及附近黏膜、外括约肌浅部等并无明显炎症改变,而且肛周组织对细菌感染有较强的抵抗力,因而主张急诊手术。手术方式可采用一般痔切除术、外剥内扎法、套扎疗法及内括约肌切断术等。临床实践证明,嵌顿痔的急诊手术,并发症并不比择期手术高,且不延长患者住院天数,疼痛及水肿大大减轻或消失。应用抗生素可避免感染扩散。

(四)外痔的治疗

1.血栓性外痔剥离术 对血栓较小、疼痛较轻,或血栓已吸收、机化的患者,可采用非手术治疗。对血栓较大而难以吸收消失,或疼痛较重者,可手术治疗。局麻下,行放射状或梭状切口,用手指或血管钳将血栓分离摘除。血栓彻底摘净,若有遗留,则术后仍有疼痛、肿胀等症状。创面不缝合,填以凡士林纱布,若血栓较大,可切除部分皮肤,以免术后遗留皮垂。

2.结缔组织型外痔和静脉曲张型外痔 均可采取单纯切除或剥离切除术。

(黄东力)

第二节 肛裂

肛裂是指齿线与肛缘之间皮肤全层纵形裂开,长0.5～1.0cm,形成与肛管纵轴平行的梭形或椭圆形溃疡,经久不愈,并有典型的肛周剧痛症状。患者以青年和中年多见,儿童和老年人亦可发病。一般男性略多于女性,也有女性多于男性的报道。肛裂绝大多数为单发,发生部位以后正中处最常见(占85%～90%),其次是前正中处,发生在两侧的很少。

一、病因

(一)解剖因素

肛门外括约肌由尾骨向前到肛管后方分左右两条肌束围绕肛管,至肛管前方汇合,在肛管前方和后方留有间隙。肛提肌附着于肛管两侧,其两侧支持较强。直肠末端从后向前与肛管相连,与肛管形成肛管直肠角,排粪时,肛管后方承受压力最大,而且其后方肛尾韧带较坚硬,伸缩性差,故后正中最易受损伤。另外,肛管后方血供少,缺血也是一重要因素。

(二)局部损伤

粪便干结、分娩、排便时过度用力,肛门直肠检查以及手术操作不当等,均可引起肛管裂开,裂开创面继发感染,形成经久不愈的慢性溃疡。

(三)感染

急性和慢性肛窦炎或内痔感染时,感染经肛腺管进入肛腺,在肛管皮肤组织内生成脓肿,破溃后形成慢性溃疡。

二、病理

肛裂典型病理表现为"肛裂三联征",即:①肛裂(肛管纵形溃疡)。②乳头肥大,肛裂上端附近的肛门瓣及肛乳头水肿肥大。③下端常有前哨痔(又称哨兵痔或裂痔)。前哨痔是肛裂下端皮肤因炎症、水肿及淋巴、静脉回流障碍引起水肿,导致结缔组织增生,形成袋状皮垂向下突出于肛门外。另外还有肛隐窝炎,内括约肌增生和基底部潜行窦道等(图8-5)。

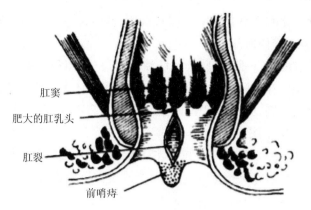

图 8-5　肛裂的病理改变

急性期肛裂,一般病程较短,裂口新鲜、整齐、底浅色红,有弹性、无瘢痕形成。慢性期肛裂病程较长、反复发作,溃疡底深不齐,质硬,边缘增厚,肉芽灰白并可出现乳头肥大、前哨痔和潜行窦道等。

三、诊断

(一)临床表现

1. 疼痛　是肛裂的主要症状,与排便有关,有时可放射至会阴部、臀部、大腿内或骶尾部。排便时,由于粪块直接刺激肛裂内神经末梢,引起烧灼样和刀割样疼痛。排便后数分钟内疼痛可缓解,此期为疼痛间歇期,也是肛裂疼痛独有的特性。随后由于内括约肌痉挛,又可产生更加剧烈的持续性疼痛,可持续半小时至数小时,患者坐卧不安,十分痛苦。当括约肌疲劳后,肌肉松弛,疼痛逐渐消失。这是肛裂疼痛周期。

2. 便血　排便时,粪块擦伤创面,可于粪块表面或便纸上见到有少量新鲜血或滴血,大出血少见。

3. 便秘　便秘是引起肛裂的原因之一,肛裂又可加重便秘。肛裂患者,可产生令人难以忍受的疼痛,对排便产生恐惧心理,而推迟排便时间,减少排便次数。结果使粪便在肠道内停留时间延长,水分过多吸收使粪便更加干燥,排便时,可能引起更剧烈的疼痛,如此形成恶性循环。

4. 瘙痒　由于肛裂溃疡面的分泌物或因肛窦炎、肛乳头炎等产生的分泌物的刺激,引起肛门瘙痒。

(二)检查

用双手拇指将肛缘皮肤轻轻自两侧分开,可见到肛管区内溃疡。急性肛裂的溃疡面鲜红、底浅、有弹性、边缘无增厚。慢性肛裂的溃疡面颜色灰白、底深不齐,质硬,边缘增厚,肉芽灰白,可见前哨痔。如已确定为肛裂,则不必再行直肠指检及肛门镜检查,以免引起剧痛。当疑有其他疾病时,可在局麻下检查。肛裂患者的肛管静息压明显高于正常人,肛管直径减小。有条件可测量肛管压力和肛管直径。

肛裂需与下列疾病相鉴别,特别是后正中位和前正中位的裂口,溃疡不规整,表面凹凸不平以及久治不愈的肛裂,应通过活组织检查加以鉴别。

1. 肛门皲裂　多由肛门湿疹、皮炎及瘙痒症等引起。裂口可发生在肛管任何部位,裂口表浅,局限于皮下,不波及肌层。

2.肛管结核溃疡　多有全身其他部位结核病史,溃疡面色灰、底不平,可有干酪样坏死。疼痛不剧烈,裂口可发生于任何部位。

3.Crohn病肛管溃疡　Crohn病肛管皮肤溃疡可发生于任何部位,溃疡形状不规则、底深、边缘潜行,常与肛瘘并存。同时伴有贫血、腹痛、腹泻及体重减轻等克隆病的症状。

4.肛管癌　溃疡不规则,周边隆起坚硬,溃疡底部凹凸不平,表面覆有坏死组织,有恶臭。如癌肿侵犯括约肌,则有肛门松弛或失禁。

5.梅毒性溃疡　初起时很像平常的肛裂,但边缘有许多小硬结,双侧腹股沟淋巴结肿大,一般无疼痛。分泌物涂片可查到梅毒螺旋体,荧光螺旋体抗体吸收试验或梅毒螺旋体微量血凝试验阳性。

四、治疗

肛裂的治疗原则是制止疼痛、解除括约肌痉挛、帮助排便、中断恶性循环、促进局部愈合。急性肛裂多用非手术疗法、慢性肛裂多用手术治疗。

(一)非手术治疗

1.保持大便通畅　是治疗肛裂最根本方法。患者可以多吃蔬菜、水果、多饮水、改变排便习惯,纠正便秘。可口服缓泻剂或石蜡油,使大便松软、润滑以利排便。

2.坐浴　排便前后用1∶5000高锰酸钾液或中药洗剂等坐浴,局部外敷有消炎止痛作用的油膏或栓剂。

3.局部封闭法　目的是用麻醉药物和长效止痛注射液等注射到肛裂基底部或周围,阻断恶性循环的刺激,解除疼痛和括约肌痉挛,从而使肛裂逐渐愈合,对初发期肛裂效果好。最近有应用小剂量肉毒杆菌毒素局部注射,通过毒素弱化括约肌的作用,对慢性肛裂患者取得较好的效果。

4.扩肛疗法　适用于无肛乳头肥大及前哨痔等并发症的急性或慢性肛裂。目的是使括约肌松弛,减轻或解除痉挛,改善局部血运,扩大创面,促进裂口愈合。有手指扩肛法及扩肛器扩肛法。本法简单有效,可并发出血、肛周脓肿、痔脱垂及短时间的大便失禁,复发率也较高。

5.冷冻、激光和微波等物理疗法　对肛裂也有较好的治疗效果。最近研究发现一氯化氮具有抑制内括约肌神经介质的作用,应用硝酸甘油局敷制剂治疗,能起到化学性内括约肌切开的效果。

(二)手术治疗

适用于非手术治疗无效,经久不愈的顽固性肛裂伴有前哨痔和肛乳头肥大等并发症以及复发性肛裂。

1.肛裂切除术　在齿线上,围绕溃疡做三角形切口,全部切除肥大肛乳头、溃疡、前哨痔、发炎的隐窝和深部不健康的组织直至暴露肛管括约肌。如内括约肌或外括约肌皮下部有痉挛或瘢痕,应切除瘢痕,垂直切断部分内括约肌,电凝止血,创面开放。此法除有出血、感染、肛门狭窄及不同程度大便失禁等并发症外,最大的缺点是创面较大,愈合缓慢。为克服这一缺点,有人在肛裂切除后,将游离厚层皮片移植于创面,从而加速愈合,缩短了治疗时间。但术后患者需控制排便 5~6 天,皮片成活率也不高。

2.肛管内括约肌切断术 内括约肌具有消化道不随意环形肌的特性,易发生痉挛及收缩,这是造成肛裂疼痛的主要原因。目前用内括约肌切断术治疗肛裂,是较常用的手术方式。

(1)后位内括约肌切断术:截石位或俯卧位,局麻或全麻。暴露后正中处肛裂,直接经肛裂处切断内括约肌的下缘,自肛缘至齿线,长约 1.5cm,内外括约肌间组织也应分离。有时也切开外括约肌下部,以利引流。如有炎症肛窦、肥大乳头或前哨痔,可同时切除。此法操作简便,Eisehamm 等人认为后正中切断内括约肌,能较彻底解除内括约肌持续痉挛,使肛管很好松弛。该手术缺点是伤口愈合缓慢,需长达 6~7 周,有如"钥匙孔"样的畸形愈合,影响肛门功能,肛门失禁发生率较高。

(2)侧方内括约肌切断术:在肛门左、右任何一侧距肛门 1~1.5cm 处做一弧形切口,长约 2cm,充分暴露内括约肌后,在直视下用剪刀将内括约肌剪断,止血后缝合皮肤。若有前哨痔和肥大肛乳头可同时剪除。该手术优点是手术在直视下进行,切断肌肉完全,止血彻底。Sharp 复习 27 篇文献有关侧位内括约肌切开术的肛门失禁(排粪或排气)的发生率,在 0~35%。可能与多产妇、便秘、盆腔及会阴部手术及剧烈运动有关。

(3)侧方皮下内括约肌切断术:Notaras 在侧方于肛管皮肤及内括约肌间伸进手术刀,由内向外将括约肌切断。Goligher 在 1975 年提出与上述内括约肌切割方向相反,主张将手术刀从侧方刺入内外括约肌之间,从外向内将内括约肌切断,有前哨痔或肛乳头肥大同时切除。该方法患者痛苦小,伤口愈合快。缺点是如掌握不当,不能充分解除括约肌痉挛,有时易出血,而且该手术难度高,应由有经验的医生进行。

3.纵切横缝术 纵形切除肛裂、前哨痔、隐痔等,将皮肤与黏膜横行缝合 3~5 针。缝合张力过紧时,可在距肛管 3~5cm 处做一与缝合线平行的浅行切开,以减轻张力,使皮肤向肛管推移,此切口开放或纵形缝合,术后 5~7 天可拆线。此术式避免了创面暴露可能受到的粪便污染,防止肉芽及创面桥形、倒钩、假性等不良愈合,同时因皮瓣移入肛管,减轻了肛管皮肤的张力,利于切口愈合。

4.V—Y 肛管成形术 适用于陈旧性肛裂伴肛管狭窄者,自齿线上 0.5cm 处做一纵切口至肛缘,切除肛裂、肛瘘并切断部分内括约肌纤维,并在肛缘外做切口,呈"Y"形,游离"V"形皮瓣,注意其血运,并将"Y"形切口做"V"形缝合。

另外,肛裂的治疗还有挂线法、穴位埋线法等许多手术方式,各种方法均有其优缺点。应结合患者的具体情况及医生的习惯,选择适合的手术方式,才能取得理想的效果。

(黄东力)

第三节 肛管直肠周围脓肿

肛管直肠周围脓肿是指肛管直肠组织内或其周围间隙内的急性化脓性感染并形成脓肿,是常见的肛管直肠疾病。多数脓肿在破溃或手术切开引流后形成肛瘘。脓肿是直肠肛管炎症病理过程中的急性期,肛瘘是慢性期。青壮年多见,儿童老人亦可发病,男性多于女性。

一、病因和病理

肛腺感染是肛管直肠周围脓肿最主要的原因。肛腺通常有 4～10 个,多数 1 个肛腺开口于 1 个肛隐窝内,也有几个肛腺开口于 1 个肛隐窝者,有少数肛腺可直接开口于肛管和直肠壁。因肛窦开口向上,腹泻、便秘时容易引发肛周炎,感染蔓延至肛腺后首先容易引起括约肌间感染。直肠肛管周围为疏松脂肪结缔组织,感染易蔓延扩散到周围形成不同的脓肿,比如:高位肌间脓肿或骨盆直肠间隙脓肿、肛周脓肿、坐骨肛管间隙脓肿、肛管后间隙脓肿或直肠后间隙脓肿等。成人肛腺开、口多集中在肛管后正中附近。Parks 认为,肛腺管穿入内括约肌者占 2/3,穿内括约肌终于联合纵肌者占 1/3。Eisenhammer 和 Parks 认为肛管直肠周围脓肿主要是"隐窝腺感染"引起,即病菌经肛隐窝沿肛腺导管进入肛腺,引起肛腺感染,继而在内外括约肌间形成脓肿。沿联合纵肌纤维向上、向下或向外扩散到肛管直肠间隙,形成不同部位的脓肿。Shafik 提出"中央间隙感染"学说。中央间隙位于联合纵肌下端与外括约肌皮下部之间,环绕肛管一周。中央间隙相邻的肛管皮肤易受损伤,导致细菌侵入,形成中央脓肿。随后脓液沿中央腱各纤维隔蔓延,形成不同部位的脓肿或肛瘘(图 8-6)。

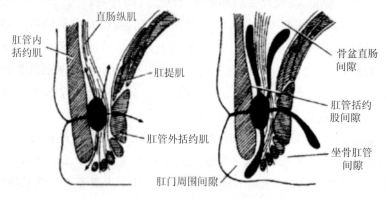

图 8-6 肛管周围间隙的直肠感染途径

下列因素虽无肛腺感染,也可形成肛管直肠周围脓肿,如肛裂、血栓性外痔、嵌顿性内痔、异物、直肠脱垂或内痔注射和肛门直肠手术等;全身营养不良、抵抗力低下、贫血、败血症、糖尿病和血液病等也可引起肛管直肠周围脓肿。结核、溃疡性结肠炎或克罗恩病等并发肛管直肠周围脓肿时,称为特异性肛管直肠周围脓肿。

二、分类

国内以肛提肌为界将肛管直肠脓肿分为肛提肌下部和肛提肌上部脓肿两种。

1.肛提肌下脓肿 又称低位脓肿,包括肛门周围皮下脓肿和坐骨直肠窝脓肿。

2.肛提肌上脓肿 又称高位脓肿,包括直肠黏膜下脓肿、高位肌间脓肿、骨盆直肠窝脓肿和直肠后间隙脓肿(图 8-7)。

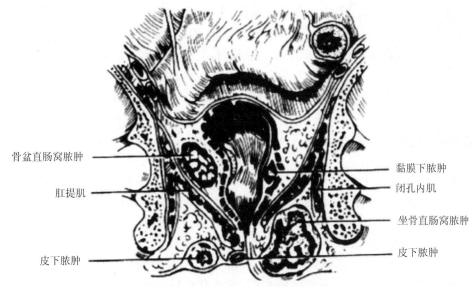

骨盆直肠窝脓肿

肛提肌

皮下脓肿

黏膜下脓肿

闭孔内肌

坐骨直肠窝脓肿

皮下脓肿

图 8—7　肛管直肠周围脓肿的位置

Eisenhammer 根据肛管直肠周围脓肿的结局分为非瘘管性和瘘管性的两大类：①非瘘管性脓肿，由皮肤源性感染、手术或外伤等引起继发性感染而形成的脓肿，一般不形成肛瘘。②瘘管性脓肿，经肛窦、肛腺感染而形成的脓肿，经破溃或手术引流后、多形成肛瘘，常需要再次手术。

三、诊断

(一)症状和体征

1.肛门周围皮下脓肿　这是最常见的脓肿，多由肛腺感染经外括约肌皮下部向外扩散而成。常位于肛门后方或侧方的肛管皮下或肛周皮下间隙。主要症状是局部持续性跳动性疼痛，排便、局部受压或咳嗽时加重。脓肿一般较小，全身感染症状不明显。脓肿初起时，局部有红、肿、硬结和触痛。这时需与血栓性外痔相鉴别，后者边界清楚，周围无炎症反应。当炎症加重，形成脓肿时，可有明显波动感，穿刺时抽出脓液。如不及时处理，脓肿可扩散至坐骨直肠窝。

2.坐骨直肠窝脓肿　又称坐骨肛管间隙脓肿，临床较常见。多由肛腺脓肿穿破外括约肌而进入坐骨直肠间隙，也可由其他间隙扩散到此间隙而形成。该间隙是肛提肌下的较大空间，脓肿范围较肛周皮下脓肿深而大，容积在 60～90mL。脓肿开始时即有全身感染症状，如乏力、发热、厌食、恶心，甚至有寒战。初起为持续性胀痛，逐渐加重为显著的跳痛(排便或行走时疼痛加重)，患者坐卧不宁，双臀不对称。有时有反射性排尿困难，里急后重。由于感染位置较深，初起时局部体征不很明显，逐渐出现患侧皮肤局部红肿，有明显压痛，压痛平面可达肛管直肠环以上，有时可感到肿胀，甚至有波动感。若穿入肛门周围间隙，肛周皮肤出现局部红肿，有波动感。再由皮肤穿出可形成高位肛瘘。

3.直肠黏膜下脓肿　临床较少见，位于直肠黏膜与内括约肌的黏膜下间隙内。患者自觉直肠内有坠胀感，排便时疼痛明显，可有全身感染症状。肛门处无任何体征，直肠指检可能触及直肠壁内黏膜下有圆形或椭圆形肿块，有触痛及波动感，临床常易漏诊。

4.骨盆直肠间隙脓肿　即骨盆直肠窝脓肿,临床较少见,但很重要。系由肛腺脓肿向上穿破直肠纵肌进入肛提肌上骨盆直肠间隙,或由肌间脓肿、坐骨直肠窝脓肿、直肠炎、直肠溃疡、直肠外伤扩散形成骨盆直肠间隙脓肿,该间隙位置深、空间大,因此全身感染症状更为明显,而局部症状和体征则不明显,常造成诊断上的困难。患者有持续高热寒战、头痛、恶心、全身疲乏等。局部有直肠内沉重坠胀感和便意不尽感,有时也有排尿困难。肛门部周围常无异常发现,直肠指检手在患侧较深部位扪到压痛,有时亦可扪到隆起和波动。诊断主要靠穿刺抽脓,经直肠或以手指在直肠内定位,从肛周皮肤进针穿刺。必要时做肛管超声检查或CT检查证实。

5.高位肌间脓肿　位于直肠下部,直肠环肌和纵肌之间,肛提肌上方。初起时,患者感直肠内胀痛,排粪时加重,有全身不适和发热,肛门处无任何表现,直肠内可扪及卵圆形肿块、软、光滑、边界不清、有压痛和波动感,窥镜下见直肠壁内圆形隆起,黏膜充血水肿,表面有炎性分泌物,如已破溃,可见有脓液流出。

6.直肠间隙脓肿　位于直肠后,骶骨前,肛提肌以上,与两侧骨盆直肠间隙以直肠侧韧带相分隔。临床症状与骨盆直肠间隙脓肿相似,患者有直肠重坠感,骶尾部钝痛,可放射至下肢。尾骨与肛门之间有显著深压痛,直肠指检在直肠后壁触及隆起,有压痛和波动感。

(二)细菌培养

肛管直肠周围脓肿多数有两种以上细菌引起的混合感染,常见有大肠杆菌、脆弱类杆菌、金黄色葡萄球菌和链球菌等。若穿刺抽得脓液培养为大肠杆菌或厌氧菌等肠原性细菌,说明感染来自直肠,术后多有肛瘘形成;若培养出金黄色葡萄球菌、表皮葡萄球菌,表明感染多来自皮肤,术后发生肛瘘机会少。当术中未找到内口时,细菌培养具有较重要的诊断价值。

(三)超声波检查

直肠腔内B超检查对高位直肠周围脓肿的诊断作用较大,既可明确脓肿的部位及范围,并可在其引导下准确穿刺,抽得脓液以证实诊断。

四、治疗

(一)非手术治疗

在脓肿尚未形成或诊断不明确时,可采用非手术治疗:①应用抗生素,常选用对革兰阴性杆菌有效的抗生素,可采用两种以上的联合应用,包括抗厌氧菌药物。②温水坐浴、理疗等局部治疗。③口服缓泻剂或石蜡油以减轻患者排便时的疼痛。

(二)手术治疗

肛管直肠周围脓肿一旦诊断明确,就应立即手术引流。

1.腺肿切开引流术

(1)肛门周围皮下脓肿:因脓肿较表浅,可在局麻下,以波动最明显部位为中心,做放射状切口,切口应够大,保证引流通畅,脓腔内可放凡士林纱布引流。

(2)坐骨直肠窝脓肿:脓肿部位较深,范围大,可在腰麻或骶管麻醉下进行。一般在距肛缘2.5cm外做一前后方向弧形切口,避免损伤肛管括约肌。切口要够大,保证引流通畅。切开脓腔排脓后,应伸入手指,将脓腔内纤维隔分离,若脓液大于90mL以上,应考虑脓肿累及对侧坐骨直肠窝或穿入其他间隙(图8-8)。

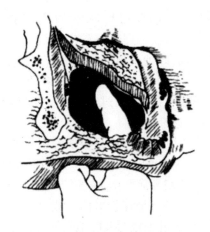

图 8—8　坐骨直肠窝脓肿切开引流

（3）直肠黏膜下脓肿：暴露直肠内脓肿的位置，穿刺抽脓证实后，用尖刀做一纵形切口，排出脓液，并置纱布条于脓腔引流。注意止血，如有搏动性出血，应结扎止血。

（4）骨盆直肠间隙脓肿：在腰麻或全麻下进行，切开部位因脓肿来源不同而异，脓肿向肠壁突出，直肠内可触及波动，可在肛镜下行相应部位直肠壁切开引流，切缘用肠线缝扎止血；若经坐骨直肠间隙引流，后期可出现肛门括约肌外瘘。源于经括约肌肛瘘感染者切口同坐骨直肠窝脓肿，且稍偏后外。先以左手食指伸入直肠内探查脓肿位置，并做引导，穿刺抽出脓液后逐层切开，右手持血管钳，自切口伸入，穿过肛提肌进入脓腔。再用右手食指伸入脓腔，分开肛提肌纤维，扩大引流，术毕置橡皮引流管引流（图 8—9）。若经直肠壁切开引流，术后易并发难以治愈的肛管括约肌上瘘。其他脓肿，位置高者应在肛镜下切开直肠壁引流；位置低者应在肛周皮肤切开引流。

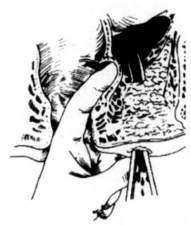

图 8—9　骨盆直肠窝脓肿切开引流

（5）直肠后脓肿：与坐骨直肠窝脓肿引流的方法基本相同，切口选在后方，距肛缘约 1.5cm，于脓肿波动明显一侧做纵切口。

2.一次性根治术　肛周脓肿切开引流后，绝大多数术后形成肛瘘。故有学着提出一次性根治术：

（1）一次性切开法：适用于内口较低的低位肛管直肠周围脓肿。在骶管麻醉或腰麻下，通过肛门镜观察找到有脓液溢出的内口，亦可 MRI 确定脓肿部位及内口位置。然后切开脓肿排脓后,用探针插入脓腔自内口穿出,剖开脓壁,修剪切缘和内口处,置油纱于创面内,换药至愈合。

(2)切开挂线法适用于内口较深,通过肛管括约肌较高的肛管直肠周围脓肿。脓肿切开排脓后,用探针仔细检查内口,也可用手指伸入直肠内,协助寻找内口,亦可 MRI 确定脓肿部位及内口位置。寻找内口后,挂以橡皮筋,通过脓腔牵出切口,开始时,橡皮筋可不收紧或轻轻收紧,以后根据创口愈合情况,逐渐收紧。

一般情况下,非瘘管性肛管直肠周围脓肿只要切开引流充分,可一次性根治。低位肛门周围皮下脓肿单纯切开引流治疗也有的不再复发。对急性脓肿是一期手术还是二期手术现还有分歧,后者认为肛周脓肿急性期炎症严重,脓腔扩展方向及范围难以全面弄清,如此时手术对正常组织的损伤会更大,难以较好地保护肛门功能,特别是此时难以确定内口的位置而不能处理内口。前者认为在最初脓肿形成时及时地早期行根治性切开术,能防止复发和复杂化,因脓肿刚扩大,器质性变化较少,手术后其形态及其肛门功能都能得以显著恢复,并且能显著缩短患者的病痛、疗程及病休时间。

(黄东力)

第四节　肛瘘

肛管直肠瘘是与肛周皮肤相通的感染性肉芽肿性管道,主要侵犯肛管,很少累及直肠,故常称肛瘘。由内口、瘘管、外口组成。内口多位于齿状线附近,多为一个;外口位于肛周皮肤上,经久不愈,可一个或数个,是肛管直肠疾病的常见病。任何年龄均可发病,以青壮年多见,男性多于女性,男女之比为(5~6):1。

一、病因

多数肛瘘是瘘管性肛管直肠周围脓肿的慢性期,与肛腺感染有关,内口多在齿状线上肛窦处,脓肿自行破溃或切开引流处形成外口,在肛周附近,由于外口愈合快,常形成假性愈合,至脓肿反复发作或切开引流,形成多个瘘管和外口,使单纯性肛瘘变成复杂性肛瘘。肛管周围组织由于长期炎性反应形成致密纤维组织,近管腔处形成炎性肉芽组织,后期腔内可上皮化。肛瘘多为一般化脓性感染所致,少数肛瘘为结核性。其他特异性感染如 Crohn 病,溃疡性结肠炎也可引起肛瘘。直肠肛管外伤继发感染、恶性肿瘤溃破虽可形成肛瘘,但均少见。有人认为青壮年男性多发,可能与男性的性激素靶器官之一的皮脂腺分泌旺盛有关。

二、病理

肛管直肠周围脓肿自行破溃或切开引流后,脓腔缩小成为管状,逐渐形成肛瘘。一般由内口、瘘管和外口三部分组成。内口分为原发性内口和继发性内口两种,原发性内口即感染源入口,多在肛窦内或其附近,尤以后正中线的两侧多见,继发性内口多系医源性的,可由于探针检查或手术操作不当引起。内口一般只有一个,两个以上少见。瘘管是连接内口和外口之间的管道,分为主管和支管,主管是连接原发性内口和外口的管道,行走在内外括约肌附近,有的较直,有的弯曲。当主管不畅时,再次形成脓肿,并向周围扩散形成新的外口和支管,反复发作可形成多个支管。外口是脓肿自行破溃或切开引流处,外口可有一个或多个。

三、分类

肛瘘的分类方法很多,Parks 提出的按肛管与括约肌的关系的四类分法较常用(图 8-10)。

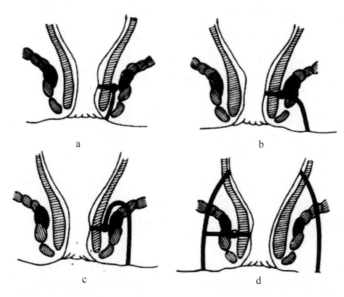

图 8-10　肛瘘的四种解剖类型

a. 肛管括约肌间型;b. 经肛管括约肌型;c. 肛管括约肌上型;d. 肛管括约肌外型

1.肛管括约肌间型　多为低位肛瘘,最常见,约占 70%,是肛管周围脓肿的后果。瘘管只穿过肛管内外括约肌,内口在齿状线附近,外口常只有一个,距肛缘较近,3~5cm。为低位肛瘘。

2.经肛管括约肌型　可为低位或高位肛瘘,约占 25%,是坐骨直肠窝脓肿的后果。瘘管穿过肛管内、外括约肌浅部和深部之间,外口常有多个,并有支管互相交通。外口距肛缘较近,5cm 左右。可为高位肛瘘亦可为低位肛瘘。

3.肛管括约肌上型　为高位肛瘘,占 5%。瘘管向上越过耻骨直肠肌,穿过肛提肌,然后向下至坐骨直肠窝,穿透皮肤。因瘘管常累及肛管直肠环,故治疗困难,需分期手术才不致造成肛门失禁。

4.肛管括约肌外型　最少见,仅占 1%。为骨盆直肠窝脓肿合并坐骨直肠窝脓肿的后果。瘘管穿过肛提肌直接与直肠相通。常因 Crohn 病、癌肿或外伤引起,治疗要注意到原发灶。

临床上常简单地将肛瘘分为低位和高位两种;前者是瘘管在外括约肌深部以下,后者是瘘管在外括约肌深部以上。也常按内外口和瘘管数量分为单纯性肛瘘和复杂性肛瘘,前者多见,只有一个内口和一个外口;后者有两个或两个以上的内口或外口。也有从瘘管形态分为直瘘、弯瘘及蹄铁形瘘。

四、诊断

(一)临床表现

1.流脓　反复自外口流脓,污染内裤是肛瘘的主要症状。脓液流出的数量、性质与瘘管形成时间、长短、粗细及内口的大小有关。新生成的肛瘘流脓较多,脓稠味臭、色黄,以后逐渐减少,时有时无,呈白色、稀薄。若脓液突然增多,表示有新脓腔生成。若外口暂时封闭,脓液积存,局部红肿,可再度形成脓肿。封闭的外口可再穿破,或在附近穿破,形成另一个新外口,如此反复发作,可形成多个外口,相互沟通。结核性肛瘘的脓液多清稀,色淡黄,有干酪样坏死物,外口大,形不整齐。较大的高位肛瘘,常排出粪便及气体。

2.疼痛　如瘘管引流通畅,局部无疼痛,仅有轻微发胀不适。当外口封闭或引流不畅时,瘘管积脓,或内口较大,粪便流入瘘管,则有疼痛,排便时加重。

3.瘙痒　肛门部皮肤由于脓性分泌物的刺激,常有瘙痒,甚至发生湿疹,长期刺激可致皮肤增厚。

4.全身症状　长期反复发作的复杂性肛瘘患者,有时出现身体消瘦、贫血和排便困难等症状。

(二)检查

1.直肠指检　先观察肛门外形、外口数目、部位、形态及其周围组织的变化。观察外口流出脓液的量、性质等。低位较浅的肛瘘,可在皮下触到一硬条索样瘘管。内口可在齿线区寻找,可触到硬结或凹陷,有轻压痛。高位肛瘘不易触及瘘管。另外,还可检查瘘管与括约肌的关系及括约肌收缩力如何。

2.探针检查　目的是弄清瘘管走行方向及内口部位。先将手指伸入肛内,触及内口将探针自外口探入,探入时必须轻柔,切忌粗暴,以防造成假道和医源性内口。

3.肛门镜检查　可观察到内口,看到红肿发炎的隐窝及突起结节。由于挤压瘘管壁有时可见脓液自内口溢出。若瘘管注入亚甲蓝,可见内口处着色。

4.亚甲蓝检查　先在肛门内放入干净纱布,若外口较小,用平头针头插入瘘管,若外口较大,可用相应粗细塑料管插入,用纱布将外口压紧后,加压注射,患者有胀痛感时,停止注射,按压1~3分钟后,将肛内纱布取出。如有染色,证实有内口,并可确定内口部位。此法有助于手术中准确找到内口。也可用龙胆紫等染料代替亚甲蓝。

5.X线造影　先分别标记好肛门口及外口,自外口注入30%~40%碘油,边注药边观察,可显示瘘管走行、深浅、有无分支、内口位置及与周围组织的关系。另外,对疑有骶前畸胎瘤破溃成瘘或髂骨腰椎结核所致肛瘘,X线平片也有助于鉴别诊断。

6.病理检查　直肠下端或肛管恶性肿瘤溃破成瘘或结核、克隆病等引起肛瘘,均可通过活组织检查证实。对反复复发及久治不愈的肛瘘应通过病理检查排除上述疾病。

7.其他　B超、磁共振等检查方法,对确诊肛瘘,特别是复杂性高位肛瘘也有一定价值,一般不作为常规检查方法。

根据患者的病史、症状及检查,肛瘘的诊断一般较为容易,并能了解其类型,多可找到内口。对不易找到内口的患者,可按照Goodsall规律寻找,他认为肛瘘的外口与内口的分布有一定规律性,在肛门中点划一横线,若肛瘘外口在此线前方,瘘管呈直线走向肛管,且内口位于外口相应位置;若外口在横线后方,瘘管常呈弯型,且内口多在肛管后正中处,一般称此为Goodsall规律。多数肛瘘符合此规律,但也有例外,如前方蹄铁形肛瘘可能是弯型,后方低位肛瘘可能是直型。另外,根据经验外口的数目及与肛门的位置关系对诊断肛瘘很有帮助:外口数目越多,距离肛门越远,肛瘘越复杂。

五、鉴别诊断

（一）化脓性汗腺炎

是一种病变在皮肤及皮下组织的慢性炎性疾病，病变范围广，皮肤有许多窦道口，呈结节状或弥漫性，窦道均较浅，不与直肠相通。

（二）藏毛窦和藏毛囊肿

是骶尾部臀间裂的软组织内一种慢性窦道或囊肿，内藏毛发是其特征。也可表现为低尾部急性脓肿，穿破后形成慢性窦道，或暂时愈合，终又穿破，如此反复发作。

（三）骶尾部骨髓炎

由骶骨骨髓炎造成骶骨与直肠之间的脓肿，脓液由尾骨附近穿破，形成瘘管。瘘管常在尾骨尖两侧，对称，与尾骨尖平齐。探针可探入数厘米。碘油造影可显示管道呈倒"Y"形，不与直肠相通。X线平片可见骨质病变。

（四）会阴部尿道瘘

这种瘘管是尿道球部与皮肤相通，瘘口常在会阴部尿生殖三角内。排尿时有尿液流出。当瘘口小或因粘连闭塞，排尿时仅有少量尿从瘘口流出，甚至无尿。尿道瘘常有外伤史和尿道狭窄，不与直肠相通，但与尿道相通。

（五）骶髂骨结核

骶髂骨结核少见。发病缓慢，无急性炎症，破溃后流出清稀脓液，久不收口，创口凹陷，伴有低热、盗汗等结核中毒症状。瘘口距肛门较远，不与直肠相通，X线平片可见骨质病变。

六、治疗

肛瘘一旦形成，不能自愈，必须手术治疗（包括挂线法）。非手术治疗包括填堵法、热水坐浴、抗生素及局部理疗，只适用于反复发作脓肿形成初期，以及作为手术前的准备。填堵法为1‰甲硝唑、生理盐水冲洗瘘管后，用生物蛋白胶自外口注入。治愈率低约为 25%，优点是痛苦小，对单纯性肛瘘可用。

肛瘘手术治疗方法多种多样，其原则是将瘘管全部切开或清除，必要时将瘘管周围瘢痕组织同时切除，使伤口自基底向上逐渐愈合，防止复发。因瘘管与括约肌关系密切，防止因括约肌损伤而引起术后肛门失禁是手术的关键。因此，要确定内口部位及瘘管与括约肌的关系，并据此选择手术方式，是肛瘘手术要点。

（一）挂线疗法

是一种瘘管缓慢切开法。利用橡皮筋或有腐蚀作用的药线的机械性压迫作用，使结扎处组织发生血运障碍，逐渐压迫坏死，形同切割。同时，结扎线可作为瘘管引流物，使瘘管内渗液排出，防止急性感染的发生。在瘘管表面组织的切割过程中，基底创面同时逐渐愈合。此种逐渐切割瘘管的方法最大优点是肛管括约肌被逐渐切断，不致因收缩过多而改变位置，一般不会造成肛门失禁。此法手术简单，操作快，出血少，在橡皮筋未脱落前，皮肤切口一般不会粘连。

本法适用于距肛门 3～5cm，有内外口的低位或高位单纯性直瘘，或作为复杂性肛瘘切开或切除的辅助方法。

手术可在骶管麻醉或局麻下进行，先用探针由外口经瘘管从内口穿出，在内口穿出的探针前缚一条消毒的橡皮筋或药线,然后在抽探针时,将线从内口经瘘管引出外口。也可将橡皮筋缚在探针尾端,随探针自外口由内口穿出。切开挂线处皮肤,拉紧橡皮筋,紧贴皮下组织用止血钳夹住,用粗丝线结扎橡皮筋。若挂药线可不切开皮肤,挂线后将线结扎即可。切口敷以凡士林纱布。术后要每日及便后坐浴,使局部清洁。被结扎组织不多时,一次结扎即可。被结扎的组织过多时,可在第一次结扎后 3~5 天再次紧线。一般术后 10~14 天被结扎组织自行断裂。

对高位后蹄铁形等复杂性高位肛瘘可采用切开挂线法。方法是将肛瘘的低位部分,即通过外括约肌皮下层浅层和内括约肌的管道先予以切开,同时切开肛瘘支管和空腔,切开内口处感染的肛隐窝及下面内括约肌,搔扒、扩创,彻底清除肛门腺及其导管。对贯穿外括约肌深部和耻骨直肠肌的管道高位部分,采用挂线方法(图 8-11)。

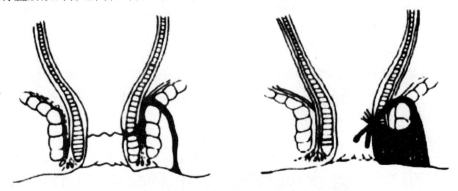

图 8-11　高位肛瘘切开挂线法

(二)肛瘘切开术

手术在骶管麻醉或局麻下进行,先由外口注入美蓝,找到内口并了解瘘管与括约肌的关系。若为低位肛瘘可用探针从外口经瘘管在内口穿出,要防止造成假道。切开瘘管的表浅组织,将瘘管内腐烂肉芽组织刮净。修剪伤口边缘,使伤口呈底小口大的“V”字形,填入油纱布,使伤口由基底部逐渐向表面愈合。术后 2~3 天便后用高锰酸钾溶液等坐浴,保持创面清洁,再填入油纱布,换药至伤口愈合。低位马蹄形肛瘘,可一次全部切开瘘管和外括约肌下部、浅部。若是高位肛瘘,可采用 Milligan-Morgan 法,先切开括约肌深部和耻骨直肠肌以下瘘管。对其以上部分先留一手术线或橡皮筋作为标志线,待 2~4 周后再收线切开高位部分。

(三)肛瘘切除术

适用于浅短的低位肛瘘,因瘘管在外括约肌深部一下,切开后只损伤外括约肌皮下部和浅部,不会出现术后肛门失禁。在局麻下,用探针从外口轻轻插入,经内口穿出,然后将整个瘘管包括周围变硬组织全部切除,修整边缘,伤口内填以油纱布。术后每日换药至痊愈。

(四)肛瘘切除一期缝合

该法适用于单纯性或复杂性低位直型肛瘘,如触到瘘管呈条索状,则效果更好。其优点是缩短治愈天数,防肛门变形,保护肛门功能。缺点是术前要准备肠道,术后要控制排便 5~6 天。失败后反使治愈天数延长,病情更为复杂。

(五)保留括约肌的肛瘘手术

这是近 30 年来,为避免损伤肛门括约肌,保护肛门功能而发展起来的术式。优点是术后疼痛轻,瘢痕少,无肛门功能障碍。Eisenhammer 根据肛瘘是"瘘管性肌间脓肿"学说,提出内括约肌切开术。主张从肛门内切开感染肛隐窝及肌间脓肿,进行肛内引流。这样不切断外括约肌,只切断部分内括约肌。Parks 根据肛瘘是肛门腺感染学说,从感染肛隐窝上方 0.5cm 到肛管上皮,围绕内口,作一卵圆形切口,切口应深达肛门内括约肌,彻底清除内括约肌下脓肿,创面开放。再从外口挖除瘘管,使呈口大底小的圆筒状开放创面,不切断肛门括约肌,创面开放愈合。

另外,还有保留黏膜肛瘘原发灶切除术,肛瘘切除术后植皮术,肌瓣充填术以及我国中医的传统脱管疗法等许多治疗方法。肛瘘手术治疗仍存在复发和肛门失禁两大并发症。文献报道的发生率差异很大,前者在 0~33％,后者在 0~54％。原因是有的报道以高位复杂性肛瘘为主,而有的是低位单纯性肛瘘。另外,还与随访不完全、肛门失禁的标准不同有关。有人将不同程度的肛门失禁全部包括在内,有人仅包括了严重的完全性肛门失禁。复发的有关因素主要与肛瘘复杂程度、瘘管扩展范围、内口不清及内口在侧方、初期治疗不当、手术操作和术后护理有关。克隆病、结核等引起肛瘘更易复发。肛门失禁女性较多见,并与内口高、有手术史及手术类型等有关。另外还有伤口延迟愈合、肛管狭窄、黏膜脱垂和癌变等并发症。

（黄东力）

第五节　直肠脱垂

直肠脱垂指肛管、直肠,甚至乙状结肠下端向下移位。常见于儿童、老人及经产妇。只有黏膜脱出称不完全脱垂或假性脱垂,直肠全层脱出称完全脱垂或真性脱垂。如脱出部分在直肠内称为内脱垂或内套叠,脱出肛门外称外脱垂。

一、病因

（一）解剖因素

小儿发育未成熟,骶尾弯曲度小,直肠呈垂直状态,当腹内压增加时,易于发生脱垂。直肠前陷凹腹膜反折过低,当腹内压增加时,肠袢可直接压在直肠前壁,将其向下推出,亦可导致直肠脱垂。

（二）腹内压增加

习惯性便秘、慢性长期咳嗽、前列腺肥大、排尿困难、慢性腹泻、多次分娩等因素,由于长期腹内压增加,可推动已松弛的直肠向外脱出。

（三）盆底组织软弱

年老体弱、久病体虚或营养不良、幼儿发育不全、妇女多次妊娠及直肠周围脂肪过少,均可使肛提肌和盆底筋膜薄弱无力,对直肠的支持作用降低。

（四）其他

外伤、手术引起腰骶神经麻痹,致肛管括约肌松弛,引起直肠黏膜脱垂。

目前,对直肠脱垂的发生主要有两种学说。1912 年 Moscheowitz 提出滑动性疝学说,在腹腔内脏压迫及盆底组织松弛,直肠前陷凹逐渐下垂,将覆盖于腹膜部分的直肠前壁压入直肠壶腹,然后经肛管脱出。另一种是 1968 年 Broden 和 Senllman 提出的肠套叠学说,认为直肠脱垂实际是乙状结肠套叠,并发现套叠始于乙状结肠、直肠交界处。在腹内压增加等因素的持续作用下及盆底组织松弛,套叠日益加重。由于反复套叠,肠管向下移位,直肠侧韧带、肛提肌功能减弱,使直肠由肛门脱出。

二、诊断

(一)症状

本病发病缓慢,初始全身及局部常无明显不适,只在排便时有肿物脱出肛门外,便后可自行复位。随病情发展,肛提肌及肛管括约肌收缩乏力,则需用手帮助回纳,患者有便后下坠和排便不尽感。随脱垂加重,症状也日渐加重,排便频数,排便困难。咳嗽、喷嚏、用力或行走时,直肠脱出肛门外可达 10cm 以上。括约肌几乎完全失禁,常有黏液从肛门流出,引起肛门周围皮肤湿疹、炎症,瘙痒难忍。因直肠排空困难,常出现便秘,大便次数增多,呈羊粪样。如发生嵌顿,脱垂的直肠局部水肿,呈暗紫色可导致坏死,疼痛剧烈。

(二)体征

可见肛门口自然洞开,指检感肛管括约肌松弛无力,患者用力收缩时,仅略有收缩感觉。当下蹲作排便动作时,由于腹肌用力,脱垂即可出现。部分脱垂可见圆形、红色、表面光滑的肿物,黏膜呈放射状皱襞,一般不超过 3cm,指诊仅触及两层折叠的黏膜。完全性直肠脱垂表面黏膜有同心环皱襞,因全层肠管脱出,脱垂部分为两层肠壁折叠,较正常肠壁为厚。当肛管未脱出时,肛门与脱垂肠管之间有环形深沟。

(三)检查

X 线检查及肛管直肠测压对本病诊断有帮助。排粪造影不仅可诊断直肠外脱垂,而且是内脱垂的主要检查方法,同时可发现会阴下降和肛直角变钝等直肠脱垂常见伴随现象。肛管直肠测压可测得肛管静息压及肛管最大收缩压均下降。乙状结肠镜可见远端直肠有充血、水肿。

根据以上特点,直肠脱垂诊断并不困难,直肠黏膜脱垂主要需与内痔脱出相鉴别。除病史外,内痔脱出为充血肥大的痔块,呈梅花状,可有出血,痔核之间有凹陷的正常黏膜。直肠黏膜脱垂有明显的放射状沟纹和直肠环圈,一般无出血,直肠指检可有括约肌松弛(图 8—12)。

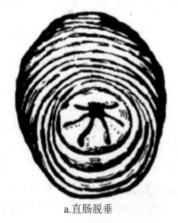

a.直肠脱垂　　　　　　　　　　　　b.内痔脱出

图 8—12　直肠脱垂与内痔脱出的鉴别

三、治疗

(一)非手术治疗

1. 一般治疗 幼儿直肠脱垂有自愈的可能,随着小儿的生长发育,骶骨弯曲的形成,直肠脱垂将逐渐消失,故以非手术治疗为主。治疗慢性腹泻等原发疾病,注意营养,使排便时间缩短,便后立即复位,取俯卧位。也可用吊带固定,暂时封闭肛门,以防脱出。对成年患者应积极治疗慢性咳嗽、便秘、排尿困难、腹泻等产生腹压增高的疾病,尽量消除产生脱垂的因素。

2. 注射疗法 有直肠黏膜下注射和直肠周围注射两种方法。常用硬化剂为5%石炭酸植物油、5%盐酸奎宁尿素水溶液。儿童老人疗效好,成年人容易复发。

(1)直肠黏膜下注射:又可分为点状注射和柱状注射。适用于直肠黏膜脱垂和轻度直肠全层脱垂。前者是自上而下,轮状多点注射硬化剂至黏膜下,使黏膜和肌层产生无菌性炎症,粘连固定。后者是在黏膜下柱状注射硬化剂,形成3～5条黏膜与肌层粘连固定条件。

(2)直肠周围注射法:适用于直肠全层脱垂。将注射针经肛周刺至直肠周围,将硬化剂注入两侧骨盆直肠间隙及直肠后间隙,通过药物所致的无菌性炎症,产生纤维化,使直肠与周围组织粘连,起到固定作用。

(二)手术疗法

1. 肛门环缩术 适用于年老体弱、不能做大手术的患者。通过将金属线、尼龙网带或硅橡胶圈置入肛门周围皮下组织,使松弛的括约肌紧缩,从而阻止直肠脱出。本法手术简单、损伤小、可在局麻下进行。但术后易发生感染和粪便嵌顿,复发率较高。方法是在肛门前、后各切一小口,用血管钳在皮下潜行分离,使两切口相通,置入金属线,结成环状,使肛门容一指通过,2～3个月后取出金属线(图8-13)。

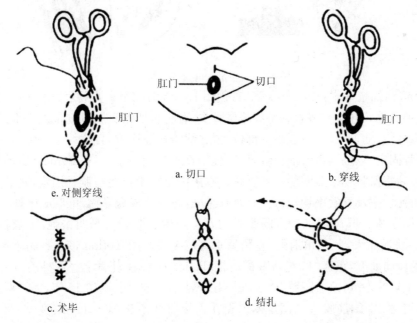

图8-13 肛门环缩术

2. 脱垂组织切除术

(1)黏膜切除术:本法如同痔手术一样,行黏膜切除或分段钳夹结扎。创面间应留有正常黏膜,一般可切除 2～4 处,术后处理同痔切除术。

(2)黏膜纵切横缝术:适用于直肠黏膜脱垂及轻度全层脱垂。将脱垂部分牵出肛门,于齿线上 1～2cm 处,向上纵形切开黏膜至黏膜下层,将黏膜与肌层分离。结扎止血后将切口向两侧牵开,使纵切口为横切口,切除多余黏膜,缝合黏膜下层及肌层,最后缝合切口。

(3)脱垂肠管切除术:①Altemeir 手术:即经会阴行直肠、乙状结肠部分切除术。适用于脱出时间长,不能复位或发生肠坏死的患者。将脱垂肠管的前壁或后壁由顶至基底部纵形切开,再于基底部环行全层切除脱垂的直肠、乙状结肠,端端吻合。②Goldberg 手术:即经腹直肠乙状结肠部分切除加固定术。开腹游离直肠到肛管直肠环,保留 7cm 长直肠,切除冗长乙状结肠及直肠上端,端端吻合。将直肠固定于骶前。

3.直肠悬吊固定术

(1)Ripstein 手术(Teflon 悬吊):即用 Teflon 网围绕直肠前方,固定于骶骨。开腹后切开直肠两侧腹膜,将直肠由骶前游离,向上牵紧直肠,将宽 5cm Teflon 网将直肠上端包绕,并固定在骶骨隆凸下骶前筋膜 Gard 修补盆底,缝合两侧腹膜切口,手术简单,不需切除肠管,复发率及死亡率均低。Gardon 曾综合 129 位医生的 1111 例手术,复发 26 例占 2.3%,并发症 183 例占 16.5%。目前美、澳等国多使用此手术(图 8－14)。

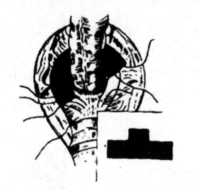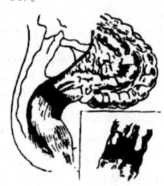

图 8－14　Ripstein 直肠悬吊术

(2)Ivalon 海绵植入术:1957 年 Well 首创用 Ivalon 海绵植入直肠后方悬吊固定术治疗成人完全性直肠脱垂。开腹后将直肠游离至尾骨尖,有时可切断直肠侧韧带上半部。于骶前筋膜穿 5～6 条缝线,上自骶岬,下至最低部位,置海绵于直肠后方,各缝线穿海绵后,分别结扎,使海绵与骶骨固定。然后,特海绵包绕直肠,缝于直肠前壁,两端留有 2～3cm 宽的间隙,以免直肠狭窄,最后将盆腹膜遮盖海绵片和直肠。本法优点在于直肠与骶骨固定,直肠变硬,防止肠套叠形成,死亡率及复发率均较低。有时有感染,海绵片成为异物,可形成瘘管。

(3)Nigro 手术:Nigro 等认为直肠脱垂的发生是由于耻骨直肠肌松弛,不能将直肠拉向前方,使盆底缺损加大,肛直角消失,直肠呈垂直位有关。用 Teflon 带与直肠下端及两侧缝合后,将直肠拉向前方,重建"肛直角",最后把 Teflon 带缝在耻骨上。这种前方固定法的优点是盆腔固定较好,并可改善膀胱能。Nigro 用此法治疗 60 例,随访 10 年,无一例复发。

(4)Orr 手术:即阔筋膜直肠固定术。先在大腿取 2 条长 10～12cm、宽 1～2cm 阔筋膜带。开腹后,在骶岬横行切开腹膜显露筋膜。将两条阔筋膜带缝于直肠壁两侧,左侧筋膜带通过乙状结肠系膜切口到直肠右侧,向上牵紧直肠,将两条筋膜固定在骶岬骨膜及筋膜上。然后闭合直肠膀胱或子宫陷凹。近年来,许多人用尼龙或纺绸代替阔筋膜,避免了大腿部的切口,取得好的效果。

4.直肠前壁折叠术　1953年由沈克非教授提出,即"沈氏手术"。游离直肠至肛提肌,可不缝或缝合数针,以加强括约肌功能,将乙状结肠下端向上提起,在直肠上段和乙状结肠下段前壁自上而下或自下而上作数层横形折叠缝合,每层用丝线间断缝合5~6针,每折叠一层,可缩短直肠前壁2~3cm,每两层折叠相隔2cm,肠壁折叠长度一般为脱垂的两倍。肠壁折叠陷凹必须向下,缝针只能穿过浆肌层。该术式提高直肠膀胱陷凹,修补了滑动性疝,折叠直肠前壁后,使直肠缩短、变硬,与低部粘连固定,既解决了直肠本身病理改变,又加强了直、乙交界处固定点。

(黄东力)

第六节　肛门失禁

肛门失禁是肛门直肠节制和排便功能紊乱,患者不能随意控制排气和排便。不能控制干便、稀便和气体的排出称为完全性失禁;仅能控制干便,而不能控制稀便和气体的排出称为不完全性失禁。发病率不高,不直接威胁生命,但造成身体和精神上的痛苦,严重地干扰了正常生活和工作。

一、病因

(一)损伤

肛管直肠部手术损伤、分娩时会阴撕裂、外伤引起肛管、直肠损伤及肛门部烧伤、电灼伤等,均可引起肛门失禁。肛管部组织遭受外来暴力、药物注射、灼伤、冻伤等均可引起肛门失禁。张庆荣报道,成人肛门失禁中68.4%(65/95)是因手术和治疗方法不当所致。肛瘘切除或挂线、肛裂切除或内括约肌切断、痔和肛裂的扩肛治疗、痔环切等手术损伤肛管直肠环、肛门括约肌、肛提肌和肛门直肠神经是肛门失禁的原因。另外,盆腔放疗、肛门直肠先天畸形手术不当,全结肠直肠黏膜切除、回肠肛管鞘内吻合术等也可发生肛门功能不良。

(二)肛管直肠疾病

直肠肿瘤浸润破坏括约肌、溃疡性结肠炎、克罗恩病等长期腹泻,以及内痔经常脱出、直肠脱垂等使肛门括约肌松弛的疾病均可能出现肛门失禁。复杂性肛瘘炎症蔓延广泛、瘢痕化,严重影响括约肌收缩,使肛门闭合不全,也可出现肛门失禁。肛门直肠先天性畸形亦可导致肛门失禁。

(三)神经系统疾病

中枢神经系统疾病,脊柱裂、脊髓瘤、脊髓脊膜膨出、脊髓损伤和感染;肛门直肠、盆腔及会阴神经的损伤等,可造成排粪反射弧和支配肛门直肠神经障碍,引起肛门失禁。

二、诊断

(一)病史

了解患者引起失禁的原因,如手术、产伤、先天性畸形、外伤史及其他疾病史,询问患者控制排便能力,有无便意、排便次数及粪便性质等,了解肛门失禁的程度。询问患者治疗经过。

（二）视诊

肛门部有无粪便污染、湿疹、瘢痕畸形等。完全性失禁用手向两侧牵开臀部可见肛门张开呈圆形或有缺损、畸形、瘢痕，可看到肠腔，用力时直肠黏膜或内痔脱出。不完全性失禁肛门闭合不紧，腹泻时也可在肛门部有粪便污染。

（三）直肠指检

肛门松弛，患者收缩肛门时括约肌和肛管直肠环的收缩力减弱或完全消失。如损伤引起的失禁，可触及肛门部瘢痕组织，并根据其大小和深浅范围，确定括约肌无功能或有功能部分的长度，直肠指检还可发现直肠、肛管的癌肿或溃疡等。

（四）内镜检查

直肠镜检查可见痔环切畸形，肛管皮肤黏膜状态和肛门闭合情况。纤维肠镜检查可观察有无结肠炎、克罗恩病、息肉、肿瘤和其他病变。可用硬管结肠镜观察有无完全性直肠脱垂。

（五）排粪造影检查

可通过不随意漏出大量钡剂而帮助诊断肛门失禁。另外，可见肛管直肠角变钝或消失，会阴下降程度、直肠能动性改变和耻骨直肠肌痉挛等疾病。

（六）肛管测压

可测定肛管括约肌、肛管、直肠部形态解剖结构，动力学功能状态的 X 线钡剂检查可观察有无失禁及其严重程度，不随意漏出大量钡剂是失禁的标志。可测定内括约肌、外括约肌和耻骨直肠肌异常，肛门直肠反射，直肠顺应性等。肛门失禁的患者，其肛管静息压、蠕动波、收缩压及直肠静息压均降低或消失，肛管功能长度及直肠顺应性也降低。

（七）肌电图的测定

可反映盆底肌肉及括约肌的生理活动，了解神经和肌肉损伤部位与程度。

（八）肛管超声（AUS）检查

近年来应用肛管超声检查，能清晰地显示出肛管直肠黏膜下层、内外括约肌及其周围组织结构，可协助诊断肛门失禁，观察有无括约肌受损。Yang 应用 AUS 检查肛门失禁 38 例，23 例中 17 例（74%）发现肛管括约肌有缺损，患者都有肛周肛门直肠或阴道手术史，15 例中 6 例（40%）无外伤史，体检时常规检查也未发现肛管括约肌有缺损，应用 AUS 检查后才确定括约肌有缺损病变，故此项检查对肛门失禁较有价值。

三、肛门失禁分类

根据失禁的程度不同，可分为完全性失禁和不完全性失禁两种：①完全性失禁：肛门不能控制干便、稀便及气体的排出。②不完全性失禁：仅能控制干便，而不能控制稀便和气体的排出。按失禁的严重程度可分为 3 度。

一度：粪便偶然污染内裤。

二度：不能控制粪便漏出经常污染内裤，并伴有气体失禁。

三度：完全失禁。

根据病理性分类：①内括约肌和耻骨直肠肌全部损伤造成的失禁，称为完全性失禁。外括约肌和耻骨直肠肌损伤，内括约肌完整，要求排便感觉，同时即排出粪便，称为紧急失禁。②由于外括约肌和耻骨直肠肌机能减弱，如咳嗽等突然腹内压增高，漏出稀粪或液体，称为压力失禁。

四、治疗

肛门失禁应根据发病原因，损伤程度和范围，选用不同的治疗方法。肛门失禁如是继发于某疾病，则需治疗原发病灶，如中枢神经系统疾病、代谢性疾病、肛管直肠疾病等，治疗原发疾病，肛门失禁有的可治愈，有的可改进。手术损伤是肛门失禁的主要原因，手术时要注意正确掌握切断括约肌和肛管直肠环的方法，保留肛管和肛门皮肤，防止造成肛门失禁。损伤后应及时修补，如已发生创口感染，应在 6～12 个月修补。治疗中枢神经系统疾病和肛管直肠疾病等原发病。

（一）非手术疗法

1.促进排便　常食用富含纤维素的食物，避免服用刺激性食物；治疗结直肠炎症和腹泻，粪便嵌顿时，应取出粪块或灌肠。

2.肛门括约肌功能练习　可改进外括约肌、耻骨直肠肌和肛提肌随意收缩的能力、增加肛门功能，需持续锻炼数周到数月。

3.针灸或按摩法　对末梢神经损伤有效，选用长强穴、提肛穴、承山穴等。

4.电刺激　常用于神经性肛门失禁。Galdwell 将刺激电极插入外括约肌肉。H.pkinson 将电极置肛塞内，放入肛管。Maclead 用肛塞和肌电计间歇或连续用刺激括约肌和盆底肌肉，使之有规律收缩和感觉反馈，均可改善肛门功能。

（二）手术方法

手术目的是恢复直肠、肛管、肌肉和肛管皮肤的正常解剖和生理状态，有括约肌修补术、括约肌折叠术、肛管后方盆底修补术、皮肤移植术和括约肌成形术。预防伤口感染是手术成功的关键，术前进行肠道准备，术中注意严格无菌操作、术后控制排便、手术前后给予抗生素。

1.括约肌修补术　将括约肌与瘢痕组织分离，然后缝合。多用于损伤不久的患者，括约肌有功能部分应超过 1/2。如伤口感染应在 6～12 个月修补，以免肌肉萎缩。若就诊时间较晚，括约肌已萎缩变成纤维组织，则术中寻找及缝合都困难，影响疗效。在括约肌断端瘢痕外1～1.5cm 处，做半环形切口，切开皮肤，找到括约肌的两个断端，并将括约肌与周围组织分离，适当切除部分括约肌之间的瘢痕组织，但括约肌断端应留少量纤维组织，以便缝合。再沿内外括约肌间隙，将内括约肌由外括约肌分离，向上至提肛肌，用可吸收线或铬制肠线将内外括约肌断端分别做褥式缝合。如有耻骨直肠肌断裂，可牵出断端，围绕肛管，与对侧断端缝合，最后缝合皮下和皮肤。术后应该控制大便 3～4 天，便后坐浴换药，保持局部清洁。Marti 曾综合分析文献 1 位作者的 401 例括约肌修补的结果，成功率达 90%（图 8—15）。

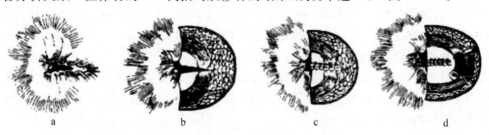

图 8—15　括约肌修补术

a.切口；b.寻找括约肌断端；c.内括约肌褥式缝合；d.外括约肌褥式缝合

2.括约肌折叠术　适用于肛门括约肌松弛的患者。

（1）阴道内折叠术：因切口离肛门较远，故感染机会少。在阴道后壁做一环形切口，将阴道后壁向上分离，显露外括约肌前部。牵紧括约肌，做折叠缝合。使括约肌缩紧。将手指伸入肛管，测定紧度后缝合数针，伤口上端的肛提肌亦予以缝合，最后缝合阴道后壁。

（2）肛门前方折叠术：在肛门前方 1～2cm，做一半圆形切口，将皮肤和皮下组织向后翻转，在两侧外括约肌和内括约肌之间可见一三角间隙，将其缝合，闭合间隙。缝合时应缝合肌膜，少缝肌纤维，以免肌肉坏死，引起肛管狭窄，最后缝合皮肤（图 8-16）。

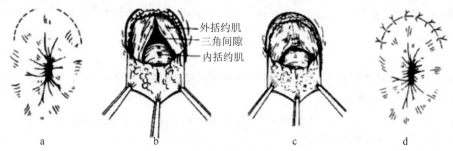

——外括约肌
——三角间隙
——内括约肌

图 8-16　肛门前括约肌折叠术

a. 切口；b. 暴露三角间隙；c. 缝合三角间隙；d. 缝合切口

（3）肛门后方折叠术：在肛门后方做一半环形切口，显露外括约肌和内括约肌，将内括约肌和肛管牵向前方，并向上分离到直肠后方，将耻骨直肠肌悬带折叠缝合，增强肛管直肠角度，再折叠缝合外括约肌，最后缝合皮肤。

3. 肛管后方盆底修补术　适用于直肠脱垂固定术后仍有失禁、扩肛引起的失禁和由于盆底肌肉变性和会阴过度下降而引起的自发性失禁。在肛门后方做一弧形切口，皮下将肛管直肠后内、外括约肌之间分离，将内括约肌和肛管牵向前方，并向上分离到耻骨直肠肌上方，尽量能显露两侧髂尾肌、耻尾肌和耻骨直肠肌，将两侧肌肉间断缝合，使肌肉缩短，肛管直肠角前移。直肠后方放引流管，最后缝合外括约肌和伤口。Keighley 观察 114 例，随访 1～14 年，37 例（23%）手术后一个月完全节制，67 例（62%）明显改善，有些患者腹泻时不能完全控制，有时带垫，只有 10 例无改进。

4. 皮片移植肛管成形术　适用于肛管皮肤缺损和黏膜外翻引起肛门失禁。切除肛管黏膜将带蒂皮片移植于肛管内，恢复肛管感觉。

S 形皮片肛管成形术是沿外翻黏膜边缘作一环形切口，将黏膜和瘢痕组织由下方括约肌分离，向上到齿线上方，显露内括约肌，并将黏膜切断，切除瘢痕组织，以肛管为中心做一 S 形切口，在肛门两侧做成两个皮片，皮片底在肛门两侧相对，其底宽度与其高度相等。皮片厚薄度一致并带有少量脂肪。然后将一侧皮片的顶部牵向肛管前方，一侧牵向后方，与直肠黏膜边缘缝合。两侧皮片移植后，皮片边缘在肛管前后中线上自行对合，并缝合数针，使全部肛管由皮片遮盖。取皮切口可以完全缝合或部分开放。

5. 括约肌成形术　将肌肉或筋膜移植于肛管周围，代替或加强括约肌机能。可用阔筋膜、会阴浅横肌、缝匠肌等，现多用股薄肌和臀大肌。适用于括约肌完全破坏或先天性无括约肌，以及不能用括约肌修补术的患者。

（1）股薄肌移植括约肌成形术：先取平卧位，沿大腿内上股薄肌处行 5～8cm 纵形切口，切开筋膜，露出股薄肌，向上游离至神经血管束处。在膝上行 3～4cm 纵行切口，找到股薄肌向上游离与上切口相通，在胫骨结节行 3～4cm 斜切口，找到股薄肌止点，在其骨膜处切断，再将股薄肌由股上部切口牵出,用盐水纱布包裹备用。改截石位,在肛门前方和后方中线一侧,距肛门缘 2cm,各开一切口,避免切开或损伤肛门前后正中缝。用长钳围绕肛管两侧作隧道,使前后两切口相通,可使股薄肌通过隧道松弛活动。在对侧耻骨结节相对处行 2~3cm 切口,与肛门前切口做一皮下隧道,将股薄肌由股上部切口牵出,向上分离,再将肌束通过隧道拉至肛门前方切口,围绕肛门一侧到肛门后方,再绕过对侧到肛门前方,由耻骨结节处牵出。将股薄肌围绕肛门一周,拉紧肌腱,使肛门尽量缩紧,将肌腱固定于耻骨结节膜上,最后缝合各切口,一般在站立时两腿内收可控制大便,下蹲时肛门松弛,但个体差异较大,需一段时间去摸索控制排便方法。天津滨江医院报道 57 例成年人术后结果,其中优 24 例、良 25 例、较好 5 例、无效 3 例。

国外有人在股薄肌成形术后,再植入一电极以刺激股薄肌,使其处于长期收缩。电刺激导致的阻力增加,使其肌纤维由 Ⅱ 型(疲劳占优势)逐渐变为 Ⅰ 型(耐疲劳型),刺激器的开关由体外磁铁控制,以利排便。近期临床证实长期电刺激可使移位的股薄肌长期保持张力而恢复排便自制。但刺激器价格昂贵,在体内易感染,长期效果需随访(图 8-17)。

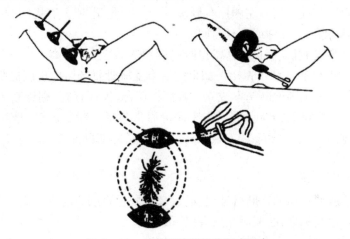

图 8-17 股薄肌移植括约肌成形术

(2)臀大肌移植括约肌成形术:在肛门后方行一弧形切口,由一侧坐骨结节到对侧坐骨结节。显露臀大肌,由每侧肌肉内缘分离出一条宽 3cm 肌片,肌片后端仍与尾骨和底骨相连,将肌片在肛管后方交叉,围绕肛管,在肛管前方缝合,最后缝合皮肤(图 8-18)。

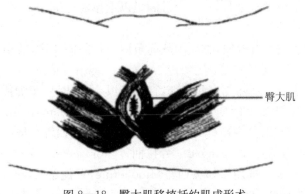

臀大肌

图 8-18 臀大肌移植括约肌成形术

(黄东力)

第七节　功能性肛门直肠疾病

一、肛提综合征

肛提综合征(LAS)亦称肛提肌痉挛、耻骨直肠综合征、慢性直肠病、梨状肌综合征及紧张性骨盆肌病。总体人群中 LAS 发生率为 6%～7%,女性 7.4%,男性 5.7%,其中仅仅 29%患者去就医,多数求医的是妇女,45 岁以后发病率降低。LAS 可明显影响工作和学习,以致工作效率降低或辍学。病因不明。可能是骨盆肌肉痉挛或过度肛缩所致,常与精神创伤、紧张和焦虑、心理障碍有关。

(一)临床特征与诊断

疼痛多为模糊钝痛,持续数小时至数天,坐位或卧位时加重,或因排便引起疼痛,有些患者伴有排便困难或排便不尽感。一个主要的临床特征为肛诊触痛,指检时从尾骨后到耻骨前移动有触痛,常不对称,且触痛以左侧比右侧多见。一个报道 12%肛提综合征的患者也有肛门疼痛。一般疼痛持续 20 分钟或更长时间。

肛门直肠压力测定有肛管压力增高和肌电图(EMG)活性增高。肛管压力降低疼痛减轻。LAS 的诊断一般仅凭症状可得出。如果向后牵扯耻骨直肠肌出现肛提肌紧张、触痛或疼痛综合肛门直肠压力测定则诊断基本成立。若症状符合、体征存在,则诊断为高度可疑,若症状符合,但缺乏体征,则诊断为"可疑"。临床评价通常包括乙状结肠镜:排粪造影、超声检查或骨盆 CT,如能排除炎症性肠病、隐窝炎(cryptitis)、括约肌间脓肿、肛门瘘、痔和尾骨病,即可诊断肛提肌综合征。

(二)诊断与鉴别诊断

必须符合慢性肛部疼痛的诊断标准,且向后牵拉耻骨直肠肌时有压痛。

慢性肛部疼痛诊断标准:必需满足所有以下条件:

1.慢性或反复性直肠疼痛。

2.发作至少持续 20 分钟。

3.排除其他原因导致的直肠疼痛,如缺血、炎症性肠病、隐窝炎、括约肌内脓肿、肛裂、痔疮、前列腺炎、尾骨痛。

诊断前症状出现了至少 6 个月,近 3 个月满足以上诊断标准。

(三)治疗

1.物理疗法　用手按摩肛提肌,方法为从前至后,每周 3～4 次,或用 40℃温水坐浴,一日 1 次。可解除肛提肌痉挛,降低肛管压。

2.心理治疗与抗焦虑　免除焦虑和抑郁,打消恐惧,必要时用镇静或抗焦虑药。如安定、黛力新、氯氮平、阿普唑仑和氯硝西泮等。阿普唑仑(alprazolam)0.4mg,3 次/d;艾司唑仑(estazolam)1～2mg,3 次/d;黛力新(deanxit)晨服 1 片;氯硝西泮(clonazepam)从 0.75mg/d 开始,以后逐渐增加至维持量 4～8mg/d。劳拉西泮(lorazepam,罗拉)1～2mg,2～3 次/d。近年新出现的抗抑郁药也可选用。如氟西汀(fluoxetine,百优解)20mg 开始,以后可早晚各用 20mg。马来酸氟优沙明(flu—voxamine maleate,兰释)100mg,1 次/d;马普替林(maprotiline)25～75mg,重者 75～150mg 每日 1 次或数次服用;帕罗西汀(paroxetine,赛乐特)20mg,

1次/d;舍曲林(sertraline)50mg,1次/d,最大剂量可增至200mg,1次/d;氢溴酸西酞普兰(citalopram HBr)20mg,1次/d。

3.5－HT$_4$受体激动剂

(1)苯甲酰胺类:包括西沙必利、莫沙必利、扎考必利和依托必利。为全消化道胃肠动力药。莫沙必利对心律、血压及心电图均无明显影响,使用安全、有效,国内广为应用。依托必利(itopride)为新型的消化道促动力药,可拮抗多巴胺D2－R受体,刺激内源性Ach的释放,另一方面通过拮抗胆碱酯酶抑制Ach的水解,增强了胃内源性Ach作用。常用量为50mg,3/天。

(2)吲哚氨基胍类:为5－HT$_4$受体部分激动剂,有抑制CYPIA2和2D6的作用,以前曾用替加色罗(tegaserod,泽马可zelmac),可增强胃排空,促进肠道蠕动反射。还有调节内脏感觉敏感性作用,6mg,2/天。对本药过敏者、肾功能严重损害、中度或严重肝功能障碍、肠梗阻、症状性胆囊疾病、Oddi括约肌功能紊乱及肠粘连患者禁用。用于治疗功能性消化不良、便秘型肠易激综合征和慢性功能性便秘。由于本品对心脏的毒性作用临床上现在已摒弃不用。

4.马来酸曲美布汀 为胃肠运动节律双向调节剂,可调节肠道运动,改善腹泻、便秘等排便异常。100～200mg,3次/d,饭前半小时口服。其作用机制为当运动低下时曲美布汀可抑制K$^+$的通透性,引起去极化,从而促进平滑肌收缩(运动增加),同时作用于肾上腺素能神经受体,抑制去甲肾上腺素能释放,从而增加运动节律;当运动亢进状态下则抑制Ca^{2+}的通透性,抑制平滑肌收缩(运动减少);同时作用胆碱能受体κ受体,抑制乙酰胆碱释放,从而改善运动亢进状态。制剂有舒丽启能(cerekinon)、诺为、援生力维、瑞健等。

5.应用肌肉松弛剂 一般在严重患者使用。可选用:

(1)美索巴莫(methocarbamol):0.3g 1次/d,肌内缓慢注射。不宜与全身麻醉药、催眠药、安定类药合用。

(2)哌库溴铵(pipecuronium Br,阿端):成人70～80μg/kg,静脉注射。

(3)罗库溴铵(rocuronium Br,爱可松):0.6mg/kg,静滴,滴注速度为5～6μg/(kg·min)。

(4)泮库溴铵(pancuronium Br,潘龙):0.08～0.1mg/kg,静注。

(5)匹维溴铵(得舒特):50mg,3次/d,口服。

6.电流刺激 通过电流刺激直肠,电流经过探针15分钟,在非选择病例80%～90%患者症状改善,对其他治疗反应失败的患者仅25%患者症状改善。

7.生物反馈治疗 生物反馈治疗包括压力介导的反馈、肌电图介导的反馈和感觉认知训练三种类型,临床上可单独使用或将几种方法联合使用。可降低肛管压或肌电图活动,43%～100%患者获得症状改善。

8.手术治疗 如为耻骨直肠肌痉挛性肥大,排便时耻骨直肠肌、外括约肌反常性收缩,致使直肠排空障碍为特征的排便障碍,排便前后常有肛门及骶后疼痛,大便费力、费时,有排便不尽感,对这样的患者可考虑耻骨直肠肌全束部分切除,也可采用闭孔肌自体移植术。

二、盆底肌协同失调

盆底肌协同失调(pelvic floor dyssynergia,PFD)为一种功能性疾病,其特征为试图排便时骨盆肌反常收缩或不舒张。常与排便困难的症状如用力排便、便后不尽感及需手帮助排便有关。可发生在儿童和成人，有25%～50%的儿童和成人发现有PFD。性别之间无差异。

（一）病因与发病机制

PFD的发生与心理障碍有一定关系，焦虑和（或）精神创伤可增加骨骼肌张力而促使盆底肌协同失调的发生，有性虐待史的女性中更常见。也有学者认为与幼时起未学会正确的排便方法有关。PFD并非由神经病变引起。

（二）诊断与诊断标准

体格检查时发现患者用力能降低肛管压力有助于排除PFD，但用力时肛管内压增加并非是PFD的可靠指标。肛门直肠测压、EAS的EMG（外括约肌肌电图）、球囊排便（模拟排便）及排粪造影有助于PFD的诊断。用力排便时肛管压力及EAS的EMG活动对PFD的诊断尤其重要。直肠内压力增加和（或）腹壁收缩可衡量用力排便时的推动力。球囊排便试验可作为筛选试验，如阳性则将进一步检查。排粪造影可了解是否存在直肠肛门解剖结构异常，主要对排便阻塞的结构性原因及直肠排空的研究有价值。

诊断标准：

1.必须符合功能性便秘的诊断标准。

2.在反复欲排便期间，必须有反常收缩或不能松弛的依据。

3.在欲排便期间，必须有足够推进力的证据。

4.必须有排便不全的证据。

（三）治疗

1.生物反馈治疗　主要治疗功能性便秘。出口梗阻型便秘（OOC）主要是盆底肌矛盾收缩所致。生物反馈治疗的目的是训练用力排便时松弛盆底肌张力，将盆底肌松弛和大便推进协调起来，恢复排便通畅；通过训练，不松弛的盆底肌逐渐恢复功能，保持正常的协调性。Rao等对25例OOC患者的研究表明，生物反馈治疗不仅改善主观症状，排便次数增加，且75%的患者病理生理异常亦得到纠正，肌电图、测压及球囊排出试验等客观参数明显改善。慢传输型便秘（STC）也可用生物反馈治疗，生物反馈治疗有效率达60%，但也有少数报道道生物反馈对STC无效。

2.模拟排便　患者练习排出模拟粪便。

三、慢通过便秘

慢通过便秘（slow transit constipation，STC）是指患者对纤维和缓泻剂反应不良的一个临床综合征。胃肠症状有腹痛、腹胀、不适、恶心、排便困难，结肠通过延缓，但无巨结肠，也无盆底功能障碍，因此，临床上又称为特发性慢通过便秘。

（一）病理生理学

在健康人右半结肠像是一个储藏室，而左半结肠像是一个导管。健康人大肠的收缩运动形式主要有：

1.袋状收缩（haustral contractions）　环形肌收缩使结肠袋中半流体内容物向两个方向作短距离移动，这种运动不能使肠内容物向前推进，但具有混合与碾磨结肠内容物作用。使其与肠黏膜充分接触，以促进水和电解质的重吸收。

2.多袋推进运动　在相当长的一段结肠中，同时发生许多袋状收缩，并使其内容物向肛门端缓慢推进。

3.蠕动　蠕动波以每分钟1～2cm的速度将肠内容物向前推进,蠕动波的前端肌肉舒张,后端肌肉收缩。

4.集团运动　为大段大肠的环形肌收缩,这种收缩以大约1cm/s的速度向远端传播,可推进距离较远(至少15cm)的收缩强烈的蠕动,使肠内容物推向肛门侧。乙状结肠处的集团收缩可引起便意,但并不一定导致排便。集团收缩每日仅发生数次。

便秘患者结肠通过测定可显示节段性(右结肠、左结肠或乙状结肠)或整个结肠通过迟缓,节段性通过迟缓对结肠动力功能的重要性尚不完全明了,多数排便梗阻的患者有左半结肠通过迟缓,也许可导致直结肠反射抑制。便秘患者与功能性腹泻患者相比有动力功率增高。Preston与Lennard－Jones证实正常通过便秘患者比对照组或慢通过便秘患者的乙状结肠压力高。长期不卧床结肠压力研究发现慢通过便秘患者结肠动力活性有昼夜节律变化,但结肠餐后收缩反应是有限的用于诊断,而且因为正常通过便秘、慢通过便秘和盆底障碍患者之间试餐反应有重要的重叠,因此难以用试餐反应进行鉴别。慢通过便秘患者对比沙可定(bisacodyl,便塞停)引起结肠收缩反应差,即有部分患者引起收缩反应,对胆碱能抑制剂如新斯的明的反应损害,所谓结肠无力,结果出现巨结肠,多在慢通过便秘的终末期出现,证实有严重结肠功能障碍。且可为手术治疗的指征。由于结肠通过迟缓引起腹胀、不适、恶心等症状。特发性慢通过便秘一般不伴有重要的自主神经功能障碍。病理组织学上发现在结肠肠系膜袢有少数嗜银神经,在肠神经节神经丝减少,且含有血管活性肠肽、P物质、垂体肾上腺环化酶激活肽,间质的Cajal细胞(ICC)数目减少。但也有报告STC与Cajal细胞无关。

(二)临床特征与鉴别诊断

慢通过便秘综合征多发生在妇女,一组64例患者常于10岁前即开始有症状,并症状在不知不觉之间加剧。其中10例于阑尾切除后、子宫切除后或腹膜损伤后即有症状开始。患者自述大便次数与结肠通过不良有关,但此不能用于鉴别正常通过便秘和慢通过便秘,仔细记录大便日记发现无大便且大便次数与结肠通过有关,此在临床角度可有助于鉴别正常和慢通过便秘。最近Wedel等报告严重结直肠动力疾病患者用新的平滑肌标记进行STC的诊断。发现平滑肌形态正常,SMA(抗平滑肌抗体肌动蛋白)正常,SMMHC(平滑肌肌球蛋白重链)和HDAC8(组蛋白脱乙酰基转移酶8)免疫反应缺乏。

结肠通过迟缓便秘的病因,可分为二大类,一类是无盆底功能障碍,包括:①特发性慢通过便秘。②假性肠梗阻。③伴有自主神经病—糖尿病、卟啉病、多发性系统萎缩、肿瘤、Parkinson病。另一类是有盆底功能障碍者。慢通过便秘因为是一种功能性疾病,因此诊断时首先应排除器质性病因。排除器质性疾病如结肠梗阻、低钙血症或药物引起的便秘。主要的鉴别诊断包括排便阻滞,正常通过便秘和慢性肠假性肠梗阻。慢通过便秘排便阻滞的鉴别是重要的,因为排便阻滞时可选择生物反馈的治疗,排便阻滞可从症状中得到提示,但无特异性,包括经常为强制性大便,感到大便不完全、大便困难、用指抠大便,为了鉴别出路梗阻和慢通过便秘可用问答卷对症状进行评估、心理状态和直肠乙状结肠通过时间也是非特异敏感性,仔细地了解患者的症状,直肠检查特别注意模拟排便时盆底运动和耻骨直肠松弛情况,这对于识别盆底功能是一个关键。

便秘患者结肠通过时间测定有三种结果:①通过延缓为慢通过便秘。②标志物停留在乙状结肠和直肠,长时间不能排出,为排出道阻滞性便秘。③通过时间正常,腹部平片上标志物已排出体外,患者仍诉便秘,对后两种可做直肠肛门功能检查,以除外出口梗阻性便秘。测定结肠通过时间(colonic transit time,CTT),目前尚未找到理想的方法。国内有人报道用不透光 X 线标志物到达结肠不同阶段的时间来测定其通过时间,由于标志物为非生理物质,而且通过时间与标志物大小有关,故认为不够理想。目前多采用放射性核素方法测定结肠运动功能。应用的标记物为^{111}In—树脂小丸,经口服到达回盲部后,才释放出放射性核素,在体外用 γ 照相机作连续照相,观察放射性核素在结肠内通过情况,并定量测定其通过时间。几何中心法(geometical center,GC)正常:24 小时为 4.6±1.5;24 小时为 6.1±1.0;72 小时为 6.6±0.9。若 48 小时 GC 值<4.1,说明结肠通过已明显延长,勿需再照相,GC<6.4 但>4.1,则需在 72 小时再照相,除外功能性排出道阻塞,正常情况下,72 小时>6.4。Rao 等对 STC 患者用不卧床 24 小时结肠压力测定,发现 STC 患者缺乏收缩传播高峰,且结肠对进餐缺乏反应。

慢通过症状所谓无痛性便秘和正常通过或痛性便秘重叠。这些疾病之间鉴别模糊,痛性便秘患者腹胀明显,排便后有大便不完的感觉。慢通过便秘应与慢性假性肠梗阻鉴别,后者可急性或慢性起病,急性起病见于急性胰腺炎、急性胆囊炎、心肌梗死,发病机理尚不清楚;慢性型可分为原发或继发的,原发者少见,继发性者多继发于全身疾患,如硬皮病、皮肌炎、系统性红斑性狼疮、淀粉样变、黏液性水肿、甲旁减、糖尿病、萎缩性肌强直以及某些药物如三环类抗抑郁药、滥用缓泻剂等,因此仔细的询问病史,结合症状体征及有关特殊检查,鉴别并不困难。虽慢通过便秘患者可有恶心、腹部胀气或上消化道通过延缓,但假性肠梗阻患者有较显著的腹胀和呕吐,且小肠压力也有显著的异常。

(三)治疗

1.内科治疗　应详细了解病史,如果需要增加热卡摄取,因热卡摄取缺乏可引起或加剧便秘。应注意饮食纤维的补充,因纤维饮食可加速肠通过。Voderholzer 等用 plantago 治疗 149 例便秘患者发现,正常结肠通过便秘 85% 患者症状改善,但慢通过患者仅 15% 患者症状改善。功能性便秘患者在开始表现时纤维补充治疗将考虑,患者对饮食纤维无反应或证实有盆底功能不全的临床特征将评价患者盆底功能和结肠通过。正常的缓泻剂包括乳果糖、山梨醇和镁乳。老年人便秘可用山梨醇糖浆 15mL/次,15～60mL/d,与乳果糖在改善症状上疗效相同。福松(聚乙二醇,PEG)为渗透性缓泻药,在便秘患者使用 17g/d,治疗 8 周可增加大便次数和加速左结肠通过,适用于高血压、心脏病、肾功能不全、糖尿病合并便秘的患者,为近年在国内新上市的治疗慢性便秘的新药。其既不在肠内降解,也不产生有机酸或气体,不影响肠道 pH 值,亦不改变肠道的正常菌群,是一种安全性很好的有效药物。慢性功能性便秘患者服药 24～48 小时后即可起效,并在治疗后 1 周可以保持每天 1 次大便。近期也有人在儿童便秘患者中使用福松治疗。甘油不能口服因它被小肠吸收,对肠内使用甘油 10mL 可引起结肠高幅扩布收缩(high—amplitude propagated constraction,HAPCs)。乙苯基甲烷衍生物,蓖麻酸和蒽醌类酚酞为刺激性缓泻剂,有减少吸收,促进肠蠕动作用。长期应用酚酞可引起结肠黑病变和致癌,在美国已取消使用。比沙可啶(bisacodyl,便塞停)为治疗慢性便秘有效的药物,一日用 10mg,口服后在 6～8 小时内,栓剂后 15～30 分钟产生排便,也许因 HAPCs 作用引起。

蒽醌类番泻叶、美鼠李皮、芦荟和大黄也是常用的刺激性缓泻药,可改变电解质运输,使腔内液体增加,刺激肠系膜丛,增加肠动力作用。副作用有电解质丢失、结肠黑病变和泻药结肠。结肠黑病变是棕黑色色素沉着伴有结肠上皮细胞凋亡。所谓药物性结肠于钡灌肠时发现有结肠解剖改变伴有结肠扩张、结肠袋襞消失、狭窄和回盲瓣裂缝增宽。在动物试验蒽醌类泻药可引起肿瘤,但在临床上长期用药未证实与结肠癌之间的关系。

秋水仙碱(colchioine)0.6mg,3次/d,口服,可增加大便次数,减轻腹痛、恶心和腹胀症状,促进结肠通过,对正常通过便秘患者疗效较好。对结肠通过迟缓便秘患者疗效差。米索前列醇(misoprostol)1200μg/d,用药3周也有增加大便次数和促进结肠通过作用。5-HT$_4$受体拮抗剂西沙必利(cisapride)或莫沙比利5~10mg,3次/d,口服,对便秘治疗疗效有限。近年又推荐使用诺为(trimebutine)0.1,3次/d,口服,治疗便秘,但对治疗慢通过便秘的临床病例不多,有待进一步观察。

微生态制剂,如培菲康、贝飞达、丽珠肠乐、米雅-BM、金双歧等含有长双歧杆菌、嗜酸乳酸杆菌、类肠球菌、嗜热链球菌、保加利亚乳杆菌等肠道正常菌群,是一种良好的肠道微生态调节剂,以改善肠道微生态环境,可作为便秘的辅助治疗。

对有心理障碍的患者,应依情进行各种心理治疗,包括生物反馈训练、抗焦虑忧郁药的应用等。

2.手术治疗　对中等度顽固严重慢通过便秘或结肠无力的患者将考虑手术治疗,对进餐或挑拨刺激试验如用新斯的明或便塞停表现结肠收缩反应损害者也倾向手术治疗,术式有次全结肠切除术与回肠吻合术等。新近报道腹腔镜结肠全切治疗STC是安全可行的手术。

(黄东力)

第八节　坏死性结肠炎

一、流行病学

坏死性肠炎即坏死性小肠结肠炎(necrotizing enterocolitis,NEC),多发于新生儿,尤其是早产儿及低体重儿,是婴儿期严重的疾病,也是新生儿期最常见的急腹症,因而又常称为新生儿坏死性小肠结肠炎,其特点为回肠和/或结肠炎症、坏死、穿孔等引起的一系列症状,多发生于NICU病房,早期症状多不典型,严重病例肠管全层坏死穿孔、患儿表现为呼吸循环衰竭、多器官系统功能衰竭、甚至死亡。

近年来NEC的发病率明显增高,目前认为部分原因是过去几十年新生儿救治技术的提高,使得许多极度早产儿及极低体重早产儿得以存活,因而形成了NEC高危人群,据报道新生儿NEC的发病率为0.5~5/1000,早产儿和低体重儿发病率更高,体重小于1000g的婴儿发病率高达14%,90%以上的NEC患儿为早产儿,而且体重小于1000g的早产儿NEC患者死亡率高达30%以上。

二、病因

NEC病因尚不清楚,但普遍认为与以下因素有关:新生儿和早产儿的肠黏膜屏障功能不全、肠动力异常、各种原因导致组织缺血乏氧、泛炎性因子过渡分泌、肠内营养或肠道菌群失调、过度的炎性反应等,病变肠壁组织乏氧可进一步加重肠动力异常,使肠道菌群进一步失调,进而导致肠黏膜损伤、肠道内细菌异位至系统循环,导致败血症。具体机制如下:

1.肠壁黏膜分泌黏液不足　肠壁杯状细胞分泌的黏液对肠黏膜起到保护作用,各种先天因素导致杯状细胞分泌不足为 NEC 的病理基础。

2.细胞因子和趋化因子　各种内毒素激活了体内一系列细胞因子及趋化因子的分泌—白介素 6、8、12、18、肿瘤坏死因子 α,由核因子 kB 调节介导一系列炎症反应。

3.血管内皮细胞的作用　有人认为 NEC 是一种肠缺血再灌注损伤,肠血流减少继之以炎症及细胞坏死,由于血流受阻,组织缺乏氧和营养物质,微血管内皮细胞通过调节内皮素－1(ET－1)和内皮细胞 NO(eNO)控制肠组织血供,其中 ET－1 是潜在的血管收缩剂,通过结合于 ETA 受体发挥作用,eNO 则是潜在的血管扩张剂,通过与 ETB 受体结合起作用,血管内皮细胞收缩和扩张不平衡导致组织缺血,进而发生 NEC。

4.喂养方式的影响　有的观点认为母乳喂养的婴儿 NEC 的发病率低于配方奶喂养的婴儿,他们认为母乳中富含的乳铁蛋白能够给新生儿肠黏膜提供保护作用,并通过激活婴儿的内源性免疫系统增强免疫力,喂养方式不同对婴儿肠道菌群的建立也有影响,母乳喂养的婴儿获得乳酸菌或双歧杆菌,而配方奶喂养的婴儿获得的是肠杆菌和其他革兰阴性细菌。

5.抗生素和/或 H_2 受体阻滞剂的作用　有些患儿由于各种原因需要使用抗生素或 H_2 受体拮抗剂,这些药物的作用可使患儿失去正常的肠道菌群、产生耐药菌株,因而易发生 NEC。

6.输血相关性肠损伤　Agwu 等于 2005 年报道了输血可能是导致早产儿肠道损伤和 NEC 的一个危险因素,随后又有人报道给开始经口喂养的早产儿输血 NEC 的发病率增加,Stritzke 等于 2013 报道了输血相关性 NEC(TANEC),他们发现 5.5% 的 NEC 患者发病前 2 天有过输血。

三、病理

大体病理及组织病理:NEC 通常影响回肠远端,其次是结肠和其他节段的小肠,由于病理标本主要来源于手术和尸检,因此 NEC 早期阶段的标本很难获得,进展期 NEC 大体标本可见栓塞、水肿、苍白、增厚,肠壁内可见气体小囊腔,进而变黑、坏疽、穿孔,其中肠壁内积气、肠壁内形成气泡是大多数 NEC 的特征性表现,这些气泡可能是由于产气细菌产生并逐渐积聚的,如果肠壁全层受累则发生肠穿孔。

显微镜下所见:早期微血管血栓形成、黏膜下充气囊腔(肠壁积气)、水肿、黏膜及黏膜下层炎性渗出,晚期变化包括肠壁凝固性坏死,合并出血、坏疽、穿孔。

四、临床表现

急性期临床表现:NEC 发病早期临床症状常不典型,表现为喂养不耐受、胃残留增多、腹胀、呕吐绿色胃液等,大便潜血阳性、CRP 等炎症指标升高,或血小板减少,此时患儿一般症状较前通常无明显加重,这些症状与早产儿常见的一些其他情况非常难以鉴别,如早产儿败血症、胃肠动力异常、胃食管反流、或药物的副作用,如咖啡因、吲哚美辛等,因而早期正确诊断 NEC 常常非常困难。

疾病进展期:上述症状更为明显,腹胀加重、腹肌紧张、腹壁水肿、发红、肠鸣音消失、腹腔渗出增多,部分患儿腹部可触及包块(通常是由于肠管包绕坏死穿孔肠管粘连成团)或表现为持续肠梗阻,除了这些腹部症状症状,进展期 NEC 患儿全身非特异性临床表现更重:体温不稳定、血压低、心动过速、呼吸窘迫甚至需要呼吸机辅助通气、凝血功能障碍、肾功能衰竭等。

慢性期表现：慢性期 NEC 主要表现为瘢痕性肠狭窄引起的肠梗阻，有些新生儿坏性小肠结肠炎在新生儿期发病隐匿，或经保守治疗后好转，之后反复出现腹胀、CRP 升高，追问病史，新生儿期间曾有过发热、血便或腹胀的病史。

五、诊断

NEC 早期诊断主要根据病史、临床症状，结合实验室检查、腹部影像学检查等，早产儿及低体重儿，一般在开始经口喂养后，表现为喂养不耐受、胃残留增多、腹胀、大便潜血阳性等，即应考虑是否为 NEC。

目前尚没有特征性的实验室指标诊断 NEC，非特异性指标包括：白细胞计数升高或下降、血小板减少、代谢性酸中毒、血糖不稳定、CRP 等炎性指标升高等。目前已经发现的一些肠损伤特异性标志物如肠脂肪酸结合蛋白尚不适用于常规临床诊断。

放射影像检查在 NEC 的诊断中是必不可少的，NEC 特征性的放射影像是肠壁内积气，这种积气可能是产气致病菌所致，其次可见固定扩张的肠袢，多次摄片位置基本没有变化，提示炎症水肿的肠管动力异常。如果气体肠壁内气体被吸收入系膜血管则可导致门静脉积气—腹平片肝区可见气体影像，肠穿孔后可见气腹征，气腹征是外科手术的绝对指征，腹腔游离气体可以表现为膈下游离气体，也可以表现为卧位像的腹壁下积气，对呼吸机辅助通气、不能拍腹部正立平片的患儿，需行侧卧位平片或管球侧位投射观察有无腹壁下积气。有些肠坏死穿孔患者腹平片腹部完全没有气体，此时可能为肠壁穿孔处已经被脓苔或粘连的肠袢封闭。

慢性期患者反复出现腹胀、CRP 升高，应高度怀疑限局性肠狭窄，应行钡灌肠检查，造影剂应充盈整个结肠框及末端回肠，典型肠狭窄表现为造影剂通过不畅，在狭窄段呈螺旋状影像（图 8—19）。

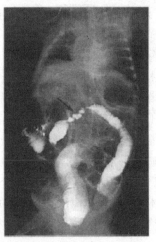

图 8—19　慢性期钡灌肠
瘢痕性肠狭窄（箭头所示横结肠僵硬、造影剂通过受限）

高频超声可用于评估肠管损伤的程度，肠壁可见光点或颗粒状高回声点，彩超多普勒也可用于诊断浆膜下积气，但尚未得到广泛应用。

六、鉴别诊断

新生儿坏死性小肠结肠炎早期症状并不典型,应与新生儿喂养不耐受、胃肠动力异常、胃食管返流、败血症等其他情况进行鉴别,鉴别诊断应结合临床症状、化验检查及腹部影像学检查综合判断。

七、治疗

1.保守治疗 大多数怀疑为 NEC 的患者,或临床症状不严重的患者都应在密切监护下接受保守治疗,保守治疗以支持治疗为主,包括呼吸支持、充足的液体复苏、纠正酸碱失衡、凝血功能异常、血小板减少。使肠道充分休息、排空,应用鼻管持续胃肠减压,应用广谱抗生素 7 ～10 天(覆盖厌氧菌、革兰阴性菌和革兰阳性菌并根据细菌培养结果适时调整,密切监测临床症状、实验室指标,每 6～8 小时重复腹平片,及时发现肠穿孔或其他需要手术的征象,没有手术指征的情况下,一般根据病情的严重程度给予抗生素 7～10 天,之后逐渐恢复经口喂养,密切关注是否耐受,如不耐受提示 NEC 复发或肠狭窄,保守治疗期间应用胃肠外营养维持营养摄入,保障组织再生修复和生长发育所需营养。

2.手术治疗 尽管应用了充分的保守治疗,仍有部分,患儿需要手术治疗。由于 NEC 患者多为早产儿及低体重儿,对病情的判断及手术时机及手术指征的选择必须由经验丰富的新生儿外科医生慎重判断并作出选择,既要避免不必要的损伤,又要避免延误手术时机,目前业界普遍认同的绝对手术指征是有确切肠穿孔,即腹平片出现腹腔游离气体,可以为膈下游离气体或腹壁下积气,此外,还有一些相对手术指征,包括腹壁水肿、发红、血小板持续减少等,提示肠坏死、腹腔内炎症较重,及时手术也可及时清除坏死组织、减少腹腔内炎症、减少有害物质吸收、减轻全身炎症反应,有人认为门静脉内气体或腹腔液穿刺抽出陈旧性不凝血等也是手术指征;此外慢性期患者由于反复发作肠梗阻,不能正常经口喂养,影响患儿的生长发育,也应手术治疗。

手术治疗 NEC 的原则是切除坏死肠管、控制腹腔感染、并尽量保留有生机的肠管。

可选择的手术方式:传统手术方式是开腹,切除坏死肠管,将近端肠管提出腹腔外造瘘,待炎症控制、一般状好转后再择期恢复肠管连续性,缺点:肠造瘘,尤其是高位肠造瘘对于早产儿影响非常大,常常发生营养不良、代谢紊乱、由于水电解质酸碱平衡紊乱而无法正常生长发育,因而现在多主张只要有可能就行肠管一期吻合,对于手术时状态不稳定的患儿或合并手术并发症如出血的患儿,尽快减少手术操作时间,这时可选择肠造瘘术,有些患儿肠管病变多发,或受累肠管范围较广,可以多个病变切除后逐一吻合,可以 24～48 小时后再次开腹判断肠管生机,或先行高位肠造瘘术。对于肠坏死穿孔患儿的手术方式,有人主张先行腹腔引流术,待患儿病情稳定后再行根治性手术,这种方法是否可行,目前尚存在争议。

八、预后

尽管有充分的内科和外科治疗,仍有许多患儿不能度过 NEC 的急性期,一般分两种情况:肠管广泛坏死、无法控制的炎症反应导致多器官功能衰竭。NEC 总的死亡率高达 35%,体重是一个危险因素,体重小于 75% 的早产儿,死亡率高达 42%,体重增加、死亡率降低,极度早产儿,导致死亡的原因还包括其他疾病如合并颅内出血等,从急性期恢复后的患儿部分发展为肠狭窄,需外科手术切除狭窄肠管,长期预后取决于剩余肠管的长度和吸收能力,吸收不良可能是由于肠动力异常、酶缺乏、肠黏膜异常、细菌增生、肠管长度过短和回肠切除后维生素 B_{12} 缺乏等因素有关。短肠综合征是 NEC 最严重的术后并发症,因而术中注意尽量保存肠管。此外,静脉营养相关并发症包括败血症、免疫功能异常、TPN 相关肝脏损伤等。

九、小结

坏死性肠炎最常发生于早产儿及低体重儿,对怀疑诊断的患儿需密切观察腹部体征的变化。我们的体会是,对于病变早期腹腔内渗出较多,但尚无坏死穿孔的患者,可行床旁腹腔穿刺、冲洗,缓解腹腔内压力、减轻炎症反应;腹壁蜂窝织炎较重的患儿,提示肠壁坏死,这部分患者不必等到腹腔内有游离气体再手术,以避免广泛肠坏死。

(黄东力)

第九节　肠套叠

一、前言

肠套叠是一段肠管以及与其相连的肠系膜(套入部)被套入与其相邻的另一段肠管内(鞘部)引起内容物通过障碍所致的肠梗阻。成人肠套叠缺乏典型的临床表现,最常见的症状有腹痛、恶心、呕吐。在我国,肠套叠在全部肠梗阻中约占 15%～20%。儿童肠套叠多见,居急性肠梗阻首位,约占 50%。成人肠套叠较为少见,仅占肠梗阻的 1%,占所有肠套叠的 5%。

二、病因

成人肠套叠与小儿不同,常有明确的病因,约 80%～90%成人肠套叠继发于其他肠管疾病。肿瘤是成人肠套叠最常见的病因之一,其中良性或恶性肿瘤约占 65%。非肿瘤性病变占15%～25%,特发或原发的套叠约占 10%。在各种继发病因中,良性病变有:脂肪瘤、平滑肌瘤、血管瘤、神经纤维瘤、腺瘤样息肉、感染性病变、Meckel 憩室、术后粘连及肠动力性病变等;恶性病变有:转移癌、腺癌、类癌、淋巴瘤、平滑肌肉瘤等。肠道各种炎性疾病,如溃疡性结肠炎、肠型过敏性紫癜、克罗恩病、阑尾炎、美克尔憩室等均可引起肠套叠。先天性因素,主要有盲肠过长、活动度大,少数为肠重复畸形所致。HIV 感染患者由于免疫功能低下,易并发各种肠道炎症性及肿瘤性病变,包括感染性肠炎、Kaposi 肉瘤及非霍奇金淋巴瘤等,因此 AIDS患者合并肠套叠的报道较多见。成人术后肠套叠通常较少发生。原因不明的特发性肠套叠病因不十分清楚,任何可致肠蠕动失去正常节律、肠环肌局部持续痉挛的因素均可引起肠套叠。

三、病理

目前成人肠套叠的发病机制尚未阐明,以老年人多发。由于肠壁上某一处病变,如肿瘤、息肉、憩室、粘连、异物等,使肠蠕动的节律失调,近端肠管强有力地蠕动,将病变连同肠套同时送入远端肠管中从而形成肠套叠。肠套叠由 3 层肠壁组成:套叠的最外层称鞘部,进入里面的部分称套入部,由最内壁和反折壁组成,套入部最前端称顶部,又称头部(图 8—20)。

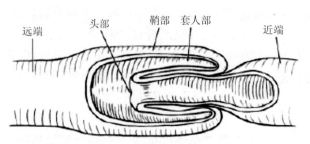

图 8—20　肠套叠模式图

1.根据病理变化临床上分为急性肠套叠和慢性肠套叠

（1）急性肠套叠：急性肠套叠的病理变化主要在套入肠段。当套入部肠系膜血管受鞘部挤压时，早期使静脉回流障碍，而套入肠管充血水肿。由于缺血时间延长，血流完全阻断，最终可能出现套入肠段坏死。鞘部变化轻，浆膜下有纤维素渗出。鞘部痉挛，又使套入部受压而肠腔缩小出现肠梗阻套叠发生后，只要肠系膜够长且肠管可活动，套入部还可以继续向前推进，甚至到左侧结肠或直肠。如鞘部破裂或穿孔，套叠还可能从顶部钻出。

（2）慢性肠套叠：慢性肠套叠的病理变化，套入肠管的顶部组织水肿，变硬，鞘部肠管同样增厚，形成不完全性肠梗阻。套叠以上肠管蠕动增强，可引起代偿性肥厚。

2.根据套入部位不同可分成以下几种类型

（1）回盲型：此型临床最多见，占 50%～60%。回盲瓣是套入的头部，带领回肠末端进入升结肠，盲肠、阑尾也随之翻入升结肠内（图 8—21）。

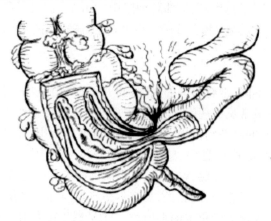

图 8—21　回盲型肠套叠

（2）回结型：较多见，约占 30%。回肠套入回肠末段，穿过回盲瓣进入升结肠，但盲肠和阑尾一般并不套入。

（3）回回结型：占 10%～15%。回肠先套入远端回肠内，然后再整个套入结肠内。

（4）小肠型：比较少见，即小肠套入小肠。按套入部位不同又可分为空—空肠、回—回肠、空—回肠三种类型。其中，回—回肠型约占肠套叠总数的 6%～10%。

（5）结型：此型少见，占 2%～5%。是一段结肠套入相邻一段结肠内。

（6）多发性肠套叠：本型极为罕见，仅占 1% 左右。如回结套加小肠套，或小肠上有两个套叠。

四、临床表现

成人肠套叠缺乏典型的临床表现,最常见的症状有腹痛、恶心、呕吐,较少见的症状有黑便,体重减轻,发热和便秘。少数患者可扪及腹部肿块。发作时仍以阵发性腹痛为主,同时伴有恶心、呕吐一般在右上腹或右下腹摸到肿块。多数表现为症状反复发作,病程可从几周到几个月不等,儿童肠套叠的特异性"三联征"在成人很少见。成人肠套叠的临床表现还受头端部肿瘤的影响。头端部无肿瘤的肠套叠常表现为弥漫性腹痛,多在CT检查中偶然被发现。通常只是短暂发作,不会引起临近肠段的梗阻。头端部有肿瘤的肠套叠常间断发作,通常不会表现为套叠本身特异性的症状,而表现为腹痛,恶心,呕吐等部分肠梗阻的症状,也可表现为与肿瘤发展相关的临床症状,包括便秘,体重减轻,黑便,或者体检时可触到的腹部肿块。不同部位的肠套叠其临床特点也有所不同:回回型肠套叠发作时,多表现为阵发性腹痛伴呕吐,间歇时可无症状;回结型腹痛多为持续性,阵发加重,可伴肿块;结结型则常有腹痛、腹部肿块、血便等。

五、诊断

本病诊断较小儿肠套叠困难,临床上遇到下列情况应考虑本病:①成人突然发作的腹部绞痛,伴有可消散或随腹痛而出现的腹部肿块者。②急性腹痛伴腹部包块或(和)黏液血便。③原因不明反复发作的慢性肠梗阻。④腹部手术或外伤后恢复期出现急慢性肠梗阻者。当怀疑有肠套叠时,应多次反复进行腹部检查和直肠指诊。尚需进行相关影像学检查,以明确诊断。

1. 超声检查 B型超声检查对肠套叠诊断敏感性较强,声像图具有典型的"靶环征"、"同心圆征"或"假肾型征",并且超声检查迅速、无创、简便、可反复检查,因此可以做为肠套叠的首选辅助检查。但B超检查受患者肥胖和气体干扰较大,和操作者手法及熟练程度关系很大,诊断有很大的局限性。

2. X线检查 腹部透视往往缺乏典型的肠梗阻表现此早期临床诊断常有困难。钡剂灌肠造影在评估成人肠套叠中很少应用。因为成人肠套叠多数为继发性,使用钡剂灌肠可能使套叠复位,而且肠道有肿瘤时会表现出套叠的影像,假阳性较高,并且在上消化道造影中典型的"弹簧征"并不多见,灵敏度不高。目前在成人肠套叠的术前诊断中较少采用。

3. CT检查 螺旋CT不受气体影响,可清晰显示腹内肠道病变的情况,病变检出率高,是目前应用最广的影像学检查手段,在诊断成人肠套叠中的作用已越来越受到重视。肠套叠可以通过CT上特异性的影像确诊,直接征象有靶形征和彗星尾征或肾形征。靶形征见于各型肠套叠,而肾形肿块和彗星尾征主要见于小肠型肠套叠。这三种典型的表现,可反映疾病的不同进程及严重程度。有时头端部的肿瘤可在逐渐变细的套入部远端见到,在CT上显示为特异性肠内肠的征象,伴有或不伴有脂性密度和肠系膜血管。除了直接征象外,间接征象的显示也很重要,表现为肠袢扩张、积气及气液平面腹水等。如果肠壁节段性环形增厚超过2～3mm,肠系膜结构模糊、腹腔积液,螺旋CT增强扫描肠壁强化减弱或不强化,延迟扫描强化正常,说明肠缺血水肿。由于原发病变和套叠肠管的肿块常混为一体,其形态大小及强化特点判断困难,而且原发病变种类多,故原发病变诊断困难。良、恶性肠套叠在CT上表现的直接征象无明显差异,但间接征象可帮助诊断。CT可观察邻近器官有无受侵、转移、腹膜后淋巴结肿大等,如肠壁不规则增厚或见密度小均匀的软组织块影,伴周围系膜及筋膜浸润、腹膜后淋巴结增大,则提示病因是恶性肿瘤。

4. MRI　MRI 采用 HASTE 成像技术在诊断肠套叠中具有独特的作用,在 T_2 加权像中能够通过高信号腔内水和低信号肠壁间的强烈对比,清楚地显示肠套叠的范围及可能存在的病灶。但 MRI 检查费用昂贵、易受呼吸等多种因素影响,目前还不宜作为常规检查方法。最近超快多翼机技术可以使图像基本不受肠道运动的影响。

5. 内镜检查　纤维结肠镜可发现结肠套叠及引起套叠的原因,起到定性和定位的作用。胃镜仅对术后空肠胃套叠有诊断价值。纤维结肠镜在有的病变段进入困难,且不能了解病变肠管周围情况,但可取病变组织活检。随着诊断性腹腔镜在临床上越来越广泛地应用,这项技术有望成为成人肠套将确诊手段之一。

六、鉴别诊断

1. 胃肠道肿瘤　胃肠道肿瘤也可出现类似"靶环征"和"假肾征"的超声征象,但其形态多不规则,肠壁厚薄不均,肿瘤中心部呈现较强的气体反射,长轴段面多无对称的多层回声,而肠套叠鞘部形成的外圆轮廓规整,中心部环状高回声直径较大,多较稳定、整齐,同时两者病史也有区别。

2. 肠梗阻　肠梗阻患者也可表现为腹痛、腹胀及腹部包块,超声检查梗阻部位以上肠管扩张明,并伴有积气、积液,成人肠套叠的套叠部位以上肠管可无扩张,但要注意的是成人肠套叠可合并肠梗阻。

3. 急性阑尾炎　急性阑尾炎超声上也可表现为腹部包块,形似"假肾征",但其常位于右下腹麦氏点附近,合并有积气或粪石时有助于诊断。

4. Crohn 病　Crohn 病超声纵切面形似"假肾征",但其外层为增厚的肠壁,厚度范围在 1～2cm,超声表现为均匀一致的低回声,病变周围可见肿大淋巴结,合并内瘘时可出现肠周围脓肿,而成人肠套叠纵切面外层为鞘部,其外圆直径与肠套叠类型有关,病变周围一般无肿大淋巴结。

七、治疗

成人肠梗阻由于多继发于肠管其他疾病,非手术治疗不能发现病因和并发症,不易确定是否完全复位,即使复位成功,难免遗漏恶性肿瘤的可能。因此,应首选手术治疗。

(一)非手术治疗

1. 保守治疗　持续胃肠减压、纠正水电解质紊乱和酸碱失衡、抗感染、抑制消化液分泌(生长抑素及其类似物)、对症治疗(镇静、解痉)等。

2. 结肠充气复位法　利用向结肠内注入气体所产生的压力,将套叠顶点推向回盲部,迫使套入段完全退出。适用于回盲型和结结型套叠的患者,且未超过 48 小时,一般情况良好,体温正常,无明显腹胀,无腹膜刺激征,无中毒、休克等表现。

3. 钡剂灌肠治疗　少数病例在行 X 线钡剂造影检查时,套叠肠管可解除套叠,但由于成人肠套叠多继发于肠管原发病,钡剂灌肠有可能延误病情甚至加重病情可能,因此无论是在诊断或者治疗成人肠套叠时钡剂灌肠要慎重考虑。

(二)手术治疗

成人肠套叠多继发于肠管原发病变引起,常难以自行复位,一经确诊,应及早手术治疗。

手术治疗不仅可解除肠套叠引起的梗阻,而且可祛除存在的器质性病变。手术方法应根据肠套叠的部位、类型、引起套叠的病因、受累肠管的情况、患者的一般情况,决定治疗的方法和手术方式。

1.手术方式

(1)术前或术中探查明确为恶性肿瘤引起肠套叠者,不应手法复位,应行包括肿瘤、引流淋巴在内的根治性切除术。

(2)术中发现套叠严重、复位困难及有明显肠壁血供不良或坏死者,应直接行相应肠段切除。

(3)肠管易于复位且血供良好,可先行复位,再根据探查情况决定是否行肠切除术。

(4)对于回结肠型套叠,如手法复位后未发现其他病变以切除阑尾为宜。

(5)盲肠过长者则应作盲肠固定术。

2.手术步骤

(1)切口:可采用右中腹部旁正中或经腹直肌纵切口或横切口进腹。

(2)探查:进腹后应先仔细探查,找到病灶所在部位,观察套入肠管的局部情况以及全身情况选择适当的手术方法。

(3)对外观无肠坏死的肠套叠,可采用挤捏外推的手法,注意用力持续,将套入的肠管轻轻地、缓缓地加大挤压力量,渐渐地将肠管退出,完全复位。由于肠管套入后,肠壁水肿,组织脆弱,不能承受牵扯的拉力,若采用牵扯的方法,容易造成肠管肌层撕裂甚至肠管全层断裂,而导致腹腔感染,肠瘘发生。

(4)当套叠的肠管复位后,如发现肠壁有较广泛的出血或破损、坏死,或套叠系由肿瘤、局部肠管病变等引起,则根据病变的性质进行手术治疗。

(5)套叠部位处理结束后,根据腹腔的污染程度进行清洗,如果有肠坏死或,污染程度较重,还考虑是否需要放置腹腔引流。

八、预后

成人肠套叠多为继发性,其预后多取决于原发疾病的处理。

(黄东力)

第十节　结直肠肛管结核

在世界卫生组织发布的 2011 年全球结核病控制报告中显示,2010 年全球新发结核病患者 880 万例。自 2006 年以来,结核病病例绝对数下降(而不是像上一份全球报告所称的那样在缓慢上升);中国结核病患患者数和死亡人数大幅减少。1990 年至 2010 年间患病率减半,死亡率下降了近 80%,结核病发病率年均降幅为 3.4%。

根据大体形态学表现,肠结核可分为溃疡型、增殖型和混合型。绝大多数病例继发于肠外结核病,主要是肺结核。无肠外结核病灶者称原发性肠结核,约占肠结核的 10% 以下。

一、继发性肠结核

国内的资料显示,肠结核同时伴有肺结核或结核性腹膜炎者约占 50%;合并中度以上活动性肺结核及空洞性肺结核者约占25%。国外统计肠结核合并肺结核者占28%～90%。肺结核患者尸解材料中,发现有肠结核者占51.1%～70.4%。过去曾一度认为继发性肠结核为溃疡型,而原发性肠结核为增殖型,这一概念近年已趋否定。两型所以不同,可能与免疫状态有关。

（一）发病机制

人的肠结核是进食带有结核杆菌的物质感染肠道引起的。含有结核杆菌的痰是引起肠结核的主要原因。累及肠道的结核病病原体可能是结核分枝杆菌(mycobacterium)或者牛分枝菌。血行播散也被认为是肠结核的感染途径。皮下注射结核杆菌后,结核杆菌可随血循环进入肝脏,然后随胆汁进入肠道,在肠道中侵入肠黏膜。女性生殖器官结核可以直接播散,引起肠结核。有人认为,一般结核性腹膜炎不是肠结核的来源,而肠结核穿孔却可以引起结核性腹膜炎。

目前认为人型结核杆菌是肠结核的主要病原菌。结核杆菌被吞入胃以后,在胃中不被消化,到达小肠以后,可依次在空肠、回肠、盲肠、阑尾、结肠、直肠发生病变。回盲部发病率最高,达82.5%。回盲部结核发生率高的原因可能与以下因素有关:①生理情况下肠内容在经过回盲瓣前停留的时间较长,结肠近端有逆蠕动,使回盲部的肠内容停留的时间更久,肠内容中的结核杆菌与该处的肠黏膜接触的机会增加。②回盲部的淋巴组织比较集中,结核杆菌对淋巴组织有亲和性。

当结核杆菌到达肠道中内容物停留较久的部位时,居于黏膜腺体的深部,引起炎症反应,然后被臣噬细胞从表层带到黏膜下层,在集合淋巴结中形成特异性病变。继而发生动脉内膜炎,血循环不佳,被覆黏膜肿胀,最后脱落而形成溃疡。溃疡边缘呈凿入状,底部由黏膜下层、肌层或浆膜组织构成。由于溃疡形成过程缓慢,常引起粘连,发生穿孔则形成局部脓肿,很少发生弥漫性腹膜炎,愈合过程中,大的溃疡由于瘢痕收缩,可引起肠腔狭窄和梗阻。病变也可通过淋巴管向深部进展,到达浆膜时则在浆膜面形成结节,也可以通过淋巴管进入肠系膜淋巴结,引起增生、干酪化、钙化和淋巴梗阻,导致肠系膜增厚形成结核性肿块。

（二）组织病理学

早期病变见于肠壁的集合淋巴结和孤立的淋巴滤泡,呈灰色半透明的小结节,直径约1mm。病变进一步发展,结节中心坏死、干酪化并相互融合,表面黏膜坏死、脱落形成溃疡。溃疡大小不等,多发性,并沿肠淋巴管走行呈环行扩展。浆膜面可见结核结节,肠系膜淋巴结受累肿大。

镜检典型的结核性肉芽肿结构中心为干酪样坏死,其外有上皮样细胞向心性生长及朗罕巨细胞形成,再外为单核细胞及淋巴细胞浸润。动脉管壁增厚,内腔狭窄甚至闭塞。肠壁的病灶往往缺乏典型的干酪样坏死。肠系膜淋巴结可有同样结核性病变,并可发生钙化。少见情况下可有肠系膜钙化,但病灶常很小,容易被忽略。

肠结核与克罗恩病的病变在组织学方面极相似。区别在于:①黏膜肌层出现裂隙和破裂在肠结核仅属偶见,而在克罗恩病则常见,并常延至浆膜层。②干酪样坏死只见于肠结核,如肠壁中找不到典型的干酪样坏死(只有5%～10%较典型),应在肠系膜淋巴结中注意寻找,而克罗恩病则无干酪样坏死。③结核杆菌只存在于肠结核中。

（三）临床表现

肠结核没有特异的症状和体征。起病多缓慢,早期可无症状,有些肠结核是因为其他原因开腹手术时意外地被发现。典型者可出现以下症状:

1.腹痛 有腹痛症状者占95%以上,疼痛部位大多在右下腹部,也可在脐周、上腹或全腹部,因病变所在的部位不同而异。肠结核常因进食而诱发疼痛,并多伴行腹泻。呕吐和排便可使疼痛缓解。因进食而诱发疼痛而畏惧进食。疼痛的性质可有钝痛和痉挛痛。如出现肠梗阻、穿孔或阑尾受侵,则疼痛较剧烈。

2.腹泻 腹泻常与腹痛相伴随。大便每日数次至数十次,半成形或水样,常有黏液。重症患者有广泛溃疡者可有脓血便,量多,有恶臭味。常在清晨排便,故有"鸡鸣泻"之称。无腹泻而只有便秘者约占25%。腹泻与便秘交替,常被认为是肠结核的典型症状。腹泻数日继而便秘,如此循环交替但据统计,这种情况只占8.35%~30.2%。

3.体重下降 肠结核常有食欲不振,畏惧进食,食量因而减少。肠管炎症引起的淋巴梗阻、淤张,使肠局部蠕动异常,发生肠内容淤滞及肠道菌群失调等。这些因素干扰食物的消化与吸收,甚至发生脂肪泻,体重往往明显下降,并有贫血等一系列营养障碍的表现。

4.结核病的毒性症状有发热、盗汗、虚弱等。体温多在38℃左右,呈不规则型低热。病变严重或合并感染时可发生高热。

5.腹部体征依病变发生的部位、范围和程度而有不同的体征。轻者无体征。常见者为右下腹可触及肿块,并有压痛。有肠梗阻、肠穿孔、限局性腹膜炎时,可出现有关体征,如肠鸣亢进、肠型、限局性压痛和反跳痛以至全腹部压痛和反跳痛等。

(四)辅助检查

1.实验室常规化验可有末梢血红细胞减少,血红蛋白下降;白细胞在无合并症时正常;90%病例血沉增快。伴有肺结核的患者痰结核杆菌可以阳性。

2.结核菌素皮肤试验如为强阳性,说明有结核菌感染,可作诊断时参考。一般成年人皆受过结核菌感染,所以一般阳性对诊断帮助不大。

3.放射学检查有助于本病的诊断。继发于狭窄或者团块的肠梗阻患者的腹部平片可见在右侧回肠窝或者变形的盲肠管,以及在结肠以上出现阴影缺失。穿孔加气腹非常少见。钡灌肠检查可发现逆行性梗阻、狭窄或者"圆锥形的盲肠"。末端回肠可以是正常的、扩张的、溃疡的或者狭窄的。CT检查可以通过检测到亚临床的腹水、淋巴结病变、脓肿溃疡和肠壁的增厚,可以了解疾病的变化。

4.纤维结肠镜检亦可看到溃疡或增殖性病变。活检如发现结核性病变,则可确诊。

5.腹腔镜检查是诊断结核性腹膜炎的有用方法。Bhargava等报道腹腔镜检查发现38例腹膜结核,根据腹腔镜检查的结果进行分类:粟粒状增厚的腹膜,淡黄白色的结节,伴有或不伴有粘连;只有腹膜增厚,伴有或不伴有粘连;纤维粘连型,肉眼诊断的准确率95%。作者认为目标活组织检查作是早期诊断腹膜结核的一种有效方法,仅仅根据腹腔镜所见就可以对患者进行药物处理。

(五)诊断与鉴别诊断

临床表现符合肠结核,X线钡剂检查有典型的肠结核征象,同时有肺结核者可以确诊。如无肺结核,则诊断比较困难,需作肠镜检查,必要时行开腹探查。如有以下证据之一即可确诊:

1.病变组织的动物接种或结核菌培养,有结核菌生长。

2.病理组织学检查发现结核杆菌。

3.病变组织中有干酪样坏死。

4.手术中见有典型的结核病变,且肠系膜淋巴结中发现结核杆菌、干酪样坏死或钙化。

5.无干酪样坏死的肉芽肿,但身体其他部位有结核灶,抗结核药物治疗有效。

直肠乙状结肠病变需与直肠乙状结肠克罗恩病、酵母菌病、球孢子菌病、放线菌病、阿米巴瘤、股股沟淋巴肉芽肿、憩室、肿瘤、非闭塞性血管功能不全、子宫内膜异位等相鉴别。

(六)治疗

约一半的患有结肠或者回盲肠结核的患者,可以仅接受足量传统的抗结核药物治疗,包括:异烟肼联合乙胺丁醇或利福平。吡嗪酰胺因其副作用较小,可替代乙胺丁醇。在治疗期间,所有药物都可能对肝功能造成损伤,需监测患者肝肾功能。抗结核药用药时间长,用药期间应注意药物的副作用及肠结核合并症的出现。有人提出用药期间发生外科合并症的机会增多,值得注意。

伴有肠与肠之间或肠与皮肤之间瘘管的患者可出现严重的营养不良,必要时需用静脉营养,以维持身体的需要,直至结核被控制,进食能维持身体需要时为止。

手术适应于合并症的治疗,包括以下情况:①结核溃疡发生穿孔。②局限性穿孔伴有脓肿形成或瘘管形成。③瘢痕引起肠狭窄或肠系膜缩短,造成肠扭转。④局部的增殖型结核引起肠梗阻手术前和手术后均需进行抗结核药物治疗。

二、原发性肠结核

原发性肠结核少见。溃疡型病变和继发性肠结核相同;增殖型病变可发生于胃肠道的任何部位,但以回盲部最多见。回盲部病变表现为盲肠增厚,肠腔狭窄,末端回肠壁明显增厚。由于回盲部多存在梗阻,回肠末段肠腔常有扩张,黏膜增厚。

显微镜下见明显的纤维增生,可见肉芽肿病变,肉芽肿特点与继发性肠结核相同,中心有干酪样坏死,如肠壁中的病变缺乏干酪样坏死,在局部淋巴结中则常常能找到,可与其他性质的肉芽肿相鉴别。如发现有结核杆菌,是肠结核的最可靠的证据在组织学上,须与克罗恩病鉴别。此外,增殖型肠结核还应与肿瘤样的各种病变进行鉴别,包括结节病、阿米巴瘤,放线菌病、淋巴瘤、肿瘤、阑尾周围脓肿等。

临床表现与继发性肠结核的表现基本相同,尤其是溃疡型,增殖型者常发生肠梗阻和疼痛。腹泻较少见,约占35%。大部分病例在回盲部可触及肿块,肿块固定、坚硬,与恶性肿瘤不易区别,常有压痛。

治疗与继发性肠结核相同。回盲部发生肠梗阻,常成为首次就诊的原因,多在手术中诊断,因而治疗常首选手术切除。术后使用抗结核药物治疗。

三、直肠肛门结核

直肠肛门部位结核容易引起瘘管,在近代抗结核药发现之前,绝大部分的瘘管是结核性的。自近代抗结核药广泛应用后,结核性瘘管已大为减少。直肠肛门部位结核的诊断较困难,需依靠活检和组织学或结核菌培养才能诊断,有时只在局部淋巴结中才能找到典型的结核病变。

肠镜对结核的诊断帮助不大,黏膜的形态和黏膜活检缺乏特异性表现,从而难以排除其他病变。但如活检病理有结核病变,则可确诊。确诊后应使用抗结核药物治疗,或在用抗结核治疗一段时间后,如有必要,再行手术治疗。

(黄东力)

实用临床普通外科手术学

（下）

任 雷等◎主编

吉林科学技术出版社

第九章 肝脏疾病

第一节 肝脏应用解剖和肝脏切除术命名原则

肝脏是维持生命必不可少的一个器官,参与糖、蛋白质、脂肪及维生素代谢。具有合成、生物转化、分泌、排泄等功能。肝细胞再生能力强,可耐受肝段、肝叶、乃至更大范围的肝切除。

一、肝脏应用解剖

目前国际上有两套通用的肝脏解剖和肝脏手术名称:一组以 Healey 解剖为基础,用胆管和肝动脉为肝内区段的分界线。另一组以 Couinaud 解剖为基础,用门静脉为分界线。由于命名不统一,导致文献资料混乱,交流不便。1998 年国际肝胆胰协会成立一个专门的命名委员会,2000 年 5 月该命名法经世界肝胆胰会议学术委员会讨论通过,即布里斯班肝脏解剖和肝切除术命名法则。该命名法综合了 Healey 和 Couinaud 的解剖命名规则。2000 年 10 月经中华外科学分会肝脏学组专家讨论,为便于国际交流,建议采用该命名法。本章名词一律采用该命名法。

值得一提的是 Couinaud 的解剖命名规则有新旧两个版本:1955 年 Couinaud 经过大量尸肝解剖学研究,根据肝内血管分布规律,将肝脏分为 8 个段,尾状叶为第Ⅰ段,或肝背段。1989 年 Couinaud 提出肝背扇区概念,以脐静脉韧带为界,将肝背扇区分为左右两部分,左部分为第Ⅰ段,右部分为第Ⅸ段。

二、肝脏切除术命名原则

布里斯班肝脏解剖和肝切除术命名法则采用的是新版的 Couinaud 解剖命名法则(表 9—1~表 9—3)。

表 9—1 肝脏第一级划分

解剖名称	Couinaud 段	手术名称
右半肝(right hemiliver)	5 至 8 段	右半肝切除术(right hemihepatectomy)
或右肝(right liver)	含或不含 1 段	或右肝切除术(right hepatectomy)
左半肝(left hemiliver)	2 至 4 段	左半肝切除术(left hemihepatectomy)
或左肝(left liver)	含或不含 1 段	或左肝切除术(left hepatectomy)

注:肝脏分为 9 段;肝脏第一级划分分界线:第一级划分的分界线是由胆囊窝(gallbladder fossa)和下腔静脉窝(fossa for the IVC)为界面(plane)。这界面定名为肝中界面(midplane of the liver)、中肝静脉(middle heptic vein)在肝中界面中

表9-2　肝脏第二级划分

解剖名称	Couinaud 段	手术名称
右前区（right anterior section）	5、8 段	右前区肝切除术（right anterior sectionectomy）
右后区（right posterior section）	6、7 段	右后区肝切除（right posterior sectionectomy）
左内区（left medial section）	4 段	左内区肝切除术（left medial sectionectomy）
左外区（left lateral section）	2、3 段	左外区切除（left lateral sectionectomy）
右半肝（right hemiliver）	4 至 8 段	右三区肝切除术（right trisectionectomy）
加左内区（left medial section）	含或不含 1 段	
左半肝（left hemiliver）	2 至 5 加 8 段	左三区肝切除术（left trisectionectomy）
加右前区（right anterior section）	含或不含 1 段	

注：肝脏第二级划分分界线：第二级划分的分界线在右半肝称为右区界面（right intersectional Plane）、右区界面将右半肝分为右前区（right anterior section）和右后区（right posterior section），右区界面无表面标志。右肝静脉（right hepatic vein）在右区界面中。在左半肝分界线定名为左区界面（left intersectional plane）。左区界面是由脐静脉窝通到镰状韧带，将左半肝分为左内区（left medial section）和左外区（left lateral section）

表9-3　肝脏第三级划分

解剖名称	Couinaud 段	手术名称
1 至 9 段	从 1 至 9 段中任何一段	段切除（segmentectomy）如肝 6 段切除
两个相连段	1 至 9 段中任何两个相连段	两相连段切除（bisegmentectomy）如：肝 5、6 段切除

注：肝脏第 H 级划分分界线：段与段的界面定名为段界面（intersegmental plane）。左肝静脉（left hepatic vein）在 2、3 段界面中

三、几个重要结构和概念

1. 肝背扇区（dorsal sector），位于下腔静脉的肝静脉汇入平面下方、门静脉左右支主干后方。肝背扇区前方由左向右依次为Ⅳ、Ⅷ和Ⅶ段。由 Couinaud Ⅰ段和Ⅸ段组成。

2. Ⅸ段　1989 年 Couinaud 报道了肝脏Ⅸ段的解剖结构。Ⅸ段位于Ⅰ段右侧、下腔静脉右前方。Ⅸ段毗邻关系如下：左界是Ⅰ段；右界为Ⅶ段；前界是第一肝门右侧和Ⅷ段；后界是下腔静脉；上界是肝中静脉和肝右静脉。Ⅸ段分为 b、c 和 d 三部分：Ⅸb 在最左侧，位于肝右静脉和肝中静脉之间；Ⅸc 段位于肝右静脉下方；Ⅸd 段在最右侧，位于肝右静脉后方。

3. Ⅰ段　位于肝背扇区左侧。左界是腔静脉沟；右界是下腔静脉左缘和Ⅸ段；前界是第一肝门右侧和Ⅸ段；后界是下腔静脉；上界是肝左静脉。

4. 肝中叶　肝脏左内区和右前区统称为肝中叶，涉及肝中叶的手术称为肝中叶切除术。其脏面为第一肝门；膈面为三支肝静脉汇入下腔静脉的第二肝门；背侧系 15～20 支肝短静脉汇入下腔静脉的第三肝门。肝中叶位于诸肝门之上，手术难度较大。

5. 尾状叶　1955 年 Couinaud 将肝脏分为 8 个段，尾状叶为第Ⅰ段。1989 年 Couinaud 以脐静脉韧带为界，将肝背扇区（略大于尾状叶）分为左右两部分，左部分为第Ⅰ段，右部分为第Ⅸ段。1990 年 Nimura 以门静脉右后干为界，把尾状叶的右侧部再分为两部分：门静脉右后干的外侧为第Ⅹ段；门静脉右后干内侧、腔静脉旁为"新"第Ⅸ段。Knmon 据此将尾状叶分为三部分：Sipegle 叶、腔静脉旁部、尾状突部。分别对应于上述的Ⅰ段、Ⅸ段、Ⅹ段。尾状叶位于肝后下腔静脉左侧，小部分在其右侧，下腔静脉后方有一薄层肝组织将尾叶左右两部分

相连。尾叶范围略小于肝背扇区,基本包含 Couinaud 新解剖分段的Ⅰ段和Ⅸ段。

6.中央型肝癌　又称为"肝门区肝癌"。指距下腔静脉主干及 1 级分支、左右肝管汇合处、左右门静脉分叉部及肝静脉根部 1cm 以内的肝癌,位于肝脏中央区域,含Ⅰ、Ⅸ、Ⅶ、Ⅷ段的肝癌。

(任雷)

第二节　原发性肝癌

一、概述

至今手术切除仍是原发性肝癌(以下简称肝癌)最有效的治疗方法。肝癌外科的发展大致经历了以下三个阶段:20 世纪 50—60 年代,由于肝外科解剖学基础和生化基础的确立,规则性肝切除成为肝癌根治性治疗的可能手段。但由于手术者多为大肝癌,手术死亡率较高,5 年生存率较低。70—80 年代,由于 AFP 用于普查和临床诊断,以及影像学技术的发展。使肝癌的早期发现、早期诊断和早期治疗成为可能。使肝癌的病程、诊断、治疗概念得以更新,小肝癌的发现和局部切除是小肝癌外科治疗取得较好远期疗效的主要原因。使肝癌手术切除率提高,手术死亡率明显下降,小肝癌术后 5 年生存率可达 60%～70%。80 年代以来,随着现代科技的进步,使肝癌治疗新技术不断出现,其中尤以局部治疗的发展更为突出。提高了部分无法手术切除肝癌的疗效,而"不能切除肝癌的综合治疗与二期切除"的出现使肝癌的外科治疗出现新的转机,亦使切除以外的各种姑息性外科治疗如肝动脉插管(HAI)、结扎(HAL)、冷冻、微波、术中瘤内无水乙醇注射等以及肝癌局部治疗的地位有所上升;同时由于对肝癌复发、转移问题的重视,使亚临床复发、转移的早期发现和再手术成为可能;肿瘤外科生物学概念的进展和肝癌综合治疗的广泛应用,扩大了临床治疗的范围,均使肝癌的治疗疗效和总体预后获得了明显的改善。

近年,肝癌外科治疗的主要进展包括:早期切除、难切部位肝癌的一期切除和再切除、不能切除肝癌的二期切除、姑息性外科治疗、肝移植等。小肝癌治疗已由单一切除模式转变为切除为主的多种方法的合理选用。近年大肝癌外科的趋势为:①明显提高了难切部位肝癌的切除率。1998 年 Takayama 等报道 30 例尾叶肝癌切除的 5 年生存率达 41%。②对合并门静脉、肝静脉、下腔静脉较局限的癌栓采用较积极的外科治疗。Tanaka 等报道 62 例门脉主干或一级分支癌栓者行切除和癌栓取除,中位生存期 305d,而保守治疗者仅 90d。③对原先无法耐受巨量肝切除者,先行超声引导肝内门脉无水乙醇注射,待对侧肝代偿增大后再行肝癌切除。

二、流行病学

1.发病率　原发性肝癌较之继发性肝癌虽为罕见,但在我国其实际发病率却远较欧美为高。据 Charache 统计:美洲原发性肝癌与继发性肝癌之比例在 1∶21～64 之间,Bockus 估计则在 1∶40 左右;但在我国,原发性肝癌与继发性肝癌之比则通常在 1∶2～4 之间。又据 Berman 报道:原发性肝癌在美国的尸检资料中平均占 0.25%,占所有癌瘤患者之 2.1%;Maingot 估计原发性肝癌在欧洲约占尸检资料的 1%,占癌瘤患者之 1.2%。但我国病理学会在

1958 年综合全国 38 个医学院校 21706 例尸检资料,原发性肝癌占全部尸检的 1.2％,占癌瘤 939 例中之 26.2％,为尸检时最常见的病变。近年来不少地区进行了有关肝癌的普查工作,肯定原发性肝癌是我国常见恶性肿瘤之一,其发病率平均约在 10/10 万人口左右;有些地区的发病率特高,如江苏启东县的肝癌发病率及死亡率分别为 55.63/10 万及 47.93/10 万人口,广西扶绥县的肝癌死亡率亦达 40.67/10 万。

患者大多为男性,其与女性之比约为 6～10：1。患者之年龄则多在中年前后,以 30～50 岁最多见,20～30 岁者次之,其发病年龄较一般癌瘤为低。作者曾遇 1 例原发性肝癌为 3 岁男孩,于 1961 年 8 月作楔形切除后 8 个月发生肺部转移。文献中报道的原发性肝癌,最幼患者仅为 4 个月的婴儿(Steiner,1938),林兆耆等报道,年龄最小者 5 个月,最大者 71 岁。徐品璇等报道,男女之比为 3.3：1(44：13),年龄最小者为 12 岁,最大者 70 岁,绝大多数患者(50/57 例＝87.7％)是在 30～59 岁之间。

2.病因　原发性肝癌的真实病因,像其他癌肿一样,至今尚未明确,据临床和实验的观察,可能与下列因素有关:

(1)肝硬化:肝硬化与肝癌的关系极为密切。据临床观察,肝癌患者约 65％～80％并有肝硬化现象,而据尸检之资料,约 4.5％～10％的肝硬化患者并有肝细胞癌。大概患肝硬化者,其肝细胞有代偿性增生,一旦此种增生超过正常范围,即有可能转变为癌。亦可能某种刺激因素先使肝脏产生硬变,再进而转化为癌。然而年龄较轻的肝癌患者多不伴有肝硬化,故肝癌与肝硬化的关系尚不能谓已完全确定无疑。温州医学院附属医院 57 例肝癌中仅 13 例(24.5％)伴有肝硬化,而第二军医大学第一医院 181 例肝癌中有 126 例(69.6％)合并肝硬化。

(2)慢性炎症:任何病变可导致肝脏广泛炎症和损害者,均可能引起肝脏的一系列变化,并最后导致肝癌之发生。Sanes 曾观察到在肝内胆管结石及胆管炎的基础上发生胆管细胞癌的事实。Stewart 等则曾结扎实验动物的肝胆管使发生胆汁积滞,结果导致胆管黏膜的乳头状及腺瘤样增生,且伴有明显的核深染色及丝状分裂现象。

(3)肝寄生虫病:肝寄生虫病与肝癌的发生可能有关。它可能先引起肝脏的硬变,再进而发生癌变;也可能是由于肝细胞直接受到刺激的结果。但不少学者也注意到在印度尼西亚爪哇地方肝癌很常见,而该地既无肝蛭亦无血吸虫流行;在埃及则血吸虫病颇多而肝癌鲜见;因此肝寄生虫病与肝癌的关系尚有待进一步研究。

(4)化学品的刺激:化学物质有致癌之作用者,迄今已发现有 250 种以上,其中凡属有机的偶氮化合物具有导致肝癌的可能性。早在 1932 年,Yoshida 即已发现把某些偶氮染料饲喂家鼠,能诱发原发性肝癌;而食品中常用的着色染料如"奶油黄"即为一种偶氮化合物(二甲氨基偶氮苯,P－dime－thyl－amino－azoben－zene),由此导致肝癌发生自亦可能。偶氮染料在化学结构上与胆固醇酯、求偶素及胆酸等颇相近似,故此等物质在体内的自然存在,也可能是诱发肝癌的一因素。

(5)营养不良:长期的营养不良,特别是蛋白质和维生素 B 的缺乏,于肝癌的发生有一定影响。已经证明:癌组织中含有多量的 biotin,它与癌肿的生长与发展或有密切关系;而禽卵蛋白中则含有另一物质称为 avidin,能使 biotin 的吸收减少,作用迟缓,且可保护肝脏免遭毒害,对肝脏毒素有解毒作用。Smith 曾将卵蛋白和奶油黄共饲家鼠,发现可以使肝硬化与肝癌的发生率大为减少。酵母内的食物性因素,特别是复合维生素 B 或者核黄素,亦可减轻或抑制这些损害的发生。因此,长期的营养不良可能使肝脏易受毒素作用,最终导致肝癌。

(6)其他因素:霉菌毒素中的黄曲霉毒素(aflatoxin)对实验动物有肯定的致癌作用,故人类如食用被黄曲霉毒素污染的花生或其他粮食制品,也可引起肝癌。先天性缺陷及种族或家族的影响,亦曾疑与某些肝癌的发生有关。其他如外伤、静脉充血等亦曾被疑为肝癌之病因,但均无确定佐证。

3. 预防　在中国,75%～80%的肝硬化和90%以上的肝癌与慢性乙型肝炎相关,还有相当部分的肝硬化和肝癌与丙型肝炎相关。因此慢性乙型或丙型肝炎患者预防肝癌的关键在于抑制乙肝和(或)丙肝病毒的复制、延缓肝硬化发病进程;提高自身免疫力;以及减少其他理化因素损伤等三个方面。

乙型或丙型肝炎一旦转为慢性化,肝硬化是必然的发展趋势。现有的医学手段尚不能完全清除慢性肝病患者体内的乙型肝炎病毒。但正规的抗病毒治疗,抑制病毒的复制程度,减少肝脏损伤,还是能起到延缓肝硬化病程、减轻肝硬化程度的效果。干扰素、拉米夫定等长期抗病毒治疗可显著降低肝癌的发生。

肝癌发生的因素非常复杂,乙肝病毒只是始动原因。食物中的黄曲霉素,饮水中的亚硝胺和其他污染物,某些重金属如铝、铜、锌等的密切接触,都与肝癌的发生有关系。应该通过综合的措施防止癌变的发生。尽可能避免使用损害肝脏的药物;避免进食霉变或污染的食物,避免有害的物理因子刺激,减少放射性物质对肝脏的照射。

三、病理

1. 大体分型　原发性肝癌肉眼观察时可以分为三种类型:

(1)结节型:肝脏多呈硬变,但有结节性肿大;其结节为数众多,常在肝内广泛分布,直径自数毫米至数厘米不等,颜色亦有灰黄与暗绿等不同。

(2)巨块型:肝脏往往有明显增大,且包有一个巨大的肿块;该肿块大多位于肝右叶,在肿块的周围或表面上则有继发的不规则突起。

(3)弥散型:肝大小多正常,有时甚至反而缩小,似有广泛的瘢痕收缩;肝表面有无数的细小结节,外观有时与单纯的肝硬化无异,只有用显微镜检查方可确认。

肉眼观察原发性肝癌既有上述不同类型,其发生之方式因此也有不同解释。有的学者认为肝癌的发生是多中心的,即癌肿是同时或相继地自不同的中心生出;也有人认为癌肿的发生是单中心的,即癌肿初起时仅有一个中心,而肝内的其他结节均为扩散转移的结果。就临床的观点看来,不论肝癌是以何种方式发生,显然结节型及弥散型的肝癌更为严重,因为这种肝癌的恶性程度很高,且病变常累及肝脏的两叶,无法手术切除,预后最差。

2. 组织学分型　以组织学论之,则原发性肝癌也可以分为以下三类:

(1)肝细胞癌(恶性肝瘤):一般相信系由实质细胞产生,约占肝癌病例之90%～95%,主要见于男性。其典型的细胞甚大,呈颗粒状,为嗜酸性,排列成索状或假叶状,于同一病例中有时可见结节性增生、腺瘤和肝癌等不同病变同时存在,且常伴有肝硬化。

(2)胆管细胞癌(恶性胆管瘤):可能由肝内的胆管所产生,患者以女性为多。其肿瘤细胞呈圆柱状或立方形,排列成腺状或泡状。

(3)混合型:即上述两种组织之混合,临床上甚为罕见。

上述组织学上之不同类别与肉眼所见的不同类型之间并无明显关系;不论是何种组织型

类,肿瘤都可呈巨块型,或者弥布在整个肝脏中。总的说来,原发性肝癌绝大多数是肝细胞癌,主要见于男性,而在女性则以胆管细胞癌为多见。

由于肿瘤细胞的侵袭,肝内门静脉和肝静脉内可有血栓形成,因此约 1/3 的肝癌病例可有肝外的远处转移;以邻近的淋巴结和肺内最多,肋骨或脊柱次之,其他的远处转移则属罕见。上项远处转移,亦以肝细胞癌发生较早,而胆管细胞癌发生肝外转移者少见。

四、临床表现

原发性肝癌的临床病象极不典型,其症状一般多不明显,特别是在病程早期;而其病势的进展则一般多很迅速,通常在数星期内即呈现恶病质,往往在几个月至 1 年内即衰竭死亡。临床病象主要是两个方面的病变:①肝硬化的表现,如腹水、侧支循环的发生,呕血及肢体的水肿等。②肿瘤本身所产生的症状,如体重减轻、周身乏力、肝区疼痛及肝脏肿大等。根据患者的年龄不同、病变之类型各异,是否并有肝硬化等其他病变亦不一定,故总的临床表现亦可以有甚大差别。一般患者可以分为四个类型:

①肝硬化型:患者原有肝硬化症状,但近期出现肝区疼痛、肝脏肿大、肝功能衰退等现象;或者患者新近发生类似肝硬化的症状如食欲减退、贫血清瘦、腹水、黄疸等,而肝脏的肿大则不明显。

②肝脓肿型:患者有明显的肝脏肿大,且有显著的肝区疼痛,发展迅速和伴有发热及继发性贫血现象,极似肝脏的单发性脓肿。

③肝肿瘤型:此型较典型,患者本属健康而突然出现肝肿大及其他症状,无疑为一种恶性肿瘤。

④癌转移型:临床上仅有癌肿远处转移之表现,而原发病灶不显著,不能区别是肝癌或其他癌肿;即使肝脏肿大者亦往往不能鉴别是原发性还是继发性的肝癌。

上述几种类型以肝肿瘤型最为多见,约半数患者是以上腹部肿块为主诉,其次则为肝脓肿型,约 1/3 以上的病例有上腹部疼痛和肝脏肿大。肝癌的发生虽与肝硬化有密切关系,但临床上肝癌患者有明显肝硬化症状者却不如想象中之多见。除上述几种主要类型外,钟学礼等曾描述肝癌尚有突出的表现为阻塞性黄疸、腹腔内出血、血糖过低、胆囊炎和胆石症、慢性肝炎及腹内囊肿等现象者,共计将肝癌分成十种类型。作者则观察到不少肝癌可有上腹部饱胀不适、食欲减退、消瘦乏力等类似胃病的表现。此外,林兆耆等观察到肝癌患者有时周围血中白细胞数和中性粒细胞的百分比显著增加,骨髓检查则显示粒细胞显著增生,类似白血病;亦有因原发性肝癌细胞转移至腰椎引起损坏,表现为脊髓截瘫者,其实即是癌肿转移的一种表现而已。

1.症状　肝癌患者虽有上述各种不同的临床表现,但其症状则主要表现在全身和消化系统两个方面。约 60%~80% 患者有身体消瘦、食欲减退、肝区疼痛及局部肿块等症状。其次如乏力、腹胀、发热、腹泻等亦较常见,约 30%~50% 的患者有此现象;而黄疸和腹水则较国外报道者少,仅约 20% 的患者有此症状。此外还可以有恶心、呕吐、水肿、皮肤或黏膜出血、呕血及便血等症状。

2.体征　患者入院时约半数有明显的慢性病容(少数可呈急性病容)。阳性体征中以肝脏肿大最具特征:几乎每个病例都有肝肿大,一,般在肋下 5~10cm,少数可达脐平面以下。有时于右上腹或中上腹可见饱满或隆起,扣之有大小不等的结节(或肿块)存在于肝脏表面,质多坚硬,并伴有各种程度的压痛和腹肌痉挛,有时局部体征极似肝脓肿。唯当腹内有大量腹水或血腹和广泛性的腹膜转移时,可使肝脏的检查发生困难,而上述的体征就不明显。约1/3的患者伴有脾脏肿大,多数仅恰可扪及,少数亦可显著肿大至脐部以下。20%的患者有黄疸,大多为轻中度。其余肝硬化的体征如腹水、腹壁静脉曲张、蜘蛛痣及皮肤黏膜出血等亦时能发现;其中腹水尤属常见,约40%的患者可能有之。

上述症状和体征不是每例原发性肝癌患者都具有,相反有些病例常以某几个征象为其主要表现,因而于入院时往往被误诊为其他疾病。了解肝癌可以有不同类型的表现,当可减少诊断上的错误。

3.少见的临床表现　旁癌综合征为肝癌的少见症状,如红细胞增多症、低血糖症等。红细胞增多症占肝癌患者中的10%左右,可能与肝细胞癌产生促红细胞生成素有关。低血糖症发生率亦为10%左右,可能与肝癌细胞可异位产生胰岛素或肝癌巨大影响肝糖的储备有关。但近年临床上肝癌合并糖尿病者并不少见。文献中经常罗列不少其他旁癌综合征,如高钙血症、高纤维蛋白原血症、高胆固醇血症等,但临床实践中并不多见。

4.转移　肝癌的血路转移较多。侵犯肝内门静脉可致肝内播散;侵入肝静脉则可播散至肺及全身其他部位。肺转移常为弥散多个肺内小圆形病灶,亦有粟粒样表现或酷似肺炎和肺梗死者;如出现在根治性切除后多年者,则常为单个结节。肺转移早期常无症状,以后可出现咳嗽、痰中带血、胸痛、气急等。骨转移在晚期患者中并不少见,肾上腺、脑、皮下等转移亦可见到。骨转移常见于脊椎骨、髂骨、股骨、肋骨等,表现为局部疼痛、肿块、功能障碍等,病理性骨折常见。脑转移可出现一过性神志丧失而易误为脑血管栓塞。肝癌亦可经淋巴道转移至附近的淋巴结或远处淋巴结,常先见于肝门淋巴结,左锁骨上淋巴结转移亦时有发现。肝癌还可直接侵犯邻近器官组织,如膈、胃、结肠、网膜等。如有肝癌结节破裂,则可出现腹膜种植。

5.并发症　常见的并发症包括肝癌结节破裂、上消化道出血、肝功能障碍、胸腔积液、感染等。少见者如因下腔静脉栓塞出现的相应症状等。肝癌患者的死亡原因通常为全身衰竭、肝性脑病、上消化道出血以及肝癌结节破裂内出血,偶见因肝静脉或下腔静脉癌栓脱落导致肺梗死而死亡。肝癌结节破裂表现为急腹痛,如小破裂可误为胆囊炎或急性阑尾炎,腹腔穿刺有血腹即为明证。上消化道出血多因食管胃底静脉曲张破裂出血,伴门静脉主干癌栓者可加重门静脉高压;上消化道出血还可能是肝功能障碍导致凝血机制低下、化疗药物损伤消化道黏膜等综合因素的结果。肝功能障碍常先有黄疸、腹水,最终出现肝性脑病。胸腔积液多见于右侧,右侧血性胸腔积液可因右叶肝癌侵犯横膈所致。

6.自然病程　过去报道肝癌的平均生存期仅2~5个月,但小肝癌研究提示,肝癌如同其他实体瘤一样也有一个较长的发生、发展阶段。复旦大学肝癌研究所资料显示,肝癌的自然病程至少两年。小肝癌如用药物治疗,其1、2、3、4和5年生存率分别为12.7%、36.4%、13.6%,13.6%和0%;这一结果与Ebara报道的结果相仿,其小肝癌(<3cm)的1、2和3年生存率为90.7%、55.0%和12.8%。如果从患者患肝炎开始,由最早证实乙型肝炎开始至亚临床肝癌的发生,中位时间为10年左右。

五、实验室检查

肝癌的实验检查包括肝癌及其转移灶,肝病背景,患者的免疫功能,其他重要脏器的检查等,其中肝癌标记占最重要的地位。

1. 甲胎蛋白(AFP)　1956 年 Bergstrand 和 Czar 在人胎儿血清中发现一种胚胎专一性甲种球蛋白,现称甲胎蛋白。1964 年 Tatarinov 在肝细胞癌患者血中测得 AFP。这种存在于胚胎早期血清中的 AFP 在出生后即迅速消失,如重现于成人血清中则提示肝细胞癌或生殖腺胚胎癌,此外妊娠、肝病活动期、继发性肝癌和少数消化道肿瘤也能测得 AFP。至今,AFP 仍为肝细胞癌诊断中最好的肿瘤标记,其引申包括 AFP 的异质体与单抗。我国肝癌患者约 $60\%\sim70\%$ AFP 高于正常值。如用免疫反应或其他方法测得患者血内含有此种蛋白,要考虑有原发性肝细胞癌可能,而在胆管细胞癌和肝转移性癌则不会出现此种异常蛋白。试验的准确性仅为 $70\%\sim80\%$,但本试验一般只有假阴性而极少假阳性;换言之,原发性肝癌患者 AFP 测定有可能为阴性,而试验阳性者则几乎都是肝癌患者,这对肝细胞癌与其他肝病的鉴别诊断有重要意义。由于 AFP 在寡聚糖链结构上的不同,用扁豆凝集素(LCA)和刀豆素 A(Con A)可将其分为 LCA 亲和型与不亲和型,以及 Con A 亲和型与不亲和型。AFP 异质体的检测有助良、恶性肝病的鉴别,有助原发与继发性肝癌的鉴别。

2. 其他实验室检查　随着病情的发展,多数患者可有不同程度贫血现象。白细胞计数虽多数正常,但有些病例可有明显的增加,可增至 $20\times10^9/L$ 以上。林兆耆报道的 207 例肝癌中有 2 例呈类白血病反应,其白细胞数分别增至 $120\times10^9/L$ 和 $88.5\times10^9/L$,中性粒细胞分别占 95% 与 99%,且细胞内出现毒性颗粒。

各种肝功能试验在早期的原发性肝癌病例多无明显变化,仅于晚期病例方见有某种减退。总体来说,肝功能试验对本病的诊断帮助不大。

六、影像学检查

1. 超声波检查　肝癌常呈"失结构"占位,小肝癌常呈低回声占位,周围常有声晕;大肝癌或呈高回声,或呈高低回声混合,并常有中心液化区。超声可明确肝癌在肝内的位置,尤其是与肝内重要血管的关系,以利指导治疗方法的选择和手术的进行;有助了解肝癌在肝内以及邻近组织器官的播散与浸润。通常大肝癌周边常有卫星结节,或包膜不完整;超声显像还有助了解门静脉及其分支、肝静脉和下腔静脉内有无癌栓,对指导治疗选择和手术帮助极大。术中超声有助检出术前遗漏的小肝癌,可更清晰地反映肿瘤与重要管道的相互关系,指导肝段或亚肝段切除,供冷冻治疗深度的监测。彩色超声有助了解占位性病变的血供情况,对肝癌与肝血管瘤的鉴别诊断有重要帮助;凡有动脉血供的占位性病变,又有 HBV/HCV 背景者,应高度警惕。超声还可用于作细针穿刺活检,或作瘤内无水乙醇注射;还可了解癌周肝是否合并肝硬化,对肝细胞癌的诊断有辅助作用。超声显像的优点:为非侵入性,易于重复应用,价格相对较低廉,无放射性损害,敏感度高。缺点为:存在超声难以测到的盲区,影像的清晰度受治疗的影响(如经导管化疗栓塞后),受操作者解剖知识、经验与操作细致与否的影响。

2. 电子计算机断层扫描(CT)　CT 在肝癌诊断中的价值有:有助提供较全面的信息,除肿瘤大小、部位、数目外,还可了解肿瘤内的出血与坏死,其分辨力与超声显像相仿;有助提示病变性质,尤其增强扫描,有助鉴别血管瘤。通常肝癌多呈低密度占位,增强扫描后期病灶更为清晰;近年出现的螺旋 CT,对多血管的肝癌,动脉相时病灶明显填充;CT 肝动脉-门静脉显像在肝癌诊断中的价值也得到重视;碘油 CT 有可能显示 0.5cm 的肝癌,即经肝动脉注入碘油后 $7\sim14d$ 再作 CT,则常可见肝癌结节呈明显填充,既有诊断价值,又有治疗作用;CT 还有助了解肝周围组织器官是否有癌灶。CT的优点是提供的信息比较全面,缺点是有放射线的影响,且价格比超声高。

3.磁共振成像(MRI) MRI的优点是:能获得横断面、冠状面和矢状面三维图像;对软组织的分辨较好;无放射线影响;对与肝血管瘤的鉴别有特点;不需要增强即可显示门静脉和肝静脉分支。通常肝癌结节在 T_1 加权图呈低信号强度,在 T_2 加权图示高信号强度。但亦有不少癌结节在 T_1 示等信号强度,少数呈高信号强度。肝癌有包膜者在 T_1 加权图示肿瘤周围有一低信号强度环,而血管瘤、继发性肝癌则无此包膜。有癌栓时 T_1 呈中等信号强度,而 T_2 呈高信号强度。

4.放射性核素显像 由于超声显像、CT、MRI等的问世,核素显像在显示小肝癌方面已落后于前者。近年由于单光子发射计算机断层仪(SPECT)的出现,使放射性核素显像又重新受到重视。血池扫描有助肝血管瘤与肝癌的鉴别。近年由于放射免疫显像的兴起,采用放射性核素标记相对特异抗体,可能获得肿瘤的阳性显像。通常的核素扫描,肝癌多呈阴性缺损区。但用 $^{99m}Tc-PMT$ 肝胆显像剂作延迟扫描,约60%肝癌,尤其分化好的肝癌有可能获得阳性显像。近年正电子发射计算机断层显像(PET)的问世,将有助了解肿瘤代谢,研究细胞增殖,进行抗癌药物的评价,以及预测复发等。

5.肝动脉和门静脉造影 由于属侵入性检查,近年已不如超声显像与CT的常用。通常仅在超声与CT仍未能定位的情况下使用。近年出现数字减影血管造影(DSA)使其操作更为简便。肝癌的肝动脉造影的特征为:肿瘤血管、肿瘤染色、肝内动脉移位、动静脉瘘等。肝动脉内注入碘油后7~14d作CT,有助0.5cm小肝癌的显示,但有假阳性。目前肝癌作肝血管造影的指征通常为:临床疑肝癌或AFP阳性,而其他影像学检查阴性;多种显像方法结果不一;疑有卫星灶需作CTA者;需作经导管化疗栓塞者。

七、诊断、鉴别诊断和临床分期

1.诊断 20世纪60年代末AFP的应用将"临床诊断"推进到"亚临床诊断";80年代医学影像学的进步使亚临床诊断提高到1cm的水平。目前肝癌的诊断还是依靠甲胎蛋白结合影像学的分析。

血清AFP通常正常值为 $20\mu g/L$ 以下。凡AFP$>500\mu g/L$持续1个月或AFP$>200\mu g/L$持续2个月而无肝病活动证据,可排除妊娠和生殖腺胚胎癌者,应高度怀疑肝癌,通过影像学检查加以确诊。对肝癌诊断而言,假阳性主要来自与胚肝、卵黄囊、胚胎胃肠道有关的少数良、恶性疾病,尤其是肝炎与肝硬化伴活动性病变者。AFP对肝细胞癌的临床价值可归纳为:为各种诊断方法中专一性仅次于病理检查的诊断方法;为目前最好的早期诊断方法之一,可在症状出现前6~12个月作出诊断;为反映病情变化和治疗效果的敏感指标;有助检出亚临床期复发与转移。又肝癌患者病情变化时其血清的AFP浓度也会随之变化,病情好转时AFP浓度降低,病情恶化时AFP浓度升高,故甲胎蛋白的定期复查,对判断肝癌患者的疗效和预后也有一定价值。

单凭发病史、症状和体征及各种化验资料分析,最多仅能获得本病的拟诊,而确切的诊断则有赖于病理检查和癌细胞的发现,临床上大多通过下列不同的方法来达到确定诊断的目的:①肝脏穿刺。②腹水或胸腔积液中找癌细胞。③锁骨上或其他淋巴结或转移性结节之活组织检查。④腹腔镜检查。⑤剖腹探查等。

肝脏穿刺是诊断肝癌最常用的一种方法。如穿刺方法正确,应该没有多大危险性而又能获得较高的确诊率。穿刺途径以经由腹壁刺入为佳,且必须从可以扪及的结节处刺入,如此可有较多的机会找到癌组织或癌细胞,否则盲目穿刺,失败的机会必然较多。穿刺前应常规测定出凝血时间及凝血酶原时间,有出血趋势者穿刺应属禁忌;有深度黄疸或显著之血管硬化者亦忌穿刺。刺入之深度一般不应超过8cm,针头拔出后应紧压穿刺点3~5min,如此当可避免严重之穿刺后腹内出血。抽出物仅为少量黄白色的癌组织碎块,大多混在血液中,或者附着在注射器之内壁或穿刺针内,应小心用盐水冲洗并用细纱布滤出,然后将所得活组织作成涂片或切片检查,一般确诊率约在75%~85%之间。必须指出的是,穿刺活检一般虽不致有出血危险而又能获得较高的诊断率,但它肯定有使癌细胞播散的危险;对于有手术治疗可能的患者多不采用。

腹腔镜检查亦颇有助于诊断。诊断正确率高达90%以上;林兆耆报道的病例中有35例进行过腹腔镜检查,其中28例的结果符合于临床诊断。但癌肿如位于肝脏深部或膈面,或肝周围有广泛粘连者,腹腔镜检查即不可能获得满意结果;少数病例如弥漫型肝癌与Laennec肝硬化,结节型肝癌与坏死后性肝硬化,有时单凭肉眼观察也不易辨认而可能误诊;且目前腹腔镜检查在国内因限于设备尚不普遍,故其实际应用价值似不如正确的肝脏穿刺为高。

2. 鉴别诊断　对有症状的大肝癌患者,鉴别一般没有困难。但在少数病例,其表现比较特殊,即使晚期病例也可能存在诊断上的困难。误诊原因和鉴别方法大概可归纳为下列几种:

(1)腹内炎性肿块误诊为肝癌,或腹内其他恶性肿瘤(如胃癌、结肠癌、胰腺癌、胆囊癌,或右侧肾癌等)误诊为肝癌。前一种情况根据病史分析、肿块硬度以及有无结节感,必要时进行穿刺活检,一般不难作出鉴别;后一类情况采用钡餐X线检查、胆囊造影或肾盂造影等方法,大多亦可作出诊断。

(2)原发性肝癌并有肝硬化,固有大量腹水及其他肝硬化的体征而掩盖了肝癌的存在。此在适当抽出腹水后再作体检,往往可以触得肿大而具有结节感的肝脏,必要时作肝脏穿刺,可以作出鉴别。

(3)原发性肝癌周围有明显的右上腹疼痛、发热、白细胞增多、局部压痛和腹肌紧张,被误诊为肝脓肿或胆石症等。因肝癌内部大量坏死在扪诊时可有囊性感,也可被误诊为肝脓肿或其他囊肿。偶尔,肝癌组织破溃出血,可引起剧烈腹痛及各种腹膜刺激征,甚至出现休克,被误诊为脾破裂或其他的内出血。上述各种情况的临床确诊往往非常困难,只有在剖腹探查后方能真相大白。

(4)肝癌发生转移,如转移至脊柱、脊髓引起截瘫者可误诊为脊髓肿瘤,有继发腹膜转移者可能误诊为腹膜结核。上述情况也只有在剖腹手术后或尸体解剖时方能明确诊断。

(5)各种继发性肝癌误诊为原发性肝癌。一般说来,原发性肝癌的病程进展较快,黄疸可能较深,但主要需详细检查肝脏以外其他器官有无癌肿,有时依靠甲胎蛋白检查和肝穿刺活检也能鉴别是否为原发癌。

(6)偶尔,弥散性的原发性肝癌可能误诊为Laennec肝硬化,或者结节性肝癌误诊为坏死后性肝硬化;此则唯有作肝脏穿刺或剖腹探查,方能确定诊断。

3. 临床分期　国际抗盟(UICC)的肝癌TNM分期2002年第6版作了一些修改。T、N、M分类主要依据体检、医学影像学和(或)手术探查。

T_1：单发肿瘤，无血管浸润。

T_2：单个肿瘤，有血管浸润；多个肿瘤，最大者直径≤5cm。

T_3：多发肿瘤，最大者直径>5cm，侵及门静脉或肝静脉的主要属支。

T_4：侵及除胆囊以外的邻近器官，穿透脏腹膜。

N_1：有区域淋巴结转移。

M_1：有远处转移。

进一步分为Ⅰ～Ⅳ期：

Ⅰ期	T_1	N_0	M_0
Ⅱ期	T_2	N_0	M_0
Ⅲ$_a$期	T_3	N_0	M_0
Ⅲ$_b$期	T_4	N_0	M_0
Ⅲ$_c$期	任何T	N_1	M_0
Ⅳ期	任何T	任何N	M_1

八、治疗

1. 肝癌外科治疗的基本原则和手术适应证　肝癌外科治疗中的基本原则是既要最大限度切除肿瘤又要最大限度地保护剩余肝脏的储备功能。我国肝癌患者85%～90%合并有肝硬化，原则上以局部切除代替规则性切除。具体而言：①对合并明显肝硬化者，宜作局部根治性切除，2cm切缘可保证切除的根治性。②对伴有明显肝硬化，肿瘤巨大不宜做一期切除者，可作肝动脉结扎、化疗栓塞等综合治疗，待肿瘤缩小后再做二期切除。

近年来，对一些特殊病例也有采取更积极的外科治疗，如：①除因肝功能失代偿所致肝细胞性黄疸外，部分因肝门区肝癌压迫或癌栓侵犯胆道所致的梗阻性黄疸患者，如无其他手术禁忌证亦可作肝癌切除合并胆道癌栓取除，常可使黄疸消退。②对于肝癌伴有门静脉主干癌栓或肝癌合并脾亢，食管胃底静脉曲张乃至出血者，如肝脏代偿功能良好，可行肝癌切除，同时门静脉取癌栓并注入抗癌药物或肝癌切除合并脾切除和断流或分流术。③对大肝癌或特殊部位的肝癌如Ⅷ段肝癌、尾状叶肝癌、肝腔结合部肝癌，若不伴肝硬化，也可积极行根治性切除。积极治疗的前提是对肝癌的可切除性要有一个准确的估计和把握，精细的影像学检查及反复的超声共参是把握能否切除的关键，另外还须主刀医师肝外科技术娴熟，助手配合默契，对大出血等并发症处理有相当的经验。

合并肝硬化者肝切除范围原则一般为：轻度硬化可耐受半肝或扩大半肝切除，中度硬化且余肝肥大可行半肝切除，重度硬化只考虑局部切除；对术前肝功能评价，其失代偿标准一般为：总胆红素或 ALT 大于正常值2倍，凝血酶原时间小于正常值50%，总蛋白小于6g或白蛋白小于3g。现经术前后积极保肝和支持治疗，部分肝功能失代偿并非是肝切除的绝对禁忌证。一般有黄疸、腹水者尤手术指征，但因肝门区肿瘤尤其是肝门胆管细胞癌（Klatskin 癌）压迫引起梗阻性黄疸者，也可考虑手术探查。或行肿瘤根治性切除，或行肿瘤姑息性切除＋胆管内支架治疗。无法切除者可单行 HAI＋HAL 或 TACE，也可合并或单行 PEI、局部外放射，极个别可获二期切除。无法耐受手术探查者，应尽量缓解梗阻性黄疸，可考虑行经皮肝穿刺胆管引流（PTCD）、经内镜放置鼻胆管或内支架引流等治疗。

肝癌能否切除应根据肿瘤情况、肝硬化程度等综合判断。从肿瘤角度而言，一般涉及肿瘤大小、数目、位置、是否合并癌栓等方面:①对亚临床肝癌或小肝癌,如肝功能代偿应力争手术切除,合并肝硬化者宜局部切除,对合并严重肝硬化、肝萎缩者则应慎重切除。对不能切除的小肝癌,可行姑息性外科治疗,也可术中或术后行 B 超引导下瘤内无水乙醇注射(PEI),未行 HAI、HAL 者可行经皮肝动脉化疗栓塞治疗(TACE)。肝功能失代偿者,宜首选 PEI 等局部治疗,少数可酌情试行 TACE。②大肝癌切除包括一期切除和二期切除两方面,对肝功能代偿的大肝癌应力争根治性切除,现在认为肿瘤大小并非是可否切除的决定性因素,余肝大小和肝硬化程度是大肝癌能否切除的关键。对合并较严重肝硬化或余肝小而无法耐受根治性切除者宜采用二期切除。综合治疗是使肿瘤缩小的重要途径,一旦肿瘤缩小有切除可能应争取二期切除。同时,由于姑息性切除疗效较差,术后复发、转移机会大,应尽量避免,但对肿瘤巨大有破裂出血可能者亦应考虑,术后可辅以 TACE 等后续治疗。对已有肝内播散的大肝癌,可行 HAI+HAL 或 TACE 治疗。大肝癌肝功能失代偿者,只宜行免疫治疗、生物治疗或中药治疗等,少数可试行 TACE。③对多发性肿瘤,结节弥散或分布于两叶者,不考虑手术切除。对肝内播散结节邻近肿瘤、有可能切除较彻底者,可手术切除,但疗效稍差。④由于肝脏管道系统错综复杂,肿瘤的解剖位置对技术上能否切除有很大影响。主要表现在中央型肝癌,尤其是 Ⅰ段和Ⅷ段肝癌,过去多采用非手术切除方法。随着肝外科技术的提高,切除例数已有所增加。尽管切除中央型肝癌在技术上有较大困难,也有很大的手术风险,总体疗效也不够理想,但如有条件仍以采取积极的手术切除加术后综合治疗为好。如肿瘤与大血管关系太密切,技术上有困难,肝硬化很严重,则不应盲目尝试手术切除。⑤左叶肝癌尽可能采用左外叶或左半肝等规则性切除;右叶肝癌以局部不规则切除为主,既争取根治,又需考虑手术安全。⑥既往认为肝癌合并门脉癌栓者已失去肝切除机会。但由于其极易发生食管静脉曲张破裂出血、肝功能衰竭、顽固性腹水或肿瘤自发性破裂,导致数月内病情急剧恶化或死亡,因此近年来多主张开展积极的手术治疗。对肿瘤能切除者,行肿瘤切除+门脉切端或门脉主干、分支切开取栓,术后行 TACE 等治疗。对肿瘤无法切除者,可考虑行肝动脉、门静脉双插管术,但肝动脉不宜结扎。对无法耐受手术探查者,可行 PEI、B 超引导下经皮门静脉穿刺化疗或经皮门静脉内置管化疗,也可行经皮肝动脉化疗,栓塞治疗则宜慎用。⑦对个别肝癌合并肺转移者,由于肿瘤较大有破裂出血可能而技术上又有可能切除时,亦可考虑切除肝癌病灶。

肝癌手术适应证具体为:①患者一般情况好,无明显心、肺、肾等重要脏器器质性病变。②肝功能正常或仅有轻度损害,肝功能分级属Ⅰ级;或肝功能分级属Ⅱ级,经短期护肝治疗后有明显改善,肝功能恢复到Ⅰ级。③肝储备功能正常范围。④无广泛肝外转移性肿瘤。⑤单发的微小肝癌(直径≤2cm)。⑥单发的小肝癌(直径>2cm,≤5cm)。⑦单发的向肝外生长的大肝癌(直径>5cm,≤10cm)或巨大肝癌(直径>10cm),表面较光滑,界限较清楚,受肿瘤破坏的肝组织少于 30%。⑧多发性肿瘤,肿瘤结节少于 3 个,且局限在肝脏的一段或一叶内。⑨3~5 个多发性肿瘤,超越半肝范围者,作多处局限性切除或肿瘤局限于相邻 2~3 个肝段或半肝内,影像学显示,无瘤肝脏组织明显代偿性增大,达全肝的 50% 以上。⑩左半肝或右半肝的大肝癌或巨大肝癌;边界清楚,第一、第二肝门未受侵犯,影像学显示,无瘤侧肝脏明显代偿性增大,达全肝组织的 50% 以上。⑪位于肝中央区(肝中叶,或Ⅳ、Ⅴ、Ⅷ段)的大肝癌,无瘤肝脏组织明显代偿性增大,达全肝的 50% 以上。⑫Ⅰ段的大肝癌或巨大肝癌。⑬肝门部有淋巴结转移者,如原发肝脏肿瘤可切除,应作肿瘤切除,同时进行肝门部淋巴结清扫;淋巴结难以清扫者,术后可进行放射治疗。⑭周围脏器(结肠、胃、膈肌或右肾上腺等)受侵犯,如原发肝脏肿瘤可切除,应连同作肿瘤和受侵犯脏器一并切除。远处脏器单发转移性肿瘤,可同时作原发肝癌切除和转移瘤切除。以上适应证中,符合第5~8项为根治性肝切除术,符合第9~14项属相对姑息性肝切除术。

2.手术操作要点　肝癌切除有规则性和不规则性切除。肝癌肝切除术的技术,涉及的关键性步骤是患者体位、麻醉、切口的选择、肝血流的阻断、肝切除量的判断、肝实质的离断和紧贴肝门及下腔静脉肿瘤的处理等。

我们的经验是:①左叶肿瘤取平卧位,右前叶肿瘤右侧垫高45°,右后叶肿瘤90°向左侧卧位。②一般取全身麻醉加硬膜外麻醉,保证足够的肌松对肝切除极重要。③采用肋缘下斜切口,避免开胸,可显著降低术后并发症发生。④对小肝癌而言,左侧者可做左外叶切除或左半肝切除,也可以做局部切除,右叶者通常做离开肿瘤边缘2cm的局部切除,无肝硬化肝切除的极量为80%~85%。⑤采用常温下间歇性肝门阻断方法施行肝切除术,每次阻断时间应尽量控制在20min之内,但对有明显肝硬化者,每次肝门阻断时间应适当缩短,一般以15min为好。对位于肝脏周边的小肝癌可不做肝血流阻断,术中用手指挤压止血即可。⑥肝实质的离断方面采用指捏加钳夹法可显著缩短手术时间,并对深部如接近下腔静脉处的血管处理要有一个较好的手术视野。肝创面要认真止血,检查有无胆汁,用大网膜覆盖缝合固定或做创面对拢缝合。⑦对大血管损伤的处理,在肝切除实践中真正的下腔静脉横断需重新吻合的机会罕见,绝大多数为侧壁受侵,直视下予以缝合或钳夹后修补甚为安全,不需生物泵的支持。⑧术中B超有助于检测肿瘤大小、范围、有无癌栓、子灶等,利于根治性切除。⑨术中、术后充分供氧,充分引流,并给予必要的保肝治疗。

(1)控制术中出血的方法:肝脏具有复杂的管道系统,血供丰富,保证术野清楚,尽可能减少切肝时出血和避免损伤肝内外重要结构,同时尽量缩短肝缺血时间,减少术后肝功能损伤,是肝脏手术的关键。我国原发性肝癌患者约90%合并不同程度肝硬化,对出血和缺血的耐受程度均大大降低,因此要求外科医师在术中根据肿瘤部位、大小尤其是肝硬化程度,合理选用控制出血的方法。目前方法有第一肝门暂时阻断法、褥式交锁缝扎法、半肝暂时阻断法、常温下全肝血流阻断法等,其中常用者为第一肝门暂时阻断法,采用乳胶管或普通导尿管套扎肝十二指肠韧带,方法简单且控制出血较满意。对合并肝硬化者,一次肝门阻断时间不宜超过10~15min,但必要时可间歇阻断。对合并严重肝硬化者,也可不阻断肝门,但切肝时应细致钳夹各管道以减少出血,如有难以控制的大出血时,可以左手示指探入小网膜孔内,拇指在前,两指压迫肝蒂可暂时减少出血;或采用微波切肝,既可减少出血又可杀灭切缘残癌,一般毋需阻断第一肝门。褥式交锁缝扎法适用于病变较小而又位于肝边缘或肝组织较薄部位的肝切除,采用直针或大圆弯针距切缘约1cm处作贯穿全层肝组织的间断褥式交锁缝合。术中如估计有可能损伤下腔静脉等大血管或需切除部分下腔静脉管壁时,可采用常温下全肝血流阻断法。除乳胶管套绕肝十二指肠韧带阻断第一肝门外,可预先游离肝上、肝下下腔静脉并用细乳胶管套绕,以备随时阻断,方法为依次阻断第一肝门,肝下及肝上下腔静脉,然后切除肿瘤或修补血管,开放次序与阻断相反。此法不同于低温灌注无血切肝术,不需经门静脉和肝动脉插管冷灌注,也不需要阻断腹主动脉,操作简单、平稳,对血流动力学影响小,也无空气栓塞危险,术后并发症少。但全肝血流阻断时间受限,如合并肝硬化时阻断时间最好限定在15min以内,术者应具备熟练的切肝技术。

(2)无瘤手术原则:由于肝脏在腹腔内位置较高且深,暴露较困难。现虽有肝拉钩协助术野显露,但在游离肝脏过程中,有时难免使肝脏和肿瘤受到挤压,有可能增加肿瘤转移的机会。但外科医师在肝肿瘤切除过程中仍需尽量遵循无瘤手术原则,尽量不直接挤压肿瘤部位,在切肝前可在切除范围内切线和肿瘤边缘之间缝合2~3针牵引线,既有利于切线内管道显露和处理,又有利于牵拉肝实质后减少肝断面渗血,而避免术者直接拿捏肿瘤。

(3)肝断面处理:肝断面细致止血后上下缘或左右缘对拢缝合,对小的渗血点亦可达压迫止血作用。如肝断面对拢缝合张力大,或邻近肝门缝合后有可能影响出入肝脏的血流者,可采用大网膜或镰状韧带覆盖后缝合固定。近来,我们对此类肝断面常涂布医用止血胶再用游离或带蒂大网膜覆盖,止血效果满意。

3.术后并发症的预防和处理

(1)术后出血:与术中止血不周、肝功能不佳引起的出血倾向、断面覆盖或对合不佳等有关。术前要注意患者的凝血功能,术中要争取缩短手术时间,对较大的血管要妥善结扎,断面对合给予一定的压力且不留死腔。一般保守治疗,若出血不止需探查。

(2)功能失代偿:主要原因为肝硬化条件下肝切除量过大、术中失血过多、肝门阻断时间过长。处理包括足够的氧供,血与蛋白质的及时和足量的补充及保肝治疗。

(3)胆漏:左半肝和肝门区肝癌切除后多见。术中处理肝创面前必须检查有无胆漏,处理主要是充分的引流。

(4)膈下积液或脓肿:多见于右肝的切除,尤其是位于膈下或裸区者。主要与止血不佳、有胆漏或引流不畅有关。治疗主要是超声引导下穿刺引流。胸腔积液需考虑有无膈下积液或脓肿。

(5)胸腔积液:多见右侧肝切除后。治疗主要是补充白蛋白和利尿,必要时抽胸腔积液。

(6)腹水:多见肝硬化严重者或肝切除量大者。处理为补充白蛋白和利尿。

4.外科治疗进展

(1)小肝癌切除:早期诊断是早期切除的前提。在高危人群和体检人群中开展 AFP 及 B 超检测,使小肝癌数有显著增加,小肝癌或微小肝癌切除可有效改善预后而术后发生肝功能衰竭的危险远较大肝癌小。复旦大学肝癌研究所 963 例小肝癌(≤5cm)切除的 5 年生存率为 65.1%,40 年间 3227 例肝癌术后生存 5 年以上者 328 例,其中小肝癌占 57.0%。

(2)难切部位肝癌切除:中央型肝癌,特别是Ⅳ段、Ⅷ段、Ⅰ段肝癌解剖位置特殊,近年来由于解剖技术不断提高,国内外均有较多报道。肿瘤侵犯腔静脉或门静脉主干而需作静脉补片或血管移植,对于肝功能良好或无肝硬化者,无血切肝法使手术过程更加从容、有效。

(3)复发性肝癌再切除:复发后再手术是延长无瘤生存的重要方法。复旦大学肝癌研究所 154 例根治切除后复发的再切除,其 5 年生存率自第 1 次手术算起为 56.1%,且有 55 例生存 5 年以上,而 37 例行姑息性外科治疗(肝动脉结扎,插管和冷冻治疗)的 5 年生存率为 44.4%,因此有条件者应积极提倡再手术切除。对于转移至腹腔、肺等单个病灶,若条件允许,再切除能延长患者的生命,而肝功能差,病灶深藏或多个的复发肝癌,则采用射频、微波、冷冻或 TACE、瘤内药物注射等方法,疗效确实,也简单易行。

(4)肝癌的二期切除:巨大无法切除肝癌经综合治疗缩小后的切除,称为肝癌的二期切除。有可能使大肝癌变小的方法为:外科治疗包括 HAL、OHAE、DDS 等,非手术治疗的方法包括 TACE、PEI、导向治疗等,目前临床上以 TACE 最为常用。术后病理结果表明,即使经过综合治疗肿瘤有所缩小,但仍有残瘤细胞生长,表明二期切除有其必要。目前肝癌二期切除率报道不一,主要原因在于对原发肿瘤可切除性的判断上尚缺乏统一的尺度,肝癌的二期切除虽能使部分中、晚期肝癌获得二期切除的机会,但应注重避免这一方法的盲目性应用和范围的扩大化,应有一个准确的、精细的判断:①巨大肝癌,只要包膜完整,无子灶,无血管瘤栓,肝功能代偿良好,即使靠近肝门部,也应首选一期手术,此类手术的手术死亡率和严重并发症发生率已降低至最低点,术后复发率也不一定比小肝癌高。②可切除性肝癌,只要边界清楚,无子灶,仍应首选一期切除,不必待 TACE 后再手术,以免部分患者失去根治切除机会,此处应将二期手术和术前 TACE 这两个概念区分开。③术前判断确为无法切除的巨大肝癌,首选 TACE。术中探查发现的无法切除肝癌可行微波固化、冷冻、多极射频等治疗。是否作肝动脉结扎、化疗栓塞,还是留待术后做 TACE 尚是一个值得对比研究的问题,但后者可反复进行是其优点。④TACE 有效的病例,肿瘤缩小后应不失时机地做二期切除。病理资料表明,约80%的患者 TACE 后瘤灶内存在生长活跃的癌组织,肝内外转移甚为常见。因此 TACE 仍属非根治性治疗方法,尚无法取代手术切除的地位。

(5)肝癌合并门静脉癌栓的外科治疗:近年来随着肝癌综合治疗水平的提高及手术技术的进步,对门静脉癌栓(PVTT)治疗的认识趋于更积极,部分患者经过以手术为主的多模式综合治疗,疗效也有大幅度的提高,明显延长了生存时间,改善了生活质量。肝癌合并 PVTT 的手术切除指征包括:①患者一般情况较好,无明显心、肺、肾等重要脏器器质性病变。②肝功能属于 Child-Pugh A 或 B 级。③肝癌局限在半肝,无肝脏以外的转移。④估计切除原发灶的同时可一并切除主支癌栓或可经门静脉残断或切开主干能取净癌栓。

Yamaoka 等总结了肝癌合并 PVTT 的5种切除方式:①半肝切除:肝癌原发灶位于左或右半肝,将原发灶连同 PVTT 及其相应的门静脉一并切除。②气囊导管法:类似 Fogarty 导管取栓法,暂时阻断门静脉主干,在门静脉侧壁上切一小口,从此小口中插入气囊导管,直至超过 PVTT 所在处,然后用匙刀吸引器刮、吸癌栓。③搭桥术:当 PVTT 侵及门静脉壁很难取出癌栓时,可连同 PVTT 所在的门静脉支一并切除,然后用自体髂外静脉在脐静脉和门静脉主干之间搭桥保持门静脉血流至肝脏。④门静脉端端吻合术:当 PVTT 位于肝段门静脉分支交叉口时,先暂时阻断门静脉主干及第一分支,切除 PVTT 所在的门静脉支,然后再行门静脉分支间端端吻合。⑤开窗术:门静脉主支或主干的癌栓,可暂时行全肝血流阻断,利用转流泵将门静脉和下腔静脉血流转流至腋静脉,纵行切开门静脉,取出 PVTT,最后连续缝合门静脉切口,这样行肝切除加 PVTT 切除出血很少。复旦大学肝癌研究所余业勤阐述了其采用的 PVTT 的切除方法:当行肝切除后,在十二指肠稍上方处,左手捏住门静脉主干,再开放门静脉分支残端,因门静脉腔压力较高,癌栓即成条成块地被排出。如癌栓堵塞很紧,需钳夹或用吸引器头插入腔内将其吸出,或用导管插入生理盐水缓缓冲吸。阻断门静脉的手指放松,见残端血流喷出呈扇形,提示癌栓已全部去除,缝合门静脉分支残端。术毕,以 B 超即时检测门静脉主干及分支,观察癌栓是否已完全清除干净,该方法简单可行,易于推广。

(6)肝癌伴肝静脉、下腔静脉癌栓的外科治疗:肝癌伴肝静脉癌栓并不如门静脉癌栓常见,但癌栓可通过肝静脉侵犯下腔静脉甚至右心房,因此肝静脉癌栓患者很容易产生继发性 Budd-Chiari 综合征、肺梗死或肺转移等。对 HVTT 患者,肝切除及癌栓的清除是唯一获得根治的希望,但只有一小部分有良好肝功能储备的患者能耐受手术切除。单纯癌栓清除可以防止肺栓塞或减轻癌栓引起的水肿、腹水等症状,但这样的手术效果短暂且有限,除非原发肿瘤能得到有效控制并能阻止癌栓进一步生长。即使手术能切除肿瘤及清除癌栓,预后依然很差,有报道认为术后预后与肝静脉癌栓的侵犯程度及是否伴有门静脉癌栓有关。手术技巧上,为控制出血及防止气栓形成,往往需行入肝或全肝血流阻断。复旦大学肝癌研究所吴志全等对手术进行改进,充分游离肝脏后,不阻断入肝或全肝血流,用手指控制肝上下腔静脉血流,经肝静脉断端或下腔静脉切口取栓,术式简单,对肝功能影响小,效果较好。

(7)肝癌合并胆管癌栓的外科治疗:HCC 合并胆道癌栓的患者只要:①全身情况良好,无重要脏器严重功能障碍。②肝功能基本正常,无腹水。③肝内病灶局限于一叶或半肝内,胆管癌栓非弥漫性。④无远处转移,应尽早争取施行手术。手术治疗原则是切除肝脏肿瘤,解除胆道梗阻和清除胆道癌栓。

近年来常用的手术方式有以下几种。

1)肝癌切除加胆道癌栓清除术:此术式是本病最为理想的术式,其疗效类似于未侵犯胆管的肝癌切除。它的优点在于:①切除了肝癌原发病灶,防止癌栓继续侵入胆管。②清除了胆管癌栓,解除了胆道高压,改善了肝脏功能。③使后续治疗得以顺利进行。

2)肝癌切除加胆肠内引流术:若肿瘤已侵犯一侧肝门部,可行半肝切除,肝总管切除,行健侧肝管空肠 Roux-y 吻合术。

3)胆道探查取栓术:HCC 多伴有肝硬化,因肝硬化较重,结节样改变明显,有部分患者即使是手术中也未见肝脏肿瘤。还有相当一部分患者肿瘤较大或肿瘤侵犯第一、二肝门及周围重要血管,原发肿瘤无法切除,可行胆道切开取栓,引流减压。需要注意的是胆道单纯取栓时,可出现胆管出血,有时量很大,术中可用肾上腺素纱条压迫止血,同时行肝动脉结扎,T 形管引流。

4)肝动脉栓塞化疗(TAE)加胆道引流术:胆道癌栓与肝内原发灶接受同一动脉供血,因此 TAE 同时控制原发灶和胆道癌栓的生长,对肿瘤无法切除的患者也是一种积极的治疗方法。

5)肝移植:在国外,小肝癌是肝移植的主要适应证,而大肝癌和手术无法切除的肝癌是否适合做肝移植尚存在争议。

(8)姑息性外科治疗:尽管外科手术切除对肝癌的效果值得鼓舞,但临床上不能切除者占大多数,因此,切除以外的外科治疗有重要地位。切除以外的外科治疗称为姑息性外科治疗,分经血管和经手术的局部治疗。经血管的有肝动脉结扎(HAL),肝动脉插管药物灌注(HAI),门静脉插管药物灌注(PVI)及其合并应用。经手术的局部治疗包括冷冻治疗、术中微波、术中射频、术中瘤内无水乙醇注射、氩氦刀等。姑息性外科治疗的远期疗效不仅不差甚至优于有残癌的姑息切除。综合和序贯治疗能够使一部分肝癌缩小,为今后的二期切除获得根治提供了机会。

(9)肝癌的微创治疗:随着医疗技术和设备的飞速发展,腹腔镜肝脏外科以及经动脉栓塞化疗(CTA-CE)、射频毁损治疗(RFA)、经皮无水乙醇注射(PEI)、微波治疗(MCT)、外科冷冻和激光热消融(LTA)等肝癌局部治疗方法不断兴起,应用范围逐渐扩大,疗效不断提高,为外科治疗小肝癌提供了全新的微创外科手段,射频和微波都是有效安全的高温物理方法,对于小肝癌,尤其是伴有重度肝硬化的、或位于肝门区靠近大血管的小肝癌,疗效好且损伤小。对于大肝癌,术中反复多次并结合术后 TACE 应用,可提高疗效。RF 治疗方法应用时间短,有待今后进行深入研究。微波除热凝固效应外,还有增强机体免疫功能作用。氩氦刀冷冻是一种只在刀尖冷冻,刀柄保持常温,唯一可用氦气解冻的微创靶向冷冻仪器。刀尖在 60s 内温度降至−140℃,借助氦气又可使温度急速升至+20~45℃,这种冷热逆转疗法对肿瘤摧毁更为彻底,并可调控肿瘤抗原,激活机体抗肿瘤免疫反应。氩氦刀冷冻治疗肝癌的适应证同微波和射频,术中冷冻对直径>5cm 者也有效。腹腔镜微创外科对周边型小肝癌切除是一种简便有效的方法,但因视野小,出血不易控制,临床上尚难常规应用。

(10)肝癌肝移植:国内肝移植近年来有了较大的发展,累计的病例越来越多,疗效肯定的主要是肝胆系统良性终末性疾病。目前一致的意见是小肝癌作肝移植比小肝癌根治切除术后的 5 年生存率好或相近。Yamamoto 等对照研究日本国家癌症中心和美国匹兹堡医学中心的资料,其中伴有肝硬化的肝癌行肝切除者 294 例,行肝移植者 270 例,两组 1、3、5、10 年总体生存率相似。对伴有肝硬化的小肝癌或微小肝癌疗效确切,复发率也低。肝癌肝移植手术指征的问题一直存在争论,复旦大学附属中山医院已经开展了大肝癌肝移植的尝试,从目前的临床疗效来看,曙光初现,但是术后的肝炎复发、肿瘤复发和转移、排斥反应等问题有待在基础和临床方面进一步的研究。

肝癌的治疗注重个体化及序贯治疗。临床上,应结合患者一般情况,病灶部位和数量及肝脏体积,残肝大小,有无门静脉、胆道癌栓、远处转移及肝功能状况等综合分析,提倡以手术治疗为主的综合治疗原则:①能一期切除者首选手术切除,术前不行 TACE。②不能切除者,行 TACE、PEI、RFA、免疫、中药治疗等,争取使肿瘤缩小后二期切除。③对于根治性切除后估计复发倾向较大者(如大肝癌、肿瘤与血管较近或血管内有癌栓),则采用手术切除附加肝动脉和(或)门静脉置泵(DDS),术中术后进行预防性或治疗性栓塞化疗。④对于术中发现多灶不能完全切除者,采用主瘤切除,子瘤无水乙醇注射或冷冻,术后继续进行 TACE 和(或)PEI。⑤对肿瘤大,术中游离肝脏困难,有可能因挤压致癌细胞血管内扩散或切缘有阳性可能者行冷冻后切除或加 DDS,术中检查不能切除者,行冷冻、DDS,术后予 TACE 及 PEI。⑥根治性切除术后复发者争取再切除。

一百年的肝癌治疗史上,外科治疗始终占有最重要的地位,将来肝癌外科仍将占重要地位,但肝癌治疗的模式和重点将有所改变。综合治疗是肝癌治疗的主要模式;腹腔镜下的小肝癌切除将明显增加;微创外科以及微创外科观念将受到更多的关注;肝移植的数量将逐渐增多;肝癌治疗的疗效将显著提高;癌细胞生物学特性的研究将成为重点。

(任雷)

第三节　继发性肝癌

继发性肝癌是指身体其他部位的恶性肿瘤转移到肝脏而形成的肿瘤。由于肝脏特殊的肝动脉、门静脉双重供血特点,肝脏成为肿瘤转移最常见的器官,人体近 50%的其他脏器的恶性肿瘤可发生肝转移。Pickren 报道 9700 例尸体解剖,共发现 10912 处恶性肿瘤,其中肝脏转移 4444 例,占 41.4%,是除局部淋巴结转移(57%)以外转移最多的器官。在我国继发性肝癌的发病率与原发性肝癌发病率相近;而在欧美发达国家则远较原发性肝癌多见,约为后者的 20 倍(13~65:1)。恶性肿瘤发生肝转移者预后差,但随着外科技术的进步和治疗观念的改变,肝转移性肿瘤的预后有了改善,尤其是结直肠癌肝转移者术后 5 年生存率可达 20%~40%。

全身各脏器的肿瘤均可转移到肝脏,最常见的转移途径是经门静脉和肝动脉。凡静脉血汇入门静脉系统的脏器如胃、肠、胰、胆囊、食管等的恶性肿瘤多循门静脉转移入肝,约占继发性肝癌的 30%~50%。而肺、乳腺、肾脏、甲状腺、鼻咽等脏器的恶性肿瘤多经肝动脉转移入肝。另外,尚有少部分癌肿可直接浸润蔓延到肝脏或经淋巴道转移入肝,如胆囊癌、胃癌、胰腺癌、肠癌等。

一、临床表现

继发性肝癌的临床表现与原发性肝癌相似,但因无肝硬化,常较后者发展缓慢,症状也较轻。早期主要为原发灶的症状,肝脏本身的症状并不明显,大多在原发癌术前检查、术后随访或剖腹探查时发现。随着病情发展,肿瘤增大,肝脏的症状才逐渐表现出来,如肝区痛、闷胀不适、乏力、消瘦、发热、食欲缺乏及上腹肿块等。晚期则出现黄疸、腹水、恶病质。也有少数患者(主要是来源于胃肠、胰腺等)肝转移癌的症状明显,而原发病灶隐匿不现。

二、实验室与影像学检查

1.实验室检查　肝功能检查大多正常,肝炎病毒标志常阴性,血清碱性磷酸酶、乳酸脱氢酶、γ-谷氨酰转肽酶常升高,但无特异性。AFP 检查常阴性,少数胃肠肿瘤肝转移 AFP 可阳性,但浓度常较低,大多不超过 200mg/mL。消化道肿瘤特别是结直肠癌肝转移者,CEA 被公认具有一定特异性诊断价值,阳性率达 60%~70%。对结直肠癌术后定期随访、及早发现肝转移具有重要意义。

2.影像学检查　最常用者为超声显像。2cm 以上肿瘤的检出率可达 90% 以上,但 1cm 以下肿瘤的检出率则较低,不超过 25%;且容易漏诊、误诊,有时假阴性率超过 50%。继发性肝癌在超声图像上表现为类圆形病灶,常多发。肿块较小时低回声多见,肿块大时则多为强回声,中心为低回声("牛眼症")。有时伴声影(钙化)。术中 B 超可发现直径 3~4mm 的极微小病灶,为目前最敏感的检查手段;并能帮助准确判断肿瘤与肝内主要管道(门静脉、肝静脉及肝管)的关系。CT 检查敏感性高于超声,达 80%~90%。特别是肝动脉造影 CT(CTAP)被公认是目前最敏感的检查手段之一,能检出直径仅 5mm 的病灶。表现为类圆形或不规则低密度病灶。注射造影剂后,病灶增强远不如原发性肝癌明显,仅病灶周围少许增强。MRI 的敏感性为 64%~90%,对小于 1cm 微小病灶的检出率高于 CT 和 B 超。用 AMI-25、钆(gadolinium)等增强 MRI 检查,可将敏感性提高到 96% 甚至 99%,并能检出直径 5mm 病灶,几乎可与 CTAP 媲美,而无侵入性。

三、诊断和鉴别诊断

1.诊断

(1)有肝外原发癌病史或证据。

(2)有肝肿瘤的临床表现,血清学检查 CEA 升高,而 AFP 阴性,HBsAg 阴性,影像学检查(B 超、CT、MRI 等)发现肝内实质占位(常散在、多发),呈继发性肝癌征象。

(3)原发癌术中或腹腔镜检查发现肝实质占位并经活检证实。亚临床继发性肝癌的诊断则较困难。原发癌术中仔细探查肝脏,必要时术中 B 超,术后定期复查血清 CEA 等并结合 B 超、CT 等检查,有助于亚临床继发性肝癌的及早发现。

2.鉴别诊断

(1)原发性肝癌:多有肝炎、肝硬化背景,AFP、乙肝或丙肝标志物常阳性,影像学检查肝内实质占位病灶常单发,有时合并门静脉癌栓。

(2)肝海绵状血管瘤:发展慢,病程长,临床表现轻。CEA、AFP均阴性,乙肝与丙肝标志物常阴性,B超为强回声光团,内有网状结构,CT延迟像仍为高密度,肝血池扫描阳性。

(3)肝脓肿:常有肝外(尤其胆道)感染病史,有寒战、高热、肝区痛、血白细胞总数及中性粒细胞数增多,B超声、CT可见液平,穿刺有脓液,细菌培养多阳性。

(4)肝脏上皮样血管内皮细胞瘤:是一种非常罕见的肝脏恶性肿瘤。其临床表现、血清学检查以及B超、CT等影像学表现都与继发性肝癌相似,临床上鉴别非常困难。尤其是原发癌隐匿的继发性肝癌,只能靠穿刺活检鉴别。穿刺组织第Ⅷ因子相关抗原阳性是其特征,为鉴别诊断要点。

四、治疗

继发性肝癌的自然病程与原发癌的生物学特性及肝脏受侵范围相关。肝脏受侵范围越大,预后就越差。如结肠来源的继发性肝癌其孤立性、局限性和广泛性转移的中位生存期分别为16.7、10.6和3.1个月。胃癌肝转移的中位生存期6.1个月,乳腺癌来源者6个月,而胰腺癌来源者仅2.4个月。笔者单位统计未经切除的继发性肝癌中位生存期5个月。其中来自结直肠者8个月,来自胃者3个月,来自胰者2.5个月。很少有长期生存者。Hughes等综合文献报道1650例未经治疗的继发性肝癌,仅发现14例存活5年以上,且其中仅4例是经组织学证实。

近年来随着诊断水平的提高,肝外科技术的进步以及肝动脉栓塞化疗、冷冻、微波、放射治疗、生物免疫治疗等多种治疗方法的综合应用,继发性肝癌的预后有了较大的改观。继发性肝癌的治疗主要有以下几种。

1.手术切除

(1)适应证:①原发癌可以切除或已经切除。②肝转移灶单发或局限一叶,或虽侵犯二叶但肿瘤数目不超过3个。③术前详细检查无肝外转移灶。④患者全身情况尚可,无严重心、肺、脑疾患,肝肾功能正常。

(2)手术切除方式:继发性肝癌的切除方式与原发性肝癌相似,主要根据肿瘤大小、数目、位置及患者全身情况而定。因继发性肝癌患者多无肝硬化,可以耐受较大范围的肝脏切除,术中肝门阻断时间可以延长,必要时可达30～45min而无大碍。但单发小肿瘤,只须行局部或肝段切除,并保持切缘(>1cm)已够。因为扩大切除范围并不能改善预后,反而可能增加并发症甚至死亡的发生率。若肿瘤较大或局限性多发,局部或肝段切除不能保证一定切缘时,则行次肝叶或规则性肝叶切除。对身体条件好的年轻患者,若肿瘤巨大,必要时可行扩大肝叶切除。对根治性手术而言,术前详细的B超、CT检查,必要时CTAP或术中B超以明确肿瘤大小、数目、位置、与肝门及肝内主要管道的关系,从而决定手术方式,力求做到安全、彻底。

(3)手术时机:继发性肝癌的手术是同期还是分期进行,意见不一。有的学者认为一旦发现肝转移即应立即手术,否则可能延误治疗;有的则认为继发性肝癌的预后主要与肿瘤的生物学特性有关,主张行分期手术。笔者的观点是:若原发癌术时肝转移灶可切除、患者能耐受,则行同期手术;反之,则待原发癌术后1～4个月行分期手术。因为短时间推迟手术,病情并不会出现大的变化。适当延期可有充分的时间进行全面检查、评估,明确肝转移灶数目、大小、位置、有无肝外转移等,从而采取最佳治疗方案。克服了同期手术难以发现肝内微小隐匿病灶或肝外转移灶而盲目手术的缺点。

(4)复发再切除:继发性肝癌术后复发是导致手术治疗失败、影响患者术后长期生存的重要因素。50%~70%的结直肠癌肝转移患者术后2年内复发,约20%~30%的患者复发局限在肝内。复发后,手术切除仍是唯一可根治的手段。复发再切除的并发症、死亡率与第一次手术相似,1、3、5年生存率可达91%±3%、55%±5%及40%±7%;而复发后未再手术者则极少长期生存。复发再切除的指征与第1次肝手术相同。据统计10%~15%的复发患者适合再切除。继发性肝癌复发再切除的逐步推广应用是近年继发性肝癌疗效进一步提高的重要原因之一。

(5)手术切除的疗效:近年来随着诊断及外科技术水平的不断提高,继发性肝癌的手术切除率由过去的5%提高到20%~25%,手术死亡率则由过去的10%~20%降到5%甚或2%以下,生存期也明显延长。Hughes等统计859例结直肠癌肝转移手术切除后5年生存率为33%。Scheele等总结469例结直肠癌肝转移术后3、5、10年生存率分别为45%、33%及20%。其中根治性切除的5年生存率达39.3%。Nordlinger等分析1568例结直肠癌肝转移术后1、3、5年生存率分别为88%,44%及28%。这是迄今世界上3个最大系列报道。非结直肠癌肝转移的疗效也有了很大提高。Harrison等报道。例来源T泌尿生殖道、软组织、胃肠道(非结直肠)等非结直肠癌肝转移病例术后1、3、5年生存率分别达到80%、45%,37%,几乎和结直肠癌肝转移手术效果一样。最近,Ohlsson等分析1971—1984年以及1985—1995年两段时间内结直肠癌肝转移术后手术死亡率由前段时间的6%降至近期的0%,5年生存率由19%提高到35%,复发再切除比例由23%提高到52%。认为近年来围术期处理水平的提高、影像学技术(包括术中B超)的发展、肝外科技术的进步以及复发再切除比例的增多是继发性肝癌手术效果提高的关键因素。

(6)影响手术疗效的因素:影响手术疗效的因素很多,如原发癌分期、转移癌数目、术前CEA水平、切缘、无瘤间期、输血多少等,但一直存有争议。一般认为,原发癌分期、转移瘤数目、切缘、无瘤间期是影响继发性肝癌手术疗效的重要因素。原发癌Dukes B期、转移瘤数目不超过3个、切缘>1cm、无瘤间期>2年者其手术疗效好于原发癌C期、转移瘤数目超过3个、切缘<1cm、无瘤间期<2年者。

2.切除以外的局部治疗 虽然外科手术治疗是继发性肝癌的首选治疗方法,但适合手术治疗的只占一小部分,大部分患者发现时已无手术指征。近年肝动脉化疗栓塞、无水乙醇注射、冷冻、微波、生物治疗以及中医中药等非手术治疗的发展和进步,特别是多种治疗方法的综合应用,延长了继发性肝癌患者的生存期,改善了他们的症状,也提高了他们的生活质量。

(1)肝动脉化疗栓塞:肝动脉化疗栓塞适用于肿瘤巨大、多发而不能切除或肿瘤能切除但患者不能耐受手术,或作为术后辅助治疗。可延缓肿瘤发展,延长生存期,但远期疗效仍不尽如人意。国内有人报道肝动脉灌注化疗、栓塞治疗118例继发性肝癌,其1~5年生存率分别为86%、42%、25%、7%及3%。国外报道1、3、5年生存率分别为86%、31%和7%。鉴于肝转移性肿瘤尤其周边主要由门静脉供血,单纯肝动脉化疗栓塞难以使肿瘤完全坏死,经肝动脉、门静脉双重化疗并选择性肝叶段栓塞有可能提高其疗效。常用的化疗栓塞药有氟尿嘧啶(5-FU)、丝裂霉素(MMC)、顺铂(CDDP)、表柔比星(ADM)及碘化油、吸收性明胶海绵等。

　　(2)瘤内无水乙醇注射:简便易行,对患者损伤小,有一定的疗效。国外有人用此法治疗40例继发性肝癌,56%肿瘤完全坏死,3年生存率达39%。主要适用于肿瘤直径<5cm(最好<3cm)、肿瘤数目不超过4个。

　　(3)冷冻、微波、激光:在临床上也取得了一定的疗效。如Steele等用冷冻治疗25例继发性肝癌患者,中位生存期20个月,7例无复发。

　　(4)放射治疗:能改善患者症状,延长生存期。国内有报道放射治疗继发性肝癌36例,1、2、3年生存率为55.6%、28.1%及9.7%。中位生存期12个月,且多属晚期病例。Sherman等报道55例继发性肝癌放射治疗后中位生存期9个月。

　　(5)生物治疗及中医中药治疗:细胞因子如白细胞介素-2(IL-2)、干扰素(IFN)、肿瘤坏死因子(TNF)及过继细胞免疫治疗如LAK细胞、TIL细胞等均有增强机体免疫力,杀伤肿瘤细胞的效应。中医中药有调理机体抗病能力,扶正祛邪,改善症状,延缓生命的作用。

(任雷)

第四节　原发性肝肉瘤

　　原发性肝肉瘤是起源于肝脏间叶组织的恶性肿瘤,约占原发性肝肿瘤的1%～2%,远较上皮来源的肝细胞癌少见。主要有血管肉瘤、纤维肉瘤、平滑肌肉瘤、未分化肉瘤、癌肉瘤和Kaposi肉瘤。

一、肝血管肉瘤

　　最常见的肝脏间叶组织肿瘤,又名恶性血管内皮细胞瘤、血管内皮细胞肉瘤及库普弗细胞肉瘤。美国每年约有25例肝血管肉瘤报道,几乎均发生于成年人,且常于60～70岁之间发病。部分与接触二氧化钍、氯乙烯、砷化物等致癌物有关。

　　肿瘤常为多中心发生,呈界限不清的出血性结节,结节大小自数毫米至数厘米,有时可见海绵状瘤样结构区。有时瘤结节为灰白色,弥漫散布于全肝内。肝血管肉瘤以常侵犯肝静脉为特征,形成肺、脾、脑等处的转移,转移灶常表现为出血性结节。血管肉瘤组织学特点为间变的内皮细胞沿血窦或毛细血管浸润性生长,细胞呈多层或乳头状排列突向窦腔。窦间仍可见肝细胞小梁的存在。瘤细胞长梭形,核大,浓染,核仁小,胞浆嗜酸性,细胞周界不清,有瘤巨细胞形成。瘤组织常发生出血、坏死、纤维化。肝血管肉瘤与儿童期肝血管内皮瘤的区别在于细胞核的异型性、核分裂象较多见和瘤巨细胞的形成。

　　肝血管肉瘤最常见初始症状为腹痛和腹部不适,其他为腹部肿胀,进行性肝功能衰竭、体重降低、食欲缺乏和呕吐。由于肝血管肉瘤生长迅速,50%发现时已有远处转移,故预后较差。不能手术切除者大多发现后半年内死亡,能手术切除者术后生存亦仅1～3年,大多死于复发。该病对放疗和化疗不敏感。Penn报道9例行肝移植治疗的肝血管肉瘤患者,2年生存率为10%,无一例术后生存超过28个月。

二、肝纤维肉瘤

　　发病年龄30～73岁,85%为男性。症状大多非特异,可伴有严重低血糖,很少破裂出血。肿瘤可发生于肝包膜的间皮下层,因而梭形的肿瘤细胞类似腹膜的纤维恶性间皮瘤。据载肝纤维肉瘤最大者重 7 公斤,切面灰白色,有坏死及出血灶,有时有囊性退行变。显微镜下为梭形细胞成束状交错排列,端尖,有胶原及网状纤维与肿瘤细胞混杂,胞核深染而细长,有分裂象。预后较差。

三、肝平滑肌肉瘤

多见成年人。症状有上腹肿块、腹痛、消瘦。源起于肝静脉者可引起 Budd－Chiari 综合征,位于肝流出道者比肝内者预后更差,源起于肝圆韧带者则比肝内者好。切面淡红色伴黄色坏死区及暗红色出血区。可见细长的梭形细胞束交叉排列,胞浆轻微嗜酸性有纵纹,胞核深染细长,端钝,常见分裂象。免疫组织化学法对肿瘤的诊断很有帮助,Actin,HHF35 呈胞浆阳性;Vimentin 常呈弥漫阳性;约 1/3 的肝平滑肌肉瘤 Desmin 阳性。电镜示肌纤丝、胞浆内有致密小体及边缘致密斑。但电镜形态并不是诊断该肿瘤的必要条件。胃肠道和子宫平滑肌肉瘤常转移至肝脏形成转移性肝肉瘤肿瘤。原发性肝平滑肌肉瘤平均生存期 20 个月,手术切除后预后较好。

四、肝癌肉瘤

包含上皮组织和间叶组织的恶性成分,临床罕见,多伴有肝硬化。上皮和间叶组织恶变可混杂发生,也可单独同时发生于肝脏。

五、肝未分化肉瘤

也称为肝胚胎性肉瘤,主要发生于 6～15 岁少儿。发现时大多已达 10～20cm,很少有包膜,分界清,质地软,切面呈囊性并可有胶冻样改变。镜下该肿瘤最基本组织学改变是肿瘤细胞呈胚胎间叶样分化特征,没有明确上皮性分化,瘤细胞呈长梭形、星形或纺锤形,轮廓不清,偶可见异形多核巨细胞形成,易见核分裂,间质为疏松的黏液样基质,有时可见囊性变。肿瘤细胞内外可见 PAS 阳性物,这些 PAS 阳性物为 α－抗胰蛋白酶。50% 肿瘤组织内有髓外造血,以及伴出血、坏死等。因该肿瘤分化幼稚,无论手术,还是化疗、放疗,患者常在一年内死亡。

六、原发性肝 Kaposi 肉瘤

极少见,继发性的多见于 AIDS,肝内浸润是全身病变的一部分。

原发性肝肉瘤常无乙肝背景,血清标志物与影像学检查亦无特征性改变。诊断有赖于病理。但如疑及血管肉瘤则应避免穿刺活检,以免引起致命出血。

治疗以手术切除为主,因多数发病时病灶较大、病变范围已广泛或有肝外转移,根治切除率低,化疗效果亦不敏感,肝动脉化疗栓塞可使部分病情得到控制。

(王继军)

第五节　肝脏良性肿瘤和瘤样病变

一、良性肿瘤

根据组织学分类,来源于上皮组织的有肝腺瘤、胆管腺瘤、胆管囊腺瘤、胆管乳头瘤病等;

来源于间叶组织的有血管瘤、血管内皮瘤、淋巴管瘤、脂肪瘤、平滑肌瘤、血管平滑肌脂肪瘤、纤维瘤等;混合性的或其他来源的有畸胎瘤、间叶错构瘤等。限于篇幅,仅述及要者。

1.海绵状血管瘤　是肝脏最常见的良性实质性肿瘤。尸检发现率为 0.4%~7.4%。据复旦大学肝癌研究所 1990—1999 年 10 年间的资料,海绵状血管瘤占手术患者中良性实质性占位的 59.0%。本病可发生于任何年龄,多见于 30~50 岁。女性多见,男女比例为 1∶5~7。

(1)病因:确切发病原因尚不清楚。多数学者认为由胚胎发育过程中血管发育异常所致,其生长是因为血管进行性的扩张而非增生或肥大。服用口服避孕药及妊娠的妇女血管瘤体积会增大,提示女性激素在海绵状血管瘤发展中具有促进作用。

(2)病理:可单发或多发。右叶多见。大小不一,最小的须在显微镜下确认,大者可达数十千克。肿瘤位于包膜下者呈紫红色或紫蓝色,表面光滑,可见有明显的血管分布,质软,有弹性感,可伴有局部质硬区。血管瘤切面呈海绵状,与周围肝组织分界清楚,但通常没有包膜,病灶内含有大量暗红色血液,局部可见血栓或机化的瘢痕块。镜下可见病灶由大小不等的血管腔道组成,覆盖有单层扁平内皮细胞,被厚薄不等的纤维间隔分隔,血管腔内有时可见血栓形成。部分血管瘤可发生退行性变;局部或弥漫性地出现胶原增加、玻璃样变,甚至钙化。

(3)临床表现:小于 4cm 的血管瘤通常没有症状,常因其他原因行影像学检查或手术时发现。大于 4cm 的肿块有 40% 的患者有症状,超过 10cm 者,则 90% 以上患者有症状。上腹不适及腹痛是最常见的症状,肿瘤巨大、压迫邻近脏器还可导致腹胀、畏食、恶心等。这些症状可以持续数日或数年。短暂的腹部急性疼痛史可因瘤内血栓形成或出血引起。这些症状都不具特征性,很多情况下可由伴发的胆石症、消化性溃疡等引起。血管瘤破裂引起急性腹腔内出血者罕见。多不伴肝炎、肝硬化等检验异常。

(4)影像学检查:超声显像小的血管瘤表现为强回声、边界清楚的占位性病变,但无声晕;大者可呈低回声或混合回声占位,可见网状结构;表浅者腹部加压时可见压陷;多普勒超声多为静脉血流。CT 平扫呈低密度灶,边缘光滑;增强后强化区由病灶边缘逐渐向中心推进;至延迟相时,病灶呈等密度填充。MRI T_1 加权相呈低信号,T_2 加权相呈高信号,且强度均匀,边缘清晰,与周肝反差明显,被形容为"灯泡征"。这是血管瘤在 MRI 的特异性表现。放射性核素血池扫描,延迟相呈过度充填。

(5)治疗:小血管瘤不需要治疗。若有明显症状,血管瘤大于 5cm,可手术切除。

2.肝细胞腺瘤　是一种肝细胞来源的肝脏良性肿瘤。

(1)病因:肝腺瘤的确切发病机制仍不十分清楚。关于雌激素通过肝细胞表面受体直接诱导正常肝细胞转化的推测尚有争论,但动物实验表明雌激素是一种致瘤因子,能刺激肝细胞再生。根据国外资料,肝腺瘤还与糖尿病、肝糖原累积病(glycogen storage disease,GSD)和促进合成代谢的类固醇等有关。男性和儿童发病多与这些代谢性疾病有关。在 GSD 患者,可能的发病机制包括胰高血糖素/胰岛素失衡、细胞糖原过载和原癌基因的激活等。胰岛素依赖型糖尿病患者血胰岛素水平低、血糖高,可能和 GSD 有相同的致病途径。

(2)病理:多单发。切面颜色浅褐或黄色,有完整或部分包膜,病灶内常见出血或坏死。镜下见腺瘤细胞与正常肝细胞及高分化的肝癌细胞难以区分,细胞可较正常大,含有糖原或脂滴,呈增强的嗜酸性染色或透明细胞样改变。腺瘤细胞排列成索状,每层有 2~3 个细胞厚,被血窦所分隔,没有胆管、门静脉管道和中央静脉等结构。肿瘤与正常肝组织间由不同厚度的纤维包膜分隔,周围肝细胞被压缩。

(3)临床表现:多见于年龄超过30岁、有多年口服避孕药史的育龄妇女,最常见的症状是右上腹胀痛不适或扪及腹块。约30%患者肿瘤发生破裂,因突发剧烈腹痛而就诊,尤在月经期或经后短期内、孕期或产后6周内多见,重者可引起低血压、休克甚至死亡。5%～10%的患者无任何症状,因行影像学检查或外科手术而偶然发现。肝炎标志物和AFP为阴性,偶尔可以发现AKP或GGT轻度升高,多见于有瘤内或腹腔内出血患者。影像学较难与AFP阴性肝癌相鉴别。放射性核素血池扫描应用肝胆显像剂,如99m-PMT(99锝-吡多醛-5甲基色氨酸)。因为腺瘤内胆管成分缺如,无法排泄此类物质,故延迟相常为高度放射性浓聚,其程度大于分化好的肝癌。

(4)治疗:对部分患者可先试行停药等措施,以观察肿瘤是否会缩小,但在观察期内应密切随访AFP及B超。值得注意的是有停药后肿瘤缩小以后仍发生癌变的病例报道。因肝腺瘤有发生破裂出血的倾向,对不能排除肝癌,或停药后肿瘤无明显缩小者,应手术切除。可选择肝切除或肿瘤剜出术。对于大的难以切除的肿瘤可先行肝动脉栓塞,防止肿瘤破裂或出血,待肿瘤体积缩小行二期切除。

二、肝脏瘤样病变

主要有局灶性结节性增生、炎性假瘤、肝局灶性脂肪变等。

1.局灶性结节性增生　局灶性结节性增生(focal nodular hyperplasia,FNH)是一种少见的肝细胞来源的肝脏良性实质占位性病变。居肝脏良性实质占位病变的第二位,仅次于肝血管瘤,但远较血管瘤少见。国外报道发病率为0.31%～0.6%。

(1)病因:尚无定论。过去认为它是一种肿瘤性病变。现在多数学者认为它是肝细胞对局部血管异常产生的一种非肿瘤性的增生性反应。在FNH病灶的中心区域可以发现不伴门脉及胆管的异常动脉,该动脉分支呈星状,将肿块分为多个结节。

(2)病理:常单发,也有多发。多数直径小于5cm,很少超过10cm。位于包膜下多见,并在肝表面形成脐凹,也可突出肝表面甚至成蒂状,切面一般成浅棕色或黄白色,很少见出血或坏死。有清楚的边界,但无包膜。切面中央可见星状的瘢痕样纤维组织,形成间隔向四周放射而分隔肿块,这是FNH的特征性结构,瘢痕组织基底部可见与其相应部位不相符的异常增粗的动脉,该动脉随纤维间隔不断分支,供应各结节。镜下所见与非活动性肝硬化有相似之处。肝细胞再生结节被纤维间隔包绕,结节内肝细胞形态常有异常,成颗粒状或空泡状。正常的索状排列结构丧失,中央静脉缺失但有库普弗细胞的存在。大小不等的纤维间隔内含有增生的胆管,血管,并有明显的慢性炎性细胞浸润,可与腺瘤相鉴别。动脉或静脉的分支常出现内膜及肌层的增生,内膜下纤维化,管壁增厚,管腔狭窄、偏心甚至血栓形成。

FNH可以分成实质型和小血管扩张型两种类型。实质型多见,两种类型可见于同一患者。小血管扩张型病灶中央区的动脉小而多,可见到多发的扩张血管,类似血管瘤。

(3)临床表现:可发生于各年龄段,但20～50岁多见。生育期的女性多见,男女比例为1：8～9。50%～90%的患者没有症状,在行影像学检查、外科手术或尸检中发现。症状多见于服用避孕药的女性患者,往往由较大的病灶引起,常见的如上腹不适、扪及腹块或疼痛,破裂出血非常少见。少数位于肝门区的肿块可因压迫门脉而产生门脉高压症状。一般没有肝炎或肝硬化背景。多数学者认为 FNH 不会癌变。

常规 B 超示肿块内部回声分布均匀,可有点线状增强,边缘清晰,无包膜。星状瘢痕检出率低,彩超则可显不病灶中央有粗大的动脉向四周呈星状放射,动脉血流流速高而阻力低,这是 FNH 特征性表现。CT 平扫为低密度或等密度占位。增强后动脉期即出现快速、显著、均匀的强化,门脉期强化已消退,肿块呈低密度。43%～60%的患者可在肿块中央见到星状瘢痕组织的征象,平扫呈稍低密度,增强后可不明显,但延迟相可呈高密度,这是由于造影剂在其中积聚而排泄缓慢之故。

(4)治疗:对于诊断明确的无症状的 FNH 可以进行密切观察。对难以排除肝癌者,仍需手术切除。

2.炎性假瘤 炎性假瘤(hepatic inflammatory pseudotumor)是一种少见的由感染引起的局限性的良性增生性病变,各年龄段均可发病,男性多于女性。

组织学上病灶由纤维组织及肌成纤维细胞组织组成,伴大量炎症细胞的浸润,主要是浆细胞。纤维组织呈片层样排列,可以见到血栓性静脉炎表现。病灶可单发,部分为多发,大小从 1～25cm 不等,通常境界清楚,部分可有包膜。

症状轻微或不明显,病程较长。主要症状为发热(多为低热),上腹部不适或疼痛,体重减轻,有时可扪及腹块或肝肿大。CT 可见形状不规则的边界清晰的病灶,不能被造影剂增强。MRI 检查 T_1 加权相为低信号,T_2 加权相为均匀性高信号,外周有信号较正常肝实质高、形状不规则、宽窄不等的晕环。

病灶可以缩小甚至消失,诊断明确而无严重症状者,可以随访。手术治疗多因有症状或恶性不能除外而施行。

3.局灶性肝脂肪变 局灶性肝脂肪变(focal fatty change)是各种原因引起的,局部肝脏肝细胞内脂肪堆积所致。常见的诱因有酗酒、肥胖、营养不良、全肠外营养、化疗、糖尿病等。

病灶可为单发或多发,可以呈孤立的结节,也可表现为与肝叶或肝段解剖一致的不规则脂肪浸润。病灶外观为黄白色,而周肝正常,镜下见弥漫性的肝细胞脂肪变化。

患者就诊时多有近期过度酗酒史,或有血糖控制不佳的糖尿病等。肝功能检查可能有异常但无特异性。CT 上病灶多呈非圆球形、接近水样的低密度占位,边界清楚,增强不如正常肝脏明显。对肝静脉或门静脉无侵犯或压迫,病灶内可见正常形态的管道结构通过。[99m]Tc 硫胶不能显示占位性改变,因为病灶内库普弗细胞数目及功能正常。在纠正致病因素后,肿块可在一段时间内缩小甚至消失,随访 CT,若有上述变化,则可明确诊断。治疗应针对原发病为主。

(田根东)

第六节 肝脏先天性、寄生虫性和感染性疾病

一、肝囊肿

先天性肝囊肿(congenital hepatic cyst)并非是一个独立而明确的疾病,它包括一组在胚胎发育时期因肝内胆管或淋巴管发育障碍所致的肝脏囊性病变。根据形态和临床特征,简单地将其分为孤立性肝囊肿(solitary nonparasitic cyst)和多囊肝(polycystic liver)两类。以往

认为本病较少见，随着影像检查的广泛应用，先天性肝囊肿的临床检出率明显增加，已成为临床常见的肝脏良性疾病。

1.临床表现　女性多见，男女比例为1∶4。多数患者无任何症状，仅在作B超检查或腹部手术时发现。症状多因囊肿较大、牵拉肝包膜或压迫邻近脏器引起。常见的有上腹不适、隐痛、餐后饱胀、食欲减退、恶心、呕吐、上腹肿块等。巨大囊肿可引起呼吸困难，门静脉高压及黄疸等，但较少见。囊肿破裂或囊内出血、带蒂囊肿扭转可引起突发上腹疼痛。囊内发生感染则可出现畏寒、发热等。这些症状都可以在手术行囊肿切除或引流后得到根治。很少一部分肝囊肿伴发先天性的肝纤维化、门静脉高压、或进行性的肾单位损耗则预后不佳，终因肝功能、肾功能衰竭或相应并发症而死亡。体格检查的主要发现是触及肝肿大或右上腹肿块，有囊性感，表面光滑无压痛。巨大囊肿可见腹部明显膨隆。单纯的肝囊肿多无实验室生化检查异常。

B超声像图中的典型表现是，圆形或椭圆形的液性暗区，壁薄，边界清晰光滑，后壁及深部组织回声增强。CT显示肝囊肿为境界清楚的圆形或椭圆形低密度区，边缘清晰光滑，注射造影剂后病灶无增强，与周围肝组织对比明显提高。

临床上须与肝脓肿、肝包虫病、血肿、巨大肝癌中心坏死液化及肝外腹腔内囊肿作鉴别。

2.治疗　对于多数无症状、B超随访未发现有明显变化的囊肿不需要治疗，只须定期观察。囊肿较大，压迫、挤压邻近脏器产生症状者可以考虑治疗。囊肿破裂或囊内出血、感染，或短期内生长迅速，疑有恶变需手术治疗。

(1)B超引导囊肿穿刺引流或注射硬化剂治疗：B超引导穿刺引流适用于囊肿表浅，或不能耐受手术的巨大囊肿患者。操作简单，创伤小，可在一定程度上缓解症状，但穿刺引流后短期内囊肿仍可增大，需反复治疗，并且容易引起感染。有报道尝试在穿刺抽液后注入无水乙醇或其他硬化剂进行治疗，目的在于破坏具有分泌功能的内壁细胞，但疗效仍不肯定。

(2)手术治疗：可切除或引流囊肿，效果确切，复发少，若患者情况许可应作为首选。手术治疗包括囊肿开窗(揭顶)术、局部切除术和囊肿内引流术3种：①对于巨大的位于肝表面的孤立性囊肿、囊液清而无胆汁者，可选择囊肿开窗术，方法是吸尽囊液后切除位于肝表面的大部分囊壁，切缘缝合止血，术后分泌的囊液将流入腹腔吸收，以后囊壁纤维化而治愈。注意切除囊壁的范围一定要足够大，以免复发。②有蒂囊肿并发扭转可能，或囊肿内有出血、感染、疑有恶变者，应行局部肝切除术。③囊液中若见胆汁成分，提示囊肿与肝内胆管相通，以往多行囊肿空肠Roux－en－Y吻合术，因有发生逆行感染的可能，目前已少用。现在主张在开窗引流后直视下用干纱布敷贴寻找囊壁上的小胆管开口后作缝补。

多囊肝合并肝纤维化、肝功能损害或进行性肾脏病变者一般不宜手术治疗，若因局部大囊肿引起症状时可行B超引导穿刺引流缓解症状。

二、肝包虫囊肿

包虫病(hydatid disease)又称棘球蚴病(echinococcosis)，是我国西北地区常见的一种人畜共患的寄生虫病。导致人体致病的主要是细粒棘球绦虫(echinococcus granulosus，EG)和多房棘球绦虫(echinococcus multilocularis，EM)，分别引起单房型或囊型包虫病(cystic echinococcosis，CE)和多房型或泡型包虫病(alveolar echinococcosis，AE)。CE和AE两型在病原、病理、临床表现、影像学检查、治疗和预后等方面均不相同。CE发病率高，囊肿呈膨胀性缓慢生长,临床表现为肝肿大,一般情况好。而 AE 呈浸润性生长,可侵犯邻近组织器官或转移至肺、脑等器官,酷似恶性肿瘤,预后差。

EG 和 EM 的生活环境都是通过两个哺乳动物宿主完成:犬或狐、狼等为终宿主,羊和人为中间宿主。成虫寄生于终宿主小肠上,虫卵随粪便排出,污染动物皮毛、水源、蔬菜和土壤,虫卵被人吞食后在消化道中孵化发育为六钩蚴,穿过小肠壁,随门脉血流进入肝脏,大多数六钩蚴在此停留,进一步发育为 CE 或 AE,少数可随体循环达到肺、脑、等脏器致病。

包虫病以肝脏发病最多见。CE 在肝脏产生的囊肿样病变,多数为单发,多见于右叶,包虫囊分内囊和外囊,外囊是宿主的组织反应形成的纤维包膜,内囊又可分为外面的角皮层和内面的生发层,生发层即为虫体本身,内含许多细胞,有显著繁殖能力,向囊内芽生形成生发囊与头节,生发囊有蒂与生发层相连,生发囊脱落即成为子囊,子囊又可产生子囊。包虫囊内含无色的蛋白囊液,具有抗原性。AE 可在肝脏产生多发性包虫囊,肝脏呈结节状改变,质硬如软骨,剖面如蜂窝状,邻近肝组织纤维化或增生形成肉芽肿反应。

1. 临床表现 可发生于任何年龄的男性或女性。病程发展缓慢,感染至出现症状常在 10 年以上。CE 的临床症状随肝脏病灶的部位和有无合并症而定。若包虫囊无继发感染或破裂等,患者可长期无症状,巨大的肝包虫囊可引起上腹饱满或胀痛感,肝下缘的包虫囊肿可在肋下扪及边缘整齐的无痛性囊肿,光滑,有张力感。若肝包虫囊并发细菌感染,临床症状酷似肝脓肿,囊肿破裂入胆道可表现为轻重不等的胆绞痛、黄疸和荨麻疹,重者可发生急性化脓性梗阻性胆管炎。囊肿破入腹腔可出现腹痛和腹膜刺激征,腹膜吸收囊液可引起荨麻疹、休克等过敏反应。囊肿还可破入胸腔、肾、结肠或肾盂等而引起各种症状。囊肿破裂可导致种植扩散,引起继发性包虫病,包虫呈多发性,手术根治困难。

AE 患者亦可有较长的潜伏期而多年无症状,但一旦出现症状,多已发展至晚期,肝脏病变范围广伴肝功能损害,肝脏硬化,出现黄疸、腹水、门脉高压或继发性肺、脑转移。囊肿也可发生感染或破裂等并发症,引起相应症状。肝脏触诊质硬如软骨,表面有结节感,压痛轻或无。

X 线可示肝影增大,横膈抬高和膈肌活动受限。肝区可有弧形或环形弥散性的点、团状钙化。B 超下囊形包虫囊肿呈球形、边界明确的液性暗区,囊壁有子囊附着,呈光点或小光团,囊内有光点游动或飘浮。泡型包虫囊肿显示为大块实质占位性肿块,边缘不清,内部结构紊乱,其中见液性暗区。CT:囊形包虫囊肿多为圆形或椭圆形的水样密度占位灶,囊壁薄而完整,母囊内出现子囊是其特征性表现,多个小囊充满内囊时呈多房状或蜂窝状改变。包囊壁可钙化呈弧形或蛋壳状。泡型包虫病无上述特征,病灶边缘模糊,不规则,呈低或混合密度,可见广泛钙化,病灶中心可发生液化坏死,增强扫描病灶不强化。

2. 治疗 多可采用外科治疗,为防止术中囊肿破裂、囊液溢入腹腔引起过敏性休克,可于术前适量静滴皮质激素。显露包虫囊肿后用厚纱垫保护切口及周围脏器,以粗针穿刺吸除内容物后在确定无胆漏的情况下,向囊内注入 4%～10% 的甲醛溶液,等待 6～8min 以杀死头节,再用吸引器吸尽囊内容物,若内容物过于浓厚或含有大量子囊,可用匙掏尽。经处理后内囊塌陷,易与外囊分离,切开外囊壁,摘除内囊并用浸有 10% 甲醛溶液的纱布擦抹外囊壁以破坏可能残留的生发层、子囊、头节等,再以等渗盐水冲洗,确定外囊腔无出血或胆漏后将囊壁缝合,若存在胆漏应作缝补。

若包虫囊破入腹腔,应尽量吸除腹腔内囊液和囊内含物,并放置橡皮管引流数日。囊肿若破入胆管、胆囊,作胆囊切除、胆总管切开,清除包虫囊内容物后置管引流。

包虫囊肿合并感染的,子囊和头节多已死亡,可切开外囊壁,清除所有内容物,用双套管负压吸引、引流、配合抗生素治疗。

多房型肝包虫病若病灶尚局限于肝叶或半肝,可以行半肝或部分肝切除。侵犯两叶或肝门及下腔静脉而无法切除者应以药物治疗为主。常用的药物有甲苯达唑和丙磺咪唑类等。

三、肝脓肿

肝脓肿有细菌性和阿米巴性两大类。随着药物疗效的提高,穿刺引流脓液等技术的广泛应用,多数已不需要外科治疗。

1.病因　细菌性肝脓肿常见致病菌,成人为大肠埃希菌、变形杆菌、铜绿假单胞菌,在儿童为金黄色葡萄球菌和链球菌。以经由血行感染和胆道上行感染最为常见。阿米巴性肝脓肿由溶组织阿米巴引起,多发生在阿米巴痢疾后数周或数月。

2.临床表现　细菌性肝脓肿男性多见,其与女性之比约为2∶1。中年患者约占70%。起病一般较急,通常在继某种先驱病变以后(例如急性胆道感染)有突然的寒战、高热及上腹部疼痛;病程较短,患者在短期内即显有重病容。体检可见肝脏肿大,且有显著触痛。重者可出现黄疸、肝功能异常。实验室检查见白细胞及中性粒细胞增高,ALT升高、碱性磷酸酶升高,重者胆红素升高、白蛋白下降。超声见边界不清的低回声区,脓肿形成后为液性暗区。CT为低密度区,其密度介于囊肿和肿瘤之间。B超引导下穿刺出脓液可确诊。阿米巴肝脓肿发展较慢。有发热、肝肿大及压痛。脓肿形成后常有弛张热。可有贫血,血清补体结合试验有诊断价值,B超引导下穿刺抽出巧克力样无臭脓液多可诊断。

3.治疗　细菌性肝脓肿早期,可通过予以敏感抗生素,并加强支持治疗而得到控制。脓肿形成后可通穿刺抽脓或置管引流。对脓肿较大、非手术治疗未能控制或有并发症者可经手术切开引流。慢性厚壁脓肿亦可做肝叶切除。阿米巴性肝脓肿主要应用氯喹、甲硝唑和依米丁药物治疗,加上穿刺抽脓治疗。少数治疗无效者,手术切开引流。

(田根东)

第十章　门静脉高压症

第一节　解剖生理和发病机制

门静脉系统中因血流受阻,血液淤积而压力增高,临床表现为脾肿大、脾功能亢进、胃底食管静脉曲张、呕血和腹水等症状时称为门静脉高压症。正常门静脉压力为 $0.98\sim1.47$ kPa（$100\sim150$ mmH$_2$O）,超过 2.45 kPa（250 mmH$_2$O）时即为门静脉高压。

一、外科解剖

门静脉主干由肠系膜上、下静脉和脾静脉汇合而成,其中约 20% 的血液来自脾脏。在肝门处门静脉主干分左、右两支进入左、右半肝,经多次分支后在肝小叶间（汇管区）形成小叶间静脉。小叶间静脉的分支进入肝小叶内,其终末支门静脉小静脉扩大成肝血窦（肝的毛细血管网）。肝小叶内的肝血窦汇集至中央静脉,后者出肝小叶在小叶间汇合,先成为小叶下静脉,最终成为左、中、右肝静脉,分别开口于下腔静脉。

门静脉系统始于胃、肠、脾、胰等内脏的毛细血管网,终于肝血窦。门静脉系统内无静脉瓣,在门静脉的各属支均可测门静脉压力。门静脉和腔静脉系之间有下列交通支存在,门静脉高压时可使门腔交通支开放（图10—1）。

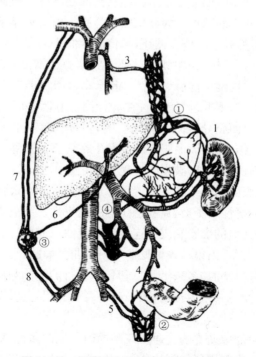

图 10—1　门脉系和腔静脉系间的交通支

1.胃短静脉　2.胃冠状静脉　3.奇静脉　4.直肠上静脉　5.直肠下静脉、肛管静脉　6.脐旁静脉　7.腹上深静脉　8.腹下深静脉　①胃底、食管下段交通支　②直肠下端、肛管交通支　③前腹壁交通支　④腹膜后交通支

1. 在食管下端和胃底,胃冠状静脉胃支、食管支经食管静脉－奇静脉交通。

2. 胃短静脉和胃网膜左静脉分支与食管静脉丛交通。

3. 在脐周,脐旁静脉和脐静脉与腹壁浅、深静脉交通。

4. 在直肠下端和肛管,直肠上静脉与直肠下静脉、肛管静脉交通。

5. 在腹膜后,肠系膜上、下静脉经 Retzius 静脉丛与下腔静脉分支交通。

从解剖学上来看,门静脉的属支可分为脾胃区和肠区,两者之间有明显的界限,这就为近代提出的门静脉血流功能性分区(compartment)理论提供了解剖学基础,并由此分成脾胃区和肠区门静脉高压两种类型。脾胃区引流胃、脾及一部分胰腺的静脉,这些静脉进入脾静脉和冠状静脉,然后汇入门静脉;而肠区则由引流小肠和右半结肠血流的肠系膜上静脉和引流左半结肠静脉血流的肠系膜下静脉组成,直接汇入门静脉。近来不少学者认为门静脉高压症不需分流全门静脉血液,分流手术只需分流食管下端和胃底的静脉,即脾胃区静脉血流,Warren(1967 年)提倡的选择性分流术就是根据这一解剖特点而设计的。

由此可见,门静脉系统是介于腹腔脏器和肝脏两个毛细血管网之间的静脉系统。由于该静脉内无静脉瓣,门静脉压力的高低是由腹腔脏器循环回血量与肝脏血液流出道的阻力两者的关系所决定的。当肝脏内血流和流出道阻力增加时,门静脉压力即升高;如肝脏流出道的阻力不变,而当门静脉血流量增加时,其压力必然随之升高。

二、罕见的曲张静脉

门静脉高压症发生的曲张静脉最常见于食管下段和胃底,除了侧支循环外,还可在多处出现门－体和门－门侧支循环,如在十二指肠、空肠、回肠、结肠、直肠、肠造口、胆道和腹腔等处,有作者将这些罕见的曲张静脉称之为异位曲张静脉。由于近年来广泛采用硬化剂注射治疗来阻断胃冠状静脉－奇静脉间的侧支循环,异位静脉曲张的发生将会逐渐增多。

1. 肠道　最常发生在十二指肠,尤其在球部、结肠、直肠次之,空肠最少见。在肝内门静脉阻塞时,门静脉血流通过胃网膜静脉、胃十二指肠静脉和胰十二指肠静脉反流至十二指肠静脉,后者经腹膜后静脉丛与下腔静脉交通;在肝外门静脉阻塞时,更有门静脉阻塞远、近端的门－门侧支循环。在空、回肠异位曲张静脉病例,多数有腹部手术史,术后小肠祥与腹壁、腹膜后静脉丛形成侧支。结肠、直肠曲张静脉多发生在食管曲张静脉栓塞治疗之后。

肠道曲张静脉的诊断比较困难,破裂时发现为消化道出血,X 线钡剂检查,结肠内镜检查或可显示病变,但选择性腹腔动脉或肠系膜上动脉造影是特异性最强的一种诊断方法。

2. 肠造口　多见于溃疡性结肠炎、克罗恩病等肠道炎性疾病的患者。肠系膜静脉通过肠造口与腹壁静脉交通,在造口的黏膜和皮肤连接处形成曲张静脉。在检查时可见造口周围腹壁皮下静脉显露,皮肤呈蓝色,内镜检查可见造口内有曲张静脉。

3. 胆道　肝外门静脉阻塞时,多条沿胆总管和胆囊行的静脉与胆囊静脉和幽门静脉和吻合,所有侧支血管也可在胆总管壁内行走,胆管造影表现为胆管壁结节状或锯齿状充盈缺损,破裂时则发生胆道出血。

4. 腹腔　肠系膜与腔静脉属支的交通多在肠壁内形成曲张静脉,而在肠壁外的腹腔内形成的曲张静脉则较少见。腹腔内任何部位均可发生曲张静脉,尤以右结肠沟、右肾区、小肠系膜根部、肝胃韧带和脾周围等处好发。多数系肝硬化引起,仅个别患者与腹部手术有关。静脉破裂则表现为血腹,出血量多,较凶险。

罕见的异位曲张静脉还可发生在膀胱壁、阴道壁、盆腔甚至腹外疝疝囊等处，一般为肠系膜静脉与髂静脉交通的结果。

三、病因

根据阻塞部位可分为肝前、肝内和肝后三种类型。

1.肝前型（肝外型） 如门静脉血栓形成、门静脉先天性闭锁、动静脉瘘和门静脉受外来压迫等。

2.肝内型 如肝炎坏死后性、血吸虫性、酒精性、胆汁性等肝硬化。肝内型可分为窦前阻塞和窦后阻塞。血吸虫卵沉积堵塞肝内门静脉小分支引起血栓性静脉炎、静脉周围炎，其阻塞在肝血窦前。肝炎坏死后肝硬化，由于肝细胞坏死后肝小叶内形成纤维化组织和再生细胞团压迫肝血窦和中央静脉，其阻塞在肝血窦后。

3.肝后型（肝上型） 如 Budd－Chiari 综合征、缩窄性心包炎等。

90％以上的门静脉高压症由于肝硬化所引起，其中以肝炎后性肝硬化最为常见。过去华东、华中地区血吸虫性肝硬化曾占肝硬化的 50％～60％，后来因血吸虫病逐渐被控制，发病率已明显下降。血吸虫病的门静脉高压发生于肝硬化之前，是由于血吸虫卵沉积堵塞肝内门静脉小分支（汇管区小叶间静脉）而引起血栓性静脉炎和静脉周围炎。阻塞在肝血窦前，属窦前性阻塞。到后期虫卵引起汇管区嗜酸细胞肉芽肿，其周围的肉芽组织纤维化，纤维组织压迫门静脉的小分支，加重了梗阻，并使肝细胞索受压萎缩，发展为肝硬化。肝炎后肝硬化引起门静脉高压是由于肝细胞坏死后在肝小叶内形成的纤维化组织和再生的肝细胞团使容易受压的肝血窦和中央静脉受压扭曲阻塞所致。阻塞发生在肝血窦后，属窦后性阻塞。

四、发病机制和病理生理变化

肝脏由肝动脉和门静脉共同供血。肝脏的血流量平均每分钟 1500mL，占心排出量的 1/4，其中 20％～30％来自肝动脉，70％～80％来自门静脉。门静脉系统血流的调节主要发生在两个部位，即内脏的毛细血管前部分和肝血窦前部分。前者决定门静脉的血流量，后者决定门静脉血流在肝内所受的阻力。门静脉的压力取决于门静脉的血流量和阻力以及下腔静脉的压力。肝动脉的血在肝血窦内与门静脉的血混合。肝血窦相当于其他组织的毛细血管，管壁内皮细胞空隙极大，通透性高，故大量血浆蛋白质可渗出血窦，肝淋巴蛋白质含量是各器官淋巴中最高的。肝动脉及门静脉分支进入肝血窦处口径狭小，有一定阻力，故正常门静脉压比一般静脉压稍高。在正常情况下，肝动脉的压力约为门静脉压力的 8～10 倍。肝动脉进入肝血窦前先经过多次分支形成毛细血管，因此对动脉血起了大幅度的降压作用。终末门小静脉和终末肝小动脉均有平滑肌内皮细胞可以调节进入肝血窦的血液流量和阻力。肝血窦壁的库普弗细胞及其出口处的内皮细胞均可胀缩以改变其突出于腔内的程度，调节流出至肝静脉血液的流量和阻力。毛细血管进入肝血窦后突然变宽。肝血窦轮流开放，平时只有 1/5 的肝血窦有血流通过，肝总血流量增加时，更多的肝血窦开放，以容纳更多的血液，起缓冲作用，减少门静脉压力变化。以上这些因素均使血液进入肝血窦后流速变慢压力降低，使肝血窦维持在低压、低灌注状态。肝血窦内血流缓慢有利于细胞与血液间的充分物质交换。

门静脉血液回流受阻后门静脉压力升高，身体即作出以下反应：

1.门体交通支开放 门静脉与体静脉系统在胃食管交界处、直肠肛门交界处、脐周、后腹膜都存在着交通支。这些交通支平日关闭,门静脉压力增高时这些交通支开放,这是一种代偿性反应使门静脉的部分血液可通过其交通支回流至体静脉。

这些肝外门体静脉自然分流的结果使门静脉对肝脏的供血减少,大量血液不经肝窦与肝细胞进行交换直接流入体循环。正常门静脉血液中含有来自胰腺的与维持肝细胞营养和促使肝细胞再生有密切关系的肝营养因子(可能是胰岛素和胰高糖素)。门体自然分流的结果使门静脉血液中的肝营养因子不能到达肝细胞,其他一些物质未经肝脏灭活或解毒即逸入体循环。

2.肝动脉血流增加 门静脉高压时门静脉回流受阻,又有肝外自然的门体分流,肝脏的总血流量减少,身体为了维持肝总血流量不变,使肝动脉血流量代偿性增加,肝总血流量中肝动脉与门静脉血所占的比例随病变的发展而改变,门静脉血所占的比例越来越下降,肝动脉血所占比例越来越上升。

3.动静脉短路开放和高血流动力改变 正常情况下血液中有一些对血管动力(血流量和阻力)有改变作用的液递物质都要经过肝脏被灭活,肝硬化引起门静脉高压时,肝外有自然门体分流,肝脏功能又有损害,肝内酶系统发生障碍,液递物质的代谢发生紊乱,大量这种液递物质未经灭活即进入体循环,使血液中的浓度增高。这些液递物质对肝内外血管系统不同部位的血管床和括约肌有不同的作用。有的作用于窦后,增加肝静脉的阻力;有的作用于窦前,增加门静脉的阻力;有的增加心排出量,减少周围血管的阻力,增加体循环和内脏动脉的血流量,并使内脏(胃、脾)的动静脉短路开放,全身处于高排低阻的高血流动力状态,其结果使门静脉的血流增加。这些液递物质均能使门静脉的压力进一步升高。门静脉高压患者高血流动力学的表现有:脾动脉增粗并出现震颤,脾血氧饱和度增高,脾动脉至脾静脉的循环时间缩短等。此外,正常人汇管区的小叶间动脉与小叶间静脉之间有动静脉短路,处于关闭状态,门静脉高压时可以开放,大量肝动脉血通过短路流至肝内门静脉分支,并离肝逆流而出,使门静脉压力更加升高,门静脉主干从输入血管变为输出血管(图10-2)。

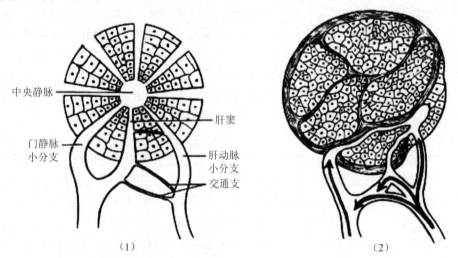

中央静脉

门静脉
小分支

肝窦

肝动脉
小分支

交通支

(1)

(2)

图10-2 门静脉、肝动脉小分支之间的交通支在门静脉高压症发病中的作用

(1)正常时,门静脉、肝动脉小分支分别流入肝窦,它们之间的交通支细而不开放。(2)肝硬化时,交通支开放,压力高的肝动脉血流流入压力低的门静脉,从而使门静脉压更加增高

从以上的病理生理变化可见门静脉高压的形成有原发的因素,即门静脉系统的梗阻,是

机械性的，使门静脉阻力增加流量减少；也有继发的因素，即高血流动力状态，是功能性的，使内脏动脉血流增加阻力减少。一般称前者为背向机制，后者为前向机制。

五、门静脉压力的测定

术前、术中、术后测门静脉压力对诊断、选择手术方法及判断预后均有帮助。

1. 术前或术后测定方法

(1)脾穿刺脾髓测压(SP)：用针经皮刺入脾脏内测压。门静脉有阻塞时压力均升高。

(2)经皮肝穿刺肝内门静脉分支测压(PVP)：肝前性门静脉高压病例压力不高，肝内或肝后性门静脉高压病例压力均升高。

(3)肝静脉插管测压：穿刺股静脉，将导管经股静脉、下腔静脉插至肝静脉主干内；或穿刺肘静脉，导管经右心房、下腔静脉插至肝静脉主干内，此时测得的压力为游离肝静脉压(FHVP)。继续插入导管，至不能再插入为止，此时导管头堵住肝静脉开口，所测得的压力为肝静脉楔压(WHVP)，正常值为 1.33~3.99kPa(10~30mmHg)。由于肝静脉直通肝血窦，所以肝静脉楔压反映肝血窦压。正常人的游离肝静脉压与肝静脉楔压或脾内压接近。窦前阻塞时肝静脉楔压不升高，窦后阻塞时则肝静脉楔压升高。肝静脉楔压与游离肝静脉压之差提示肝血窦压增高的程度，称为肝静脉压梯度。

2. 术中测定方法

(1)门静脉压：直接穿刺门静脉主干(FPP)或门静脉分支，如大网膜静脉。

(2)肝侧门静脉闭锁压(HOPP)和脏侧门静脉闭锁压(SOPP)：术中暂时钳夹门静脉主干，在阻塞肝侧的门静脉测得的压力为HOPP，正常值为 0.49~0.98kPa(50~100mmH$_2$O)；在阻塞脏侧的门静脉测得的压力为SOPP，正常值为 3.92~5.58kPa(400~600mmH$_2$O)。SOPP与HOPP的压力差相当于门静脉入肝血流的最大灌注压(MPP)，反映门静脉入肝的血流量。HOPP>SOPP时门静脉血离肝逆流。门静脉高压时SOPP与FPP之差代表门静脉侧支开放的程度，差值愈小分流量愈大，向肝血流量愈小。

正常 FHVP≌WHVP≌FPP(SP)

肝前梗阻 FHVP≌WHVP<FPP(SP)

肝内窦前梗阻 FHVP≌WHVP<FPP(SP)

肝内窦后梗阻 FHVP<WHVP≌FPP(SP)

六、肝功能分级标准

肝功能分级不是一种直接的测定方法，但是在预测手术结果以及未手术患者的长期预后方面，还没有其他的方法比其更值得信赖。肝功能分级Ⅰ~Ⅱ患者可较安全地通过手术，Ⅲ级患者手术危险性较大，不宜手术。肝功能Ⅲ级的患者手术前，经过一段时间的内科治疗使其肝功能改善为Ⅰ~Ⅱ级，手术的危险性变小。

肝功能分级国外有Child分级标准(表10-1)，但国内分级标准更为实用(表10-2)。

表10—1　Child 分级标准

肝功能情况	分级标准		
	A	B	C
血清胆红素(μmol/L)	<20	20～30	>30
血清白蛋白(g/L)	≥35	30～35	≤30
腹水	无	少量,易消退	多量,不易消退
精神神经异常	无	轻度	重度
营养状况	好	尚可	差

表10—2　国内肝功能分级标准

检查项目	分级标准		
	Ⅰ	Ⅱ	Ⅲ
血清胆红素(μmol/L)	<20	20～34	>34
血清白蛋白(g/L)	≥35	26～34	≤25
凝血酶原时间延长(s)	1～3	4～6	>6
SGPT(赖氏单位)	<40	40～80	>80
腹水	无	±	+～++
肝性脑病	无	无	有

（任雷）

第二节　门静脉高压症的诊断和治疗

一、临床表现

门静脉高压症可发生于任何年龄,多见于 30～60 岁的中年男性。病因中以慢性肝炎为最常见,在我国占 80% 以上,其他病因有血吸虫病、长期酗酒、药物中毒、自身免疫性疾病和先天异常等。其临床表现包括两方面:一是原发疾病本身如慢性肝炎、肝硬化或血吸虫病引起的虚弱乏力、食欲缺乏、嗜睡等。另一类是门静脉高压所引起的,如脾肿大和脾功能亢进、呕血黑便及腹水等。

1.门静脉高压的症状

(1)脾肿大和脾功能亢进:所有门静脉高压症患者都有不同程度的脾肿大。体检时,多数可在肋缘下扪及脾脏,严重者脾下极可达脐水平以下。随着病情进展,患者均伴有脾功能亢进症状,出现反复感染、牙龈及鼻出血、皮下瘀点瘀斑、女性月经过多和头晕乏力等症状。

(2)黑便和(或)呕血:所有患者均有食管胃底静脉曲张(图 10—3),其中 50%～60% 可在一定诱因下发生曲张静脉破裂出血。诱因有胃酸反流、机械性损伤和腹压增加。出血的表现形式可以是黑便,也可以是呕血伴黑便,这与出血量和出血速度相关。如出血量大、速度快,大量血液来不及从胃排空,即可发生呕血伴黑便,出血量特大时,可呕吐鲜血伴血块,稀血便也呈暗红色。少量的出血可以通过胃肠道排出而仅表现为黑便。由于食管胃底交通支特殊的位置和组织结构,加上肝功能损害使凝血酶原合成发生障碍,脾功能亢进使血小板减少,因此出血不易自止。

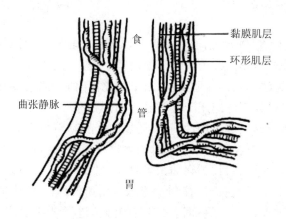

图 10-3　食管下端静脉曲张

出血早期可出现脉搏加快、血压下降等血容量不足的表现,如不采取措施或者出血速度极快,患者很快就进入休克状态。组织灌注不足、缺氧等可使肝功能进一步损害,最终导致肝性脑病。据冷希圣统计,上消化道大出血是门静脉高压症死亡的主要原因之一,占 42%。首次大出血的死亡率为 19.3%,再次出血的死亡率为 58%。而一旦发生出血,1 年内再出血率可达 70%,2 年内接近 100%。

(3)腹水:1/3 患者有腹水。腹水的产生往往提示肝功能失代偿,出血、感染和手术创伤可以加重腹水。少量腹水时患者可以没有症状,大量腹水时患者出现腹胀、气急、下肢水肿和尿少等症状,合并感染时会出现腹膜炎征象。如果腹水通过保肝、利尿和休养等治疗得以消退,至少说明肝功能有部分代偿能力。有些患者的腹水甚难消退,即所谓难治性腹水,提示预后不佳。

2.体征　患者一般营养不良,可有慢性肝病的征象如面色晦暗、巩膜黄染、肝掌、蜘蛛痣、男性乳房发育和睾丸萎缩。腹部检查可见前腹壁曲张静脉,程度不一,严重者呈蚯蚓样,俗称"水蛇头"。肝右叶不肿大,肝左叶可在剑突下扪及,质地硬,边缘锐利,形态不规则。脾脏肿大超过左肋缘,严重者可达脐下。肝浊音界缩小,移动性浊音阳性。部分患者下肢有指压性水肿。

3.实验室检查

(1)血常规:脾功能亢进时全血细胞均减少,其中白细胞和血小板下降最早,程度最重。前者可降至 3×10^9/L 以下,后者可降至 30×10^9/L 以下。红细胞减少往往出现较晚,程度较轻。

(2)肝功能:门静脉高压症患者的肝功能均有不同程度异常,表现为总胆红素升高,白蛋白降低,球蛋白升高,白球蛋白比例倒置,凝血酶原时间延长,转氨酶升高等。肝炎后和酒精性肝硬化的肝功能异常往往比血吸虫性肝硬化严重。

(3)免疫学检查:肝硬化时血清 IgG、IgA、IgM 均可升高,一般以 IgG 升高为最显著,可有非特异性自身抗体,如抗核抗体、抗平滑肌抗体等。乙肝患者的乙肝病毒标记可阳性,同时应检测 HBsAg、HbcAb IgM 和 IgG、HbeAg、HbeAb 和 HBV-DNA,了解有无病毒复制。丙肝患者的抗 HCV 抗体阳性。乙肝合并丁肝患者抗 HDV 阳性。

肝活检虽然可以明确肝硬化的病因和程度,肝炎的活动性,但是无法了解门静脉高压的严重程度,而且可能引起出血、胆漏,存在一定的风险,应该慎用。

4. 特殊检查

(1)食管吞钡 X 线检查:钡剂充盈时,曲张静脉使食管轮廓呈虫蚀状改变;排空时,曲张静脉表现为蚯蚓样或串珠样负影。此项检查简便而安全,容易被患者接受。但是它仅能显示曲张静脉的部位和程度,无法判断出血的部位,对上消化道出血的鉴别诊断有一定的局限性。

(2)内镜检查:内镜已经广泛应用于食管静脉曲张检查,基本取代吞钡 X 线检查,成为首选。过去认为内镜检查容易引起机械性损伤,诱发曲张静脉破裂出血。随着内镜器械的更新换代和操作技术的熟练,对有经验的内镜医师而言这种风险已经很小。内镜检查可观察食管胃底曲张静脉的范围、大小和数目,观察曲张静脉表面黏膜有无红色条纹、樱红色斑或血泡样斑,这些改变统称为红色征,红色征往往预示着患者出血的风险明显加大。急症情况下内镜可清楚、直观地观察出血部位,有条件时,可对曲张静脉进行硬化剂注射或者套扎。同时,内镜可深入胃及十二指肠,了解有无出血病灶,有很好的鉴别诊断价值。

(3)腹部超声检查:B 超可以显示肝的大小、密度、质地及有无占位,脾脏大小,腹水量。彩色多普勒超声可以显示门静脉系统血管的直径、血流量、血流方向、有无血栓以及侧支血管开放程度。

(4)磁共振门静脉系统成像(MRA):可以整体地、三维显示肝血管系统、门静脉系统、侧支血管分布位置、肾血管及肾功能状态,具有无创、快捷、准确和直观等优点,对门静脉高压症的手术决策有重要的指导作用。MRA 结合多普勒超声已经成为门静脉高压症的术前常规检查项目。

(5)CT:CT 结合超声检查可以了解肝体积、密度及质地,腹水量,有助于判断患者对手术的耐受力和预后,但更重要的是排除可能同时存在的原发性肝癌。

二、诊断

详细询问病史以了解病因。例如有无血吸虫病、病毒性肝炎、酗酒或者药物中毒等引起肝硬化的病史;有无腹部外伤、手术、感染或者晚期肿瘤等可能引起门静脉炎症、栓塞或外在压迫的因素。询问上消化道出血的情况,主要是出血的时间、程度、次数、频度和治疗措施。有无输血史。了解有无脾功能亢进的表现,如贫血、经常感冒、牙龈和皮下出血、月经量多等。了解是否有过腹水的表现,如腹胀、食欲缺乏、乏力和下肢水肿等。

体检时注意营养状况,有无贫血貌、黄疸、肝掌、蜘蛛痣、腹壁脐周静脉曲张、肝脾肿大及腹水等。

对于血象变化不完全符合脾功能亢进者,必要时需行骨髓穿刺涂片检查,以除外骨髓造血功能障碍。按照 Child 标准或者国内标准对肝功能检查指标进行分级,以评价患者的肝功能储备。病原学检查时应同时检测甲胎蛋白以除外伴发肝癌的可能。

影像学检查可显示肝、脾、门静脉系统的改变,内镜检查可显示食管胃底曲张静脉的情况,两者结合可为门静脉高压症提供一幅三维图像。这既有助于明确诊断,又可为制订治疗方案提供参考。

如有典型的病史,结合实验室检查、影像学检查和内镜检查,门静脉高压症的诊断均可确立。

三、鉴别诊断

1.上消化道出血 凡遇急性上消化道出血患者,首先要鉴别出血的原因及部位,除了曲张静脉破裂出血以外,常见原因还有胃癌和胃十二指肠溃疡。

从病史上分析,胃癌好发于老年患者,多数有较长时间的中上腹隐痛不适、食欲缺乏、呕吐和消瘦。门静脉高压症好发于中年患者,有较长的肝炎、血吸虫病或者酗酒病史,表现为面色晦暗、肝掌、蜘蛛痣、腹壁静脉曲张、脾肿大和腹水。溃疡病好发于青年患者,季节变化易发,多数有空腹痛、嗳气和泛酸等典型症状。从出血方式和量上分析,溃疡病和胃癌的出血量少,速度慢,以黑便为主,药物治疗有效。曲张静脉破裂的出血量大,速度快,以呕吐鲜血为主,同时伴有暗红色血便,药物治疗往往无效。

内镜检查对于急性上消化道出血的鉴别诊断很有价值,它既能及时地查明出血部位,进而明确出血原因,也能做应急止血治疗。值得注意的是,在门静脉高压症伴上消化道出血的患者中,有 25% 不是因为曲张静脉破裂,而是门脉高压性胃黏膜病变(PHG)或者胃溃疡。这些患者常合并有反流性胃炎,同时胃黏膜瘀血、缺氧,从而导致胃黏膜糜烂出血。

如果情况不允许做内镜检查,可采用双气囊三腔管压迫法来帮助鉴别诊断(图 10—4)。如经气囊填塞压迫后出血停止,胃管吸引液中不再有新鲜血液,可确定为食管胃底曲张静脉破裂出血。三腔管压迫同时也可用来暂时止血,避免患者失血过多,为下一步治疗争取时间。

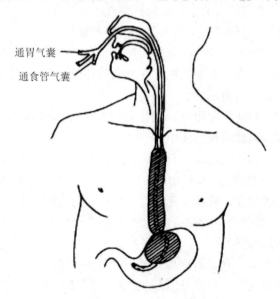

通胃气囊
通食管气囊

图 10—4 三腔二囊管

2.脾肿大和脾功能亢进 许多血液系统疾病也可能有脾肿大、周围血全血细胞减少等情况,但这些患者无肝炎病史,肝功能正常,内镜和影像学检查也没有门静脉压力增高的征象,一般容易鉴别。鉴别困难时可行骨髓穿刺涂片或活检。

3.腹水 肝硬化腹水需要与肝静脉阻塞综合征(Budd—Chiari syndrome)、缩窄性心包炎、恶性肿瘤以及腹腔炎症(特别是结核性腹膜炎)引起的腹水作鉴别。除了典型的病史和体征以外,影像学检查是很好的鉴别方法。绝大多数可借此得到明确的诊断。如果怀疑是恶性肿瘤和炎症引起的腹水,还可通过腹腔穿刺抽液来获得直接证据。

四、治疗

肝硬化的病理过程是不可逆的,由肝硬化引起的门静脉高压症也是无法彻底治愈的。外科治疗只是针对其所引起的继发症状,如食管胃底静脉曲张、脾肿大和脾功能亢进、腹水而进行。其中又以防治食管胃底曲张静脉破裂出血为最主要的任务,目的是为了暂时挽救患者的生命,延缓肝功能的衰竭。本节主要介绍这方面的内容。

根据食管胃底曲张静脉破裂出血的自然病程,预防和控制上消化道出血的治疗包括三个层次:①预防首次出血,即初级预防。②控制活动性急性出血。③预防再出血,后两项称为次级预防。

1.预防首次出血 药物是预防曲张静脉出血的重要方法。首选非选择性β受体阻滞剂,如普萘洛尔、纳多洛尔及噻吗洛尔等,这类药物的作用机制是:①通过 β_1 受体阻滞减少心排出量,反射性引起脾动脉收缩,减少门静脉血流量。②通过 β_2 受体阻滞,促进内脏动脉收缩,减少门静脉血流量。③直接作用于门静脉侧支循环,降低食管、胃区域的血流量。研究证实给予足量非选择性β受体阻滞剂后门静脉压力可降低 20%～30%,奇静脉压力可降低 30%,首次出血的相对风险降低 45%～50%,绝对风险降低 10%。目前临床常用的是普萘洛尔(心得安),10～20mg,一天 2 次,每隔 1～3d 增加原剂量的 50%使之达到有效浓度。目标是使静息时心率下降到基础心率的 75%或达 50～60 次/min,然后维持治疗至少 1 个月。可长期用药,根据心率调整剂量。普萘洛尔的禁忌证包括窦性心动过缓、支气管哮喘、慢性阻塞性肺部疾病、心力衰竭、低血压、房室传导阻滞及胰岛素依赖性糖尿病等。

扩血管药物如硝酸酯类也能降低门静脉和侧支循环的阻力,从而降低门静脉压力。但没有证据表明其在降低首次出血发生率和死亡率方面的优势。所以,目前不主张单独或联合使用硝酸酯类药物来预防首次出血。

内镜治疗也可以用于预防首次出血。相比硬化剂治疗,套扎治疗根除曲张静脉快,并发症少,疗效优于药物治疗,因此可推荐使用。

是否需要行手术以预防首次出血,目前还存在争议。大量统计数据表明,肝硬化患者中约有 40%存在食管胃底静脉曲张,而其中 50%～60%可能并发大出血。这说明有食管胃底静脉曲张不一定会发生大出血。临床上还看到,部分从未出血的患者在预防性手术后反而发生大出血。另外,肝炎后肝硬化患者的肝功能损害都比较严重,手术对他们来说都是巨大的负担,因此一般不主张做预防性手术。

2.控制活动性急性出血 食管胃底曲张静脉破裂出血的特点是来势迅猛,出血量大,如不及时治疗很快就会危及生命。因此,处理一定要争分夺秒,不一定非要等待诊断明确。

(1)初步处理:包括维持循环、呼吸功能和护肝疗法三个方面。在严密监测血压、脉搏和呼吸的同时,应立即补液、输血,防止休克。如果收缩压低于 10.7kPa(80mmHg),估计失血量已达 800mL 以上,应快速输血。补液、输血时应该注意:①切忌过量输血,由于肝硬化患者均存在水钠潴留,血浆容量比正常人高,过多的输注反而会导致门静脉压力增高而再出血。因此,在补充丧失量时只需维持有效循环或使血细胞比容维持在 30%即可。②以输注 24h 内新鲜血为宜,由于肝硬化患者缺乏凝血因子并伴有纤溶系统异常,血小板也明显减少,大量输注库存血会加重凝血功能障碍。另外,肝硬化患者红细胞内缺乏具有将氧转运到组织能力的2,3-双磷酸甘油酸,而库存血中此物质也呈进行性降低,因此新鲜血不但能纠正凝血功能障碍，而且还能改善组织的氧供。如果无条件输注新鲜血，可在输血的同时加输适量新鲜血浆及血小板。③避免或少用含盐溶液，因为肝硬化患者存在高醛固酮血症，水钠潴留，含盐溶液会促进腹水的形成。

出血时应维持呼吸道的通畅，给氧。有大量呕血时应让患者头侧转，防止误吸导致窒息。年老体弱、病情危重者可考虑呼吸机维持呼吸。

出血时应给予护肝药物，改善肝功能。忌用任何对肝肾有损害的药物，如镇静剂、氨基糖苷类抗生素。出血时容易并发肝性脑病，原因有血氨升高、脑缺氧、低钾血症和过量使用镇静剂等，而血氨升高是主要原因。因此，预防肝性脑病除了积极改善肝血供以外，可给予高浓度葡萄糖液和大量维生素，必要时还可加用脱氨药物如乙酰谷氨酰胺与谷氨酸盐，以及左旋多巴（对抗假性神经递质制剂）。支链氨基酸对维持营养和防治肝性脑病有重要价值。同时清除肠道内积血。为抑制肠道细菌繁殖以减少氨的形成和吸收，可经胃管或三腔管用低温盐水灌洗胃腔内积血。然后用50%硫酸镁60mL加新霉素4g由胃管内注入，亦可口服10%甘露醇溶液导泻或盐水溶液灌肠。忌用肥皂水灌肠，因碱性环境有利于氨的吸收，易诱发肝性脑病。半乳糖苷-果糖口服或灌肠也可减少氨的吸收，还可以促进肠蠕动，加快肠道积血的排出。

由于呕吐（吐血）、胃肠减压及冲洗，患者容易出现低钾血症和代谢性碱中毒。使用利尿剂也可增加尿钾的丢失，加重碱中毒。两者共同作用既可以阻碍氧向组织中释放，又可增加氨通过血-脑屏障的能力，加重肝功能的损害，诱发肝性脑病。因此，应密切监测血气分析和电解质，及时纠正低钾血症和代谢性碱中毒。

（2）止血治疗

1）药物止血：门静脉压力的高低取决于门静脉血流量的多少，以及肝内和门体间侧支循环的压力高低这两个因素。门静脉血流量取决于心输出量和内脏小动脉的张力。血管收缩剂和血管扩张剂是经常使用的两类止血药物，前者选择性作用于内脏血管床，通过减少门静脉血流量直接降低门静脉压力，而后者是通过减小门静脉和肝窦的阻力来降低门静脉压力，两类药物联合应用可以最大限度地达到降压的目的。

特利加压素（terlipressin）是人工合成的赖氨酸血管加压素，具有双重效应：即刻发挥缩血管作用，然后其末端甘氨酰基脱落，转化为血管加压素继续发挥晚发的缩血管效应。因此它的生物活性更持久，且因为对平滑肌无作用而使全身反应轻，临床推荐为一线使用。特利加压素的标准给药方式为：最初24h用2mg，每4h静注1次，随后24h用1mg，每4h静注1次。

血管加压素（vasopressin）：属半衰期很短的肽类，具有强烈的收缩内脏血管、减少心排出量、减慢心率、减少门静脉血流量以及降低肝静脉楔压的作用。常用剂量：以5%葡萄糖将药物稀释成0.1～0.3U/mL，用0.4U/min速度作外周静脉滴注，并维持24h。若有效，第2d减半用量，第3d用1/4剂量。此药最严重的并发症为脑血管意外、下肢及心肌缺血，因此不作为一线治疗。使用时应同时静脉滴注硝酸甘油（10～50μg/min），这样不仅可抵消对心肌的不良反应，而且可使门静脉压力下降更明显。另外，血管加压素还具有抗利尿激素作用，可导致稀释性低钠血症、尿少及腹绞痛，使用时应注意。

生长抑素（somatostatin）：天然的生长抑素为14肽，由下丘脑的正中隆起和胰岛的α细胞合成和分泌。除了具有调节内分泌激素的作用外，还具有血管活性作用，故可用于急性出血的治疗。生长抑素可选择性地减少内脏尤其是肝的血流量,因此具有降低门静脉压力和减少侧支循环血流量的作用。同时对全身其他部位血管没有影响,心搏出量和血压不会改变。生长抑素在肝代谢,其半衰期非常短,正常人仅 $2\sim3min$,肝硬化者为 $3\sim4.8min$。所以需要不间断静脉滴注。用法为首剂 $250\mu g$ 静推,继以 $250\mu g/h$ 持续静滴,必要时可将剂量加倍。有证据表明双倍剂量的效果优于标准剂量。人工合成的 8 肽生长抑素类似物——奥曲肽(octreotide),其半衰期可达 $70\sim90min$,作用更强,持续时间更长。用法为首剂 $100\mu g$ 静推,继以 $25\sim50\mu g/h$ 持续静滴。生长抑素应该在出血后尽早使用,一般维持 $3\sim5d$,如果 5d 以后仍然无效应考虑改用其他止血措施。

2)三腔管止血:由于患者出血程度的减轻和药物控制出血的效率提高,真正需要使用三腔管来止血的患者明显减少,约占 5%～10%。这项措施是过渡性的,目的就是暂时止血或减少出血量,为后续治疗赢得时间。它操作简便,不需要特殊设备,止血疗效确切,可以在大多数医院开展。现在最常用的是双气囊三腔管,胃气囊呈球形,容积 200mL,用于压迫胃底及贲门以减少自胃向食管曲张静脉的血流,也能直接压迫胃底的曲张静脉。食管气囊呈椭圆形,容积 150mL,用于直接压迫食管下段的曲张静脉。三腔管还有一腔通胃腔,经此腔可以行吸引、冲洗和注入药物、营养等治疗。三腔管主要用于下列情况:①药物治疗无效且无内镜治疗条件。②内镜治疗无效且无手术条件。③作为术前准备以减少失血量,改善患者情况的措施。首次使用三腔管止血的有效率达 80%,但拔管后再出血率约 21%～46%,且与肝功能代偿情况直接有关。再出血后再压迫的止血率仅为 60%,而第二次止血后再出血率为 40%。

应用三腔管的患者应安置在监护室里。放置前应做好解释工作,减轻患者的心理负担。放置时应该迅速、准确。放置后应让患者侧卧或头部侧转,便于吐出唾液。定时吸尽咽喉部分泌物,以防发生吸入性肺炎。三腔管放置后应作标记,严密观察,慎防气囊上滑堵塞咽喉引起窒息。注水及牵引力量要适度,一般牵引力为 250g。放置期间应每隔 12h 将气囊放空 $10\sim20min$,以免压迫过久使食管胃底黏膜糜烂、坏死,甚至破裂。三腔管一般先放置 24h,如出血停止,可先排空食管气囊,再排空胃气囊,观察 $12\sim24h$。如又有出血可再向胃、食管气囊注水并牵引,如确已止血,可将管慢慢拉出,拔管前宜让患者口服适量液状石蜡。放置三腔管的时间不宜超过 $3\sim5d$,如果仍有出血则三腔管压迫治疗无效,应考虑采取其他方法。三腔管的并发症发生率为 10%～20%,主要有鼻孔区压迫性坏死、吸入性肺炎、纵隔填塞、窒息、食管破裂等。已有致死性并发症的报道。

3)内镜止血:急症内镜既可以明确或证实出血的部位,又可以进行止血治疗,是非手术止血中必不可少的、首选的方法。

硬化剂注射治疗(EST):经内镜将硬化剂注射到食管胃底的曲张静脉周围或血管腔内,既可栓塞或压迫曲张静脉而控制出血,又可保留其他高压的门静脉属支以维持肝的血供。常用硬化剂为 1%乙氧硬化醇(aethoxy-sklerol),每次注射 $3\sim4$ 个点,每点 $4\sim5mL$,快速推注。注射后局部变白,24h 形成静脉血栓、局部坏死。7d 左右形成溃疡,1 个月左右纤维化。出血患者经药物或三腔管压迫初步奏效后 $6\sim24h$ 或止血后 $1\sim5d$ 就可行 EST。初步止血成功后,需在 3d 或 1 周后重复注射。如经注射治疗后未再出血,亦应在半年及一年时再注射一次,以防血管再通而再次出血。EST 的急症止血率可达 90%以上,但近期再出血率为 25%～30%。说明 EST 适用于急症止血,待出血停止后还应采用其他措施以防止再出血。EST 的并发症发生率为 9%,主要有胸痛、食管黏膜脱落、食管漏、食管狭窄、一过性菌血症、门静脉栓塞及肺栓塞等。

食管曲张静脉套扎治疗(EBL)：在内镜下用橡皮圈套扎曲张静脉以达到止血的目的。其方法是在贲门上5cm范围内套扎6~8个部位的曲张静脉。EBL的急症止血率为70%~96%，并发症发生率低于EST，但再出血率高于EST。

EST和EBL不适合用于胃底曲张静脉破裂出血，因为胃底组织较薄，易致穿孔。

组织粘合剂注射治疗：组织粘合剂是一种合成胶，常用的是氰丙烯酸盐粘合剂。粘合剂一旦与弱碱性物质如水或者血液接触则迅速发生聚合反应，有使血管闭塞的效果。方法是将1∶1的碘油和粘合剂混合液1~2mL快速注入曲张静脉腔内，每次注射1~2点。注射后粘合剂立即闭塞血管，使血管发生炎症反应，最终纤维化，而粘合剂团块作为异物被自然排入胃腔，这一过程约需1~12个月。此方法的急症止血率为97%，近期再出血率仅5%。并发症发生率为5.1%，主要有咳嗽、脾梗死、小支气管动脉栓塞、脓毒症、短暂偏瘫等。此方法可用于胃底曲张静脉破裂出血的治疗。

4)介入治疗止血：介入治疗包括脾动脉部分栓塞术(PSE)、经皮肝食管胃底曲张静脉栓塞术(PTVE)和经颈静脉肝内门腔静脉分流术(TIPSS)。后两者可用于急症止血治疗。

PTVE：1974年由瑞典人Landerquist和Vang首先应用于临床。在局麻下经皮穿刺肝内门静脉，插入导管选择性地送入胃冠状静脉，注入栓塞剂堵塞曲张静脉可达到止血目的。常用栓塞剂有无水乙醇、吸收性明胶海绵和不锈钢圈等。这种方法适用于药物、三腔管和内镜治疗无效而肝功能严重失代偿的患者。PTVE的急症止血率为70%~95%，与内镜治疗相当。技术失败率为5%~30%。早期再出血率为20%~50%。并发症有腹腔内出血、血气胸和动脉栓塞(肺、脑、门静脉)等。由于PTVE不能降低门静脉压力，再出血率较高，故它只是一种暂时性的止血措施。待患者病情稳定、肝功能部分恢复后，还应该采取其他的治疗预防再出血。

TIPSS：1988年由德国人Richter首先应用于临床。它是利用特殊的器械，通过颈静脉在肝内的肝静脉和门静脉之间建立起一个有效的分流通道，使一部分门静脉血不通过肝而直接进入体循环，从而降低门静脉压力，达到止血的目的。常用的金属内支架有Wallstent、Palmaz、Strecker-stent及国产内支架等。适应证有：①肝移植患者在等待肝供体期间发生大出血。②非手术治疗无效而外科手术风险极大的出血患者。③外科手术后或内镜治疗后再出血的患者。如肝内外门静脉系统有血栓或闭塞则不适用。据资料报道，TIPSS术后门静脉主干压力可由29.3mmHg±2.4mmHg降至16.5mmHg±1.5mmHg。血流量可由13.5cm/s±4.8cm/s增至52.0cm/s±14.5cm/s。曲张静脉消失率为75%，急症止血率为88%，技术成功率为85%~96%。并发症有腹腔内出血、胆道损伤、肝功能损害、感染和肝性脑病等。TIPSS术后支架的高狭窄率和闭塞率是影响其中远期疗效的主要因素。6个月、12个月的严重狭窄或闭塞发生率分别为17%~50%、23%~87%。若能解决好这一问题，则TIPSS可能得到更广泛的应用。

5)手术止血：如果选择适当，前述的几种治疗方法可使大多数患者出血停止或者减轻，顺利地度过出血的危险期，为下一步预防再出血治疗创造全身和局部条件。所以，目前多不主张在出血时行急诊手术。当然，如果经过24~48h非手术治疗，出血仍未被控制，或虽一度停止又复发出血，此时过多的等待只会导致休克、肝功能恶化，丧失手术时机。因此，在这种情况下，只要患者肝功能尚可，如没有明显黄疸和肝性脑病，转氨酶正常，少量腹水，就应该积极地施行急症手术以挽救生命,手术方式以创伤小、时间短、止血效果确切的断流术为主。据资料报道断流术的急症止血率为94.9%。

3.预防再出血 如前所述,门静脉高压症患者一旦发生出血,1年内再出血率可达70%,2年内接近100%。每次出血都可加重肝功能损害,最终导致肝功能衰竭。所以,预防再出血不仅能及时挽救患者的生命,而且能阻止或延缓肝功能的恶化,所以是治疗过程中的重要举措。

(1)内镜治疗:由于技术和器械的进步,内镜已经成为预防再出血的重要手段。其优点是操作容易,创伤小,可重复使用,在一定时期内可降低再出血风险。缺点是曲张静脉复发率高,因此长期效果不甚理想。相比硬化剂注射,套扎术更加适合用于预防再出血。

(2)药物治疗:β受体阻滞剂是预防再出血的主要药物。与内镜相比,药物具有风险低、花费少的优点,但再出血率较高。因此,现在多数是将药物和内镜治疗联合应用。文献报道,套扎术联合β受体阻滞剂的疗效优于单独使用药物或内镜治疗的疗效。

(3)介入治疗:脾动脉部分栓塞术(PSE)可以用于预防再出血。优点是创伤小、并发症少、适应证广,特别适用于年老体弱、肝功能严重衰竭无法耐受手术的患者。但是,PSE降低门静脉压力的作用是短暂的,一般3～4d后就逐渐恢复到术前水平。因此其远期疗效不理想。而且脾动脉分支栓塞后,其所供应的脾组织发生缺血、坏死,继而与膈肌致密性粘连,侧支血管形成,增加以后脾切除术的难度。因此,对于以后可能手术治疗的患者来说,PSE应当慎用。

经颈静脉肝内门腔静脉分流术(TIPSS)相当于外科分流手术,也可用于预防再出血。但是,TIPSS术后的高狭窄率和闭塞率是影响其中长期效果的主要因素,所以目前主要应用于年老体弱、肝功能Child C级不适合手术,或者在等待肝移植期间有出血危险的患者。

(4)手术治疗:虽然肝移植是治疗门静脉高压症的最好方法,但是由于供肝有限,治疗费用昂贵等原因,肝移植还难成为常规治疗手段。因此,传统的分流或断流手术在预防再出血中仍然占有重要地位。尽管手术也是一种治标不治本的方法,但相对于其他治疗手段来说,其预防再出血的长期效果仍有优势。

1)手术时机:手术时机的选择非常重要,因为出血后患者的全身状况和肝功能都有不同程度的减退。表现为营养不良、贫血、黄疸、腹水和凝血功能障碍。过早手术不仅会使手术本身风险增加,而且会增加术后并发症发生率和死亡率。但是过长时间的准备可能会等来再次出血,从而错失手术时机。依笔者的经验,有上消化道大出血史的患者,只要肝功能条件允许,宜尽早手术。近期有大出血的患者,在积极护肝、控制门静脉压力的准备下,宜在1个月内择期手术。

2)术式选择:以往的经验是根据肝功能Child分级来选择手术方式:对A、B级的患者,可选择行分流或断流术。对C级的患者应积极内科治疗,待恢复到B级时再手术,术式也宜选择断流术。若肝功能始终处于C级,则应放弃手术。但是肝功能Child分级反映的是肝功能储备,强调的是手术的耐受性,它没有考虑门静脉系统的血流动力学变化。

随着对门静脉系统血流动力学的认识加深,现在的个体化治疗是强调根据术前和(或)术中获得的门静脉系统数据来选择手术方式。术前主要依靠影像学资料,其中最简便和常用的是磁共振门静脉系统成像(MRA)和彩超,从中可以估计门静脉血流量和血流方向,为术式的选择提供一定的参考:①如果门静脉为向肝血流且灌注接近正常,可行断流术。②如果门静脉为离肝血流,可行脾—肾静脉分流术、肠—腔静脉侧侧或架桥分流术,不宜行断流术、肠—腔静脉端侧分流术及远端脾—肾静脉分流术。③如果门静脉系统广泛血栓形成,则不宜行断流术或任何类型的分流术。术中插管直接测定门静脉压力是最简单、可靠的方法,比较切脾前后的门静脉压力改变对选择术式、判断预后具有较强的指导意义。如果切脾后门静脉压力小于 35mmH$_2$O,仅行断流术即可。如大于 35mmH$_2$O,则宜在断流术基础上再加行分流术,如脾—肾或脾—腔静脉分流术。

　　3)分流术:分流术是使门静脉系统的血流全部或部分不经过肝而流入体静脉系统,降低门静脉压力,从而达到止血的目的。分流术的种类很多,根据对门静脉血流的不同影响分为完全性、部分性和选择性 3 种(图 10—5)。完全性分流有门—腔静脉分流术。部分性分流有脾—肾或脾—腔静脉分流术、肠—腔静脉分流术及限制性门—腔静脉分流术等。选择性分流有远端脾—肾分流术(Warren 术)和冠—腔静脉分流术。这样的分类是有时限性的,如部分性分流随着时间的推移可转变为完全性分流,选择性分流到后期可能失去特性而成为完全性分流。血管吻合的方式也很多,有端侧、侧端、侧侧和 H 架桥,主要根据手术类型、局部解剖条件和术者的经验来选择。许多分流术式由于操作复杂、并发症多和疗效不甚理想而已被淘汰,目前国内应用比较多的有脾—肾静脉分流术、脾—腔静脉分流术、肠—腔静脉侧侧或 H 架桥分流术和远端脾—肾分流术(Warren 术)。

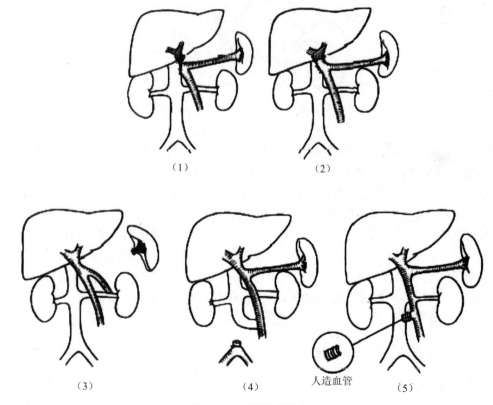

（1）　　　　　　　　　　　（2）

（3）　　　　　　　　（4）　　人造血管　　（5）

图 10—5　门体分流术

　　(1)端侧门腔静脉分流术。(2)侧侧门腔静脉分流术。(3)脾肾静脉分流术。(4)端侧下腔—肠系膜上静脉分流术。(5)侧侧下腔—肠系膜上静脉 H 架桥分流术

　　脾—肾静脉分流术:1947 年由 Linton 首先应用于临床。方法就是脾切除后行脾静脉与

左肾静脉端侧吻合,使门静脉血通过肾静脉直接进入体循环(图10-6)。它的优点在于:①直接降低胃脾区静脉压力。②减少脾脏回血负荷,同时有效解除脾功能亢进症状。③维持一定的门静脉向肝血流,减少肝性脑病的发生。④脾静脉口径相对固定,不会随时间推移而明显扩张。⑤保留门静脉和肠系膜上静脉的完整性,留作以后手术备用。北京人民医院报道140例的术后再出血率为2.7%,肝性脑病发生率为3.8%,5、10和15年生存率分别为67.8%、52%和50%,总体疗效较好。适应证:肝功能Child A、B级,反复发生上消化道出血伴中度以上脾肿大和明显的脾功能亢进,食管胃底中重度静脉曲张,术中脾切除后门静脉压力>35cmH$_2$O,脾静脉直径>10mm,左肾静脉直径>8mm,左肾功能良好。禁忌证:年龄>60岁,伴有严重的心、肺、肾等器官功能不全;肝功能Child C级;急性上消化道大出血;有食管胃底静脉曲张,但无上消化道出血史;有胰腺炎史或脾静脉内血栓形成。

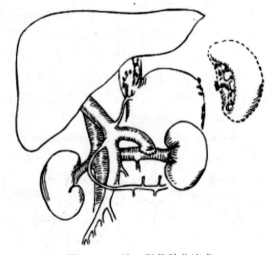

图10-6 脾-肾静脉分流术

脾-腔静脉分流术:1961年由麻田首先应用于临床,是脾-肾分流术的变种(图10-7),适用于肥胖、肾静脉显露困难和肾有病变的患者。由于下腔静脉管壁厚、管径大,故无论是解剖还是血管吻合均较肾静脉容易。另外,下腔静脉血流量大,吻合口不易发生狭窄或血栓形成。其疗效优于脾-肾分流术,而肝性脑病发生率低于门-腔分流术。钱志祥等报道24例的手术死亡率为4.2%,无近期再出血。平均随访18年,再出血率为4.3%,肝性脑病发生率为4.3%。5、10和15年生存率分别为87%,78.3%和74%。但是,由于脾、腔静脉距离较远,所以要求脾静脉游离要足够长,在有胰腺炎症或脾蒂较短的患者,解剖难度较大。另外,在吻合时要尽量避免脾静脉扭曲及成角,防止吻合口栓塞。所以,从解剖条件上来看能适合此术式的患者并不多。适应证和禁忌证同脾-肾分流术。

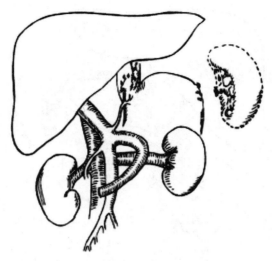

图 10－7 脾－腔静脉分流术

　　肠－腔静脉分流术：50 年代初由法国的 Marion 和 Clatworthy 首先应用于临床。现在多用于术后再出血和联合手术中。该式式的优点是操作简便、分流量适中、降压范围合理、术后肝性脑病发生率低。常用的吻合方式有 H 型架桥（图 10－8）、侧侧吻合（图 10－9）和端侧吻合。后者由于存在术后下肢水肿和严重的肝性脑病而被弃用。H 型架桥有两个吻合口，且血流流经此处时呈直角状态，所以容易导致血流缓慢、淤滞，血栓形成。这在选用人造血管架桥时更加明显。侧侧吻合时血流可以直接从高压的肠系膜上静脉注入下腔静脉，不需要转两个直角，降压效果即刻出现且不容易形成血栓。因此，目前首选侧侧吻合，吻合口径小于10mm。此方法受局部解剖条件的限制较多，如肠系膜上静脉的外科干长度过短或肠、腔静脉间距过宽，易使吻合口张力过大甚至吻合困难。所以在解剖条件不理想时宜采用 H 形架桥。适应证：反复发生上消化道出血，食管胃底中重度静脉曲张，且脾、肾静脉局部条件不理想；断流术后或门－体分流术后再出血。

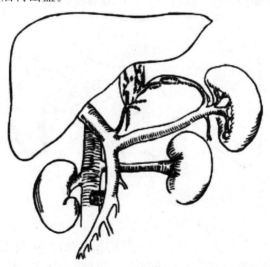

图 10－8 肠－腔静脉 H 型架桥术

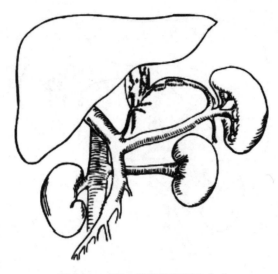

图 10—9　肠—腔静脉侧侧吻合术

远端脾—肾静脉分流术(Warren 手术)：1967 年由 Warren 首先应用于临床。1989 年 Warren 又提出应在分流前完全离断脾静脉的胰腺属支。因此,现在的 Warren 手术应包括远端脾—肾分流术＋脾—胰断流术(图 10—10),它属于选择性分流术。在门静脉高压状态下,内脏循环分为肠系膜区和胃脾区,两者在功能上保持相对独立。Warren 手术能够降低胃脾区的压力和血流量以防止食管胃底曲张静脉破裂出血,同时保持肠系膜区的高压状态以保证门静脉向肝血流。为防止术后脾静脉"盗血",要求术中结扎脾静脉的所有属支、肠系膜下静脉、胃右静脉、胃网膜右静脉和胃左静脉。Henderson 分析 25 所医院的 1000 例患者,手术死亡率为 9%,再出血率为 7%,肝性脑病发生率为 5%～10%,5 年生存率为 70%～80%。虽然此术式在理论上最符合门静脉高压症的病理生理改变,但在实践中仍存在不少问题,比如手术操作复杂,手术时间长,术后易产生吻合口血栓、腹水、淋巴漏和乳糜漏等,临床效果远不如报道的好。因此,目前主要用于肝移植等待供体以及有保留脾脏要求(如青少年)的患者。

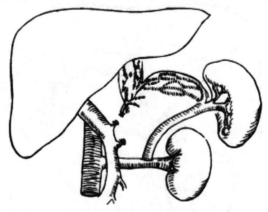

图 10—10　远端脾—肾静脉分流术

4)断流术:断流术是通过阻断门、奇静脉之间的反常血流,达到止血的目的。近年来国内应用广泛,目前已占到门静脉高压症手术的 90%。与分流术相比,断流术有以下特点:①术后门静脉压力不降反升,增加了门静脉向肝血流。②主要阻断脾胃区,特别是胃左静脉(冠状静脉食管支)的血流,针对性强,止血效果迅速而确切。③术后并发症少,肝功能损害轻,肝性脑病发生率低。④手术适应证相对较宽。⑤操作简单易行,适合在基层医院开展。断流术的方式很多,国内主要应用贲门周围血管离断术(Hassab 手术)以及联合断流术(改良 Sugiura 手术)。

贲门周围血管离断术(Hassab 手术):1967 年由 Hassab 首先应用于临床。原方法仅游离食管下段约 3cm,没有切断、结扎高位食管支和(或)异位高位食管支。虽然操作简单,急症止血效果确切,但术后再出血率较高。因此,裘法祖等对其进行了改进,要求至少游离食管下段5~7cm,结扎冠状静脉食管支、高位食管支和异位高位食管支。经过多年的实践,此术式更趋完善,逐渐成为治疗门静脉高压症的主要术式(图 10-11)。操作上主要有以下几方面要求:①有效:紧贴胃食管外壁,彻底离断所有进入的穿支血管。②安全:减轻手术创伤,简化操作步骤。③合理:保留食管旁静脉丛,在一定程度上保留门-体间自发形成的分流。杨镇等报道 431 例的手术死亡率为 5.1%,急诊止血率为 94.9%。平均随访 3.8 年,5、10 年再出血率为 6.2%、13.3%。5、10 年肝性脑病发生率为 2.5%、4.1%。5、10 年生存率可分别达到94.1%、70.7%。适应证:反复发生上消化道出血;急性上消化道大出血,非手术治疗无效;无上消化道出血史,但有食管胃底中重度静脉曲张伴红色征、脾肿大和脾功能亢进;分流术后再出血;区域性门静脉高压症。禁忌证:肝功能 Child C 级,经过积极的内科治疗无改善;老年患者伴有严重的心、肺、肾等器官功能不全;门静脉和脾静脉内广泛血栓形成;无上消化道出血史,仅有轻度食管胃底静脉曲张、脾肿大和脾功能亢进;脾动脉栓塞术后。

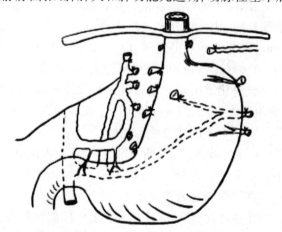

图 10-11 贲门周围血管离断术

联合断流术(改良 Sugiura 术):1973 年由 Sugiura 首先应用于临床。Sugiura 认为食管胃底黏膜下曲张静脉内的反常血流约占到脾胃区的 1/8~1/6,这是 Hassab 术后再出血率较高的主要原因。因此,他主张在 Hassab 手术后再横断食管下端或胃底的黏膜下静脉网以降低再出血率。Sugiura 报道 671 例的手术死亡率为 4.9%,术后再出血率为 1.4%,无肝性脑病。由于 Sugiura 术式要分胸、腹二期施行,患者往往无法耐受,手术死亡率高。因此,许多学者对 Sugiura 术进行了改良,目前常用的方法是完全经腹行脾切除+Hassab 术,然后再阻断食管胃底黏膜下的反常血流。阻断方法有:①食管下端或胃底横断再吻合术。②食管下端胃底切除术。③食管下端或胃底环形缝扎术。④胃底黏膜下血管环扎术。⑤Nissen 胃底折叠术等。目前这部分操作基本上由吻合器或闭合器来完成。复旦大学中山医院普外科在 1995—2005 年共完成 174 例改良 Sugiura 术,采用的是闭合器胃底胃壁钉合术(图 10-12)。在完成脾切除＋Hassab术后,在胃底、体交界处大弯侧切开胃壁1cm,放入强生直线型切割吻合器(75mm,先将刀片去除)或常州生产的钳闭器(XF90),先钳夹胃前壁,换钉仓后再钳夹胃后壁,最后缝合胃壁上小孔。手术死亡率为2.3%,并发症发生率为11.5%,无肝性脑病。远期再出血率、肝性脑病发生率和5年生存率分别为15%、2%和95.2%,因此我们认为改良Sugiura术是治疗门静脉高压症的理想术式。手术适应证和禁忌证同贲门周围血管离断术。

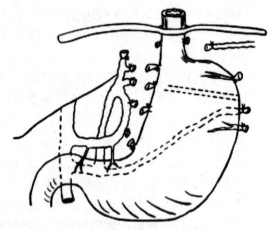

图10—12　联合断流术

　　5)联合手术:由于分流、断流术的疗效不能令人满意,因此,从20世纪90年代开始有人尝试行联合手术,以期取长补短,获得较分流或断流单一手术更好的临床效果。所谓的联合手术就是在一次手术中同时做断流术和分流术,断流术采用贲门周围血管离断术,分流术采用脾-肾静脉分流术,肠-腔静脉侧侧或H型架桥分流术。目前认为分、断流联合手术具有以下优点:①直接去除引起上消化道出血的食管胃底曲张静脉,减少再出血的机会。②缓解离断侧支后的门静脉高血流状态,降低门静脉压力。③减轻和预防门静脉高压性胃病。第二军医大学长征医院总结了12年117例联合手术的效果。与术前相比,门静脉直径平均缩小0.4cm,压力平均下降16%。无手术死亡,近期无再出血,远期再出血率为8.3%,肝性脑病发生率为16.6%。5、10年生存率分别为98.3%及84.6%。吴志勇等指出在各种联合手术中,脾切除、脾-肾静脉分流加贲门周围血管离断术不受门静脉血流动力学状态的限制,手术适应证宽。而且可预防脾、门静脉血栓形成,保持肠系膜上-门静脉的血流通畅,为将来可能的分流术或肝移植保留合适的血管条件。认为这种术式可作为联合手术中的首选。但也有学者提出,门静脉高压症的手术效果取决于患者的肝功能状况,与术式关系不大。既然如此,就没有必要在断流术的基础上再加分流术,这样只能增加手术难度和创伤,延长手术时间,加重肝功能的损害。至今,究竟分、断流联合手术有何优势,尚需要更多前瞻性临床研究进行深入的探讨。

(任雷)

第三节　Budd-Chiari综合征

　　Budd-Chiari综合征是由于肝静脉及其肝段和(或)肝上段下腔静脉完全或不完全阻塞性病变引起的肝静脉回流障碍所致的肝后型门静脉高压症,伴或不伴有下腔静脉高压。

Lambron 于 1842 年首例报道本病，1845 年英国内科医师 George Budd 首先描述 1 例肝静脉血检形成的病例，1899 年奥地利病理学家 Hans Chiari 又报道 3 例并收集 7 例静脉内膜炎并发的肝静脉阻塞病例，遂命名 Budd－Chiari 综合征。从文献分析，欧美病例多为肝静脉阻塞致病，而亚非病例多为下腔静脉阻塞致病。

本病的地域分布较广泛，尤以东亚、印度、南非以及发展中国家多见。在我国，1981 年以前仅有 43 例报道，至 1988 年在济南召开的 Budd－Chiari 综合征国际研讨会上，我国 25 所医院共报道 566 例，迄今估计已超出 2000 多例，其中大部分布在黄河中下游诸省，如河南、山东和河北。中山医院收治 46 例。日本在 1963 年由 Kimura 报道 89 例，至 1988 年已报道达 192例。印度病例也超过 100 例。在南非，已有 200 例下腔静脉膜性阻塞的病例报道。美国 Halff 报道 23 例本病施行肝移植治疗者。

一、病因

肝静脉阻塞或下腔静脉阻塞多半由于：①血液高凝状态（口服避孕药、红血细胞增多症引起）所致的肝静脉血栓形成。②静脉受肿瘤的外来压迫。③癌肿侵犯肝静脉（如肝癌）或下腔静脉（如肾癌、肾上腺癌）。④下腔静脉先天性发育异常（隔膜形成，狭窄，闭锁）。⑤静脉腔内赘生物如各种癌栓及下腔静脉平滑肌肿瘤。

我国与英、美等西方国家以血栓形成病例居多，而在日本则 1/3 病例是由于肝段下腔静脉隔膜的畸形。肝段下腔静脉的隔膜一般极薄，1～2mm 厚，位于离下腔静脉在右心房的开口处 3～4cm。41% 在肝静脉开口之上，40% 隔膜从左下斜行至右上，在左、中肝静脉与右肝静脉开口之间，将静脉隔开，19% 在肝静脉开口之下。在下腔静脉隔膜、狭窄或闭锁畸形，肝静脉可无开口，开口为血栓所堵，或开口通畅。即使肝静脉开口通畅，肝静脉血液回流可因近端的下腔静脉阻塞而受障碍。关于 Budd－Chiari 综合征时肝静脉和肝段下腔静脉阻塞的分类繁多。

Takeuchi 将其分为三类：A 型为肝段下腔静脉膜性梗阻不伴肝静脉阻塞；B 型为单侧（左侧较多）肝静脉阻塞；C 型为全部肝静脉阻塞。Hirrooka 又将本病分为七型：Ⅰ 型是肝段下腔静脉膜性梗阻不伴肝静脉阻塞；Ⅱ 型是肝段下腔静脉膜性梗阻伴肝静脉阻塞；Ⅲ 型是膈肌部分的下腔静脉狭窄；Ⅳ 型是肝段下腔静脉血栓形成；Ⅴ 型是肝段下腔静脉狭窄伴肝静脉阻塞；Ⅵ 型是肝段下腔静脉闭塞伴肝静脉阻塞；Ⅶ 型是单纯肝静脉阻塞，其中 Ⅰ 型占 35.3%，Ⅶ 型 30.6%，最为多见。

二、临床表现

单纯肝静脉血栓形成急性期患者有发热、右上腹痛、迅速出现大量腹水、黄疸、肝肿大，肝区有触痛，少尿。数日或数周内可以因循环衰竭（休克）、肝功能衰竭或消化道出血死亡。单纯肝静脉血栓形成非急性期的表现是门静脉高压，肝脾肿大，顽固性腹水，食管静脉曲张破裂出血。若为单纯下腔静脉阻塞，则有胸腹壁及背部浅表静脉曲张及下肢静脉曲张、肿胀、色素沉着和溃疡。因肝静脉和下腔静脉阻塞，心脏回血减少形成小心脏，患者可有气促。

三、辅助诊断

1. 实验室检查　显示肝功能异常，凝血酶原时间延长，慢性期与肝硬化类似。

2.B 型超声显像　可在膈面顶部、第二肝门处探测肝静脉及下腔静脉阻塞的部位和长度以确定是否隔膜型。

3.肝脏核素扫描　肝脏尾叶的静脉血由肝短静脉直接回流至下腔静脉。单纯肝静脉阻塞时肝短静脉通畅,核素扫描检查可见肝区放射性稀疏,而尾叶放射性密集。

4.CT 扫描和 MRI 显像　对本病有定性诊断价值,CT 检查可见肝脏呈弥漫性低密度球形增大和腹水,下腔静脉和肝静脉内呈现衰退的腔内充盈缺损,增强扫描时可见肝门处有斑点状增强,门静脉呈现离肝血流,肝可出现低密度带状影,绕以边缘增强,提示血管内血栓形成,对诊断本病具有重要价值。MRI 显像显示肝内低强度信号,组织内自由水增加,并可显示肝静脉和下腔静脉开放状态,并能将血管内新鲜与机化血栓加以区分,同样可显示肝内和肝外的侧支循环。

5.下腔静脉造影及测压　从股静脉上行插管,经下腔静脉进入肝静脉开口,注射造影剂看肝静脉是否阻塞。若为肝段下腔静脉阻塞,除从股静脉插管外,同时从前臂或颈静脉下行插管,经右心房至下腔静脉,上下同时注射造影剂造影,可显示阻塞的部位、长度和形态,肝静脉通畅情况和侧支循环情况,有助于手术适应证的决定和手术方法的选择。下腔静脉插管造影时可测下腔静脉压力。正常下腔静脉压力为 $0.78\sim1.18kPa(80\sim120mmH_2O)$,肝段下腔静脉阻塞时上肢静脉压正常,下腔静脉压力在 $2.94kPa(300mmH_2O)$ 以上。单纯肝静脉阻塞时,尾叶代偿性肥大可压迫下腔静脉,下腔静脉造影时可见该段下腔静脉变狭。

6.内镜或食管钡餐　了解食管及胃底静脉曲张情况,并可在内镜下注射硬化剂或曲张静脉套扎术。从肝功能检查以及辅助诊断方法,本病与其他肝硬化门静脉高压症不难鉴别。

四、治疗

单纯肝静脉血栓形成急性期(起病 1 个月内)可用抗凝和溶栓剂治疗。但大多数病例于血栓形成后几周或几个月才确诊。慢性期可以手术解除下腔静脉和肝静脉的阻塞。解除肝静脉回流障碍比解除下腔静脉回流障碍更为重要,因肝静脉回流障碍引起的门静脉高压可导致肝功能的进行性损害、顽固性腹水和食管静脉曲张出血,对病者的生命威胁更大。

外科治疗视病变是单纯肝静脉阻塞抑或肝段或肝上段下腔静脉阻塞而异。外科手术治疗可分为直接和间接两类。

1.直接手术方法　Budd-Chiari 综合征为膜性阻塞,而肝静脉通畅者,可经皮气囊导管破膜扩张置放裸支架,也可经右心房破膜。

(1)经皮气囊导管破膜术:对下腔静脉膜性狭窄患者适用。经股静脉插入扩张气囊导管至下腔静脉狭窄孔下方,在 X 线透视监测下将导管插过狭窄段,向气囊内注入造影剂使之膨胀,再拉下导管以撕裂隔膜,然后置放适合大小的裸支架,要长期抗凝治疗。

(2)经右心房手指直接破膜术:亦称 Kimura 手术,适用于下腔静脉膜性闭锁或膜性狭窄患者。开右胸,切开右心耳,以左示指插入探查右心房和下腔静脉,如探及膜状物,可用指尖加压破膜,如反复 3 次仍不能破膜时,说明膜厚,宜改术式;如探及膜性狭窄,可用示指向狭窄周边各方施压破膜。这种手术仅能撕裂隔膜,术后可能再度狭窄和闭塞(图 10-13)。

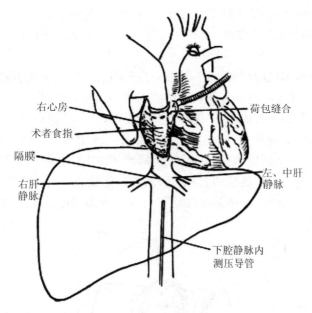

图 10—13　下腔静脉隔膜捅开术示意图

（3）直视下手术：对于腔静脉狭窄广泛或下腔静脉和肝静脉梗阻的患者，则可采用体外循环、低温停跳或常温下直视手术。施行切除部分肝脏和肝静脉罹病部分，随后将肝静脉直接吻合于右心房；还可用自体心包补片做下腔静脉成形术和其他各种切除下腔静脉和肝静脉病变等手术（图 10—14）。也可通过手术在血管内放置金属支架，防止再狭窄。

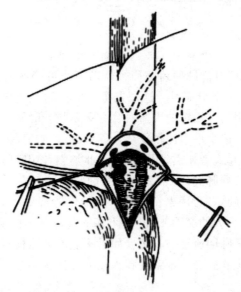

图 10—14　下腔静脉内病变和包括肝静脉开口在内的肝组织切除后显示肝静脉开口

2.间接手术方法　单纯肝静脉阻塞下腔静通畅，不适合于破膜手术或破膜不能成功者，可作门体分流术或脾肺固定术，降低门静脉压力和下腔静脉压力，防止发生各种并发症。图 10—14下腔静脉内病变和包括肝静脉开口在内的肝组织切除后显示肝静脉开口。

（1）腔房分流术：又称 Ohara 手术，适用于下腔静脉广泛阻塞的患者，手术时右心房与肝后下腔静脉间做人造血管架桥术，使用的人造血管直径 16～18mm，长 4～5cm。

（2）门腔静脉分流术：只有下腔静脉压力比门静脉压力低时使用，要求两静脉做直接侧侧吻合，勿使用间置自体或人造血管，以利分流更为通畅。Orloff 曾有 1400 例大宗报道，效果较好。

（3）肠腔静脉分流术：H 架桥分流较简便，可避免切开肝门，下腔静脉亦不受损，以利于以后可能施行的肝移植术。Cameron 建议做肠腔 C 形分流术，很少发生血栓。

（4）肠系膜上静脉心房分流术：下腔静脉完全梗阻，又不能做血管成形和破膜术的患者可适用此式式，在肠系膜上静脉和右心房间用带环的 16mm PTFE 人造血管架桥分流。

（5）脾肺固定术：脾肺固定术是经胸将左侧膈肌切除 10cm 大一块，再将脾脏上极（包膜切除后）与左下肺膈面分别缝于膈肌的上、下面，两者在膈肌缺损处相互紧贴，形成侧支，使高压的门静脉血经脾、肺流入低压的体静脉（图 10－15）。脾肺固定术前必须用腹腔颈静脉分流术控制腹水。

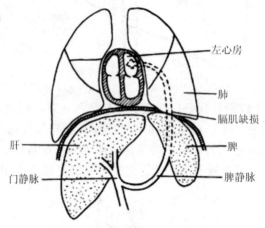

图 10－15　脾肺固定术示意图

3.肝段下腔静脉阻塞伴肝静脉回流障碍　假若三支肝静脉血液回流都受障碍须作右心房下腔静脉肠系膜上静脉 T 形分流术。这是先将一根长的人造血管作右心房下腔静脉或右髂总静脉架桥分流术，再用另一根短的人造血管在肠系膜上静脉与这根长的人造血管中段间作 T 形吻合（图 10－16）。这个手术比较复杂，术后人造血管容易有血栓形成引起阻塞，因为下腔静脉阻塞本身并不引起病者死亡，所以有时对此类患者用脾肺固定术或肠系膜上静脉右心房架桥分流术，只解决门静脉高压；不处理下腔静脉阻塞。左、中、右肝静脉中只有一支开口通畅，就可考虑用下腔静脉右心房架桥分流术降低下腔静脉压力。在肝内，开口通畅与开口闭塞的肝静脉间往往有粗大的交通支，开口闭塞的肝静脉内的血液可以通过该交通支，经开口通畅的肝静脉、下腔静脉回流至右心房。如果不能作去除梗阻或降低门静脉或下腔静脉压力的手术，则可作腹腔颈静脉分流术解决腹水以减轻症状。

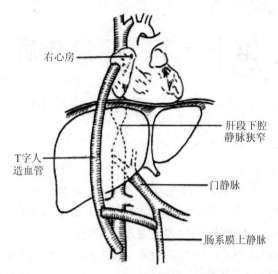

右心房

肝段下腔
静脉狭窄

T字人
造血管

门静脉

肠系膜上静脉

图 10-16　右心房下腔静脉肠系膜上静脉 T 形分流术

4.经颈静脉肝内门体分流术　可暂时降低门静脉高压,但尚无长期疗效评价。在急性型病例可施行此术,争取时间,等待以后做确定性手术如肝移植术等。

5.肝移植术　Budd-Chiari 是否可用肝移植术治疗,主要视患者肝脏储备能力决定,如肝性脑病情况、白蛋白和胆红素值、肝活检结果等。如患者已有肝功能衰竭,目前已处于慢性肝病终末期,施行其他外科手术治疗病情又迅速恶化时,均为肝移植术的适应证。目前 Budd-Chiari 综合征的肝移植效果较满意,5 年生存率在 45%~80%之间,但肝移植术后患者常发生血栓形成,均应长期抗凝治疗。

（任雷）

第十一章　胆道疾病

第一节　胆道先天性疾病

一、胆道闭锁

胆道闭锁是一种极为严重的疾病。如果不治疗,不可避免地会发展为肝硬化、肝衰竭以至死亡。其发病率亚洲高于西方国家,日本的发病率为 1∶9600,美国及英国等为 1∶15000左右。女性多见,一般认为无种族差异,尚未发现有关遗传因素,大约 10％的病例合并其他畸形。1959 年 Kasai(葛西)首创肝门空肠吻合术治疗"不可治型"胆道闭锁,使疗效显著提高。近年来肝移植治疗胆道闭锁已获成功,胆道闭锁的治疗已进入一个崭新的时代。

（一）病因

迄今,对于病因尚无定论,主要观点有胚胎发育异常,病毒损伤,细胞免疫异常,甚至有胆道闭锁是多病因致病的提法。但从近期研究结果来看,越来越多的理论支持胆道闭锁的发生起源于围产期获得性损伤。目前比较公认的观点是围产期胆道上皮的损伤,可能由病毒所激发,造成机体细胞免疫紊乱(以 T 细胞免疫为主),随之带来一系列病理改变,诸如肝脏纤维化、胆管上皮凋亡、细胞内胆汁淤积。

Landing 将新生儿肝炎综合征和胆道闭锁统称为婴儿阻塞性胆管病,根据病变累及部位分为 4 型:①当病变仅累及肝脏时为新生儿肝炎。②若炎症累及肝外胆道而形成狭窄但未完全阻塞者,即所谓胆道发育不良,有时这种病变可能逐渐好转,管腔增大,胆道恢复通畅。有时炎症继续发展导致胆道完全阻塞成为胆道闭锁。③若阻塞在肝管或胆囊及胆总管的远端,则为"可治型"胆道闭锁。④若肝外胆管严重受累,上皮完全损坏,全部结构发生纤维化,胆管完全消失,仅有散在残存黏膜者是"不可治型"胆道闭锁。认为这种原因造成的胆道闭锁占有80％病例,而纯属胆道先天性发育异常引起的胆道闭锁仅有 10％。先天原因造成者常伴有其他先天性畸形。

（二）病理

胆道闭锁病理特征为肝外胆管表现不同程度的炎症梗阻,受累胆管狭窄、闭塞、甚至完全缺如。胆囊亦纤维化、空瘪或有少许无色或白色黏液。组织学检查示胆管存在不同阶段的炎症过程,大多呈纤维索状。纤维索位于肝门部的横断面上尚可见一些不规则的胆管结构,与肝内胆管相通,这些胆管结构即为 Kasai 手术的解剖基础。研究发现,肝内胆管亦存在与肝外胆管相似的损害,肝内、外胆管的同时累及又与 Kasai 手术的疗效及并发症密切相关。胆道闭锁的肝脏损害与新生儿肝炎相似,但前者汇管区纤维化及胆小管增生明显,具有一定的鉴别诊断价值。胆道闭锁按胆管受累而闭塞的范围可分为三个基本型。Ⅰ型为胆总管闭塞,约占 10％;Ⅱ型为肝管闭塞,占 2％;Ⅲ型为肝门部闭塞,即所谓"不可治型",约占所有病例的88％。根据远端胆管是否开放或肝门部病变差异,可再分亚型、亚组。

（三）合并畸形

胆道闭锁的合并畸形比其他先天性外科疾病的发生率为低,各家报道相差较大,在 7％～

32%之间,主要是血管系统(下腔静脉缺如,十二指肠前门静脉、异常的肝动脉)、消化道(肠旋转不良)、腹腔内脏转位等。

（四）临床表现

胆道闭锁的典型病例,婴儿为足月产,在生后1～2周时往往被家长和医师视作正常婴儿,大多数并无异常,粪便色泽正常,黄疸一般在生后2～3周逐渐显露,有些病例的黄疸出现于生后最初几天,当时误诊为生理性黄疸。粪便变成棕黄、淡黄、米色,以后成为无胆汁的陶土样灰白色。但在病程较晚期时,偶可略现淡黄色,这是因胆色素在血液和其他器官内浓度增高而少量胆色素经肠黏膜进入肠腔掺入粪便所致。尿色较深,将尿布染成黄色。黄疸出现后,通常不消退,且日益加深,皮肤变成金黄色甚至褐色,可因瘙痒而有抓痕。肝脏肿大,质地坚硬。脾脏在早期很少扪及,如在最初几周内扪及肿大的脾脏,可能是肝内原因,随着疾病的发展而产生门静脉高压症。

在疾病初期,婴儿全身情况尚属良好,但有不同程度的营养不良,身长和体重不足。疾病后期可出现各种脂溶性维生素缺乏,维生素D缺乏可伴发佝偻病串珠和阔大的骨骺。由于血流动力学状的改变,部分动静脉短路和周围血管阻力降低,在心前区和肺野可听到高排心脏杂音。

（五）实验室检查

现有的实验方法较多,但特异性均差。胆道闭锁时,血清总胆红素增高,直接胆红素的比例亦相应增高。碱性磷酸酶的异常高值对诊断有参考价值。γ－谷氨酰转氨酶高峰值高于300IU/L,呈持续性高水平或迅速增高状态。5'核苷酸酶在胆管增生越显著时水平越高,测定值>25IU/L,红细胞过氧化氢溶血试验方法较为复杂,若溶血在80%以上者则属阳性。甲胎蛋白高峰值低于4μg/mL,其他常规肝功能检查的结果均无鉴别意义。

（六）早期诊断

如何早期鉴别阻塞性胆管疾病,是新生儿肝炎综合征,还是胆道闭锁,这是极为重要的。因为从目前的治疗结果来看,手术时间在日龄60d以内者,术后胆汁排出率可达82%～90%,黄疸消退率55%～66%;如手术时间延迟,术后胆汁排出率为50%～61%。由于患儿日龄的增加,肝内病变继续发展,组织学观察可见肝细胞的自体变性和肝内胆系的损害,日龄在60～100d者小叶间胆管数显著减少,术后黄疸消退亦明显减少,由此可见早期手术的必要性。

但要作出早期诊断是个难题,必须在内外科协作的体制下,对乳儿黄疸病例进行早期筛选,在日龄30～40d时期进行检查,争取60d以内手术,达到早期诊断和治疗的要求。对于黄疸的发病过程、粪便的色泽变化、腹部的理学检查,应作追踪观察,进行综合分析。目前认为下列检查有一定的诊断价值。

1.血清胆红素的动态观察　每周测定血清胆红素,如胆红素量曲线随病程趋向下降,则可能是肝炎;若持续上升,提示为胆道闭锁。但重型肝炎伴有肝外胆道阻塞时,亦可表现为持续上升,此时则鉴别困难。

2.超声显像检查　超声显像对肝门处的胆总管闭锁伴有总肝管囊性扩张是有诊断价值的,但对于绝大多数Ⅲ型肝门部闭塞的诊断意义有限;多数B超仅提示胆囊较小或充盈不佳,胆总管1～2mm,很难判断是否存在管腔结构,手术中往往也发现胆总管存在,有或没有管腔,而闭锁最严重部位大多位于总肝管。近来认为超声显像可探及肝门部的三角形纤维块具诊断特异性。

3. ^{99m}Tc—diethyl iminodiacetic acid(DIDA)排泄试验　经静脉注入^{99m}锝制剂后,如放射性核素积聚在肝内,肠道不显影,则提示胆道完全性梗阻,胆道闭锁可能性大,但这一检查结果也不是完全肯定,对于同时也存在梗阻性病变的婴儿肝炎综合征鉴别诊断作用不大,但许多临床仍作为术前常规检查。

4. 十二指肠引流液分析　胆道闭锁患儿十二指肠液不含胆汁,化验示无胆红素或胆酸,理论上是可行的。但临床上多数儿科医师认为置管入十二指肠,一是比较痛苦,小儿配合有困难,二是如何保证导管进入十二指肠亦有一定难处。与通过临床判断(包括症状、生化检查及 B 超和核素检查的结果)比较,在诊断符合率上似乎并没有优势。

5. 诊断性治疗　对于 30d 左右的胆汁排泄受阻的患儿,可以进行 7d 的实验性治疗,包括使用熊去氧胆酸和甲泼尼松(静脉)等,再次复查胆红素是否有所下降,如果明显下降,可以强烈提示婴儿肝炎综合征。

6. 剖腹探查　对病程已接近 2 个月而诊断依然不明者,应作右上腹切口探查,通过最小的操作而获得肝组织标本和胆道造影。如发现胆囊,作穿刺得正常胆汁,提示近侧胆管系统未闭塞,术中造影确定远端胆管系统。近年已开展腹腔镜下胆囊穿刺造影术,具创伤小、恢复快的优点。

7. 亦有运用 CT、ERCP 或 MRCP 诊断胆道闭锁的报道,但这些影像学诊断方法均没有价值,与超声比较,在胆道闭锁的诊断方面并不具有优势。

(七)治疗

1. 外科治疗　Kasai 根治术开创了"不可治型"胆道闭锁治疗的新纪元,直至目前,Kasai 根治术仍然是胆道闭锁的首选手术方法,而肝移植是对于晚期病例和 Kasai 根治术失败病例的方法。Kasai 根治术强调早期诊断和治疗,手术年龄应在 60d 左右,最迟不超过 90d。

Kasai 根治术手术的关键是要彻底剪除肝门纤维块,此时操作最好在手术放大镜下进行,使剪除断面的侧面达门静脉入口的肝实质,纵向达门静脉后壁水平,切除肝门纤维块的深度是此手术的关键性步骤,过浅可能未达到适宜的肝内小胆管,过深损伤肝实质影响手术吻合处的愈合。一般切除肝门纤维块时肝表面上只保存很薄一层包膜;其次,对于剪除创面的止血要慎用电凝,特别是左右肝管进入肝实质处,此时压迫止血可以达到一定效果。胆道重建的基本术式仍为 Roux—en—Y 式空肠吻合术,目前各种改良术式结果并不理想。

术后最常见的并发症为胆管炎,发生率在 50%,甚至高达 100%。有些学者认为这是肝门吻合的结果,阻塞了肝门淋巴外流,致使容易感染而发生肝内胆管炎。不幸的是每次发作加重肝脏损害,从而加速胆汁性肝硬化的进程。应用三代头孢菌素 7~19d,可退热,胆流恢复,常在第 1 年内预防性联用抗生素和利胆药。另一重要并发症是吻合部位的纤维组织增生,结果胆流停止,再次手术恢复胆汁流通的希望是 25%。此外,肝内纤维化继续发展,结果是肝硬化,有些病例进展为门脉高压、脾功能亢进和食管静脉曲张。

2. 术后药物治疗　有效的药物治疗对于改善胆道闭锁肝肠吻合术后的预后极为重要。因为手术本身虽然可以延长患儿的生命,却不能逆转肝脏的损伤及进行性的肝脏硬化,大约 75%~80% 的患儿最终需要肝移植才能长期生存。近年来认识到胆管和肝脏的免疫损伤可能与胆道闭锁的发病以及术后肝功能进行性恶化有关,使得通过药物辅助治疗改变疾病的进程成为可能。

(1)术后激素治疗:皮质类固醇作为辅助治疗的主要组成部分,被认为可以明显的改善术后的生存质量,增加自体肝生存的年限。由于胆管炎本身的炎症性质以及相关的免疫机制异常可能与胆道闭锁的发病有关,从理论上讲,肝肠吻合术后应用药物(如类固醇)等可减少免疫介导的肝脏损伤、改善胆汁引流、减少反流性胆管炎的发生率。

(2)术后利胆药物的长期应用:包括去氢胆酸、胰高血糖素、前列腺素 E2,熊去氧胆酸。其中熊去氧胆酸显著改善必需脂肪酸的缺乏,并能降低胆红素水平,目前作为常规使用获得良好疗效,尚未有不良反应的报道。临床上推荐口服熊去氧胆酸 10mg/(kg·d),术后进食即开始,一般维持 1～2 年,亦有口服终身的报道。

(3)术后预防性抗生素的应用:20 世纪 90 年代后三代头孢菌素成为主导,有时结合氨基糖苷类。三代头孢菌素通过被动分泌途径在胆汁中达到足够的浓度。

(八)预后

随着肝移植的开展,胆道闭锁的预后得到极大改善。但是 Kasai 手术仍是目前外科治疗的一线选择。长期生存的依据是:①生后 10～12 周之前手术。②肝门区有一大的胆管(>150μm)。③术后 3 个月血胆红素浓度<8.8mg/dL。在经验丰富的治疗中心,50%～60%的患儿会有理想的胆汁引流,胆红素恢复正常(<2μmol/L),这些患儿的长期生存质量良好。而 Kasai 手术无效者(术后 2～3 个月即可判断),需要考虑早期进行肝移植。

对胆道闭锁的治疗究竟是直接进行肝移植,还是行 Kasai 手术无效之后再行肝移植,目前的看法是应根据患儿的情况综合考虑。Kasai 手术与肝移植是相互补充的:①患儿年龄小于 90d,应先行 Kasai 手术,如患儿手术后没有胆流或仅有暂时胆汁引流,而且肝门部组织学检查显示胆道口径小,数量少,这些患儿不必再行 Kasai 手术,因反复多次手术增加了以后肝移植的难度。②如患儿已大于 90d 且无明显慢性肝病,可先开腹解剖肝门部了解有无残留肝管,如发现有开放的残留肝管,则可作 Kasai 手术,否则应行肝移植。③如患儿就诊时已有明显的肝病如肝硬化及门静脉高压,则应行肝移植。即使 Kasai 手术后胆汁引流满意,黄疸逐渐减轻,也应长期进行密切随访,如出现慢性肝脏病变,则应尽快行肝移植。近年活体部分肝移植治疗胆道闭锁的报道增多,病例数日见增加,手术年龄在 4 个月～17 岁,3 年生存率在 90%以上。

二、胆管扩张症

胆管扩张症为较常见的先天性胆道畸形,以往认为是一种局限于胆总管的病变,因此称为先天性胆总管囊肿。于 1723 年 Vater 首例报道,1852 年 Douglas 对其症状学和病理特征作了详细介绍。一个多世纪以来,随着对本病认识的加深,近年通过胆道造影发现扩张病变可以发生在肝内、肝外胆道的任何部位,根据其部位、形态、数目等有多种类型,临床表现亦有所不同。本病在亚洲地区发病率较高,可发生在任何年龄,从新生儿至老年均有报道,由于产前超声的开展,很多患儿在产前就得到诊断,75%病例在 10 岁以前发病而得到诊断。女孩多见,女男之比大约为 3：1。

(一)病因

有关病因学说众多,至今尚未定论。多数认为是先天性疾病,亦有认为有获得性因素参与形成。主要学说有三种:

1.先天性异常学说　在胚胎发育期,原始胆管细胞增殖为一索状实体,以后再逐渐空化贯通。如某部分上皮细胞过度增殖,则在空泡化再贯通时过度空泡化而形成扩张。有些学者认为胆管扩张症的形成,需有先天性和获得性因素的共同参与。胚胎时期胆管上皮细胞过度增殖和过度空泡形成所造成的胆管壁发育薄弱是其先天因素,再加后天的获得性因素,如继发于胰腺炎或壶腹部炎症的胆总管末端梗阻及随之而发生的胆管内压力增高,最终将导致胆管扩张的产生。

2.胰胆管合流异常学说 认为由于胚胎期胆总管与主胰管未能正常分离,两者的交接处距乏特(Vater)壶腹部较远,形成胰胆管共同通道过长,并且主胰管与胆总管的汇合角度近乎直角相交。因此,胰管胆管汇合的部位不在十二指肠乳头,而在十二指肠壁外,局部无括约肌存在,从而失去括约肌功能,致使胰液与胆汁相互反流。当胰液分泌过多而压力增高超过胆道分泌液的压力时,胰液就可反流入胆管系统,产生反复发作的慢性炎症,导致胆管黏膜破坏和管壁纤维变性,最终由于胆管的末端梗阻和胆管内压力增高,使胆管发生扩张。胰胆管造影亦证实有胰管胆管合流异常高达90%～100%,且发现扩张胆管内淀粉酶含量增高。

3.病毒感染学说 认为胆道闭锁、新生儿肝炎和胆管扩张症是同一病因,是肝胆系炎症感染的结果。在病毒感染之后,肝脏发生巨细胞变性,胆管上皮损坏,导致管腔闭塞(胆道闭锁)或管壁薄弱(胆管扩张)。但目前支持此说者已渐减少。

(二)病理

胆管扩张可发生于肝内、肝外的任何部位,基本上是囊状扩张和梭状扩张两种形态。常见型是胆总管囊状扩张,肝内胆管不扩张或有多发囊状扩张,而扩张以下胆管显著狭小,仅有1～2mm 直径,胆管狭窄部位在胰外的游离胆总管与胰内胆总管的移行部,由于梗阻而致近侧胆管内压增高而导致囊形扩张和管壁增厚,合流形态为胆管→胰管合流型。胆总管梭状扩张病例的肝内胆管扩张至末梢胆管渐细,其狭窄部位在两管合流部和胰胆共通管的十二指肠壁内移行部两处,由于梗阻而致共通管轻度扩张和胆总管梭状扩张,合流形态为胰管→胆管合流型。发病时胆管扩张明显,症状缓解时略见缩小。

按病程的长短,扩张管壁可呈不同的组织病理变化,在早期病例,管壁呈现反应性上皮增生,管壁增厚,由致密的纤维化炎性组织组成,平滑肌稀少,有少量或没有上皮内膜覆盖。囊状扩张的体积不一,腔内液体可自数十毫升以至千余毫升。囊内胆汁的色泽取决于梗阻的程度,胆汁黏稠或清稀呈淡绿色,胆汁可以无菌,如合并感染,常为革兰阴性菌。炎性病变发展较突然者,甚至可引起管壁穿孔。可发现囊内有小粒色素结石存在。恶变率随年龄的增长而增加,小儿病例不足1%,而成人病例高达15%,病理组织学证明,以腺癌为多,在囊壁组织及免疫组化的研究中,发现胆管上皮化生与癌变相关。

胆管阻塞的持续时间决定肝脏的病理改变,在早期门脉系统炎性细胞浸润,轻度胆汁淤积和纤维化。在婴儿,胆管增生和小胆管内胆汁填塞,类似胆管闭锁所见,但病变是可逆性的。如果梗阻持续和(或)上行性胆管炎发生,则有胆汁性肝硬化,并可继发门静脉高压及其并发症,腹水及脾肿大也有所见。

(三)分类

胆管扩张症的分类方法较多,现今可按扩张的部位,分为肝内、肝外和肝内外三大类型;又可按扩张的数目,分为单发和多发;按扩张的形态,分为囊状、梭状、憩室状等各种亚型;并可将合并的胰管异常、肝门狭窄、结石等一并作出表示。例如,多发性肝内胆管囊状扩张伴有结石,胆总管梭状扩张伴有胰胆管异常连接等。

（四）临床表现

多数病例的首次症状发生于 1～3 岁，随着超声检查的普及，确诊的年龄较以往提早，目前已有较多产前诊断的报道。囊状型在 1 岁以内发病几乎占 1/4，其临床症状以腹块为主，而梭状型多在 1 岁以后发病，以腹痛、黄疸为主。

腹部肿块、腹痛和黄疸，被认为是本病的经典三联症状。腹块位于右上腹，在肋缘下，巨大者可占全右腹，肿块光滑、球形，可有明显的囊肿弹性感，当囊内充满胆汁时，可呈实体感，好似肿瘤。但常有体积大小改变，在感染、疼痛、黄疸发作期，肿块增大，症状缓解后肿块又可略为缩小。小的胆管囊肿，由于位置很深，不易扪及。腹痛发生于上腹中部或右上腹部，疼痛的性质和程度不一，有时呈持续性胀痛，有时是绞痛，病者常取屈膝俯卧体位，并拒食以减轻症状。腹痛发作提示胆道出口梗阻，共同管内压上升，胰液胆汁可以相互逆流，引起胆管炎或胰腺炎的症状，因而临床上常伴发热，有时也有恶心呕吐。症状发作时常伴有血、尿淀粉酶值的增高。黄疸多为间歇性，常是幼儿的主要症状，黄疸的深度与胆道梗阻的程度有直接关系。轻者临床上可无黄疸，但随感染、疼痛出现以后，则可暂时出现黄疸，粪色变淡或灰白，尿色较深。以上症状均为间歇性。由于胆总管远端出口不通畅，胰胆逆流可致临床症状发作。当胆汁能顺利排出时，症状即减轻或消失。间隔发作时间长短不一，有些发作频繁，有些长期无症状。

近年的报道，由于获早期诊断者日众，发现梭状扩张者增多，有三联症者尚不足 10%。多数病例仅有一种或两种症状。虽然黄疸很明显是梗阻性的，但事实上许多患者被诊断为肝炎，经反复的发作始被诊断。腹痛也缺少典型的表现，因此易误诊为其他腹部情况。肝内、外多发性胆管扩张，一般出现症状较晚，直至肝内囊肿感染时才出现症状。

Caroli 病：Caroli 于 1958 年首先描述肝内末梢胆管的多发性囊状扩张病例，因此先天性肝内胆管扩张症又称 Caroli 病，属于先天性囊性纤维性病变，认为系常染色体隐性遗传，以男性为多，主要见于儿童和青年。2/3 病例伴有先天性肝纤维化，并时常伴有各种肾脏病变，如多囊肾等，晚期病例并发肝硬化门静脉高压症。按 Sherfock 分类，分为先天性肝纤维化、先天性肝内胆管扩张症、先天性胆总管扩张症和先天性肝囊肿四类，统称肝及胆道纤维多囊病。肝胆系统可同时存在一种或一种以上的病变。本病以肝内胆管扩张和胆汁淤积所导致的胆小管炎症和结石为其病理和临床特点，但由于临床症状常不典型，可起病于任何年龄，反复发作右上腹痛、发热和黄疸。在发作时肝脏明显肿大，待感染控制后随着症状的好转，则肝脏常会较快缩小。肝功能损害与临床症状并不成正比。起病初期常被诊断为胆囊炎或肝脓肿，如若合并有先天性肝纤维化或肝外胆管扩张症等其他纤维囊性病变，则症状更为复杂，可出现肝硬化症状、肝外胆道梗阻症状，以及泌尿系感染症状等。近年来由于超声显像和各种胆道造影技术等诊断方法的应用，可获得肝内病变的正确诊断，因此病例报道也日渐增多，但往往将其他原因压迫所致的继发性胆道扩张也包括在内，从而使 Caroli 病的概念出现混乱。

（五）诊断

本病的诊断可根据从幼年时开始间歇性出现的三个主要症状，即腹痛、腹块和黄疸来考虑。若症状反复出现，则诊断的可能性大为增加。囊状型病例以腹块为主，发病年龄较早，通过扪诊结合超声检查，可以作出诊断。梭状型病例以腹痛症状为主，除超声检查外，还可行 MRCP 检查，才能正确诊断。

1.生物化学检查　血、尿淀粉酶的测定，在腹痛发作时应视为常规检查，有助于诊断。可提示本症有伴发胰腺炎的可能。或提示有胰胆合流,反流入胆管的高浓度胰淀粉酶经毛细胆管直接进入血液而致高胰淀粉酶血症。同时测定总胆红素、碱性磷酸酶、转氨酶等值均升高,在缓解期都恢复正常。

2.B型超声显像　具有直视、追踪及动态观察等优点。如胆道梗阻而扩张时,能正确地查出液性内容的所在和范围,胆管扩张的程度和长度,其诊断正确率可达94％以上。应作为常规检查的诊断方法。

3.磁共振胰胆管显像(MRCP)　MRCP是近年快速发展起来的一种非介入性胰胆管检查方法,它能清晰显示胆管树的立体结构甚至胰管形态,即使在先天性胆管扩张症合并黄疸或急性胰腺炎时仍可进行检查,为术者制订手术方案提供了较理想的解剖学依据,目前临床上已经取代ERCP的应用,其不足之处是部分病例的胰胆合流异常显示欠佳。

4.术中胆道造影　在手术时将造影剂直接注入胆总管内,可显示肝内、外胆管系统和胰管的全部影像,了解肝内、肝外胆管扩张的范围、胰管胆管的反流情况,有助于选择术式和术后处理。

(六)合并症

病变部的囊状扩张和远端胆管的相对狭窄所引起的胆汁引流不畅甚至阻塞是导致并发症的根源。主要并发症有复发性上行性胆管炎、胆汁性肝硬化、胆管穿孔或破裂、复发性胰腺炎、结石形成和管壁癌变等。

(七)鉴别诊断

在婴儿期主要应与胆道闭锁和各种类型的肝炎相鉴别,依靠超声检查有助于诊断。在年长儿应与慢性肝炎相鉴别。往往在第一次发作有黄疸时,可能被误诊为传染性肝炎,对于梭状型胆管扩张,或扪诊肿块不清楚者,尤其如此。较长期观察和反复多次进行超声检查和生化测定,常能明确诊断。

(八)治疗

症状发作期的治疗,采取禁食2~3d,以减少胆汁和胰液的分泌,缓解胆管内压力。应用解痉剂以缓解疼痛,抗生素3~5d以预防和控制感染,以及相应的对症治疗,常能达到缓解症状的目的。鉴于其频繁的发作和各种并发症,宜及时进行手术治疗。

1.外引流术　应用于个别重症病例,如严重的阻塞性黄疸伴肝硬化、重症胆道感染、自发性胆管穿孔者,待病情改善后再作二期处理。

2.囊肿与肠道间内引流术　囊肿空肠Roux-en-Y式吻合术,但仍存在胰胆合流问题,因而术后还是发生胆管炎或胰腺炎症状,甚至需要再次手术,且术后发生囊壁癌变者屡有报道。所以目前已很少采用。

3.胆管扩张部切除胆道重建术　切除胆管扩张部位以及胆道重建,可采用肝管空肠Roux-en-Y式吻合术,主要的是吻合口必须够大,以保证胆汁充分引流。目前腹腔镜下操作进行胆管扩张部切除、肝管空肠Roux-en-Y式吻合术已广泛应用于临床,其疗效也已达到开放手术的效果,但目前,对其应用指征还需进一步规范,以避免不应出现的并发症产生。

至于肝内胆管扩张的治疗,继发于肝外胆管扩张者,其形态系圆柱状扩张,术后往往可恢复正常。如系囊状扩张则为混合型,肝外胆管引流后,不论吻合口多大,仍有肝内胆管淤胆、感染以致形成结石或癌变,故肝内有局限性囊状扩张者,多数人主张应行肝部分切除术。

Caroli病的治疗:以预防和治疗胆管炎为主要方法,长期应用广谱抗生素,但治疗效果一般并不满意。由于病变较广泛,所以外科治疗也时常不能成功。如病变限于一叶者可行肝叶切除,但据报道能切除者不足 1/3 病例。长期预后极差,随着目前肝移植成功率的提高,本病已有根治的病例报道。

胆管扩张症根治术后,即使达到了胰液和胆汁分流的目的,但部分病例仍经常出现腹痛、血中胰淀粉酶增高等胆管炎或胰腺炎的临床表现,此与肝内胆管扩张和胰管形态异常有关。症状经禁食、抗炎、解痉、利胆后可缓解,随着时间推移,发作间隔逐渐延长。长期随访 80% 病例得到满意效果。

(曲林林)

第二节 胆管损伤

胆管损伤主要由于手术不慎所致,其后果往往形成胆管狭窄。据一般估计,在 200～300 次胆囊切除术中约可发生胆管损伤 1 次,即其发生率为 0.3%～0.5%。随着胆囊结石发病率的上升、腹腔镜胆囊切除术的推广应用以及部分单位采用小切口胆囊切除术,胆管损伤的病例比以前有所增加。一部分胆管损伤病例虽可在手术的当时被发现而作了处理,但常可因处理不够恰当,而带来以后许多处理上的问题。尤其不幸的是大部位病例常在手术后才发现,造成处理上的困难,也影响了治疗的效果。

一、原因

胆管损伤大多数发生在胆囊切除过程中。胆总管探查、肝脏手术、十二指肠憩室手术所致的胆管损伤也偶有发生。尚有少数发生于胆总管切开探查术后(如胆总管剥离太多,以致影响管壁的血供,或机械性损伤等)。腹部损伤直接造成胆管损伤者甚为少见。

分析胆囊切除术时造成胆管损伤的原因和类型可大致归纳为以下几种:

1. 解剖因素 文献报道肝外胆管和血管解剖变异的发生率超过 50%,尤以胆道变异多见。

胆道变异主要有两个方面:①右肝管的汇合部位异常:副右肝管多见。②胆囊管与肝外胆管汇合部位异常。

一般认为胆囊管缺乏或直接开口于右肝管、副肝管开口于胆囊管以及肝外胆管管径细小者均对手术构成潜在危险,术者对此应有足够认识和准备。

(1)胆囊管解剖变异:包括胆囊管的长度、汇入肝外胆管部位及汇合形式等多种变异。

一般胆囊管只有 1 条,个别报道有胆囊管缺如或 2～3 条胆囊管。胆囊管过短或缺如者,特别是在病变情况下胆囊颈与胆总管粘连时,术中误将胆总管作为胆囊管而切断,或在分离胆囊颈和壶腹部时易损伤黏着的肝外胆管前壁或侧壁;在结扎胆囊管时过于靠近胆总管,致使结扎部分胆总管壁而致胆总管狭窄。

胆囊管绝大多数(96%)汇入胆总管,少数(4%)汇入右肝管或副肝管。胆囊管汇入胆总管的部位多在肝外胆管中 1/3 范围内(65% 以上),下 1/3 者次之(25% 以上),上 1/3 者较少。胆囊管多以锐角汇入胆总管右壁(60% 以上),其他变异型有胆囊管与肝总管并行于右侧一段后汇入胆总管,胆囊管斜经肝总管后方而汇入胆总管左壁,胆囊管潜行于并汇入肝总管后方,胆囊管汇入胆总管前方等。

胆囊管本身的种种变异是增加胆囊切除术复杂性的重要解剖学因素,在合并病变的情况下此种变异可使情况更为复杂,可能在判断和识别上造成困难而致错误的处理。如与肝总管并行低位开口于胆总管下段的胆囊管,未解剖清晰即行钳夹切断会造成胆总管损伤,若胆囊管汇入走行位置低的右肝管,在分离胆囊与肝门部结缔组织时可误将右肝管切断。在胆囊切除术中分离胆囊管时必须追溯至胆囊管汇入胆总管处,认清胆囊管系与胆总管及肝总管的关系之后,方可切断。

(2)副肝管变异:副肝管是肝内外胆道中最复杂而且最常见的解剖变异之一,随着逆行胰胆管造影术(ERCP)的不断普及和腹腔镜胆囊切除术(LC)的广泛开展,副肝管的诊断及其临床意义越来越受到重视。副肝管的认识为各种胆道手术特别是 LC 的顺利开展提供了详细的胆道解剖和变异资料,在预防胆管损伤及其他胆道并发症的发生中起了重要作用。副肝管多位于胆囊三角或肝门附近,与胆囊管、胆囊动脉、肝右动脉的毗邻关系密切,胆囊切除术或肝门区手术时容易受到损伤。根据其汇入肝外胆管的部位不同,分为三种类型:

1)汇接于肝总管或胆总管:副肝管开口越低,越接近胆囊管开口,则胆囊切除时被损伤的机会越大;低位开口于胆总管右侧的副肝管,若不加注意,可能被误认为是胆囊管的延续或粘连带而被切断。

2)汇接于胆囊管:开口于胆囊管的右侧副肝管,在首先切断胆囊管的逆行法胆囊切除术,常被认为胆囊管而被切断,或当胆囊管被切断后才发现连接于其上的副肝管。

3)胆囊副肝管:副肝管始于胆囊邻近之肝组织直接开口于胆囊,胆囊副肝管在作胆囊切除时必定被切断。

副肝管损伤所致胆漏在术中常难发现,细小的副肝管损伤后胆漏,经一段时间引流后漏胆量逐渐减少以至停止,不会遗留严重后果。但若腹腔未放置引流或引流不充分,胆汁聚积于肝下区及胆总管周围,可引起胆汁性腹膜炎、膈下感染,日久可致胆管狭窄。

副肝管虽然常见,但其出现并无一定的规律性,主要依靠手术时的细心解剖,对未辨明的组织,绝不可贸然结扎或切断,以避免损伤副肝管。术中胆道造影对确定副肝管的来源、走向、汇合部位等很有帮助。近年来,国外许多医院在腹腔镜胆囊切除术中常规作胆道造影以发现可能存在的胆管变异。

对不同类型的副肝管损伤,在处理上应分别对待。若副肝管管径较细,其引流肝脏的范围有限,被切断后只需妥善结扎,防止胆汁漏,并无不良后果。多数副肝管可以结扎。对管径较粗的副肝管被切断后则应作副肝管与肝外胆管端侧吻合或肝管—空肠吻合。

(3)肝管变异:具有临床意义的肝管变异主要是一级肝管在肝门区的汇合方式。肝门区胆管的解剖主要受右肝管变异的影响,较少来自左肝管变异。最常见的右肝管变异是肝右叶段肝管分别开口于肝总管而不形成主要的右肝管,在这种分裂型右肝管中可能有一支段肝管开口于左肝管,最多见为右前叶肝管(占 51%),其次为右后叶肝管(占 12%)。由于右肝管有部分收纳变异的前、后叶肝管及右前叶下部胆管,在行左半肝切除术时,应分别在上述异位肝管汇入点左侧结扎切断肝管。在作右半肝切除时,应在肝右面上妥善处理上述可能出现的肝管。上述肝管变异,事先很难发现,若在开口处切断左肝管,则将切断异位开口的肝管。左肝管在肝门部的解剖较恒定,很少无左肝管,但左内叶段肝管与左肝管汇合的变异较常见。如左内叶肝管汇入左外上段肝管、左外叶上与下段肝管汇入处,其中一些变异在作左侧肝段切除术时肝切面不当会导致损伤。术中胆道造影有助于判别变异的肝管。

(4)血管变异:肝右动脉和胆囊动脉变异,是胆囊切除术术中出血的主要原因之一,盲目止血则易导致胆管损伤。

2.病理因素　包括急慢性或亚急性炎症、粘连;萎缩性胆囊炎;胆囊内瘘;Mirizzi 综合征;胆囊颈部结石嵌顿及慢性十二指肠溃疡等。

3.思想因素　对胆管损伤的潜在危险性认识不足、粗心大意,盲目自信,多在胆囊切除手术很顺利时损伤胆管。过分牵拉胆囊使胆总管屈曲成角而被误扎。

4.技术因素　经验不足、操作粗暴;术中发生大出血,盲目钳夹或大块结扎,损伤或结扎了胆管;胃和十二指肠手术时损伤胆总管。

5.腹腔镜胆囊切除术胆管损伤的原因

(1)操作粗暴,套管针及分离钳扎破、撕裂胆管。

(2)分断胆囊管及胆囊颈时,电灼误伤或热传导损伤胆管。

(3)将较细的胆总管误断。

(4)胆道变异,主要是胆囊管与胆管、肝管的关系异常及出现副肝管引起的损伤。

(5)断胆囊管时,过分牵拉胆囊颈引起胆管的部分夹闭而狭窄。

(6)盲目操作,如出血时盲目钳夹,对重度粘连引起分离困难及变异、变形估计不足。

胆管损伤后狭窄的分型(Bismuth 分型):

Ⅰ型:低位肝管狭窄,肝管残端>2cm 以上。

Ⅱ型:中位肝管狭窄,肝管残端<2cm。

Ⅲ型:高位肝管狭窄,肝总管狭窄累及肝管汇合部,左右肝管尚可沟通。

Ⅳ型:超高位肝管狭窄,肝管汇合部缺损,左右肝管尚不能沟通。

二、病理

胆管损伤大多位于肝总管(邻近它与胆囊管的汇合处),约有 10% 位于左右肝管汇合部或更高。在损伤部位(损伤可为完全断裂、部分缺损、压榨或结扎)发生炎症和纤维化,最后引起狭窄和闭塞。狭窄近侧的胆管发生扩张、管壁增厚;远侧胆管也有壁增厚,但管腔缩小,甚至闭塞。近侧胆管内胆汁几乎都有革兰阴性肠道细菌的感染,引起反复发作的胆管炎。胆管狭窄的另一后果是肝脏损害。胆管持续阻塞时间超过 10 周后,肝细胞即发生不可逆和进行性的损害。胆管狭窄并发反复的胆管炎的结果是肝小叶内出现再生结节,导致肝硬化。Scoble报道 457 例胆汁性肝硬化患者,有 1/3 是在胆管梗阻后 12 个月内即发生肝硬化的。在伴有胆外瘘的患者,肝脏损害虽可较轻,但因经常丧失胆汁,可引起营养和吸收方面的问题。

三、临床表现和处理

按照发现胆管损伤的时间,可分为术中、术后早期、术后晚期 3 种情况,其表现和处理有所不同。

1.手术发现的胆管损伤　胆囊切除术中出现下列情况,应仔细检查是否发生胆管损伤:①手术野有少量胆汁渗出、纱布黄染,多见于肝、胆总管的细小裂口。②胆囊切除后,发现近侧胆管出持续有胆汁流出,或发现远侧胆管有一开口,探条能进入胆总管远端。这种情况见于 Mirizzi 综合征Ⅳ型,尤其是胆囊胆管瘘处还有巨大结石嵌顿时,使术者将胆管壁误认为胆囊壁高分离解剖,胆囊一旦切下来,胆总管已完全离断。③经"胆囊管"行术中胆道造影后,胆总管清楚显示,其上端截断,胆总管和肝内胆管不显影。这种情况见于逆行法切除胆囊时,胆总管较细,被误认为胆囊管行插管造影,在等待洗片过程中已将胆囊切下,看X线片才发现胆总管已被横断。术中发现胆管损伤后,宜请有经验的医师到场指导或上台协助做修复手术。必要时改用全身麻醉,扩大伤口,以利手术野显露。胆管壁的细小裂口或部分管壁切除,可用3~0丝线或6~0薇乔(Vicryl)线横行缝合,在其近侧或远侧的胆管处切开,放置T形管支撑引流。如果胆管壁缺损区较大,可在T形管支撑的同时,在脐部稍上处切断肝圆韧带,游离后,以其浆膜面覆盖缺损处,周围稍加固定,在小网膜孔处放置粗乳胶管引流。胆管横断伤,经修正断端,剪除结扎过的胆管壁后,胆管缺损长度<2cm,应争取作胆管对端吻合术。先作Kocher切口,充分游离十二指肠和胰头,必要时切断左右三角韧带和镰状韧带,使肝脏下移,使胆管上下断端在无张力的情况下,用3~0丝线或6~0薇乔线行一层间断外翻缝合,间距不宜过密,在吻合口近侧或远侧切开胆管,放置T形管支撑引流,一般放置3~6个月。定期检查T形管固定线是否脱落,观察胆汁是否澄清,有无胆泥形成和沉积,并作胆道冲洗,拔管前经T形管行胆道造影。如果胆管横断缺损超过2cm,或虽将十二指肠、肝脏游离,对端吻合仍有张力时,宜施行胆管空肠Roux-Y吻合术,行一层外翻间断缝合,切忌怕再发生胆漏而行二层缝合,也不作胆管十二指肠吻合,不需要放置双套管引流,在小网膜孔处放置粗乳胶管1根引流即可,即使有少量胆漏也能自行愈合。如果胆漏引流量大,可将T形管接胃肠减压负压引流吸引。

2. 术后早期发现的胆管损伤　术后数天到2周有下列情况出现应高度怀疑胆管损伤:①术后引流口大量漏胆汁,而大便颜色变浅。可见于副胆管、肝总管、胆总管损伤后胆漏。②胆囊切除术后未放引流,或引流物已拔除后,患者出现上腹痛、腹胀、低热、胃肠功能不恢复。这是由于胆漏后胆汁积聚在肝下间隙,形成包裹性积液,进而可扩展到肝脏周围,甚至发生弥漫性胆汁性腹膜炎。这种情况可发生在开腹胆囊切除术后,更多见于腹腔镜胆囊切除术后,在分离Calot三角时,电凝电切产生的热效应会引起胆管壁灼伤,近期内可引起胆管壁的坏死穿孔,远期还可引起胆管纤维化狭窄。在重新观看这种患者手术过程的连续录像时,并不能发现明显的操作错误。③术后梗阻性黄疸。术后2~3d起巩膜皮肤进行性黄染,大便呈陶土色、小便如浓茶、全身皮肤瘙痒,肝功能检查亦提示梗阻性黄疸。当胆总管、门静脉、肝固有动脉三管都结扎切断后,患者出现腹胀、腹水、黄疸急速加重,转氨酶极度升高,病情迅速恶化,犹如急性重症肝炎,患者很快死亡。当引流口大量胆漏,只要引流通畅,并无弥漫性腹膜炎的症状和体征时,可继续观察。如为烟卷引流,可在术后5~7d拔除烟卷,同时迅速插入消毒好的乳胶管或双套管继续引流,2周后经窦道注入造影剂摄片检查,观察窦道与胆道的关系,确定有无胆管损伤和损伤的部位、类型,以便作相应的后期处理。当怀疑为上述第二种情况时,应作B超或CT检查,确定肝脏周围无积液,并在B超引导下诊断性穿刺,如抽到胆汁样物,即可确诊胆漏,宜即刻施行剖腹探查术。吸尽原来手术野、肝脏周围和腹腔内的胆汁,用大量生理盐水冲洗。寻找漏胆汁的胆管断端,用探条探查与胆道的关系,由于肝门周围组织水肿、感染,一般只能施行胆管外引流术,将导管妥善缝扎固定。在其旁边放粗乳胶管引流。等待3个月后,再施行胆管空肠Roux-Y吻合术。当术后表现为梗阻性黄疸时,应与引起梗阻的胆管其他疾病相鉴别,如胆总管结石、胆管炎性狭窄或胆管癌肿。在未查清原因之前,切忌仓促手术探查,可稍加等待。先行B超检查,了解肝下有无积液、肝内胆管是否扩张、肝总管和胆总管是否连贯、胆总管下端有无结石或新生物。必要时可行CT检查。待患者能耐受ERCP

检查时再作本项检查,损伤的肝、胆总管往往呈截断样改变,有时还可见少量造影剂从断端溢入腹腔,而截断水平以上的胆管大多不能显示,或损伤处呈极度缩窄,有纤细通道与其近侧胆管相通。对决定治疗最有帮助的当属 PTC 检查,能确定胆管损伤的部位、程度,缺点是一小部分患者因肝内胆管扩张不明显而检查失败。有条件的单位亦可采用磁共振胆道成像(MRCP),可起到与 PTC 相似的诊断作用。当确诊为胆管损伤且胆管较粗时,视胆管损伤的类型、长度不同,可施行胆管整形,对端吻合或胆管空肠 Roux－Y 吻合。如胆管较细,可再等待 2～4 周,待近端胆管扩张后再施行修复手术。如在修复手术时仍发现近侧胆管较细,且管壁薄,行胆肠吻合亦相当困难时,可行肝门空肠 Roux－Y 吻合,将胆管断端种植在肠袢内,胆管内置导管支撑,日后胆管断端必然会逐渐狭窄,直至完全闭锁。但在这过程中,由于胆道渐进性高压的存在,胆管腔逐渐增厚。为下一步重建胆肠吻合口创造较好的条件。

3. 术后晚期发现的胆囊损伤 胆囊切除后数月至数年,患者反复发生胆道感染甚至出现上腹疼痛、寒战高热、黄疸等症状,经过抗生素治疗后,症状可以缓解,但发作间期缩短,症状日益加重。这是由于胆管被不完全结扎或缝扎,或电凝灼伤后引起胆管炎性损伤、胆管狭窄所致,随着胆管狭窄程度的加重,甚至在其近侧胆管内形成色素性结石,症状日趋明显。术者可能在手术中并未发现胆管损伤,或在术中已加以处理,但对患者隐瞒了胆管损伤这一事实,凭手术过程和术后的临床表现便可推测胆管损伤的存在。通过 B 超、ERCP、PTC、CT 或 MRI 检查,可以确定胆管损伤的部位和程度,并与胆管癌、胆管结石、硬化性胆管炎等疾病相鉴别。这种患者损伤部位近侧的胆管大多明显扩张,管壁增厚,而损伤部位的纤维化、瘢痕较严重,施行胆管整形术比较困难,而施行胆管空肠 Roux－Y 吻合术并不困难。为保证手术的顺利进行,技术要点如下:①采用全身麻醉。②作上腹部屋顶切口。③在脐孔稍上方切断结扎肝圆韧带。④解剖到胆管损伤部位以上水平时,操作会变得容易些。⑤不要在纤维瘢痕部位切割寻找胆管腔。应在其上方扩张的胆管处用细针穿刺,抽到胆汁后切开胆管,再向下切开狭窄部。在通常的情况下,不能采用记忆合金胆道内支架解除胆管狭窄,只有在极端特殊的高位胆管损伤患者,可用胆道内支架解除一侧的肝管狭窄,另一侧肝管仍宜施行胆管空肠 Roux－Y 吻合术。在以下情况时可考虑经 PTCD 或 ERCP 球囊扩张临时或永久胆道内支架支撑引流:①患者年高体弱,有心血管疾病,不能耐受手术。②有严重并发症,如门脉高压症、胆汁性肝硬化、有明显出血倾向。③胆肠吻合术后再次出现吻合口狭窄,而肝门部位分离异常困难。临床实践已证明介入治疗无疑是治疗胆道良性狭窄的一个有益的选择。

(王继军)

第三节 胆道系统感染

胆道系统感染是一种常见的急腹症,可分为胆囊炎和胆管炎两大类,按其病程发展又各可分为急性和慢性两种;胆囊炎又根据胆囊内有无结石,分为结石性胆囊炎和非结石性胆囊炎。

一、急性结石性胆囊炎

(一)病因

急性结石性胆囊炎的起病可能是由于结石阻塞胆囊管,由结石或结石引起的局部黏膜糜烂和严重水肿造成梗阻,引起胆囊急性炎症。急性胆囊炎致病菌多数为大肠埃希菌、克雷白菌和粪链球菌,大多为混合感染,两种以上的细菌混合感染约占60%。其他可能的因素为:潴留在胆囊内的胆汁浓缩,高度浓缩的胆汁酸盐损伤胆囊黏膜致急性胆囊炎;胰液反流入胆囊,被胆汁激活的胰蛋白酶损伤胆囊黏膜也可致急性胆囊炎。

(二)病理

仅在胆囊黏膜层产生炎症、充血和水肿,称为急性单纯性胆囊炎。如炎症波及胆囊全层,胆囊内充满脓液,浆膜面亦有脓性纤维素性渗出,则称为急性化脓性胆囊炎。胆囊因积脓极度膨胀,引起胆囊壁缺血和坏疽,为急性坏疽性胆囊炎。坏死的胆囊壁可发生穿孔,导致胆汁性腹膜炎。胆囊穿孔部位多发生于胆囊底部或结石嵌顿的胆囊壶腹部或颈部。如胆囊穿孔至邻近脏器中,如十二指肠、结肠和胃等,可造成胆内瘘。此时胆囊内的急性炎症可经内瘘口得到引流,炎症可很快消失,症状得到缓解。如胆囊内脓液排入胆总管可引起急性胆管炎,少数人还可发生急性胰腺炎。

(三)临床表现

以胆囊区为主的上腹部持续性疼痛,约85%的急性胆囊炎患者在发病初期伴有中上腹和右上腹阵发绞痛,并有右肩胛骨尖端周围的牵涉痛。常伴恶心和呕吐。发热一般在37.5～38.5℃,无寒战。10%～15%患者可有轻度黄疸。体格检查见右上腹有压痛和肌紧张,墨菲(Murphy)征阳性。在约40%患者的中、右上腹可摸及肿大和触痛的胆囊。白细胞计数常有轻度增高,一般在$10×10^9$/L～$15×10^9$/L。如病变发展为胆囊坏疽、穿孔,并导致胆汁性腹膜炎时,全身感染症状可明显加重,并可出现寒战高热,脉搏增快和白细胞计数明显增加(一般超过$20×10^9$/L)。此时,局部体征有右上腹压痛和肌紧张的范围扩大,程度加重。一般的急性胆囊炎较少影响肝功能,或仅有轻度肝功能损害的表现,如血清胆红素和谷丙转氨酶值略有升高等。

(四)诊断

急性结石性胆囊炎的确诊主要依靠临床表现和B超检查。B超检查能显示胆囊体积增大,胆囊壁增厚,厚度常超过3mm,在85%～90%的患者中能显示结石影。CT检查有助于急性胆囊炎的检出。在诊断有疑问时,可应用核素^{99m}Tc—IDA作胆系扫描和照相,在造影片上常显示胆管,胆囊因胆囊管阻塞而不显示,从而确定急性胆囊炎的诊断。此法正确率可达95%以上。

(五)治疗

急性胆囊炎的经典治疗是胆囊切除术。但是在起病初期、症状较轻微,可考虑先用非手术疗法控制炎症和症状,待病情控制后择期进行手术治疗。对较重的急性化脓性或坏疽性胆囊炎或胆囊穿孔,应及时进行手术治疗,但必须作好术前准备,包括纠正水电解质和酸碱平衡的失调,以及应用抗菌药物等。

1.非手术疗法 对大多数(约80%～85%)早期急性胆囊炎的患者有效。此方法包括禁食,解痉镇痛,抗菌药物的应用,纠正水、电解质和酸碱平衡失调,以及全身的支持疗法。在非手术疗法治疗期间,必须密切观察病情变化,如症状和体征有发展,应及时改为手术治疗。特别是老年人和糖尿病患者,病情变化较快,更应注意。关于急性胆囊炎应用抗感染药物的问题,由于胆囊管已阻塞,抗感染药物不能随胆汁进入胆囊,对胆囊内的感染不能起到预期的控制作用,胆囊炎症的发展和并发症的发生与否,并不受抗感染药物应用的影响。但是抗感染药物的应用可在血中达到一定的药物治疗浓度,可减少胆囊炎症所造成的全身性感染,以及能有效地减少手术后感染性并发症的发生。对发热和白细胞计数较高者,特别是对一些老年人,或伴有糖尿病和长期应用免疫抑制剂等有高度感染易感性的患者,全身抗感染药物的应用仍非常必要。一般应用抗感染谱较广的药物,如庆大霉素、氨苄西林、氨苄西林－舒巴坦、甲硝唑,对于病情较重、合并败血症者可选用第二、第三代头孢菌素等,并常联合应用。

2.手术治疗 对于手术时间的选择曾有过争论,目前认为患者早期手术并不增加手术的死亡率和并发症率,但其住院及恢复工作需要的时间较短。早期手术不等于急诊手术,而是患者在入院后经过一段时期的非手术治疗和术前准备,并同时应用 B 超和核素等检查进一步确定诊断后,在发病时间不超过 72h 的前提下进行手术。对非手术治疗有效的患者可采用延期手术(或称晚期手术)防止再次发作,一般在 6 个星期之后进行。手术方法有两种,胆囊切除术是首选的术式,可采用腹腔镜胆囊切除或开腹胆囊切除,腹腔镜胆囊切除手术创伤小,术后恢复快,有其优点,但对患有心脏病、心肺功能欠佳者不宜采用,局部粘连广泛,操作困难,一旦发生胆管损伤,其严重度一般较剖腹胆囊切除术为严重。当腹腔镜操作不能安全地完成可中转开腹胆囊切除术。急性期胆囊周围组织水肿,解剖关系常不清楚,操作必须细心,以免误伤胆管和邻近重要组织。有条件时,应用术中胆管造影以发现胆管结石和可能存在的胆管畸形。另一种手术为胆囊造口术,主要应用于一些老年患者,一般情况较差或伴有严重的心肺疾病,估计不能耐受全身麻醉者;或胆囊与周围组织严重、紧密粘连、解剖不清而致手术操作非常困难者。其目的是采用简单的方法引流胆囊炎症,使患者度过危险期,待其情况稳定后,一般于胆囊造口术后 3 个月,再作胆囊切除以根治病灶。对胆囊炎并发急性胆管炎者,除作胆囊切除术外,还须同时作胆总管切开探查和 T 形管引流。随着老人群中胆石症的发病率增加,老年胆囊炎患病也不断增多,老年人胆囊炎在其发病中有其特殊性:①临床表现比较模糊,一般化验检查结果常不能确切地反映病变的严重程度,容易发生坏疽和穿孔,常伴有心血管、肺和肾等内脏的合并症。②全身抗病能力与免疫功能低下,对手术耐受性差,手术后并发症与死亡率均较一般人高,特别急症手术后的死亡率更高,有时可达 6%～7%,故对老年胆囊炎患者的治疗,应首先考虑非手术治疗,如需手术争取感染控制后再做择期性胆囊切除术。但在另一方面,如手术指征明确,仍应积极早期手术,手术内容从简,如在 B 超或 CT 引导下经皮胆囊穿刺置管引流术、胆囊造口术等,以暂时缓解急症情况。

二、急性非结石性胆囊炎

急性非结石性胆囊炎(actue acalcullous cholecystitis,AAC),非常少见,发病率约占所有外科治疗的胆道疾病的 3%,常发生在手术(腹部或胸部大手术后 2～14d)、创伤、烧伤、全身感染后和部分腹膜炎患者,也见于肿瘤、糖尿病、腹腔血管炎和充血性心力衰竭患者,与胆汁淤滞、全胃肠外营养的应用、低血压、低灌流和胆囊缺血等多种因素有关。胆汁淤积是该病形成的重要因素,而脱水和反复输血引起的胆色素代谢异常可增加胆汁的黏滞度是另一重要诱因,其他如胆囊血运障碍等亦为发病因素。AAC 患者多无慢性胆囊炎的组织学证据,病理学可见多发动脉闭塞和轻度甚或无静脉充盈。AAC 无特异性症状,其表现易被原发病所掩盖,常漏诊,确诊比较困难。诊断的关键在于创伤或腹部手术后出现上述急性胆囊炎的临床表现时,要想到该病的可能性,对少数由产气杆菌引起的急性气肿性胆囊炎中,摄胆囊区 X 线平片,可发现胆囊壁和腔内均有气体存在。超声扫描是在危重患者中的主要诊断方法。胆囊壁厚 4.0mm 以上有诊断价值。如有胆囊周围积液、腔内存有气体和提示壁内水肿的"晕轮"征象时,更可确诊。AAC 易发展成胆囊坏疽、积脓和穿孔,死亡率高,应提高警惕。所有 AAC 患者均应手术治疗,但患者全身情况欠佳往往是经治医师的顾忌,可选择在局部麻醉下行胆囊造口引流术,若情况允许可考虑切除胆囊。

三、慢性胆囊炎

有症状慢性胆囊炎患者中 98% 的患者胆囊内有胆囊结石存在,通常只要有结石存在均被视为慢性胆囊炎。

慢性胆囊炎的病理改变常是急性胆囊炎多次发作的结果或因结石长期刺激胆囊黏膜而造成黏膜慢性溃疡、修复、瘢痕挛缩的结果。胆囊壁纤维组织增生,胆囊壁增厚、黏膜有不同程度的萎缩,胆囊也可萎缩变小,并可与周围组织有粘连,称之为胆囊萎缩,当壶腹部或胆囊管有结石存在影响胆汁流入胆囊,胆囊体积缩小,称之为萎缩性胆囊。当胆囊管完全阻塞时,可造成胆囊积水。胆囊较大结石压迫胆囊壁致囊壁坏死、穿孔入邻近器官可引起胆囊十二指肠瘘、胆囊结肠瘘、胆囊胆管瘘。

胆囊慢性炎症使黏膜上皮反复损伤→再生修复→上皮异形化,是癌变的重要因素。

临床表现和诊断基本与胆囊结石相同。

治疗以择期手术为主,首选腹腔镜胆囊切除术,在遇到胆囊和胆管解剖不清以及遇到止血或胆汁渗漏而不能满意控制时,应及时中转开腹。对有可能增加手术危险性的合并症应及时纠正,如心血管疾病、肝硬化等。患者应定期 B 超随访,如发现囊壁增厚>5mm,或有局限性不规则隆起,应手术切除胆囊。

慢性非结石性胆囊炎的病因至今尚不完全清楚。

其临床表现与结石性慢性胆囊炎相同,但尚需与下列疾病鉴别:

1.胆囊管部分梗阻 是一种由于胆囊管的慢性炎症和纤维化病变引起胆囊内胆汁淤滞和排空不畅的疾病,容易促发急性或慢性胆囊炎的发作以及胆结石的生成。

正常人的胆囊及其 Heister 瓣并无控制胆汁流动方向的功能,后者主要是由胆囊和胆总管之间的压力所决定的。胆囊和 Oddi 括约肌之间也存在协调作用,其中自主神经和胆囊收缩素(CCK)起重要作用。如 CCK 分泌不足,支配肝外胆道的作用受损,胆囊与其邻近脏器粘连,胆囊管过长而扭曲,均可导致胆汁排空障碍,细菌感染引起胆囊管炎症、纤维性变和管腔狭窄,最终引起本病的发生。

在进食油腻物品或其他因素促使胆囊收缩时,加重胆汁排空不畅,即发生胆绞痛,腹痛位于右上腹或中上腹,可向右肩背部放射,发作突然,持续时间短暂。不伴发热或血白细胞增高等感染征象,体征仅有右上腹轻度压痛。如腹痛加重或时间持续长应考虑为慢性胆囊炎急性发作。

一般的胆囊 B 超检查常无异常发现,在口服碘番酸后 36h 再行摄片,仍见胆囊显影,即可确定胆囊排空受阻,有胆囊部分性梗阻的可能。静脉注射 CCK $1.5\mu g/kg$,若 10min 内引起类似的症状即为阳性。核素 ^{99m}Tc-HIDA 胆系扫描检查可见胆囊内核素放射物质的排空时间延长至 $5\sim6h$(正常为 2h),有助于诊断。对无胆囊结石而有类似胆绞痛病史者可进行上述检查。

确诊后应行胆囊切除。

2.胆心综合征 首由前苏联 ВИНорраДОВ 于 1977 年命名,是指慢性胆囊炎或胆石症与心脏疾患之间存在的联系,如偶有胆道炎症、结石疾患者出现类似冠心病心绞痛样不典型表现,偶或也见胆道疾患的发作加重了原有心脏病的症状。其发病机制与胆汁淤积、胆道压力升高和肝细胞损害导致心肌抑制因子(MDF)的产生有关,同时伴发的水电解质和酸碱平衡失调可以引起心脏自动调节缺陷或心肌缺血等情况。患者多系老年,均有较长期的胆道疾病史。如经手术解除了胆道病变,心肌缺血等表现在短期内就得到改善者应考虑本综合征的可能性。

四、急性化脓性胆管炎

急性胆管炎即急性化脓性胆管炎是胆管的细菌性炎症,并合并有胆管梗阻的病理改变。是外科急腹症中死亡率较高的一种疾病,多数继发于胆管结石、胆管良性或恶性狭窄、胆管内放置支撑管、经导管胆管内造影和 ERCP 术后、胆道蛔虫症等。造成胆管长期梗阻或不完全性阻塞,使胆汁淤积,继发细菌感染导致急性梗阻性化脓性胆管炎。致病菌几乎都来自肠道,经乏特壶腹、经胆肠吻合的通道或经各类导管逆行进入胆道,亦可通过门静脉系统进入肝脏,然后进入胆道。致病菌主要为大肠埃希菌、克雷白杆菌属、粪链球菌和某些厌氧菌。

(一)病理变化

继发于胆道梗阻性疾病的急性胆管感染,均有肝内和(或)肝外胆管以及胆管周围组织的急性、亚急性和(或)慢性弥漫性化脓性炎症改变。主要表现为胆管黏膜充血,水肿,出血,加重胆管的梗阻,胆汁逐渐变成脓性,胆管内的压力不断增高,梗阻近侧的胆管逐渐扩大。在含有脓性胆汁的胆管高压的作用下,肝脏可肿大,肝内小胆管及其周围的肝实质细胞亦可发生炎性改变、肝细胞大片坏死,形成肝内多发性小脓肿。胆管也可因感染化脓造成黏膜糜烂、坏死、溃疡和胆道出血。胆管内高压造成肝内毛细胆管破溃,脓性胆汁甚至胆栓即由此经肝内血窦进入血液循环,造成菌血症和败血症。少数还可发生肺部脓性栓塞。在后期,可出现神经精神症状、发生感染性休克、肝肾功能衰竭或弥散性血管内凝血等一系列病理生理变化,此即为急性梗阻性化脓性胆管炎,又称重症型胆管炎,或称急性中毒性胆管炎。即使手术解除了胆管高压,但这些病理改变在肝实质和胆管仍会留下损害,这也是本症的严重性所在。

(二)临床表现

起病常急骤,突然发生剑突下或右上腹剧烈疼痛,一般呈持续性。继而发生寒战和弛张型高热,体温可超过 40℃,常伴恶心和呕吐。约 80% 的患者可出现临床上显著黄疸,但黄疸的深浅与病情的严重性可不一致。当患者出现烦躁不安、意识障碍、昏睡乃至昏迷等中枢神经系统抑制表现,同时常有血压下降现象。往往提示患者已发生败血症和感染性休克,是病情危重的一种表现,已进入梗阻性化脓性胆管炎(AOSC)阶段,此时,体温升高,脉率增快可超过 120 次/分,脉搏微弱,剑突下和右上腹有明显压痛和肌紧张。如胆囊未切除者,常可扪及肿大和有触痛的胆囊和肝脏,血白细胞计数明显升高和左移,可达 $20 \times 10^9/L \sim 40 \times 10^9/L$,并可出现毒性颗粒。血清胆红素和碱性磷酸酶值升高,并常有 ALT 和 γ-GT 值增高等肝功能损害表现。血培养常有细菌生长,血培养细菌种类常与手术时所获得胆汁的细菌相同。

(三)诊断

根据临床表现中有典型的腹痛、寒战高热和黄疸的三联症,即夏柯征(Charcot)即可诊断急性化脓性胆管炎,当病情发展中又出现中枢神经系统抑制和低血压等临床表现(即 Reynold 五联症),急性梗阻性化脓性胆管炎的诊断,便可成立。仅在少数患者,如肝内胆管结石并发的急性梗阻性化脓性胆管炎,可仅出现发热,而腹痛和黄疸可轻微或完全不出现,会延误诊断。化脓性胆管炎不能满足于该病的诊断,而是要确定该病所处的发展阶段、严重程度、病变范围和胆管梗阻的准确部位,以便确定治疗方案。在诊断急性梗阻性化脓性胆管炎同时,可通过某些特殊检查方法,如 B 超、CT、MRCP 等非损伤性检查,来明确引起该病的胆道潜在性疾病。在急性梗阻性化脓性胆管炎得到控制后胆道造影是不可缺少的检查,可行 PTC、ER-CP 或内镜超声等检查,常可显示肝内或肝外胆管扩张情况、狭窄或梗阻的部位和性质、从而推断胆管内梗阻的原因。

(四)治疗

治疗原则是解除胆管梗阻,减压胆管和引流胆道,使感染过程完全得以控制。早期轻症胆管炎,病情不太严重时,可先采用非手术治疗方法。非手术治疗措施包括解痉镇痛和利胆药物的应用,其中 50%硫酸镁溶液常有较好的效果,用量为 30～50mL 一次服用或 10mL 每日 3 次;禁食胃肠减压;大剂量广谱抗生素的联合使用,虽在胆管梗阻时胆汁中的抗生素浓度不能达到治疗所需浓度,但它能有效治疗菌血症和败血症,常用的抗生素有第二、第三代头孢菌素类药物及甲硝唑。新型青霉素如哌拉西林、美洛西林和亚胺培南也可应用,应以血或胆汁细菌培养以及药物敏感试验调整抗生素治疗。约有 75%左右的患者,可获得病情稳定和控制感染。而另 25%患者对非手术治疗无效,应考虑手术治疗。病程发展成急性梗阻性化脓性胆管炎患者对抗生素治疗与支持治疗反应差时,提示病情危重,应采取积极抢救治疗措施。如有休克存在,应积极抗休克治疗。非手术治疗 6h 后病情仍无明显改善,休克不易纠正,可行内镜下胆道引流和减压。这已成为治疗急性梗阻性化脓性胆管炎的主要方法之一,尤其适用于年老体弱不能耐受手术或已行多次胆道手术的患者,在情况理想时还可同时取石。对病情一开始就较严重,特别是黄疸较深的病例,又不具备内镜下胆道引流和减压的条件时可直接施行剖腹手术引流,胆管切开探查和 T 形管引流术。手术方法应力求简单有效,应注意的是引流管必须放在胆管梗阻的近侧,因为有的胆管梗阻是多层面的,在梗阻远侧的引流是无效的,病情不能得到缓解。如病情条件允许,还可切除有结石和炎症的胆囊。待患者度过危险期后,经 T 形管胆道造影全面了解胆道病变的情况后,经胆道镜取石,或再作择期手术,或经内镜括约肌切开以彻底解决引起胆道梗阻的潜在病变。

五、原发性硬化性管炎

原发性硬化性胆管炎(primary sclerosing cholangitis,PSC)是一种慢性进行性胆汁淤积性肝胆疾病。其特征为肝内外胆管弥漫性炎症纤维化破坏,胆管变形和节段性狭窄,病情呈进行性发展,最终导致胆汁性肝硬化和肝衰竭。

(一)流行病学

本病发病率约 1.3～8.5/10 万,男女比例为(2～3):1,可发生于任何年龄,多数患者伴有结肠炎症,同时部分性溃疡性结肠炎也伴有硬化性胆管炎,中位生存期约为 18 年。PSC 患者存在多种自身免疫异常,感染在胆道的炎性损害和硬化性胆管炎的发展中起促进作用,肠毒素可以激活肝内巨噬细胞,使肿瘤坏死因子产生量增加进一步导致胆管的损伤;缺血(多见于肝移植或介入治疗后)可以引起胆管纤维化和硬化出现淤胆和胆管损伤。

(二)病理学

原发性硬化性胆管炎可累及肝内外胆管的各个部位。73%同时累及肝内外胆管,仅累及肝外胆管者小于 20%,仅累及肝内胆管者小于 1%,受累的胆管外径变化不大,但由于管壁增厚,管腔内径仅 3～4mm。病理变化一般分为四个阶段,最终导致胆汁性肝硬化及门脉高压症。

（三）临床表现

以慢性胆汁淤积和复发性胆管炎为特征,早期表现不明显,黄疸和瘙痒为首发症状,进行性加重,另伴有发热、上腹痛和肝脾肿大。90%以上的患者有碱性磷酸酶的升高,疾病发展可有高胆红素血症,晚期则出现尿铜和血铜蓝蛋白水平升高。

（四）诊断

首先内镜下逆行胰胆管造影（ERCP）,典型表现为胆管呈多节段狭窄或"串珠样"改变。经皮肝穿刺胆道造影（PTC）操作较困难,成功率不高,故仅用于 ERCP 失败者。磁共振胆道造影（MRCP）诊断敏感性可达 85%～88%,特异性可达 92%～97%,而且无创性和可显示肝实质情况。肝活检可显示典型的胆管"洋葱皮样"改变。手术发现胆管壁增厚,管腔缩小乃至闭锁。病理检查示胆管黏膜下纤维化并可排除胆管癌。

（五）治疗

免疫抑制剂如硫唑嘌呤、环孢素、FK506 等、糖皮质激素可以对抗炎症降低胆红素水平。熊去氧胆酸（UDCA）也具有一定疗效。秋水仙素可对抗纤维化,降低原发性胆管炎的死亡率。烯胺、纳洛酮可治疗瘙痒。介入治疗主要是针对并发症,目的是缓解梗阻,减轻继发性损害,但对病程无影响,包括 PTC 和 ERCP。姑息性手术主要目的是解除梗阻、减轻黄疸和延长病程。肝移植主要使用于晚期患者,包括肝衰竭、肝性腹水、严重的食管胃底静脉破裂出血和反复发作的细菌性腹膜炎等。原发性硬化性胆管炎患者的病程差异很大,具有不可预测性,大多病情稳定,进程缓慢。平均生存期为 11.9 年。

（董理）

第四节　胆石症

胆石症是最常见的胆道系统疾病,发病率有逐年上升的趋势,严重危害人民的健康,在我国胆石症的患病率已达 10%～20%,全国有数千万胆石症患者。女性患者较男性约多 2～3 倍。20 世纪中期,原发性胆管结石约占了半数。20 世纪 80 年代,由于人民生活水平提高和卫生条件改善,胆囊结石的发生率明显提高。1992 年调查发现,胆囊结石占 79.9%,而原发胆管结石和肝内胆管结石的发生率分别下降至 6.1%和 4.7%。我国地域辽阔,胆石发生的部位和性质等方面也有很大的区别。根据结石的化学成分分析胆囊结石大多为胆固醇性结石,胆管和肝内胆管结石多数为胆色素钙结石,大多为原发性胆管结石。胆石的类型及其组成:胆石最主要的成分有胆固醇、胆色素（结合性或未结合性）和钙（以胆红素钙、碳酸钙和磷酸钙形式存在）,还有钠、钾、磷、铜、铁和镁等金属离子。此外,还有脂肪酸、三酸甘油酯、磷脂、多糖类和蛋白质等有机成分。按其所含成分的不同,一般将结石分为三种类型:①胆固醇结石:含胆固醇为主,占 80%以上。多呈圆形或椭圆形,表面光滑或呈结节状。淡灰黄色,质硬,切面有放射状结晶条纹。经常是单发的大结石,亦可为多发的。绝大多数在胆囊内形成,直径大小约 2～40mm。X 线平片常不显影。②胆色素结石:是由未结合胆红素和不同数量的有机物和少量钙盐组成。一般含胆固醇量少于 25%。寄生虫卵、细菌和脱落的上皮细胞常组成结石的核心。一般为多发性。可分为两种形式,一种是呈块状或泥沙样结石,棕黄色或棕黑色,质软而脆,呈块状的结石,大小不一,小如砂粒,大的直径可达5cm。多发生在胆总管或肝内胆管内。由于含钙量较少,在X线平片上不显影。另一种呈不规则形,质地较硬,呈黑色或暗绿色结石,或称黑色素结石。这种结石多数发生在胆囊内。X线也能透过。③混合结石:约占胆结石的1/3左右,是由胆固醇、胆红素和钙盐等混合组成,一般胆固醇含量不少于70%。多数发生在胆囊内,常为多发性,呈多面形或圆形,表面光滑或稍粗糙,淡黄色或棕黄色。直径一般不超过2cm。切面呈多层环状形结构,由于其所含成分的不同,各层的色泽不同,钙盐呈白色,胆固醇呈淡黄色,胆红素呈棕黄色。如含钙较多,X线平片上有时可显影。

一、结石的成因

一般认为,胆汁潴留、胆汁理化性质的改变以及胆道感染是形成胆石的3个主要因素,并且多数是三者综合作用的结果,但某一种类型的结石在其形成过程中常是其中一个因素起主导作用。如胆囊内胆固醇结石的形成就以胆汁理化成分的改变和胆固醇结晶的析出起主导作用,而胆管内胆色素钙结石则以胆道感染为主要原因,但胆固醇结晶的析出与胆红素钙的沉积有密切关系。此外,神经内分泌因素也对结石的形成有一定的影响。

(一)胆石成因研究的历史回顾

胆石症的研究历经若干阶段。20世纪前期,主要集中于胆石的形态学检查和化学成分的分析,认为胆石分为胆固醇性结石和胆色素性结石,两者的发生机制不尽相同;20世纪60年代后,着重于胆汁的理化性质和成分的测定和分析,胆汁胆固醇的微胶粒学说和胆红素的β-葡萄糖醛酸酶学说分别构筑了胆固醇性结石和胆色素性结石形成机制的基石,代表学者分别为Small-Admirand和Maki。20世纪80年代,开始对胆汁中成核因子集中研究,探寻胆汁中成核活性物质成为胆石研究学者关注的热点,这时期开展了三方面的探索,一是确立了成核时间的概念和意义,二是分离纯化各种成核因子,包括各种成核效应蛋白质,三是提出胆汁成核载体—泡的概念及其泡相胆固醇饱和度。21世纪以来,进入胆石病的易感基因和细菌感染致病学说研究阶段,这方面的研究方兴未艾。

(二)胆固醇结石的成因

胆固醇结石的成因尚未完全阐明,一般认为,胆石形成是多因素综合作用的结局,大致需经过三个阶段:①胆汁中致石成分过饱和,形成所谓的"致石胆汁",这是胆汁中热力学平衡体系失衡和遭到破坏的过程。②胆汁中产生结石核心,结石核心的形成主要与胆汁中促成核和抑成核因素稳态的破坏有关,其中主要的调节因子是蛋白质,包括促成核蛋白和抑成核蛋白,此外尚有胆色素、无机盐离子等。③胆石核心的增大和发展,这个过程常与胆道运动功能紊乱导致排胆障碍有密切关系。因此,胆汁热力学平衡体系的破坏、胆汁成核动力学稳态的紊乱以及胆道运动功能的异常是胆石形成的重要因素,其中胆汁成分的改变(胆汁热力学失衡)是成石的基础,促-抑成核体系的改变是成石的关键,而胆道运动的紊乱则是胆石形成的重要条件。

1. 胆汁热力学平衡体系的改变　胆固醇分子几乎不溶于水,在胆汁中溶解依赖于胆汁酸和磷脂形成的分子聚集物。这些聚集物称为混合脂类微胶粒和胆固醇磷脂泡。正常胆汁是一种由胆盐、卵磷脂、胆固醇按一定比例组成的混合微胶粒溶液。早在1968年,Admirand和Small就报道用"微胶粒学说"三角坐标图(图11-1)来表示胆汁中胆盐、卵磷脂、胆固醇三者的关系,并描绘出一条不同浓度的胆盐、磷脂混合液中胆固醇的最大溶解度的极限线。当超出此线时胆固醇即呈过饱和状态,并有可能结晶析出,形成结石。任何因素促使胆汁中胆固醇浓度的增加,或胆盐成分的减少,均可影响胆汁的微胶粒状态,造成胆固醇呈过饱和结晶析出。但"微胶粒学说"不能解释过饱和胆汁未迅速形成胆固醇单水结晶的现象。研究表明,胆固醇在肝细胞中以单层胆固醇磷脂泡的形式通过出泡排入胆道系统,部分泡与胆盐结合形成微胶粒,部分仍以胆汁泡的形式存在,两者在胆汁中形成一个动态平衡体系,在一定条件下可相互转换:微胶粒↔单层泡↔复合泡↔聚合物中央部成核↔结晶前体形成及核消失↔胆固醇单水结晶形成。胆汁过饱和时,胆固醇从微胶粒相转移至泡相,因此,胆汁泡是成核胆固醇的重要载体。从相变动力学角度看,含单层泡胆汁是一种层状液晶形式的悬浮液体,在热力学上处于不稳定状态,在诸如促成核因子与金属离子配伍产生的能量提供亚稳相跃迁势垒的能量等影响下形成复合泡,此种形式泡不稳定而融合形成结晶。泡的聚集、融合、结晶及成核是胆石形成的关键步骤。Halpern 等研究发现均相胆汁在预处理后 2h 内重新形成泡,这是一种直径 $1\sim5\mu m$ 的单纯小泡;$2\sim4h$ 后由多个小泡聚集、融合成大泡,并出现直径 $30\mu m$ 的复层泡;6h 后出现胆固醇晶核(由 $4\sim8$ 个胆固醇分子组成),进而聚集成胆固醇单水结晶。初期结晶尚与泡的巨大聚合体相连,随后游离漂浮于胆汁中。在人的成石胆汁中,微胶粒和囊泡可以同时存在,互相转换。在胆固醇未饱和胆汁中,胆固醇以微胶粒的形式溶解,当胆固醇过饱和胆汁中,则主要以泡的形式溶解。泡越多,胆固醇越不稳定。泡是胆固醇溶解的尽可能小的颗粒。当胆固醇含量增多,则囊泡靠拢发生聚集、增大由此产生胆固醇单水结晶进而形成结石。

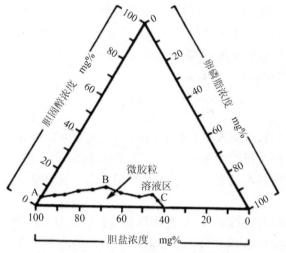

图 11-1　Admirand-Small 三角

2.成核因子学说　胆汁中溶解状态的胆固醇形成胆固醇单水结晶(CMC)的过程,称为成核。有均质成核和异质成核两种类型。成核时间是指胆汁在保温孵化条件下,出现胆固醇单水结晶所需的时间。肝分泌的胆汁通常是过饱和的,但胆固醇结石很少在肝胆管内生成,正常人胆汁有 $40\%\sim80\%$ 是过饱和胆汁未形成结石,解释其原因是胆汁中存在促成核/抗成核因子。正常人胆汁中两种因子处于平衡状态,当两者失平衡时,会诱发结石的形成,这些成核因子大多为糖蛋白。目前发现的促成核蛋白包括免疫球蛋白、α-酸性糖蛋白、黏蛋白、磷脂酶 C 等,抑成核蛋白包括 APO-A1、结晶结合蛋白、120kd 糖蛋白、15kd 蛋白质等。

3.胆道运动功能异常 胆囊的功能异常除了胆汁的成分改变因素外,胆囊在胆固醇结石形成中也起到一定的作用,如胃大部切除术后胆石病发生率增高可能与迷走神经切断有关。

4.其他 近年在胆固醇性结石中发现了丰富的细菌DNA,表明感染也可能成为胆固醇结石的形成原因。此外,遗传易感性是近年胆石成因研究的热点,HMG－CoA还原酶、高密度脂蛋白(HDL)、载脂蛋白E、7α－羟化酶等胆固醇代谢基因的多态性对胆固醇形成有重要影响。

(三)胆色素结石的成因

胆色素结石是由于胆汁中非结合胆红素含量的增高,并与钙离子结合产生胆红素钙颗粒,在黏液物质的凝集作用下形成结石。多数人同意日本Maki在1966年提出的细菌性酶解学说。认为在胆道感染时或蛔虫等寄生虫进入胆道后,胆道中的细菌(主要是大肠埃希菌)在胆汁中大量繁殖,它所产生的β－葡萄糖醛酸酶可使结合胆红素双葡萄糖醛酸脂分解出非结合性胆红素,后者的羟基与钙离子结合即形成水溶性胆红素钙,并以蛔虫卵、细菌和脱落上皮等为核心,逐渐沉积成胆色素钙结石。正常情况下,胆汁中有葡萄糖醛酸1,4内脂,能抑制β－葡萄糖醛酸酶的活性,保护结合胆红素不被分解。但当大肠埃希菌释放β－葡萄糖醛酸酶超过葡萄糖醛酸1,4内脂的抑制能力时,这种保护作用就消失。胆红素钙是由胆红素和多种金属离子形成的螯合型胆红素盐,并以高分子聚合物的形式存在于胆汁中。目前已能确定该产物的钙含量变动在$3\%\sim12\%$之间。这种高分子聚合的胆红素钙在胆汁的特定条件下,其胆红素和钙两者离子浓度的乘积是一个常数(Ksp),若高于常数便产生沉淀,低于常数则部分溶解。直至两者离子浓度的乘积重新达到其Ksp值为止。此外,胆盐的浓度也与胆色素结石的形成有一定的关系。胆汁酸既能与钙离子结合又能与未结合胆红素结合到微胶粒中,使两者离子溶度的乘积降低,而产生抑制胆红素钙的沉淀及结石的形成。胆汁酸对游离胆红素有助溶作用。因此,胆盐浓度的下降,如肝硬化时,胆红素就容易沉积。而胆汁中糖蛋白黏液物质能促使沉积的胆红素凝集形成结石。

二、胆囊结石

结石在胆囊内形成后,可刺激胆囊黏膜,不仅可引起胆囊的慢性炎症,而且当结石嵌顿在胆囊颈部或胆囊管后,还可以引起继发感染,导致胆囊的急性炎症。由于结石对胆囊黏膜的慢性刺激,还可能导致胆囊癌的发生,有报道此种胆囊癌的发生率可达$1\%\sim2\%$。

(一)临床表现

急性症状的发作期与间歇期反复交替是胆囊结石患者常见的临床过程。胆囊结石的症状取决于结石的大小和部位,以及有无阻塞和炎症等。约有50%的胆囊结石患者终身无症状,即无症状性胆囊结石。较大的胆囊结石可引起中上腹或右上腹闷胀不适,嗳气和畏食油腻食物等消化不良症状。较小的结石常于饱餐、进食油腻食物后,或夜间平卧后,结石阻塞胆囊管而引起胆绞痛和急性胆囊炎。由于胆囊的收缩,较小的结石由胆囊管进入胆总管而发生梗阻性黄疸,部分结石又可由胆道进入十二指肠,或停留在胆管内成为继发性胆管结石。结石长期梗阻胆囊管或瘢痕粘连致完全阻塞而不发生感染,仅形成胆囊积水,此时便可触及无明显压痛的肿大胆囊。间歇期胆囊结石患者一般无特殊体征或仅有右上腹轻度压痛。但当有急性感染时,可出现中上腹及右上腹压痛、肌紧张,有时还可扪及肿大而压痛明显的胆囊。墨菲征常阳性。

（二）诊断

有急性发作史的胆囊结石，一般根据临床表现不难作出诊断。但如无急性发作史，诊断则主要依靠辅助检查。B超检查能正确诊断胆囊结石，显示胆囊内光团及其后方的声影，诊断正确率可达95％。口服胆囊造影可示胆囊内结石形成的充盈缺损影。在十二指肠引流术中所取得的胆囊胆汁中（即B胆汁）发现胆砂或胆固醇结晶，亦有助于诊断。

（三）治疗

1.手术治疗　胆囊切除术，治疗效果良好。胆囊结石有同时存在继发性胆管结石的可能，因此有下列指征时应在术中探查胆总管。绝对探查指征：①胆总管内扪及结石。②手术时有胆管炎和黄疸表现。③术中胆管造影显示有胆管结石。④胆总管扩张，直径超过12mm，但有不少患者胆管有扩张而无结石存在。此时在胆总管探查时的阳性率仅35％左右。此外，还有一些相对探查指征：①过去有黄疸病史。②胆囊内为小结石。③胆囊呈慢性萎缩性改变。④有慢性复发性胰腺炎病史。

切除胆囊的治疗方法上，已取得了重大进展，目前主要有：

（1）开腹胆囊切除术（open cholecystectomy，OC）：自1882年Langenbuch首次成功地施行开腹胆囊切除术以来，该术式是评价胆囊结石其他治疗方法的标准术式，并收到良好效果。据大宗病例资料统计，胆管损伤率约为0.2％，手术死亡率为0.18％，是当前一种安全的手术。

（2）腹腔镜胆囊切除术（laparoscopic cholecystectomy，LC）：1987年，法国Mouret首先成功应用腹腔镜施行了胆囊切除术。是腹部外科发展史上一个新的里程碑，开创了腹腔镜外科的新纪元，迅速地在国内外被社会接受。已经成为症状性胆囊结石病的首选治疗方法。LC的设备包括人工气腹机、冲洗吸引系统、腹腔镜系统、高频电刀及配套器械。具有创伤小、痛苦轻、术后康复快、住院期短、腹部切口小等优点。但是腹腔镜胆囊切除术有一定的局限性，尚不能完全替代开腹胆囊切除术。

（3）小切口胆囊切除：是借助带光源的深部拉钩、深部打结器等器械，作一＜5cm的切口完成胆囊切除术，具有损伤小、康复快、住院费用低、疤纹细小等优点，但不能探查腹腔，胆管损伤发生率高于OC是其缺点，其应用价值在学术界尚有争议。

2.其他治疗　胆囊结石的碎石和溶石治疗的应用正在减少。口服药物溶石目前对中国人的疗效极差。灌注药物溶石的溶石剂对胆囊的黏膜和肺有损伤、操作时间长。经皮胆镜碎石取石需行硬膜外麻醉。体外冲击波碎石（extracorporeal shock wave lithotripsy，ESWL）需严格挑选病例、疗效时间长等。除此以外，关键问题是结石复发率高。上海市胆石病研究协作组对口服药物溶石、经皮胆镜碎石取石、体外冲击波碎石治疗后结石已消失的792例患者进行长期随访，结石复发率1年为11.6％、2年22.3％、3年24.5％、4年36.4％、5年39.3％、5年以上39.6％。Cesmeli对经体外冲击波碎石治疗后结石已消失的322例平均随访35个月，结石复发率为49.9％。Porticasa报道5年复发率达50％。

抗胆囊结石复发问题目前尚未很好解决。对体外冲击波碎石治疗后结石已消失的163例较长时间服用抗复发药物治疗，经平均6年1个月的随访，结石复发率熊去氧胆酸组为26.7％（20/75）、胆通组62.5％（25/40）、胆宁片组55.6％（10/18）、其他各种药物组40％（18/30），国内外各种中草药的抗复发疗效都不如熊去氧胆酸。

熊去氧胆酸是国内外公认的溶解胆固醇结石的药物。但是，目前中国人的胆囊结石以胆固醇为主的混合结石居多,纯胆固醇结石只有 5% 左右,服用熊去氧胆酸后的结石消失率不超过 10%,且服药时间较长,至少半年以上。因此,只有方法简便、疗效确切的治疗方法,加上解决了抗复发问题,胆囊结石的碎石和溶石治疗才会有临床应用价值。

三、肝外胆管结石

胆管结石分为原发性和继发性两种。原发性胆管结石是指原发于胆道系统(包括肝内、外胆管)内的结石,绝大多数情况下,胆囊内不存在结石。结石的性质大多为含有多量胆色素钙的胆色素性结石。在我国,胆管结石多数属于这一类。继发性胆管结石是指原发于胆囊内的结石通过扩大的胆囊管下降,停留在胆总管而形成的结石。此时的结石的形状和性质多与胆囊内的结石相同。多数呈多面形的胆固醇混合结石。继发胆道感染时,结石的外层带有胆红素钙沉着。胆囊结石患者继发胆管结石的发生率为 6%~19.5%,并随患者年龄的增长而有增高趋势。1970 年 Havard 报道 40 岁以下的胆囊切除患者有继发性胆总管结石的占 6.5%,而 70~80 岁者占 42%,80 岁以上者可高达 50%。肝胆道病理改变的程度与结石的部位、范围、梗阻程度、病程长短以及有无继发性感染的发生密切相关。结石造成的胆管梗阻一般是不完全的和间断性的。梗阻近侧的胆管可有不同程度的扩张和管壁增厚,一般较少影响肝脏组织。梗阻近侧的胆管内常有胆汁淤积,极易继发革兰阴性杆菌感染。在壶腹部的结石比较容易造成胆管完全梗阻,此时,如发生胆管感染,病情可迅速发展,产生胆管内高压。胆管中的脓液和细菌毒素可逆流而上,突破肝毛细胆管进入血液循环,导致所谓梗阻性化脓性胆管炎,严重时患者常因中毒性休克而死亡。梗阻和感染均可造成肝细胞损害;肝细胞坏死,胆管周围有纤维组织增生,最后形成胆汁性肝硬化。胆总管结石影响胰管时,可继发急性胰腺炎,即胆石性胰腺炎。

(一)临床表现

胆总管结石的典型临床表现为反复发作的胆绞痛、寒战高热和黄疸,即 Charcot 三联症。常有不少患者缺乏完整的三联症表现。多数患者有剑突下偏右突发性绞痛,可放射至右肩背部;少数患者可完全无痛,仅感上腹闷胀不适。约 2/3 的患者继急性腹痛发作后出现寒战和高热,同时白细胞计数明显增高。一般继腹痛后 12~24h 即出现黄疸,黄疸为梗阻性,并有波动性的特点。此时腹痛常已缓解。偶尔黄疸也可为少数胆总管结石患者唯一的临床表现。黄疸时常有尿色变深,粪色变浅以及皮肤瘙痒等。体检时在上腹及右上腹部有压痛和肌紧张,胆囊常不能扪及。在病程较长的患者可扪及肿大的肝脏和脾脏,肝脏质地较硬。

(二)诊断

依据有典型的 Charcot 三联症者,特别以往有胆囊结石病史者,胆总管结石的诊断一般并不困难。如仅表现为三联症中的 1 个或 2 个症状者,常须借助于一些辅助检查方法以明确诊断。无黄疸的患者可作静脉胆道造影,能显示胆管内结石影和扩张的胆管。在鉴别诊断中,黄疸的患者须与胆胰肿瘤或肝内胆汁淤积症所致的梗阻性黄疸,以及肝病或肝炎等所致的肝细胞性黄疸作鉴别。在肿瘤(如胰头癌或壶腹癌)阻塞胆管时;黄疸一般呈进行性加深,体检时常可扪及肿大和无压痛的胆囊,并常有恶病质表现。而肝病或肝炎引起的黄疸,一般较淡,并且不伴有腹部绞痛史,肝功能试验常有明显异常。肝内胆汁淤积症一般也无腹痛史,可能有服用特殊药物史。后两种疾病的 B 超检查均显示胆囊和胆管无扩张现象而胆管结石所致的胆管梗阻,除有胆绞痛外,尚有典型的波动性黄疸史。如无感染时,肝功能一般在正常范围内。在诊断困难时,应用 PTC、CT、ERCP、MRCP 以及核素肝胆显像图等检查,常有助于鉴别诊断。

(三)治疗

主要是采用手术治疗。手术处理原则是,胆管内的结石要彻底清除干净;建立通畅的胆汁引流。作胆总管探查或切开取石术。一般常规切开胆管彻底清除结石后,应充分冲洗,最后置 T 形管引流胆总管。但为减少胆管残留结石的发生,常规通过 T 形管进行术中胆管造影术。术中应用胆道镜检查可以明确胆管内有无结石遗留。在胆道镜能定位和使用取石网篮取出遗留的胆管结石。术后 T 形管引流 2～3 周,待患者的黄疸消退,全身和胆管局部感染控制,并且术后经 T 形管进行胆管造影,肯定胆管内无残余结石和胆管至十二指肠畅通无阻时,即可拔除 T 形管。胆管残留结石和复发结石一直是胆总管结石手术治疗后常见的问题,尤其是原发性胆管结石患者,其结石多为易碎的色素结石,常不易取尽而术后残留。即使术中已尽量清除结石,但术后仍有很高的结石复发率。为了避免再次手术取石,不少学者提出,首先在术中通过术中胆管造影和胆道镜等手段尽量清除结石以后,术后仍有胆管残余结石而又不能用非手术疗法取出;或术后数月或数年后结石复发,再次作胆管切开取石手术时,应加作胆管肠道内引流术、奥狄括约肌成形术或胆管空肠吻合术。术后约有 20% 的患者因食物反流而发生反流性胆管炎。胆管空肠 Y 式吻合术后,反流性胆管炎发生较少。也有人认为,在第一次胆管切开取石手术时,如发现为泥沙样色素性结石,即作胆道内引流术。胆道内引流术后,在胆道和肠道间有了一个通畅的引流道,胆管结石即能由此排入肠道。对手术后减少结石的复发,排出胆管内可能残留的结石,消除胆管症状有相当的价值。结石嵌顿在乏特壶腹部的患者,奥狄括约肌成形术是首选的手术。术后残余结石大多能经非手术疗法取出,而避免再次手术。常用的方法有两种,机械取石法和药物溶石疗法。机械取石法主要是通过手术后 T 形管的窦道,经胆道镜碎石取石;或经皮经肝胆管引流(PTCD),再逐渐扩张瘘道口,插入胆道镜在直视下取石篮取出小的结石,或导入碎石装置,用超声、激光、体内冲击波、等离子体冲击波等技术将大结石粉碎,然后将碎片取出。质地较软的色素性结石尚可用活检钳咬蚀、钻孔等方法将结石粉碎。体外冲击波碎石(ESWL)适用于较大的结石搁浅或嵌顿在胆管内;肝胆管内的铸形结石;外径 3mm 粗的金属碎石篮就不能通过结石所在部位;或取石篮虽能通过,但网篮撑不开,就无法将结石套住的患者。经 T 形管滴注 30% 复方泛影葡胺,可用液电冲击波粉碎肝外胆管残留结石,或 B 超定位,用压电冲击波粉碎肝总管和(或)肝内胆管结石。碎石后结合胆道冲洗、取石篮、胆道镜等技术,清除结石碎片。对不带 T 形管的肝外胆管结石,可用双倍剂量静脉胆道滴注造影剂使结石显示,采用 X 线定位,用液电冲击波碎石。对肝内胆管结石,采用 B 超定位,用压电冲击波碎石,碎石后再经内镜括约肌切开(或扩张)取石。经胆道镜尚可施行狭窄胆管的扩张、整形、括约肌切开等手术。通过纤维十二指肠镜切开十二指肠乳头部括约肌(endoscopic sphincterotomy,EST)治疗胆管残留结石伴胆总管下端狭窄、壶腹部嵌顿性结石,或不带 T 形管的胆总管结石。这种治疗适合于年老体弱多病,或胆道多次手术的患者,住院期短,痛苦少,死亡率低。这种治疗还可以用于治疗急性重症胆管炎、急性胆源性胰腺炎、慢性胰腺炎和胰管结石。术后主要的并发症有:胆管炎、急性胰腺炎、出血和十二指肠穿孔,故术后应密切注意腹部体征,发现情况后及时处理。对巨大、嵌顿、铸形胆管结石难以取出时,尚可联合应用上述多种方法将结石取出。对非手术疗法治疗胆管残余结石无效的患者,仍须采用手术治疗。

近百年来,对灌注溶石的药物进行了大量的研究。目前已知,对胆固醇结石有效的局部溶石剂有辛酸甘油单酯、右旋柠烯、MTBE、ETB 等,对胆色素结石有效的局部溶石剂有 ED-TA、DTPA、偏磷酸钠、复方三乙醇胺等;溶解胆色素的有二甲亚砜;溶解糖蛋白网架的有胰蛋白酶、蛇毒抗栓酶等。上述各种溶石剂还可配制成各种复方溶液,以减轻对胆道和消化道黏膜的刺激和提高疗效。因为胆管结石以胆色素结石为主,在寻找有效的溶石剂、解决灌注溶石时的技术性问题,以及减轻对肝脏和人体的毒性等方面,比胆囊灌注溶石存在更多的问题,采用时应谨慎小心。中草药、总攻疗法、耳针、推按运经仪等对治疗胆管结石也有一定的疗效。

四、肝内胆管结石

肝内胆管结石是指发生于左右肝管汇合部以上的结石。国外的肝内胆管结石发病率较低,一组 2700 例胆系手术中仅占 1.3%,且大多数为继发于胆囊的胆总管结石经上行移居在肝内胆管而形成。国内,虽然胆囊结石的发病率明显增加,肝内胆管结石的发生率下降。但此种显著改变在一些大都市中最为明显。但是在一些内地省份却不是那样显著,例如广西壮族自治区在 10 年中(1981—1991)胆囊结石的相对发病率只从 12.7% 上升至 19.8%,而胆管结石也只从 55.2% 下降至 41.8%。肝内胆管结石约占原发性胆管结石的 38%。1982—1996 年复旦大学中山医院外科手术治疗的 985 例胆管结石,其中肝内结石 295 例,占 27.5%。可以讲肝胆管结石仍然是我国的常见而难治的胆道疾病。胆管结石发病率较高的原因可能与蛔虫所致胆道感染有关,亦可能与饮食中低蛋白、低脂肪饮食有关。肝内胆管结石可广泛分布于两肝叶胆管各分支内,亦可局限于一处,一般以左肝外叶或右肝后叶最为多见,可能与该处胆管弯度较大和胆汁引流不畅等有关。中山医院一组 92 例肝内胆管结石中,单纯左肝管结石占 31.3%。我国肝内胆管结石大多数是原发性胆管结石,其性质以胆色素钙结石为主。肝内胆管结石多数合并有肝外胆管结石。

(一)临床表现

肝内胆管结石的临床表现很不典型。在病程间歇期,可无症状,或仅表现为上腹轻度不适。但在急性期,则可出现急性化脓性胆管炎的症状,或不同程度的 Charcot 三联症,多数可能是合并的肝外胆管结石所造成。在无合并肝外胆管结石的患者,当一侧或一叶的肝内胆管结石造成半肝或某一肝段的肝内胆管梗阻,并继发感染时,可出现畏寒、发热等全身感染症状,甚至在出现精神症状和休克等急性重症胆管炎的表现时,患者仍可无明显的腹痛和黄疸。体检可扪及肝脏不对称性肿大和压痛,常易误诊为肝脓肿或肝炎。这种周期性的间歇发作是肝内胆管结石的特征性临床表现。

(二)诊断

肝内胆管结石的诊断较复杂,除根据上述临床表现外,以往的手术发现和 X 线造影的结果,常为确定诊断的主要依据。X 线造影中主要应用直接胆管造影法,如 PTC 和 ERCP,特别是前者,能清楚地显示肝内胆管结石的分布情况,以及了解有无肝内胆管狭窄、完全阻塞或局限性扩张,对诊断和指导治疗有很重要意义。但 PTC 检查属于损伤性检查,且并发症较多。近年来 MRI 胆管成像能清楚地显示胆管树的图像,了解肝内外胆管的情况,可替代 PTC 的检查。B 超检查虽不如 PTC、ERCP 或 MRCP 确诊率高,又不能帮助了解结石分布等详细情况,但在诊断肝内胆管结石仍有 80% 的准确性,其最大优点是方法简便且为无损伤性检查,故目前常作为肝内胆管结石的首选诊断方法。CT平扫常能显示扩张的肝内胆管和密度较高的结石影，以及结石的部位和数量对决定治疗方案很有帮助。另外，可以通过手术探查来诊断，即在手术中仔细探查肝内胆管，这是肝内胆管结石最可靠的诊断方法。手术中除顺序探查肝外胆管外，还应注意肝脏的触诊，特别是左肝叶的检查，有时还须应用双合诊的检查方法，检查肝脏内有无结石存在。用取石钳、T形管冲洗等方法探查肝内胆管；在手术探查中常可发现肝内胆管结石的患者有这样一种现象，即肝外胆管和胆囊呈现扩张状态，但无结石，胆管下端也通畅。此时，应考虑有肝内胆管结石的可能。肝内胆管结石常引起胆总管结石，后者可造成胆管梗阻和胆管扩张。当胆总管结石排出胆管后即可造成上述现象。此时，术中造影往往能帮助发现病变，造影片上常显示肝内胆管内有充盈缺损呈肝内胆管某一节段不显示和中断等现象。因此，对有这种现象的病例决不能不经过造影就认为胆管无病变而仅作胆管外引流术。术中胆管造影常是肯定肝内胆管结石的诊断手段，并能用以指导和选择手术方式；术中胆道镜检查能在直视下看到肝内胆管分支内的结石，有时还能通过胆道镜用结石篮和气囊导管等取出结石。

（三）治疗

肝内胆管结石的治疗目前仍以手术治疗为主，疗效较好。手术治疗的原则：①尽量取尽结石和解除胆管狭窄。②在矫正胆管狭窄和解除梗阻的基础上作胆-肠内引流术，以扩大胆管的流出道。如病变局限于左侧肝叶可作肝叶切除，以根治病灶。手术方法一般采用高位胆管切开取石术。最好胆总管切口延长至肝管汇合处，在直视下经左右肝管开口处彻底清除各分支内的结石，同时切开狭窄的肝内胆管。肝胆管狭窄是肝内胆管结石外科治疗的障碍，80%的外科治疗失败是由此引起。肝内胆管结石患者约40%合并有肝胆管狭窄，在再次手术者中，其比例更高。针对肝胆管的解剖和如何从肝门显露第二、三级肝胆管。

目前常用的肝内胆管显露途径有：①肝门解剖。②肝中裂切开。③肝方叶切除。也有作者报道经8条入肝途径，即：①肝圆韧带。②胆囊床。③结石。④肝叶（段）切除。⑤右后叶胆管。⑥尾叶胆管。⑦左外叶胆管。⑧保留门静脉左支的左外叶胆管。充分显露肝门将1～3级肝管切开，邻近胆管的边缘拼合，组成巨大的胆管"腔"，其形如"盆"，取名胆管盆。同时将开口于右、左肝管后壁的狭窄胆管口扩张、成形。对变异胆管矫正、捷径手术，从而解除狭窄通畅引流。肝胆管盆绝大部分以一级肝门为核心。

操作时应注意：①将切开的邻近的胆管壁边缘拼合。②拼合胆管应无张力。③线结打在盆外，保证内壁光滑。④在实际操作上，要显露一级胆管，一定要解剖肝门，剥离肝板。因此，通常也将一级胆管显露包括在肝门胆管手术中。显露肝胆管的基本技术，吴金术等总结十二字技术即"边缝"、"边扎"、"边切"、"边牵"、"穿刺"、"引导"。目的在于：①显露胆管。②止血。③保障手术野清楚，手术安全。④减少胆管壁的损伤。具体操作时应按顺序进行，遇胆管壁静脉曲张时，应遵循"边缝"、"边扎"、"边切"、"边牵"再切开的程序。缝扎一般是1号、4号圆形针。当胆管壁薄、胆管腔小时，应用3～0或4～0无损伤缝针线。缝线着力应均匀。根据切开、显露胆管的需要及时调整牵引线的方向。结石位于肝脏浅表部位者，经肝实质切井肝内胆管取出结石，放置T形管或作胆肠内引流术。胆肠内引流术一般较多采用肝管、肝总管或胆总管空肠Roux－en－Y吻合术，或间置空肠胆管十二指肠吻合术。近年来不少人还将胆管空肠吻合的一端空肠袢作成皮下盲袢，以便术后由此途径进行胆道镜检查或再次取石等治疗。奥狄括约肌成形术和胆总管十二指肠吻合术由于术后常发生严重的逆行感染，故近年来已较少应用于肝内胆管结石的治疗。对无法切开的右肝管二级以上分支的狭窄,可经胆管切口进行扩张,置入长臂 T 形管或 U 形管作支撑引流。此种引流管一般须放置 1 年以上。清除肝内病灶作肝叶切除手术,主要指左肝叶切除或左肝外侧叶切除。经肝断面的肝内胆管进一步清除结石,将肝断面的肝内胆管与空肠作 Roux-en-Y 式吻合术(即 Longmire 手术)。如同时右肝管伴有少许结石,还可作肝内外胆管空肠联合吻合术。对右肝内胆管结石,也有人作右肝叶切除术,但多数人认为此种手术创伤太大,不宜采用。因此,双侧肝内有广泛性多发性结石或右肝内胆管结石一般不作肝叶切除术,尽量取尽结石,作 Roux-en-Y 式胆管空肠吻合术。关于肝内胆管术后残余结石的治疗,近几年来较多采用纤维胆道镜经 T 形管窦道取石,其成功率可达 90% 以上。术后 6 周,拔除 T 形管,经 T 形管窦道放入胆道镜至胆管内,在直视下用取石篮取出结石。更有人报道经此途径用激光或液电碎石等方法将结石击碎后排出体外。由于肝内胆管结石多数为色素性钙结石,经 T 形管溶石疗法的疗效不够满意。肝内胆管结石的手术治疗很难彻底,故手术后需要长期服用利胆药物,对保证胆汁引流的通畅,促使残余结石的排出和减少结石的复发有重要作用。手术后不少患者仍会发生不同程度的梗阻和感染等症状,此时应给抗感染和利胆药物,并改善全身情况。如梗阻完全感染较严重时,仍须再次手术以解除梗阻,引流胆道和控制感染。

(任雷)

第五节　胆道寄生虫病

一、胆道蛔虫症

胆道蛔虫症是由于肠道内的蛔虫钻入胆道所致。蛔虫通常寄居在人体小肠的中下段,当机体因发热、妊娠等因素引起胃肠道功能紊乱,胃酸度降低、饥饿、驱虫不当时蛔虫便可因其寄生环境的变化而发生窜动,向上游动至十二指肠,加上蛔虫有钻孔习性,特别在胆总管出口处括约肌损伤后或括约肌收缩功能失调时,蛔虫更易钻入胆道。

(一)临床表现

蛔虫进入胆道后,虫体造成机械刺激,可产生奥狄括约肌的强烈收缩或痉挛、特别在蛔虫部分进入胆道时,这种痉挛可更为剧烈。

临床上患者可有剑突下偏右的阵发性或钻顶样绞痛。当虫体蠕动停止或括约肌疲劳时,疼痛可完全消失。这种忽起忽止的绞痛反复发作,常使患者非常痛苦。虫体完全进入胆管后,这种绞痛又可变为缓和。蛔虫一般多停留在肝外胆管内,但也可深入肝内小胆管或胆囊内。入侵胆道的蛔虫数一般为 1~2 条,但也可多达数十条。进入胆管的蛔虫一般并不引起胆管梗阻,故临床上常不出现黄疸,也无明显感染征象,无腹部压痛或仅有轻压痛,这种症状与体征的不相符合是本症的特征表现。

其主要的并发症为急性胆道感染:可因虫体一次大量进入胆道,或虫体带入大量毒力较强的细菌(大多数为大肠埃希菌),临床上可出现急性胆道感染的表现,如寒战、发热和黄疸等,甚至急性梗阻性化脓性胆管炎的一系列临床表现。蛔虫进入胆道后,在肝内胆管炎症的基础上还可以引起肝脓肿和造成胆管壁溃破,以致胆道出血。如蛔虫影响了胰管开口的通畅,还可引起急、慢性胰腺炎。蛔虫进入胆道后,可自行退出胆管,或因环境不适宜而死亡。

死亡的蛔虫可随胆汁排出胆道,但也可因脱落的蛔虫皮、虫卵或尸体等物质的残留,供作胆色素结石的核心。

（二）诊断

根据患者突然出现的剧烈上腹绞痛和腹部体征较轻的不相符合的特点,且有吐蛔虫的病史,诊断常不困难。

B型超声检查及CT检查常能显示胆总管内有蛔虫影,静脉胆道造影片上有时可见到胆管内有条状充盈缺损影,均有助于诊断和鉴别诊断。MRCP及ERCP已应用于胆道蛔虫症的诊断,能清楚地了解胆管内有无蛔虫及其位置和数量。

（三）治疗

绝大多数的胆道蛔虫症可通过非手术疗法得到治愈,但须彻底驱虫,以防复发。对少数伴有严重并发症者,如梗阻性化脓性胆管炎和胆道大出血须进行手术治疗。

1.非手术疗法 包括解痉镇痛,如注射阿托品或654-2等胆碱能阻滞剂,必要时可同时给予哌替啶以加强镇痛。利胆驱虫,常用50%硫酸镁溶液口服,中药利胆排蛔汤（木香、陈皮、郁金、乌梅、川楝子、苦根皮,使君子肉、黄芩、生大黄和玄明粉等）或左旋咪唑作为肠道驱虫药。应用抗生素防治胆道感染。有人通过静脉胆道造影作随访观察,发现上述治疗可缓解症状,但仍有1/3患者的胆管内残留虫体,故必须再坚持治疗一段时间,以巩固疗效。并应用B型超声等检查,在确定胆道内蛔虫影已消失后,方可结束治疗。

近年来ERCP不仅应用于胆道蛔虫症的诊断还能进行有效的治疗,特别对一些虫体尚未完全进入胆道的病例,通过ERCP能直接看到留在胆道外的下半截虫体,可应用取石钳将虫体拉出胆道。治疗效果较上述非手术治疗更为确切。且可通过ERCP作胆道造影,了解有无胆管内遗留蛔虫或结石等。

2.手术疗法 对非手术治疗失败的患者,出现胆道大出血或胆道穿孔引起腹膜炎的患者可采取手术疗法,术后病情稳定后进行肠道驱虫治疗。

二、胆道中华分支睾吸虫病

中华分支睾吸虫病原在我国南方各省尤其是珠江三角洲区明显流行,与进食生鱼、生虾习惯有关,近年来由于卫生水平的提高,感染率已有下降趋势。

（一）病因和病理

中华分支睾吸虫卵内含毛蚴,先后寄生于淡水螺（在第一中间宿主孵化成尾蚴）和鲤科淡水鱼,或人、其他哺乳动物进食污染的生鱼、生虾后,其中囊蚴经胃液作用而在十二指肠中脱囊,幼虫循胆总管至肝内胆小管发育成长,约1个月即成熟为成虫。成虫体形扁平,约(10～25)mm×(3～5)mm大小,雌雄同体,有时移居于较大胆管或胆总管,偶寄生于胰管。成虫所产的虫卵随胆汁进入十二指肠,最后随粪便排出体外。

寄生的成虫有数十条至数百条不在少见,成虫及其所分泌的分泌物和代谢产物可刺激胆管壁,引起胆小管柱状或囊状扩张,上皮细胞增殖,管壁纤维增生,或发生腺瘤样或息肉样增生而致胆管狭窄。急性重度感染时有大量淋巴细胞和嗜酸性粒细胞浸润以及腺体增生,慢性感染时则有结缔组织增生。成虫移居于胆囊或胆总管后,则易引起感染和梗阻。虫卵、成虫遗骸以及脱落的细胞可组成结石核心,产生胆石症。肝细胞可呈营养不良、脂肪变性和萎缩,并发门脉性肝硬化者9%。由于长期胆汁淤滞,可继发胆汁性肝硬化。近期已注意到这一胆道寄生虫病与肝胆管癌发生之间的关系。

(二)临床表现和诊断

中华分支睾吸虫病多呈慢性起病,表现为上腹不适、腹胀、消化不良、倦怠乏力等非特异性症状,在后期则有肝硬化、胆管狭窄等征象。继发胆囊炎、胆管炎和胆石症时很难与一般的胆囊炎和胆石症鉴别。诊断主要依据流行病史。直接涂片虫卵检查操作简便,但检出率低。成虫抗原皮内试验的阳性率可达 95%。肝脏 B 超和核素等影像学检查无特异性诊断价值。

(三)治疗

中华分支睾吸虫病是一内科疾病,外科治疗主要针对其继发症和并发症,如胆囊炎、胆道感染、胆道梗阻和胆石症等,但术后必须进行驱虫治疗,常用吡喹酮,总量 100～150mg/kg,分为每次服 20～25mg/kg,一天 3 次,连服 2d,可获满意效果。

(王继军)

第六节　胆道系统肿瘤

一、胆囊良性肿瘤

(一)病理

胆囊良性肿瘤临床上较少见,主要为腺瘤。其发病率国内外文献报道差别较大,约为 0.2%～2.0%,占胆囊息肉样病变的 3.6%～17%,多见于中老年妇女。胆囊的慢性炎症及结石的长期刺激和损伤所导致的胆囊上皮细胞异常增生可能是引起本病的主要原因。腺瘤可发生在胆囊的任何部位,以体、底部较为多见。多为单发,向胆囊腔内生长,直径约 0.3～2.0cm不等,但多数小于1cm。约 1/3 患者为多发,少数患者的胆囊黏膜上可发生众多的乳头状腺瘤,称为乳头状瘤病。瘤体以蒂与胆囊壁相连或呈广基性隆起,呈绒毛状或桑葚状。质软、色泽不一,多与胆囊黏膜相近。组织学上可分为乳头状腺瘤、管状腺瘤和管状乳头状腺瘤。乳头状腺瘤较常见,为单个或多个,直径多小于1cm,常有蒂。光镜下见上皮呈乳头状,表面为单层柱状上皮,少数呈假复层状,具有结缔组织的中心柱,与周围正常的胆囊黏膜上皮移行较好。管状腺瘤少见,肉眼观察其黏膜呈局部圆顶样隆起,直径多小于1cm。光镜下见肿瘤由许多紧密排列的腺体和腺管组成,内衬以高柱状或立方形上皮细胞,排列整齐。管状乳头状腺瘤则具有上述两型腺瘤的组织形态。胆囊的其他良性肿瘤,如纤维瘤、脂肪瘤、血管瘤、平滑肌瘤、神经纤维瘤等则罕见。

胆囊息肉样病变(polypoid lesions of the gallbladder,PLG)又称隆起性病变,是影像诊断学对所发现的突入胆囊腔内的隆起性病变的统称。它包括了多种胆囊良性或早期恶性的病变,如胆囊良性肿瘤、假性肿瘤和早期胆囊癌等,其中一部分并非真正的胆囊肿瘤。有此表现的疾病包括:①增生性病变:胆囊胆固醇性息肉、胆囊腺肌瘤、淋巴组织增生性息肉、原发性胆囊黏膜增生症等。②炎性病变:胆囊炎性息肉、黄色肉芽肿性胆囊炎等。③肿瘤性病变:胆囊的良性肿瘤(腺瘤、血管瘤、脂肪瘤、神经纤维瘤等)和早期恶性病变(腺癌等)。④异位组织:胃黏膜、肠黏膜、胰、肝组织等的胆囊移位等。近年来,随着 B 超和 CT 等影像诊断技术的应用,胆囊息肉样病变的检出率明显增多,国内大宗流行病学报道在常规体检人群中 PLG 的检出率为 0.9%。综合文献报道,B 超的检出率可达 1.0%～9.8%,其中胆固醇性息肉最多见,约占 50%~87%。

胆囊腺瘤和腺肌瘤有恶变倾向,是胆囊癌的癌前期,常称其为胆囊癌相关性病变,其余的非肿瘤性息肉(胆固醇性息肉和炎性息肉等)则为非胆囊癌相关性病变(约占 92%)。腺瘤和腺肌瘤多为单发,直径多数大于 1cm;非肿瘤性息肉则大多数为多发,绝大部分直径小于 1cm。这些病理学特征在决定治疗时有一定的参考价值。胆囊腺瘤经过腺瘤性增生到腺瘤细胞中、重度异型增生,最终恶变为癌,癌变率为 6%~36%。胆囊腺肌瘤又称胆囊腺肌增生症,是以胆囊黏膜和肌纤维肥厚、罗-阿窦(R-A sinuses)数目增多、窦腔扩大并穿入肌层为特征的一种增生性疾病。病变通常位于胆囊底部,形成结节,癌变率约为 3%~10%。其发病机制可能与胆囊内长期高压有关。病变区 R-A 窦扩大、增多并形成假憩室,可深达黏膜下层和肌层,窦隙内衬以柱状上皮,呈腺样结构,周围为增厚的平滑肌纤维所包绕。扩大、增多的 R-A 窦形成假憩室,内含黏液或胆砂、胆石,有管道与胆囊相连,故亦有胆囊憩室之称。病变分为弥漫型、节段型和局限型,以局限型最为常见。

(二)临床表现、诊断和治疗

胆囊良性肿瘤的症状与肿瘤的部位有关。位于底部、体部者一般无明显临床症状,大多于体检或其他疾病作 B 超检查时发现。位于颈部附近者可有上腹闷胀不适、隐痛,偶有脂餐后加重或绞痛发作,症状与慢性胆囊炎和胆石病难以区分。体检时大部分病例仅有右上腹部局限性轻压痛。合并急性感染时可出现急性胆囊炎的症状及体征。临床诊断基本上依赖影像学检查。B 超是最实用和有效的检查方法,可见突入胆囊腔内的光团,其后方无身影,不随体位改变而移动位置。B 超可显示病变的大小、形态、内部结构、与胆囊壁的关系,并能鉴别有无结石并存。B 超的诊断符合率可达 90% 以上,反复多次的超声检查还可提高诊断符合率。彩超的诊断价值更高,能观察光团内有无彩色血流,可与临床上最常见的胆固醇性息肉相鉴别。内镜超声(endo-scop ic ultrasonography,EUS)诊断的准确性明显高于普通超声,可高达 98%。EUS 将胆囊壁分为三层:内层为高回声的黏膜及黏膜下层,中间为低回声的肌纤维层,外层为高回声的浆膜下层及浆膜层。EUS 对鉴别肿瘤性与非肿瘤性息肉有较高的价值,胆固醇息肉轮廓呈颗粒状,内部为点状高回声,并可见清晰的三层囊壁。若 EUS 显示息肉轮廓呈结节状,内部为低回声,则多为肿瘤性息肉。当瘤体较小时,CT 的检出率低,其诊断价值不如彩超和 EUS。行 CT 增强扫描时,如瘤体有强化,则有助于胆囊肿瘤的诊断。当胆汁过分黏稠,或胆囊积脓,胆囊萎缩,尤其又伴有胆囊颈部结石时,B 超可能会出现假阴性结果。此时行 CT 增强扫描对于鉴别与胆汁密度相近的肿瘤有特殊诊断价值。有文献报道,正电子发射计算机断层显像-CT(PET-CT)对胆囊息肉样病变的良、恶性鉴别有较高价值,但价格昂贵,临床应用少。

临床诊治的关键是如何从众多的胆囊息肉样病变中鉴别出胆囊的"肿瘤性病变",并识别出癌前病变或早期胆囊癌。各项检查方法尚不能区分其病理性质时,往往需经病理切片检查才能确诊。临床上要从两方面把关,其一是严格掌握手术指征。既不能因担心胆囊息肉有癌变可能而扩大手术指征,把很多非肿瘤性息肉患者的正常功能的胆囊切除,给患者带来不必要的损失。也要及时处理肿瘤性息肉,以免随后一旦发生癌变而错失手术良机。综合文献上各家报道,胆囊息肉样病变的手术指征为:①单发,直径 1cm 以上者。②年龄 50 岁以上,广基而单发的病变。③病变在短期内基底变宽、有增大趋势或病灶周围的黏膜有浸润、增厚表现。④合并胆囊疾病,如胆囊结石、急性或慢性胆囊炎,有明显临床症状者。⑤息肉较大、长蒂或胆囊颈部息肉,影响胆囊排空,有胆绞痛发作史者。⑥合并胆囊壁不规则增厚者。对于暂无手术指征者,因其仍有潜在恶变的可能,应定期随访观察。如发现病变发生变化,则应及时手术治疗。把关之二是术中要正确处理。凡因胆囊息肉样病变而施行手术者,胆囊切下后应立即剖开检查,如病变像肿瘤者,均应送冰冻切片检查,不但要确定有无癌变,还要确定癌变的部位是腺瘤顶端还是基底部,以及是否发展为浸润性癌。对于癌变未突破黏膜层者,行单纯胆囊切除术即可达到较满意的效果。对于癌组织已突破黏膜基底膜或已有周围淋巴结肿大者,应按胆囊癌根治性切除原则处理。对单发、直径 15mm 以上或术前疑有恶变者,施行胆囊切除术时,应将胆囊和胆囊床上的纤维脂肪组织一并切除并送病理检查。术中还应细心操作,避免胆囊破损胆汁外溢而增加癌肿播散的机会。

二、胆囊癌

胆囊癌的症状隐蔽且不典型,不易为患者所关注,因此待诊断明确时,其病情已多属中、晚期,根治机会不多,故应加强本病的早期诊治。

(一)发病率

胆囊癌少见,多在剖腹手术时意外发现,缺少大宗病例的发病率统计。据我国 20 世纪 90 年代末统计,胆囊癌约占尸检病例的 0.2%～1.0%,或占胆道手术病例的 0.8%～3.3%。我国广大地区的胆囊癌的发病率明显低于胆管癌,尤在胆管疾病多发地区,如胆管炎者。胆囊癌以女性多见,男女比率为 1：2～5。好发于 60 岁以上患者。

(二)病因

胆囊癌的病因尚不清楚。据流行病学调查资料统计,与胆囊癌发病相关的危险因素有年龄、性别、种族、饮食、激素、细菌感染、胆囊结石等。在日本,人们注意到"油腻食物爱好者"可增加胆囊癌的危险性。Kowalewski 报道,给仓鼠口服亚硝基胺可诱发胆囊癌,同时在胆囊内植入人工胆固醇晶体结石,胆囊癌的发病率高出 10 倍以上。较多的学者报道,消化道内存在的或胆囊感染中的厌氧菌——梭状芽孢杆菌,能使胆酸脱氧而转化为去氧胆酸和石胆酸,两者与致癌物质多环芳香烃的结构相似。Moosa 等提出,胆囊结石合并感染时,细菌作用于胆汁,可产生胆蒽和甲基胆蒽,为强烈的致癌物质,能诱发胆囊癌。Fortner 将甲基胆蒽注入狗的胆囊内,结果引发胆囊癌。由此可见,某些化学性物质的致癌作用不容忽视。胆囊慢性炎症使黏膜上皮发生反复损伤-再生修复-上皮异形化-癌变的过程,这是胆囊癌发生的又一种推理。

胆囊结石与胆囊癌的关系则更引起人们关注。胆囊癌合并胆囊结石的发生率为 25%～95%,多数在 50%～70%之间,而胆囊结石病例中有 1%～6.3%合并胆囊癌。其机制可能为结石长期刺激胆囊黏膜导致慢性炎症和癌变,也可能导致胆囊排空障碍和胆汁淤滞,加上细菌感染等因素,使胆酸转化成有致癌作用的物质。胆囊腺瘤、腺肌瘤、胰胆管连接异常、瓷性胆囊均易伴发胆囊癌,已取得人们共识。

(三)病理

主要为腺癌,鳞癌、鳞腺癌少见。

早期胆囊癌为黏膜息肉样病变,直径绝大多数超过 10mm,以单发为主,多位于胆囊颈部。中期胆囊癌向胆囊壁内浸润性生长,胆囊壁局部增厚,质地僵硬。切面见肿瘤处黏膜已破坏;壁内有灰白色实质性脆性组织病灶。有时癌肿沿囊壁环状浸润生长,使胆囊腔呈葫芦样。有时癌肿呈蕈状向腔内生长，或呈乳头状，像菜花样充满胆囊腔。晚期胆囊癌则穿破胆囊浆膜面，向周围肝实质浸润性生长，或累及肝、胆总管致梗阻性黄疸，或浸润十二指肠、结肠肝曲、腹壁。

在组织学上大多数胆囊癌属腺癌，5%～20%为未分化或分化不良型癌。按癌细胞分化程度的差异，可分为高、中、低分化腺癌。根据肿瘤病理学形态结构的特点可分为硬化型癌、乳头状癌、胶样癌和鳞癌。

许多研究表明，肿瘤预后除与癌细胞的分化程度和形态结构有关外，癌细胞的生物学行为和肿瘤进展情况均显著地影响患者的预后。根据肿瘤侵犯深度和有无转移，Nevin 于 1976年将胆囊癌分为五期：

Ⅰ期：肿瘤仅侵犯黏膜层的原位癌。

Ⅱ期：肿瘤侵犯到黏膜下和肌层。

Ⅲ期：肿瘤侵犯至胆囊壁全层，但尚无淋巴结转移。

Ⅳ期：胆囊壁全层受累及，合并胆囊管周围淋巴结转移。

Ⅴ期：肿瘤侵犯至肝或其他脏器伴胆总管周围淋巴结或远处转移。

根据癌细胞的分化程度分为三级：Ⅰ级为分化良好，Ⅱ级为中度分化，Ⅲ级为分化不良。

胆囊癌的恶性程度较高，具有生长快和转移早的特点。胆囊癌淋巴转移发生极早，肿瘤位于黏膜层时约 60%即可发生转移，其发生率随肿瘤侵犯深度增加而上升，其总发生率为25%～85%。胆囊淋巴回流一般不上行至肝门部，累及肝门部者均属晚期肿瘤。肝脏转移亦是最常见的方式，发生率为 65%～90%。原发病灶经胆囊床直接侵犯肝实质，或肿瘤细胞经胆囊深静脉回流至肝方叶，表现为近原发病灶处肝内局部肿瘤形成，伴或不伴卫星结节。癌肿亦可沿胆囊颈管下行至胆总管，在颈部和胆总管内壁种植，造成梗阻性黄疸。有时癌肿阻塞了胆囊管后可继发感染，产生急性胆囊炎，很难与急性结石性胆囊炎相鉴别。此外，癌肿尚可经神经、腹膜或向更远处转移。

（四）临床表现

早期胆囊癌缺乏临床症状，往往在 B 超检查后发现胆囊隆起性病变才引起医师和患者的注意。出现临床症状时主要有中上腹及右上腹隐痛、胀痛、不适、恶心、呕吐、嗳气、乏力、食欲缺乏等，一旦出现右上腹包块、黄疸、腹水、消瘦等症状，提示已属晚期。国内邹声泉等对 430例胆囊癌调查分析表明，临床症状表现为上腹痛者占 87%，恶心、呕吐者占 31%，黄疸者占31%，消瘦者占 28%，右上腹包块者占 22%，低热者占 19%。因半数以上的胆囊癌伴有胆囊结石，结石性胆囊炎的症状有时掩盖了胆囊癌的表现，甚至发生急性胆囊炎，切除的胆囊经病理切片检查才发现为胆囊癌。当胆囊管阻塞或癌肿累及肝脏或邻近器官时，有时可在右上腹扪及坚硬肿块。如癌肿侵犯十二指肠，可出现幽门梗阻症状。当癌肿直接累及肝外胆管或发生胆管转移时，可出现梗阻性黄疸。

（五）诊断

对胆囊癌的早期诊断首推超声检查，B 型超声扫描检出胆囊的最小病变直径为 2mm，能对胆囊内隆起性病变的大小、部位、数目、内部结构及其与胆囊壁的关系清楚显示。凡病变大于 10mm，形态不规则，基底宽，内部回声不均，呈单发性或合并有结石，有自觉症状者应高度怀疑早期胆囊癌。彩超能检测到胆囊癌块及胆囊壁的彩色血流，并测及动脉频谱，可与最多见的胆固醇性息肉相鉴别。内镜超声则经胃或十二指肠壁观察胆囊壁情况，图像更为清晰。

超声扫描还可引导细针穿刺进行细胞学检查。中晚期胆囊癌 B 超检查时则更容易被发现。胆囊癌的声像图可分为 5 型,即小结节型、蕈伞型、厚壁型、实块型和混合型。超声扫描还是随访病变大小变化最简易的手段。

CT 扫描是胆囊癌重要的诊断手段。厚壁型胆囊癌常呈局限性、不对称、不规则增厚,增强时扫描均匀程度不如慢性胆囊炎。结节型胆囊癌可见突入胆囊腔内的结节,多发或单发。结节的基底部与胆囊壁呈钝角,结节局部的胆肝界面的囊壁增厚,增强扫描时结节影明显强化或不均匀强化。肿块型胆囊癌整个胆囊腔闭塞,平扫时肿瘤组织密度为 30～50Hu,与附近组织比较呈低密度,增强后肿瘤强化。合并胆囊结石尚可显示肿瘤内的结石影。CT 扫描还能显示胆囊癌浸润肝实质的深度、范围,肝内转移病灶、肝内胆管是否扩张以及肝十二指肠韧带周围淋巴结有无肿大等。

口服胆囊造影对早期胆囊癌的发现率低,对中晚期胆囊癌则胆囊常不能显示。如能显示罗－阿窦,则可提示为腺肌瘤。对中晚期胆囊癌,经内镜逆行胰胆管造影(ERCP)可确定肝外胆管是否受累及。选择性肝动脉造影对早期胆囊癌诊断并不敏感,因为一旦发现肿瘤血管已多属晚期。血清 CA19－9 值的显著增高,也可作为一项辅助诊断指标。

术中探查是诊断胆囊癌的重要手段。因为不少胆囊癌病例缺乏特异性症状,术前未作出确诊,多因胆囊结石或胆囊息肉作胆囊切除时才发现为胆囊癌。因此,手术医师应常规检查每一个胆囊切除标本,先观察胆囊的大体轮廓有无异常;然后按摸胆囊壁有无局限性增厚区、有无硬结或肿块;最后剖开胆囊壁,观察黏膜是否光滑,有无隆起样病变,疑为肿瘤时取病灶组织作冰冻切片或快速石蜡切片检查,根据结果作相应的处理。

(六)治疗

应采用综合治疗。目前,手术仍列为首选的确定性治疗方法。即使是 Nevin Ⅴ期患者,只要没有腹水、低蛋白血症、凝血障碍和心、肺、肝、肾功能障碍,也不应放弃手术探查的机会。

1.根治性手术　对早、中期胆囊癌施行胆囊连同胆囊床深度达 2cm 的肝组织切除,淋巴结清扫范围包括肝门横沟以及肝十二指肠韧带、肝总动脉、腹腔干和胰头周围淋巴结。如已有胆总管旁或腹腔干周围淋巴结转移者,清除范围应扩大之后腹膜区域,即同时清扫 16a1、16a2 及 16b1 组甚至 16b2 组淋巴结及其周围结缔组织。

2.扩大根治性切除术　适用于 Nevin Ⅴ期胆囊癌患者。手术方式视癌肿累及的脏器不同而异。如侵犯肝实质较浅,可附加施行肝Ⅳ、Ⅴ段下段切除。如侵犯肝实质较深、较广,可施行右半肝或右三肝叶切除术;如累及肝外胆管、结肠、十二指肠,则将受累及的器官部分切除,必要时甚至施行胰十二指肠切除术。因最终疗效仍存在争论,对体力较差的患者慎用。

3.姑息性手术　为解除梗阻性黄疸,可切开肝外胆管,于左、右肝管内置入记忆合金胆道内支架,或术中穿刺胆管置管外引流。为解除十二指肠梗阻,可施行胃空肠吻合术。

4.化学治疗　胆囊癌的化疗效果不佳,常用的化疗药物有表柔比星、多柔比星(ADM)、丝裂霉素(MMC)、顺铂、氟尿嘧啶(5－氟尿嘧啶)及亚硝基尿素等。可经静脉给药,或在术中于胃十二指肠动脉内置放药泵后给药。术中取小块癌组织进行化疗药物敏感性测定(如 MTT 法),可指导化疗药物的选择。

5.放射治疗　胆囊癌对放疗有一定的敏感性,故手术可辅加放疗。方法有术前、术中、术后放疗以及经 PTCD 导管实施腔内照射。

6.介入疗法　胆囊癌已失去手术机会时,尚可采用介入性胆道引流术,经皮、经肝或经十二指肠乳头置入镍钛形状记忆合金胆道内支架解除梗阻性黄疸。采用介入性肝动脉插管进行区域动脉灌注化疗。

（七）预后

目前胆囊癌的预后仍很差，5 年生存率为 7.1%～40.2%，60% 以上的患者可死于 1 年之内。早期诊断和综合治疗有所进步可望改善预后。

三、胆管良性肿瘤

胆管良性肿瘤相当少见，其中以乳头状瘤为多见，其次为腺瘤和囊腺瘤，纤维瘤、平滑肌瘤、神经鞘瘤等则更罕见。乳头状瘤有可能发生恶变，一般为单发性，少数为多发性，称为乳头状瘤病。

（一）临床表现

一般无症状，只有当肿瘤长到足以造成胆管梗阻时才会出现症状。此时可有上腹部疼痛、黄疸和出现胆管炎等症状。早期诊断较困难。在肿瘤较大时，静脉胆道造影片中可见胆管内有充盈缺损，造影剂有排空延迟现象。X 线胃肠钡餐检查有时可见十二指肠乳头处有增大现象。CT 检查有时可见胆管腔内肿瘤，增强后瘤体强化。诊断主要依靠手术探查后明确。瘤体处胆管有扩张，内扪及质软可推动的肿物。术中胆道镜检查能见到肿瘤全貌，但必须作冰冻切片或快速石蜡切片检查，才能与恶性肿瘤相鉴别。

（二）治疗

治疗原则应将胆管局部切除，以免术后复发。位于高位胆管者，切除后如胆管重建有困难，可考虑作肝方叶切除，以利肝胆管显露和行胆肠吻合。位于肝、胆总管游离段者，可作胆管对端吻合、T 管支撑引流，或胆管空肠 Roux－Y 吻合。位于壶腹部者，可切开 Oddi 括约肌作肿瘤局部切除。如肿瘤位于胆总管胰腺段，难以作胆总管局部切除，则只能作胰十二指肠切除术。

四、胆管癌

（一）病因

胆管癌的发病率在逐年上升。患者的年龄大多在 50～70 岁，男性与女性的比例为 2～2.5：1。其病因尚不清楚。文献报道，先天性胆管扩张症、溃疡性结肠炎、家族性结肠息肉病、中华分支睾吸虫病患者的胆管癌发生机会比一般人群高得多。口服亚硝胺类化学物质可诱发仓鼠的胆管癌，如同时伴有胆道不完全性梗阻，则胆管癌发生率更高。甚至在行胆管空肠 Roux－Y 吻合术、Oddi 括约肌成形术后，由于肠内容物及细菌逆流入胆管内，长期反复感染和机械性损害亦可导致胆管黏膜上皮增生、癌变。另外，胆管腺瘤亦可癌变。据上海市胆道癌临床流行病学调查资料，既往有胆囊炎病史者胆管癌的危险性升高，调整的比数比（OR）为 1.9（95%CI=1～3.3）。肝硬化者胆管癌的危险性明显增加，OR 为 3（95%CI=1～9.1）。在我们的另一项研究中发现，胆管癌与乙型肝炎病毒感染密切相关。

（二）病理

胆管癌是指发生在左右肝管直至胆总管下端的肝外胆管癌。按其发生部位，可分为：① 上段胆管癌，或称高位胆管癌、肝门胆管癌。肿瘤位于肝总管、左右肝管及其汇合部。位于后者部位的癌肿又称 Klatskin 瘤。②中段胆管癌。肿瘤位于胆囊管水平以下、十二指肠上缘以上的胆总管。③下段胆管癌。肿瘤位于十二指肠上缘以下、Vater 壶腹以上的胆总管。其中以上段胆管癌为最多见,占胆管癌的 43%~75%。

巨检时,胆管癌可分为乳头型、结节型、硬化型和弥漫型。肿瘤可以多中心和伴发胆囊癌。乳头型肿瘤呈菜花样向腔内生长,扩张的胆管壁薄,隔着胆管壁能扪及质软肿瘤,稍能推动。结节型肿瘤呈结节状凸向胆管腔,管腔不规则狭窄,胆管壁稍增厚。硬化型肿瘤最为常见,呈一生姜样质硬肿块,剖面灰白色或淡黄色,胆管壁极度增厚,中央仅见纤细腔道,甚至完全闭锁,与正常胆管交界处呈漏斗样缩窄,有时肿瘤沿黏膜向近或远端胆管浸润延伸,黏膜增厚和发白处即为肿瘤组织。弥漫型肿瘤的胆管壁广泛增厚,呈一条索状管道结构。

镜检时,胆管癌大部分是分化良好的有黏液分泌的腺癌,甚至在其转移灶中有时也很难找到腺体及细胞的异形。癌细胞呈腺泡状、小腺腔、腺管状或条索状排列。癌细胞为柱形,核长卵型,浅或深染,异型性不大。同一腺腔中细胞异质性,核质比例升高,核仁明显,间质和周围神经浸润。腺腔周围的间质富于细胞,并呈同心圆排列,这些都是胆管癌的重要特征。其中,正常的腺上皮和那些核大、核仁明显的腺上皮存在于同一腺腔中最具有诊断价值。硬化型胆管癌伴有明显纤维化。部分胆管癌伴有神经内分泌分化,这种癌的预后较差。胆管癌可向肝十二指肠韧带旁、肝总动脉与腹腔动脉周围淋巴结转移,亦可向胰头后和肠系膜上动脉周围淋巴结扩散,肝转移亦较多见,但较少发生远处转移。

肝门胆管癌由于占胆管癌患者的大多数及解剖部位特殊,特别引人关注,1975 年 Bismuth—Corlette 将肝门胆管癌分为 4 型:Ⅰ 型,肿瘤位于肝总管,未侵犯汇合部;Ⅱ 型,肿瘤累及汇合部,未侵犯左右肝管;Ⅲ 型,肿瘤已侵犯右肝管($Ⅲ_a$ 型),或左肝管($Ⅲ_b$)型);Ⅳ 型,肿瘤已侵犯左右双侧肝管。这种分型法对肝门胆管癌的手术方案有指导作用。由于淋巴结转移是影响胆管癌预后的重要因素,1997 年国际抗癌协会(UICC)颁布的恶性肿瘤 TNM 分类标准中,肝外胆管癌的肿瘤分期标准为:

0 期:$T_{is}N_0M_0$。

Ⅰ 期:$T_1N_0M_0$。

Ⅱ 期:$T_2N_0M_0$。

Ⅲ 期:$T_1N_{1~2}M_0$;$T_2N_{1~2}M_0$。

Ⅳ 期$_A$:$T_3N_{0~2}M_0$。

Ⅴ 期$_B$:任何 $TN_{0~2}M_1$。

(三)临床表现

胆管癌早期缺乏特异性临床表现,仅出现中上腹胀、隐痛、不适、乏力、食欲缺乏、消瘦等症状。当出现尿色加深、巩膜与皮肤黄染时,部分患者因伴有 ALT 轻度升高,易误诊为肝炎而进入传染病病房治疗。部分患者有胆石病史,可出现中上腹绞痛,伴畏寒、发热等症状,甚至已行胆道手术,术中发现有胆管狭窄而仅放 T 形管引流,再次手术时取狭窄处胆管壁活检,才发现为胆管癌。少数患者在 ERCP 时发现扩张的胆管内有充盈缺损,酷似结石,肿瘤较大时也可不出现黄疸。大多数患者表现为黄疸进行性加深,尿色深如红茶,大便呈陶土色,伴皮肤瘙痒。经 B 超、CT 等检查,发现有肝内胆管扩张、肝脏肿大。肝功能检查结合胆红素和总胆红素明显升高,碱性磷酸酶和血清总胆汁酸值升高,才考虑为胆管癌而作进一步检查。上段胆管癌患者,胆囊一般萎缩,当癌肿累及胆囊管致阻塞时,胆囊亦可积液肿大。中段和下段胆管癌患者,胆囊一般肿大。上段胆管癌起先来自左或右肝管时,首先引起该侧肝管梗阻、肝内胆管扩张、肝实质萎缩和门静脉支的闭塞,门静脉血流向无梗阻部位的肝脏内转流,该肝叶便增大、肥厚,可产生肝叶肥大——萎缩复合征。

（四）诊断

当患者有上述临床表现,B超检查发现肝内胆管扩张,而肝外胆管未发现结石或无胆道疾病既往史,应对胆管梗阻的部位和性质作进一步检查。彩超有时可在胆管梗阻部位测及肿瘤及肿瘤内彩色血流,并测及动脉频谱,可与结石相鉴别;尚可观察肝动脉、门静脉血流情况,以判断肿瘤是否侵犯血管。

PTC能清楚地显示梗阻近端胆管扩张,胆管断面呈截断征、鸟嘴征、不规则狭窄等各种形态,有时可见扩张的胆管内有圆形、椭圆形或结节状充盈缺损。PTC的缺点是当左、右肝管被肿瘤分割时,右侧肝内胆管容易显示,左侧显示较差。如采用多点穿刺,则增加出血、胆漏的发生率。PTC主要显示胆管腔情况,不能显示胆管壁的情况,就难以与胆管的其他狭窄性病变作鉴别诊断。

在胆管腔完全堵塞时,ERCP仅能显示梗阻远端胆管情况。如胆管高度狭窄,造影剂加压进入肝内胆管,又容易引起重症胆管炎。

CT是目前常用的检查方法,能显示梗阻近端的胆管扩张、肝内转移病灶和区域淋巴结肿大,尚能显示胆管壁增厚或胆管腔内肿瘤,增强后胆管壁和肿瘤能强化。CT的缺点是对肝门部软组织分辨率差,不能显示完整的胆道树图像,对肝门胆管癌切除可能性的术前评估帮助不大。

采用经PTC、PTCD或ENBD导管在胆道内注入复方泛影葡胺后行螺旋CT胆道成像,可三维重建胆道树图像,结合螺旋CT门脉血管成像,可判断门脉血管受累及的情况,为判断肿瘤能否切除提供多方面的资料。

MRI可采用不同的扫描序列和成像参数,对肝门部软组织的分辨率高于CT,不但能显示扩张胆管的形态,还可提供胆管内肿瘤、胆管壁情况以及肝内有无转移等信息。采用磁共振胆道成像技术,不需要注射造影剂、不受胆管分隔的影响、无创伤性、无放射性、不需要依赖有专门经验的医师,且易于被患者接受,安全性好,无并发症。再结合磁共振门脉血管成像,观察肿瘤是否侵犯门静脉。这是目前影像学诊断技术的最佳选择。

肿瘤相关抗原检测是诊断胆管癌的另一条途径。血清CA19－9值的显著升高对胆管癌有一定的诊断价值,但在胆道感染时,胆管良性病变患者的CA19－9值亦可显著升高。因此,术前宜在胆道感染得到控制的情况下检测血清CA19－9值。对胆管癌,血清CA242的敏感性较CA19－9低,但特异性比CA19－9高。CA50诊断胆管癌的敏感性可达94.5%,但特异性只有33.3%。国内梁平报道,从人胆管癌组织中提取、纯化出一种胆管癌相关抗原(CCRA),建立了血清CCRA的ELISA检测法,对胆管癌的诊断敏感性达77.78%,特异性达75%。

胆汁脱落细胞检查诊断胆管癌的阳性率太低,仅6%~27%。经ERCP内镜刷洗物或经PTCD刷洗物细胞学检查,阳性率可有所提高,但癌细胞播散、并发胆道出血、胆漏、胆道感染的机会增加,故这些方法并不实用。

（五）治疗

由于胆管炎性狭窄、畸形、结核、硬化性胆管炎、转移性癌肿、肝癌胆管癌栓都可产生与胆管癌相同的临床表现,故只要患者能耐受手术,宜进行剖腹探查,必要时经术中冰冻切片或快速石蜡切片检查以明确诊断。在未经手术探查和病理证实之前,不能随便下胆管癌的诊断,不能轻易下肿瘤不能切除的结论,也不能随便放置记忆合金胆道内支架。

1.手术治疗 胆管癌应以手术治疗为主,目的是切除肿瘤和恢复胆管的通畅。对下段胆管癌和中段胆管癌累及胰腺者应行胰十二指肠切除。对中段胆管癌且局限者可行胆管部分切除、胆管空肠 Roux-Y 吻合术。对肝门胆管癌应取积极手术治疗的态度,只要没有手术禁忌证,均应行手术探查。Wetter 在讨论 Klatskin 瘤的鉴别诊断时指出,发现有 31% 的假阳性率。因此他认为,在无病理证据情况下,不要认为预后不佳而过早地去下肿瘤不可治愈或不能切除的决定。肝门胆管癌的手术方式有:

(1)肝门胆管癌根治性切除术:实施肝门胆管癌骨骼化切除,将包括肿瘤在内的肝、胆总管、胆囊、部分左右肝管以及肝十二指肠韧带内除血管以外的所有软组织整块切除,将肝内胆管与空肠做 Roux-Y 吻合。

(2)肝门胆管癌扩大根治性切除术:视肿瘤累及肝管范围的不同或是否侵犯血管,在肝外胆管骨骼化切除的同时,一并施行左半肝、右半肝或尾叶切除,门静脉部分切除、修补,或整段切除后血管重建。

(3)肝门胆管癌姑息性部分切除术:手术包括肝门胆管癌部分切除、狭窄肝管记忆合金内支架植入、肝管空肠 Roux-Y 吻合、胃十二指肠动脉插管、药泵皮下埋置(图 11-2~图 11-4)。

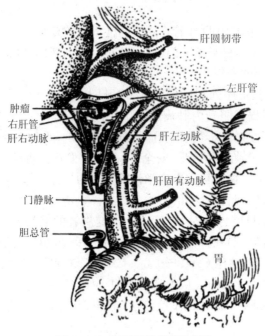

图 11-2 肝门胆管癌部分切除

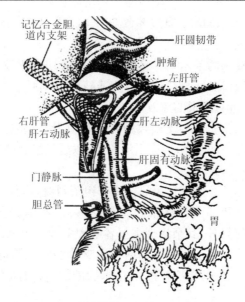

图 11－3　狭窄肝管记忆合金内支架植入

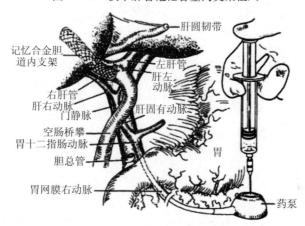

图 11－4　肝管空肠 Roux－en－Y 吻合,胃十二指肠动脉插管

这样做利于切开狭窄的肝管,充分发挥内支架的作用,减少癌瘤体积,为术后综合治疗提供方便,比如可切取小块癌组织进行化疗药物敏感性测定,挑选注入药泵的化疗药物。

(4)肝门胆管癌姑息性减黄引流术:手术方式有:保存肿瘤的肝管空肠 Roux－Y 吻合术,间置胆囊肝管空肠 Roux－Y 吻合术,肝管置管内引流或外引流术,经 PTCD 或 ERCP 记忆合金胆道内支架植入等。

金属胆道内支架的应用实践说明:①金属支架也会被胆泥堵塞(一般可用 1 年左右)。②植入胆道后不能再取出。③植入下段胆管后可发生反流性胆管炎、十二指肠不全梗阻和穿孔。④肿瘤可经网眼长入管腔。因此,放置金属胆道支架的指征为:①肝癌累及肝门部胆管、肝门胆管癌行姑息性胆道引流时。②胆囊癌累及肝门部胆管伴腹水或肝内转移。③胃肠道和腹腔癌肿肝门部转移。下列情况则不放置金属胆道内支架:①胆管良性病变,如炎症、畸形、损伤等。②胆总管中、下段和壶腹部病变性质不明而又无手术禁忌证者。

2.放疗与化疗　胆管癌尚可采用术中放疗、术后定位放疗及经导管内照射,尤其适用于对化疗疗效较差的硬化型胆管癌。根据我们对胆管癌的化疗药敏试验结果,化疗敏感性依次为:EADM 62.1%,CP 58.6%,MMC 51.7%,ADM 48.2%,DDP 48.2%,5FU 24.5%,MTX 3.4%。

3.术后综合治疗 胆管癌的手术切除范围有限,胆管切端累及、区域淋巴结清扫不彻底的情况较常见。因此,术后宜辅助化疗,静脉给药或行区域动脉灌注化疗。患者带 T 形管引流者,采用 5FU 胆道灌注,也有一定的疗效。

术后肿瘤复发或胆泥堵塞胆道内支架致梗阻性黄疸者,只要患者情况尚可,可分别不同情况,经 ERCP 或 PTCD 途径,再次疏通或引流胆道,以延长患者的生存期。

(六)预后

胆管癌的疗效仍差。据上海市胆道癌研究协作组资料统计,仅 26.2%的患者获根治性切除的机会,术后 1 年、2 年、3 年、5 年生存率分别为 58%、40%、28.3%和 11.1%。除乳头状腺癌和腺瘤癌变的近期疗效较好外,其余病理类型者绝大多数在近期内死亡。行姑息性引流术的大多数患者在术后 1 年内死亡。不论采用何种内支撑法解除胆道梗阻,平均生存期均为 7 个月左右。提高早期诊断率和手术切除率,加强术后的综合治疗,有望进一步提高胆管癌的疗效。

(任雷)

第十二章　胰腺疾病

第一节　胰腺损伤

一、诊断依据

胰腺损伤占腹部损伤的 $10\%\sim2\%$,其位置深而隐蔽,早期不易发现,甚至在手术探查中也有漏诊可能。胰腺损伤后常发生大出血或胰液性腹膜炎,故胰腺损伤的病死率高达 35%。

1.临床表现

(1)外伤史:常有腹部强力挤压伤史,如暴力直接作用于上腹部,损伤常在胰颈、体部,如暴力作用在脊柱右侧,多伤在胰尾。

(2)腹痛:开始于上腹部或脐部,并向腰背部放射,不久转为持续性全腹痛,伴恶心、呕吐、腹胀。

(3)腹膜刺激征:常有全腹压痛、肌紧张和反跳痛,但以上腹部为明显。

(4)肿块:若损伤不严重,渗液被局限在网膜囊内未及时处理,日久可形成胰腺假性囊肿,部分患者可出现上腹部肿块。

(5)内出血或出血性休克表现。

2.辅助检查

(1)血清淀粉酶和尿淀粉酶上升有助于诊断。

(2)腹腔穿刺或灌洗,抽出不凝固血液,淀粉酶增高。

(3)B超、CT 或 MRI 检查可确诊。

3.手术探查　如胰腺损伤严重,较易确诊,若损伤范围不大,术中可能漏诊。凡在手术探查时发现腹膜有皂化斑,胰腺附近有血肿者,应切开血肿,检查出血来源,即使是小血肿,也不应忽视。

二、治疗方法

1.防治休克。

2.抗生素治疗。

(3)纠正水、电解质紊乱。

(4)开腹探查。

诊断明确或有探查指征,应尽快开腹探查。

手术治疗原则:止血、清创、控制胰液溢漏,处理合并伤及通畅引流。术式有缝合及引流,胰尾切除术,远断端胰腺—空肠 Y 形吻合及近断端缝合术,胰头十二指肠切除术等。①单纯缝合引流术:适用于胰腺挫伤、小的胰腺裂伤。将裂口缝合后,胰腺周围放置引流管。②胰腺体尾部切除术:适用于胰腺体尾部有严重的损伤、胰腺断裂和胰管断裂。施行此手术时常常连同脾脏切除,胰腺周围、膈下放置引流管。③胰腺近断端缝合,远断端行空肠 Roux—en—Y吻合术:适用于胰腺体部完全断裂,但胰腺体尾部组织正常,以保存胰腺功能。④胰十二指肠切除术:适用于胰头和十二指肠有严重损伤者。⑤十二指肠憩室化,十二指肠造瘘,胃空肠吻合术:适用于伴有十二指肠损伤的胰腺损伤,而手术切除有困难者。为了防止术后吻合口溃疡,应同时做胃部分切除术。

(5)术后营养维持、抑制胰腺分泌及对症治疗。

胰瘘及其所致的腹腔感染是胰腺外伤后主要的并发症和致死原因。为了保证术后顺利恢复,在术区留置引流管(双套管或负压球闭式引流管)。术后待证实确无胰瘘产生,才可拔除引流管,一般需 5~7d。若引流量较多,则应根据实际情况延长引流时间。除做充分的胰腺周围引流,保持水、电解质和酸碱平衡,胃肠减压,全胃肠外营养支持和必要的输血外,为了减少胰腺分泌,可早期使用生长抑制药物,如奥曲肽(善得定),并随时观察腹腔渗出液中的淀粉酶含量。只要腹腔引流充分,大部分胰瘘可以自愈。若胰瘘长期不愈,可用放射治疗。经久不愈的胰瘘还可施行手术。

严重的胰腺损伤,患者处于严重消耗和高代谢状态,通过深静脉插管的静脉营养,可输入高价营养液,高渗葡萄液、水、电解质、微量元素、氨基酸、脂肪乳剂等。在患者胃肠功能恢复后,如腹腔内无严重感染,还可通过空肠造瘘管或经鼻管或经鼻、胃插一胶管入空肠,滴注要素饮食液,还可通过抑制胰腺分泌,对防治胰瘘、胰腺假性囊肿及其他并发症等方面有一定作用。另外,可静脉点滴 5-FU250mg,每日 1 次,共 7d,或用生长抑制素制剂奥曲肽(善得定)每日 0.1mg,皮下或静脉注射,以抑制胰腺分泌。

总之,影响严重胰腺损伤手术治疗效果的因素很多,但合理的手术方式、充分有效的腹腔引流、术后全静脉营养是成功治疗胰腺损伤,减少与治疗术后并发症的最有效的措施。

三、好转及治愈标准

1.治愈 经手术治疗后,症状体征消失,伤口愈合,无并发症。

2.好转 经手术后,一般情况好转,伤口感染或窦道形成。

3.未愈 胰腺损伤术后发生胰瘘、腹腔严重感染等,需 2 期手术处理者。

(李延甫)

第二节　急性胰腺炎

一、概述

急性胰腺炎是一种常见的急腹症。按病理分类可分为水肿性和出血坏死性。急性水肿性胰腺炎病情轻,预后好;而急性出血坏死性胰腺炎则病情险恶,病死率高,不仅表现为胰腺的局部炎症,而且常常累及到全身的多个脏器。

致病因素:急性胰腺炎有多种致病因素,国内以胆管疾病为主,占 50% 以上,称胆源性胰腺炎。西方国家主要与过量饮酒有关,约占 60%。

①胆管疾病。②过量饮酒。③十二指肠液反流。④创伤因素。⑤胰腺血液循环障碍。⑥其他因素。

二、临床表现

腹痛由于病变程度不同,患者的临床表现也有很大差异。

(一)腹痛

是本病的主要症状。常于饱餐和饮酒后突然发作,腹痛剧烈,多位于左上腹,向左肩及左腰背部放射。胆源性者腹痛始发于右上腹,逐渐向左侧转移。病变累及全胰时,疼痛范围较宽并呈束带状向腰背部放射。

(二)腹胀

与腹痛同时存在。是腹腔神经丛受刺激产生肠麻痹的结果,早期为反射性,继发感染后则由腹膜后的炎症刺激所致。腹膜后炎症越严重,腹胀越明显。腹腔积液时可加重腹胀。患者排便、排气停止。

(三)恶心、呕吐

该症状早期即可出现。呕吐剧烈而频繁,以后逐渐减少。呕吐物为胃十二指肠内容物,偶可呈咖啡色。呕吐后腹痛不缓解。

(四)腹膜炎体征

急性水肿性胰腺炎时压痛多局限于上腹部,常无明显肌紧张。急性出血坏死性胰腺炎压痛较明显,并有肌紧张和反跳痛,范围较广或延及全腹。移动性浊音多为阳性。肠鸣音减弱或消失。

三、诊断

根据临床表现、体征、实验室检查和影像检查不难作出诊断。

(一)实验室检查

1.胰酶测定　血清、尿淀粉酶测定是最常用的诊断方法。血清淀粉酶在发病数小时开始即升高,24h达高峰,4~5d后逐渐降至正常;尿淀粉酶在24h后才开始升高,48h到高峰,下降缓慢,1~2周恢复正常。血清淀粉酶值超过500U/dL(正常值40~180U/dL),尿淀粉酶也明显升高(正常值80~300U/dL),有诊断价值。淀粉酶值越高诊断正确率也越大,但应注意淀粉酶值升高的幅度和病变严重程度不成正相关。

2.其他项目　包括白细胞增高、高血糖、肝功能异常、低血钙、血气分析及DIC指标异常等。诊断性腹腔穿刺若抽出血性渗出液,所含淀粉酶值高对诊断也很有帮助。

(二)影像学诊断

1.腹部B超　腹部B超是首选的影像学诊断方法,B超示胰腺肿大和胰周液体积聚。胰腺水肿时显示为均匀低回声,出现粗大的强回声提示有出血、坏死的可能。还可检查胆管有无结石,胆管有无扩张。但由于上腹部胃肠气体的干扰,可影响诊断的准确性。

2.胸、腹部X线片　胸片可示左肺下叶不张,左侧膈肌抬高、胸腔积液等征象;腹部平片可见十二指肠环扩大、充气明显以及出现前肠襻和结肠中断征等。

3.增强CT扫描　不仅能诊断急性胰腺炎,而且对鉴别水肿性和出血坏死性胰腺炎提供依据。在胰腺弥漫性肿大的背景上若出现质地不均、液化和蜂窝状低密度区,则可诊断为胰腺坏死,还可在网膜囊内、胰周、肾旁前或肾旁后间隙、结肠后甚至髂窝等处发现胰外侵犯的征象。此外,对其并发病如胰腺脓肿和假性囊肿等也有诊断价值。

4. MRI　可提供与 CT 相同的诊断信息。

（三）临床分型

1. 轻型急性胰腺炎　此型或称水肿性胰腺炎，主要表现为上腹痛、恶心、呕吐；腹膜炎限于上腹，体征轻；血、尿淀粉酶增高；经及时的液体治疗短期内可好转，病死率很低。

2. 重症急性胰腺炎　此型或称出血坏死性胰腺炎，除上述症状外，腹膜炎范围宽，体征重，腹胀明显，肠鸣音减弱或消失，可有腹部包块，偶见腰胁部或脐周皮下淤斑征。腹水呈血性或脓性。可伴休克，也可并发脏器功能障碍和严重的代谢障碍。

（四）并发症

包括胰腺坏死、胰腺脓肿、急性胰腺假性囊肿及胃肠道瘘。

1. 胰腺及胰周组织坏死　胰腺及胰周组织坏死指胰腺实质的弥漫性或局灶性坏死，伴胰周（包括腹膜后间隙）脂肪坏死。根据有无感染又分为感染性和无菌性胰腺坏死。

2. 胰腺及胰周脓肿　胰腺及胰周脓肿指胰腺和（或）胰腺周围的包裹性积脓，由胰腺组织和（或）胰周组织坏死液化继发感染所致，脓液培养有细菌或真菌生长。

3. 急性胰腺假性囊肿　胰腺周围液体积聚，被纤维组织包裹形成假性囊肿。

4. 胃肠道瘘　胰液的消化和感染的腐蚀均可使胃肠道壁坏死、穿孔而发生瘘。常见的部位是结肠、十二指肠，有时也发生在胃和空肠。

四、治疗

根据急性胰腺炎的分型、分期和病因选择恰当的治疗方法。

（一）非手术治疗

急性胰腺炎全身反应期、水肿性胰腺炎及尚无感染的出血坏死性胰腺炎均应采用非手术治疗。

1. 禁食、胃肠减压　持续胃肠减压可防止呕吐、减轻腹胀、增加回心血量，并能降低促胰酶素和促胰液素的分泌，从而减少胰酶和胰液的分泌，使胰腺得到休息。

2. 补液、防治休克　静脉输液，补充电解质，纠正酸中毒，预防治疗低血压，改善微循环，维持循环稳定。对重症患者应进行重症监护。

3. 镇痛解痉　在诊断明确的情况下给予止痛药，同时给予解痉药如山莨菪碱、阿托品等，禁用吗啡，以免引起肝胰壶腹括约肌痉挛。

4. 抑制胰腺分泌　H_2 受体阻滞剂（如西咪替丁）可间接抑制胰腺分泌；生长抑素疗效较好，但由于价格昂贵，多用于病情比较严重的患者。

5. 营养支持　早期禁食，主要靠完全肠外营养。可考虑手术时附加空肠造瘘，待病情稳定、肠功能恢复后可经造瘘管输入营养液。当血清淀粉酶恢复正常，症状、体征消失后可恢复饮食。

6. 抗生素的应用　在合并胰腺或胰周坏死时，应经静脉使用致病菌敏感广谱抗生素。

7. 腹腔灌洗　可将富含胰酶和多种有害物质的腹腔渗出液移出体外，减少由它们所造成的局部和全身损害。方法：经脐下做小切口，向上腹部和盆腔分别置入进水管和出水管，用平衡液灌洗。

（二）手术治疗

1. 手术适应证

（1）不能排除其他急腹症者。

（2）胰腺和胰周坏死组织继发感染。

（3）虽经合理支持治疗，但临床症状继续恶化。

（4）暴发性胰腺炎经过短期非手术治疗多器官功能障碍仍不能得到纠正。

（5）胆源性胰腺炎。

（6）病程后期合并肠瘘或胰腺假性囊肿。

2. 手术方式　坏死组织清除加引流术最为常用。经上腹弧形切口开腹，游离、松动胰腺，切断脾结肠韧带，将结肠向中线翻起，显露腹膜后间隙，清除胰周和腹膜后的渗液、脓液以及坏死组织，彻底冲洗后放置多根引流管从腹壁或腰部引出，以便术后灌洗和引流。缝合腹部切口，若坏死组织较多，切口也可部分敞开，以便术后经切口反复多次清除坏死组织。同时行胃造瘘、空肠造瘘及胆管引流术。

3. 胆源性胰腺炎的处理　伴有胆管下端梗阻或胆管感染的重症患者，应该急诊或早期手术。取出结石，解除梗阻，畅通引流，并按上述方法清除坏死组织，作广泛引流。若以胆管疾病表现为主，急性胰腺炎的表现较轻，可在手术解除胆管梗阻后，行胆管引流和网膜囊引流术，病情许可时同时切除胆囊。若有条件可经纤维十二指肠镜行肝胰壶腹括约肌切开、取石及鼻胆管引流术。如果患者经非手术治疗后病情缓解，可在急性胰腺炎治愈后 2～4 周做胆管手术。

（李延甫）

第三节　慢性胰腺炎

一、概述

慢性胰腺炎是各种原因所致的胰实质和胰管的不可逆慢性炎症，其特征是反复发作的上腹部疼痛伴不同程度的胰腺内、外分泌功能减退或丧失。

长期酗酒是慢性胰腺炎最主要的病因。甲状旁腺功能亢进的高钙血症和胰管内蛋白凝聚沉淀均可形成胰腺结石，导致慢性胰腺炎；此外，高脂血症、营养不良、血管因素、遗传因素、先天性胰腺分离畸形以及急性胰腺炎造成的胰管狭窄等均与本病的发生有关。

病理病变为不可逆改变。典型的病变是胰腺缩小，呈不规则结节样变硬。胰管狭窄伴节段性扩张，其内可有胰石或囊肿形成。显微镜下见：大量纤维组织增生，腺泡细胞缺失，胞体皱缩、钙化和导管狭窄。电子显微镜下可见致密的胶原和成纤维细胞增生，并将胰岛细胞分隔。

二、临床表现

腹痛是本病最常见症状。疼痛位于上腹部剑突下或偏左，常放射到腰背部，呈束腰带状。平时为隐痛，发作时疼痛剧烈，酷似急性胰腺炎。随着急性发作的次数增加，间歇期逐渐变短，最后呈持续痛。

疼痛的发作主要是由于结石或胰管上皮增生所造成的胰管阻塞，使胰液不能通畅流入十二指肠，管内压力增高所引起；在手术解除梗阻后，疼痛就得到缓解。如果梗阻原因得不到解除，反复急性发作，纤维化病变逐渐加重，最后是胰腺的主要管道多处出现狭窄，犹如串珠状，疼痛就更难缓解。

血糖增高和出现糖尿是胰腺内分泌腺遭到破坏的表现。由于胰腺炎的反复发作,胰岛破坏严重,胰岛素分泌减少。但与急性胰腺炎不一样,糖尿病不仅不会缓解,且日趋严重。

腹胀、不耐油腻、腹泻是胰腺外分泌缺少的症状。由于胰管的阻塞,腺泡被破坏,使蛋白酶、脂肪酶和淀粉酶的分泌减少,蛋白质、脂肪等吸收都受到影响,表现为大便次数增多,粪便量大、不成形、色浅、发亮带油粒,即所谓"脂肪泄"。由于吸收不良,加以进食后引起疼痛而畏食,患者逐渐消瘦,体重减轻。

少数患者出现黄疸,是因为慢性胰腺炎在胰头的纤维病变,压迫胆总管下端,或因为同时伴有胆管疾患。如果引起慢性胰腺炎的病因是慢性乙醇中毒,还可出现营养不良性肝硬化所引起的一系列症状。

三、诊断

依据典型临床表现,可作出初步诊断。

1.常规检查　粪便检查可发现脂肪滴,胰功能检查有功能不足。

2.超声检查　B超可见胰腺局限性结节,胰管扩张,囊肿形成,胰肿大或纤维化。

3.腹部 X 线　腹部 X 线平片可显示胰腺钙化或胰石影。

4.CT　CT 扫描可见胰实质钙化,呈结节状,密度不均,胰管扩张或囊肿形成等。CT 检查的准确性远较 B 超为高。

四、治疗

(一)非手术治疗

1.病因治疗　治疗胆管疾病,戒酒。

2.镇痛　可用长效抗胆碱能药物,也可用一般止痛药,要防止药物成瘾,必要时行腹腔神经丛封闭。

3.饮食疗法　少食多餐,高蛋白、高维生素、低脂饮食,按糖尿病的要求控制糖的摄入。

4.补充胰酶　消化不良,特别对脂肪泻患者,大量外源性胰酶制剂有一定治疗效果。

5.控制糖尿病　控制饮食,并采用胰岛素替代疗法。

6.营养支持　长期慢性胰腺炎多伴有营养不良。除饮食疗法外,可有计划地给予肠外和(或)肠内营养支持。

(二)手术治疗

目的主要在于减轻疼痛,延缓疾病的进展,但不能根治。

1.纠正原发疾病　若并存胆石症应行手术取出胆石,去除病因。

2.胰管引流术

(1)经十二指肠行肝胰壶腹括约肌切开术或成形术:可解除括约肌狭窄,使胰管得到引流;也可经 ER－CP 行此手术。

(2)胰管空肠侧侧吻合术:全程切开胰管,取除结石,与空肠作侧侧吻合。

3.胰腺切除术　有严重胰腺纤维化而无胰管扩张者可根据病变范围选用适宜的手术。

(1)胰体尾部切除术:适用于胰体尾部病变。

(2)胰腺次全切除术:胰远侧切除达胆总管水平,适用于严重的弥漫性胰实质病变。术后有胰岛素依赖性糖尿病的危险,但大部分患者可获得疼痛的减轻。

(3)胰头十二指肠切除术:适宜于胰头肿块的患者。可解除胆管和十二指肠梗阻,保留了富有胰岛细胞的胰体尾部。

(4)保留幽门的胰头十二指肠切除术:由于保留了幽门,较前几种术式更为优越。

(5)保留十二指肠的胰头切除术:残留胰腺与空肠施 Roux－en－Y 吻合术,与 PPPD 效果相似。

(6)全胰切除术:适用于顽固性疼痛患者。半数以上患者可解除疼痛,但术后发生糖尿病、脂肪泻和体质量下降,患者需终生依靠注射胰岛素及口服胰酶片的替代治疗。

(李延甫)

第四节　胰腺囊肿

一、胰腺真性囊肿

(一)诊断

1.症状　胰腺先天性囊肿常伴发肝肾等多发囊肿,很少见,常无明显症状。潴留性囊肿常有上腹部胀痛或钝痛,囊肿增大压迫胃肠道可出现消化道症状,还可以出现体重下降等。

2.体征　部分患者在上腹部可扪及肿块,常为单发、圆形、界限清楚的囊性肿块,可有不同程度的压痛。

3.实验室检查　部分潴留性囊肿患者可出现血液白细胞计数增加、血清淀粉酶升高。穿刺检查可发现囊液淀粉酶含量高。囊壁活检可以发现上皮样囊壁结构。

4.辅助检查　B超检查先天性囊肿,一般较小,常伴有肝肾等多发囊肿;潴留性囊肿多为沿主胰管或其分支处出现单房无回声区。CT 检查能明确肿物为囊性及其与周围器官的关系,了解胰腺的情况。

(二)鉴别诊断

1.胰腺囊性疾病　如胰腺假性囊肿、胰腺囊性肿瘤。仅能通过手术切除后的病理诊断进行确诊。

2.胰腺脓肿　胰腺脓肿可出现发热、畏寒等脓毒血症表现,上腹部可出现腹膜刺激征,血液中白细胞计数显著增加,腹平片和CT上有时可见气体影。

3.胰腺癌　部分胰腺癌出现中心区坏死液化,可出现小囊肿,影像学检查有助于鉴别诊断。

(三)治疗原则

如无禁忌证需行手术探查,明确病理诊断。对于较大的囊肿,尤其是突出于胰腺表面的囊肿应尽量予以切除。难以切除的囊肿可考虑行胰腺囊肿空肠 Roux－en－Y 吻合术。

二、胰腺假性囊肿

(一)诊断

1.症状　病史多有急、慢性胰腺炎或胰腺外伤史。有不同程度的腹胀和腹部隐痛,常放射至右肩部。有胃肠道症状;压迫胆管可引起胆管扩张和黄疸;胰腺外分泌功能受损引起吸收不良。并发感染、消化道梗阻、破裂和出血时,可出现相应的症状。

2.体征　可在上腹部扪及肿块,圆形或椭圆形,边界不清,较固定,不随呼吸移动,有深压痛,巨大囊肿可测出囊性感。

3.实验室检查　在早期囊肿未成熟时部分患者可有血尿淀粉酶升高。囊壁活检无上皮细胞覆盖。囊液一般混浊,淀粉酶一般很高。

4.辅助检查　腹平片可见胃和结肠推挤移位,胃肠钡餐造影则可见到胃、十二指肠、横结肠移位及压迹。B超可显示分隔或不分隔的囊性肿物。CT检查对假性囊肿影像更清晰明确,并可了解胰腺破坏的情况。必要时行逆行胰胆管造影(ERCP),观察囊肿与胰管是否相通。

(二)鉴别诊断

术前不易与其他胰腺囊性疾病(胰腺真性囊肿、胰腺囊性肿瘤)进行鉴别诊断,仅能通过手术切除后的病理诊断进行确诊。

(三)治疗原则

1.胰腺假性囊肿形成早期(<6周),囊壁较薄或较小时,如无明显并发症,无全身中毒症状,可在B超或CT随诊下观察。

2.急性假性囊肿,特别是在伴有感染时,以及不适于手术的慢性胰腺假性囊肿,可在B超和CT引导下行囊肿的穿刺外引流。

3.囊肿直径超过6cm,且有症状的胰腺假性囊肿,特别是胰头部假性囊肿而又不适宜手术的患者,可选择内镜进行囊肿造瘘或十二指肠囊肿造瘘。

4.手术疗法是治疗胰腺假性囊肿的主要方法,对非手术疗法无效的病例,均应在囊壁充分形成后进行手术疗法,一般在发病后3个月以上手术为宜。

外引流术作为急症手术用以治疗囊肿破裂,出血及感染。术后多形成胰瘘或囊肿复发,而需再次行内引流术。

内引流术有囊肿胃吻合和囊肿空肠Roux－en－Y吻合术,吻合口应尽可能足够大,宜切除一块假性囊肿壁,而不是切开囊壁。吻合口应尽量选择在囊肿的最低点,以便重力引流。术中应注意:①先行囊肿穿刺,抽取部分囊液送淀粉酶测定。②对囊腔应做全面探查,发现赘生物应冰冻切片检查,同时切取部分囊壁做冰冻切片,确定是否囊腺瘤和有无恶变,并除外腹膜后肿瘤或恶性肿瘤坏死后囊性变。③如发现囊内有分隔,应将其分开,变成单囊后再做引流术。

对于一些多房性胰腺假性囊肿,估计内引流术的引流效果不彻底,可选择切除,如假性囊肿位于胰腺尾部可以连同脾脏一并切除,胰头部囊肿可行胰十二指肠切除术。

三、胰腺囊腺瘤和胰腺囊腺癌

(一)诊断

1.症状　早期多无症状,生长慢,随肿瘤生长和病情发展可能出现上腹部持续性隐痛或胀痛。位于胰头部的囊腺瘤可压迫胆总管下端,发生梗阻性黄疸。病变广泛时,胰腺组织受损范围大,部分患者出现糖尿病;压迫胃肠道可发生消化道梗阻。位于胰尾部的囊性肿瘤,可压迫脾静脉导致脾肿大、腹水、食管静脉曲张。恶性变时体重减轻,胰腺囊性癌可发生远处转移。

2.体征 上腹部可有压痛,程度不一,多不伴有肌紧张。上腹部可扪及无压痛的肿块,稍活动,可出现腹水和脾肿大。

3.实验室检查 穿刺囊液测定的淀粉酶一般正常,囊液涂片发现富有糖原的浆液或黏液细胞,对囊腺瘤的诊断具有较高的特异性。囊液中 CEA 等肿瘤标记物有助于鉴别诊断。

4.辅助检查

(1)B超发现病变部位的液性暗区,囊腔内为等回声或略强回声光团,并有粗细不等的分隔光带及等回声漂浮光点;囊壁厚薄不均或有乳头状突起,常提示恶性病变的可能。多数胰管不扩张,胰腺组织本身形态回声正常。

(2)CT 和 MRI 检查:可了解肿瘤的大小,部位和内部情况。进行增强扫描后出现囊壁结节提示囊性癌可能性大。

(3)X 线检查:腹平片可见上腹部肿块影,胃肠钡餐检查可出现周围肠管、胃等脏器受压移位。囊壁出现钙化灶影提示恶变的可能。

(4)术中必须进行全面探查,囊肿外观无特异性,良性病变和恶性病变可以并存,并多点多次取材才能避免误诊。

(二)鉴别诊断

1.胰腺假性囊肿 胰腺假性囊肿多发生在胰腺外伤或胰腺炎后,囊壁无上皮覆盖,而由囊肿与周围脏器共同构成。B超和CT 多显示单腔囊肿,呈水样密度,腔内无分隔。囊壁薄而均匀无强化,无囊壁结节。ERCP 检查常发现胰管变形,大部分囊肿与胰管相通,囊液淀粉酶明显增高。

2.乳头状囊性肿瘤 乳头状囊性肿瘤极少见疾病,极易与黏液性囊腺瘤或囊性癌混淆。瘤体部分较黏液性囊腺瘤更多,壁厚而不规则,可见乳头伸入,囊内充斥血块和坏死组织,CT值较高,内无分隔。恶性程度低,根治术后可长期存活。

3.胰腺导管扩张症 多发生于胰腺钩突部,是由主胰管及其分支局限性囊状扩张所致,瘤体约 3cm 大小呈葡萄串状,囊内无分隔。ERCP 的典型表现是囊腔与主胰管相通,充满造影剂。

(三)治疗原则

胰腺囊腺癌对放疗化疗不敏感,手术切除是其唯一的治疗方法,彻底切除肿瘤可获长期存活。肿瘤一般与周围组织粘连较少,切除不难。因囊腺癌的囊腔较大并且呈多房性,故不可做外引流术和内引流术,以免引发感染或贻误手术切除时机。手术中注意进行全面探查并行病理检查,如怀疑胰腺囊腺瘤应多处取材送病理检查,注意局部恶变的可能。手术方式:位于胰体尾者可行胰体尾切除,一般同时行脾切除术;位于胰头者可行胰头十二指肠切除术。除非病变范围广泛,患者不能耐受根治性手术,或肿瘤已经有转移外,一般不作单纯肿瘤切除。

(李延甫)

第五节　胰腺癌

一、概述

胰腺癌是一种较常见的恶性肿瘤,其发生率有逐年增加的趋势。本病 40 岁以上好发,男性多见,男女之比为 1.6∶1。胰腺癌恶性程度高,不易早期发现,切除率低,预后差。癌肿约70%～80%发生于胰头部,少数为多中心癌肿。Vater 壶腹周围癌是指 Vater 壶腹部、十二指肠乳头周围及胆总管下端所发生的癌肿。胰头部的恶性肿瘤与壶腹周围恶性肿瘤在临床上有很多相似之处,故在本节中一并予以叙述。

二、病因与病理

胰腺癌的病因尚不十分清楚,慢性胰腺炎和糖尿病可能和胰腺癌的发生有一定关系。胰腺癌可以发生在胰腺的任何部位,胰头癌较胰体、胰尾癌约多一倍。胰体癌又较胰尾癌多见。也有少数癌弥散于整个腺体,而难于确定其部位。胰腺癌常位于胰腺实质的深部,边界不清,与周围组织不可分开。胰腺癌多数起源于导管上皮,只有少数发生于腺泡。这种癌的特点为长成致密的纤维性硬癌或硬纤维癌,肿瘤硬实,浸润性强,切面常呈灰白色。胰头癌常早期侵犯胆总管。壶腹周围癌一般在发现时较胰头癌小,约 1～2cm 直径,为实质性,可侵入胰头组织,也可向十二指肠腔内生长,显微镜下多为分化较好的乳头状腺癌。

三、临床表现

(一)症状

1.黄疸　为梗阻性黄疸,是胰腺癌,特别是胰头癌的重要症状。约 1/3 的患者黄疸为最初症状。伴有小便深黄及陶土样大便。黄疸为进行性加重,虽可以有轻微波动,但不可能完全消退。壶腹癌所产生的黄疸因肿瘤的坏死脱落,较容易出现波动。约 1/4 的患者合并顽固性皮肤瘙痒,往往为进行性的。

2.腹痛　约 2/3～3/4 的患者会有腹痛表现,以往认为胰头癌的特点是无痛性进行性加重的黄疸,这是不完全符合实际情况的。一般表现为上腹部深在的疼痛,根据肿瘤部位的不同可偏左或偏右,开始为隐痛,多伴有胀满不适。腹痛为持续性,逐渐加重,常有后背牵涉痛。典型的胰腺疼痛是平卧时诱发上腹部疼痛或原有的腹痛加重,夜间上腹尤其是腰背部疼痛是胰腺癌特征性的表现。

3.体重减轻　在消化道肿瘤中,胰腺癌造成的体重减轻最为突出,发病后短期内即出现明显消瘦,伴有衰弱乏力等症状。

4.消化道症状　胰腺癌常有不同程度的各种消化道症状,最常见的是消化不良和食欲不振,有时伴有恶心、呕吐。也有发生腹泻、上消化道出血者。

5.精神症状　胰腺癌患者往往有郁闷、急躁、焦虑、失去信心等情绪变化,且常自觉有身患重病感。

(二)体征

胰腺癌早期一般无明显体征,患者出现症状而就诊时,多已有显著的消瘦,巩膜及皮肤黄染,皮肤可见抓痕。胆囊肿大是胰头癌或壶腹周围癌的一个重要体征。部分患者可在上腹部摸到结节状或硬块状肿物。晚期患者出现腹水,少数患者出现锁骨上淋巴结肿大。

四、辅助检查

(一)实验室检查

1.血、尿和粪便常规检查　可发现贫血、尿糖、尿胆红素,以及大便潜血阳性或大便中有脂肪滴。血生化检查,血清胆红素有不同程度的升高,以直接胆红素升高为主。转氨酶会有不同程度升高。碱性磷酸酶升高提示胆管梗阻。凝血酶原时间可以延长。

2.癌胚抗原(CEA)、胰腺肿瘤胎儿抗原(POA)和用人结肠癌细胞制备的单克隆抗体的对应抗原物质 CA19-9 均可升高,但它们对胰腺癌的诊断缺乏特异性。

（二）影像学检查

1.B超　　B超是疑似胰腺癌患者的首选检查方法。可发现胰腺有无占位,肝内外胆管是否扩张,胆囊是否肿大,肝脏是否有转移灶。

2.CT 和 MRI　　能够提供与 B 超基本类似的信息,但能发现更小的病灶。可以了解胰腺的外形、质地和与周围组织的关系,有无胰腺外浸润,肠系膜上静脉和门静脉是否受到侵犯,腹膜后有无肿大的淋巴结等。

3.超声内镜检查　　经纤维十二指肠镜（带有 B 超探头）,在接近病变的部位进行扫描,对乳头肿瘤的诊断很有帮助。

4.钡剂造影　　上消化道低张造影可发现十二指肠曲增宽,十二指肠降部可见"反3字征"等。

5.逆行胰胆管造影(ERCP)　　可发现壶腹部有无肿瘤。通过造影可发现胆管有无占位、胰管是否有扩张、狭窄、扭曲或中断。

6.经皮肝穿刺胆管造影(PTC)　　胰腺癌并发较重的黄疸时,静脉胆管造影多不显影,PTC 可显示胆总管下端梗阻的情况,同时可确定梗阻的部位以及与结石鉴别。

7.选择性动脉造影　　可了解肿物的血供情况以及肿物与周围血管的关系,尤其是肠系膜上动脉是否受到侵犯。

（三）细胞学检查

可在 B 超或 CT 引导下用细针穿刺肿瘤,吸取活组织做病理检查。对疑难患者可提供有意义的证据。

五、诊断与鉴别诊断

胰腺癌早期无明显症状,患者就诊时多属晚期,因此早期诊断十分困难。对中老年突然患有糖尿病、不明原因腹泻等的患者应有所警惕。临床上出现明显黄疸等症状的患者,借助上述辅助检查等手段,进行全面检查和综合分析,诊断不难做出。在鉴别诊断方面要注意与肝炎、胆石症、慢性胰腺炎等疾病进行鉴别。还要注意鉴别恶性肿瘤的部位,是胰头癌还是壶腹癌,或者是胆管癌、胆囊癌等。

六、治疗

（一）手术治疗

手术治疗效果虽不满意,但仍然是胰腺癌的主要治疗方法。适应证包括:凡临床症状明显,不能排除胰腺癌,但经过各种检查仍不能确定诊断的患者,均应手术探查;诊断比较明确,患者一般情况较好,无晚期转移体征的患者应手术探查,争取施行根治术。如有锁骨上淋巴结转移、肝转移或出现腹水则放弃探查。术前应给予积极的准备,如输血、补充蛋白质、改善肝功能等。黄疸患者应用维生素 K 以改善凝血机制。有的作者主张黄疸患者,特别是重症黄疸患者术前应做胆管内引流或外引流,以降低血清胆红素水平,改善肝肾功能,从而降低术后并发症及手术死亡率。但该方法增加了再次手术的难度,并使切除率降低。胰体尾癌一般施行包括脾切除在内的胰体尾切除术。现重点叙述胰头癌的手术方法。

1.胰十二指肠切除术(Whipple 手术)　切除范围包括胰头部、十二指肠全部及胆囊、胆总管远侧段,然后将近侧胆总管、胰体部断端以及胃体部的断端和空肠吻合,恢复胃、胆管、胰管和肠道的连续。做此手术应严格掌握如下适应证。

(1)胰腺癌的诊断已肯定。

(2)患者一般情况尚好,可以耐受这种手术。

(3)肿瘤局限于胰头,或仅侵及十二指肠,其周围的重要器官如门静脉、下腔静脉、肠系膜上动脉和静脉未受侵犯。

(4)无腹腔内组织如肝、腹主动脉周围淋巴结或腹膜、大网膜的广泛转移。

2.全胰腺十二指肠切除术　为了提高手术治愈率及减少胰瘘这一最常见并发症的发生,有作者主张施行全胰腺十二指肠切除术,但该手术死亡率并不低于胰十二指肠切除术,5 年生存率无显著提高,且术后丧失了胰腺的全部内分泌和外分泌功能,故多数报告不主张施行这种术式。

3.胰腺癌扩大根治术　切除范围包括全胰腺、十二指肠,还切除胰腺后方的一段门静脉,甚至切除一段肠系膜上动脉、腹腔动脉及肝动脉,并清扫区域淋巴结。切除的血管用吻合或移植的方法重建。对这种手术的价值也尚难做出结论。

4.姑息性手术　晚期患者合并较严重的黄疸而又无法行根治术时,可以做胆囊空肠,或胆总管空肠吻合内引流术,以减轻黄疸及有关症状。并可经动脉插管术后行区域性灌注化疗。

5.疼痛的对症处理　晚期胰腺癌可引起顽固而剧烈的疼痛,开腹探查时可在腹腔神经丛处注射 95% 酒精。也可应用 X 线照射的方法。

(二)放疗和化疗

胰腺癌对于放疗和化疗均不敏感,但可以作为辅助治疗手段。

(李延甫)

第六节　胰岛素瘤

胰岛素瘤是一种罕见肿瘤,但在胰腺内分泌瘤中却最常见。约 95% 为良性。男女比约为 2:1。胰岛素瘤是起源于胰岛 B 细胞的肿瘤。B 细胞分泌胰岛素,大量的胰岛素进入血流,引起以低血糖为主的一系列症状。

一、病理

胰岛素瘤 90% 以上是单发的圆形肿瘤,直径多在 1～2cm 之间,在胰头、胰体和胰尾三部分的发生率基本相等。但胰岛素瘤的大小,以及数目可以有很大变异。与其他内分泌肿瘤一样,肿瘤的大小和功能不一定呈平行关系。胰岛素瘤常有完整的包膜,呈红色或褐色,与正常胰腺组织分界较清楚。它主要由 B 细胞构成,间质一般很少,常有淀粉样变。电镜下瘤细胞内可见 B 细胞分泌颗粒。从形态学上鉴别良性和恶性胰岛细胞瘤有一定困难,诊断恶性胰岛素瘤的最可靠指标是发现有转移灶。

二、临床表现

胰岛素瘤可发生在任何年龄,平均年龄 40 岁左右,男性较女性多见(2∶1)。常在空腹时发作,主要表现为低血糖引起的中枢神经系统和自主神经系统方面的症状。

(一)意识障碍

意识障碍为低血糖时大脑皮质受到不同程度抑制的表现,如嗜睡、精神恍惚以至昏睡不醒,也可表现为头脑不清,反应迟钝,智力减退等。

(二)交感神经兴奋

交感神经兴奋为低血糖引起的代偿反应,如出冷汗、面色苍白、心慌、四肢发凉、手足颤软等。

(三)精神异常

精神异常为反复多次发作低血糖,大脑皮质受到损害的结果。

(四)癫痫样发作

癫痫样发作为最严重的神经精神症状,发作时意识丧失,牙关紧闭,四肢抽搐,大小便失禁等。

三、诊断

该病的诊断首先要依靠医务人员,如果他们能意识到本病的可能性,及时检查血糖,则多数患者可得到早期诊断。空腹血糖一般在 2.8mmol/L(50mg/dL)以下。Whipple 三联征对提示本病有重要的意义。

1. 症状往往在饥饿或劳累时发作。

2. 重复测定血糖在 2.8mmol/L(50mg/dL)以下。

3. 口服或静脉注射葡萄糖后症状缓解。

现代的诊断手段可以提供定性和定位诊断,B 超、CT、MRI 以及选择性腹腔动脉造影对胰岛素瘤的发现和定位均有帮助。经皮经肝门静脉内置管,分段采血,测定胰岛素浓度,可达到定性和定位的目的,且可发现多发性胰岛素瘤的部位,有助于术中找到和不致遗漏多发的肿瘤。

四、治疗

一旦诊断明确,应及早进行手术治疗,以免引起脑细胞进一步损害。如为恶性肿瘤,延迟手术将会增加转移的机会,手术应注意:

1. 彻底检查胰腺各部分,特别注意胰腺背部、钩突部肿瘤。术中 B 超帮助瘤体定位非常有效。

2. 摘除一个肿瘤后,仍应警惕有多发肿瘤存在的可能,要避免遗漏,术中可连续测血糖以了解肿瘤组织是否切净。

3. 应以冰冻切片检查手术中摘除物是否为肿瘤组织。

4. 如病理检查证实为胰岛增生,则往往需要切除 80% 以上的胰腺组织。对于微小而数量众多不能切除干净的胰岛素瘤和已有转移的恶性胰岛素瘤可采用药物如二氮嗪、链佐霉素等,但这些药物长期应用均有一定副作用。

(李延甫)

第七节　胃泌素瘤

Zollinger 和 Ellison 于 1955 年首先报道两例有严重的溃疡病合并胰岛非 B 细胞瘤的患者,并对其特点作了描述,因而称之为卓－艾综合征。本病有三个主要特点:①顽固性的溃疡病,有时在非典型部位出现,如十二指肠下段、空肠上段、食管下端等部位。②有大量胃酸分泌。③往往在胰腺部位发现有非 B 细胞的胰岛细胞瘤。

一、病理

胃泌素瘤可能来自胰岛的 G 细胞或某些原始的 APUD 细胞,卓－艾综合征有时为胰岛细胞增生所引起。有人报道,胃窦部 G 细胞增生也可引起卓－艾综合征。胃泌素瘤生长缓慢,但原发灶为多中心倾向,约 60%～70% 为恶性,其中 80% 已有转移。良性肿瘤中半数以上为多发性。在病理形态上与其他胰岛细胞瘤很难区分。较可靠的诊断依据是免疫组织化学细胞学检查或从肿瘤中提取出胃泌素。

二、临床表现

本病可以发生在儿童或老年人,但以中年多见,男性稍多于女性。主要表现为顽固的十二指肠溃疡病的症状。约 1/4 的患者有消化道出血,约 1/5 的患者发生溃疡病穿孔,20%～30%患者有腹泻,多为水样便,有时为脂肪泻。临床上有下列几种情况者应疑有胃泌素瘤。

1.溃疡病手术后复发。

2.溃疡病伴有腹泻,大量胃酸分泌。

3.多发溃疡或远端十二指肠、近端空肠溃疡。

4.溃疡伴有高钙血症。

5.有多发性内分泌肿瘤家族史等。

三、诊断

(一)胃液分析

约 3/4 患者中可出现 12h 胃液分泌量大于 1000mL,胃酸浓度大于 100mmol/L。BAO 多数患者大于 15mmol/h,如患者做过胃大部切除,BAO 大于 5mmol/h 即有诊断意义。

(二)血清胃泌素测定

正常人空腹血清胃泌素为 50～200ng/L。卓－艾综合征患者空腹血清胃泌素常达到 1000ng/L 以上,但血清胃泌素值可能有上下波动,因此需重复测定。血清胃泌素值升高对卓－艾综合征的诊断有重要意义。

(三)定位诊断

肿瘤的术前定位诊断方法与胰岛素瘤的方法相同。

四、治疗

H_2 受体拮抗剂如西咪替丁、雷尼替丁、法莫替丁等以及 H^+-K^+-ATP 酶抑制剂奥美拉唑等药的应用能取得较好的疗效,在大多数患者中可使疼痛缓解,腹泻停止,体重增加,溃疡愈合,但用药量要充分,而且需长期服药,一旦停药症状很快复发,且用药也不能控制肿瘤的发展。因此,如诊断为卓－艾综合征,应进行早期手术治疗,对局限性的肿瘤应做根治性的切除,全胃切除可作为次选的治疗手段。在未能排除有多发或转移瘤的情况下,可能时将原发肿瘤切除后,应同时行全胃切除术。

(李延甫)

第十三章　脾脏疾病

第一节　游走脾

脾不在正常位置而在腹腔其他位置者,称为异位脾。如其随体位改变而有大幅度移位者,称为游走脾。此症较少见,女性较男性多见,尤以中年经产妇多见。以下原因可引起此症。

1.先天性脾蒂及支持脾的各韧带过长或韧带缺如。

2.脾肿大,因重力牵引作用致韧带松弛、拉长。

3.腹壁肌肉薄弱或体弱脂肪少合并其他内脏下垂。

主要临床表现为腹部肿块,脾如无原发性或继发性疾病又无并发症者,仅表现为无痛性肿块。游走性肿块,肿块上可扪及脾切迹,因牵及或压迫邻近器官而出现胀满、不适和隐痛,立位加重,平卧消失;如压迫胃部可有恶心、呕吐、嗳气及消化不良;压迫肠道,可引起腹胀、梗阻症状;压迫盆腔器官,可出现排便、排尿异常,腰痛,如为女性则可引起月经失调。约20%的患者并发脾蒂扭转,其症状因扭转程度不同而异,轻度及慢性扭转,因脾淤血肿大,出现腹部不适、胀痛、腹块增大、压痛等。如为急性扭转,且有脾出血、坏死等,临床表现为急剧腹痛、腹腔渗液、腹膜炎征象,甚至休克。急性期后,脾可发生炎症、粘连、坏死或脓肿形成。

游走脾的诊断并不困难,必要时可做辅助检查,B超可发现左膈下脾消失而腹腔内其他部位出现脾反射;放射性核素扫描,可发现腹块有核素积聚,并能明确腹块轮廓;CT检查可确定其位置和形态,选择性腹腔动脉造影,可发现腹块的血管来自脾动脉。

无论游走脾已经扭转或尚未扭转,均应行脾切除术,若再辅加自体脾片移植,更为有益。育龄妇女更应尽早手术,因游走脾可致月经失调。脾托及腹带支托效果不佳,仅适用于有手术禁忌证者。

(李延甫)

第二节　脾脏脓肿

一、概述

脾脓肿是脾脏的化脓性感染。某些引起脾脏肿大的感染性疾病或败血症、创伤及邻近器官的蔓延都可导致脾脓肿。临床上将脾脓肿分为三类:转移性脾脓肿、脾脏外伤和梗死引起的脓肿、邻近脏器化脓性感染直接侵袭脾脏所致的脾脓肿。脾脓肿中较多见的是厌氧菌和革兰氏阴性需氧菌感染,可有复合细菌感染。脓肿早期脾脏与周围组织无粘连,随炎症向脾表面波及,常与周围脏器发生致密粘连,还可穿入其他脏器,导致腹膜炎和内、外瘘的形成。也可穿破膈肌引起脓胸,或导致其他部位的转移性脓肿。

二、临床表现

1. 寒战、高热及左上腹疼痛,可伴恶心、呕吐及食欲不振等症状。
2. 脓肿向腹腔破溃后,可产生腹膜炎和感染中毒性休克的表现。
3. 脓肿向腹壁穿破时,则与腹壁脓肿极易混淆。

三、诊断要点

1. 有败血症、脾外伤史或邻近器官的化脓性感染,临床表现为寒战、高战及左上腹疼痛。
2. 局部明显的压痛、反跳痛及肌紧张,可触及肿大的脾脏。
3. 血白细胞及中性多核白细胞分类计数均明显升高,出现核左移。
4. 超声检查显示脾内多发或单发液性暗区;CT 显示脾内低密度灶;脾动脉造影及放射性核素扫描亦有助于诊断。
5. X 线胸片可见左侧膈肌抬高、活动受限、左下肺肺炎、胸腔积液等表现。

四、治疗方案及原则

(一)全身支持治疗

给予充分的营养,纠正水及电解质平衡紊乱,高热时物理降温,对疼痛及呕吐给予对症处理。纠正贫血或低蛋白血症,必要时小量多次输新鲜血或血浆。

(二)抗生素治疗

首选广谱抗生素及抗厌氧菌抗生素,如有条件行脓液细菌培养或血培养检查,则根据细菌培养及抗生素敏感试验结果选用有效的抗生素。

(三)局部病变的处理

1. 及早行包括脓肿在内的脾切除术。
2. 对于脾脏周围粘连严重、行脾切除有困难,或全身情况较差不能耐受脾切除术者,可行脾脓肿切开引流术。
3. 对于症状重、全身状况极差、手术风险较大者,可考虑行 CT 或 B 超引导下经皮脾脓肿穿刺置管引流术。

(李延甫)

第三节　脾脏肿瘤

一、脾脏良性肿瘤

(一)概述

脾脏良性肿瘤较少见。按其组织起源不同分为:脾错构瘤、脾血管瘤和脾淋巴管瘤。脾良性肿瘤预后良好,但部分病例尤其是脾血管瘤可发生自发性脾破裂,导致腹腔内出血。偶有少数病例发生恶变(如脾血管瘤恶变),引起肿瘤广泛播散。

(二)临床表现

1. 小的良性肿瘤可无症状或体征。

2.巨型者表现为脾肿大、左上腹不适或疼痛、食后饱胀、气急及心悸等症状。

3.伴发脾功能亢进可引起贫血及出血倾向。

4.脾血管瘤破裂可表现为急腹症和失血性休克。

(三)诊断要点

1.症状隐匿,临床诊断困难,常在尸检或剖腹探查时偶然发现。

2.常为单发,大小不一,形态各异。部分病例因肿块囊性变化及钙化,而被临床检查发现。

3.腹部 X 线平片可发现脾影增大及局部压迫征象,如左膈抬高、胃底及大弯受压、结肠脾曲右移。

4.超声检查显示脾实质不均或结节状低回声改变,CT 可显示肝、肝圆韧带、镰状韧带、脾门及脾本身的变化。

5.选择性脾动脉造影可显示周围组织的压迫性改变,亦可显示脾实质的缺损;肾盂静脉造影可显示左肾下移。

(四)治疗方案及原则

1.对于无症状的脾良性肿瘤可不作任何治疗,但应密切随访,定期复查。

2.如脾脏的良恶性肿瘤临床鉴别困难,以及肿瘤巨大或为多发,可施行全脾切除术。

3.对于肯定系良性肿瘤者,如产生压迫症状,且为单发、比较局限,可考虑行脾节段性脾切除或全脾切除后健康脾组织自体移植。

4.疑为脾血管瘤时严禁脾脏穿刺活检。

二、脾脏原发性恶性肿瘤

(一)概述

原发于脾脏的非淋巴网织细胞恶性肿瘤非常罕见。根据起源组织的不同可分为三类:①脾血管肉瘤。②脾纤维肉瘤、梭形细胞肉瘤和恶性纤维组织细胞瘤。③脾原发性恶性淋巴瘤。症状隐匿,诊治较晚,尤其是脾血管肉瘤,易发生血行转移,可同时累及肝脏及其他器官。脾恶性肿瘤较易破裂,除外伤性脾破裂外尚有自发性破裂,引起腹腔内出血和肿瘤的迅速播散。

(二)临床表现

早期常无特殊表现,就诊时往往呈现晚期癌肿状态,具体表现在:

1.脾肿大　呈渐进性增大,多达脐水平以下,质硬,表面凹凸不平,活动度差,触痛明显。

2.局部压迫症状　如胃区饱胀、食欲不振、腹胀、心悸及气促等,甚至引起泌尿系统症状。

3.全身症状　低热、乏力、贫血和消瘦等晚期恶病质表现。

4.部分患者因癌肿自发破裂,而以腹腔内出血为首发症状。

(三)诊断要点

1.最早的临床症状和体征表现在脾脏部位。

2.血液生化及影像学检查有足够的证据除外肾、肾上腺、结肠、腹膜、肠系膜和网膜的肿瘤。

3.术中肝脏活检无肿瘤生长,肠系膜和腹主动脉旁淋巴结未见淋巴瘤病变。

4.X 线检查可有脾影增大及局部压迫征象。

5.超声检查可确定脾脏肿块的大小、区分囊性或实性;CT 及磁共振成像(MRI)不但可显示脾脏本身的病变,尚可显示肿块与邻近脏器的关系,以及淋巴结或肝脏侵犯。

6.选择性腹腔动脉造影可显示脾实质缺损等征象。

7.经皮脾穿刺活检可确定诊断,但有一定的危险性。

(四)治疗方案及原则

治疗首选脾切除加放疗或化疗,治疗效果取决于病期、有否转移和肿瘤的生物学特性。手术应行全脾切除,术中注意保持脾包膜完整及脾门淋巴结清扫,并根据病理结果辅以放疗、化疗、免疫治疗和中医药治疗。

三、脾脏转移性肿瘤

(一)概述

系指起源于上皮系统的恶性肿瘤,不包括起源于造血系统的恶性肿瘤。脾转移性肿瘤的发生率较其他器官为低,多为癌转移,主要经血液途径,少数经淋巴途径。

(二)临床表现

1.常无特殊症状,或仅表现为原发病症状。

2.脾脏明显肿大时,可有左上腹肿块、腹痛、食欲不振和消瘦等征象。

3.少数患者可伴继发性脾功能亢进、溶血性贫血、胸腔积液及恶病质等。

4.偶可发生自发性脾破裂,出现急性腹痛和失血性休克。

(三)诊断要点

1.原发于其他脏器的恶性肿瘤,出现左上腹肿块。

2.超声检查可发现许多临床未能诊断的脾转移性肿瘤,CT 和磁共振成像的诊断符合率更高。

3.选择性脾动脉造影可见血管强直、不规则狭窄、血管腔闭塞及不规则的新生血管形成。

(四)治疗方案及原则

1.脾脏转移性肿瘤,如仅限于脾脏的孤立性转移,可在全身综合治疗的基础上行全脾切除。

2.已有广泛转移者,则已失去手术治疗的时机,可根据原发肿瘤的具体情况予以相应的姑息治疗。

3.脾转移性肿瘤自发破裂,应急诊手术治疗,切除脾脏。

(李延甫)

第四节　脾功能亢进

脾功能亢进是一种综合征,临床表现为脾肿大及外周血细胞减少,可分为原发性和继发性。临床上继发性多见。

一、原发性脾功能亢进

1.先天性溶血性贫血　如遗传性球形细胞增多症、遗传性椭圆形细胞增多症、地中海贫血等。

2.自身免疫性溶血性贫血　是因为免疫功能紊乱产生某种抗体吸附于红细胞表面的抗原上面,激活补体促使红细胞过早地破坏。

3.血小板减少性紫癜。

4.白血病　如慢性粒细胞性白血病、慢性淋巴细胞性白血病、多毛细胞白血病等。

5.恶性淋巴瘤。

6.原发性脾源性中性粒细胞减少症和全血细胞减少症。

7.骨髓纤维化症。

二、继发性脾功能亢进

1.急性全身性感染可致脾肿大及脾功能亢进,但多在原发病控制后,继发性脾功能亢进均可缓解。

2.自体免疫缺陷致病毒感染性血小板减少。

3.充血性脾肿大　包括肝硬化门脉高压症。

4.原虫性感染　如慢性疟疾、黑热病等。

脾功能亢进,宜行手术摘除脾,以求完全或部分缓解临床症状。

(李延甫)

第五节　脾切除术

一、手术适应证

1.各种创伤引起的脾破裂(包括医源性脾外伤),伤及脾门大血管或粉碎性脾破裂,无法施行脾修补术或保脾手术时,均应行脾切除术。

2.脾功能亢进(原发性或继发性)。

3.脾疾病脾肿瘤、脾脓肿或转移性脾肿瘤。

4.肿瘤外科行根治手术时,如胃癌根治术附加脾切除术;以治疗或缓解部分血液系统疾病,如骨髓组织增殖病、慢性淋巴细胞性白血病、特发性血小板减少症、先天性溶血性贫血。

二、手术前准备

除同一般上腹部手术的术前准备检查心、肺、肝、肾功能外,尚需纠正贫血及低蛋白血症,使血浆白蛋白>30g/L,血红蛋白>80~100g/L,血小板计数<$50×10^9$/L者应输新鲜血小板,术前备血,以利术中用。

1.手术要点与注意事项

(1)切口选择:主要是以达到良好而充分的显露为原则。多采用左上腹旁正中切口,或左肋缘下斜切口。依据脾的大小、位置及有否粘连等,对巨大脾难度较大者也可采用胸腹联合切口。

(2)脾周粘连的处理:正确充分地分离脾周粘连是脾切除的关键。对于粘连广泛,尤其有血管粘连的脾,不宜强行钝性分离,应以血管钳锐性解剖,逐一切断结扎或缝扎血管。脾胃韧带及脾结肠韧带应该小心、仔细、正确地解剖离断。勿误伤胃、结肠及其主要供血的血管。脾膈面的粘连宜在脾动脉结扎后进行,以免大出血。

(3)脾动、静脉的处理:于脾胃韧带断离后,在胰腺上后缘即可扪及脾动脉的主干,可仔细分离出并行双重结扎,暂不切断,以双手轻压脾时脾血回流,此时脾动脉停止血供,脾体积缩小,变软,有利于手术操作。继之分离膈面粘连,将脾翻出,游离脾蒂,将脾动静脉分别逐一双重结扎,不可将动静脉成束结扎,以免结扎松脱,造成大出血。

(4)止血:此类患者多有不同程度的凝血功能障碍,血管性粘连,或门静脉高压等。故对粘连松解、韧带断离均应仔细止血,大的血管应缝扎、缝合,小的出血可电灼止血,广泛的渗血可以热盐水大纱布垫压迫止血。近年来局部应用凝血纱布压迫止血取得较好效果。对于面广又无法应付的渗血用大纱布垫填塞,5~7d 后再取出,亦不失为一种有效的应急措施。

(5)脾窝引流:脾窝是否引流、以何种方式引流,目前意见不一。多数学者认为,应充分有效通畅引流,以防局部积血、积液造成继发膈下感染。引流以闭合双套管负压引流为宜,于术后 48~72h 拔除,不宜时间过久,以防沿管道逆行感染。

2.脾切除的并发症　脾切除后常有严重的并发症。

(1)腹腔内出血:多在术后 24~48h 内发生,大多数由于脾床处止血不彻底,或者脾蒂处理不当所致。术中仔细而彻底的止血,是防止术后出血的关键。少量出血宜输新鲜血及药物治疗。如经上述处理出血不止,短时间内自膈下引流管流出大量血液并出现低血压甚至失血性休克,应迅速进行再次剖腹探查。

(2)膈下脓肿:术后一到两周内体温上升,但并未超过 38.5℃,对于这种不明原因的发热通常经过一般治疗可以消退,如体温过高或降而复升,应仔细查找原因,仔细查体时发现左季肋部有叩击痛,必要时可在 X 线、B 超、CT 等检查的协助下明确诊断。确诊后可根据部位、大小及深浅在 B 超引导下行穿刺引流或手术切开引流。

(3)血栓栓塞性并发症:脾切除术后 24h 有血小板回升,术后一到两周达到最高值,一个月后又开始下降。目前多数主张对脾切除后血小板计数超过 500×10^9/L,应用肝素、肠溶阿司匹林等抗凝剂做预防治疗,否则,容易引起脾静脉、门静脉血栓或肠系膜动脉栓塞,常会造成严重后果。如果血栓栓塞并发症发生,应该用抗凝剂治疗,并卧床休息。

(4)脾切除后凶险性感染(overwhelming postsplenectomy infection,OPSI):脾切除后由于免疫功能下降,可以突发高热、头痛、呕吐、精神错乱,乃至昏迷、休克。发病急骤,来势凶猛,可于几小时内死亡。多数患者。尤其是小儿常于手术后 2~3 年内发病,其致病菌主要为肺炎球菌,亦可为脑膜炎双球菌、大肠杆菌、流感嗜血杆菌、葡萄球菌及链球菌。一旦发生,采用大剂量广谱有效抗生素,输血、输液,抗休克,纠正水电解质紊乱等治疗,均有良好效果。

(李延甫)

第十四章　阑尾疾病

第一节　急性阑尾炎

急性阑尾炎是腹部外科中最为常见的疾病之一,大多数患者能及时就医,获得良好的治疗效果。但是,有时诊断相当困难,处理不当时可发生一些严重的并发症。到目前为止,急性阑尾炎仍有 0.1%～0.5% 的病死率,因此如何提高疗效,减少误诊,仍然值得重视。

一、诊断

(一)临床表现

大多数急性阑尾炎患者不论病理学类型如何,早期的临床症状都很相似,诊断并无困难,大都能得到及时和正确的处理。

1. 症状　主要表现为腹部疼痛,胃肠道反应和全身反应。

(1)腹痛:迫使急性阑尾炎患者及早就医的主要原因就是腹痛,除极少数合并有横贯性脊髓炎的患者外,都有腹痛存在。

(2)胃肠道的反应:恶心、呕吐最为常见,早期的呕吐多为反射性,常发生在腹痛的高峰期,呕吐物为食物残渣和胃液,晚期的呕吐则与腹膜炎有关。约 1/3 的患者有便秘或腹泻的症状,腹痛早期的大便次数增多,可能是肠蠕动增强的结果。盆位阑尾炎时,阑尾的尖端直接刺激直肠壁也可伴便次增多,而阑尾穿孔后的盆腔脓肿,不仅便次多,甚至会出现里急后重。

(3)全身反应:急性阑尾炎初期,部分患者自觉全身疲乏,四肢无力,或头痛、头晕。病程中觉发热,单纯性阑尾炎的体温多在 37.5～38℃,化脓性和穿孔性阑尾炎时,体温较高,可达 39℃ 左右,极少数患者出现寒战高热,体温可升到 40℃ 以上。

2. 体征　急性阑尾炎腹部检查时,常出现的体征有腹部压痛,腹肌紧张和反跳痛等,这些直接的炎症的体征是诊断阑尾炎的主要依据。另外在一部分患者还会出现一些间接的体征如腰大肌征等,对判断发炎阑尾的部位有一定的帮助。

(1)步态与姿势:患者喜采取上身前弯且稍向患侧倾斜的姿势,或以右手轻扶右下腹部,减轻腹肌的动度来减轻腹痛,而且走路时步态也缓慢。这些特点,在患者就诊时即可发现。

(2)腹部体征:有时需连续观察,多次比较才能做出较准确的判断。

1)腹部外形与动度:急性阑尾炎发病数小时后,查体时就能发现下腹部呼吸运动稍受限,穿孔后伴弥漫性腹膜炎时,全腹部动度可完全消失,并逐渐出现腹部膨胀。

2)腹膜刺激征:包括腹部压痛,肌紧张和反跳痛。尽管各患者之间腹膜刺激征在程度上有差异,但几乎所有的患者均有腹部压痛。

右下腹压痛:压痛是最常见和最重要的体征,当感染还局限于阑尾腔以内,患者尚觉上腹部或脐周疼痛时,右下腹就有压痛存在。感染波及到阑尾周围组织时,右下腹压痛的范围也随之扩大,压痛的程度也加重。穿孔性阑尾炎合并弥漫性腹膜炎时,虽然全腹都有压痛,但仍以感染最重的右下腹最为明显。盲肠后或腹膜后的阑尾炎,前腹壁的压痛可能较轻。

腹肌紧张:约有 70% 的患者右下腹有肌紧张存在。一般认为腹肌紧张是由于感染扩散到阑尾壁以外,局部的壁层腹膜受到炎症刺激的结果,多见于化脓性和穿孔性阑尾炎,是机体的一种不受意识支配的防御性反应。腹肌紧张常和腹部压痛同时存在,范围和程度上两者也大体一致。肥胖者、多产妇和年老体弱的患者,因腹肌软弱,肌紧张常不明显。

反跳痛:急性阑尾炎的患者可出现反跳痛,以右下腹较常见,如取得患者的合作,右下腹反跳痛阳性,表示腹膜炎肯定存在。当阑尾的位置在腹腔的深处,压痛和肌紧张都较轻时,而反跳痛却明显者,也表示腹腔深部有感染存在。

3)右下腹压痛点:传统的教材上,对急性阑尾炎的局部压痛点的具体位置都进行了介绍,并把局部压痛点阳性列为阑尾炎的体征之一。虽然各位学者提出的阑尾炎压痛点都是以阑尾根部在体表的投影为基础,由于总结的资料不尽相同,所推荐的局部压痛点的位置也不完全一致。临床实践证实,各压痛点的阳性率差异很大,因此仅靠某一压痛点的有无来确诊急性阑尾炎是不切实际的。更多的医师相信,右下腹部固定压痛区的存在,要比压痛点的阳性更有诊断价值。现介绍常见的压痛点如下(图14-1)。

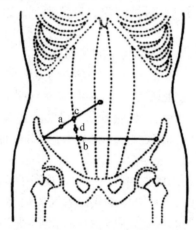

图14-1 阑尾根部体表投影点
a.马氏点;b.兰氏点;c.苏氏点;d.中立点

a.马氏点(Mc Burney's point):在脐与右侧髂前上棘连线的中外1/3交界处。

b.兰氏点(Lanz's point):在两侧髂前上棘连线的中、右1/3交界处。

c.苏氏点(Sonmeberg's point):在脐和右髂前上棘连线与右侧腹直肌外缘相交处。

d.中立点:在马氏点和兰氏点之间的区域内,距右髂前上棘约7cm的腹直肌外侧缘处。

4)腹部包块:化脓性阑尾炎合并阑尾周围组织及肠管的炎症时,大网膜、小肠及其系膜与阑尾可相互粘连形成团块;阑尾穿孔后所形成的局限性脓肿,均可在右下腹触到包块。炎性包块的特点是境界不太清楚,不能活动,伴有压痛和反跳痛。深部的炎性包块,在患者充分配合下,仔细触摸才能发现。包块的出现表示感染已趋于局限化,发炎的阑尾已被大网膜等组织紧密的包绕,此时不宜于急诊手术。

3.间接体征 临床上还可以检查其他一些体征如罗氏征等,只要手法正确并获得阳性结果,对阑尾炎的诊断有一定参考价值。

(1)罗氏征(又称间接压痛):患者仰卧位,检查者用手掌按压左下腹部,或沿降结肠向上腹用力推挤,如右下腹疼痛加重即为阳性;或用力的方向是朝右下腹部,出现同样结果时也为阳性,迅速松去按压力量的同时疼痛反而加重,更能说明右下腹有炎症存在。关于阳性结果的机制,目前的解释是:前者是因压力将左结肠内的气体向右结肠传导,最后冲击到盲肠,并进入发炎的阑尾腔,引起疼痛加重;后者是借助于下腹部的小肠襻将压力传导到右下腹,使发炎的阑尾受到挤压。关于罗氏征的临床意义,阳性结果只能说明右下腹部有感染存在,不能判断阑尾炎的病理学类型和程度。当右下腹疼痛需要与右侧输尿管结石等疾病鉴别时,罗氏征的检查可能有一定的帮助。

(2)腰大肌征:让患者左侧卧位,检查者帮助患者将右下肢用力后伸,如右下腹疼痛加重即为阳性。腰大肌征阳性,提示阑尾可能位于盲肠后或腹膜后,当下肢过伸时,可使腰大肌挤压到发炎的阑尾。

(3)闭孔肌征:患者仰卧后,当右侧髋关节屈曲时被动内旋,右下腹疼痛加重即为阳性,表示阑尾位置较低,炎症波及到闭孔内肌的结果。

(4)皮肤感觉过敏区:少数患者在急性阑尾炎的早期,尤其是阑尾腔内有梗阻时,右下腹壁皮肤可出现敏感性增高现象。表现为咳嗽、轻叩腹壁均可引起疼痛,甚至轻轻触摸右下腹皮肤,也会感到疼痛,当阑尾穿孔后,过敏现象也随之消失。过敏区皮肤的范围是三角形分布,其边界由右侧髂棘最高点、耻骨嵴及脐三点依次连接而构成。皮肤感觉过敏区不因阑尾位置而改变,故对不典型患者的早期诊断可能有帮助。

4.肛门指诊检查　非特殊情况,肛门指诊检查应列为常规,正确的肛门指诊有时可直接提供阑尾炎的诊断依据。盆位急性阑尾炎,直肠右侧壁有明显触痛,甚至可触到炎性包块。阑尾穿孔伴盆腔脓肿时,直肠内温度较高,直肠前壁可膨隆并有触痛,部分患者伴有肛门括约肌松弛现象。未婚女性患者,肛门指诊检查还能除外子宫和附件的急性病变。

(二)辅助检查

1.血、尿、便常规化验　急性阑尾炎病的白细胞总数和中性白细胞有不同程度的升高,总数大多在1万~2万,中性为80%~85%。老年患者因反应能力差,白细胞总数增高可不显著,但仍有中性白细胞核左移现象。尿常规多数患者正常,但当发炎的阑尾直接刺激到输尿管和膀胱时,尿中可出现少量红细胞和白细胞。

如尿中有大量异常成分,应进一步检查,以排除泌尿系疾病的存在。盆位阑尾炎和穿孔性阑尾炎合并盆腔脓肿时,大便中也可发现血细胞。

2.X线检查　胸腹透视列为常规,合并弥漫性腹膜炎时,为除外溃疡穿孔、急性绞窄性肠梗阻,立位腹部平片是必要的,如出现膈下游离气体,阑尾炎基本上可以排除。急性阑尾炎在腹部平片上有时也可出现阳性结果:5%~6%的患者右下腹阑尾部位可见一块或数块结石阴影,1.4%患者阑尾腔内有积气。

3.腹部B超检查　病程较长者应行右下腹B超检查,了解是否有炎性包块存在。在决定对阑尾脓肿切开引流时,B超可提供脓肿的具体部位、深度及大小,便于选择切口。

(三)病理学类型

急性阑尾炎在病理学上大致可分为三种类型,代表着炎症发展的不同阶段。

1.急性单纯性阑尾炎　阑尾轻度肿胀,浆膜充血,附有少量纤维蛋白性渗出。阑尾黏膜可能有小溃疡和出血点,腹腔内少量炎性渗出。阑尾壁各层均有水肿和中性白细胞浸润,以黏膜和黏膜下层最显著。阑尾周围脏器和组织炎症尚不明显。

2.急性蜂窝织炎性阑尾炎　或称急性化脓性阑尾炎,阑尾显著肿胀、增粗,浆膜高度充血,表面覆盖有脓性渗出。阑尾黏膜面溃疡增大,腔内积脓,壁内也有小脓肿形成。腹腔内有脓性渗出物,发炎的阑尾被大网膜和邻近的肠管包裹,限制了炎症的发展。

3.急性坏疽性阑尾炎　阑尾壁的全部或一部分全层坏死,浆膜呈暗红色或黑紫色,局部可能已穿孔。穿孔的部位大多在血运较差的远端部分,也可在粪石直接压迫的局部,穿孔后或形成阑尾周围脓肿,或并发弥漫性腹膜炎。

(四)鉴别诊断

急性阑尾炎临床误诊率仍然相当高,国内统计为 $4\%\sim5\%$,国外报道高达 30% 。需要与阑尾炎鉴别的疾病很多,其中最主要的有下列十几种疾病。

1.需要与外科急腹症鉴别的疾病

(1)急性胆囊炎、胆石症:急性胆囊炎有时需和高位阑尾炎鉴别,前者常有胆绞痛发作史,伴右肩和背部放射痛;而后者为转移性腹痛的特点。检查时急性胆囊炎可出现莫菲征阳性,甚至可触到肿大的胆囊,急诊腹部 B 超检查可显示胆囊肿大和结石声影。

(2)溃疡病急性穿孔:溃疡病发生穿孔后,部分胃内容物沿右结肠旁沟流入右髂窝,引起右下腹急性炎症,可误为急性阑尾炎。但本病多有慢性溃疡病史,发病前多有暴饮暴食的诱因,发病突然且腹痛剧烈。查体时见腹壁呈木板状,腹膜刺激征以剑突下最明显。腹部透视膈下可见游离气体,诊断性腹腔穿刺可抽出上消化道液体。

(3)右侧输尿管结石:输尿管结石向下移动时可引起右下腹部痛,有时可与阑尾炎混淆。但输尿管结石发作时呈剧烈的绞痛,难以忍受,疼痛沿输尿管向外阴部、大腿内侧放射。腹部检查,右下腹压痛和肌紧张均不太明显,腹部平片有时可发现泌尿系有阳性结石,而尿常规有大量红细胞。

(4)急性梅克尔憩室炎:梅克尔憩室为一先天性畸形,主要位于回肠的末端,其部位与阑尾很接近。憩室发生急性炎症时,临床症状极似急性阑尾炎,术前很难鉴别。因此,当临床诊断阑尾炎而手术中的阑尾外观基本正常时,应仔细检查距回盲部 100cm 远的回肠肠管,以免遗漏发炎的憩室。

2.需要与内科急腹症鉴别的疾病

(1)急性肠系膜淋巴结炎:多见于儿童,常继于上呼吸道感染之后。由于小肠系膜淋巴结广泛肿大,回肠末端尤为明显,临床上可表现为右下腹痛及压痛,类似急性阑尾炎。但本病伴有高热,腹痛和腹部压痛较为广泛,有时尚可触到肿大的淋巴结。

(2)右下肺炎和胸膜炎:右下肺和胸腔的炎性病变,可反射性引起右下腹痛,有时可误诊为急性阑尾炎。但肺炎及胸膜炎常常有咳嗽、咳痰及胸痛等明显的呼吸道症状,而且胸部体征如呼吸音改变及湿啰音等也常存在。腹部体征不明显,右下腹压痛多不存在。胸部 X 线检查,可明确诊断。

(3)局限性回肠炎:病变主要发生在回肠末端,为一种非特异性炎症,20～30 岁的青年人较多见。本病急性期时,病变处的肠管充血,水肿并有渗出,刺激右下腹壁层腹膜,出现腹痛及压痛,类似急性阑尾炎。位置局限于回肠,无转移性腹痛的特点,腹部体征也较广泛,有时可触到肿大之肠管。另外,患者可伴有腹泻,大便检查有明显的异常成分。

3.需要与妇产科急腹症鉴别的疾病

(1)右侧输卵管妊娠:右侧宫外孕破裂后,腹腔内出血刺激右下腹壁层腹膜,可出现急性阑尾炎的临床特点。但宫外孕常有停经及早孕史,而且发病前可有阴道出血。患者继腹痛后有会阴和肛门部肿胀感,同时有内出血及出血性休克现象。妇科检查可见阴道内有血液,子宫稍大伴触痛,右侧附件肿大和后穹隆穿刺有血等阳性体征。

(2)急性附件炎:右侧输卵管急性炎症可引起与急性阑尾炎相似的症状和体征。但输卵管炎多发生于已婚妇女,有白带过多史,发病多在月经来潮之前。虽有右下腹痛,但无典型的转移性,而且腹部压痛部位较低,几乎靠近耻骨处。妇科检查可见阴道有脓性分泌物,子宫两侧触痛明显,右侧附件有触痛性肿物。

(3)卵巢滤泡破裂:多发生于未婚女青年,常在行经后2周发病,因腹腔内出血,引起右下腹痛。本病右下腹局部体征较轻,诊断性腹腔穿刺可抽出血性渗出液。

(4)卵巢囊肿扭转:右侧卵巢囊肿蒂扭转后,囊肿循环障碍、坏死、血性渗出,引起右腹部的炎症,与阑尾炎临床相似。但本病常有盆腔包块史,且发病突然,为阵发性绞痛,可伴轻度休克症状。妇科检查时能触到囊性包块,并有触痛,腹部B超证实右下腹有囊性包块存在。

二、治疗方法

(一)治疗原则

1.急性单纯性阑尾炎 条件允许时可先行中西医相结合的非手术治疗,但必须仔细观察,如病情有发展应及时中转手术。经非手术治疗后,可能遗留有阑尾腔的狭窄,且再次急性发作的机会很大。

2.化脓性、穿孔性阑尾炎 原则上应立即实施急诊手术,切除病理性阑尾,术后应积极抗感染,预防并发症。

3.发病已数日且合并炎性包块的阑尾炎 暂行非手术治疗,促进炎症的尽快吸收,待3~6个月后如仍有症状者,再考虑切除阑尾。保守期间如脓肿有扩大并可能破溃时,应急诊引流。

4.高龄患者,小儿及妊娠期急性阑尾炎 原则上应和成年人阑尾炎一样,急诊手术。

(二)非手术治疗

主要适应于急性单纯性阑尾炎,阑尾脓肿,妊娠早期和后期急性阑尾炎,高龄合并有主要脏器病变的阑尾炎。

1.基础治疗 包括卧床休息,控制饮食,适当补液和对症处理等。

2.抗菌治疗 选用广谱抗生素和抗厌氧菌的药物。

(三)手术治疗

1.手术指征

(1)脉搏加快,体温升高,白细胞计数较前增高。

(2)腹痛加剧,压痛、反跳痛及腹肌紧张范围扩大及程度加重。

(3)反复呕吐不止。

(4)已经较为局限的肿块,在治疗过程中又逐渐增大。

(5)有连续多次腹泻,粪便内含有大量黏液,表示已有盆腔脓肿形成,应予引流。

2.术前准备 术前4~6h应禁饮食,确定手术时间后可给予适量的镇痛药,已化脓和穿孔者应给予广谱抗生素。有弥漫性腹膜炎者,需行胃肠减压,静脉输液,注意纠正水和电解质紊乱。心和肺等主要脏器功能障碍者,应与有关科室协同进行适当处理。

3.手术方法 以局部麻醉下经右下腹斜切口完成手术最为适宜,少数患者也可选择硬脊膜外麻醉和全身麻醉经右下腹探查切口完成。主要方式为阑尾切除术(有常规法和逆行法)。

粘连严重者也可行浆膜下切除阑尾。少数阑尾脓肿保守无效时可行切开引流,腹腔渗出多时,放置引流物。

4.术中注意事项

(1)采用右下腹斜切口(麦氏切口),视腹壁厚薄和病变情况决定切口长短。若诊断不太肯定时,取右下腹直肌旁切口为宜。

(2)寻找阑尾,沿盲肠前壁上结肠带追溯寻找。

(3)阑尾系膜处理,提起阑尾尖端,逐步贯穿缝合结扎切断系膜,遇有动脉出血时,应吸除积血,看清出血点后重新钳夹,必要时扩大切口,切忌用血管钳盲目钳夹,以免损伤肠壁。

(4)阑尾坏死或已穿孔,有较多脓性渗出液,在相应部位应放置烟卷引流条,必要时可放置双套管负压引流管,在切口外另戳口引流。

5.术后处理　继续支持治疗,包括静脉输液、止痛镇静及抗感染等。引流物要及时拔除,切口按时拆线,注意防治各种并发症。

6.术后并发症的防治　术后并发症与阑尾的病理学类型和手术时间的迟早有密切关系,阑尾炎阑尾未穿孔的阑尾切除术,并发症发生率仅5%,而阑尾穿孔后的阑尾切除术的术后并发症则增加到30%以上,发病后24h和48h以后的手术者,阑尾穿孔率分别为20%和70%,所以发病24h内,应及时切除阑尾,以降低并发症的发生率。

(1)内出血:术后24h的出血为原发性出血,多因阑尾系膜止血不完善或血管结扎线松脱所致。主要表现为腹腔内出血的症状如腹痛、腹胀、休克和贫血等,应立即输血并再次手术止血。有时出血可能自行停止,但又继发感染形成脓肿,也需手术引流。

(2)盆腔脓肿:穿孔性阑尾炎术后,腹腔脓汁吸收不完全,可在腹腔的不同部位形成残余脓肿。盆腔脓肿最常见,大多发生在术后7～10d,表现为体温再度升高,大便次数增多,伴里急后重,肛门指诊检查可见括约肌松弛,直肠前壁隆起。应及时抗感染,物理治疗,无效时切开引流。

(3)粘连性肠梗阻:阑尾术后肠粘连的机会较多,与手术损伤、异物刺激和引流物拔出过晚有关。

(4)粪瘘:可发生在处理不当的阑尾残端,也可因手术粗暴误伤盲肠和回肠而引起。主要表现为伤口感染久治不愈,并有粪便和气体逸出,由于粪瘘形成时感染已局限于回盲部周围,体液和营养丢失较轻。可先行非手术治疗,多数患者粪瘘可自行愈合,如病程超过了3个月仍未愈合,应手术治疗。

(5)手术切口的并发症:包括切口感染,慢性窦道和切口疝,三者有一定的内在联系。切口感染多发生在术后4～7d,也有在2周后才出现者。主要表现为切口处跳痛,局部红肿伴压痛,体温再度上升。应立即拆除缝线,引流伤口,清除坏死组织,经敷料更换促使其愈合,或待伤口内肉芽新鲜时2期缝合至愈。如伤口内异物(如线头)清除不干净,引流不畅,可长期不愈,遗留有一处或几处深而弯曲的肉芽创道,即为慢性窦道。病程可持续数月,有的甚至1年以上,伤口时好时坏。如经非手术治疗3个月仍不愈合者,可再次手术切除窦道,重新缝合。感染的伤口虽已愈合,但腹膜和肌层已裂开,小肠襻和网膜可由切口处突出于皮下瘢痕组织处,称为切口疝。如有明显症状,影响劳动,应行手术修补。

三、好转及治愈标准

（一）治愈

1.手术切除阑尾，症状、体征消失，切口愈合，无并发症。

2.非手术治疗后，症状、腹部体征消失，体温、白细胞计数恢复正常。

（二）好转

1.阑尾未能切除，症状减轻，有待手术治疗。

2.非手术治疗后，症状、体征减轻，右下腹有深压痛或触及条索状肿物，有轻度腹胀、腹痛等自觉症状。

（三）未愈

治疗后，症状和体征无减轻甚至加重者。

（李延甫）

第二节　慢性阑尾炎

慢性阑尾炎大多为急性阑尾炎经非手术治愈的病例或有反复发作史，但有部分患者可无急性发作过程，而一开始就是慢性过程。

一、分类

临床上将慢性阑尾炎大致分为两种类型。

（一）原发性慢性阑尾炎

其特点为起病隐匿，症状发展缓慢，病程持续较长，几个月到几年。病初无急性发作史，病程中也无反复急性发作的现象。

（二）继发性慢性阑尾炎

特点是首次急性阑尾炎发病后，经非手术治疗而愈或自行缓解，其后遗留有临床症状，久治不愈，病程中可再次或多次急性发作。

二、病理学分析

慢性阑尾炎肉眼观察可有各种表现，镜下可见阑尾各层有淋巴细胞浸润。

1.阑尾细长呈卷曲、折叠及纠搭状，使阑尾的排空受阻。阑尾及其系膜与周围组织和器官有不同程度之粘连。

2.阑尾壁增厚，管径粗细不均匀，部分管腔呈狭窄状，有时相当一段远端管腔完全闭塞而呈条索状。

3.阑尾腔内有粪石、异物阻塞，阑尾浆膜血管明显增多而清晰。

三、诊断依据

（一）临床表现

1.腹部疼痛　主要位于右下腹部，其特点是间断性隐痛或胀痛，时重时轻，部位比较固定。多数患者在饱餐，运动和长时间站立后，诱发腹痛发生。病程中可能有急性阑尾炎的发作。

2.胃肠道反应　患者常觉轻重不等的消化不良、食欲不佳。病程较长者可出现消瘦、体重下降。一般无恶心和呕吐,也无腹胀,但老年患者可伴有便秘。

3.腹部压痛　压痛是唯一的体征,主要位于右下腹部,一般范围较小,位置恒定,重压时才能出现。无肌紧张和反跳痛,一般无腹部包块,但有时可触到胀气的盲肠。

4.间接体征　各种特定的压痛点如马氏点、兰氏点及腰大肌征、罗氏征,在慢性阑尾炎的诊断中无意义。

（二）辅助检查

胃肠钡剂造影和纤维结肠镜检查有一定帮助。回盲部钡剂造影如出现阑尾有压痛、阑尾呈分节状、阑尾腔内的钡剂排空时间延长及阑尾未显影等,均为慢性阑尾炎的特征。纤维结肠镜可直接观察阑尾的开口及其周围的黏膜的变化和活检,尚可对阑尾腔进行造影,对鉴别诊断有一定意义。

X线钡剂造影检查有如下特征。

1.阑尾充盈后有明显压痛,当移动阑尾时,压痛点也随之有相应的移位。

2.阑尾虽未见充盈,但多次检查盲肠内侧有局限性压痛。

3.阑尾充盈不规则。

4.阑尾充盈后,隔48h以上仍未见钡剂排空,有的排空延迟到2～3周。

5.阑尾本身有固定或纠结的现象或盲肠和末端回肠有变形的表现,提示阑尾周围有粘连。

（三）诊断

慢性阑尾炎的确诊有时相当困难,国内统计慢性阑尾炎手术后症状未见减轻者高达35％,其主要原因是诊断上的错误。应该对每一个慢性阑尾炎的诊断高度认真,用"排除法"来逐个除外容易与它相混淆的有关疾病。其中主要有回盲部结核,慢性结肠炎,慢性附件炎,胃肠神经官能症及结肠恶性肿瘤等。

总之,慢性阑尾炎的诊断相当困难,最后确诊慢性阑尾炎的标准如下,除曾有典型的急性发作史、右下腹有经常存在和位置固定的压痛点、有X线钡剂造影的佐证外,阑尾切除后临床症状应消失。

四、治疗方法

手术治疗是唯一有效的方法,但在决定行阑尾切除术时应特别慎重。

1.慢性阑尾炎确诊后,原则上应手术治疗,切除病变阑尾,特别是有急性发作史的患者,更应及时手术。对诊断可疑的患者或有严重并存病的高龄患者,应暂行非手术治疗,在门诊追踪观察。

2.手术中如发现阑尾外观基本正常,不能轻易只切除阑尾后即刻关腹,应仔细检查阑尾附近的组织和器官如回盲部,回肠末段100cm,小肠系膜及其淋巴结。女性患者还应仔细探查盆腔及附件,以防误诊和漏诊。

3.手术后应对每一个患者进行一段时间的随访,以了解切除阑尾后的实际效果。慢性阑尾炎的最后诊断不是病理学诊断,而是手术后症状的完全解除。术后仍有症状的患者,应做全面的检查,找出真正的病因,不能轻易地按术后肠粘连治疗。

五、治愈标准

治愈：手术切除阑尾后，症状及体征消失，切口愈合佳，无并发症。

（李延甫）

第三节　特殊的急性阑尾炎

一、小儿急性阑尾炎

小儿急性阑尾炎临床上并不少见，但发病率低于成年人。据综合医院统计，12 岁以下的小儿急性阑尾炎占急性阑尾炎总数的 4%～5%。与成年人比较，小儿急性阑尾炎发展快，病情重，穿孔率高，并发症多。1 岁内婴儿的急性阑尾炎几乎 100% 发生穿孔，2 岁以内为 70%～80%，5 岁时为 50%。小儿急性阑尾炎病死率为 2%～3%，较成年人平均高 10 倍。

（一）诊断依据

1. 病史特点　常伴有上呼吸道感染和肠炎等诱因，而转移性右下腹痛史常不能自述，全身反应和胃肠道症状出现早，且比成人明显，有时以频繁的呕吐为最初的首要症状，个别病儿起病时就伴有 39～40℃ 高热，也有以持续性腹泻为主要表现。阑尾壁薄，大网膜短而薄，穿孔后并发弥漫性腹膜炎，出现严重的全身中毒症状。

2. 体征　以右下腹固定压痛点或直肠指检发现右前方有触痛是诊断的主要依据。但小儿常哭闹不合作，应重视检查的技巧。

（二）治疗方法

一旦诊断明确，又无禁忌，应即刻手术治疗。术前应注意纠正水、电解质失衡和酸碱紊乱；尽早应用抗生素；及时处理高热，以免引起严重并发症。

二、老年急性阑尾炎

老年人常患有各种主要脏器疾病如冠心病等，急性阑尾炎的病死率较高，而且随年龄的逐渐增高而增高。据统计急性阑尾炎年龄 60～69 岁组病死率为 17%，70 岁以上组为 40%，如在发病 12h 内立即手术者病死率为 13.3%。

（一）诊断依据

1. 病史特点　起病缓慢，老年患者反应能力低，腹痛多不剧烈，也无明显的疼痛转移史；胃肠道症状轻，恶心呕吐不多见，但便秘为常见症状；全身反应如体温、脉搏以及白细胞计数的变化不显著，有时甚至正常。

2. 有并存病　老年患者常并存有心血管疾病，慢性肺疾病，胃肠道疾病及代谢性疾病如糖尿病，这些疾病的症状可能与急性阑尾炎的临床表现相混淆，增加了诊断上的难度。

3. 体征　多在阑尾部位有固定压痛点，但腹肌紧张多不明显。由于腹肌已萎缩，即使阑尾已穿孔，腹膜刺激征也不明显。有时阑尾周围脓肿形成后，右下腹已出现包块，但不伴有急性炎症表现，临床上很似回盲部恶性肿瘤。

（二）治疗方法

应力争早期手术，高龄本身不是手术禁忌证，但对手术耐受性较低，要做好全身检查和术前准备,手术操作要轻柔、迅速。术后预防肺部并发症及下肢深静脉血栓形成。

三、妊娠期急性阑尾炎

妊娠期急性阑尾炎的发病情况:国内产科医院统计妊娠期阑尾炎约占孕妇的 0.1%,一般医院中妊娠期急性阑尾炎占阑尾炎总数的 2%。大多发病于 25～35 岁,约 80% 是在妊娠的中、晚期。由于孕妇生理方面的变化,一旦发生阑尾炎其危险性较一般成人大。据统计妊娠期急性阑尾炎中妊娠妇女病死率为 2%,比一般阑尾炎患者高 10 倍,胎儿的病死率约为 20%。

随子宫的增大,盲肠和阑尾的位置也随之改变,阑尾在向上移位的同时,其尖端还呈反时针方向旋转。有时盲肠和阑尾向外和向后移位,部分为胀大了的子宫所覆盖。

(一)诊断依据

1.病史特点　与非妊娠期急性阑尾炎相同,有转移性右下腹痛,疼痛部位可随子宫大小而变位。由于盆腔充血,不仅感染机会增多、而且炎症发展较快、阑尾坏死穿孔的机会多。由于大网膜被推向一侧,不易限制炎症的发展,合并弥漫性腹膜炎的机会也增多。

2.体征　阑尾压痛点可随子宫增大而向外向上变化。阑尾在子宫后方,腰前壁的压痛和腹肌紧张均可不明显。有时腰部可有压痛。

(二)治疗方法

妊娠早期(1～3 个月)症状轻者可非手术治疗,症状重者应手术。

妊娠中期(4～7 个月)一旦确诊,应手术治疗,切口比麦氏切口稍高或腹直肌旁纵行切口,术中不要过多刺激子宫,术后给予镇静、止痛及孕酮等保胎治疗。

妊娠晚期(8 个月以上)可行阑尾切除、然后待其自然分娩。约 50% 孕妇可能早产,胎儿的病死率也较高,手术时应尽量减少对子宫的刺激。

预产期和临产期的急性阑尾炎,诊断和治疗均较复杂,应与产科医师共同研究处理。

四、异位急性阑尾炎

多数人出生时阑尾已下降到右髂窝内,如胚胎发育异常,阑尾可滞留于腹腔的任何部位。当异常位置的阑尾发生急性炎症时,诊断上有一定困难,临床上较多见的异位阑尾为盆腔位、肝下位和左侧位。

(一)低位(盆腔位)急性阑尾炎

由于盲肠下降过多或右半结肠游离而缺乏固定时,阑尾可位于髂峰线以下,甚至完全进入盆腔内,临床估计盆位急性阑尾炎发生率为 4.8%～7.4%,表现为转移性腹痛,只是腹痛部位及压痛区均较低,肌紧张也较轻。病程中可能出现直肠刺激症状如便次增多,肛门坠胀;或出现膀胱刺激症状如尿频和尿急等。低位阑尾炎的治疗与一般阑尾炎相同,应急诊手术切除阑尾。手术过程中应仔细探明盲肠和阑尾的位置,分离炎性粘连,使阑尾完全游离后予以切除。

(二)高位(肝下位)急性阑尾炎

先天性肠道旋转下降不全时,盲肠和阑尾可停留于肝下;后天性阑尾过长,尖端也可延伸于肝外下。肝下位阑尾炎时,腹痛、压痛和肌紧张均局限于右上腹,临床上常误为急性胆囊炎。必要时行腹部 B 超检查,如证实胆囊大小正常,轮廓清晰,胆囊腔内也无异物回声时,高位阑尾炎应该考虑,一旦确诊,应急诊切除阑尾。

（三）左侧急性阑尾炎

由于先天性腹腔内脏异位,盲肠可位于左下腹部;后天性游离盲肠,也可移动并粘连固定于左下腹,阑尾也随之固定在左髂窝内。左侧位急性阑尾炎极少见,其病理学类型和发病过程与右侧急性阑尾炎相同,有转移左下腹痛,压痛和肌紧张也局限于左髂窝。考虑到左侧急性阑尾炎的可能时,应仔细进行胸、腹部的体检和 X 线检查,确诊后可经左下腹斜切口切除阑尾。

（李延甫）

第四节　阑尾类癌

类癌又称嗜银细胞瘤。阑尾最常见的肿瘤是类癌。人体约一半的类癌发生在阑尾。阑尾类癌在未产生梗阻前,由于没有症状和体征。临床上常不能得到诊断。阑尾类癌没有类癌综合征。类癌产生梗阻时一般表现为阑尾炎。阑尾类癌瘤体直径约 1cm 时,基本不扩散,直径达 2cm 时,可有转移,但极少。

一、诊断

（一）病史

以 20~35 岁多见,男女之比为 1∶3。临床表现有 3 种类型:①急性阑尾炎型约占 10%,可能因肿瘤而发病。②慢性右下腹痛。③类癌综合征,可分泌血管活性物质(5－羟色胺、组胺、缓激肽等)引起面部潮红、腹泻、哮喘和发绀等症状。

（二）体征

因肿瘤小,临床常无体征。

二、治疗

以阑尾切除为主,术后类癌不复发。阑尾切除后是否再行右半结肠切除术,来治疗阑尾浆膜淋巴管浸润的阑尾类癌,尚存在分歧。

（李延甫）

第五节　阑尾腺癌

阑尾腺癌又称阑尾结肠型腺癌,是阑尾较少见的肿瘤,约占胃肠道恶性肿瘤的 0.2%~0.5%。发病年龄多在 40 岁以上,男性患者较多。病变多数发生在阑尾远端 2/3 处,伴有炎症反应和区域淋巴结转移。大多数的阑尾腺癌表现为急性阑尾炎、慢性阑尾炎、阑尾脓肿,或在行其他手术时切除阑尾发现。故诊断很难。在行 X 线钡餐检查时,偶尔发现回肠末段和盲肠有不规则的占位性病变,病变的位置与阑尾的黏液囊肿相同。

一、诊断依据

（一）临床表现

1. 病史临床表现多为阑尾梗阻的并发症,如急性阑尾炎约占半数,阑尾脓肿或慢性阑尾炎仅占 25%,少数可无症状。

2.查体右下腹阑尾区有固定性压痛点,少数患者可触及肿块。

(二)辅助检查

钡剂胃肠造影显示盲肠内侧壁偏右有不规则的充盈缺损或见回肠末段和盲肠内侧间距离增大。

二、治疗

很早期的癌,包括原位癌,切除阑尾已足够。腺癌达浆膜和系膜淋巴结时,宜行右半结肠切除术,切除区域的转移癌。

(李延甫)

第六节　阑尾黏液性囊腺瘤

阑尾黏液性囊腺瘤是真性肿瘤,可以使管腔阻塞,致黏液穿透到浆膜层,表现为阑尾周围和腹膜后黏液性肿块。有时可伴有卵巢黏液性囊腺瘤。

一、诊断依据

(一)临床表现

1.症状　本病常无症状,有时可有右下腹疼痛不适及腹胀等症状。

2.体征　肿瘤较大时可在右下腹触及光滑、稍活动的肿块。

(二)辅助检查

B超可见右下腹液性暗区,常有分隔成数个腔。

二、治疗方法

手术切除阑尾是唯一的治疗,当伴有卵巢黏液性囊腺瘤时,应一并切除卵巢。术中应防止黏液外溢污染腹腔。

(李延甫)

第十五章　血管外科疾病

第一节　下肢动脉硬化闭塞症

下肢动脉硬化闭塞症（arteriosclerosis obliterans，ASO）是动脉粥样硬化所致的慢性动脉闭塞性疾病，好发于腹主动脉下端、髂动脉、股动脉、腘动脉等大、中型动脉，患肢表现为发冷、麻木、疼痛、间歇性跛行、动脉搏动消失、营养障碍、趾端、足部甚至小腿发生溃疡或者坏疽。患者生活质量严重下降，甚至失去肢体，对社会也是很大的负担。随着生活水平的提高、饮食结构的改变以及人均寿命的延长，ASO 的发病率显示出明显上升趋势，已经成为血管外科的常见病和多发病。

一、病因

流行病学调查显示吸烟、糖尿病、高脂血症、高血压病、高同型半胱氨酸血症、高凝状态、血液黏着性增高及高龄等是下肢动脉硬化闭塞症的危险因素。其中吸烟与糖尿病的危害最大，两者合并存在则危险性更高。其次是高脂血症，尤其是血低密度脂蛋白胆固醇升高，与全身多部位动脉粥样硬化的发生密切相关。及时发现导致动脉硬化的危险因素并加以控制，能够延缓动脉硬化的进程，降低下肢动脉硬化闭塞症的发生风险。

二、发病机制

动脉硬化闭塞症的主要发病机制可有下列几种学说。

（一）损伤及平滑肌细胞增殖学说

Rokitansky 于 1852 年最早提出。各种原因造成的动脉内膜损伤是发生动脉硬化的始动因素。这些损伤因素主要包括：高血压、血流动力学改变、血栓形成、激素及化学物质刺激、免疫复合物、细菌病毒、糖尿病及低氧血症等。动脉内膜损伤后刺激平滑肌细胞向内膜移行，随后发生增殖。这些增殖的细胞形成了大量细胞外基质以及脂质聚积，最终形成动脉硬化斑块。硬化斑块使管腔增厚影响氧弥散作用可导致局部动脉壁的低氧血症，在动脉硬化斑块中细胞代谢的低氧状态可致病变部位发生坏死及炎症。

（二）脂质浸润学说

多种原因导致低密度脂蛋白积聚在动脉内膜，动脉壁内的酶活性减退也有利于胆固醇的沉积，各种脂蛋白在内膜下滞留聚积，最终就会形成动脉硬化斑块。家族性高胆固醇血症患者是患动脉硬化的高危人群。

（三）血流动力学学说

在动脉硬化的发病过程中，血流动力学改变及特殊的血管解剖部位是两种互相关联的致病因素。导致硬化斑块形成的血流动力学有关因素包括：切力（shear stress）血流分离淤滞切力向量的摆动湍流及高血压。硬化斑块往往好发于血管床的分叉处，如肾下腹主动脉及髂、股动脉。这与其解剖学特点有一定的关系。

（四）遗传学说

遗传学调查显示本病有家族史者比一般人群高 2～6 倍,可能是由于遗传缺陷致细胞合成胆固醇的反馈控制失常以致胆固醇过多积聚。

三、临床表现与鉴别诊断

（一）临床表现

下肢动脉硬化闭塞症一般见于中老年人,常伴有吸烟、糖尿病、高血压、高脂血症等危险因素。下肢动脉硬化闭塞症症状的有无和严重程度,受病变进展的速度、侧支循环的多寡、个体的耐受力等多种因素影响。症状一般由轻至重逐渐发展,但在动脉硬化闭塞症基础上继发急性血栓形成时,可导致症状突然加重。

早期可无明显症状,或仅有轻微不适,如畏寒、发凉等。之后逐渐出现间歇性跛行症状,这是下肢动脉硬化闭塞症的特征性症状。表现为行走一段距离后,出现患肢疲劳、酸痛,被迫休息一段时间;休息后症状可完全缓解,再次行走后症状复现,每次行走的距离、休息的时间一般较为固定;另外,酸痛的部位与血管病变的位置存在相关性。病变进一步发展,则出现静息痛,即在患者休息时就存在肢端疼痛,平卧及夜间休息时容易发生。最终肢体可出现溃疡、坏疽,多由轻微的肢端损伤诱发。

（二）辅助检查

1.踝肱指数（ABI）　应用多普勒血流仪与压力计,测算下肢踝部动脉收缩压与上肢肱动脉收缩压之比。静息状态下 ABI 一般为 0.91～1.30,高于 1.30 提示动脉管壁僵硬不易压瘪;ABI 为 0.90～0.41 提示存在轻－中度缺血;ABI≤0.40,提示存在严重缺血。另外还有趾臂指数（TBI）可以了解末端动脉病变情况。

2.经皮氧分压测定　通过测定局部组织的氧分压可间接了解局部组织的血流灌注情况,评价缺血程度;并可用来判断肢端溃疡、伤口的愈合趋势,经皮氧分压过低,提示伤口不易愈合。

3.彩色多普勒超声　为常用筛查手段,可见动脉硬化斑块,管腔狭窄、闭塞等。该方法无创、方便且花费较低,但对于治疗的指导意义不大。

4.CT 血管成像（CTA）　已成为下肢动脉硬化闭塞症的首选检查方法,可清楚显示动脉病变的部位、范围、程度;明确诊断,并为治疗方案的确定提供帮助。不足之处是由于需使用含碘造影剂,对肾功能可能造成影响,肾功能不全者慎用。

5.磁共振血管成像（MRA）　同 CTA,亦可为下肢动脉动脉硬化闭塞症提供明确的影像学诊断,优点是无需使用含碘造影剂,但对钙化的分辨能力差,并可能会高估病变的严重程度。

6.数字减影血管造影（DSA）　为诊断下肢动脉硬化闭塞症的金标准,能确切显示病变部位、范围、程度、侧支循环情况,延迟现象可评价远端流出道情况。DSA 对于病变的评估及手术方式的选择均具有重要意义,同时在有条件的医院,叮在造影的同时行血管腔内治疗,同期解决动脉病变。

（三）诊断与鉴别

大多数动脉硬化闭塞性患者根据病史和体格检查可做出诊断,详细的询问病史和仔细的体格检查例如肢体的脉搏触诊及腹部和股－腘动脉的听诊都是很有必要的。根据脉搏的强弱或消失和杂音的出现可以初步判断血管病变的程度和位置。此外,还可根据静息痛、感觉异常或麻木、肢体组织溃疡或坏疽等可初步判断出缺血的严重程度。结合影像学检查所见,多可进行诊断。

本病应与腰椎间盘突出、下肢动脉栓塞、血栓闭塞性脉管炎等相鉴别。

四、分期和分级

ASO 临床表现的严重程度,可用 Fontaine 分期或 Rutherford 分级进行划分,以增加临床评价的客观程度,并使各类临床治疗结果之间具有更强的可比性。

(一)Rutherford 分期

由轻至重分为 0～6 共 7 个等级。

1. Rutherford 0 级　无临床症状,踏车试验或反应性充血试验正常,无动脉阻塞的血流动力学表现。

2. Rutherford 1 级　轻度间歇性跛行,完成踏车试验,运动后踝动脉压＞50mmHg,但休息时踝动脉压低于约 20mmHg。

3. Rutherford 2 级　中度间歇性跛行,界于 1 和 3 之间。

4. Rutherford 3 级　重度间歇性跛行,不能完成踏车试验,运动后踝动脉压＜50mmHg。

5. Rutherford 4 级　缺血性静息痛,休息时踝动脉压＜40mmHg,足背和胫后动脉几乎不能触及,足趾动脉压＜30mmHg。

6. Rutherford 5 级　小块组织缺损、非愈合性溃疡,局灶性坏疽伴足底弥漫性缺血改变,休息时踝动脉压＜60mmHg,足背和胫后动脉几乎不能触及,足趾动脉压＜40mmHg。

7. Rutherford 6 级　大块组织缺损,超过跖骨平面,足部功能无法保留,其余标准同 Rutherford 5 级。(标准踏车试验在 15°斜面上,速度为每小时约 3km,时间 5min)。

(二)Fontaine 分期

1. 第 1 期　轻微主诉期。患者仅感觉患肢皮温降低怕冷或轻度麻木活动后易疲劳肢端易发生足癣感染而不易控制。

2. 第 2 期　间歇性跛行期。当患者在行走时,由于缺血和缺氧。较常见的部位是小腿的肌肉产生痉挛疼痛及疲乏无力必须停止行走休息片刻后症状有所缓解。才能继续活动,如再行走一段距离后症状又重复出现。小腿间歇性跛行是下肢缺血性病变最常见的症状。

3. 第 3 期　静息痛期。当病变进一步发展而侧支循环建立严重不足使患肢处于相当严重的缺血状态,即使在休息时也感到疼痛麻木和感觉异常疼痛一般以肢端为主。

4. 第 4 期　组织坏死期。主要指病变继续发展至闭塞期侧支循环十分有限,出现营养障碍症状。在发生溃疡或坏疽以前皮肤温度降低色泽为暗紫色,早期坏疽和溃疡往往发生在足趾部,随着病变的进展,感染坏疽可逐渐向上发展至足部踝部或者小腿严重者可出现全身中毒症状。

五、治疗

(一)内科治疗

动脉硬化是一种全身性疾病,应整体看待和治疗,包括控制血压、血糖、血脂,严格戒烟等,并积极诊治可能伴发的心脑血管疾病。在医生指导下加强锻炼,促进侧支循环形成;并注意足部护理,避免皮肤破损、烫伤等。针对下肢动脉硬化闭塞症的内科药物治疗,主要用于早、中期患者,或作为手术及介入治疗的辅助。常用药物包括:抗血小板药,如阿司匹林、氯吡格雷等;血管扩张及促进侧支循环形成的药物,如西洛他唑、安步乐克及前列腺素类药物等。

(二)外科治疗

由于轻度的间歇性跛行通过药物治疗、积极的身体锻炼得到一定的缓解,而目前临床上需要外科干预的下肢慢性缺血的适应证主要包括严重的间歇性跛行(正常步速下行走距离<200m)、静息痛和组织缺损(溃疡和坏疽)。治疗的方式主要为下肢动脉血流的重建,只有在血流重建成功的基础上,足部的创面才能得到愈合,肢体才能得以保存。因此,下肢动脉血流的重建在治疗下肢慢性缺血性病变中,是最重要和关键的措施。

目前治疗下肢动脉硬化闭塞症的外科手术,主要有以下几种。

1.下肢动脉腔内治疗 包括经皮穿刺动脉内单纯球囊扩张术和动脉腔内支架成形术。作为一种微创手段,尤其是当患者年老体弱或伴有其他疾病无法耐受动脉搭桥手术创伤打击者,可以作为首选。如果介入治疗成功,一般症状可以缓解或改善,创面也可较快愈合。目前的评估指标包括主观指标和客观指标。前者包括主观症状的改善,如疼痛缓解或减轻程度,肢体发冷感觉改善情况等;后者包括踝肱指数(ABI),溃疡面愈合情况,截肢平面的降低等。

2.下肢动脉旁路移植 作为治疗下肢缺血的传统方法,主要有两种方法,股动脉膝上或膝下腘动脉旁路移植和下肢远端小动脉旁路移植,后者由于下肢动脉移植最远端的吻合口是吻合在小腿动脉或足部动脉上,所以手术有较大的难度。由于手术创伤较大,对于同时伴有严重的心脑血管疾病或其他疾病的老年患者选择旁路手术要慎重,可以选择下肢动脉腔内介入治疗或其他微创措施。

3.血管新生疗法 尽管外科手术和腔内微创治疗可以使大部分下肢缺血患者症状得到改善,但仍有30%～40%的患者不能耐受或不适合上述治疗方法。血管新生技术作为一种微创甚至无创的新技术应运而生。在临床上应用主要在最近十几年发展起来。目前临床上主要包括两种:血管生长因子和干细胞技术。

早在20世纪90年代,人们就已经研究采用基因技术体外构建能够促进血管生长的各种因子,注射到体内,促进大量侧支循环的生成,改善下肢远端的血液供应。不过,由于基因的复杂性,这项技术一直停滞不前。最近已经有一些新的临床试验研究用于临床,并取得了令人兴奋的效果。

自体干细胞移植作为最近几年发展起来的新技术,目前在国内、外仍处于研究阶段,因缺乏大宗证据而尚未得到普及。干细胞移植一般包括骨髓血、外周血、脐血和胚胎干细胞。目前用于临床的主要是自体骨髓血和自体外周血干细胞移植。自体干细胞的优点:①不存在免疫排斥。②没有胚胎干细胞的伦理道德问题。③创伤小,操作简单。④疗效肯定。⑤体外没有特殊处理,减少了外源污染的可能。目前国家正在规范干细胞的临床应用。

干细胞移植适应证的选择必须严格。一般来讲应针对严重肢体缺血者。在部位上,对于膝下动脉病变者效果很好,对于股动脉以下病变者,其疗效也比较好,而对于主髂动脉病变者常常无效。

六、围术期并发症的处理要点

下肢动脉硬化闭塞症围术期并发症的发生与操作人员的技术水平,患者全身情况和病变血管条件、范围、程度,腔内治疗的方式、选择的材料、设备条件,围术期处理等有关。

(一)重视对基础疾病的围术期控制

老年患者常合并冠心病、高血压、糖尿病等基础疾病,术前的疼痛及有创操作均易诱发心律失常和血压改变;合并糖尿病的心脏可存在冠状动脉硬化、心肌细胞代谢和心脏自主神经等多种病理改变,从而多重增加对心功能的不利影响。所以对该类患者围术期积极控制血糖及血压水平非常重要,主要措施有:①保证围术期血流动力学的稳定,对高危患者,如合并心力衰竭、心肌梗死史、极高危高血压者,应做好围术期的管理,尽量降低心脑血管不良事件的发生率。②积极给予他汀类降脂和抗血小板药物,围术期行正规抗凝治疗,既要防治急性血栓形成,又要防止血性并发症。③腔内操作尽可能缩短操作时间以减少对全身的不良刺激,避免血糖及血压的波动过大,对复杂多节段性病变最好分次进行,做到适可而止,不必过分追求完美的影像学表现。

(二)手术操作可能引起的并发症预防及处理

老年患者动脉硬化,血管弹性差,血管的腔内操作极易出现斑块脱落、血管破裂、夹层形成、血管穿刺点不易闭合等可能;围术期抗凝药物的使用,会增加局部出血、假性动脉瘤(pseudoaneurysm,PA)的发生等风险。预防和处理并发症需注意以下几点。

1. 围术期要充分抗凝,尤其术中肝素化,术中操作轻柔,尽量选用长球囊。避免多次扩张以减少对血管壁的损伤、斑块翘起与脱落,以及急性动脉血栓形成。血栓形成者可先试行置管溶栓,对大动脉血栓形成或栓塞应立即切开取栓,以减少需行截肢的风险。

2. 老年患者动脉壁穿刺点不易收缩闭合,应避免反复穿刺,术后适当延长加压包扎及肢体制动的时间,以减少局部血肿和假性动脉瘤的发生。如出血明显,需暂停抗凝、活血等药物的应用,血肿多可自行吸收;而对假性动脉瘤者,行彩超下加压或凝血酶注射多能够成功治愈。采用小切口股动脉切开可明显降低局部血肿和PA的发生率。

3. 操作过程中应尽量选用较细、柔软的导管和超滑导丝,选用合适的球囊进行扩张,操作小心、轻柔,切忌粗暴,避免导丝成襻或进入夹层。夹层发生时应将导管或导丝退回至真腔后置入相应规格的支架。

4. 微小粥样硬化斑块或血栓脱落栓塞于趾间小动脉,导致趾端急性缺血,即蓝趾综合征。予抗凝、扩血管、活血等治疗多可缓解。如缺血症状严重,可导致趾端坏疽,需行截趾。

(三)TASC分级和围术期并发症的关系

按新的TASC诊疗指南,将下肢动脉硬化闭塞症分为主髂动脉和股腘动脉两型并分为4级。临床上,即使主髂动脉病变已达到B或C级,介入治疗仍相对容易,但股腘动脉病变介入治疗的技术成功率则远不及主髂动脉成功率高,这可能与股腘动脉管径较细且多为多发长段的弥漫性粥样硬化病变有关。动脉硬化闭塞症患者多为高龄,全身情况往往较差,具备了心脑血管疾病易发的高危因素,对于此类患者,即使介入治疗的轻微创伤和疼痛也可能诱发心动过速、心律失常和血压改变;同时,患者多有长期吸烟史,合并不同程度的呼吸系统慢性炎症,术后卧床较久极易发生肺不张,从而影响肺的交换功能,引起低氧血症、呼吸衰竭并最终诱发心力衰竭。因此,对于此类病变介入治疗的困难和由此导致的操作时间较长、术后卧床较久等正是股腘动脉型下肢动脉硬化闭塞症介入围术期并发症发生率明显高于主髂型的原因。手术时可采取分期处理病变动脉、每次控制治疗时间不宜过长等措施会明显减少术后并发症的发生。

(四)合并糖尿病的下肢动脉硬化闭塞症患者术前需积极控制血糖

糖尿病患者的动脉硬化多呈节段性分布,股腘动脉甚至膝下动脉分支广泛受累,而且患者往往等到已出现明显的肢体坏死才来就诊,此时患者的全身情况和远端流出道均较差,多无法完成旁路移植手术,而行介入治疗也较为困难。另外老年糖尿病合并冠心病患者心力衰竭发生率较高,而心力衰竭又诱发呼吸功能的衰竭。糖尿病还可加速和加重动脉粥样硬化。对于此类患者,术前积极控制血糖对降低术后并发症发生率极为重要。

(五)常见的几种并发症的处理

旁路移植手术的常见并发症包括急性人工血管血栓形成,伤口感染,人工血管感染,人工血管闭塞等。因为目前绝大多数患者均选择和接受了腔内治疗,考虑腔内治疗的普及和未来发展的趋势,本文的重点将主要介绍腔内治疗的围术期并发症处理如下所示。

1.出血、血肿 局部出血和血肿表现为穿刺部位肿胀、皮下瘀斑。发生在腹股沟韧带上股动脉穿刺可致腹膜后出血可能,严重者可导致患者失血性休克。发生原因:①术后高血压。②肥胖。③操作者技术不熟练,动作粗暴、反复穿刺。④穿刺部位血管动脉硬化,不易压迫。⑤穿刺部位高于腹股沟韧带水平。⑥术后压迫不确切,患肢未有效制动。⑦使用大号鞘管、抗凝、溶栓的剂量过大等。对高血压患者术中监测患者血压,使用硝酸甘油或硝普钠等降压药物将血压控制在 160/100mmHg 以下。选择正确的穿刺部位:一般股动脉穿刺点在腹股沟韧带下 3cm 处,约腹股沟皮肤皱褶下 1~2cm,肱动脉穿刺点在肘部内侧皮肤皱褶上方,肱动脉搏动最明显处。选择直径较小的介入器材,现在一般在 6F 以下即能满足大部分下肢动脉腔内治疗需要。治疗结束后应先用左手示、中、环指分别放在皮肤穿刺点、血管穿刺点及血管穿刺点头侧压迫,且压迫在股骨上,压迫 15~20min,再采用 8 字绷带加压包扎,患肢制动至少24h。也可使用血管封堵器。对于一侧需要同时行顺行、逆行穿刺的,或血管条件差反复穿刺,或使用大号鞘管的患者,可采用局部浸润麻醉,腹股沟做一 3~5cm 纵形切口暴露股动脉,直视下操作,穿刺后缝合血管穿刺点,以减少穿刺点出血。一旦确诊,暂停使用抗凝、溶栓药物,立即予以有效压迫。如血肿较小可自行吸收,不需特殊处理。腹膜后大出血如患者血流动力学稳定,可非手术治疗。如血肿巨大造成血流动力学不稳定,血细胞比容和血红蛋白持续下降,需要外科探查或者采用介入方法置入覆膜支架。

2.假性动脉瘤 主要由于压迫穿刺点不佳所致。对于直径<3cm 者可重新压迫或超声引导下压迫,并可在瘤腔内注射凝血酶;直径≥3cm、且上述方法无效时,需手术治疗。精准穿刺、拔除鞘管后加以有效压迫是防止出现假性动脉瘤的良好方法。

3.动脉夹层 在开通长段闭塞病变或球囊扩张时,易将内膜撕起形成夹层,应选择合适的导管、导丝通过病变,并进行适当的球囊扩张。可选择较细的 4F 导管和 0.035in 软滑导丝,先进导丝,再跟进导管,避免盲目导管前进,必要时以路径图指引;对于长段闭塞段或伴有较严重的钙化病变,常规方法难以通过,需应用内膜下技术,从病变血管的内膜下进入远端真腔;对于长段病变或相邻的多个短段病变,可选用长球囊扩张,避免用短球囊分次反复扩张。通过狭窄或闭塞病变段时,全程均应在透视下进行,并随时观察导丝、导管头端位置,可手推少量造影剂明确血管情况。根据血管的形态选择导管、导丝类型,一般采用椎动脉导管配合直头超滑导丝或直头导管配合 J 形头导丝。如发生夹层,可退回导管,重新操作或试行内膜下血管成形术(subinfimai angioplasty),将导管、导丝从夹层的远侧回入真腔,再进行 PTA 或支架置入。如无法回入真腔,且夹层较大较长,在没有阻塞侧支血管时一般不会加重肢体缺血。可暂停介入治疗,如肢体缺血加重,则需手术治疗。

4.动脉穿孔 是较严重但少见的腔内治疗并发症,临床表现为肢体肿痛,血管造影表现为对比剂外溢,严重者出现血压下降;也可能为亚急性表现,术后数日发生。常见原因是操作不当,动作粗暴,或选择球囊直径过大,压力过高。出现穿孔时可导入球囊暂时阻断血流,并在相应位置外用绷带加压包扎,多可停止。若球囊扩张后出现的动脉裂口较大,出血严重,可用球囊控制近端血流,再置入支架行腔内修复或外科手术修复。

5.动脉痉挛 由于导管、导丝的刺激可引起血管痉挛,膝下动脉管径较细,更易发生;操作时间过长会增加血管痉挛的发生率。若痉挛持续不缓解,可导致动脉急性血栓形成。应尽量减少对血管刺激,减少操作时间。出现动脉痉挛时,通过导管在动脉内注射硝酸甘油 10mg 或罂粟碱 30mg 有助于缓解。

6.急性动脉血栓形成或动脉栓塞 穿刺点压迫不当,导管、导丝、球囊对动脉壁的损伤,动脉痉挛,附壁血栓或硬化斑块脱落,围术期抗凝、抗血小板药物用量不足等均可引起急性动脉栓塞或血栓形成;穿刺、导管/导丝对动脉壁的损伤,球囊扩张造成动脉痉挛,术中、术后未及时应用抗凝、祛聚药物或用量不足,可引起急性肢体动脉血栓形成,尤其在处理管径细、血流慢的小动脉病变时。动脉内的附壁血栓或动脉硬化斑块脱落造成动脉栓塞。均表现为肢体疼痛,皮温降低,皮色苍白,远端动脉搏动减弱或消失。在术前 3d 口服氯吡格雷 75mg/d 或阿司匹林 100mg/d,术中、术后给予全身肝素化,腔内介入治疗时间过长,要及时追加抗凝药。操作过程小心细致。动脉血栓形成一旦发生,应立即予以溶栓治疗。可通过导管或外周静脉溶栓。在溶栓过程中,要每天监测凝血酶原时间,一般维持在正常的 2 倍左右。对于动脉栓塞的患者。小的栓子可应用抗凝、溶栓、扩血管药等治疗,大的动脉栓塞手术取栓。

7.动脉再狭窄或闭塞 与球囊扩张不充分、支架贴壁不良或明显残余狭窄,平滑肌细胞过度增生、管壁弹性回缩及血管重塑、血栓形成等有关,常伴肢体缺血加重。合并糖尿病、肾功能减退或凝血功能亢进、停用抗血小板药物患者的危险性增高。对下肢动脉硬化性闭塞症腔内治疗后再狭窄、闭塞的防治,加强随访尤为重要。对随访中症状复发,踝肱指数下降,以及彩超提示血流减慢等,应尽早行抗凝、抗血小板及溶栓药物。必要时再次应用腔内的方法行局部球囊扩张和支架置入或外科手术。

(热衣汗古丽)

第二节 血栓闭塞性脉管炎

血栓闭塞性脉管炎(thrombosis angiitis obliterans,TAO),又称 Buerger 病,是一种以中、小动脉和静脉节段性、无菌性炎症和血管腔内血栓形成为特征的慢性闭塞性疾病。

一、病因

血栓闭塞性脉管炎的发病原因,迄今仍未清楚。比较公认的原因有以下几项。

1.烟草过敏 是公认的主要的发病学说,早已被烟雾燃染和烟草浸液注射实验及患者烟草浸液皮内外过敏反应和临床研究所证实。烟草中的尼古丁可以引发交感神经系统兴奋,和血管活性物释放过多,内皮细胞损害,从而使血管痉挛性收缩,更为重要的,烟草所引发的血管免疫性损害,在 TAO 的发病和发展中起着更为重要作用。

2.性激素影响　TAO 患者绝大多数是 20～45 岁男性吸烟者,女性患者非常少见。多认为与吸烟多少有关,而重要的是女性激素对血管有保护作用,此有实验研究为依据。大龄女性患者增多,可否用雌激素减少来解释。男性多发的原因除吸烟和易过敏外与性器官功能异常和感染有关。

3.寒冷刺激　此病在寒冷地区多见,特别是自主神经功能亢进和对寒冷敏感者,是 TAO 发生的一个重要因素。

4.营养状态　在实验研究中,除烟草过敏外,营养不良,精神紧张和疲劳,也是"TAO"发生的重要因素。

5.遗传因素　在文献中曾有父子、兄弟和叔侄先后发病的报道,说明 TAO 存在遗传因素的影响。

6.其他因素　日本学者认为屈膝盘坐和动脉造影见腘动脉确有受压影像,是 TAO 腘及以下动脉闭塞多的一个因素。膝和踝关节持重和活动频繁,可能性与发病有一定关系。真菌感染者易患甲周炎和趾间溃疡,常是 TAO 体表病变加重或恶化的诱因。

二、病理学

TAO 多累及肢体的中小动静脉,以动脉为主,很少累及心、脑及内脏动脉。病变呈节段性,其组织病理学研究结果不甚统一。从形态学上鉴别 TAO 与 ASO 极为困难。根据病情分期不同组织学差异很大,节段的血栓性浅静脉炎对于急性期 TAO 的诊断较有意义。急性期病变呈节段性分布,主要是血管壁全层的炎性反应,管腔内可见炎性血栓,周围有多形核白细胞浸润,微脓肿和多核巨细胞可能存在;亚急性期可见动脉和静脉内逐渐机化的血栓,大量炎症细胞向血栓内浸润;如血管内只有机化的血栓和纤维化则考虑为慢性期,动静脉及神经纤维化粘连成条索状(图 15—1)。

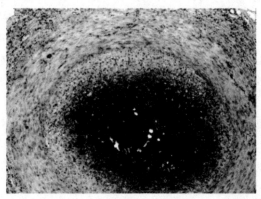

图 15—1　TAO 病变动脉管腔内血栓形成,血管壁可见大量炎症细胞浸润

三、临床表现

临床表现的轻重决定于肢体的缺血程度,而缺血程度又决定于动脉阻塞位置、程度、范围、急缓和侧支动脉建立的情况。肢体缺血的分期方法,在国外多采用 Fon－taine 的分期方法,在国内多采用Ⅲ期的分期方法,第Ⅲ期又分三级。

1.分期

(1)Ⅰ期(局部缺血期):肢体末梢畏寒、发凉、麻木、不适,尤其气温低时明显。可先从某趾开始,以第一趾多见。患者行走一定距离后,足底或小腿肌肉酸胀,甚至会因疼痛而被迫停步,此谓间歇性跛行。原因是肌肉在运动时产生酸性代谢产物,局部缺血使之蓄积,刺激末梢神经感受器所致。休息片刻可走同样距离,此称跛行距离。末梢动脉减少或消失,趾跖面皮色正常或稍白,但压迫试验阳性。

(2)Ⅱ期(营养障碍期):Ⅰ期表现加重,末梢皮肤苍白明显。病久者,可因缺血使皮下乳头丛静脉麻痹性淤血而呈发绀色,但压迫或 Buerger 试验呈阳性。跛行症状加重,距离缩短,甚至起步就有痛感。长期慢性缺血可出现营养障碍,表现为皮肤变薄,皮下脂肪减少和汗毛稀疏;肌肉萎缩;趾甲生长较慢、粗糙和畸形。嵌甲常是甲周炎→感染→溃疡→坏疽的起因。严重缺血就会引起静息痛。

(3)Ⅲ期(组织坏疽期):组织坏疽常从足趾开始,跖底、足背或踝关节附近先有坏疽者较少、小面积坏疽如无感染多为干性坏疽,大面积的深层坏疽多呈湿性坏疽。坏疽容易合并感染,感染又会加重坏疽,严重者会引起全身性毒热反应。患者剧痛难忍,常抱足呼叫,夜不能寐、食欲下降,机体耗损,精神恍惚,甚而出现"精神性癔病"。少数感染性坏疽患者出现 Buerger 征,即患足喜凉怕热,伸足于被外和愿垂足于床边。久则小腿下部和足明显水肿,创面渗液增多,又会加重感染。原因可能是患者自主神经功能紊乱,动、静间短路过多开放,在缺血性疼痛的基础上又出现皮肤充血性灼痛。所以患者试图以低温来减轻充血性灼痛和垂足来缓解缺血性疼痛。

此期又分三级,即一级坏疽局限趾指,二级坏疽超越趾跖或指掌关节,三级坏疽则近踝(腕)或踝(腕)及以上。肢体长期缺血导致营养缺乏,表现为皮肤干燥,脱屑,脱毛,趾(指)甲增厚、变形和生长缓慢。肌肉松弛、萎缩,肢体周径变细。病情继续发展产生溃疡、坏疽。30%~80%首诊出现足趾溃疡,严重者可见足背及全足坏死而最终截肢。

2.根据病变状态分期 可分为活动期和稳定期。

(1)活动期:肢体缺血有进行性或突然加重,组织濒于坏疽,溃疡和坏疽范围扩大,静息痛加剧。游走性浅静脉炎是此病特点,发生率平均为 60%,且有复发和游走性特点。表现为静脉疼痛、索条状和皮肤色素沉着。如动脉病变在近体表处(如足背、胫后、尺和桡动脉),局部有炎症反应。血管非创检查多发现动脉又有高位闭塞和肢体血流量减少。血液高凝和免疫学检测阳性率高。

(2)稳定期:肢体缺血趋于或明显好转,表现溃疡缩小或愈合。坏疽分界明显,疼痛缓解或消失。抗寒能力增强,皮温升高,皮色改善。跛行距离延长。血流动力学、血液学和免疫学检测均有明显改善和呈阴性。

TAO 很少只累及单个肢体,有超过 50% 累及上肢,故即使患者只有单个肢体症状,其他肢体的血管造影也很有可能存在异常。静脉系统受累的研究不多,波兰的一项报道有 62% 的患者静脉系统受累。除肢体动静脉外,其他血管受累需引起重视,如肠系膜血管、脑血管、冠状动脉甚至生殖器官动脉等受累均见报道。

四、诊断标准

目前为止,国际上尚无 TAO 统一诊断标准。

Shionoya 提出了 TAO 的诊断标准即吸烟史、发病年龄在 50 岁之前、腘动脉以下动脉闭塞、上肢受累或游走性静脉炎,除了吸烟外没有动脉硬化的危险因素,确诊 Buerger 病以上五项缺一不可。

　　Mills 倡导以下标准:吸烟史或吸烟成瘾;发病年龄<45～50 岁或以下;腘动脉以下节段性动脉闭塞而近端很少受累;上肢远端动脉常可受累;浅静脉炎;排除动脉硬化、糖尿病、真性动脉炎、动脉栓塞和高凝状态。

　　国内常用以下诊断标准:①发病年龄一般<45 岁。②存在肢体缺血的临床表现,如肢体发凉,感觉异常,上下肢远端的雷诺综合征,间歇性跛行,足或手的静息痛,肢端的痛性溃疡或坏疽,游走性浅静脉炎,肢体近端脉搏存在而远端脉搏消失,踝部多普勒动脉压测量值降低等(至少两项以上)。③辅助检查(动脉造影,CTA 或 MRI)显示没有动脉硬化的证据,膝部或肘部以远动脉存在多发性、节段性闭塞或突然截断,近端动脉光滑平整,远端出现一些侧支循环(图 15－2)。④需排除以下疾病,下肢动脉硬化闭塞症,创伤性动脉血栓形成,腘动脉陷迫综合征,由系统性红斑狼疮或硬皮病引起的闭塞性血管病,血管型白塞病等。

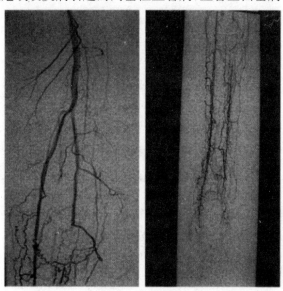

图 15－2　TAO 患者左小腿动脉的多发节段性闭塞及螺旋状的侧支血管

五、鉴别诊断

临床工作中 TAO 需与以下疾病相鉴别

（一）下肢动脉硬化闭塞症（arteriosclerosis obliterans,ASO）

患者多为 50 岁以上老年人,多有吸烟史,常伴有高血压、糖尿病和高血脂,病变多位于大中动脉,如腹主动脉末端,髂股动脉,锁骨下动脉等。动脉多呈扭曲、伸长或扩张,动脉硬化严重,其他动脉如脑动脉,冠状动脉及肾动脉等也常见受累。最近我国 ASO 有年轻化趋势。ASO 与 TAO 主要鉴别点如下(表 15－1)。

表 15—1　TAO 与 ASO 的主要鉴别诊断

项目	TAO	ASO
吸烟史	几乎全有	不一定
始发年龄	在 20～50 岁	45 岁以后
	平均 35 岁	平均 60～65 岁
女性患者	多在经期,但很少见	多在绝经后占 20%
下肢病变位置	股—髂动脉以上少	多
病变进程	急性恶化者少	占 20%～25%
游走性静脉炎	30%～100%	罕见
肢体近端杂音	很少	50%以上
高血压	很少	30%～60%
高脂血症	罕见	36%～40%
糖尿病	罕见	10%～20%
冠心病	罕见	30%～40%
脑血栓病	罕见	较多见
免疫学检查	阳性率明显高	很少见
影像检查	动脉闭塞外多属正常	动脉闭塞外有纡曲、扩张、狭窄和钙化
动脉病理	免疫病理学炎症变化	AS 变化
生命预后	良	不良

（二）大动脉炎

发病年龄在 1～60 岁;10～29 岁者占 70%;女性患者占 65%～70%;活动期有风湿样全身症状;病变主要在主动脉及其分支动脉,上肢血压低和无脉是最常见的体征,腹主动脉和肢体近端常有血管杂音,肢体坏疽者罕见;50%的患者并发高血压和心脏病;脑缺血者占 30%～40%,可有眼底特有的变化;肺动脉病变占 30%～45%。实验室检查可发现血沉加速,抗 O 抗体、C 反应蛋白、类风湿因子、IgG、IgM 等均可升高。

（三）糖尿病足坏疽

趾端坏疽也是糖尿病足的常见症状,患者年龄多超过 50 岁,上肢极少受累,有多年的糖尿病史。糖尿病足多伴有周围神经病变,肢体的触觉、痛温觉减弱甚至消失。

（四）雷诺病

可以是 TAO 的早期表现,多见于年青女性,表现为双手手指对称的阵发性苍白、变紫和潮红,发作间期皮色恢复正常,尺桡动脉搏动正常,指端极少发生坏疽。

（五）免疫性性血管炎

这是一组以侵犯细小动、静脉和毛细血管为主的疾病,诸如过敏性血管炎（多由药物引起）、结缔组织病性血管炎,结节性血管炎、坏死性血管炎,以及结节性动脉周围炎等。除极少数患者急性严重病例有肢端和皮肤点片状坏疽,及内脏（如心、肾）小血管受累外,病变主要发生在皮肤上,以疼痛性结节或点片状皮损为主。绝大多数患者末梢动脉搏动正常。其中的结节性动脉周围炎主要侵犯中小动脉,肢体可出现与 TAO 相似症状,但结节性动脉周围炎病变范围较广,常累及心脏、肾脏,皮下可见沿动脉走行排列的结节,常有发热,乏力,血沉增快以及高球蛋白血症。确诊需活组织病理检查。

（六）动脉外伤

有明确创伤史，病变局限在创伤部位，近远端血管壁光滑，无 TAO 典型的跳跃性、节段性闭塞。

（七）腘动脉陷迫综合征

是由腘窝的异常肌束、肌腱或纤维索带压迫腘动脉，而引起的相应病理改变和临床表现。患者多为年轻人，在运动后产生缺血症状而被发现，部分患者可发生腘动脉狭窄后扩张成瘤，血管影像学检查可发现腘动脉远端闭塞，周围侧支形成，但近远端血管条件良好。

（八）乌脚病

此是中国台湾地区西南沿海地区特有疾病，由饮水中砷和某荧光物质过多所致。发病年龄从幼年到老年，女性病例占 1/3。年轻人似 TAO，老年人有 ASO 的特点。

六、治疗

TAO 的治疗比较困难，因动脉闭塞多在肢体的远端，侧支血管建立不易，血液流出道满意者少，血管重建手术指征不多，而且常有周期性恶化的特点。所以中晚期患者治疗绝非短时就能获得良好效果。

治疗原则是要控制病变活动，以药物为主和争取血管重建术来改善肢体的血液循环。坚持 Buerger 肢体锻炼和适当步行活动也很重要。应该严格遵守绝对忌烟、防寒保暖、避免外伤和坚持治疗的四项基本要求。

（一）一般治疗

严格戒烟是一切治疗措施的基础，尤其不能间接吸烟；改善生活条件，应减少及避免环境刺激，如寒冷、潮湿及外伤等；在医生指导下适当的运动对该病缓解有一定的好处。

（二）药物治疗

1.中成药　从 20 世纪 50 年代开始以中医的活血化瘀理论，以中药为主。中西医结合治疗 TAO，一直是 TAO 主要的效果良好的治疗方法之一。各种中药制剂多有不同程度的降黏、抗凝、降纤、抗血小板和扩张血管等多方面相似的抗栓和改善血液循环的所谓"多靶点""广谱"的药理作用。

常用中成药注射剂有：脉络宁注射液，灯盏花注射液，川芎嗪注射液，葛根素注射液，血塞通注射液等。

常用中成药片剂和胶囊制剂有：通塞脉片，脉管炎片，瑞香素等，是急慢性动静脉闭塞性疾病最常用的简便、有效的药物。

2.西药　如：前列环素（PGI_2），前列腺素 E_1（PGE_1），奥扎格雷钠注射药，5－羟色胺（5－HT）受体拮抗药（安步乐克），西洛他唑（Cilostazol），盐酸噻氯匹定，血小板膜糖蛋白Ⅱb/Ⅲa 受体拮抗药等常用药物和阿司匹林、潘生丁、烟酸、低分子右旋糖酐、己酮可可碱、托拉苏林、罂粟碱和脉栓通等。均能在一定程度上改善肢体的缺血状态。

（三）外科治疗

1.交感神经切除或化学性交感神经灭活术　对一些患者有效或缓解病情，交感神经兴奋引起血管痉挛，切除腰交感神经节第 2~4 个及神经链，可使下肢血管扩张及开放更多的侧支循环，改善下肢血液供应。经腹切口创伤较大，化学性交感神经灭活术创伤较小、较为安全、操作相对简单。目前已基本取代了交感神经切除术。约有半数以上的患者可在短期内改善症状。

2.自体大隐静脉或人工血管旁路转流术　如患肢流出道通畅,可采用自体大隐静脉或人工血管旁路转流术改善供血,总体上用自体静脉效果更好,但由于其多累及中小动脉,且存在移植物再狭窄、闭塞和感染等并发症,不管是近期效果还是中远期效果均不确切。一些其他的对症手术如血栓内膜剥脱术,静脉动脉化手术等均可短期改善症状,但不降低截肢率。

3.带蒂网膜移植　通过大网膜组织与患肢建立侧支循环,改善血供。但具有多为终末血管、供血量有限、结构差异较大等局限性,目前已少有应用。

4.自体骨髓干细胞移植　近年发展起来的一种治疗周围动脉缺血疾病的有效方法,特别是对于需重建小血管的 TAO 具有较好的疗效。有报道称与下肢动脉硬化闭塞相比,自体骨髓单核细胞移植对 TAO 的效果更好。但具体机制尚不清楚。

5.血管腔内技术　近年发展迅猛,但对于膝下中小动脉的作用较局限,小球囊扩张等血管成型方法短期效果良好,与外科手术相比具有创伤小及可重复性等特点。

6.基因疗法　谷涌泉等用肝细胞生长因子(HGF)对 7 例 TAO 患者(7 个患肢)进行了基因治疗,其中 5 个有溃疡的患肢中 3 个得到治愈,2 个患者的夜间静息痛得到缓解,无明显副作用。谷涌泉等认为对那些经内科及外科治疗无效的患者,应用 HGF 进行基因治疗也许能获得满意效果。但关于这方面的研究还处于临床试验阶段。

7.截肢术、截址术　对于肢体已坏疽的大部分患者,仍需要进行截肢、截趾,甚至反复多次手术。

总体来讲 TAO 仍是一种难治性疾病,无根治性治疗方法,治疗目的是改善患肢血供,减轻疼痛,提高生活质量,降低致残率,延缓病变发展。

(热衣汗古丽)

第三节　急性动脉栓塞

一、肢体动脉栓塞

急性动脉栓塞是指栓子从心脏或近心端动脉壁脱落,被血流冲向远端,造成血流阻断,导致栓塞远端组织、器官缺血坏死的病理过程。急性动脉栓塞的栓子大多数来源于心脏,小部分来源于近端动脉瘤或动脉硬化所致的附壁血栓。可分为 2 大类,即周围动脉栓塞和内脏动脉栓塞,其中周围动脉栓塞较为常见,有资料统计 90％以上的急性动脉栓塞发生于腹主动脉末端及其以下的下肢动脉,因此本章主要介绍周围动脉栓塞。

(一)发展概况

最早报道急性动脉栓塞的是 William Gould 于 1684 年报道 1 例心源性所致颈内动脉栓塞,但是在接下来的很长一段时间里,对本病的处理仍停留在非手术治疗阶段,效果很不满意,1895 年 Sabanyer 首次尝试进行动脉栓子摘除术,但未获得成功。直到 1911 年,Georges Labey 施行栓子摘除术获得成功,患者肢体得以挽救。在以后的 20 年里,经过许多学者的不断努力,使急性动脉栓塞的发病机制和动脉取栓术得到了更多外科医生的认同,但限于当时的医学水平和手术器材的不完备,动脉取栓术的失败率仍较高。直到 1963 年 Fogarty 导管的问世,才得以使动脉取栓术在全世界范围内得到全面推广,手术成功率也得到了很大的提高,Fogarty导管大大简化了手术方法,减少了手术风险,是一种简单、安全、有效的手术方法,一直沿用至今天。

(二)病因学

急性动脉栓塞的栓子可以是血栓、空气、肿瘤、脂肪、羊水以及异物等,但以血栓最为常见。血栓栓子绝大多数来源于心脏,非心源性栓子,可来源于动脉瘤、动脉硬化斑块所致的附壁血栓,人工血管或支架内所形成的血栓以及在血管腔内介入治疗过程中产生的血栓等,有一小部分患者的栓子来源不明,甚至经过尸体解剖,仍然不能明确病因。

1.心源性　血栓栓子大多数来源于心脏,特别是左心。容易形成心脏血栓的疾病包括风湿性心脏病、冠心病、心肌病、心力衰竭、细菌性心内膜炎、新房黏液瘤以及心脏人工瓣膜置换术后。其中风湿性心脏病和冠心病最为常见,合并心房颤动则是周围动脉栓塞的高危因素,周围动脉栓塞的患者中约70%以上合并有心房颤动。

急性心肌梗死是动脉栓塞的另一个常见原因。随着目前冠心病的发病率的日益升高,急性心肌梗死所导致的周围动脉栓塞也逐渐受到学者的重视。急性心肌梗死时,左心室扩大,收缩乏力,血液不能完全排空,容易在左心室形成血栓,脱落后可造成动脉栓塞,此时50%以上的患者可不伴有心房颤动,若急性心肌梗死后并发左心室室壁瘤者,其合并周围动脉栓塞的发生率将大大提高。

2.血管源性　近端血管若出现动脉瘤,瘤腔内的附壁血栓是动脉栓塞栓子的另一个重要来源,各种动脉瘤如腹主动脉瘤、股动脉瘤、腘动脉瘤、锁骨下动脉以及肱动脉瘤等都可以导致远端动脉栓塞,因此临床上若遇到无心脏病基础的周围动脉栓塞,应注意查找近端血管动脉瘤的可能性,避免遗漏而造成动脉栓塞的复发。

近端血管出现的动脉粥样硬化性斑块附壁血栓也可导致远端动脉栓塞,粥样硬化性斑块表面溃疡,斑块内胆固醇结晶可进入血液循环,造成远端小动脉栓塞,栓塞后不仅堵塞末梢循环,而且胆固醇结晶溶入血管壁后还成为炎性肉芽肿,诱发血管周围炎,加重局部组织缺血。

随着血管外科的逐渐发展,各种血管转流术及血管腔内介入治疗技术在各个医院广泛开展,也导致由这些治疗方法引起的周围动脉栓塞逐渐增多。人工血管或支架内的血栓可自发或在取栓过程中脱落造成远端动脉栓塞,在介入治疗过程中,导管、导丝表面形成的血栓,甚至折断的导管、导丝都可能造成动脉栓塞,这种类型的动脉栓塞发病率正日益升高。

静脉系统的血栓,在右心房压力超过左心房时,血栓可经未闭的卵圆孔或室间隔缺损进入动脉系统,造成动脉栓塞,称之为"反常性动脉栓塞"。

3.其他原因　原发或转移性肺癌可破溃进入动脉循环成为栓子造成动脉栓塞,恶性肿瘤手术切除时或手术后可能出现癌栓栓塞,另外,有一小部分动脉栓塞患者,经全身检查仍不能发现栓子来源。

(三)病理解剖基础

动脉栓塞发生的部位与栓子的大小、密度以及相应的动脉直径、动脉分义的角度和形状等有关,多发生在动脉直径突然发生变化的动脉分叉部位,这是因为分叉处动脉直径突然变小,阻力增大,从血流动力学来看,血流的阻力与动脉半径的4次方成反比,也就是说动脉管径越细,阻力也就越大。

周围动脉栓塞的发生部位下肢多于上肢,下肢动脉栓塞在整个周围动脉栓塞中占80%以上,其中股动脉发病率最高,其次分别是髂总动脉、腘动脉和胫后动脉,上肢动脉栓塞发病率由高至低分别是肱动脉、腋动脉、桡动脉和尺动脉。

(四)病理生理学

肢体因动脉栓塞而发生急性缺血后,可依次发生如下4个主要的病理生理变化:首先,栓塞发生后,栓塞处的动脉及其邻近侧支动脉会立即出现动脉痉挛,产生痉挛的原因是栓子直接刺激和管腔压力增高,通过神经反射,引起支配动脉的交感神经兴奋,致使动脉壁平滑肌出现强烈收缩。其次,栓塞动脉远端由于血流灌注急剧减少,血流缓慢甚至停止加上动脉痉挛而导致继发血栓形成,堵塞动脉分支及其侧支循环。这种继发血栓与动脉内膜粘连紧密,难以摘除,即使摘除,由于内膜的损失也可造成再次血栓形成,这是动脉取栓术后需要使用抗凝药物的病理生理学基础。继发性血栓常在栓塞后8~12h发生,因此目前公认的观点是发病后6~8h手术取栓是最佳时机。再次,缺血组织尤其是肌肉组织水肿,导致肌筋膜室内高压,继而可发生骨筋膜室综合征。最后,小血管的细胞缺血肿胀,进一步加重微循环灌注阻力,如不及时治疗,其结果必然是组织细胞不可逆性坏死。

栓塞发生后,或多或少地会加重心脏的后负荷。栓塞动脉直径越大,阻塞越完全,对心脏的影响就越大,如果心脏不能代偿这种血流动力学的变化,就会出现血压下降、休克和左心衰竭,甚至造成患者死亡。

栓塞发生后,肌肉的缺血坏死程度和范围,取决于缺血持续的时间和严重程度、肌肉本身的代谢能力、以及恢复血流再灌注的时间等因素。如果缺血超过一段时间,肢体血流再灌注后,肌细胞的微循环血流入血液循环,出现再灌注损伤的临床表现,其特征是代谢性酸中毒、高钾血症、呼吸窘迫综合征、肌红蛋白尿、急性肾小管坏死和肌肉水肿,继而可能出现急性肾动脉衰竭。

(五)临床表现

急性动脉栓塞可发生于任何年龄,但以50岁以上者占大多数,这与心脏病的发病年龄有关系,如风湿性心脏病心房颤动引起动脉栓塞者年龄较轻,冠心病心房颤动引起动脉栓塞者年龄较大,随着我国风湿性心脏病发病率的逐年降低,冠心病发病率的逐年增高,动脉栓塞患者的年龄也逐渐增大,这些高龄患者往往合并有很多并发疾病,给其治疗带来了一定的难度。

急性动脉栓塞的症状轻重,取决于栓塞的位置、程度、缺血的持续时间以及侧支循环的代偿情况。典型的临床表现有肢体急性缺血的"6P"征,即疼痛(pain)、苍白(pallor)、无脉(pulselessness)、感觉异常(paresthesia)、麻痹(paralysis)和皮温变化(poikilothermia)。

1.疼痛 大多数急性动脉栓塞患者具有疼痛症状,常为突然发生的剧烈而持续的疼痛。个别患者可无疼痛感觉而仅仅表现为肢体麻木。疼痛开始发作时,位于阻塞平面处,随着病情发展而逐渐加剧,并向肢体远端延伸而表现为整个肢体的疼痛。疼痛的主要原因是组织缺血缺氧,栓塞处的剧烈疼痛与局部血管压力骤增,血管突然扩张有关。只有当血流恢复灌注或严重缺血使感觉神经发生不可逆变化后,疼痛才会消失。在临床上遇到急性动脉栓塞患者,若其肢体疼痛症状逐渐好转,并不一定代表病情在好转,还应考虑到是否病情已经发展到肢体感觉功能减退的严重阶段了。

2.苍白 肢体皮肤苍白是急性动脉栓塞后即刻出现的症状,是由于动脉栓塞后皮肤血液灌注减少和皮肤毛细血管缺血反应性收缩共同作用的结果。皮层乳头下静脉丛血液首先排空,皮肤呈蜡样苍白。若血管内尚积聚少量血液,在苍白皮肤间可出现散在小岛状紫斑。浅表静脉萎瘪,毛细血管充盈缓慢,腓肠肌呈生面团样。

3.无脉 动脉栓塞发生后,可出现栓塞远端动脉搏动减弱或消失,但若动脉发生严重痉挛,栓塞部位近端也可出现动脉搏动减弱。有时由于血液的冲动,栓塞近端动脉的搏动可传导至栓塞远端的动脉,这时远端动脉可有传导性搏动,产生搏动依然存在的假性,给临床诊断造成一定的困难。

4.感觉异常 主要表现为肢体麻木,症状出现时间较早,随着缺血时间的延长,逐渐出现皮肤感觉迟钝甚至消失。首先消失的是轻触觉,随后是痛觉、压力感和温觉。感觉神经障碍分布区常呈袜套状。

5.麻痹 麻痹症状一般出现较晚,是动脉栓塞发展到较为严重和晚期的一种症状,是肢体即将发生坏疽的一种前驱表现,意味着神经和骨骼肌缺血可能已经进展至不可逆转的程度。临床可表现为某些肌群肌力减退,或者有不自主肌肉收缩。如果麻痹且伴有寒战,远端肢体肌肉如木板样僵硬,往往表示缺血已经不可逆转,此时如果再行手术取栓,不但有可能不能挽救肢体,还有可能使肌肉坏死产生的代谢物质随血流恢复被带至全身,而引起严重的水电解质紊乱以及中毒性表现。

6.皮温变化 皮温变化是急性动脉栓塞患者的一个特征性表现,由于动脉血供中断,致使皮肤温度下降甚至厥冷,肢体远端尤为明显。事实上,肢体皮肤温度的改变要比实际栓塞部位低一个关节平面。如腹主动脉骑跨栓塞者,皮温改变平面在双侧大腿上部和臀部;髂—股动脉栓塞在大腿中部和膝部;腘动脉栓塞在小腿部;腋动脉栓塞在上臂;肱动脉栓塞在前臂。

(六)诊断

突然发生严重的肢体缺血症状体征,特别是具有典型"6P"征,有明确栓子来源的患者,诊断并不困难,但是当症状体征不典型,诊断较为困难时,以下辅助检查有利于帮助诊断。

1.彩色超声多普勒检查 超声检查安全、简便、无创伤,可以快速进行,对急性动脉栓塞的诊断具有较大价值,可以对栓塞部位进行精确定位,特别是股总动脉准确性最高,同时可以了解远端动脉有无继发血栓形成以及伴行静脉的情况。

2.多普勒超声无创伤血管检查 该检查主要是动脉节段测压和肢体末梢动脉波形描记,能显示肢体动脉的搏动强度和消失部位,对定位诊断有帮助,根据踝肱比(ABI)能大致判断缺血的严重程度,同时可以判断另一侧肢体的动脉情况,对急性动脉栓塞与急性动脉血栓形成的鉴别诊断具有重要参考价值。

3.动脉造影 急性动脉栓塞一般具有典型的症状体征,加上简单的彩色超声多普勒及无创伤血管检查,大多数都能即刻做出明确诊断,因此在很长一段时间内,大多数血管外科医师均认为动脉造影检查对于急性动脉栓塞的诊断没有太大意义。但是值得注意的是,随着急性动脉栓塞病因的不断变化,冠心病所致的心房颤动、急性心肌梗死、室壁瘤以及心力衰竭等成为急性动脉栓塞的主要病因,这些患者往往合并有周围动脉粥样硬化性狭窄或闭塞,一旦发生动脉栓塞,首先是诊断上有时很难和急性动脉血栓形成相鉴别,其次治疗上动脉取栓术失败率较高,常需要行动脉旁路转流术,所以术前动脉造影检查正日益受到大家的重视。特别是对于与急性动脉血栓鉴别有困难者,动脉造影可以明确病因,了解远端动脉通畅情况,为可能进行的动脉旁路转流术做必要的术前准备。

急性动脉栓塞在动脉造影中表现为动脉闭塞端呈平截状或杯口状,侧支循环较少;而动脉血栓形成则在动脉闭塞端呈锥形或"鼠尾"状,侧支循环较丰富。

对急性动脉栓塞患者是否进行动脉造影检查应根据患者的具体状态而定,如果患者肢体缺血程度较重,患肢已有感觉或运动障碍等体征,或者患者一般状态较差,都不应该过于强调动脉造影对诊断的作用,以免耽误手术时机,造成严重后果。

4.CT 与 MRA 检查 CT 血管成像(CTA)与磁共振血管成像(MRA)CTA 以及 MRA 对于急性动脉栓塞的诊断没有明显优势,只有当患者来院就诊时,肢体缺血程度不重,同时和急性动脉血栓形成鉴别困难,有行动脉旁路转流术可能时才进行。

(七)鉴别诊断

1.急性动脉血栓形成 是急性动脉栓塞最主要的鉴别诊断,这是因为两者都可以导致下肢急性缺血,但是治疗方式却存在着较大差别,下面将两者的鉴别要点归纳如下(表 15-2)。

表 15-2 急性动脉栓塞与急性动脉血栓形成的鉴别要点

鉴别要点	急性动脉栓塞	急性动脉血栓形成
发病方式	急骤,进展较快	较为缓和,很少迅速出现肢体坏死
分界平面	较为清晰	比较模糊
间歇性跛行病史	少见	常见
肢体慢性缺血体征	少见	常见
对侧肢体搏动	通常正常	减弱或消失
栓子来源	一般有明确来源	很少有明确来源
动脉造影	闭塞端呈截状或杯口状,侧支循环较少	闭塞端呈锥形或"鼠尾"状,侧支循环较丰富

2.急性深静脉血栓形成 严重急性深静脉血栓形成发生股青肿者,可引起反射性动脉痉挛,使远端动脉搏动减弱或消失,致使皮温降低,皮色苍白,易误诊为急性动脉栓塞,此时彩色超声多普勒检查对鉴别诊断意义较大,多普勒超声无创伤血管检查能清晰闻及动脉搏动声,ABI 通常>0.5。

3.主动脉夹层 主动脉夹层累积一侧或双侧髂股动脉,可出现急性下肢缺血症状,但主动脉夹层往往有剧烈的背部或胸部疼痛症状,患者有高血压病史。

(八)治疗

急性动脉栓塞一旦诊断明确,如无特殊情况均应积极采取手术取栓治疗,但若有下列情况者则应对手术采取慎重态度:①伴有严重的心脑血管疾病,患者一般情况较差,对手术难以耐受者。②栓塞部位于腘动脉或肱动脉以远肢体缺血情况不严重者,这种情况非手术治疗往往效果较为满意。③患肢已经出现坏疽感染者,此时再手术取栓已经毫无意义,应该及时行截肢治疗。

患者若无手术禁忌,应抓紧时间进行手术取栓治疗,肢体缺血到发生不可逆性组织细胞坏死的时间约为 6h,虽然缺血的严重程度个体差异较大,但是一般来讲,发病 6~8h 以内手术取栓成功的疗效最好。缺血时间越长,死亡率和截肢率越高。如果患者来诊时发病已经超过 6~8h,但只要远端肢体未发生坏疽,也应抓紧时机尽早手术。

下面以单侧髂股动脉栓塞为例,介绍手术取栓的步骤及要点。

1.患者平卧位,麻醉可以选取局部麻醉、硬膜外阻滞麻醉或气管插管全身麻醉。

2.显露股动脉,取患侧腹股沟纵切口长约 5cm,解剖游离出股总动脉、股浅动脉、股深动脉,分别绕以橡皮筋牵拉控制,对比较小的分支可以游离出后用 7 号丝线控制。

3.静脉给予肝素 30～40mg 后,在股总动脉前壁纵行切开长约 1cm(若患者动脉直径较细,可采用动脉横切口以防止缝合后动脉狭窄),向动脉近端插入 5F 导管,插过术前估计的栓塞部位后,注入肝素盐水充起导管气囊,缓慢持续用力拉出导管,取出栓子及继发血栓,重复此过程直至近端动脉出现喷射性血流,动脉恢复膨胀性搏动,表示取栓成功,再次阻断近端股动脉血流。

4.向远端股浅动脉和股深动脉插入 4F 或 3F 导管,依上法取出远端动脉栓子或继发性血栓,见远端动脉有回血,提示远端动脉已通畅。

5.再次检查近端动脉的喷血情况,如动脉喷血佳,即使用 5－0 prolene 线缝合股动脉切口,边距 1mm,针距 1mm,连续外翻缝合动脉壁,再逐层关闭切口。

6.插入取栓导管时,切忌未识别动脉真腔,匆忙插入导管,以致进入动脉假腔,造成动脉夹层分离,引起远端肢体缺血。

7.在取栓过程中,要求动作轻柔,应根据动脉直径的大小选择合适型号的取栓导管,在回撤导管的过程中,应根据阻力大小随时调整气囊的大小,忌用暴力,以免撕脱内膜及损伤血管。

8.缺血时间长者,为减少缺血再灌注损伤对全身的影响,可在缝合股动脉切口恢复血流之前,静脉快速滴注 5％碳酸氢钠 125～250mL。

(九)术前准备

1.动脉栓塞诊断一旦明确,应立即给予肝素化,以防止栓塞动脉的近端和远端继发血栓蔓延,保持侧支通畅,以减少缺血的损伤范围和程度。

2.迅速而准确地评估患者的全身情况和手术耐受力,同时积极抗休克,控制心力衰竭,尽可能改善心脏功能。

3.完善术前常规化验检查,同时备皮、备血。

(十)术后处理

1.术后继续使用肝素或低分子肝素行抗凝治疗,对防止再栓塞和取栓术后因动脉内膜损伤所致的血栓形成极为重要。

2.对于有明确房颤病史的患者,若无特殊禁忌,应尽早给予口服华法林,调整 PTINR 达 2.0～3.0 后停用肝素或低分子肝素,并长期坚持口服。

3.密切观察患肢皮温、皮色及动脉搏动情况,如再次出现患肢缺血情况,应仔细分析原因,必要时再次手术取栓。

4.密切检测动脉血气、电解质、肾功能及尿量,纠正取栓后可能出现的水电解质紊乱及肾功能损害。

二、肌病肾病性代谢综合征

尽管急性动脉栓塞的治疗取得了很大的进展,但目前其致死率及截肢率仍然较高,其主要原因就是急性动脉栓塞后导致的肌病肾病性代谢综合征(myonephropathic metabolic syndrome,MMS)。MMS 是 种主要由肢体急性缺血所致横纹肌溶解及由此产生的肌红蛋白、离子紊乱、氧自由基等引起的代谢综合征,急性动脉栓塞后 MMS 的发病率为 7.5％～27.5％。

(一)病理生理学

1.缺血性改变 急性动脉栓塞后 12h 内即可出现患肢苍白、肿胀,在 24h 时这一变化更为显著。此时切开肌肉,可见肌肉呈鱼肉样外观。24h 后,肌肉因充血而发紫、变硬,静脉内可形成血栓,缺血时肢体肿胀不明显,一旦血供恢复,水肿会进一步加重,导致肌肉坏死。

骨骼肌包含大量的生化物质,对缺氧极度敏感。在缺氧状态下,这些生化物质释放入血,其中一些物质对人体的损害甚至是致命的,也是引起 MMS 的主要因素。肢体缺血时,肌细胞内三磷腺苷(ATP)显著减少,导致肌纤维细胞膜的通透性异常改变,从而导致一系列代谢综合征的发生,产生大量氧自由基,性质不稳定,有很强的反应性,具有细胞毒性,导致 MMS 及肌细胞的坏死。

2. 代谢综合征

(1)代谢性酸中毒:几乎发生于所有患者,但严重程度不同。代谢性酸中毒源于酸性代谢产物的堆积,组织缺血缺氧导致有氧代谢减少和无氧酵解增强,产生大量乳酸和丙酮酸。血供重建前,pH$<$7.2 提示预后不良。

(2)水电解质失衡:血清钠大多在正常范围内,钾离子初期也在正常范围内,血运重建后,肌细胞溶解释放大量的钾离子入血,血钾明显增高,可能导致心搏骤停。约半数以上患者伴低钙、高磷血症及少尿。正常情况下,细胞外液钙离子浓度比细胞内钙离子浓度高 3～4 倍。如果肌细胞膜破坏,细胞内钙离子浓度增高,直至细胞内外钙离子浓度相等,肌细胞收缩性增强,造成缺血肢体发生僵硬,部分患者可出现肌肉痉挛。

(3)酶学改变:肌酸磷酸肌酶(creatine phospho kinase,CPK),尤其是其同工酶 CPK－MM 升高是肌肉损害的直接证据,高含量 CPK 通常反映肢体进行性肌坏死。所有患者乳酸脱氢酶(LDH)和谷草转氨酶(SGOT)水平均有升高。SGOT 持续升高表明肌肉发生了不可逆的病理损害。

(4)肌红蛋白尿:骨骼肌溶解释放肌红蛋白使尿呈现樱桃红色,血中肌红蛋白浓度升高,由肾脏排泄时可堵塞肾小管引起急性肾衰竭。

(5)急性肾衰竭:肌肉缺血坏死、酸中毒和肌红蛋白尿可导致患者急性肾衰竭,病理改变为急性肾小管坏死,需立即行血液透析治疗,否则将危及患者生命。

(二)临床表现

随着病情的进展,MMS 可分为以下 2 个阶段。

1. 急性缺血期 临床表现为患肢剧烈疼痛、皮温低、肤色苍白、发绀、感觉异常或消失,运动或检查肢体均会产生剧烈疼痛。本期最典型的临床表现是患肢僵硬或坏死后强直,尤其是远端如膝、踝关节,发生"冰僵"现象。肢体的僵硬预示着代谢综合征的发生。12～24h 后肢体严重肿胀,遍及整个患肢,有时大腿比小腿更为严重。水肿主要发生在肌肉组织内,肿胀肢体各呈现柔软、拉紧、木样质地,呈非凹陷性。同时伴皮温低、发绀,常被误诊为"股青肿",两者主要区别在于此水肿发生于肌肉而非皮下组织内。患者常可出现躁动、神志恍惚及定向力障碍。此期常伴不同程度的代谢紊乱、酸中毒、氮质血症和高钾血症,若不及时纠正,可引起严重并发症甚至死亡。

2. 血运重建再灌注期 临床症状随缺血程度不同有较大差异,严重者虽血供恢复,但因远端组织灌注不完全,疼痛非但不减轻反而加重,血供恢复后,有时血小板和纤维蛋白组织的微血栓可进入肺循环,引起严重的并发症。

(三)诊断

急性动脉栓塞的患者均应想到 MMS 发生的可能性,并做到早期观察和诊断。MMS 早期突出的表现是肌肉收缩、关节僵硬和患肢非凹性水肿。患者可因疼痛、代谢障碍和氮质血症的影响出现精神症状。血运重建及再灌注期的突出表现为非凹性水肿、樱红色尿、少尿或无尿及心功能受损的表现。有以上症状者应尽早进行以下实验室检查。

1.血液检查 血钾、CPK、SGOT 及 LDH 升高的程度反映骨骼肌坏死的程度和范围；血肌红蛋白增高注意肾衰竭可能；血 pH 下降，特别是在血运重建后，pH 进一步下降提示预后不佳。

2.尿液检查 尿液中出现肌红蛋白时应警惕急性肾衰竭的发生。

3.氧自由基检测 因其化学性质不稳定及半衰期很短，故检测有一定困难。可通过测定与脂质过氧化氢作用成比例增加的丙二醛酸，间接测定氧自由的存在。

（四）治疗

MMS 的治疗应同时兼顾局部和全身治疗，警惕潜在并发症的发生是诊治的关键。治疗前须确定两大重要表现：①有无肌红蛋白尿。②有无患肢僵硬、非凹性水肿。监测各项重要的生化指标；如 pH、肌红蛋白、CPK、PCO_2、PO_2、血钾等，判断血容量，根据检测结果，给予对症处理。

（五）术前准备

立即补充丢失液体及纠正酸碱、电解质平衡。无论是否发现肌红蛋白尿，均应给予碳酸氢钠以纠正可能或已存在的酸中毒并有利于肌红蛋白的排出。

如出现小腿或更高位肌肉僵硬，应考虑施行肌筋膜切开术。手术需同时打开患处的所有骨筋膜室，目前认为选用纵行全程筋膜切开，可得到较充分的减压效果。术中应注意保护神经和血管，避免不必要的损失，若皮肤能在无张力的情况下关闭者可一期缝合。若肌肉已经坏死，常需多次清创切除，敞开皮肤切口，保持创面清洁，防止伤口感染，待血液循环改善，水肿消退后二期缝合或植皮。

（六）术后处理

尽快行动脉取栓术是防治 MMS 的关键。术中、术后必须持续给予甘露醇和碱性药物，以防肌肉进一步受损，直到血 pH、尤其是患肢血 pH 恢复正常。碱性药物的使用在有肌红蛋白尿时尤为重要，以防止肌红蛋白在肾小管内酸性环境沉积形成管型。同时，恢复电解质平衡，包括降低血钾至正常范围。若出现急性肾衰竭，应立刻行血液透析，直到肾功能恢复。应用抗凝、溶栓和祛聚等药物维持及改善血流灌注。为了防止缺血再灌注损伤，可用药物来清除自由基，保护细胞的功能，如维生素 E、维生素 A、维生素 C、谷胱甘肽、SOD、CAT、过氧化物酶、甘露醇、丹参、二甲亚砜等。

肢体如有坏疽，应行截肢术。即使无明显坏死，为防止代谢物从缺血肌组织内扩散，尤其是出现严重、广泛的横纹肌溶解时，也应行截肢术。

（热衣汗古丽）

第四节 多发性大动脉炎

多发性大动脉炎（takayasu arteritis，TA）是一种慢性非特异性炎性动脉疾病，主要累及主动脉及其主要分支如头臂干、颈动脉、锁骨下动脉、椎动脉和肾动脉，以及冠状动脉、肺动脉等。以前报道好发于东南亚青年女性，但现在研究表明，此病男女均可发病，并且呈全球性分布,女性患者与男性患者的比率从东南亚到西方逐渐降低。其主要症状是由于病变动脉阻塞引起的眩晕、昏厥、视力减退、头痛、无脉、偏瘫、失语等。此病名称较多,除了多发性大动脉炎外,以前又称无脉症、主动脉弓综合征、突发性大动脉炎或不典型性主动脉缩窄症等。

一、历史

多发性大动脉炎的历史最早可推至 1830 年,日本人 Yamamoto 在他的著作《Kitsuo idan》一书中描述了一个 45 岁的男性患者,不明原因的持续发热、上肢动脉和颈动脉搏动不能触及,伴有体重降低和呼吸困难,这可能是关于多发性大动脉炎的最早报道。第一个科学描述多发性大动脉炎的是日本眼科教授 Takayasu,他在 1908 年第十二届日本眼科协会年会上报道了一个 21 岁的女性患者,她的眼底出现了特异性的冠状动静脉吻合,但是 Takayasu 当时并没有注意到该患者双侧桡动脉不能触及这样一个事实,以至于未能对 TA 做进一步的研究。直到 1939 年,日本学者 Shinmi 报道了一个 28 岁的女性患者并首次使用了"多发性大动脉炎"这个名称,该患者因精神错乱入院,有多次昏厥病史,体检发现双侧桡动脉和颈动脉搏动不能触及,入院后一周因为充血性心力衰竭死亡。随后 Okabayashi 对其进行了尸体解剖,尸检中发现该患者有主动脉、双侧颈总动脉、颈内动脉、颈外动脉、锁骨下动脉和腋动脉的全层动脉炎,患者死于脑软化和肺充血。1940 年日本学者 Oohta 重新系统地分析了该病例并指出多发性大动脉炎的动脉炎症不仅仅累及动脉中层,也累及动脉的内层和外层,这是首次准确的描述多发性大动脉炎是由主动脉及其主要分支炎症病变所引起的。

二、病因

多发性大动脉炎的病因及发病机制目前尚不清楚,各种文献报道均认为多发性大动脉炎发病多与自身免疫因素、内分泌失常及遗传因素有关。多数学者认为本病是一种自身免疫性疾病,可能由结核菌或链球菌、立克次体等在体内的感染,诱发主动脉壁和(或)其主要分支动脉壁的抗原性,产生抗主动脉壁的自身抗体,发生抗原抗体反应引起主动脉和(或)主要分支管壁的炎症反应。其理论依据:①动物实验发现长期给兔补含高效价抗主动脉壁抗原的患者血清、可产生类似动物炎症改变。②临床发现多发性大动脉炎患者可有血沉、黏蛋白增高,α、γ 球蛋白及 IgG、IgM 的不同程度增高,服用肾上腺皮质激素有效。③本病患者血中有抗主动脉壁抗体,同时发现主动脉壁抗原主要存在于动脉中层组织。最近日本学者推测本病与 HLA 系统中 BW40、BW52 位点有密切关系,属显性遗传,认为有一种先天性遗传因子与本病有关。此外,大剂量雌激素可造成主动脉肌层萎缩、坏死和钙化,主要发生于主动脉及其分支,即承受动脉血流和搏动最大的机械应力部位,从而推测在内分泌不平衡最显著时期,雌激素过多和任何营养不良因素(如结核病)相结合,导致主动脉平滑肌萎缩,抗张力下降,成为致病因素之一。总之,综合致病因素在不同的环境下作用于主动脉和(或)其主要分支,产生多发非特异性动脉炎。

三、病理

多发性大动脉炎可在主动脉全长任何部位发生,并可累及所有主要大分支、肺动脉和其叶段分支,大多数可累及 2 支以上的动脉分支,但以头臂干动脉、胸主动脉、腹主动脉及肾动脉最常发生。病变血管大体标本呈灰白色,管壁僵硬、钙化、萎缩,与周围组织有粘连,管腔狭窄或闭塞。上述病变的发展均较为缓慢,在逐渐引起动脉狭窄、闭塞的同时,常在周围产生侧支血管。病变早期或活动期以肉芽肿型炎症为主。动脉的外膜、中层、内膜全层均有淋巴细胞、巨噬细胞、单核细胞等炎性细胞浸润,然后纤维组织增生,外膜滋养血管改变明显。外膜可与周围组织形成粘连,纤维增生。中层基质增多,弹性纤维肿胀断裂破坏。平滑肌坏死,肉芽组织形成,淋巴细胞、浆细胞浸润,中层还常有上皮样细胞和朗格汉斯细胞形成结节样改变,增生纤维化使管壁变厚,纤维收缩及内膜增厚使整段动脉变细狭窄,壁内也可有钙化。壁内中层坏死、变薄,可有局部扩张或动脉瘤形成。此外冠状动脉也可受累,典型表现为局限在开口处及其他端的狭窄性病变。左、右冠状动脉可同时受累,但弥漫性冠状动脉炎较为常见。

四、临床表现及分型

多发性大动脉炎的临床表现一般分为早期和晚期 2 个阶段。早期表现为一些非特异性症状如低热、身体不适、体重减轻、易疲劳等,由于缺乏特异性的表现,所以早期诊断较为困难。随着病情发展,到了疾病晚期,将出现眩晕、昏厥、视力减退、头痛、无脉、偏瘫、失语、血管杂音、主动脉反流、心肌炎、心包炎、心肌缺血、扩张性心肌病以及肾小球病变等临床表现。按受累血管部位不同分型如下。

1. 头臂型　病变位于左锁骨下动脉、左颈总动脉或无名动脉起始部,可累及一或多根动脉,以左锁骨下动脉最为常见。此型病变可致脑、眼及上肢缺血,表现为耳鸣、视物模糊。少数患者诉眼有闪光点或自觉眼前有一层白幕,逐渐出现记忆力减退、嗜睡或失眠、多梦、头晕、眩晕、一过性黑矇等。当颈动脉狭窄使局部脑血流降至正常的 60% 以下时,可产生意识障碍,出现发生性错厥,甚至偏瘫、昏迷、突发性失明、失语、失写等。体检可发现颈动脉搏动减弱或消失,颈动脉行径可闻及粗糙响亮的Ⅲ～Ⅳ级收缩的期血管杂音,眼部出现眼球震颤、角膜白斑、虹膜萎缩、白内障和视网膜萎缩。在无名动脉或锁骨下动脉近端受累时,还可出现患侧肢体发凉、麻木、无力、无脉、血压测不到,锁骨上区可闻及Ⅲ～Ⅳ级血管收缩期杂音。由于患侧椎动脉压力下降,可致血液从椎动脉倒流,脑供反流入左锁骨下动脉使脑遭受缺血损害,出现"锁骨下动脉窃血症",表现为患肢运动后脑部缺血症状加重甚至产生昏厥。1978 年 Ishikava 指出,在颈动脉阻塞的多发性大动脉炎病例,眼底检查可显示视网膜病变,共分四期。Ⅰ期:小动脉扩张;Ⅱ期:小血管瘤形成;Ⅲ期:动-静脉吻合;Ⅳ期:眼部并发症。Ⅰ、Ⅱ期属于轻、中度,Ⅲ、Ⅳ期为重度。

2. 胸腹主动脉型　病变累及左锁骨下动脉以远的降主动脉和(或)腹主动脉。主要病理生理改变为受累主动脉近侧高血压、远侧供血不足,因而加重心脏负担和增高脑血管意外发生率。临床表现为上半身高血压并伴有头痛、头晕、心悸以及下肢供血不足症状,如酸麻、乏力、发凉,可有间歇性跛行,严重者可有心功能减退表现。有时腹腔干、肠系膜上动脉等腹主动脉分支可累及,但因病变时间长,常有丰富的侧支循环,较少引起胃肠道症状。当病变在肾动脉以上时,继发肾缺血性高血压。体检可见上肢脉搏宏大有力,血压高达 18.7～32/12～18.7kPa(140～240/90～140mmHg)甚至更高,而下肢股、腘、足背动脉搏动减弱甚至消失。于胸骨左缘、背部肩胛间区、剑突下或脐上等处可闻及Ⅱ～Ⅲ级血管收缩期杂音。

3. 肾动脉型　多为双侧肾动脉受累。单纯肾动脉病变仅占 16%,主要累及肾动脉起始部,合并腹主动脉狭窄者达 80%。动脉炎性狭窄使肾脏缺血,激活肾素－血管紧张素－醛固酮系统,引起顽固性高血压。临床表现以持续性高血压为特征,幅度高而且舒张压也非常高,用一般降压药物效果不佳,严重时可产生高血压危象,表现为头痛、头晕、血压骤然升高、视物不清、眼底出血、恶心及呕吐,腹部可闻及血管杂音。

4. 混合型　混合型的患者其血管受累的范围较广,在临床表现上可同时出现上述头臂型、胸腹主动脉型及肾动脉型的症状和体征。其中肾动脉同时受累者最为常见。

5. 肺动脉型　病变主要累及肺动脉。目前国外报道 45%～50%的多发性大动脉炎合并有肺动脉病变,可见于单侧或双侧肺叶动脉或肺段动脉。前者多见,并呈多发性改变。单纯肺动脉型临床上一般无明显症状,肺动脉缺血可由支气管动脉侧支循环代偿,只有体检时于肺动脉瓣区听到收缩期杂音。

此外,多发性大动脉炎引起的冠状动脉狭窄亦值得重视。1951 年 Frovig 首先报道这一现象。1977 年 Lupi 报道在 107 例多发性大动脉炎中,16 例有冠状动脉狭窄,其中 8 例有心绞痛症状。起初症状常与神经系统症状(头痛、一过性脑缺血等)同时出现,也可同时出现心肌梗死症状。有些病例可出现心力衰竭,以左心衰竭较为常见。

五、辅助检查

1. 血液检查　多发性大动脉炎病因未明,早期无特异性检测标准。红细胞沉降率(ESR)在提示本病活动性方面有一定意义,尤其是年轻患者,在活动期 83%ESR 加速(≥20mm/h)。然而,随着年龄增长,ESR 有下降趋势。ESR 的高低与急性发作并不成正比,故 ESR 不能提示本病活动程度。此外本病在活动期抗 O 抗体上升,C 反应蛋白可呈阳性,白细胞轻度增高,组织因子、vWF 因子、血栓烷、组织型纤溶酶原激活因子、ICAM－1、VCAM－1、PECAM－1、α1、α2、γ 球蛋白增高,IgM、IgG 可先后呈不同程度增高,但与正常人对照无显著性差异,类风湿因子、抗主动脉抗体可阳性。1982 年 Hideo 在研究本病的血液凝固改变病原学方面指出,在初期,患者血液均显示高纤维蛋白原而纤维蛋白活性下降;晚期血中纤维蛋白原恢复至正常范围而纤维蛋白活性增高,Hideo 指出,高凝状态在本病的发生中起着一定作用。因此血液流变学检查可有异常。

2. 超声血管检查　多普勒超声血管检查,对多发性大动脉炎患者可用于测定病变动脉的近远端血流及波形,尤其是对颈动脉的检查诊断的正确率高达 96%,对临床诊断有十分重要的意义。经颅多普勒超声可评价 Wills 环的血流量和血流方向。这些检查项目简单实用,为无创伤检查,患者无痛苦。患者可重复进行,因此在临床上应用较广泛。但彩色多普勒超声及频谱分析在精确性及符合率上不及常规造影。

3. 节段性肢体血压测定和脉波描记　采用应变容积描记仪(SPG)、光电容积描记仪(PPG)测定动脉收缩压并可以在指、趾描记动脉波形,了解肢体各个平面的动脉血供情况。多发性大动脉炎患者若同侧肢体相邻段血压或两侧肢体对称部位血压差＞2.67kPa(20mmHg)提示压力降低的近端动脉狭窄或阻塞。由于此法简单、方便、无痛苦,乐于被患者接受,可作为本病客观指标之一广泛应用于临床,并可用于随访病变进展。

4. 脑血流图　头臂型大动脉炎,颈动脉严重受累者,脑供血不足,脑血流图可显示脑血流量明显减少。

5. 眼底检查　眼底检查有常规眼底检查、荧光素血管检查、电子视网膜照相检查。颈动脉重度狭窄或闭塞者可致眼底缺血,眼底检查可发现视网膜缺血性变性或萎缩等病变。荧光素血管检查可见视网膜静脉扩张、动静脉短路、新生血管及缺血管区。

6.肾素活性测定　肾动脉型患者肾素－血管紧张素体系的升压作用已被公认,肾素活性测定也已被广泛应用。测定两侧肾静脉肾素活性比值(患侧肾素/对侧肾素)以及周围循环肾素的水平或对侧肾静脉肾素与周围血肾素的比值,不仅有助于证实血管病变对肾功能的影响程度借以明确手术指征,对术后预后有较明确的估价周围血肾素活性高,两侧肾静脉肾素活性差＞2倍,外科疗效良好;周围血肾素活性差＞2倍,外科疗效良好;周围血肾素活性正常或对侧肾静脉肾素与周围血肾素比值低于1.3,两侧肾静脉肾素活性差＞1.4倍,术后血压亦都恢复正常或明显下降;两侧静脉肾素活性比值＜1.4,手术效果不佳。2肾静脉肾素活性比值对于鉴别肾血管性高血压与原发性高血压亦有价值,在后者比值基本＜1.4或相等。静脉注射对肾素分泌有立即刺激作用的药物如呋塞米 0.33～0.36mg/kg,在肾动脉狭窄可使原血液肾素活性差更为显著。有别于肾实质性病变的肾素活性增高。

7.磁共振检查(MRI)　MRI 和 MRA 是较先进的无创影像学检查方法,使机体组织显像发展到解剖学、组织生物化学和物理学特性变化相结合的高度,使许多早期病变的检测成为可能。多发性大动脉炎引起血管狭窄或阻塞,相应脏器缺血所致的代谢障碍,可通过 MRI 诊断。由于本病为动脉全层的非化脓性炎症及纤维化,MRI 可观察到动脉壁异常增厚,受累的胸腹主动脉狭窄。MRA 与常规血管造影相比,避免了动脉腔内操作,减轻了痛苦,是无损伤血管检测技术的一大发展,尤其是对于动脉内膜和管壁的早期病变参考价值较大。但 1986年 Miller 在分析 10 例多发性大动脉炎用 MRA 和动脉造影进行诊断的前瞻性双盲对照研究时指出:MRA 仅对主动脉、无名动脉和双侧髂总动脉或经细心选择的病例动脉显影清晰正确,MRA 诊断多发性大动脉炎的敏感性仅为 38%。因此目前此法尚不能完全取代动脉造影。

8.动脉造影　动脉造影(DSA)仍是主要的检查手段。可以详细了解病变的部位、范围及程度,以及侧支循环形成情况。动脉造影可为手术或介入治疗提供最有价值的影像学资料。早期患者可见主动脉管壁有多发局限性不规则改变;晚期可见管腔狭窄或闭塞,少数呈动脉扩张,主动脉分支病变常见于开口处,呈节段性。胸降主动脉狭窄多始于中段,逐渐变细表现为特征性"鼠尾巴"形状,侧支循环丰富。锁骨下动脉近端闭塞可见锁骨下动脉窃血现象。在肠系膜动脉闭塞或肠系膜上、下动脉间的腹主动脉缩窄,可见肠系膜血管弯曲等特异性动脉造影像。由于大动脉炎有多发的特点,造影时应注意了解降主动脉、腹主动脉、肾动脉等大动脉有无病变,必要时可用局部注射造影剂或分段造影来验证。头臂型大动脉炎造影时,锁骨下、无名、颈动脉造影的延期像有特别重要的诊断意义。在延期片上,仔细寻找通过侧支血管再通的颈总动脉或颈内动脉的影像,是争取动脉重建的最可靠的证据。

六、诊断

美国风湿病学会制定的多发性大动脉炎诊断标准如下:①发病年龄＜40岁。②患肢间歇性运动乏力。③一侧或双侧肱动脉搏动减弱。④双上肢收缩压差＞10mmHg。⑤锁骨下动脉或主动脉杂音。⑥主动脉及一级分支或上下肢近端的大动脉狭窄或闭塞,病变常为局灶或节段性,且不是由动脉粥样硬化、纤维肌性发育不良或其他原因引起。

符合上述 6 项中的 3 项可诊断为多发性大动脉炎。

七、治疗

1.非手术治疗　活动期或早期患者,原则上不应该手术治疗,应该应用激素类药物治疗直至病情稳定。特别是血沉增快的患者,应尽量使用药物使其达到正常后方可考虑进一步的手术治疗。

(1)激素类药物:可抑制炎症、改善症状,使病情趋于稳定。目前主张长期口服小剂量激素,不良反应小,症状控制理想。当血沉正常后,激素可逐渐减量,直至完全停用激素,病情经治疗后不见缓解或伴有恶性高血压者不得长期使用。在使用皮质激素基础上,加用丙种球蛋白对缓解症状有时有显著作用。文献报道显示,术前和术后的激素治疗有利于改善预后。

(2)免疫抑制药:免疫抑制药如硫唑嘌呤、环磷酰胺等可与激素合用。但应注意药物反应。甲氨蝶呤对小孩也能较有效的控制病情。

(3)血管扩张药物:在控制炎症发展基础上,还可辅以血管扩张药物如妥拉苏林,每次25mg 每日 3 次,他巴唑,每次 100mL 每日 3 次,以改善缺血症状。此外己酮可可碱可提高红细胞的可变性,从而增加组织灌流功效,常用剂量为 400mg,分 3~4 次,其临床疗效有待进一步观察。

(4)祛聚类药物:如低分子右旋糖酐、复方丹参和川芎嗪注射液有祛聚作用,肠溶阿司匹林、潘生丁、双嘧达莫等药物能有效抑制血小板聚集,可作为辅助药物,有助于改善症状。

(5)降压药:患者常有肾素-血管紧张素活性增高,特别是肾动脉型患者,因此血管紧张素转化酶抑制药卡托普利和受体拮抗药类药物降压效果较为理想。

2.介入治疗　近年来,随着介入技术及材料的不断进步,介入治疗已被广泛地应用于多发性大动脉炎的治疗,包括经皮腔内血管成形术(PTA)及支架置入术。自 1978 年 Gruntzig 首次报道用 PTA 扩张肾动脉获得成功后,给本病的治疗开辟了新途径。其治疗机制是病变动脉经带囊导管扩张后,动脉内膜断裂与血管深层分离,弹性纤维拉长、平滑肌细胞核呈螺旋形畸形,进一步导致内膜及中层破裂使动脉扩张。此后新内膜及瘢痕形成使动脉愈合,产生类似动脉内膜剥脱术的效果。PTA 具有微创、简单、住院时间短、易行及可重复应用等优点,不成功亦不妨碍手术治疗。一般采用经皮穿刺途径,但对于双侧股动脉搏动减弱者,如果穿刺困难,可切开暴露股动脉,在直视下穿刺插管,既安全又简便。支架置入常运用于扩张失败或反复狭窄患者。当然 PTA 作为一种有创治疗也存在一定并发症,如穿刺部位血肿、假性动脉瘤、远端继发血栓形成、血管破裂等,术中应予重视。介入治疗近年来得到了广泛地应用,其远期疗效与手术相比目前虽无大宗病例的比较,但越来越受到学者的重视,并被不少学者作为多发性大动脉炎治疗的首选。

3.手术治疗　由于本病病变广泛,后期病变血管全层破坏、僵硬,与周围广泛粘连,切除病变血管直接做血管移植术渗血多,游离困难,组织不牢靠,血管缝合不可靠,术后容易形成吻合口瘘,假性动脉瘤,疗效欠佳,目前已较少应用。采用血管重建、旁路移植术无须广泛分离粘连,手术操作较简单,可保留已建立的侧支循环,疗效尚满意,是首选方法。其原则是重建动脉,改善远端血液供应。因手术为解剖外途径转流,手术方案的确定主要根据病变部位、范围,受累长度以及患者一般情况来设计。有以下术式可供选择。

(1)升主动脉-无名动脉(或颈动脉)-锁骨下动脉旁路术:当主动脉弓的分支发生多发性病变,特别是无名动脉或颈总动脉、锁骨下动脉所累时,为改善脑或上肢的血供,可应用此术式。此手术需全身麻醉开胸,手术创伤较大。

(2)锁骨下动脉-锁骨下动脉-颈动脉旁路术:主要适用于左锁骨下动脉和左颈总动脉起始处狭窄和闭塞、无名动脉通畅者,以及无名动脉分叉处狭窄、闭塞使右锁骨下动脉和右颈总动脉血流发生严重障碍、左锁骨下动脉通畅者。

(3)锁骨下动脉－颈总动脉旁路术:适用于颈总动脉或锁骨下动脉起始部狭窄或闭塞者。对伴对"锁骨下动脉窃血现象"而同侧颈动脉或无名动脉通畅者,为使术中脑血流能充分氧合,一般采用低温气管插管全身麻醉,降低脑细胞代谢率,增长脑血流阻断时脑细胞耐受缺血、缺氧的安全时限。

(4)锁骨下动脉－颈总动脉－颈总动脉旁路术:适用于无名动脉和左颈总动脉起始处狭窄闭塞,而左锁骨下动脉通畅者。

(5)颈总动脉－颈总动脉旁路术:适用于无名动脉或左颈总动脉狭窄闭塞者。

(6)腋动脉－腋动脉旁路术:适用于锁骨下动脉狭窄闭塞,患者高龄、高危,不适合更复杂的术式,可有效改善患侧上肢缺血及椎动脉窃血。

(7)胸降主动脉－腹主动脉旁路术:适用于胸腹主动脉狭窄或闭塞,有明显上肢高血压及下肢缺血患者。

(8)升主动脉－腹主动脉旁路术:适用于胸腹主动脉长段狭窄闭塞,无法行胸－腹主动脉旁路术的患者。

(9)腋动脉－双侧股动脉旁路术:对全身情况较差而又有胸腹主动脉狭窄闭塞导致下肢缺血者,为改善下肢动脉供血,可应用此术式。

(10)腹主－肾动脉旁路术或自体肾移植术:肾动脉型可导致严重高血压,应积极恢复肾脏血供,腹主－肾动脉应为首选。对肾动脉条件不佳,行动脉旁路术有困难时,可考虑行自体肾移植术。

八、术前准备及术后处理

1. 对本病要有充分的认识,对于年轻患者特别是年轻女性患者,有脑、内脏或肢体缺血症状或者严重高血压者,应想到本病可能,并积极给予检查诊断。

2. 诊断明确后,应尽快确定其是否在活动期,评估全身状况,行全面的影像学检查以确定患者病变部位,避免遗漏。

3. 若患者处于疾病活动期,应避免盲目的介入或手术治疗,而应先给予药物非手术治疗,待疾病稳定后方可开始进行下一步治疗。

4. 对于介入治疗,应避免强行操作,以招致动脉夹层或破裂的严重后果,对支架置入应持保守态度,因其再狭窄率较高。

5. 对于手术治疗,术前应全面评估患者对手术的耐受能力,若全身情况较差,应选择相对简单,创伤较小的术式。

(热衣汗古丽)

第五节　颈动脉狭窄

颅外颈动脉狭窄疾病指可引起缺血性脑卒中和短暂性脑缺血发作的颈总动脉和颈内动脉狭窄和(或)闭塞,颅外颈动脉狭窄是引起脑缺血症状的重要原因之一,随着社会生活水平的提高、生活方式的改变,动脉粥样硬化性疾病的发病率逐渐增高,颈动脉狭窄在临床上的检出率也逐年增多。

一、病因

颈动脉动脉硬化性狭窄占颅外段颈动脉狭窄的 90％以上,但仍有一些其他疾病可以引起管腔狭窄,例如:放射性动脉炎、多发性大动脉炎、巨细胞动脉炎、颈动脉夹层形成、肌纤维发育不良甚至颈动脉栓塞等。

二、发病机制

随着颈动脉狭窄程度的逐渐增高,颅内脑血流逐渐降低,如果同时合并患者的颅内血管调节功能失衡,就可以引起脑缺血的发生,这种现象在非动脉硬化狭窄中较为常见。目前研究表明,动脉粥样硬化性狭窄的患者,颈动脉动脉硬化斑块的不稳定性(破裂、斑块内出血、血栓形成、栓塞)是引起临床事件的主要原因。

三、临床表现

颈动脉狭窄根据是否产生脑缺血性神经症状,分为有症状性狭窄和无症状性狭窄 2 类。

(一)有症状颈动脉狭窄

1.短暂性脑缺血发作　是一侧大脑半球颈内动脉供血区的局灶性缺血引起的症状。临床表现为一侧肢体感觉或运动功能障碍,如:肢体无力、短暂性偏瘫、一过性的单眼黑矇、失语、一过性意识丧失。临床症状在 24h 内完全恢复,一般持续仅数分钟。影像学检查脑组织无梗死性病灶。

2.可逆性缺血性神经功能障碍　指神经功能缺损持续 24h 以上,但于 1 周内完全消退的脑缺血发作,影像学检查脑组织往往有梗死性病灶。

3.缺血性卒中　脑缺血神经障碍恢复时间超过 1 周或有卒中后遗症,并具有相应的神经系统症状、体征和影像学特征。

(二)无症状颈动脉狭窄

临床上无任何神经系统的症状和体征。但无症状性颈动脉重度狭窄或有溃疡性斑块形成的患者被公认为"高危患者",越来越受到重视。

四、辅助检查

目前诊断颈动脉狭窄的方法很多,包括彩色多普勒超声(color duplex flow imaging,CD-FI)、CT 血管成像(computer tomography angiography,CTA)、磁共振血管成像(magnetic resonance angiography,MRA)和有创性数字减影血管造影(digital substrate angiography,DSA),由于无创性影像学检查具有方便、快捷、并发症少等特点,很易于被患者接受,广泛应用于颈动脉狭窄患者的筛查及治疗中。

1.超声　超声检查方便快捷无创伤。二维超声可以显示颈动脉狭窄的部位和范围,测量血管内膜的厚度,并探测狭窄血管壁内斑块的回声情况。而彩超可以监测靶血管的血流动力学改变,并可以评判血管狭窄程度,其主要依据测定狭窄段血管与狭窄近端及狭窄远端的面积或直径的比值,以及狭窄段血流速率与颈总动脉血流速率的比值来判断,理论上较二维超声更为准确。3D 超声是一项比较新的技术,可以提供一个能够产生外周血管的三维实时解剖结构的有用的、无创的方法,实际是应用计算机流体动力学精确模拟血流,用于定量分析粥样硬化斑块大小、形状以及狭窄程度等,它比临床其他方法更加全面。高频血管内超声能够准确区分脂质和坏死,对斑块的成分和稳定程度的判断起非常重要的作用。在常规超声检查的基础上,通过静脉注射超声造影剂(ultrasound contrast agent,UCA)来增强人体的血流散射信号,实时动态地检测到动脉硬化斑块表面的血流信息,可以准确地评估动脉硬化斑块的性状。超声对斑块形状、性质的判定优于 DSA 和 MRA。另外,经颅多普勒超声还可以检测手术中产生的栓子,监测大脑中动脉血流情况,预测或评估过度灌注综合征发生的危险性及其发展过程。

2. CTA　随着 CT 技术的进步,尤其现在 MDCTA 的 Z 轴空间分辨率的提高及强大独立后处理工作站的应用,使其三维重建的应用范围越来越广泛,目前的 256 排或 320 排 CT 可以在 5s 完成一次从主动脉弓至 Willis 环的扫描,可以完整的评估主动脉弓、颅外及颅内动脉的病变及代偿情况,了解血管的钙化、纡曲情况,对治疗方式的选择提供帮助(图 15－3),在发现不规则斑块和检出斑块内溃疡的能力上,较血管造影更有优势。

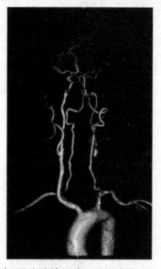

图 15－3　CTA 显示左侧颈总动脉闭塞,颈动脉分叉以远通过 Willis 代偿显影

3. MRA　应用于评判血管相对较晚,MRA 对斑块的性质的检测具有得天独厚的优势。MRA 一次检查可以显示颈动脉全貌,可获取比 DSA 更多的诊断信息。导致斑块的不稳定因素包括脂肪成分、薄纤维帽、斑块内出血,在判断这些斑块内结构方面,MRA 较其他检查方法敏感,MRA 检测斑块内出血有较高的敏感性。斑块内新生血管被认为是与炎性细胞浸润有关,是斑块的不稳定因素。动态增强 MRA 可见显示一些斑块内新生血管,进而提供了一种预测新生血管和斑块薄弱点之间的联系的研究方法。由于血管搏动以及动脉狭窄局部血流由正常层流变为涡流或反向血流,MRA 诊断颈动脉狭窄会出现假阳性,尤其 TOF 技术的MRA 更容易夸大动脉狭窄的程度。近年来,广泛采用磁共振增强三维血管造影(contrast enhanced three dimensioal MRA,CEMRA)利用造影剂缩短血液的 T_1 弛豫时间原理成像,检查时间大大缩短,减少患者移动伪影,明显提高图像的信噪比,并能完成冠状面采集,无饱和效应的影响,可显示颈动脉全程。但 CEMRA 对狭窄程度有过高评判的倾向。

4. 血管造影　血管造影目前仍为诊断颈动脉狭窄的"金标准",并且可在发现狭窄的同时进行球囊扩张/支架置入治疗。常规血管造影由于受投照位置的限制,在非切线位摄片时将可能低估狭窄的程度。DSA 三维成像可以从不同角度观察血管病变的三维立体结构,能从不同角度观察狭窄段血管腔轮廓的改变(图 15-4,图 15-5),以发现最大的狭窄角度,还可应用容积再现和仿真血管内镜技术显示相应的管腔内部改变,如管腔变细变窄、表面凸凹不平、突向腔内的"斑块"和"斑点"。如果怀疑有颈动脉闭塞,应延时曝光,这有助于发现"线样"狭窄。虽然 DSA 属于有辐射的有创检查,但对需行介入治疗的病例,DSA 是必不可少的检查。血管造影只显示血管腔的情况,无法观察到血管壁斑块性状和稳定程度,这是血管造影在评价颈动脉狭窄时的一个缺陷。

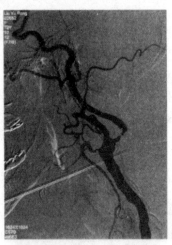

图 15-4 女性,72 岁,血管造影提示左侧颈内动脉重度狭窄

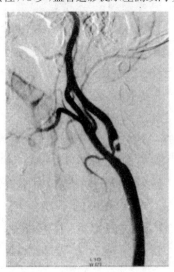

图 15-5 男性,55 岁,左侧颈内动脉重度狭窄合并溃疡斑块形成

5.颈动脉狭窄程度 目前颈动脉狭窄程度多根据 DSA 来判断,采用 NASCET 法判定:对比颈内动脉最狭窄处的动脉内径与狭窄远端正常颈内动脉的比率,此方法的缺陷是颈内动脉重度狭窄患者,颈内动脉远端纤细,此时可低估狭窄率。

五、术前准备

颈动脉动脉硬化性狭窄是全身动脉硬化的局部表现,术前需详细评估冠状动脉、肾动脉甚至下肢动脉的病变情况及程度,对于合并其他部位动脉严重狭窄的患者,需考虑充分防治围术期心脑并发症的发生。急性期脑卒中的患者可以行 MRA 检查,了解梗死部位、范围及 Willis 环的开放情况,原则上需在 4～6 周后行血运重建术。

六、治疗

(一)药物治疗

颈动脉狭窄的药物治疗包括针对高危因素的药物治疗和针对血栓形成的治疗两方面。颈动脉狭窄高发于高血压、高脂血症、糖尿病、高同型半胱氨酸血症人群,控制基础疾病可以防治颈动脉狭窄的发生。

预防动脉硬化血栓形成的药物包括:阿司匹林、噻氯匹定、氯吡格雷和华法林(华法令)。有研究表明长期口服阿司匹林 5 年中可使脑卒中和其他血管事件发生的危险性降低 25%,同时也指出口服小剂量阿司匹林与大剂量(300mg/d)具有相同的效果。

噻氯匹定是抗血小板制剂,比阿司匹林更有效,但是价格高,而且有一定不良反应(神经系统,腹泻)。氯吡格雷是新一代抗血小板制剂,已被证实在预防脑卒中,心肌梗死及周围血管疾病中有很好的疗效。临床应用中需注意药物抵抗的发生,必要时可行血栓弹力图检测血小板抑制情况。

抗凝治疗可以有效降低来自心脏或其他部位的血栓栓塞的危险,但同时有出血的危险。

(二)手术治疗

中国卫生部组织国内的专家组就颈动脉狭窄的手术适应证达成共识:①对无症状性颈动脉狭窄的患者首选阿司匹林等抗血小板药或他汀类药物治疗。②对近期有 TIA 或近 6 个月有缺血性卒中史的同侧颈动脉严重狭窄(70%～99%)的患者,推荐行颈动脉内膜剥除术(carotid endarterectomy,CEA)。③最近有缺血性卒中或 TIA 的同侧颈动脉中度狭窄(50%～69%)的患者,可以行 CEA,但需考虑患者的一些特殊情况如,年龄,性别,并发症和始发症状的严重程度等。④对有症状的颈动脉严重狭窄(>70%)的患者,可以考虑使用颈动脉支架术(carotid artery stenting,CAS)。⑤有症状的颈动脉闭塞的患者,不推荐常规行颅内或颅外的旁道分流术。

1.手术麻醉 最初的颈动脉内膜切除手术是在局部麻醉或颈丛麻醉下完成,患者术中清醒,可以帮助术者精确的评估患者脑缺血的耐受情况,缺点为患者术中往往有恐惧感、躁动,不能很好的配合完成手术。本中心的全部患者在全身麻醉下接受颈动脉内膜切除术,优点为:①麻醉师可以更好地控制患者的呼吸,维持呼吸、循环的稳定。②吸入麻醉药可以增加脑血流,同时降低脑代谢,可以增加患者大脑对阻断颈动脉后的耐受性。③全身麻醉患者处于睡眠状态,术者无需担心患者手术配合问题。关于局部麻醉与全身麻醉对颈动脉狭窄患者手术的对比研究(locoregional versus general anesthesia,GALA trial)表明不同的麻醉方式对手术的预后无明显统计学差异。

2.颈动脉内膜切除手术 患者采取仰卧位,肩部放置肩垫,手术切口一般采取胸锁乳突肌外侧缘纵形切口,这种切口的好处之一就是在遇到分义位置较高或显露颈动脉较困难时,可以方便地上、下延长手术切口以达到完成手术的目的。在游离颈动脉过程中,注意避免损伤迷走神经、舌下神经,对于高位颈动脉分叉病变患者,注意避免损伤面神经下颌缘支,如果颈内动脉显露不足,或颈内动脉病变长,需切开二腹肌后腹以便于更好地显露。在处理颈内、外动脉交角处组织或切断二腹肌时还要注意避免损伤舌下神经。在处理颈动脉分叉以前,最好用 1‰利多卡因麻醉颈动脉窦,防止心动过缓的发生。

(1)转流管的使用:在游离完颈动脉,准备行内膜切除术之前,决定是否应用颈动脉转流管。如果患者采取局部麻醉,则将颈总动脉、颈内动脉及颈外动脉阻断 3min,在此期间内让患者讲话并活动对侧肢体,如无肢体活动障碍或神志改变则可认为脑侧支循环丰富足以在阻断颈动脉下完成手术,如果侧支循环不足则需使用颈内动脉转流管。对于全身麻醉患者,许多医生常规使用转流管;有些医生则采用测定颈内动脉反流压的办法来判断是否使用转流管,还有一种方法是脑电生理检测,可以根据术中的脑血流变化或捕获异常信号指导转流管的应用。目前认为,如果患者有脑梗死病史或颈内动脉反流压力<25mmHg 则常规使用转流管,如果>40mmHg 则可以不使用转流管。笔者单位常规使用转流管,通过应用转流管,增加脑部血流,同时可以提高手术的安全性。另外,使用转流管后,术者可以有充足的时间来处理好病变的内膜斑块。反对者认为,放置转流管的过程增加了手术的步骤,且有增加病变斑块脱落栓塞和气栓的风险,笔者认为可以通过术中谨慎、仔细的操作来降低此风险,术中颈内动脉远端病变内膜的完全切除是预防该并发症的关键。

(2)内膜切除:在阻断颈动脉之前,按 1mg/kg 剂量静脉注入肝素,在切开颈总动脉及颈内动脉后,根据个体情况放置颈动脉转流管,病变内膜的切除可以采取分段的方式完成,避免过分牵扯颈内动脉段内膜,切除需到达颈内动脉内膜的正常处,切断颈内动脉端内膜时尽量保持断端整齐,然后用 7-0 prolene 线固定翻起及可能翻起的内膜。由于国人的血管直径偏细,笔者常规采用人工血管或静脉补片行血管修补术。完成补片成形术后,开放阻断钳的顺序为先开放颈内动脉然后再阻断,如有残渣或气体可反流回颈总动脉内,再开放颈总动脉、颈外动脉,使可能出现的小栓子、气栓流到颈外动脉内,最后开放颈内动脉。在开放颈动脉前静脉给予甘露醇以降低脑颅压,开放后维持血压低于基础血压的 10%～20%,防止过度灌注综合征。术后常规放置引流管。全身麻醉患者应在术后即刻拔除气管插管,观察患者意识及四肢活动情况(图 15-6)。

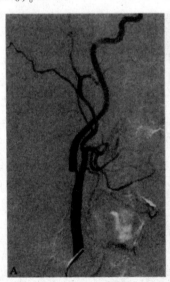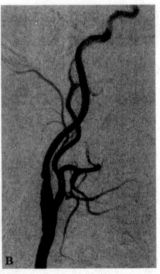

图 15-6 内膜切除术后

A. 男性,77 岁,术前右侧颈内动脉重度狭窄,行 CEA 手术;B. 术后 3 年复查,右侧颈内动脉管腔畅,无再狭窄

3. 颈动脉外翻剥脱术 颈动脉外翻剥脱术开始于 20 世纪 50 年代,成熟于 20 世纪 80 年

代,目前欧美多数血管外科中心应用此项技术,由于有着与颈动脉内膜切除手术相媲美的手术效果,且不增加手术的围术期风险,近年来越来越多的国内同行应用于临床。

颈动脉外翻剥脱手术的游离过程等同于 CEA,术中的脑部血供监测至关重要,如发现患者不能耐受颈动脉阻断或监测指标明显异常,需及时更改手术方式。外翻剥脱手术中需充分游离颈内动脉至正常内膜处,自颈动脉分叉处锐性切断颈内动脉后,将颈内动脉外膜翻转,同时固定增厚的内膜,仔细地将外膜剥脱至正常血管处,环形剥离颈内动脉远端内膜后,将颈总动脉内的斑块剥离,冲洗后,将颈内动脉吻合于颈动脉分叉部,对于颈内动脉纤曲的患者,切除部分颈内动脉,可以达到矫治的目的。

4.围术期并发症

(1)颅外神经损伤:常见的为舌下神经、舌下神经降支、喉上神经、面神经下颌缘支、迷走神经损伤,多见于颈动脉分叉位置高,显露困难或者切断二腹肌后腹、茎突舌骨肌的患者,表现为术后伸舌偏斜、吞咽困难、口角歪斜等,多在 6 个月到 1 年内恢复。在行双侧颈动脉手术时,需要谨慎的分辨、保护神经,避免损伤,在分期行颈动脉内膜切除手术前需明确判断声带的运动情况,防止出现双侧神经损伤,长期气管切开的情况。

(2)过度灌注综合征:是导致术后颈动脉粥样硬化狭窄患者死亡的主要原因之一,主要表现为头痛、抽搐,甚至脑出血。统计 1981—2009 年的资料表明,其发生率在 0.2%~18.9%,颅内出血发生率在 0.2%~2.2%,多发生在手术后的 2~7d,与以下因素有关,①高龄,年龄>75 岁。②长期的高血压。③颈动脉狭窄≥90%。④术后恶性高血压,控制不良。⑤近期有过卒中病史。⑥对侧颈动脉严重狭窄;所以术中开放循环前给予降颅压、术后给予严格控压(低于术前 20~30mmHg)、术后应用甘露醇等措施对预防该并发症至关重要。

(3)围术期脑卒中:与术中的脑灌注不足、术中栓塞和术后血栓形成、脱落栓塞有关,可以导致术后一过性甚至不可逆性神经功能缺陷。预防措施包括,阻断靶血管前提高血压20mmHg;置放转流管时操作细致;动脉中膜剥离面干净、无残渣;颈内动脉内膜断面固定确切等,也有术后颈内动脉内膜翻起后应用支架帖服的治疗报道。

(三)介入治疗

颈动脉内膜切除术的早期及远期结果显示:手术疗效非常理想,但对于合并严重冠心病、既往有放疗病史、高位颈动脉狭窄、不能耐受手术的患者,行 CEA 手术会有明显的副作用,往往影响临床手术疗效,而颈动脉血管成型及支架置入术(CAS)的开展为这类患者提供了一种可选择的治疗方法。

经皮颈动脉腔内成型术(PTA)最初是用来治疗颈动脉肌纤维发育不良。从 19 世纪 90年代开始,PTA 治疗动脉硬化性颈动脉狭窄开始陆续报道。但是,PTA 技术治疗颈动脉狭窄的最主要问题是残留狭窄和术中脑卒中,随着脑保护装置及支架的技术进展,使得颈动脉血管成型及支架置入术(CAS)被广泛地应用于临床,现在被认为可以作为 CEA 手术的一个替代方法,尤其是对于高危人群,包括合并严重心肺疾病、颈动脉分叉位置高、既往接受过颈部放射治疗、解剖入路上有困难的患者。

1.目前认可的颈动脉支架的适应证为 ①颈动脉狭窄程度≥70%。②病变表面光滑,无血栓及明显的钙化。③狭窄较局限并呈环形。④无血管外狭窄因素(如肿瘤、瘢痕)。⑤无严重的动脉纤曲。⑥手术难以抵达部位(如颈总动脉近段、颈内动脉颅内段)的狭窄。⑦复发性颈动脉狭窄。⑧高龄、合并严重心、肺疾病不能耐受手术者。

2.颈动脉支架术的血栓保护装置

(1)远端阻塞装置:利用球囊在病变远端阻断血流,防止术中栓子进入颈内动脉造成脑梗死。球囊在充气前直径只有约 0.4mm,当球囊通过病变部位到达远端时,球囊开始充气,手术开始至结束前,球囊近端积累的血液中可能含有很多微小栓子,因此在球囊释放前需将这部分血液吸出,尽量减少血栓流入颈内动脉。它最大的缺点是完全阻断颈内动脉血流,造成一段时间内脑缺血,此外由于血流阻断后,部分含有栓子的血流可能流入侧支血管,从而造成远端器官的栓塞,目前应用较少。

(2)远端滤器装置:目前应用最多的装置,将滤器置于病变部位的远端,在保持动脉血流的同时过滤、捕获栓子。代表产品有 Angioguard,Filter Wire,Neuro Shield,它们均采用带孔薄膜作为滤网。缺点包括,①滤器收缩状态下直径约 1mm,通过病变部位时有可能引起斑块脱落,造成远端栓塞。②直径较小的栓子通过滤网小孔,可以造成终末器官的栓塞。③滤网回收时必须通过支架,某些患者会出现回收困难甚至导丝断裂的情况。

(3)近端阻塞装置:在病变部位近端以球囊阻断动脉前向血流,甚至可通过人工动静脉瘘、动静脉穿刺通路造成颈内动脉血流逆流,以防止颈总动脉栓子进入颈内动脉。代表产品是由 Parodi 等设计的抗栓塞系统(parodi antiembolism system,PAES),它的主要缺点也是阻断颈内动脉引起远端器官缺血。

3.颈动脉支架置入术　在颈动脉支架置入术前,需要首先行全脑动脉造影,了解颅底动脉形态及 wills 环的开放情况,确定狭窄部位后,应用导引支撑导丝将导引导管放置于狭窄近段血管腔内,扩张球囊的直径与长度是根据测量结果选定,原则上先应用小球囊扩张,支架的选择需要兼顾颈总动脉及颈内动脉的直径,如果动脉直径差别大,可选择锥形支架,长度需要全部覆盖动脉病变,目前资料表明:后扩张可以预防术后支架内再狭窄,但增加了术中脑卒中的风险。如果残存狭窄<30%,不建议后扩张。

4.颈动脉支架术的注意事项　在行颈动脉支架置入术前 1 周,口服阿司匹林 100mg/d,硫酸氢氯吡格雷 75mg/d,术中需常规应用抗凝治疗,将 ACT 控制在 250s 以上,术后行阿司匹林 100mg/d、硫酸氢氯吡格雷 75mg/d 双抗半年,终身阿司匹林抗血小板治疗。术中需监测心电、血压、氧饱和度情况,在行球囊扩张时,注意心率变化,必要时给予阿托品调整。

5.颈动脉支架成形术并发症及处理　颈动脉支架成形术后最常见的为低血压,与支架刺激颈动脉窦反射有关,术后早期需监测心电、血压情况,个别患者出现顽固性低血压,可给予补液、多巴胺治疗,出现严重心动过缓的患者可应用阿托品或置入心脏起搏器来治疗;随着脑保护装置的应用,成形术中的栓塞及急性血栓形成比例逐渐降低,对于出现急性血栓形成的患者,可应用导管溶栓、抽吸取栓治疗,如出现明显神经系统症状,则需急诊手术取栓及血运重建治疗;CAS 术后需要准确、长期进行随访,支架内再狭窄是目前介入治疗普遍遇见的问题,对于颈动脉支架内再狭窄的判断目前仍有争议,但再狭窄通常是无症状的,是否干预应视病变发展速度来决定,可以应用球囊扩张/切割球囊、再次支架或 CEA 手术的方式来治疗。

(四)颈动脉狭窄手术与介入治疗的对比

1.颈动脉和椎动脉腔内成型术的研究(carotid artery and vertebral artery transluminal angioplasty study,CAVATAS)　该试验是对比不使用脑保护伞的颈动脉血管成型及支架置入(CAS)与颈动脉内膜切除术(CEA)。共 504 例患者入选,结果在死亡与脑卒中发生率上,两组无显著性差异(支架组:10%,CEA 组:9.9%),但 CEA 组的 9.9%并发症发生率远高于其他 CEA 随机实验的结果,因此,其结论不能被大家所接受。

2. 手术的高危患者采用脑保护伞行颈动脉血管成型及支架置入实验(stenting and angio-plasty with proction in patents at high risk for endartererctomy,SAPPHIRE)　该实验第一次对比了应用脑保护伞的支架置入术与手术结果。334 例患者入选,患者均属颈动脉内膜切除术的高危人群,被随机分为支架治疗与手术治疗。实验终点包括主要并发症(30d 内的死亡、脑卒中,心肌梗死或 1 年内的同侧脑卒中)。入选标准为经超声或造影检查诊断为有症状患者颈动脉狭窄>50%,后无症状患者颈动脉狭窄>80%。结果:1 年内主要并发症在支架组为 12.2%,手术组为 20.1%。脑神经损伤在手术组为 4.9%,而支架组为 0%,而术后再狭窄需再次处理在支架组为 0.6%,手术组为 4.3%。值得一提的是,此结果中主要并发症的差异并不是在死亡或脑卒中之间,而是在手术组出现了大量的心肌梗死发生率,而且心肌梗死绝大多数为非 Q 波型心肌梗死。

3. EVA-3S 试验　是法国多中心随机对照研究,对比有症状的颈动脉严重狭窄患者支架术与手术。CEA 组纳入了 259 例患者,CAS 组纳入了 361 例患者,实验终点是 30d 内任何卒中发生或死亡。结果为:30d 卒中或死亡率支架组明显高于手术组(9.6%,3.9%)。而非致命性的脑卒中发生率支架组明显高于手术组(8.8%,2.7%)6 个月脑卒中或死亡发生率支架组明显高于手术组(11.7%,6.1%)。

4. 颈动脉手术与颈动脉支架的对比研究(carotid revascularization endarterectomy versus stenting trial,CREST)　由美国国立卫生院(NIH)资助,对比正常危险因素的患者支架术与手术对比实验,共纳入 2502 例有症状及无症状患者,随机分为颈动脉支架组和颈动脉内膜切除组,首要终点事件为围术期内任何原因导致的卒中、心肌梗死、死亡或 4 年内的同侧脑卒中。随访 4 年,卒中及死亡率在支架组为 6.4%,在手术组为 4.7%(P=0.03),有症状患者 4 年的卒中及死亡率在支架组为 8.0%,在手术组为 6.4%(P=0.14),而无症状者分别为 4.5%和 2.7%(P=0.07)。终点事件在围术期的单独发生率:死亡率在支架组和手术组分别为 0.7%和 0.3%(P=0.18),卒中率分别为 4.1%和 2.3%(P=0.01),心肌梗死发生率分别为 1.1%和 2.3%(P=0.03)。随访 4 年发现同侧卒中率在两组均较低,分别为 2.0%和2.4%(P=0.85)。结论:主要终点事件在支架组和手术组无明显统计学差异,而围术期支架组中脑卒中的概率和手术组中心肌梗死的概率均较高。

颈动脉狭窄的血运重建经历了药物、手术、支架的逐步演变过程,同时也完成了众多的 RCT 对照研究,截至目前,证据仍支持 CEA 在颈动脉狭窄治疗中的绝对地位,CAS 尚没有超越 CEA 的疗效,但对部分高危患者,其成为必不可少的治疗手段。同时也要认识到,药物的进展也在很大程度上降低了脑卒中的发生率,仍需要进行新的关于药物、手术、支架的对比研究,以指导临床。

(热衣汗古丽)

第六节　椎动脉狭窄

一、流行病学

颅外椎动脉硬化狭窄性疾病是一种发作症状不明显,但具有潜在的致残性或致死性危险的疾病。在一般人群中这种疾病的实际发病率没有确切统计,但一些研究者的资料表明,25%～40%的脑血管疾病的患者中存在椎动脉硬化狭窄。尽管椎动脉疾病经常可能有一个症状不明显的病期,但50%的患者最初即表现为单独的卒中发作,26%的患者在短暂性缺血发作后短时间内出现卒中。对于那些有椎基底动脉短暂性缺血发作的患者,椎动脉疾病预示着5年后有22%～35%的卒中发病风险。与椎基底动脉系统卒中相关的致死率是20%～30%,明显高于颈动脉系统卒中的致死率。动脉硬化狭窄可以发生在椎动脉全长的任何部位,但最常见于起始部。

二、病因及分型

(一)病因

动脉粥样硬化是椎动脉狭窄的最常见病因,其他病因包括:大动脉炎、巨细胞性动脉炎、肌纤维发育不良、外力压迫改变以及钝性或锐性损伤等。

(二)分型

Mori 等根据狭窄血管的结构及支架成形术经验将狭窄血管长度和几何形态分为 3 型:A型,狭窄长度<5mm,同心和中等程度偏心;B 型,狭窄长度 5～10mm,极度偏心,中度成角;C型,狭窄长度极度成角(>90°)。

三、椎动脉解剖

近段的颅外椎动脉最常发自于相应部位锁骨下动脉的上后壁,少见情况下,椎动脉起自其他部位,如主动脉弓或颈总动脉。经典的主动脉弓结构上,椎动脉的第一段起始于锁骨下动脉的后上壁并且向上延伸进入 C_6 的横突孔;椎动脉的第二段则从 C_6 延伸到 C_1,通过每一颈椎的横突孔,这一段行程可能非常扭曲,可以造成颅外椎动脉中段或远段腔内支架置入困难。第三段椎动脉与 C_1 呈鹰嘴状并且终止于椎动脉穿入硬脑膜处。第四段和末段是颅内段,从椎动脉进入颅内脑膜室开始到它与对侧椎动脉形成的结合部止,形成了基底动脉。

小脑后下动脉(PICA)通常起始于椎动脉的颅内段,但也可能起自于颅外椎动脉。在大约 7% 的患者中椎动脉在小脑后下动脉有变异的终末支。典型的前脊髓动脉分支也起始于椎动脉的颅内段,并且汇入形成了前脊髓动脉。值得重点注意的是:一些患者的小脑后下动脉缺如,这些患者本该由小脑后下动脉血流灌注区域则由同侧的小脑前下动脉或对侧的小脑后下动脉供应。

典型的椎动脉肌支起源于椎动脉的第二段和第三段,这些分支一般供应颈背部的肌肉系统血循环,通常与甲状颈干或颈外动脉形成交通支,在颈总动脉或椎动脉闭塞情况下,这些血管支在造影时能够被充分显影。认识这些分支的位置以避免在进行导管或导丝操作时穿破血管是非常重要的。需要指出的是,有症状的患者存在颈部肌肉侧支血管预示着可能有更好的临床预后。

四、症状

根据神经系统症状持续的时间,脑缺血被分为 2 大类。①TIA:通常表现为突然发作,持续时间一般 15～20min,但最多不超过 24h。②卒中:定义为任何有症状的脑缺血事件持续时间超过 24h。

椎基底动脉缺血可以由栓塞、血栓形成和低灌注的血流动力学因素引起。将导致患者神经系统症状的原因归类为这些分类中的一种是非常重要的,因为这可以初步确定研究和治疗的目标。栓塞是椎基底动脉缺血最常见的病因,表现为突发而明显的神经症状发作。栓塞最常影响远侧高流量的血管,椎基底动脉系统栓塞主要涉及大脑后动脉,其远侧分支供应大脑皮质,主要与视觉相关。栓塞性缺血的症状能够快速缓解,尤其是当栓子自发快速溶解时更是如此。

血栓形成所致脑缺血发病一般相对较缓慢,在最明显的神经症状出现之前,呈现时轻时重的病症发作。根据形成血栓的大小,这一进展性发病过程可以从数小时到数天。血栓闭塞性病变通常与动脉硬化斑块导致的局部狭窄或溃疡有关,这些病变使得血小板易于聚集和形成血栓。

当一处重度狭窄或连续几处狭窄导致远端灌注压降低时,就会出现血流低灌注的症状。远端灌注压降低发生在平均动脉压中度减低或狭窄突然加重时,可以导致狭窄水平以远的灌注压突然降低。当维持正常神经功能的血流不足时就会出现神经症状。椎基底动脉供血不足(VBI)这一名词用于描述这种短暂的、椎基底动脉缺血症状,VBI经常是体位性的,与某一常规动作有关,例如颈部伸展或头部在某一特定方向旋转时。这种短暂发作可能有特定的病因,如孤立的动脉硬化或颈椎关节强直等病因导致的颈椎横突孔狭窄。如果持续缺血就可能出现脑梗死。椎基底动脉供血不足也可能由锁骨下动脉窃血综合征引起,该病症中椎动脉开口近段的锁骨下动脉存在重度狭窄或闭塞。当患者活动患病侧上肢时,由于同侧椎动脉血液逆流,锁骨下动脉从后窝"窃"血供应上肢肌肉系统,所以患者表现为椎基底动脉血流动力学低灌注症状。

由于椎基底动脉系统与精细运动控制、平衡、脑神经功能、视觉、力量和意识水平的神经组织有潜在的关系,因此存在一组与椎基底动脉缺血有关的症候群。椎基底动脉系统症状经常与其他系统功能障碍的症状相混淆。椎基底系统缺血的真正特点是多种症状的同时表现,最常见的是眩晕和视力障碍。间断发作的口周麻木或感觉异常也是椎基底系统缺血的特殊征象。其他的相关症状包括共济失调、构音障碍、晕厥、头痛、恶心、呕吐、耳鸣、双侧运动或感觉不适以及脑神经功能障碍。脑神经功能障碍能够导致面瘫、吞咽困难、误吸、构音困难、复视、眼球震颤、面部感觉麻木或斜颈。

五、影像学检查

彩色多普勒超声:双功超声能够提供清晰的二维超声图像,同时也能提供血流动力学信息,可以确定椎动脉有无闭塞性病变以及病变的部位和严重程度。

1. CT CT血管造影术用于确定椎动脉硬化闭塞症的狭窄部位和严重程度。研究表明,CT对闭塞性病变诊断的敏感性和特异性较高,而对狭窄病变诊断的准确性略低。CT血管成像(CTA)可使闭塞部位远端的血管显影,且影像可以自由旋转,有助于特殊病变的诊断。与磁共振血管造影术(MRA)比较,CTA的操作时间短,分辨率高。金属夹、支架和人造装置不会产生明显的伪像,安装起搏器和除颤器的患者也可以行CTA检查。其不足在于存在电离辐射和造影剂导致的肾损伤。

2. MR MR血管成像(MRA)是近年发展起来的外周血管疾病诊断方法,其对于确定动脉狭窄的部位和严重程度很有帮助。荟萃分析表明,对于血管直径狭窄>50%,MRA的敏感性和特异性为 90%～100%。最近的研究认为 MRA 的准确性为 91%～97%。钆增强 MRA 的准确性更高。MRA 的不足之处：由于湍流的影响，MRA 倾向于过高估计血管狭窄的程度；受侧支血管反向血流的影响，MRA 会过高估计血管闭塞的程度；此外金属夹可产生与血管闭塞相似伪影；钆增强 MRA 偶尔可引起高肌酐患者的肾毒性损伤。

3. 数字减影血管造影技术（DSA） DSA 是血管成像中常用的技术，避免了血管和组织的重叠，单独显示血管结构，可清晰显示病变部位和正常血管。另外多角度的 DSA 检查能够全面了解动脉，以指导治疗方案的制订。缺点是有创检查，设备、技术要求较高；图像放大率会带来误差以及造影过程可能导致血栓脱落。

六、治疗

颅外椎动脉硬化狭窄性疾病的治疗包括：内科治疗、开放性手术或血管腔内治疗。

1. 内科治疗 包括阿司匹林、华法林、氯吡格雷或其他的抗凝药物，对减少椎动脉狭窄患者的卒中风险有一定的益处。Wityk 等在 2003 年对 102 例椎动脉病变的患者进行了 15 个月的随访研究，尽管使用了大剂量的抗血小板药物或华法林治疗，但是仍有 14% 的患者发生卒中。

2. 手术治疗 开放性手术包括椎动脉内膜剥脱术和旁路手术等，一些报道的病例组中有较好的手术成功率，但同时也有较高的非卒中相关并发症，例如 Horner 综合征、淋巴管损伤、椎动脉栓塞和喉神经损伤等。Burger、Morash 和 Kline 的报道中，介绍了近 14 年进行的因近端椎动脉病变行远端椎动脉重建的病例，共 100 例。以大隐静脉或自体动脉为移植物，做颈外、颈内或颈总动脉至枕骨大孔或 $C_{1\sim2}$ 水平处的颅底椎动脉转流术。这种手术方式的失败率为 28%，4 例发生急性卒中致围术期死亡，20 例发生迟发卒中。在法国的一项大规模外科组研究中，同样出现了高失败率和并发症发生率。在他们的报道中，28 例发生致死性卒中，5 例非致死性卒中，7 例术后死亡，术后桥血管闭塞的发生率为 7%。

3. 血管腔内治疗 1986 年 Higashida 首先报道了椎动脉及锁骨下动脉狭窄的经皮血管成形术，并在其后的文献中推荐使用支架置入来降低再狭窄发生率。随着介入技术和材料的不断改进，目前椎动脉支架置入术已被临床医生认可，来自 Barrow 神经病学学院的 Cameron McDougall 报道了 33 例椎动脉狭窄行支架置入术的患者，男 24 例，女 9 例。无死亡患者，并发症发生率低于 1%。然而经过 6 个月的随访发现支架内再狭窄的发生率为 43%，但只有 1/3 再狭窄的患者有症状。

七、介入治疗的围术期处理

1. 术前 在介入治疗前，对病变部位影像的测量、分析动脉狭窄与患者症状的相关性、治疗的风险效益比以及治疗效果的评估等方面尤为重要。因此在治疗期间需要多科室的通力合作，包括神经内科、放射影像、麻醉科等。术前准备方面，目前经验认为操作前 3～4d 应用抗血小板药物对减少亚急性支架内血栓形成是非常重要的，这种血栓形成可能是由血管成形或支架置入时内皮损伤或斑块破裂所引发。建议患者术前口服阿司匹林（300mg，每日 1 次）和氯吡格雷（75mg，每日 1 次），并且至少在介入手术前 3～4d 开始应用。对于高龄或既往有胃溃疡病史的患者加用胃黏膜保护药或抗酸药，以防止应激性溃疡发生。

2. 术中 有文献报道部分股动脉入路不良的病例采用经桡动脉入路，取得了满意的效果。鉴于经桡动脉入路良好的舒适度以及较低的并发症，愈来愈多的介入治疗选择该途径。但目前在椎动脉介入治疗中仍未成为常规入路。以后随着技术改进及器械小型化，该入路或许会成为椎动脉介入治疗的良好选择。

对于麻醉方式的选择，目前存在一些不同看法。一些研究中心推荐在全身麻醉下进行介入操作，以减少操作时患者的活动。局部麻醉下操作的优势在于，可以在整个操作过程中通过与患者交流随时进行神经系统监测，以期避免或快速发现并发症。

如条件允许，所有病例术中均应行诊断性主动脉弓上及全脑血管造影。动脉通路建立后，在 0.889mm 导丝指引下导入造影导管至主动脉弓。选择合适角度行主动脉弓上造影，整体了解弓上主要分支形态、位置。之后选择合适的投照范围及角度行脑血管造影。如果椎动脉起始段同锁骨下动脉影像重叠，可以行头位成角度造影。确定病变血管后，以多功能导管选择进入病变侧锁骨下动脉，于椎动脉开口近端造影。多角度成像后对椎动脉起始部详细评估，包括了解椎动脉形态、精确测量狭窄率及病变长度，同时确定选择支架的型号及是否行预扩张。决定行干预性治疗后，引入导引导管或长鞘至椎动脉开口附近。导引导管和长鞘可以提供更好的稳定性，并同时保护操作经路的血管壁以及支架输送装置。为防止导引导管和长鞘内血栓形成，并在操作过程中脱落造成远端栓塞，可常规经该管路持续泵入肝素盐水。随后将 0.0356mm 导丝在适当塑型后通过狭窄部位到达椎动脉远端，导丝放置的位置足够远是非常重要的，这样可以使它更稳定以及提供更大的支撑力，避免在操作中脱出。但在整个操作过程中，导丝的尖端应该在视野范围内，以避免血管穿破的危险。导丝及支架输送系统在通过狭窄部位时，操作应尽可能地缓慢轻柔，避免其快速前跳造成副损伤。

对于在施行椎动脉支架置入术过程中，是否应用远端保护装置，目前仍有争议。导丝及支架输送系统对病变部位的损伤所造成的碎屑脱落，无疑是一种风险。因此有学者探索在椎动脉成形和支架置入过程中应用远端保护装置。远端保护装置在颈动脉介入治疗中的作用已得到认可，其使用原因包括①治疗过程中有造成斑块破裂、脱落，诱发血栓形成的潜在风险。②介入治疗术中行经颅多普勒监测，10%～20%的病例能观察到栓子脱落。③在回收的远端保护装置中行组织学检查，约 30%发现碎屑成分。在其使用效果方面，Kastrup 等回顾了 1990 年 1 月至 2002 年 6 月施行颈动脉支架置入术的相关文献，发现 30d 内发生卒中或神经源性死亡的发生率在使用保护装置组为 1.8%，未使用保护装置组为 5.5%。目前尚无关于在椎动脉介入治疗过程中使用保护装置的大规模报道，但鉴于椎动脉不同于颈动脉的特殊解剖形态，部分学者对其应用在椎动脉治疗中仍抱慎重态度。此外远端保护装置尚存在一些缺点：滤膜堵塞可造成血流中断及颅内缺血；小于滤膜孔径的碎屑颗粒仍能通过；通过狭窄处时可造成栓子脱落；需要保持位置稳定，其移动可引起血管内皮损伤及血管痉挛。因椎动脉口径较细，推入远端保护装置进入椎动脉会有潜在困难。而且保护装置撤除困难的可能性也必须考虑到，包括如果椎动脉起始部在放置支架后有不正常的成角弯曲时保护装置如何被收回等。有学者报道探索性治疗 3 例患者，其中 2 例在回收保护装置时遇到困难。

对于狭窄程度较高或椎动脉残余管腔较细的病变，预计支架输送系统通过困难，应该进行支架放置前的预扩张。考虑到预扩张亦存在有造成斑块及血栓脱落的风险，因此应该以能够达到改善支架输送条件为度，避免反复及过度扩张。扩张球囊的长度应该覆盖超过整个病变长度，同时球囊的直径应该小于相应椎动脉病变远端血管的直径，以减少局部夹层形成可能。本组选用直径 2～3mm 球囊，在持续造影剂显示下缓慢扩张，扩张压力维持在 6～8atm

(1atm＝101.325kPa),通常持续扩张＜10s,以减少椎动脉完全阻断的时间。

支架选择(自膨式或球扩式)要根据病变的解剖关系或进入动脉的路径决定。椎动脉起始部周围有较发达的肌肉系统,因而和其他的开口部病变一样有较高的再狭窄发生率。另外引起狭窄病变的斑块通常位于锁骨下动脉的管腔壁上,这样斑块的力量就可能很大,所以治疗椎动脉起始部病变理想的支架应该有较高的外部径向支撑力。由于病变通常较局限,所以支架的准确放置是非常重要的,必须使支架缩短的可能性降到最低。目前球扩式冠状动脉支架是比较理想的,因为它有最佳的综合上述的优点,如高的外部径向支撑力、缩短程度小、轮廓较细以及合适的直径。自膨式支架用于直径较大的椎动脉(＞5.5mm),因为球扩式支架是通过0.0356mm导丝放置的,做成较大的尺寸的球扩式支架较少。选择支架的直径与病变椎动脉远端直径相当,并且长度大于相应的病变区。

支架的直径应该与病变椎动脉远端直径相当,并且长度应大于相应的病变区。对于椎动脉起始部病变,在支架未释放时,支架近端应该定位于锁骨下动脉管腔内2～3mm,支架其余部分应该覆盖病变并且超过病变3～5mm。对伸入锁骨下动脉的支架部分进行扩张是必要的,因为一般也对导致椎动脉开口病变的锁骨下动脉内斑块进行治疗。如果部分支架未能伸入锁骨下动脉管腔内,那么再狭窄的可能性就会增加。支架必须定位于其近端能在锁骨下动脉管腔内打开后有相对正常直径的位置,以防止增加再狭窄的机会。然后在连续透视监视下慢慢释放支架,避免由于释放过快导致支架放置出错。

支架放置后应慎用球囊后扩张,因其有可能使支架的金属网眼对斑块形成切割作用,导致小斑块脱落或造成夹层形成。经导引导管或长鞘造影,如果残余狭窄率＜30％,支架形态尚可,不建议反复扩张;残余狭窄率＞30％或锁骨下动脉内支架形态不佳,形成漏斗状,建议应用较小球囊后扩张。如果需要,支架后再次血管成形所用的球囊要与支架远端血管直径相当,但必须强调的是不建议过度扩张球囊,因为增加了血管破裂或夹层的风险。另外强力过度扩张还可能增加导致栓塞的斑块物质被驱赶向远端血管的可能性。裸露的支架条柱也可能使再次血管成形所用的球囊通过支架发生困难。

3.术后　完成操作后,停止应用肝素。由于残留的抗凝作用,建议应用经皮动脉闭合装置闭合动脉穿刺孔。术后患者一般在ICU密切监护大约24h,阿司匹林可以不限期地连续应用,氯吡格雷术后至少连续应用1个月。

八、随访

1.短期围术期治疗效果　操作的短期目标包括没有神经系统和动脉入路相关并发症的技术成功(支架后血管造影显示残余狭窄＜50％),还有解决了患者症状的临床效果。Charstain等报道椎动脉血管成形和支架置入的技术成功率是98％(55例中成功54例),没有围术期并发症发生。技术成功定义为正确放置支架,使狭窄减少到50％以下。Albuquerque等报道椎动脉起始部狭窄血管成形和支架置入的技术成功率是97％(33例中成功32例),唯一的一例技术失败则与支架过早释放有关。就并发症而言,一例出现了无症状的、不影响血流的椎动脉夹层。一例死于不相关的中枢神经系统事件(非操作血管供应区的卒中)。另一例患者放置椎动脉支架是为了打开通路治疗基底动脉血栓,但是患者最终死于脑干梗死。有症状的椎动脉或颅内动脉动脉硬化病变支架置入(SSYLVIA)临床研究显示,技术成功率(残余狭窄＜50％)为97％(18例中的17例),没有围术期的神经系统事件发生。

2.长期结果　与椎动脉血管成形和支架置入术后患者长期随访相关的中心内容是：支架内再狭窄的发生率以及椎基底动脉缺血的症状还是否存在。选择患者进行治疗的标准以及术后监测的持续时间和方法都会对结果的解释有影响，因此当组间患者进行比较时，必须把上述每1个因素都要考虑在内。

Charstain等报道的一系列患者在术后6个月进行了随访的血管造影。49例中的44例随访血管造影报告了10%的血管发生了程度>50%的再狭窄。本研究中临床随访的平均时间是25个月。在这段时间内，只有2个患者有神经系统症状；一例是TIAs，该患者随后再次行支架置入，另一例是支架置入术后2个月发生卒中。

Albuquerque等报道的一系列患者，33例中有30例进行了随访的血管造影，平均随访时间是16.2个月。13例（43%）发生了再狭窄（直径狭窄>50%）。21例有眩晕症状的TIAs患者中，术后有6例症状完全消失，12例发作显著减少，3例症状无变化。再狭窄和症状复发没有相关性。对明显再狭窄（狭窄>50%）的患者再次进行了血管成形术。

有症状的椎动脉或颅内动脉动脉硬化病变支架置入（SSYLVIA）试验中，18例接受了治疗的颅外椎动脉狭窄患者中有14例在术后6个月进行了随访血管造影。这14个患者中，有6例（43%）显示了支架再狭窄的证据，这些再发病变中一半是血管完全闭塞。18例中的2例（11%）发生了已经治疗过的颅外椎动脉血管分支区域的卒中，这2例都有血管造影再狭窄的证据。对侧椎动脉有病变或其他头臂动脉血管分支有病变的患者，可能更经常存在伴有症状的长期病程。另外，Albuquerque等报道的病例组随访时间更长，这可能是本组患者再狭窄率高的原因。颅外椎动脉血管成形和支架置入的长期治疗结果表明其再狭窄的发生率比颈动脉支架术后再狭窄发生率更高，但椎动脉的再发病变大多数无症状。

九、展望

椎动脉硬化闭塞性疾病治疗方法的进展必须遵循安全、有效（症状缓解或避免了卒中）、持久的原则。就椎动脉成形和支架置入而言，治疗进展的下一阶段可能是药物洗脱支架的应用。在冠状动脉病变中，这些支架的应用已经显示能够减少再狭窄的发生。这一发现对糖尿病患者尤其重要，因为与非糖尿病患者相比，糖尿病能够增加支架内狭窄的风险性。随着对内膜增生和支架诱导再狭窄生物学的更深入研究以及随着材料科学的进展，生物可吸收材料治疗动脉硬化闭塞性疾病或许成为可能。生物可吸收材料在中膜和动脉壁重塑过程中能够帮助再血管化和预防再狭窄，它们最终被降解为可吸收的片断。在支架替代研究方面，例如低温成形术，或许在将来能为难治性复发狭窄闭塞的治疗带来希望。

目前，进展中的各种治疗方法主要是针对本病在生物学、血流动力学和结构紊乱方面的因素，能够使临床医生帮助患者度过急性期和亚急性期，并且获得了好的治疗效果。但是有几种因素使这些患者在治疗后易于复发，但这种复发经常是无症状的。将来，在这种血管疾病的研究领域，是否能够把握住降低再狭窄风险的这一关键点还有待进一步证实。

（热衣汗古丽）

第七节　肠系膜上动脉供血不全

一、肠系膜上动脉解剖

肠系膜上动脉(superior mesenteric artery,SMA)是腹主动脉的重要分支,在腹腔干稍下方起自腹主动脉前壁,经胰头与胰体交界处后方下行,越过十二指肠水平段前面进入小肠系膜根部。其主要分支为胰十二指肠下动脉、空回肠动脉、回结肠动脉、右结肠动脉及中结肠动脉。供血范围主要包括胰腺、十二指肠、空肠、回肠及升结肠、横结肠。在空回肠部分,小肠系膜内各条动脉分支相互吻合成动脉弓,弓的分支可一再分支并吻合形成多级动脉弓的血管网。

研究表明,肠系膜上动脉狭窄闭塞的发生并不少见,其中以肠系膜上动脉开口部位粥样硬化斑块和夹层形成最常见。一组尸检结果发现,肠系膜上动脉狭窄或闭塞的发生率为6%～10%;另有报道超声检查发现腹腔干、肠系膜上动脉或二者均存在明显狭窄的发生率达14%～24%。肠系膜上动脉狭窄的发生率较高,但具有典型慢性肠缺血临床症状的患者并不多见,原因在于腹腔干、肠系膜上动脉和肠系膜下动脉三支主要肠道供血动脉之间存在着丰富的侧支循环。以往认为3支动脉中至少要存在2支以上血管的阻塞,才会有症状出现。然而,临床上发现因单一动脉特别是肠系膜上动脉的闭塞而导致肠缺血的情况并不罕见;而另外2支血管单独闭塞却很少引发肠道缺血症状,表明解决肠系膜上动脉闭塞是极为重要的。

二、发病原因

肠系膜上动脉供血不全是由于各种因素导致的肠系膜动脉供血障碍引起的肠壁缺血乃至坏死以及肠管运动功能障碍的一系列症候群,多见于年老、伴有心血管疾病(如冠状动脉心肺病、心律失常)、糖尿病等的患者。本病临床上较少见,但近年随着人口老龄化的加剧,人均寿命延长、诊断技术的进展等因素,肠系膜动脉供血不全相关疾病的发病率及检出率逐年增多。

三、急性肠系膜上动脉栓塞

1.发病机制　由于血栓栓子脱落,栓塞于肠系膜上动脉,引起肠系膜上动脉供血区的肠管发生急性缺血,甚至坏死。血栓多来源于心血管系统病变,如风心病二尖瓣狭窄、心房纤颤、急性细菌性心内膜炎、心肌梗死、心房黏液瘤、腹主动脉瘤等,或者心脏内置入移植物手术,如心脏起搏器等而未及时足量抗凝治疗所致。

2.临床表现　起病急骤,突发右上腹或脐部剧烈痉挛性、阵发性腹痛,伴腹胀、恶心、呕吐。查体无明显腹膜刺激征象。初期腹痛症状与体征不符合,腹痛剧烈而腹部体征轻微。进而肠鸣音减弱或消失,出现麻痹性肠梗阻;部分病例呕吐物呈血性,或排出血样便;数小时后如发生肠坏死,可出现腹膜刺激症状,有明显压痛和腹肌紧张,肠鸣音消失,患者可出现全身中毒症状。

3.诊断与鉴别诊断　心血管患者,突然出现上腹和(或)脐周剧烈疼痛,结合心脏和主动脉的检查以及曾有四肢或脑梗死史者,应考虑本病。腹部血管超声(通过有经验的超声科医生)、腹部增强 CT 有助于及时确诊,必要时可急诊行腹主动脉造影。

本病应与急性肠系膜上动脉夹层、肠扭转、粘连性肠梗阻、绞窄性腹外疝、急性胰腺炎等相鉴别。

4. 术前准备 对急性肠系膜上动脉栓塞诊断明确的患者,如症状明显,无明显手术禁忌证,能够耐受手术,应当机立断,尽早手术取栓,以免延误病情,造成大面积肠坏死,则死亡率大大增加,即使存活下来,也可能出现短肠综合征等并发症,难以长期存活,或终身依赖肠外营养。

术前及时补足血容量,纠正血液浓缩状态,积极纠正存在的酸中毒及电解质紊乱,选用合适的抗生素及留置胃管等。

术前即刻予以低分子量肝素皮下注射抗凝治疗,有助于防止及控制新生血栓形成,减轻肠缺血进一步加重,同时应注意监测各项凝血指标和血小板计数,以防继发出血。

术前除准备合适的取栓导管外,应准备好人工血管,做好血管转流的准备,以免术中发现和术前诊断不符,或取栓失败,造成措手不及。

5. 治疗

(1)手术取栓:一旦确诊,应紧急剖腹探查,以取栓导管将肠系膜上动脉内的栓子取出,注意取栓手法,尽量取净栓子,同时勿损伤动脉内膜(图 15-7);术中如发现肠管坏死,则同时行肠管切除术;术中注意静脉肝素化,取栓后,向远侧动脉内注入尿激酶溶液,有助于溶解难以取出的小血栓栓子,提高治疗效果。抗凝、扩血管等内科药物治疗自术前及等待手术过程中即应开始;同时应积极治疗造成栓塞的原发病,对于心房纤颤或心脏内置入移植物手术患者,尤其注意持续、足量抗凝治疗,有时抗凝需持续终生,以防再发栓塞。

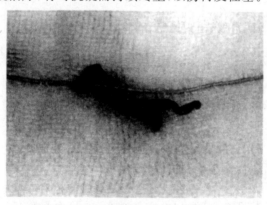

图 15-7 54 岁女性患者,突发腹痛、肠梗阻,既往心房颤动,并有脑梗死、下肢动脉栓塞史,行剖腹探查,自肠系膜上动脉取出分叉型血栓栓子,术后第 2d 肠梗阻症状消失

(2)血管腔内介入治疗:近年来,一些介入治疗中心采用导管内血栓抽吸及溶栓方法,取得了一定的治疗效果,因其不用开腹,损伤小,对年老体弱的患者获益较大。但选择的患者限于未出现明显腹膜刺激症状者,且效果不佳时应果断采取手术取栓,以免延误病情造成大范围肠坏死,出现短肠综合征乃至危及生命的严重后果。

6. 术后处理 至关重要,需要严密细致的监测和观察腹部症状和体征,特别是进行肠切除后消化道重建手术的患者,应密切观察,若体温持续在 38℃ 以上,心率每分钟>100 次,全身不适、腹胀、腹部压痛、胃肠道功能迟迟不恢复,应警惕肠瘘可能,以免延误病情,出现腹膜炎、腹腔脓肿,脓毒症和败血症,最后导致多器官衰竭而死亡。若出现肠瘘,可经瘘口在其远端肠襻内置管进行肠内营养,或进行全胃肠外营养支持治疗,同时维持水、电解质平衡并纠正酸中毒,联合应用抗生素等。取栓术后仍需进行正确的抗凝及抗血小板治疗,并防止手术后再栓塞及动脉血栓形成。另外针对栓子来源积极治疗,如心房颤动可通过药物及射频消融术治疗,心房黏液瘤可通过手术切除等。

7.预后 本病预后和栓子的大小,治疗时机有关。若治疗不及时,往往出现大面积肠坏死,死亡率很高,患者多死于感染性休克、多器官功能衰竭、肠瘘或短肠综合征,因此早期明确诊断与及时、有效的治疗是抢救成功的关键。

四、急性肠系膜上动脉血栓形成

1.发病机制 多见于有动脉粥样硬化病史的老年人。由于腹主动脉粥样硬化而蔓延至肠系膜上动脉开口端,引起部分狭窄,血流减少,血流速度缓慢,导致突发血栓形成,造成急性肠缺血。

2.临床表现 患者既往多有轻度腹痛病史,有时便秘与腹泻交替,一般有体重减轻。在此基础上突发性腹痛,麻痹性肠梗阻;少数患者初始即有剧烈腹部绞痛,呕吐频繁。随着病程的进展,出现腹胀、肠鸣音减弱或消失,发生肠坏死后可出现腹膜刺激征。

3.诊断 既往多有慢性腹痛病史,发病过程较肠系膜上动脉栓塞相对缓慢,但本病临床上有时很难与栓塞性和非闭塞性患者相鉴别,急诊血管造影有助于诊断和鉴别诊断。

4.治疗

(1)手术治疗:常用血管内膜剥脱或血管旁路术重建肠系膜上动脉血运,围术期及术后注意足量抗凝、抗血小板及扩血管治疗。

(2)血管腔内介入治疗:急诊行动脉造影及导管溶栓对一些病例可收到较好的效果,但一般需行狭窄部球囊扩张及支架置入。

5.术前准备及术后处理 基本同肠系膜上动脉栓塞处理类似。但本病患者多年龄大,常合并有高血压、冠心病、糖尿病等多种慢性病,术前应完善心脏彩超、肺功能、血生化及血气分析等检查,请相关科室会诊,并与麻醉科、外科ICU等充分合作,以利于安全度过手术期及术后恢复。术后需长期抗血小板、降血脂、控制血压及血糖治疗,防止术后肠系膜动脉再狭窄及血栓形成。

五、急性非闭塞性供血障碍

1.发病机制 病因不明确,可能与血容量减少、心排血量降低以及感染、心源性休克有关。由于上述病因而发生或诱发的急性广泛性的肠系膜上动脉痉挛引起肠缺血,而动脉本身并无病变。

2.临床表现 急性剧烈腹痛,伴有呕吐和腹泻,病程发展快,可出现腹胀、肠鸣音减弱或消失,腹膜刺激征等。白细胞数迅速升高,全身反应较重。动脉痉挛轻者,症状较轻。可有反复发作史。腹痛常在饭后加剧,长期进食减少,可有体重明显减轻。

3.诊断 主要依靠腹主动脉造影,应与机械性肠梗阻、胰腺炎等鉴别。

4.治疗

(1)一般治疗:补液,纠正低血容量、低排血量和休克。

(2)血管扩张药:立即静滴血管扩张药,解除痉挛,改善供血,防止肠坏死。常用罂粟碱、前列地尔、妥拉唑啉等。

（3）介入治疗：近年来有部分医疗中心通过肠系膜动脉造影，在病变段肠系膜血管内持续泵入罂粟碱等血管扩张药，获得良好的效果。

（4）手术治疗：多数药物治疗即能缓解，一般不需要手术治疗，但当出现明显的腹膜刺激征，高度怀疑有肠坏死者，则需做剖腹探查，明确是否要切除坏死肠段。

六、慢性肠系膜上动脉狭窄或闭塞

1.发病机制　病因是腹主动脉粥样硬化，在此基础上逐渐出现肠系膜上动脉狭窄乃至闭塞，缺血性肠病的表现。但因病情发展较慢，可有侧支循环建立，能维持部分血液供应。

2.临床表现　多见于55～70岁的中老年人，尤其是有动脉粥样硬化、糖尿病者，女性略多于男性。主要表现为上腹部不适或疼痛，恐食症和体重明显减轻。常有反复发作史，多在餐后15～30min出现上腹部不适或疼痛，逐渐加重，持续1～2h可解除；少数患者有剧烈痉挛性疼痛，向背部放射，这种疼痛是本病的特征。疼痛随着时间的延长而发作次数增多，程度加重。部分患者则因反复发作的麻痹性肠梗阻而就诊。患者因餐后腹痛，恐惧进食，致使进食明显减少和吸收不良，有时体重下降惊人。可有便秘或腹泻症状。约半数的患者在上腹部可闻及收缩期血管杂音。

3.诊断　本病发病率不高，诊断的关键是出现症状后应考虑到本病的可能性。高血压病、心脑、血管动脉硬化性疾病、糖尿病患者，若出现上述表现，应首先排除本病的可能。肠系膜血管造影被公认为诊断肠系膜动脉狭窄或闭塞的金标准（图15-8）；增强CT尤其是血管三维重建技术的广泛应用，大大提高了CT对缺血性肠系膜血管病变的诊断价值，目前腹部CT血管成像（CTA）一般均可准确反映病变的部位和程度（图15-9），而且绝大部分患者均发现在肠系膜上、下动脉之间出现粗大的侧支循环——Riolan动脉，为本病特征性表现，具有诊断意义。腹部核磁血管成像（MRA）与CTA相似，也是良好的诊断方法，且能更好地显示肠缺血病变。

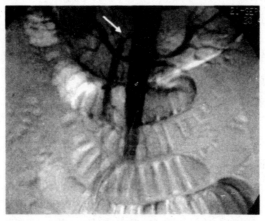

图15-8　一例肠梗阻的患者，肠镜检查诊断为缺血性肠病，行腹主动脉造影显示肠系膜上动脉起始部重度狭窄

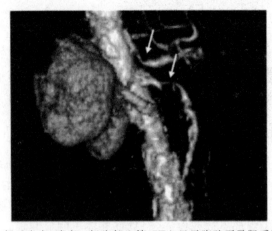

图 15-9 76 岁男性,餐后腹痛、消瘦。行腹部血管 CTA 显示腹腔干及肠系膜上动脉起始部重度狭窄

4. 鉴别诊断 本病缺乏特征性的症状和体征,临床上相对少见,因此易误诊为胆囊炎、上消化道溃疡、胰腺炎等。关键是想到本病的可能性,通过相关检查进行鉴别诊断。

5. 治疗

(1)病因治疗:控制血压,降血脂,降血糖,治疗冠心病,延缓动脉硬化的进展。

(2)内科非手术治疗:包括低分子肝素抗凝,口服阿司匹林及波立维等抗血小板治疗;扩血管治疗,解除动脉痉挛,可以改善肠管血运,缓解疼痛,降低肠坏死的风险。常用血管扩张药有罂粟碱、前列地尔、妥拉唑啉等。另外可作为手术或血管腔内治疗术前及术后的支持辅助治疗。

(3)手术治疗:作为传统经典的治疗方法,适用于重度肠缺血者。最常采用血管转流术,如腹主动脉-肠系膜上动脉转流术或髂动脉-肠系膜上动脉转流术等。对于病变局限者也可采用局部血管内膜剥脱术,肠系膜上动脉管壁较薄,手术操作时注意动作轻柔,防止管壁损伤致吻合后狭窄或血栓形成。须格外注意的是,本病患者一般均为高龄,一般有多种并发疾病,文献报道手术死亡率 6%～9%,其他手术相关并发症发生率 16%～22%,因此外科手术中及术后的风险需仔细权衡。

(4)腔内介入治疗:近年来血管腔内介入治疗技术的迅速发展,为本病的治疗提供新途径。1980 年 Furrer 等首先报道了采用 PTA 方法成功治疗肠系膜动脉狭窄的病例。但由于诊断技术、介入技术及导管和支架材料性能的限制等,其应用并未广泛开展。近年来随着影像学和介入技术的飞速发展,支架结构和材料的改进,支架输送系统的细型化以及介入治疗经验的增多,对于血管腔内技术治疗肠系膜上动脉狭窄持肯定态度的报道不断增多。北京朝阳医院血管外科近年来采用血管腔内技术治疗了 20 余例慢性肠系膜上动脉狭窄或闭塞患者,效果良好。有 5 例在术后 1 周内症状消失,最快者术后当天腹痛消失,第 2d 肠梗阻即解除;大部分患者在术后 3～6 个月内体重恢复至接近正常。与传统的手术方法对比而言,血管腔内介入治疗的技术成功率高,而并发症发生率很低,术后 8h 即可下地活动,术后 2～3d 即可出院,对于高龄且有多种并发疾病的患者,其治疗的安全性较开腹血管重建手术具有更大的优势。

6. 术前准备及术后处理 本病患者多高龄,常合并有高血压、冠心病、糖尿病等多种慢性病,术前应完善心、肺、肾功能、血生化及血气分析等检查,如必须手术,术前应请心内科、呼吸科等会诊,并与麻醉科、外科 ICU 等充分合作,以利于安全度过手术期。手术后及支架介入治疗后需长期口服阿司匹林及氯吡格雷等治疗,同时控制"三高",防止术后肠系膜动脉再狭窄、支架再狭窄及血栓形成。

7. 预后 新近的研究结果表明,肠系膜上动脉支架置入术后其早、中期的临床症状缓解率和血管开通率与外科手术相当,而长期的支架开通率仍低于手术治疗。术后复查随访工作非常重要,出院后每隔 3~6 个月定期复查腹部血管超声,患者应严格戒烟,长期坚持抗动脉硬化治疗。肠系膜上动脉支架置入后发生再狭窄,大多可通过再次介入治疗使支架开通。

(热衣汗古丽)

第八节 腹主动脉瘤

腹主动脉瘤(abdominal aortic aneurysm, AAA)指腹主动脉壁局部的异常扩张和膨大,是一种严重危害人类生命健康的疾病。主要发生于 60 岁以上的老年人,常伴有高血压病和心脏疾病,年轻人偶见。男性发病率较女性高 2~6 倍。Lederle 等研究发现 AAA 以每年2.4%的速度递增。通常以肾动脉平面为界分为肾动脉平面以下的 AAA 和肾动脉平面以上的 AAA,腹主动脉瘤发生后可逐渐增大,最后破裂出血、常导致患者死亡。另一严重危害是动脉瘤附壁血栓在血流的冲击下脱落,堵塞远端肢体造成下肢动脉的急性缺血,起病急、进展快、预后差,常需积极处理。

1804 年 Antonio Scarpa 首次系统论述了其分型与诊断。Dubost 在 1951 年成功进行了腹主动脉瘤切除术,成为动脉瘤外科治疗的重要里程碑,但择期手术有较大风险,即使开腹手术救治成功后,远期死亡率也很高,主要死亡原因是心、脑、血管事件。阿根廷血管外科医生 Parodi 率先报道了支架-人造血管复合体治疗 AAA 后,大大促进了动脉扩张病腔内隔绝术在国际范围内的推广。

一、病因

一般认为 AAA 是遗传学、环境学和生物化学等多种因素相互影响和共同作用的结果,但其发病机制至今尚不清楚。

1. 动脉粥样硬化 动脉粥样硬化被认为是腹主动脉瘤的最常见的病因,常发生于高龄合并动脉粥样硬化者。当动脉发生粥样硬化后,中层弹性纤维断裂,管壁薄弱,不能耐受血流压力而发生局部膨大,张力增高导致动脉扩张,扩张造成张力进一步增高,瘤体迅速膨大,最终成为搏动性肿块。肾动脉开口以下的腹主动脉是粥样硬化最易发生的部位,此区域滋养血管少,内膜增厚纤维化导致血管中层氧和营养物质供应障碍,并常延伸至主动脉分叉处。在膨大的瘤腔内血流缓慢,形成涡流,可产生附壁血栓。

2. 腹主动脉的结构缺陷与主动脉壁结构成分的变化 导致腹主动脉壁力量减弱,是腹主动脉瘤形成必不可少的局部因素,实验证明,当主动脉的弹力蛋白层经破坏降至 40 层以下时,就易形成动脉瘤,其次,腹主动脉的滋养血管较少,当有动脉硬化斑块形成时,依赖血管内弥散血液供氧的内膜,中膜发生营养障碍,坏死,管壁变得薄弱,再次,平滑肌细胞需要在脉冲压震荡力的刺激下合成胶原和弹力蛋白,由于腹主动脉的僵硬度较大,脉冲压对平滑肌细胞刺激的震荡力减少,其合成动力下降,再加上血管发生瘤性扩张后,许多平滑肌细胞被纤维化的结缔组织所代替,使得胶原蛋白和弹力蛋白的合成减少,不利于受损血管壁的修复。

3.免疫、结缔性疾病以及遗传性疾病 免疫性疾病常继发于多发性大动脉炎、巨细胞性动脉炎、系统性红斑狼疮、白塞病等。最多见的结缔组织病造成的是马方综合征(Marfan syndrome)与埃勒斯-当洛斯综合征(Ehlers-Danlos syndrome)。40 岁以下女性破裂性动脉瘤者,多与妊娠相关,可能与激素水平变化引起结缔组织结构变化有关。研究表明 AAA 具有家族遗传的倾向,Johnson 和 Koepsell 报道约有 19.2%在一级亲属中发生,主要为 X 染色体的隐性遗传,以及常染色体显性遗传。弹力蛋白和胶原蛋白的遗传缺陷,直接引起主动脉壁的薄弱,而各种酶的遗传变化,则使动脉壁基质结构蛋白失活和降解增加,其间的整合联合受到破坏,从而间接导致动脉壁的薄弱,如 Marfan 综合征发生的胸腹主动脉瘤。

4.其他因素 如局灶性中膜发育不良、结节性硬化、性腺发育不全、感染等。吸烟、炎症、创伤、高龄、高血压等危险因素对 AAA 的发生和发展起促进作用。

二、病理生理

腹主动脉瘤的发生和发展是诸多引起主动脉壁薄弱和增加其负荷的因子长期相互作用的必然结果,弹力蛋白的降解和失活,可导致腹主动脉瘤的形成,这是成瘤的关键因素,而胶原储备的耗竭则可引起不可逆的、连续的动脉瘤的扩张,导致最后的破裂。吸烟,炎症,创伤,高龄,高血压等危险因素对腹主动脉瘤的发生和发展起到促进作用。动脉瘤破裂后腔内的血凝块,可机化和感染,血凝块脱落可引起远端动脉栓塞。

三、临床表现

根据动脉瘤的部位、大小、类型和患者临床表现有所差异。大多数 AAA 患者缺乏明确症状,偶尔全身症状为首发,往往是在体格检查时偶然发现。

1.腹部搏动性肿块 是 AAA 最常见最重要的体征。常因其他原因或自己无意中偶然发现。典型的腹主动脉瘤是一个具有搏动感的肿块。多数患者自觉心窝部或脐周有搏动感,以仰卧位和夜间尤为突出。可在腹部扪到膨胀性搏动肿物,多位于脐周或脐上方偏左,与心跳节律一致,具有持续性和多方向性,约 50%的患者伴有血管杂音。

2.疼痛 约 1/3 患者表现出疼痛。多位于脐周,两肋部或腰部,可为钝痛、胀痛、刺痛或刀割样疼痛。一般认为疼痛与瘤壁的张力有关,动脉外膜和后腹膜的牵引,压迫邻近的神经所致。慢性腹部或者腰部隐痛或钝痛考虑炎性或感染性的 AAA。突发性剧烈疼痛提示有破裂、感染或瘤内夹层的可能。但持续的剧烈的刀割样疼痛,不因体位变动而缓解,同时伴有低血压或休克时,首先考虑破裂。早期破裂尚未发生休克时及早明确诊断,对于挽救生命十分重要。

3.压迫症状 随着瘤体的不断扩大,可以压迫邻近的器官而引起相应的症状。①肠道压迫症状:由于十二指肠的活动性较小,是 AAA 最常压迫的器官。常表现为腹部饱胀不适,食欲下降,严重者会出现恶心、呕吐、排气排便停止等肠梗阻症状,易误诊为胃肠道疾病,延误诊治。②泌尿系受压迫症状:因解剖关系左侧的输尿管最易受累。瘤体侵犯输尿管时可出现输尿管的梗阻,可出现腰部的胀痛,可向腹股沟区放射,可伴有血尿,肾盂积液,泌尿系结石的发病率随之增高。③胆管压迫症状:表现为肝区的不适和厌油腻食物,严重者可出现周身皮肤黏膜和巩膜的黄染,生物化学检查呈梗阻性黄疸改变,临床上较少见。④压迫下腔静脉,引起下肢回流障碍等一系列症状。

4.栓塞 瘤体血栓一旦发生脱落便成为栓子,栓塞其供血的脏器或肢体而引起与之相应的组织器官急性缺血性症状。栓塞在肠系膜血管,可出现肠缺血,严重者可引起肠坏死。患者出现剧烈的腹痛和血便,继而表现为低血压和休克,以及全腹的腹膜刺激症。一侧或双侧髂内动脉栓塞造成臀部间歇性跛行。栓塞肾动脉,患者表现为剧烈的腰痛和血尿。栓塞下肢时,则出现相应肢体的疼痛,脉搏减弱甚至消失,肢体瘫痪,颜色苍白,以及感觉异常等症状,小动脉瘤常发生下肢主要动脉的栓塞。

四、外科手术治疗

1951 年 Dubost 首次成功进行了 AAA 切除术,开放手术成为治疗"金标准"。随着医学诊疗技术的提高,手术成功率提高,手术方式也得到改进,小刀口、腹膜后路径、内镜下机械手操作取得良好效果,患者基本上享有同年龄人的寿命。

(一)手术适应证

1.瘤体直径>5.5cm 的肾下或肾周腹主动脉瘤患者应行修补术,以消除破裂风险。

2.伴有剧烈的腰腹疼痛,改变体位无明显减轻,考虑动脉瘤急性扩张,同时伴休克和低血压则考虑动脉瘤破裂,须急症手术。

3.远端动脉栓塞者,无论瘤体大小均应手术治疗。

4.并发感染,与下腔静脉或肠管形成内瘘,应紧急手术。

5.因瘤体压迫造成胃肠道症状、泌尿系症状等一系列临床症状,经内科非手术治疗无效且症状持续加重者。

(二)手术禁忌证

1.全身脏器功能衰竭,不能耐受手术者。

2.患恶性肿瘤等其他致命性疾病,预计生存期在 2 年以内者。

3.全身或手术区域有严重感染病灶存在者。

4.瘤体直径较小,且经随访稳定者,也应列为相对禁忌证。

(三)术前准备

1.全面检查评估心、肝、肺、肾、脑等重要脏器的功能,如存在严重的缺血性心脏疾病,需积极内外科治疗;对慢性阻塞性肺病患者应慎重;严重高血压应纠正高血压状态,常规腹部检查了解是否存在需要处理的腹部疾病。

2.必要的影像学检查,如 MRA、CTA、DSA 等检查明确动脉瘤相关情况及参数,瘤体的形态大小、瘤壁的厚度、与周围的关系,特别要注意输尿管的走行、左肾静脉的位置,肾动脉与腹腔瘤囊的关系,是否有髂动脉瘤的存在(图 15－10)。全面评估手术的风险,制订合适的手术方式,备齐适当尺寸或类型的人造血管或血管内支架。

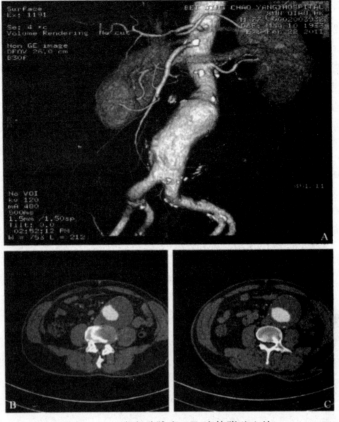

图 15—10 腹主动脉瘤 CT(瘤体附壁血栓)

3.术前备血,术前预防应用广谱抗生素,当 AAA 破裂急症手术时分秒必争,可在纠正或补充血容量的同时进行剖腹探查。

(四)开腹手术要点

腹主动脉瘤手术两种入路:腹部正中切口经腹入路及左侧腹膜外入路。

1.AAA 切除术手术要点

(1)剖腹后暴露腹主动脉,证实诊断,探查腹腔脏器,如发现术前未估计到的病变,对晚期肿瘤和急性感染性疾病,应终止手术。在开腹过程中,应减少干扰动脉瘤,防止内部血栓脱落,造成肢体远端动脉的急性栓塞。

(2)小心应对粘连,减少十二指肠部位的游离,避免损伤肠管及肠系膜的血供。游离腹主动脉上方时注意勿损伤左肾静脉,瘤颈过短结扎左肾静脉时要保留其属支,确保良好的左肾静脉回流,分离左肾静脉时勿伤及肾动脉。

(3)肾动脉下段主动脉多有粥样硬化改变,置钳时松紧适当以免碎裂。注意肾动脉解剖位置变异,可位于左肾静脉水平或稍低,在这个水平阻断主动脉,有可能同时钳闭肾动脉而不被察觉而导致急性肾衰竭。

(4)髂总动脉已形成动脉瘤但未过分叉,髂内外动脉须全部显露,减少在髂总动脉起始部做过多游离,以免损伤并行的静脉;避免损伤紧贴的静脉及盆腔静脉造成大出血。保护越过腹主动脉分叉处的盆腔神经丛,避免导致勃起功能障碍。髂总动脉吻合完毕前,先松开近侧阻断钳排气及血凝块;远侧松钳未见回血,需查明原因恢复血供。注意肠道及内脏血供,髂内动脉重建尤为重要,可以避免盆腔及臀部缺血等并发症。

(5)在动脉瘤阻断之前和人工血管重建完成后,与麻醉师配合,输血补液、提升血压、纠酸扩容和维持血流动力学稳定,以减少各脏器的损害和术中松钳性休克(Declamping Shock)。

2. AAA破裂的手术处理　AAA破裂病死率达80%~100%,紧急止血是关键。术中减少出血,缩短手术时间,维持血容量及血压稳定。切开动脉瘤前尽可能补充全血和晶、胶体。手术成功的关键在于能否及时控制动脉瘤破裂口近端主动脉。常用的止血方法有:经股动脉插管气囊反搏导管,向上到AAA近端,堵塞腹主动脉内腔后再手术处理。胸腹主动脉瘤,可采用经瘤腔内置入球囊导管,控制内脏动脉出血,避免游离内脏动脉引起出血及损伤周围组织。进入腹腔后,在AAA近端用手指等压迫将其推向后面的椎体,然后分离放置主动脉钳。远端出血的控制,可经皮从股动脉插入Fogarty导管阻断双侧髂总动脉。或切开经血管腔内向远端髂总动脉插入Foley尿管。

3. 主动脉－十二指肠瘘的处理　其发生率仅为1%~2%,首先探查瘘的位置,从主动脉裂口阻断主动脉,控制出血,分离动脉瘤体和肠道瘘口,必要时可切除,再行十二指肠修补,最后切除瘤体,主动脉上下吻合口之间放置腹膜或大网膜,避免再形成瘘。

4. 主动脉－下腔静脉瘘　大量主动脉血进入下腔静脉,引起下腔静脉阻塞和心力衰竭,可触及震颤,可闻及瘘造成的杂音。首先阻断主动脉瘤体近远端后,切开瘤体,瘤体内连续缝合瘘口,切除动脉瘤,移植人造血管。

(五)常见并发症及处理

正确术前评估、精细的手术操作和围术期处理,可减少并发症的发生,但仍常出现心、肺功能异常、下肢缺血和MOD等并发症。

1. 心功能异常　是术后死亡最常见的原因,包括心力衰竭、严重心律失常、心绞痛及急性心肌梗死。术前心功能的检查,控制高血压等高危因素至关重要,术中术后严密监测心功能,发现异常及时处理。

2. 肾功能受损　术中仔细操作,避免损伤肾脏血管、输尿管和神经,可减少术后肠粘连、肾盂积水以及男性性功能不全的发生。约5%患者术后发生急性肾衰竭,一旦发生患者需要血液透析。

3. 出血　常发生在主动脉近端的吻合口,术中仔细操作,出现大出血征象应立即剖腹探查,找出原因及时处理。

4. 感染　首先全身使用抗生素以防止感染扩散,手术切除感染的血管和组织,解剖外腋股旁路做血管重建。

5. 移植物血栓形成和闭塞　常与近期血液的高凝状态有关,远期阻塞常与吻合口新内膜增生致狭窄有关,术中、术后抗凝治疗是关键,取栓手术常可恢复正常的血供。主－股动脉旁路术的血管闭塞,取栓不成功,可选用耻骨上股动脉－股动脉转流术。

6. 假性动脉瘤　常发生在切除病变的部位,用短段移植物移植到原先吻合口的稍远侧处,腔内技术利用合适的覆膜支架也可处理该并发症。

五、腔内治疗

腹主动脉瘤腔内隔绝术是将一段恰当口径和长度的支架型人工血管经股动脉导入瘤腔内,固定在腹主动脉和(或)髂总动脉内壁上,从腔内将瘤壁与血流隔绝。具有创伤小、失血少、并发症少、住院时间短、术后恢复快等优点。

（一）适应证

1.肾动脉开口以下、近端瘤颈≥1.5cm 的腹主动脉瘤。

2.远端瘤颈≥1cm 者，可采用直管形或分叉形移植物。

3.瘤体侵及主动脉分叉，远端瘤颈消失者，须采用分叉形移植物。

4.瘤体侵及髂总动脉者，须在分叉形移植物基础上加套延长单支。

（二）禁忌证

1.腹主动脉瘤的位置或形态不适于腔内隔绝者。

2.有严重基础疾病，如无法纠正的心力衰竭、肾功能及凝血功能障碍者。

3.并存恶性肿瘤或其他严重疾病，预期寿命不超过 1 年者。

4.对造影剂过敏或孕妇。

5.肠道血供必须依赖肠系膜下动脉者。

6.径路血管纡曲，输送系统不能通过的，手术难以完成者。

7.有系统或腹股沟区感染者。

（三）操作要点

准确测量 AAA 各项几何学参数，主要是近端瘤颈长度及直径、瘤体长度、近端瘤颈成角、远端髂动脉扭曲程度等，根据这些数据选择合适的腔内移植物对成功修复 AAA 至关重要。

解剖股动脉两端血管吊带悬吊备用，经一侧股动脉穿刺造影观察肾动脉、瘤颈、瘤体、侧支血管，并准确标记定位肾动脉开口、主动脉和髂动脉分叉处。需要注意以下几点：①近肾（瘤颈长度＜1.5cm）腹主动脉瘤不能使用普通移植物，应使用近端带裸支架，这种支架可以固定在肾动脉开口部位或开口以上的动脉壁上而不会阻断肾动脉的血流。②导入动脉狭窄者，可先行球囊扩张，再插入导丝和导管，主—髂动脉成角影响支架放置效果时，可应用球囊扩张狭窄局部。③近端锚定点及远端锚定点的观察：近端瘤颈部的直径和长度，邻近肾动脉的主动脉情况，有无血栓、钙化及走行异常，病变有无累及髂内动脉。④在释放近端移植物过程中，要注意监测肾动脉通畅情况，避免误闭肾动脉。⑤放置分叉形移植物时，要掌握好移植物的三维位置，谨防移植物短臂在转向状态下被释放。⑥两段移植物的对接，必须重叠一节支架（2cm）的长度，防止滑脱造成严重内漏。⑦扩张移植物远侧端时，应掌握好力度，防止动脉破裂。⑧对腹主动脉瘤累及髂动脉，应保证一侧髂内动脉的血供，维持盆腔脏器及臀肌的血供，否则须同时做一侧髂内动脉—髂外动脉转流术。⑨支架完成后行血管造影，必要时行多平面造影，评估动脉瘤被隔绝的情况以及并发症（图 15－11，图 15－12）。

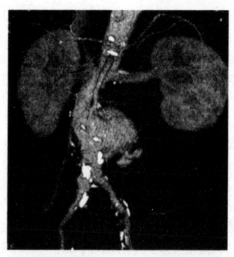

图 15-11　74 岁男性,腹部不适,腹部血管 CTA 显示巨大的腹主动脉假性动脉瘤

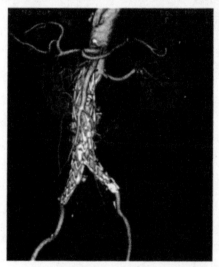

图 15-12　行覆膜支架腔内隔绝术后,动脉瘤消失

(四)术后并发症及处理

1.内漏　是指支架型血管置入后在移植物腔外、被旷置的瘤体及邻近血管腔内出现活动性血流的现象,是腔内治疗最常见的问题。常与腔内血管移植物相关,瘤颈过短(<1cm)常导致近端内漏,主要后果是瘤腔继续增大可能破裂。选择直径适当的移植物和反复球囊扩张是纠正的主要方法。二期通过腔内技术多次球囊扩张,支架置放治疗。

2.移位　是指主动脉支架向动脉远端相对移动的现象,术中发生移位和技术操作有关,可能会造成迟发的内漏以及继发性动脉瘤破裂。常因移植物近端固定不充分、瘤颈进行性扩大、支架缺乏可以固定移植物的装置所致,在术中将锚定点放在显示屏的中央减少视差的影响,可有效防止因移位而发生的内漏。

3.血栓形成及远端动脉栓塞　术中抗凝不充分、瘤腔内血栓脱落、移植物扭曲继发人工血管内支架血栓形成均可导致肢体缺血。在进行手术过程中给予充分抗凝,检测 ACT 调整肝素用量;缩短手术时间;一旦发现血栓形成及时取栓,发生急性血栓形成的患者术后应适当抗凝;血液流出道不畅和血管存在狭窄的患者需立即取栓并辅以其他处理以恢复血供。

4.肠坏死/缺血性肠炎与臀部间歇性跛行　该并发症的出现与腔内治疗后,结肠和臀部血供障碍有关,术中保证一侧髂内动脉通畅可有效预防该并发症的发生。特殊患者术中行肠系膜上动脉造影观察肠系膜上动脉及肠系膜下动脉交通情况和结肠血液供应情况,对已经发生肠坏死的患者应及时行手术切除病变肠道。

5.动脉瘤破裂　介入治疗后发生破裂是一种严重的并发症。应及时就诊,急症行外科手术处理。

6.截瘫　是腹主动脉瘤腔内治疗的灾难性并发症,极少发生,常与脊髓根大动脉的变异有关,术中移植血管覆盖了该血管则有发生截瘫的可能性,另一原因该血管发生了栓塞和急性血栓形成。谨慎操作、积极有效抗凝、可有效避免并发症的发生。

除上述几种并发症外,介入治疗还有移植物感染、腔内治疗后反应综合征、支架移植物堵塞、支架导丝、支架覆盖动脉开口、造影剂肾病等其他并发症。但腔内技术具有恢复快、创伤小、全身并发症少等优点,然而远期疗效尚不明确,仍需进一步的观察研究。

(热衣汗古丽)

第十六章　腹部肿瘤

第一节　胃癌

一、概况

胃癌(gastric cancer,GC)是仍然是世界范围内的常见的恶性肿瘤。在世界许多国家发病率都很高,在日本,胃癌仍旧是男性最常见的肿瘤。全球每年新发胃癌病例为 80 余万例,占所有新发恶性肿瘤的 9%,仅次于肺癌、乳腺癌、结直肠癌后,居第 4 位。每年全世界有 60 余万人因胃癌死亡,胃癌死亡率在全部恶性肿瘤中位居第二。胃癌是我国第三大常见肿瘤(在男性中排在肺癌和肝癌之后,女性中排在肺癌和乳腺癌之后)。中国每年都有较别的国家更多的新发胃癌病例,每年新发病例在 40 万,死亡病例在 16 万以上。虽然目前我国部分地区发病率有下降的趋势,但胃癌的死亡率仍然高居各种恶性肿瘤之首。

胃癌可以发生在任何年龄,好发年龄在 50 岁以上,胃癌的发病率随年龄的增加而上升,一般认为这反映了某些环境因素持续作用的结果。我国胃癌死亡率从 20 岁开始即有一定数量的胃癌病例死亡,随年龄增长,死亡率迅速上升,30 岁后有成倍增长,70 岁为胃癌死亡率的高峰,以后稍有下降趋势。胃癌的平均死亡年龄为 61.62 岁,死于 35~64 岁者占 57.6%。国外报道,胃癌的发病年龄男性 56 岁,女性是 54 岁。我国胃癌的高发年龄较国外稍早,胃癌的检出率随年龄的增长而提高,原因可能和随着机体的衰老患者的免疫功能下降及抑制肿瘤形成的基因突然失活有关。有学者认为年轻患者疾病进程较老年患者为快,因为年轻患者未分化癌的比例高,肿瘤发生转移早,手术切除率低,预后较差。世界各地男性胃癌的发病率和死亡率均高于女性,男女胃癌发病率 1.5:1。WHO 公布的全世界胃癌的年死亡数:男性 48.5万,女性 28 万,男性患者预后较差。我国亦不例外,我国胃癌男女发病率之比约为 2:1,男性发病率较国外高。有文献报道青年胃癌女性发病率高于男性,诸多报道相吻合。青年女性多发胃癌的具体机制不详,性激素可能是其原因之一,许多研究结果表明,雌激素受体与女性胃癌的发病有关。

二、病因学

病因胃癌的确切病因不十分明确,但以下因素与发病有关:

1. 饮食因素　地域环境及饮食生活因素胃癌发病有明显的地域性差别,在我国的西北与东部沿海地区胃癌发病率比南方地区明显为高。长期食用熏烤、盐腌食品的人群中胃远端癌发病率高,与食品中亚硝酸盐、真菌毒素、多环芳烃化合物等致癌物或前致癌物含量高有关;食物中缺乏新鲜蔬菜与水果与发病也有一定关系。吸烟者的胃癌发病危险较不吸烟者高 50%。

2. 幽门螺杆菌(HP)感染　HP 感染也是引发胃癌的主要因素之一。我国胃癌高发区成人 HP 感染率在 60% 以上,比低发区 13%~30% 的 HP 感染率明显要高。幽门螺杆菌能促使硝酸盐转化成亚硝酸盐及亚硝胺而致癌,HP 感染引起胃黏膜慢性炎症加上环境致病因素加速黏膜上皮细胞的过度增殖,导致畸变致癌;幽门螺杆菌的毒性产物 CagA、VaCA 可能具有促癌作用,胃癌患者中抗 CagA 抗体检出率较一般人群明显为高。控制 HP 感染在胃癌防治中的作用已受到高度重视。

3. 癌前病变　癌前病变是指一些使胃癌发病危险性增高的良性胃疾病和病理改变。易发生胃癌的胃疾病包括胃息肉、慢性萎缩性胃炎及胃部分切除后的残胃,这些病变都可能伴有不同程度的慢性炎症过程、胃黏膜肠上皮化生或非典型增生,时间长久有可能转变为癌。胃息肉可分为炎性息肉、增生性息肉和腺瘤,前两者恶变可能性很小,胃腺瘤的癌变率在 10％～20％,直径超过 2cm 时癌变机会加大。癌前病变系指容易发生癌变的胃黏膜病理组织学改变,本身尚不具备恶性特征,是从良性上皮组织转变成癌过程中的交界性病理变化。胃黏膜上皮的异型增生属于癌前病变,根据细胞的异型程度,可分为轻、中、重三度,重度异型增生与分化较好的早期胃癌有时很难区分。

4. 遗传和基因　遗传与分子生物学研究表明,胃癌患者有血缘关系的亲属其胃癌发病率较对照组高 4 倍。许多证据表明胃癌的发生与抑癌基因 p53,APC,DCC 杂合性丢失和突变有关。1％～3％的胃癌和遗传性胃癌易感综合征有关。据估计 25％的常染色体显性遗传型弥漫型易感家族征存在上皮钙黏素突变,这一类胃癌称为遗传型弥漫型胃癌。

三、预防

由于胃癌的病因复杂,患者的体质因素不同,故在胃癌发生的预防和干预上,要提倡“三级”预防。

1. 一级预防　基于对胃癌病因学和流行病学调查因素的研究考虑,首先要加强对群众的有关预防胃癌的科普宣传教育,纠正不良的生活习惯,尤其是不良的饮食习惯,应避免进食粗糙食物,不吃烫食,不过快进食,不吃过咸食物,避免对上消化黏膜的机械损伤;少吃或不吃盐腌食物,不吃霉变食物,少吃烟熏、油炸和烘烤食物,减少致癌物的摄入。一级预防的内容是易看易懂,而不易真正做到,但这些内容对胃癌的预防是至关重要的。

2. 二级预防　即提倡“三早”,早期发现、早期诊断、早期治疗。对胃癌高危人群的监控,如慢性萎缩性胃炎、肠上皮化生、胃溃疡、胃息肉、术后残胃、恶性贫血和 HP 阳性所致的各种胃病等患者,尤其是有胃癌家族史、40 岁以上胃病久治不愈患者,应定期复查,对这些癌前病变者应通过 X 线、纤维胃镜黏膜活检进行监测,一经确诊,尽早争取综合治疗。

3. 三级预防　即要对中晚期胃癌患者加强综合治疗,提高生存率,对晚期病例要减轻患者的痛苦,提高生活质量。

四、病理学

1. 胃癌发生的部位　胃癌可见于胃的任何部位,胃癌好发部位以胃窦部为主,占一半,其次是胃底贲门部约占 1/3,胃大弯和前壁较少。胃癌的大体分型,随病期而不同,将早期胃癌和进展期胃癌分开。

2. 胃癌的大体分型

(1)早期胃癌:即胃癌仅限于黏膜或黏膜下层者,不论病灶大小或有无淋巴结转移,均为早期胃癌。日本内镜学会 1962 年提出此定义,沿用至今。癌灶直径在 10mm 以下称小胃癌,5mm 以下为微小胃癌;癌灶更小仅在胃镜黏膜活检时诊断为癌,但切除后的胃标本虽经全黏膜取材未见癌组织,称"一点癌"。早期胃癌根据病灶形态可分三型:Ⅰ型为隆起型,癌灶突向胃腔;Ⅱ型为浅表型,癌灶比较平坦没有明显的隆起与凹陷;凹陷型为较深的溃疡。Ⅱ型还可以分为三个亚型,即Ⅱa浅表隆起型、Ⅱb浅表平坦型和Ⅱc浅表凹陷型。早期胃癌大多发生在胃的中下部,贲门部少见;总体上,高分化腺癌占 70%,低分化腺癌占 30%。早期胃癌的预后与浸润深度有关,黏膜内癌罕见胃周淋巴结转移,5 年生存率接近 100%;癌灶侵及黏膜下时发生淋巴结转移的占 15%~20%,平均 5 年生存率为 82%~95%。

(2)进展期胃癌:癌组织超出黏膜下层侵入胃壁肌层为中期胃癌;病变达浆膜下层或是超出浆膜向外浸润至邻近脏器或有转移为晚期胃癌。中、晚期胃癌统称进展期胃癌。按国际上采用 Borrmann 分型法分四型:Ⅰ型(结节型):为边界清楚突入胃腔的块状癌灶;Ⅱ型(溃疡局限型):为边界清楚并略隆起的溃疡状癌灶;Ⅲ型(溃疡浸润型):为边界模糊不清的浸润性溃疡状癌灶;Ⅳ型(弥漫浸润型):癌肿沿胃壁各层全周性浸润生长导致边界不清。若全胃受累胃腔缩窄、胃壁僵硬如革囊状,称皮革胃,几乎都是低分化腺癌或印戒细胞癌引起,恶性度极高。

3.胃癌的几种组织学分型 Lanren 分类(1965):①肠型胃癌,分化好、局限性生长,在地域流行的胃癌患者中多见,癌基因累积模式可以解释发病原因。②弥漫型,分化差、细胞间缺乏黏附、呈浸润生长,黏液细胞起源,发病年龄较低。③其他型。JRSGC 分类(1981):①乳头状型。②管状型。③低分化型。④黏液型。⑤印戒细胞型。

WHO 分类(2000):①腺癌,包括肠型和弥散型。②乳头状腺癌。③管状腺癌。④低分化腺癌。⑤黏液腺癌。⑥印戒细胞癌。特殊型癌主要有:腺鳞癌、鳞状细胞癌、小细胞癌、未分化癌等。

4.特殊胃癌的病理概念

(1)早期胃癌:胃癌的原发灶局限于黏膜内及黏膜下层者。①微小胃癌:肿瘤直径小于5nun 的胃癌。②小胃癌:肿瘤直径小于 5.1~10mm 的胃癌。③一点癌:属微小胃癌范围之内,即胃黏膜活检诊断为癌,但在手术切除标本时,虽经全面仔细的病理检查也找不到癌组织时称之为"一点癌"。④残胃早期癌:发生于残胃的早期胃癌。⑤多发早期胃癌:同一胃内同一时间(6 个月),发生两个以上的早期癌灶。

(2)进展期胃癌:是指肿瘤浸润胃壁肌层及以下,占胃癌的绝大多数。

(3)晚期胃癌:是指胃癌已有广泛的浸润和转移,无法进行根治性治疗者。

5.胃癌的扩散与转移

(1)直接浸润:贲门胃底癌易侵及食管下端,胃窦癌可向十二指肠浸润。分化差浸润性生长的胃癌突破浆膜后,易扩散至网膜、结肠、肝、脾、胰腺等邻近器官。当胃癌组织侵及黏膜下层后,可沿组织间隙与淋巴网蔓延,扩展距离可达癌灶外 6cm,向十二指肠浸润常在幽门下3cm 以内。

(2)血行转移:发生在晚期,癌细胞进入门静脉或体循环向身体其他部位播散,形成转移灶。常见转移的器官有肝、肺、胰、骨骼等处,以肝转移为多。

(3)腹膜种植转移:当胃癌组织浸润至浆膜外后,肿瘤细胞脱落并种植在腹膜和脏器浆膜上,形成转移结节。直肠前凹的转移癌,直肠指检可以发现。女性患者胃癌可形成卵巢转移性肿瘤,称 Kmkenberg 瘤。癌细胞腹膜广泛播散时,可出现大量癌性腹水。

(4)淋巴转移:胃癌的主要转移途径,进展期胃癌的淋巴转移率高达 70%左右,早期胃癌也可有淋巴转移。胃癌的淋巴结转移率和癌灶的浸润深度呈正相关。引流胃的区域淋巴结有 16 组(也有增加为 21 组),依据它们距胃的距离,可分为 3 站。第一站为胃旁淋巴结,按照贲门右、贲门左、胃小弯、胃大弯、幽门上、幽门下淋巴结的顺序编为 1~6 组。7~16 组淋巴结原则上按照动脉分支排序分别为胃左动脉旁、肝总动脉旁、腹腔动脉旁、脾门、脾动脉旁、肝十二指肠韧带内、胰后、肠系膜上动脉旁、结肠中动脉旁、腹主动脉旁。胃癌的淋巴结转移通常是循序逐步渐进,但也可发生跳跃式淋巴转移,即第一站无转移而第二站有转移。终末期胃癌可经胸导管向左锁骨上淋巴结转移,或经肝圆韧带转移至脐部。

6.分期　　胃癌的 TNM 分期经多年来不断修改,日趋合理。临床病理分期国际抗癌联盟(UICC)1987 年公布的胃癌 TNM 分期法,分期的病理依据主要是肿瘤浸润深度、淋巴结以及远处转移情况。

T 代表原发肿瘤浸润胃壁的深度。T_1:肿瘤侵及黏膜或黏膜下层。T_2:肿瘤浸润至肌层或浆膜下。T_3:肿瘤穿透浆膜层。T_4:肿瘤直接侵及邻近结构或器官,如侵及食管、胰腺等。

N 表示局部淋巴结的转移情况。

M 则代表肿瘤远处转移的情况。M_0:无远处转移;M_1:有远处转移。

胃癌分期的两个主要系统是由美国癌症联合会(AJCC)和国际抗癌联盟(UICC)联合制定.西方国家多采用这种分期方式,即 AJCC/UICC 分期方法。日本胃癌协会(JGCA)的胃癌日本分期法最为精细,该方法根据肿瘤侵犯的精确解剖学范围尤其是淋巴结分站。这两个分期系统有相情况而制定。两种方法相似之处,都依赖于原发肿瘤的范围、淋巴结受累的范围,以及是否存在远处转移。但是,这两个系统存在一些根本的不同,最明显的区别在于对区域淋巴结扩散的分级。AJCC/UICC 分期系统以转移淋巴结的数目为基础,而日本分期法强调受累淋巴结的解剖位置。

AJCC/UICC 系统是一种纯临床的分期,疾病的分期应该在治疗之前确定出来。但是,对于胃癌来说,手术发现对其分期必不可少,因为只有在手术之后才可以确定出主要的预后因素。美国癌症分期和结局报告联合委员会(AJCC)发表了一个以 TNM 为基础,包含临床、手术及组织学信息的分期系统,它使用胃壁的浸润度(T)、原发病灶附近转移的胃周围淋巴结(N)和是否存在远处转移(M),包括胃周围以外的淋巴结,作为分期的标准。TNM 分期法的第 5 版中(1997 年)对之前的版本进行了多处修改。最大的变化是,与以前使用受累淋巴结的解剖位置进行 N 期的分期不同,在最新的方法中,N 期由最少 15 个淋巴结中转移呈阳性的淋巴结的数目决定(N_1 为 1~6 个,N_2 为 7~15 个,N_3 为>15 个)。

日本分期法:1962 年日本胃癌研究协会发表了胃癌研究规范的第 1 版。分期由浆膜层浸润的范围(S 期),依赖于原发灶位置的受累淋巴结的部位(N 期),以及远处转移的范围和位置(M、H、P 期分别对应远处转移、肝和腹膜疾病)。在其第 12 版中,总体规范将 S 期改为 T 期系统,相当于 UICC 系统的 T 期。JGCA 分期法将所有的区域淋巴结站编上序号,根据原发肿瘤的位置分成 3 层。如此细致的进行淋巴结分级是为了指导手术决定淋巴结清扫的范围和部位,以便根据原发胃癌的位置和浸润的深度将任何有可能受累的淋巴结切除。

尽管在日本和西方的分期系统之间有多次比较,但这些系统有不同的作用,也不是为了起相同的作用而制定的。在 JGCA 分期法中分期系统非常详细,并以解剖为基础,它和手术治疗的指导密不可分,而这正是其根本目标。TNM 系统则主要用于预后的指导,它不包括治疗指导,最近被改为以数目为基础的 N 分期,准确地反映了转移负担以及预后情况。它为组群之间结局的对比提供了简单而可靠的方法。如果获取的淋巴结很少,以数目为基础的淋巴结系统就丧失了对比的价值,还会导致分期移动,在 TNM 和日本系统分期的患者之间进行比较就会变得不充分,因为日本 D2 切除和样本制备的方法可以保证得到较多的淋巴结。由于这两个系统在原则上的不同,了解每个系统的作用对进行胃癌治疗的临床医生非常重要。使用日本系统的外科医生可以用日本和 TNM 系统发表自己的结果,这样有助于结局的对比。但是,两个系统不是可以相互转换的,因此应注意不可以混淆两个系统及其术语。

美国癌症联合会(AJCC)胃癌 TNM 分期(2010 年第七版)

T:原发肿瘤。

T_x:原发肿瘤无法评估(包括资料不全、没有记录等)。

T_0:无原发肿瘤的证据。

T_{is}:原位癌,上皮内癌未浸润固有膜。

T_1:肿瘤浸润至固有膜或黏膜下层。

T_2:肿瘤浸润至肌层或浆膜下层。

T_{2a}:肿瘤侵及肌层。

T_{2b}:肿瘤侵及浆膜下层。

T_3:肿瘤穿透浆膜层,未侵及邻近结构,当肿瘤可能已经穿透肌层,并有胃结肠韧带、肝胃韧带或大小网膜侵犯,但没有穿透这些组织的脏腹膜时,仍分在 T_2 中,如肿瘤穿透这些脏器覆盖的脏腹膜,则为 T_3。

T_4:肿瘤直接侵及邻近结构。胃的邻近结构包括:脾、横结肠、肝、膈肌、胰腺、腹壁、肾上腺、肾、小肠和后腹膜。肿瘤由胃壁延伸到十二指肠或食管,由包括胃在内的浸润最严重处的深度决定 T。

N:局部区域淋巴结。

N_x:区域淋巴结无法评估。

N_0:无区域淋巴结转移;不论切除及检查的淋巴结总数,若所有的淋巴结都没有转移,定位 PN_0。

N_1:有 1~2 个淋巴结转移。

N_2:有 3~6 个淋巴结转移。

N_3:7 个或 7 个以上淋巴结转移。

N_{3a}:7~15 个淋巴结转移。

N_{3b}:16 个或 16 个以上区域淋巴结转移。

M:远处转移。

M_x:无法评估远处转移。

M_0:未发现远处转移。

M_1:有远处转移(包括肝十二指肠韧带、胰腺后、肠系膜根部及腹主动脉旁的淋巴结受累)。

胃癌 TNM 分期见表 16—1。

表 16-1　胃癌 TNM 分期

0 期	T_{is}	N_0	M_0
ⅠA 期	T_1	N_0	M_0
ⅠB 期	T_2	N_0	M_0
	T_1	N_1	M_0
ⅡA 期	T_3	N_0	M_0
	T_2	N_1	M_0
	T_1	N_2	M_0
ⅡB 期	T_{4a}	N_0	M_0
	T_3	N_1	M_0
	T_2	N_2	M_0
	T_1	N_3	M_0
ⅢA 期	T_{4a}	N_1	M_0
	T_3	N_2	M_0
	T_2	N_3	M_0
ⅢB 期	T_{4b}	N_0	M_0
	T_{4b}	N_1	M_0
	T_{4a}	N_2	M_0
	T_3	N_3	M_0
ⅢC 期	T_{4b}	N_2	M_0
	T_{4b}	N_3	M_0
	T_{4a}	N_3	M_0
Ⅳ 期	任何 T	任何 N	M_1

日本癌症学会(JGCA)分期原发肿瘤(T)

T_x:癌浸润深度不明者。

T_1:癌局限于黏膜(M)或黏膜下层(SM)。

T_2:癌浸润越固有肌层(MP)或浆膜下层(SS)。

T_3:癌浸润越过固有肌层,但局限于浆膜下组织(SS)。

T_4:癌浸润达浆膜面或露出,或波及其他脏器。

区域淋巴结(N)

N_x:区域淋巴结转移无法评估。

N_0:区域淋巴结无转移。

N_1:第一站淋巴结有转移,第二、三站淋巴结无转移。

N_2:第二站淋巴结有转移,第三站淋巴结无转移。

N_3:第三站淋巴结有转移。

肝转移(H)

H_0:无肝转移。

H_1:有肝转移。

H_x:不清楚。

腹膜转移(P)

P_0:无腹膜转移。

P_1:有腹膜转移。

P_x:不清楚。

腹腔细胞学(CY)

CY_0:腹腔细胞学良性或无法确定。

CY_1:腹腔细胞学见癌细胞。

CY_x:未做。

其他远处转移(M)

M_0:腹膜、肝、腹腔细胞学无远处转移。

M_1:腹膜、肝、腹腔细胞学无远处转移。

M_x:不清楚。

日本癌症学会(JGCA)分期(表16—2)。

表16—2　日本癌症学会(JGCA)分期

	N_0	N_1	N_2	N_3
T_1	Ⅰ A	Ⅱ A	Ⅱ	Ⅲ A
T_2	Ⅰ B	Ⅱ	Ⅲ A	
T_3	Ⅱ	Ⅲ A	Ⅲ B	
T_4	Ⅲ A	Ⅲ A		
H_1、P_1、CY_1、M_1				

组织学分级(G)

G_x:分级无法评估。

G_1:高分化。

G_2:中分化。

G_3:低分化。

G_4:未分化。

五、诊断与鉴别诊断

1. 症状和体征

(1)症状:早期胃癌多数患者无明显症状,少数人有恶心、呕吐或是类似溃疡病的上消化道症状,无特异性。因此,早期胃癌诊断率低。疼痛与体重减轻是进展期胃癌最常见的临床症状。患者常有较为明确的上消化道症状,如上腹不适、进食后饱胀,随着病情进展上腹疼痛加重,食欲下降、乏力、消瘦,部分患者有恶心、呕吐。另外,根据肿瘤的部位不同,也有其特殊表现。贲门胃底癌可有胸骨后疼痛和进行性吞咽困难;幽门附近的胃癌有幽门梗阻表现;30％的患者因肿瘤破坏血管后可有呕血、黑便等消化道出血症状。腹部持续疼痛常提示肿瘤扩展超出胃壁。大约10％的患者有胃癌扩散的症状和体征,如锁骨上淋巴结肿大、腹水、黄疸、腹部包块、直肠前凹及肿块等。晚期胃癌患者常可出现贫血、消瘦、营养不良甚至恶病质等表现。

(2)体征:早期胃癌腹部检查无阳性体征,故查体对早期诊断没有帮助。

腹部肿块:很多晚期胃癌患者可于上腹部触及肿块,质坚硬,结节状,随呼吸上下移动。可有上腹压痛、饱满或胃区包块,质硬,较固定,表面不平呈结节状。

(3)转移灶:可直接蔓延至邻近的胰腺、肝脏、横结肠;也可经淋巴转移至胃周围淋巴结及远处淋巴结;还可以通过血液循环转移至肝、肺、脑、骨骼、皮肤、卵巢等处,这时可分别在腹部扪及固定不移的肿块;在左锁骨上窝和腋下扪及肿大的淋巴结;或出现腹水、黄疸、肝大、直肠陷凹内肿物。女性患者转移至卵巢,是为 Krukenberg 瘤。

(4)腹水和胸水:腹膜种植可产生腹水,多为血性。晚期胃癌因腹膜和肝脏转移或门静脉被癌肿阻塞而引起腹水。若有胃癌细胞在胸腔内种植转移,可引起胸水。腹水和胸水多为血性,有时可从中找到癌细胞。

(5)梗阻、黄疸:由于胃窦幽门部肿瘤可以使胃腔缩小幽门梗阻,幽门部癌出现梗阻时可见扩张的胃型,有震水音,上腹隆起饱满。胃癌腹腔播散可以形成肠道粘连,形成消化道梗阻;肿瘤侵至胰腺,特别是胰头侵犯及肝十二指肠韧带、胰十二指肠后淋巴结转移压迫胆总管,出现梗阻性黄疸。肝门部的淋巴结肿大和肝转移也可以造成黄疸。

(6)贫血、消瘦、恶病质均为晚期肿瘤的表现。

(7)伴癌综合征(paraneoplasticsyndrome)是指恶性肿瘤除转移外所产生的一些外周表现。胃癌也常有各种伴癌综合征,据报道,伴癌综合征的发生率占住院各种恶性肿瘤的 20%。有时,在胃癌确诊之前已有一些外周表现,其程度甚至较胃癌病灶所致的更为严重。

胃癌的伴癌综合征主要表现于下列五方面:

(1)内分泌与代谢:可出现女性型乳房等。

(2)血液及血管:胃癌除造成贫血外,尚可伴发获得性溶血性贫血、类白血病反应等。

(3)肾脏:可伴发膜性肾小球肾炎,而膜性肾小球肾炎都是以肾病综合征为主要表现,在肿瘤切除后可以完全消失。

(4)皮肤:恶性黑棘皮病(acanthosis nigricans maligna,ANM)大多数伴有内脏恶性肿瘤,常见于腺癌。两者可以几乎同时或先后出现,ANM 甚至可先于癌肿出现达。

(5)神经:胃癌伴癌综合征最常见的神经系统症状是混合性感觉运动周围神经病。

2.检查方法 通过 X 线钡餐检查和纤维胃镜加活组织检查,诊断胃癌已不再困难。由于早期胃癌无特异性症状,患者的就诊率低,加上缺乏有效便利的普查筛选手段,目前国内早期胃癌占胃癌住院患者的比例还不到 10%。为提高早期胃癌诊断率,对有胃癌家族史或原有胃病史的人群定期检查,如胃酸减少或胃酸缺乏、萎缩性胃炎、胃溃疡、胃息肉等应做定期系统随诊检查,早期积极治疗。对 40 岁以上有上消化道症状而无胆道疾病者;原因不明的消化道慢性失血者;短期内体重明显减轻,食欲不振者应作胃的相关检查,以防漏诊胃癌。目前临床上用于诊断胃癌的检查主要有以下四种。X 线胃肠造影技术、纤维胃镜和胃液细胞学检查是三项关键手段。

(1)X 线钡餐检查数字化 X 线胃肠造影技术的应用,使得影像分辨率和清晰度大为提高,目前仍为诊断胃癌的常用方法。常采用气钡双重造影,通过黏膜相和充盈相的观察作出诊断。早期胃癌的主要改变为黏膜相异常,进展期胃癌的形态与胃癌大体分型基本一致。

(2)纤维胃镜检查直接观察胃黏膜病变的部位和范围,并可获取病变组织作病理学检查,是诊断胃癌的最有效方法,为提高诊断率,对可疑病变组织活检不应少于 4 处。内镜下刚果红、亚甲蓝活体染色技术,可显著提高小胃癌和微小胃癌的检出率。采用带超声探头的纤维胃镜,对病变区域进行超声探测成像,有助于了解肿瘤浸润深度以及周围脏器和淋巴结有无侵犯和转移。

(3)胃脱落细胞检查,应用单抗对癌性胸水、腹水进行免疫荧光或免疫酶标细胞学检查,可以大大提高癌细胞检出率,达89.4%。目前临床取材方法有以下几种。①一般冲洗:检查前1d晚饭进流汁食,当天早晨禁食,下胃管抽空胃液,再用生理盐水反复冲洗,并让患者更换体位,最后收集冲洗液。将冲洗液离心后,取沉淀物涂片、染色、镜检。②直视下冲洗法:用纤维胃镜在直视下对可疑病变进行冲洗,再用导管吸出冲洗液进行检查。③刷拭法:在纤维胃镜直视下,对可疑病变用尼龙细胞刷来回摩擦后取出涂片镜检。在刷片细胞学标本中,正常胃表面上皮细胞成丛状排列,细胞丛规则,伴有蜂窝状表现,单个细胞核呈圆形、染色质分布均匀。癌细胞通常单个或不规则小团块分布,细胞大、核扭曲深染,含有多个或巨大核仁。④印片法:纤维胃镜直视下活检,取出胃黏膜组织在玻片上涂片镜检。胃脱落细胞学检查是诊断胃癌的一种比较好的方法,操作简单,阳性率高、痛苦少。患者易于接受。但它不能确定病变的部位,所以应与X线,胃镜等检查相结合应用。

(4)腹部超声在胃癌诊断中,腹部超声主要用于观察胃的邻近脏器(特别是肝、胰)受浸润及淋巴结转移的情况。

(5)腹部CT检查,早期胃癌常规CT难以显示,主要依靠气钡双重对比造影及纤维内镜,CT可显示胃壁的多层结构和黏膜层破坏,进展期胃癌表现为:①胃壁增厚,但胃壁增厚并非胃癌特有表现,需与胃淋巴瘤,慢性肥厚性胃炎等作鉴别诊断。②胃腔内肿块,其形态不规则,表面不光滑,可伴有深浅不一的溃疡。③肿瘤向外浸润时表现为胃周围脂肪层变薄,并累及肝、胰腺等邻近器官。④胃大弯、小弯、腹主动脉旁等区域淋巴结肿大。螺旋CT与正电子发射成像检查多排螺旋CT扫描结合三维立体重建和模拟内腔镜技术,是一种新型无创检查手段,有助于胃癌的诊断和术前临床分期。利用胃癌组织对于氟-2-脱氧-D-葡萄糖(FDG)的亲和性,采用正电子发射成像技术(PET)可以判断淋巴结与远处转移病灶情况,准确性较高。

3.诊断与鉴别诊断　胃癌早期多无症状或症状隐匿不易察觉,随着病情进展,胃功能及全身状况发生改变才出现较明显的症状,但常与胃炎、胃溃疡及其他胃肠疾病症状相似,容易混淆,现将胃癌与其他胃部疾病相鉴别:

(1)胃溃疡:常容易和胃溃疡或慢性胃炎相混淆,应加以鉴别。特别是青年人易被漏诊误诊。一般通过X线钡餐可区分。进一步做胃镜活检可明确诊断。浅表性胃炎:胃部疼痛,常伴有食欲不振、胀满、恶心呕吐与发病情绪、饮食、劳累及受寒等因素有关,反复发作。不伴极度消瘦、神疲乏力等恶病质征象。胃镜或钡餐检查很容易与胃癌相区分(表16-3)。

表 16-3　胃癌与胃溃疡的鉴别

	胃癌	胃溃疡
病史和症状	癌变者病程短,病情进展快,呈进行性加重,疼痛无规律,持续性加重,进食常使疼痛明显,制酸剂不能缓解,或有食欲减退伴呕吐	病程缓慢,反复发作,多有典型的节律性上腹痛,制酸剂可使疼痛缓解,一般无食欲减退
体征	短时间内出现消瘦,体重减轻,贫血,恶病质,在上腹部可触及实性坚硬包块,或触及左锁骨上淋巴结或直肠前凹肿块	如无出血,幽门梗阻等并发症,全身情况改变不大
化验检查	胃液分析胃酸缺乏或低胃酸。胃液脱落细胞学检查发现癌细胞。大便隐血常持续阳性	胃酸正常或偏低,查不到癌细胞,出血时隐血阳性;治疗后转阴
X线钡餐检查	溃疡龛影可在胃轮廓之内,直径常大于 2.5cm,溃疡口不规则,四周黏膜皱襞粗乱或消失,突触胃腔内肿块可呈充盈缺损。胃壁僵硬,蠕动中断或消失	胃溃疡较小,一般小于 2.5cm,龛影突出于腔外,溃疡口光滑,无指压迹征及环堤征象,黏膜皱壁向溃疡集中,胃壁柔软,蠕动正常
纤维胃镜检查	溃疡不规则,边界不明显,边缘呈隆起状,可伴出血、糜烂。溃疡底部不平,组织极脆易出血,出血来自边缘;周围黏膜多件广泛糜烂,颜色苍白或淡红,皱襞中断	良性胃溃疡呈圆形或椭圆形,边界锐利、光滑,基底平摊,出血多来自底部,周围黏膜水肿、充血,愈合者可见红晕。皱襞向溃疡集中

(2)功能性消化不良:饭后上腹饱满、嗳气、反酸、恶心、食欲不振,症状为主症,当借助上消化道 X 线检查、纤维胃镜等检查可以明确诊断。

(3)胃息肉:又称胃腺瘤,常来源于胃黏膜上皮的良性肿瘤。以中老年为多见,较小的腺瘤可无任何症状,较大者可见上腹部饱胀不适,或隐痛、恶心、呕吐,有时可见黑粪。胃腺瘤需与隆起型早期胃癌相鉴别。需进一步经胃镜活检予以确诊。

(4)胃平滑肌瘤及肉瘤:胃平滑肌瘤多发于中年以上患者,临床无特征性症状,常见上腹饱胀隐痛等。约有 2% 可恶变成平滑肌肉瘤。胃镜检查可区别上述两种病变与胃癌。

(5)肥厚性胃窦炎:多有幽门螺旋杆菌感染感染而引起,本病可引起胃窦狭窄,蠕动消失,但黏膜正常多有环形皱襞,胃壁仍保持一定伸展性;浸润型胃癌黏膜平坦或呈颗粒变形,尤其是胃壁僵硬,低张造影亦不扩张,两者区别不难。

(6)原发性恶性淋巴瘤:占胃恶性肿瘤的 0.5%～8%,多见于青壮年。临床表现除上腹部饱胀、疼痛、恶心等非特异消化道症状外,还可见贫血、乏力、消瘦等,有 30%～50% 患者可见持续高热或间歇热。胃镜下组织活检将有助于诊断。

(7)大皱襞症:与浸润型胃癌均好发于胃上部大小弯处。良性巨大皱襞 X 线检查可见胃黏膜呈环状或迂曲改变,胃腔有良好的扩张性,而浸润型胃癌黏膜多为直线形增粗,胃腔常变形狭窄,另外,巨大皱襞症常伴有低蛋白血症,而浸润型胃癌可见恶病质。

(8)胃窦炎:本病可引起胃窦狭窄,蠕动消失,但黏膜正常,多有环形皱襞,胃壁仍保持一定伸展性;浸润型胃癌黏膜平坦或呈颗粒变形,尤其是胃壁僵硬,低张造影亦不扩张,两者区别不难。

(9)胃黏膜脱垂:胃黏膜脱垂症是由于异常松弛的胃黏膜逆行进入食管或脱入十二指肠球部导致胃黏膜脱垂。

六、手术治疗

手术治疗分为根治性手术和姑息性手术两类。

早期胃癌由于病变局限较少淋巴结转移,施行 D_1 以下的胃切除术就可获得治愈性切除,可行腹腔镜或开腹胃部分切除术。内镜下行胃黏膜切除术(EMR)是胃癌微创治疗的巨大进步,已用于治疗早期胃癌(T_{is} 或局限于黏膜内的 T_{1a})对胃组织分化良好或中度分化,小于30mm,无溃疡,无浸润证据,可在内镜下行胃黏膜切除术。

进展期胃癌根治性手术原则为整块切除包括癌灶和可能受浸润胃壁在内的胃的部分或全部,按临床分期标准整块清除胃周围的淋巴结,重建消化道。

1.胃切除范围 胃壁的切线必须距肿瘤边缘 5cm 以上;十二指肠侧或食管侧的切线应距离幽门或贲门 3～4cm。常见的胃窦癌根治手术范围小弯侧切除肿瘤上缘 6～8cm,下缘达幽门下 2～3cm。

2.清除胃周淋巴结 淋巴结清除范围以 D(dissection)表示,以 N 表示胃周淋巴结站别。第一站淋巴结未全部清除者为 D_0,第一站淋巴结全部清除为 D_1 术,第二站淋巴结完全清除称为 D_2,依次 D_3。胃癌手术的根治度分为 A、B、C 三级。A 级:D>N,手术切除的淋巴结站别,超越已有转移的淋巴结站别;切缘 1cm 内无癌细胞浸润。是效果好的根治术。B 级:D＝N,或切缘 1cm 内有癌细胞累及,也属根治性手术。C 级:仅切除原发灶和部分转移灶,尚有肿瘤残余,为非根治性手术。

3.手术方式 根据肿瘤部位、进展程度以及临床分期来确定。进展期胃癌标准治疗是 D_2 淋巴结廓清的胃切除术。远端胃癌(L 区)根治术为例,行根治性远端胃大部切除,切除胃的 3/4～4/5,清除第一、二站淋巴结,切除大小网膜、横结肠系膜前叶与胰腺被膜;消化道重建可选胃空肠 Billorthn 式吻合或工式手术。胃体(M 区)与胃近端(U 区)癌可行根治性全胃切除术,消化道重建常行食管空肠 Rouxen－Y 吻合,或是十二指肠食管间空肠间置手术。近端胃癌也可选用根治性近端胃切除,胃食管吻合。扩大的胃癌根治术:适用胃癌浸及邻近组织或脏器,是指包括胰体、尾及脾的根治性胃大部切除或全胃切除;有肝、结肠等邻近脏器浸润可行联合脏器切除术。腹腔镜切除术是新近出现的一种手术方法,对于胃癌患者有比开腹手术更多的优势(术中出血少,术后疼痛轻,恢复快,肠道功能恢复早以及住院时间缩短)。

4.姑息性手术姑息性胃切除术 原发灶无法切除,为了减轻由于梗阻、穿孔、出血等并发症引起的症状而作的手术,如胃空肠吻合术、空肠造口、穿孔修补术等。

目前将胃的淋巴结分为下列各组:1 贲门右淋巴结;2 贲门左淋巴结;3 胃小弯淋巴结;4sa 胃短血管淋巴结;4sb 胃网膜左血管淋巴结;4d 胃网膜右血管淋巴结;5 幽门上淋巴结;6 幽门下淋巴结;7 胃左动脉淋巴结;8a 肝总动脉前淋巴结;8p 肝总动脉后淋巴结;9 腹腔干淋巴结;10 脾门淋巴结;11p 脾动脉近端淋巴结;11d 脾动脉远端淋巴结;12a 肝十二指肠韧带内沿肝动脉淋巴结;12b 肝十二指肠韧带内沿胆管淋巴结;12p 肝十二指肠韧带内沿门静脉后淋巴结;13 胰头后淋巴结;14v 肠系膜上静脉淋巴结;14a 肠系膜上动脉淋巴结;15 结肠中血管淋巴结;16a1 主动脉裂孔淋巴结;16a2 腹腔干上缘至左肾静脉下缘之间腹主动周围脉淋巴结;16b1 左肾静脉下缘至肠系膜下动脉上缘之间腹主动脉周围淋巴结;16b2 肠系膜下动脉上缘至腹主动脉分叉之间腹主动脉周围淋巴结;17 胰头前淋巴结;18 胰下淋巴结;19 横膈下淋巴结;20 食管裂孔处淋巴结;21 下胸部食管旁淋巴结。

不同部位胃癌各站淋巴结的划分见表 16－4。

表16-4　不同部位胃癌各站淋巴结的划分

胃癌各站淋巴结	AMC,MAC,MCA,CMA	A,AM,AD	MA,M,MC	C,CM
第一站	1贲门右淋巴结;2贲门左淋巴结;3小弯淋巴结;4大弯淋巴结;5幽门上淋巴结;6幽门下淋巴结	3小弯淋巴结;4大弯淋巴结;5幽门上淋巴结;6幽门下淋巴结	1贲门右淋巴结;3小弯淋巴结;4大弯淋巴结;5幽门上淋巴结;6幽门下淋巴结	1贲门右淋巴结;2贲门左淋巴结;3小弯淋巴结;4S大弯淋巴结
第二站	7胃左动脉干淋巴结;8a肝总动脉干前上淋巴结;9腹腔动脉周围淋巴结;10脾门淋巴结;11脾动脉干淋巴结	1贲门右淋巴结;7胃左动脉干淋巴结;8a肝总动脉干签上淋巴结;9腹腔动脉周围淋巴结	2贲门左淋巴结**;7胃左动脉干淋巴结;8a肝总动脉干前上淋巴结;9腹腔动脉周围淋巴结;10脾门淋巴结**;11脾动脉干淋巴结	4d大弯淋巴结;5幽门上淋巴结*;6幽门下淋巴结*;7胃左动脉干淋巴结;8a肝总动脉干前上淋巴结;9腹腔动脉周围淋巴结;10脾门淋巴结;11脾动脉干淋巴结
第三站	8p肝总动脉干后部淋巴结;12肝十二指肠韧带淋巴结;13胰头后淋巴结;14v肠系膜上静脉旁淋巴结;17胰头前淋巴结*;18胰下淋巴结*;20食管裂孔处淋巴结,胸下食管旁淋巴结,横膈上淋巴结	2贲门左淋巴结;8p肝总动脉干后部淋巴结;10脾门淋巴结;11脾动脉干淋巴结12肝十二指肠韧带淋巴结;13胰头后淋巴结;14v肠系膜上静脉旁淋巴结;17胰头前淋巴结*;18胰下淋巴结*	8p肝总动脉干后部淋巴结;12肝十二指肠韧带淋巴结;13胰头后淋巴结;14v肠系膜上静脉旁淋巴结;17胰头前淋巴结*;18胰下淋巴结*	8p肝总动脉干后部淋巴结;12肝十二指肠韧带淋巴结;14v肠系膜上静脉旁淋巴结;17胰头前淋巴结*;18胰下淋巴结;19横膈下淋巴结,胸下食管旁淋巴结*,横膈上淋巴结*
第四站	14A肠系膜上动脉旁淋巴结*;15结肠中动脉淋巴结*;16腹主动脉周围淋巴结1*,a2,b1,b2*;9横膈下淋巴结	14A肠系膜上动脉旁淋巴结、5结肠中动脉淋巴结*;6腹主动脉周围淋巴结a2,b1,b2*;9横膈下淋巴结*;0食管裂孔处淋巴结	14A肠系膜上动脉旁淋巴结、5结肠中动脉淋巴结*;6腹主动脉周围淋巴结a1*,a2,b1,b2*;9横膈下淋巴结*;0食管裂孔处淋巴结*	14A肠系膜上动脉旁淋巴结*;5结肠中动脉淋巴结;6腹主动脉周围淋巴结a1*,a2,b1,b2*

注:A为胃远端1/3,M为中部1/3,C为近端1/3,D为十二指肠,E为食管。

* 可不清除也不变更原手术级别,但在这种情况下要加以注明,在统计时记录其例数。

在MA及M时未必作清除,但在MC时必须清除,其统计方面的处理同上。

远端胃大部切除时,2组贲门左淋巴结,附近的4sA沿胃短动脉的左大弯淋巴结,可不清除,也不变更原手术级别。

七、预后

胃癌的预后与胃癌的病理分期、部位、组织类型、生物学行为以及治疗措施有关。早期胃癌远比进展期胃癌预后要好。贲门癌与胃上1/3的近端胃癌比胃体及胃远端癌的预后要差。当前,我国早期胃癌诊断率很低,影响预后。提高早期诊断率将显著改善胃癌的5年生存率。

(张发展)

第二节　胃肠道间质瘤

胃肠道间质瘤(gastrointestinal stromal tumors,GIST)是一类特殊的,通常 CD117 免疫表型阳性的胃肠道最常见的间叶源性肿瘤。本节对 GIST 的组织发生、病例特征、临床特点、诊断依据,以及分子靶向药物治疗进展做一简要叙述。

一、基础研究

1. GIST 的概念　肿瘤位于胃肠道,起源于间叶组织,组织学形态有梭形细胞、上皮样细胞或多形性细胞。免疫组化表达 KIT 蛋白(CD117)阳性。遗传上存在频发性 c－kit 基因突变。肿瘤还可发生于腹腔软组织如网膜、肠系膜或腹膜后,均具有与 GIST 形态学、免疫表达及分子遗传学的相同特征,但发生于胃肠道及腹腔以外者有以上特征的间质瘤则十分罕见。

2. GIST 研究历史　1960—1980 年发现来自胃肠道间质来源的梭形及上皮样细胞肿瘤,被认为是平滑肌肿瘤或平滑肌母细胞瘤,并被 WHO 分类列为上皮平滑肌肉瘤。至 20 世纪80 年代,免疫组织化学技术开展以后,发现免疫表型 desimin 多为阴性,smooth muscle actin(SMA)阴性或灶性阳性,S－100 蛋白常为阴性或局部弱阳性。电子显微镜发现不显示典型的肌性或神经性的特点。1983 年,Mazur 和 Clark 研究确定以胃肠道间质瘤(GIST)命名这类肿瘤。1993 年将 CD34 作为 GIST 相对特异的免疫组化标记物。1998 年 Hirota 发现GIST 中 c－kit 基因功能获得突变。KIT 蛋白产物(CD117)是 GIST 的高特异性的标记物。这些研究成果对确切判定 GIST 临床诊断有十分重要价值。

3. GIST 组织起源　20 世纪 80 年代以前,由光镜从组织形态学观察 GIST 与胃肠道平滑肌瘤和神经源肿瘤相似,认为是起源于平滑肌或神经组织。20 世纪 90 年代以后免疫组化以及电镜技术发现 GIST 起源于胃肠道原始非定向多潜能间质干细胞或 cajal 细胞,是具有 c－kit 基因突变和 KIT 蛋白(CD117)表达为生物学特征的独立的间质瘤。胃肠道间叶源性肿瘤(GIMT)与 GIST 所含肿瘤范围不同,GIMT 中约 73% 为 GIST,其他 GIMT 有平滑肌瘤、平滑肌肉瘤、脂肪瘤、神经鞘瘤和胃肠道自主神经肿瘤(GANT)等。

4. 大体形态特征　在大体标本中,胃肠道间质肿瘤直径从 1～2cm 到大于 20cm 不等,呈局限性生长,大多数肿瘤没有完整的包膜,偶尔可以看到假包膜,体积大的肿瘤可以伴随囊性变,坏死和局灶性出血。肿瘤多位于胃肠黏膜下层(60%),浆膜下层(30%)和肌壁层(10%)。境界清楚,向腔内生长者多呈息肉样肿块常伴发溃疡形成,向浆膜外生长形成浆膜下肿块。位于腹腔内的间质瘤,肿块体积常较大。肿瘤大体形态呈结节状或分叶状,切面呈灰白色、红色,均匀一致,质地硬韧,黏膜面溃疡形成,可见出血、坏死、黏液变及囊性变。

5. 组织形态学特征　GIST 包括发生在消化道外者组织学形态相同。由梭形细胞、上皮样细胞、偶或多形性细胞组成,依据细胞形态可分为三大类:梭形细胞型(70%)、上皮样细胞型(20%)和梭形细胞/上皮样细胞混合型(10%)。不同细胞类型与肿瘤恶性程度无相关关系。

6. 免疫组织化学特点　免疫组织化学上,GIST 特征性表达 CD117(95%),CD117 在胃肠道间质肿瘤的细胞表面和细胞质内广泛表达,而在所有非胃肠道间质肿瘤的肿瘤细胞内均不表达,CD117 的高灵敏性和特异性使得它一直是胃肠道间质肿瘤的确诊指标。GIST 大多数表达 CD34(60%～70%),CD34 是一种跨膜糖蛋白,存在于内皮细胞和骨髓造血干细胞上,它在间叶性肿瘤的表达有一定意义,但由于它可在多种肿瘤中表达,仅对胃肠道间质肿瘤有轻度的特异性。平滑肌肌动蛋白(SMA)、结蛋白(典型肌肉的中间丝蛋白)及 S—100(神经标志物)一般阳性率分别是 30%～40%、1%～2%(仅见于局部细胞)及 5%,均没有诊断的特异性。

7.分子生物学特征　5%～7%的胃肠道间质肿瘤中 CD117 表达是阴性的,此时胃肠道间质肿瘤的诊断要依靠基因突变类型检测,这些突变在肿瘤形成的早期就能检测到,已经发现的 KIT 的突变类型有 4 种,外显子 9(10.3%),外显子 11(87.2%),外显子 13(2.1%),外显子 17(0.4%),c—kit 原癌基因突变使酪氨酸激酶活化,引发细胞无序的增殖失控和凋亡抑制,这是 GIST 发病机理的关键,与 GIST 恶性程度及预后不良相关。PDGFR 的突变发生在没有 KIT 突变的肿瘤中,有三种突变类型外显子 12(3%),外显子 14(<1%),外显子 18(97%)。DOG1(Discovered on GIST—1)是最近发现的一种在 GIST 中特异表达的一种细胞膜表面蛋白,由 DOG1 基因编码,是一个特异的胃肠道间质肿瘤的诊断标准,尤其适用于 CD117 以及 KIT 和 PDGFRA 突变基因检测阴性的胃肠道间质肿瘤的诊断。

二、临床研究

1.GIST 的流行病学　占所有胃肠道肿瘤的 0.2%,但占胃肠道肉瘤的 80%。高发年龄为 40～60 岁。男女发病率无明显差异。年发病率约为 14.5/100 万,GIST 可以发生在胃肠道的任何部位。主要发生于胃(50%～70%)和小肠(20%～30%),其他可见结直肠(10%～20%)和食道(0～6%),肠系膜、网膜及腹腔后罕见。GIST 患者 20%～30%是恶性的,第一次就诊时有 11%～47%已有转移,转移主要在肝和腹腔。

2.GIST 的临床特征

(1)临床表现:无特异性临床表现,病程长短取决于良、恶性。恶性 GIST 病程较短,多在数月以内。GIST 的主要症状依赖于肿瘤的位置和大小,通常无特异性。胃肠道出血是最常见。常见症状有腹痛、包块及胃肠道梗阻等。腹腔播散可出现腹水,恶性 GIST 可有体重减轻、发热等症状。

(2)客观检查

1)胃镜及超声胃镜检查:对于胃 GIST,胃镜可帮助明确肿瘤部位及大小。超声内镜对于胃外生性肿瘤可协助诊断,协诊 GIST 位置、大小、起源、局部浸润状况、转移等。部分患者可获得病理学诊断。

2)CT 检查:CT 平扫发现肿瘤多呈圆形或类圆形,少数呈不规则形。良性肿瘤多小于 5cm,密度均匀,边缘锐利,极少侵犯邻近器官,可以有钙化表现。恶性肿瘤多大于 6cm,边界不清,与邻近器官粘连,可呈分叶状,密度不均匀,中央极易出现坏死、囊变和出血,肿瘤可出现高、低密度混杂,钙化很少见。增强 CT 可见均匀等密度者多呈均匀中度或明显强化,螺旋 CT 尤以静脉期显示明显。这种强化方式多见于低度恶性胃肠道间质肿瘤,坏死、囊变者常表现肿瘤周边强化明显。CT 消化道三维重建对于肿瘤可协助诊断,协诊 GIST 位置、大小、局部浸润状况、转移等。

3)[18]FDG—PET 和[18]FDG—PET/CT:胃肠道间质肿瘤是一种高代谢的肿瘤,[18]FDG—PET 检查利用肿瘤内强烈的糖酵解反应摄取高密度的氟—18—脱氧葡萄糖跟踪显影,对早期转移或者复发比 CT 敏感,并且在评估肿瘤对化疗药物的反应时明显优于其他物理学检查方法,PET 与 CT 联合扫描方法能同时评估肿瘤的解剖和代谢情况,对肿瘤的分期以及治疗效果的评估优于 CT,也为其他实体肿瘤分子靶向治疗的疗效判断提供了一个参考。

4)其他辅助检查:X 线钡餐示边缘整齐、圆形充盈缺损,中央可有"脐样"溃疡龛影,或表现为受压、移位。肠系膜上动脉 DSA 对于小肠 GIST 诊断、肿瘤定位具有重要意义。

3. GIST 的临床病理诊断　肿瘤发生在胃肠道或胃肠道外腹腔内软组织(如网膜、肠系膜和腹膜后)。病理形态学具有梭形或上皮样细胞特征。免疫表型 CD117(＋)、CD34 大部(＋)。而 Desmin、S－100 绝大部(－),即可做出 GIST 诊断。仅临床发现肿瘤及病理形态学所见不能确诊。病理形态已确诊是腺癌者(源于上皮细胞),即使 CD117 免疫表型(＋)也不可做出 GIST 诊断。

4. GIST 的鉴别诊断　过去以病理形态学为诊断依据,将胃肠道非上皮性梭形或上皮样细胞肿瘤诊断为平滑肌肿瘤或神经源性肿瘤,并依病理特征分良、恶性,现在从组织形态、免疫组化、超微结构认识平滑肌肿瘤大多数是 GIST。

平滑肌瘤:仅多见于食管,贲门、胃、小肠、结直肠少见。过去仅从影像与内镜发现胃肠道黏膜下肿物即做出平滑肌瘤临床诊断,实质上大多数是 GIST。病理形态瘤细胞稀疏,呈长梭形,富含酸性原纤维,免疫组化肌动蛋白(MSA)、SMA、deSmin 强阳性,CD34 及 CD117 阴性。

平滑肌肉瘤:食管、胃、小肠、结直肠均少见,大多数是 GIST。从临床诊断方法难以区分平滑肌肉瘤或 GIST。病理形态有平滑肌瘤特征并伴有核异型或核分裂象增多则为平滑肌肉瘤,免疫组化表型呈平滑肌肿瘤特点。

神经鞘瘤:消化道神经鞘瘤极少见,仅占消化道间叶源性肿瘤之 3%~4%。其中发生于胃及结肠较多,起源于固有肌层,无包膜,瘤细胞呈梭形或上皮样,富含淋巴细胞,浆细胞浸润,S－100 强阳性,desmin、CD34、CD117、SMA 均阴性。

5. GIST 危险度的评估　GIST 危险度的评估应该包括:肿瘤大小、核分裂象、原发肿瘤的部位及肿瘤是否发生破裂,见表 16－5。

表 16－5　GIST 切除后的风险分级

危险度分级	肿瘤大小(cm)	核分裂数(50/HPF)	肿瘤原发部位
极低	≤2.0	≤5	任何
低	2.1~5.0	≤5	任何
中等	2.1~5.0	>5	胃
	<5.0	6~10	任何
	5.1~10.0	≤5	胃
高	任何	任何	肿瘤破裂
	>10.0	任何	任何
	任何	>10	任何
	>5.0	>5	任何
	2.1~5.0	>5	非胃原发
	5.1~10.0	≤5	非胃原发

6. GIST 治疗　处理规范:争取手术彻底切除,或姑息切除原发灶。复发转移不能切除采取 Imatinib 治疗,放化疗几乎无效。术前后辅助 Imatinib 治疗在临床试验中。

（1）手术切除：手术适应证：对于肿瘤最大径线超过2cm的局限性GIST，原则上可行手术切除，而不能切除的局限性GIST，或临界可切除，但切除风险较大或严重影响脏器功能者，宜先行术前药物治疗，待肿瘤缩小后再行手术。对于肿瘤最大径线小于或等于2cm的可疑局限性GIST，有症状者应进行手术。位于胃的无症状GIST，一旦确诊后，应根据其表现确定超声内镜风险分级（不良因素为边界不规整、溃疡、强回声和异质性）。如合并不良因素，应考虑切除；如无不良因素，可定期复查超声内镜。位于直肠的GIST，由于恶性程度较高，且肿瘤一旦增大，保留肛门功能的手术难度相应增大，倾向于及早手术切除。复发或转移性GIST，分以下几种情况区别对待：①未经分子靶向药物治疗，但估计能完全切除且手术风险不大，可推荐药物治疗或考虑手术切除全部病灶。②分子靶向药物治疗有效，且肿瘤维持稳定的复发或转移性GIST，估计在所有复发转移病灶均可切除的情况下，建议考虑手术切除全部病灶。③局限性进展的复发转移性GIST，鉴于分子靶向药物治疗后总体控制比较满意，常常只有单个或少数几个病灶进展，可以考虑谨慎选择全身情况良好的患者行手术切除。术中将进展病灶切除，并尽可能切除更多的转移灶，完成较为满意的减瘤手术。④分子靶向药物治疗下广泛性进展的复发转移性GIST，原则上不考虑手术治疗。⑤姑息减瘤手术只限于患者能耐手术并预计手术能改善患者生活质量的情况。急诊手术适应证：在GIST引起完全性肠梗阻、消化道穿孔、保守治疗无效的消化道大出血以及肿瘤自发破裂引起腹腔大出血时，须行急诊手术。

手术原则：手术目标是尽量争取达到 R_0 切除。如果初次手术仅为 R_1 切除，预计再次手术难度低并且风险可以控制，不会造成主要功能脏器损伤的，可以考虑二次手术。在完整切除肿瘤的同时，应避免肿瘤破裂和术中播散。GIST很少发生淋巴结转移，除非有明确淋巴结转移迹象，一般情况下不必常规清扫。肿瘤破溃出血原因之一为较少发生的自发性出血，另外是手术中触摸肿瘤不当造成破溃出血，因此术中探查要细心轻柔。对于术后切缘阳性，目前国内、外学者倾向于采用分子靶向药物治疗。

腹腔镜手术：腹腔镜手术容易引起肿瘤破裂和导致腹腔种植，所以不推荐常规应用。如果肿瘤直径小于或等于5cm，可以考虑在有经验的中心进行腹腔镜切除。推荐术中使用"取物袋"，特别注意避免肿瘤破裂播散。对于大于5cm的肿瘤，除了临床研究需要外，原则上不推荐进行腹腔镜手术。

胃GIST手术：一般采取局部切除、楔形切除、胃次全切除或全胃切除，切缘1～2cm，满足 R_0 切除要求即可。近端胃切除术适用于GIST切除缝合后可能造成贲门狭窄者。多病灶、巨大的GIST或同时伴发胃癌时，可以采取全胃切除，否则应尽量避免全胃切除术。单灶性病变，估计需全胃切除者可先行术前药物治疗：联合脏器切除应该在保障手术安全和充分考虑脏器功能的前提下，争取达到 R_0 切除。胃GIST很少发生淋巴结转移，一般不推荐常规进行淋巴结清扫。

小肠GIST手术：对于直径2～3cm的位于小肠的GIST，如包膜完整、无出血坏死者可适当减少切缘距离。小肠间质瘤相对较小，切除后行小肠端端吻合即可，有时肿瘤与肠系膜血管成为一体，以空肠上段为多见，无法切除者，可药物治疗后再考虑二次手术。10％～15％的病例出现淋巴结转移，要酌情掌握所属淋巴结清扫范围。小肠GIST可有淋巴结转移，宜酌情清扫周围淋巴结。

十二指肠和直肠GIST手术：十二指肠和直肠GIST手术应根据原发肿瘤的大小、部位、肿瘤与周围脏器的粘连程度以及有无瘤体破裂等情况综合考虑，决定手术方式。十二指肠的

GIST,可行胰十二指肠切除术、局部切除及肠壁修补、十二指肠第 3、4 段及近端部分空肠切除、胃大部切除等。直肠的 GIST,手术方式一般分为局部切除、直肠前切除和直肠腹会阴联合根治术。近年来,由于分子靶向药物的使用,腹会阴根治术日益减少,推荐适应证为药物治疗后肿瘤未见缩小;肿瘤巨大,位于肛门 5cm 以下,且与直肠壁无法分离;复发的病例,在经过一线、二线药物治疗后,未见明显改善影响排便功能者。

胃肠外 GIST 手术:目前认为,胃肠外 GIST 对于常规的放疗和化疗均不敏感,外科手术仍为首选的治疗方式,手术治疗的彻底性与疾病预后密切相关,推荐行病灶的整块完整切除。在部分患者中,肿瘤可与周围组织广泛粘连或播散,有时也可采用活检术或姑息性手术,以达到明确诊断或减瘤而缓解症状的目的。

GIST 内镜下治疗原则:由于 GIST 起源于黏膜下,生长方式多样,内镜下恐难行根治性切除,且并发症高,不常规推荐。

(2)放射治疗:对进展转移性 GIST 放疗不敏感,缓解率不及 5%,对姑息手术后局部残留病灶,放疗可能有一定作用,术前放疗的效果还缺乏可信的大数量临床研究报告,尚未见有放疗联合 Imatinib 治疗。

(3)传统全身化疗:常用的治疗消化道肿瘤,包括肉瘤与癌的化学药物,单药或联合用药试验报告有效率 0~10%。

(4)非特殊姑息支持治疗:不能控制病情进展,晚期已转移 GIST 中位生存期(mOS)仅 9~12 个月。

(张发展)

第三节　结直肠及肛管肿瘤

一、结直肠癌

结直肠癌(colorectal cancer,CRC)是临床常见的恶性肿瘤,近年来,随着人民生活水平的不断提高,饮食习惯和饮食结构的改变以及人口老龄化,我国结直肠癌的发病率和死亡率均保持上升趋势。其中,结肠癌的发病率上升尤为显著。根据 2013 年中国肿瘤登记年报统计结果,我国结直肠癌发病率居男性恶性肿瘤的第五位,女性第三位,死亡率 10.17/10 万(男)、7.64/10 万(女),位于恶性肿瘤致死原因的第五位。流行病学方面,中国人结直肠癌与西方人比较有 3 个特点:①直肠癌比结肠癌发病率高,比例为(1.2∶1)~(1.5∶1)。②中低位直肠癌占直肠癌的比例高,约为 70%,因此大多数直肠癌可在直肠指诊时触及。③青年人(<30 岁)比例较高,占 12%~15%。近二十多年来,在北京、上海等大城市,结肠癌发病率有赶超直肠癌的趋势。

结肠癌根治性切除术后 5 年生存率一般为 60%~80%,直肠癌为 50%~70%。TNM Ⅰ 期患者根治性切除术后的 5 年生存率可达 90% 以上,而Ⅳ期的患者小于 5%。

(一)病因

尚不十分清楚,目前认为,结直肠癌的发生发展是一个多步骤、多阶段及多基因参与的细胞遗传性疾病,可能与下列因素有关:

1.饮食与致癌物质　统计资料表明,结直肠癌发病率高的国家,其人均动物蛋白质、动物脂肪的消费量大,与结直肠癌呈正相关。高脂、高蛋白食物能使粪便中甲基胆蒽物质增多,动物实验已表明甲基胆蒽可诱发结直肠癌。饮食纤维与结直肠癌的发病率也有密切关系,高纤维饮食的摄入可增加粪便的体积重量,使得粪便通过肠道速度加快,减少肠道中有害物质的形成及活性,缩短致癌物质与肠黏膜的接触时间,从而降低其致癌的危险性。

肉类、鱼类食物高温烹调产生的热解物中含有多种能诱发大鼠结直肠癌的诱变剂和致癌物质。过多摄入腌制食品亦增加了患结直肠癌的风险,而葱蒜类食品能对肿瘤的生长起到抑制作用。流行病学研究发现人群中微量元素、矿物质、钙和维生素 D 摄入量与结直肠癌发病呈负相关。

2.结直肠的慢性炎症 如溃疡性结肠炎、血吸虫病使肠黏膜反复破坏和修复而癌变。

3.遗传因素 结直肠癌是一类遗传学背景比较突出的恶性肿瘤,10％～15％的结直肠癌患者为遗传性结直肠肿瘤,属于常染色体显性遗传病,常见的有家族性腺瘤性息肉病(FAP)和遗传性非息肉病性结直肠癌(HNPCC)。FAP 多通过染色体不稳定途径的机制发病,而HPNCC 则为错配修复基因突变引起,其中大部分与 MSH2 及 MSH1 突变有关。在散发性结直肠癌患者家族成员中,结直肠癌发病率亦高于一般人群。

4.癌前病变 如结直肠腺瘤,尤其是绒毛状腺瘤更为重要。人们已逐渐接受了结直肠癌并非在结直肠黏膜上突然发生的病变的观点。而是通过"正常黏膜－腺瘤－癌变"这样一种顺序发展的规律。

5.其他 以往曾患结直肠癌的人群再次患结直肠癌的风险较正常人高。在女性曾患乳腺癌、卵巢癌和宫颈癌的患者中,发生结直肠癌的风险亦较正常人高。妇科肿瘤患者接受过放疗者发生结直肠癌的机会较正常人高 2～3 倍,且 40 岁以后逐年上升。缺少体力活动可以增加患结直肠癌的风险性。

(二)病理

1.大体分型(图 16－1)

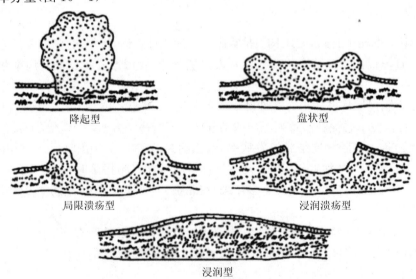

降起型　　盘状型

局限溃疡型　　浸润溃疡型

浸润型

图 16－1 结肠癌大体分型

(1)隆起型:肿瘤的主体向肠腔内突出,呈结节状、息肉状或菜花状隆起,境界清楚,有蒂或广基,表面坏死、脱落形成溃疡。该溃疡较浅,使肿瘤外观如盘状,称盘状型,是隆起型的亚型。溃疡底部一般高于周围肠黏膜。

(2)溃疡型:最为常见。此型肿瘤中央形成较深的溃疡,溃疡底部深达或超过肌层。根据溃疡外形及生长情况又可分为2个亚型:①局限溃疡型:溃疡呈火山口状外观,中央坏死凹陷,边缘为围堤状,明显隆起于肠黏膜表面。②浸润溃疡型:主要向肠壁浸润性生长使肠壁增厚,继而肿瘤中央坏死脱落形成凹陷性溃疡。溃疡四周为覆以肠黏膜的肿瘤组织,略呈斜坡状隆起。

(3)浸润型:以向肠壁各层呈浸润生长为特点。病灶处肠壁增厚,表面黏膜皱襞增粗、不规则或消失变平。早期多无溃疡,后期可出现浅表溃疡。如肿瘤累及肠管全周,可因肠壁环状增厚及伴随的纤维组织增生使肠管狭窄,即过去所谓的环状缩窄型。

(4)胶样型:当肿瘤组织中形成大量黏液时,肿瘤剖面可呈半透明的胶状,称胶样型,此类型见于黏液腺癌。胶样型的外形不一,可呈隆起巨块状,也可形成溃疡或以浸润为主。

隆起型较多见于早期阶段的肿瘤,浸润较浅,随着肿瘤体积增大,中央形成深浅不一的溃疡,同时向肠壁深层浸润,遂呈盘状型或局限溃疡型的外观。浸润溃疡型则常为浸润型的后期表现。右半结肠的肿瘤以隆起型及局限溃疡型为多见,而左半结肠癌则以浸润型为多见、且常可导致肠管的环形狭窄。

2.组织学分类

(1)腺癌:结直肠腺癌细胞主要是柱状细胞、黏液分泌细胞和未分化细胞,进一步分类主要为管状腺癌和乳头状腺癌,占75%～85%,其次为黏液腺癌,占10%～20%。①管状腺癌:最为常见的组织学类型。癌细胞呈腺管或腺泡状排列。根据其分化程度可分为高分化腺癌、中分化腺癌和低分化腺癌。②乳头状腺癌:癌细胞排列组成粗细不等的乳头状结构,乳头中心索为少量血管间质。③黏液腺癌:由分泌黏液的癌细胞构成,癌组织内有大量黏液为其特征,恶性程度较高。④印戒细胞癌:肿瘤由弥漫成片的印戒细胞构成,胞核深染,偏于胞质一侧,似戒指样,恶性程度高,预后差。⑤未分化癌:癌细胞弥漫呈片状或团状,不形成腺管状结构,细胞排列无规律,癌细胞较小,形态较一致,预后差。

(2)腺鳞癌:亦称腺棘细胞癌,肿瘤由腺癌细胞和鳞癌细胞构成。其分化多为中度至低度。腺鳞癌和鳞癌主要见于直肠下段和肛管,较少见。结直肠癌可以一个肿瘤中出现两种或两种以上的组织类型,且分化程度并非完全一致,这是结直肠癌的组织学特征。

3.组织学 Broders 分级 按癌细胞分化程度分为四级。Ⅰ级:75%以上的癌细胞分化良好,属于高分化癌,呈低度恶性。Ⅱ级:25%～75%的癌细胞分化良好,属于中度分化癌,呈中度恶性。Ⅲ级:分化良好的癌细胞不到25%,属于低分化癌,高度恶性。Ⅳ级:未分化癌。

(三)扩散和转移

1.直接浸润 结直肠癌可向三个方向浸润扩散,即肠壁深层、环状浸润和沿纵轴浸润。结肠癌向纵轴浸润一般局限在5～8cm内;直肠癌向纵轴浸润发生较少。多组大样本临床资料表明:直肠癌标本向远侧肠壁浸润超过2cm的在1%～3%。下切缘无癌细胞的前提下,切缘的长短与5年生存率、局部复发无明显相关性,说明直肠癌向下的纵向浸润很少,这是目前保肛术的手术适应证适当放宽的病理学依据。癌肿浸润肠壁一圈需1～2年,与肿瘤分化、年龄等因素相关。直接浸润可穿透浆膜层侵入邻近脏器如肝、肾、子宫、膀胱等。下段直肠癌由于缺乏浆膜层的屏障作用,易向四周浸润,侵入附近脏器如前列腺、精囊、阴道、输尿管等。

2.淋巴转移 为主要转移途径。引流结肠的淋巴结分为四组:①结肠上淋巴结。②结肠旁淋巴结。③中间淋巴结。④中央淋巴结。通常淋巴转移呈逐级扩散。直肠癌的淋巴转移分三个方向:向上沿直肠上动脉、腹主动脉周围的淋巴结转移;向侧方经直肠下动脉旁淋巴结引流到盆腔侧壁的髂内淋巴结;向下沿肛管动脉、阴部内动脉旁淋巴结到达髂内淋巴结。大宗病例统计(1500例)发现直肠癌平面以下的淋巴结阳性率约6.5%(98/1500);肿瘤平面以下超出2cm的淋巴结阳性率为2%(30/1500)。表明直肠癌主要以向上、侧方转移为主,很少发生逆行性的淋巴转移。齿状线以下的淋巴引流有两条途径:向周围沿闭孔动脉旁引流到髂内淋巴结;向下经外阴及大腿内侧皮下注入腹股沟浅淋巴结。齿状线周围的癌肿可向侧方、下方转移,向下方转移可表现为腹股沟淋巴结肿大。淋巴转移途径是决定直肠癌手术方式的依据。

3.血行转移 癌肿侵入静脉后沿门静脉转移至肝,也可转移至肺、骨和脑等。结直肠癌手术时有10%~20%的病例已发生肝转移。结直肠癌致结肠梗阻和手术时的挤压,易造成血行转移。

4.种植转移 腹腔内播散,最常见为大网膜的结节和肿瘤周围壁腹膜的散在粟粒状结节,亦可融合成团块,继而全腹腔播散。在卵巢种植生长的继发性肿瘤称Krukenberg肿瘤。腹腔内种植播散后产生腹水。结直肠癌如出现血性腹水多为腹腔内播散转移。

Heald于1982年提出全直肠系膜切除是指完整切除盆筋膜脏层所包裹直肠的脂肪及其结缔组织、血管和淋巴组织。大部分直肠癌局部侵犯和淋巴转移都局限在直肠系膜内,残存的直肠系膜是直肠癌术后局部复发的重要原因。

(四)临床病理分期

1.TNM分期 国内外公认的结直肠癌分期标准为国际抗癌联盟(UICC)和美国肿瘤联合会(AJCC)联合制定的TNM分期,目前为2010年修改的第七版,具体内容如下:

原发肿瘤(T)

T_x:原发肿瘤无法评价。

T_0:无原发肿瘤证据。

T_{is}:原位癌:局限于上皮内或侵犯黏膜固有层。

T_1:肿瘤侵犯黏膜下层。

T_2:肿瘤侵犯固有肌层。

T_3:肿瘤穿透固有肌层到达浆膜下层,或侵犯无腹膜覆盖的结直肠旁组织。

T_{4a}:肿瘤穿透腹膜脏层。

T_{4b}:肿瘤直接侵犯或粘连于其他器官或结构。

区域淋巴结(N)

N_x:区域淋巴结无法评价。

N_0:无区域淋巴结转移。

N_1:有1~3枚区域淋巴结转移。

N_{1a}:有1枚区域淋巴结转移。

N_{1b}:有2~3枚区域淋巴结转移。

N_{1c}:浆膜下、肠系膜、无腹膜覆盖结肠/直肠周围组织内有肿瘤种植(TD,tumor deposit),无区域淋巴结转移。

N_2:有4枚以上区域淋巴结转移。

N_{2a}:4～6 枚区域淋巴结转移。

N_{2b}:7 枚及更多区域淋巴结转移。

远处转移(M)

M_0:无远处转移。

M_1:有远处转移。

M_{1a}:远处转移局限于单个器官或部位(如肝,肺,卵巢,非区域淋巴结)。

M_{1b}:远处转移分布于一个以上的器官/部位或腹膜转移。

2. Dukes 分期　此分期系 1935 年由著名的英国大肠癌专家 Dukes 创立,其后几经改良,已与原始含义有很大出入,为此,1978 年我国第一次全国大肠癌会议提出了中国分期,并经改良,方案如下:

A 期:肿瘤浸润深度未穿出肌层,无淋巴结转移。

B 期:癌肿已穿出深肌层,并可侵犯浆膜层或浆膜外组织,但尚能整块切除,无淋巴结转移。

C 期:癌肿伴有淋巴结转移。

C_1 期:癌肿伴有肠旁及系膜淋巴结转移。

C_2 期:癌肿伴有肠系膜血管根部淋巴结转移。

D 期:癌肿伴有远处器官转移、局部广泛浸润、淋巴结广泛转移或腹膜播散无法根治性切除者。

Dukes 分期简单实用,至今广为应用,但是在肿瘤治疗国际化的今天,采用国际通用标准进行大肠癌分期是进行国际化标准治疗和比较的基础,我们建议采用 TNM 期(表 16－6)。

表 16－6　结直肠癌分期

期别	T	N	M	Dukes
0	T_{is}	N_0	M_0	—
I	T_1	N_0	M_0	A
	T_2	N_0	M_0	A
II A	T_3	N_0	M_0	B
II B	T_{4a}	N_0	M_0	B
II C	T_{4b}	N_0	M_0	B
III A	$T_{1\sim2}$	N_1/N_{1c}	M_0	C
	T_1	N_{2a}	M_0	C
III B	$T_{3\sim4a}$	N_1/N_{1c}	M_0	C
	$T_{2\sim3}$	N_{2a}	M_0	C
	$T_{1\sim2}$	N_{2b}	M_0	C
III C	T_{4a}	N_{2a}	M_0	C
	$T_{3\sim4a}$	N_{2b}	M_0	C
	T_{4b}	$N_{1\sim2}$	M_0	C
IV A	任何 T	任何 N	M_{1a}	D
IV B	任何 T	任何 N	M_{1b}	D

（五）临床表现

早期无明显症状。癌肿生长到一定程度，依其生长部位不同而有不同的临床表现。

1.右半结肠癌的临床表现　以全身症状明显，表现为腹块、腹痛、贫血、部分可出现黏液或黏液血便。①腹痛：70％～80％的患者有腹痛，常为隐痛，多由肿瘤侵犯肠壁所致。②贫血：因癌灶的坏死、脱落和溃疡出血引起，因血液与粪液均匀混合而不易察觉可致长期慢性失血，患者往往因贫血而就医。③腹部肿块、便频、腹胀、肠梗阻等症状。因右半结肠肠腔大、壁薄，肠内容物多呈液状，以溃疡肿块多见，可于右腹部扪及肿块，除非癌肿直接累及回盲瓣，一般肠梗阻远较左半结肠少见。④癌肿溃疡继发感染可致局部压痛和全身毒血症等。

2.左半结肠癌的临床表现　①突出症状为大便习性改变、黏液血便或血便、肠梗阻等，原因是左半结肠肠腔狭小，肠内容物多呈半固体状，癌易致肠腔狭窄，故便秘多见。随后因狭窄上端肠腔积液增多，肠蠕动亢进，故在便秘后又可出现腹泻，常两者交替出现。②大便摩擦病灶致肉眼便血多见，患者常就医较早，因慢性失血所致贫血就不如右半结肠突出。③肠梗阻多为慢性不完全性，患者常有较长期的大便不畅、阵发性腹痛等，由于梗阻部位较低呕吐多不明显，也可以急性肠梗阻就医。④腹部肿块。少部分患者可于左侧腹部扪及包块。

3.直肠癌的临床表现　①突出症状为便血：多为鲜红或暗红色与成形粪便混合或附于粪柱表面，最易误诊"痔"出血。②直肠刺激症状：因病灶刺激和肿块溃疡继发性感染，不断引起排便反射，易误诊为"菌痢"或"肠炎"，可有里急后重、肛门下坠感。③癌肿环状生长导致肠腔狭窄，早期表现为大便变形变细，晚期表现为不全梗阻。④侵犯邻近器官引发的症状。如侵犯前列腺、膀胱时可出现尿频、尿痛、血尿等表现，侵犯骶前神经可出现骶尾部持续性剧烈疼痛。

（六）诊断

由于早期患者常无症状或症状轻微，易被患者或初诊医师忽视，故文献报道在最初诊断结直肠癌时，早期患者仅占2％～17％，因此早期诊断尤为重要。应从以下几方面着手抓起：

1.注意识别早期症状　出现以下症状必须进一步检查：①原因不明的贫血、消瘦、乏力、低热或纳减。②出现大便性状改变（变细、血便、黏液便等）。③出现排便习惯改变，便频或排便不尽感。④沿结肠部位腹部隐痛不适。⑤发现沿结肠部位的腹部肿块。

2.对可疑患者应进行有步骤的检查

（1）大便潜血检查：作为大规模普查或高危人群结直肠癌的初筛手段，阳性者需做进一步检查。

（2）肿瘤标志物：对结直肠癌诊断和术后检测较有意义的肿瘤标志物是癌胚抗原（CEA），但CEA用于诊断早期结直肠癌的价值不大，血清CEA水平与肿瘤分期呈正相关，CEA主要用于监测复发，但对术前不伴有CEA升高的结直肠癌患者术后监测复发亦无重要意义。糖抗原19－9（CA19－9）是一种肿瘤相关抗原，它对胰腺癌具有较高的敏感性和特异性，对结直肠癌的敏感性不及CEA，但特异性较CEA高。当两者联合检测时，有助于早期发现复发和转移，尤其适用于术后检测。

（3）直肠指诊：是诊断直肠癌最简便、最重要的方法。我国直肠癌中约70％为低位直肠癌，大多能在直肠指诊中触及。因此凡遇患者有便血、大便习惯改变、大便变形等症状均应行直肠指诊。

（4）内镜检查：包括直肠镜、乙状结肠镜和结肠镜检查，内镜检查时可取病理活检明确病变性质。一般主张行纤维全结肠镜检查,可避免遗漏同时性多源发癌和其他腺瘤的存在。

(5)影像学检查

1)结肠钡剂灌肠检查,特别是气钡双重造影检查是诊断结直肠癌的重要手段。但疑有肠梗阻的患者应谨慎选择。

2)B型超声:超声检查可了解患者有无复发转移,具有方便快捷的优越性。腔内超声可探测癌肿浸润肠壁的深度、周围淋巴结转移情况及有无侵犯邻近脏器,可为中低位直肠癌术前分期提供依据。

3)CT:CT检查的作用在于明确病变侵犯肠壁的深度,向壁外蔓延的范围和远处转移的部位。CT检查可用于:提供结直肠恶性肿瘤的分期;发现复发肿瘤;评价肿瘤对各种治疗的反应;明确肠壁内和外在性压迫性病变的内部结构及其性质。

4)MRI:MRI检查的适应证同CT检查。推荐以下情况首选MRI检查:直肠癌的术前分期;结直肠癌肝转移病灶的评价;怀疑腹膜以及肝被膜下病灶。

5)PET-CT:不推荐常规使用,但对于常规检查无法明确的转移复发病灶可作为有效的辅助检查手段。

6)排泄性尿路造影:不推荐术前常规检查,仅适用于肿瘤较大可能侵及尿路的患者。

结直肠癌是一种适合于筛查的恶性疾病,对人群进行筛查是预防和早期发现结直肠癌的最有效方法。通过早期检测并切除腺瘤性息肉,大部分结直肠癌可以得到预防;若早期发现结直肠癌,可显著提高患者的生存率。筛查方法主要包括大便潜血试验和纤维结肠镜检查。目前很多西方国家都有完善的结直肠癌筛查指南,我国尚没有完善规范的结直肠癌筛查方案。

(七)鉴别诊断

1.结肠癌应当主要与以下疾病进行鉴别

(1)溃疡性结肠炎:本病可以出现腹泻、黏液便、脓血便、大便次数增多、腹胀、腹痛、消瘦、贫血等症状,伴有感染者尚可有发热等中毒症状,与结肠癌的症状相似,纤维结肠镜检查及活检是有效的鉴别方法。

(2)阑尾炎:回盲部癌可因局部疼痛和压痛而误诊为阑尾炎。特别是晚期回盲部癌,局部常发生坏死溃烂和感染,临床表现有体温升高,白细胞计数增高,局部压痛或触及肿块,常诊断为阑尾脓肿,需注意鉴别。

(3)肠结核:在我国较常见,好发部位在回肠末端、盲肠及升结肠。常见症状有腹痛、腹块、腹泻、便秘交替出现,部分患者可有低热、贫血、消瘦、乏力,腹部肿块,与结肠癌症状相似。但肠结核患者全身症状更加明显,如午后低热或不规则发热、盗汗、消瘦乏力,需注意鉴别。

(4)结肠息肉:主要症状可以是便血,有些患者还可有脓血样便,与结肠癌相似,钡剂灌肠检查可表现为充盈缺损,行纤维结肠镜检查并取活组织送病理检查是有效的鉴别方法。

(5)血吸虫性肉芽肿:多见于流行区,目前已少见。少数病例可癌变。结合血吸虫感染病史,粪便中虫卵检查,以及钡剂灌肠和纤维结肠镜检查及活检,可以与结肠癌进行鉴别。

(6)阿米巴肉芽肿:可有肠梗阻症状或查体扪及腹部肿块与结肠癌相似。本病患者行粪便检查时可找到阿米巴滋养体及包囊,钡剂灌肠检查常可见巨大的单边缺损或圆形切迹。

2.直肠癌应当与以下疾病进行鉴别

(1)痔:痔和直肠癌不难鉴别,误诊常因未行认真检查所致。痔一般多为无痛性便血,血色鲜红不与大便相混合,直肠癌便血常伴有黏液而出现黏液血便和直肠刺激症状。对便血患者必须常规行直肠指诊。

(2)肛瘘:肛瘘常由肛窦炎而形成肛旁脓肿所致。患者有肛旁脓肿病史,局部红肿疼痛,与直肠癌症状差异较明显,鉴别比较容易。

(3)阿米巴肠炎:症状为腹痛、腹泻,病变累及直肠可伴里急后重。粪便为暗红色或紫红色血液及黏液。肠炎可致肉芽及纤维组织增生,使肠壁增厚,肠腔狭窄,易误诊为直肠癌,纤维结肠镜检查及活检为有效鉴别手段。

(4)直肠息肉:主要症状是便血,纤维结肠镜检查及活检为有效鉴别手段。

(八)外科治疗

手术切除仍然是结直肠癌的主要治疗方法。结肠癌手术切除的范围应包括肿瘤在内的足够的两端肠段,一般要求距肿瘤边缘10cm,还应包括切除区域的全部系膜及淋巴结。直肠癌切除的范围包括癌肿在内的两端足够肠段(低位直肠癌的下切缘应距肿瘤边缘2cm以上)、全部直肠系膜或至少包括癌肿下缘下5cm的直肠系膜、周围淋巴结及受浸润的组织。由于近年来保留盆腔自主神经(pelvic autonomic nerve preservation,PANP),全直肠系膜切除术(total mesorectal excision,TME)等新观念的融入,以及直肠癌浸润转移规律的重新认识和吻合器的广泛使用,使直肠癌手术得到了不断完善和发展,低位直肠癌的保肛率也较以往明显提高,有效降低了直肠癌局部复发率,提高了患者的生存率和术后生活质量。

结直肠癌手术一般均需充分的肠道准备,肠道准备主要是排空肠道和适量肠道抗生素的应用。①肠道排空:有多种方法,术前12~24h口服复方聚乙二醇电解质散2000~3000mL,或口服甘露醇法。也有术前1d口服泻剂,如蓖麻油、硫酸镁或番泻叶液等。除非疑有肠梗阻,目前临床上较少采用反复清洁灌肠的肠道清洁方法。对有肠梗阻的患者,不可使用上述泻药,而应禁食、静脉营养、服用液状石蜡等处理。②肠道抗生素的使用:常规使用甲硝唑0.4g,3次/d;新霉素1.0g,2次/d,术前1d使用。不建议3d法肠道准备。

1.结直肠癌的内镜治疗 ①套圈切除:适用于有蒂、亚蒂或无蒂的早期结直肠癌。②黏膜切除:包括内镜下黏膜切除术(endoscopic mucosal resection,EMR)和内镜黏膜下剥离术(endoscopic submucosal dissection,ESD),主要用于切除消化道扁平息肉、T_1期肿瘤。③经肛门内镜显微手术(transanal endoscopic microsurgery,TEM)适用于距肛门16cm以内的早期直肠癌。优点是切除后创面可以缝合,避免了术后出血、穿孔等并发症。在完成上述内镜下局部治疗后,应当高度重视对切除肿瘤基底部的病理学检查,若发现癌细胞,提示体内癌组织残余,需要再次进行根治性手术治疗。

2.右半结肠切除术(right hemicolectomy) 适用于盲肠、升结肠及结肠肝曲部癌。切除范围包括末端回肠10~20cm、盲肠、升结肠、横结肠右半部和大网膜(图16-2)。在根部结扎回结肠动脉、右结肠动脉和中结肠动脉右支。淋巴结的清扫范围包括结扎血管根部的淋巴结及其切除区域系膜的淋巴结。对于结肠肝曲癌,须行扩大右半结肠切除术并清扫胃网膜右动脉组的淋巴结。

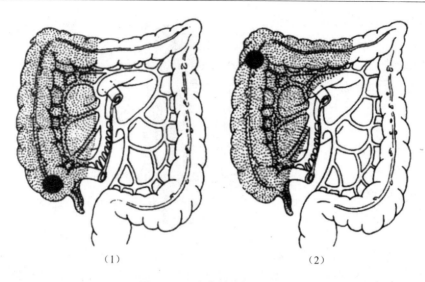

（1）　　　　　　　　　　　　　（2）

图 16-2　右半结肠切除范围

3.横结肠切除术（transvers colon resection）　由于横结肠肝曲、脾曲癌在治疗上分别采取右半结肠切除术和左半结肠切除术，所以从治疗角度看，横结肠切除术主要适用于横结肠中部癌。切除范围为大网膜、横结肠包括肝曲和脾曲及其系膜、淋巴结（图 16-3）。

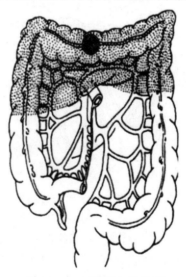

图 16-3　横结肠切除范围

4.左半结肠切除术（left hemicolectomy）　适用于结肠脾曲和降结肠癌。切除范围包括大网膜、横结肠左半，降结肠及其系膜、淋巴结，并根据降结肠癌位置的高低切除部分或全部乙状结肠（图 16-4）。

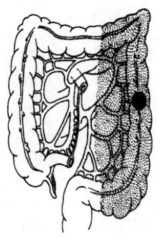

图 16—4 左半结肠切除范围

5.乙状结肠癌的根治切除术 要根据乙状结肠的长短和癌肿所在的部位,分别采用切除整个乙状结肠,或整个乙状结肠和全部降结肠,或切除整个乙状结肠、部分降结肠和部分直肠(图 16—5)。

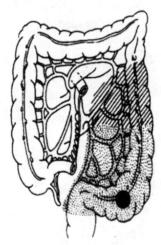

图 16—5 乙状结肠切除范围

6.直肠癌的手术 切除的范围包括癌肿、足够的两端肠段、受侵犯邻近器官的全部或部分、四周可能被浸润的组织及全直肠系膜,同时应尽可能避免损伤盆腔自主神经,以保留患者的性功能和排尿功能,提高生活质量。如不能进行根治性切除,亦应进行姑息性切除,使患者的症状得到缓解。癌肿的减负荷(姑息性切除)手术已逐步得到临床医生的认可,为下一步的辅助治疗提供了条件。如伴有能切除的肝转移癌应同时切除。中低位直肠癌的手术应遵循TME原则,其具体要求是:①直视下锐性解剖直肠系膜周围盆筋膜壁层和脏层之间无血管的界面。②切除标本的直肠系膜完整无撕裂,或在肿瘤下缘 5cm 切断直肠系膜。③保证切缘阴性,减少环周切缘的阳性率。

直肠癌根据其部位、大小、活动度、细胞分化程度等有不同的手术方式。

(1)局部切除术:是指完整地切除肿瘤及其周围 1cm 的全层肠壁。它区别于传统的直肠癌根治术,手术仅切除肿瘤原发病灶,不行区域淋巴结清扫,多用于早期癌。

直肠癌具备如下条件者可考虑做局部切除:①肿瘤位于直肠中下段(一般 8cm 以内)。②

肿瘤直径在 3cm 以下,占肠壁周径应<30％。③大体形态为隆起型,无或仅有浅表溃疡形成。④肿瘤 T 分期为 T_1 期。⑤组织学类型为高、中分化腺癌者。

局部切除术的手术入路:①经肛途径。②经骶后途径,包括经骶骨途径(kraske)和经骶骨旁途径(york－mason)。③经前路括约肌途径,经阴道后壁切开括约肌和肛管、直肠,显露并切除肿瘤。

(2)经腹会阴联合切除术(abdominoperineal resection,APR):即 Miles 术(图 16－6),原则上适用于腹膜返折以下的直肠癌。切除范围包括乙状结肠远端、全部直肠、肠系膜下动脉及其区域淋巴结、全直肠系膜、肛提肌、坐骨直肠窝内脂肪、肛管及肛门周围 3～5cm 的皮肤、皮下组织及全部肛门括约肌,于左下腹行永久性乙状结肠单腔造口。

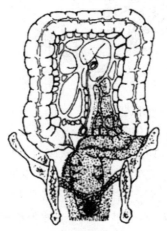

图 16－6　Miles 手术

(3)经腹直肠癌切除吻合术(low anterior resection,LAR):即直肠前切除术、Dixon 手术(图 16－7),是目前应用最多的直肠癌根治术,适用于距齿状线 5cm 以上的直肠癌,亦有更近距离的直肠癌行 Dixon 手术的报道。但原则上是以根治性切除为前提,要求远切缘距癌肿下缘 2cm 以上,低位直肠癌如远切缘距肿瘤 1～2cm 者,建议术中冰冻病理检查证实切缘阴性,否则改行 Miles 术。由于吻合口位于齿状线附近,在术后的一段时期内患者出现便次增多,排便控制功能较差,由于各种吻合器的使用,使得操作更为简单。

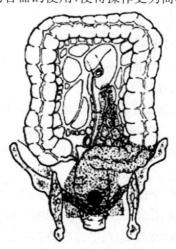

图 16－7　Dixon 手术

　　(4)经腹直肠癌切除、近端造口、远端封闭手术:即 Hartmann 手术(图 16－8),适用于因全身一般情况很差,不能耐受 Miles 手术或急性梗阻不宜行 Dixon 手术的直肠癌患者。

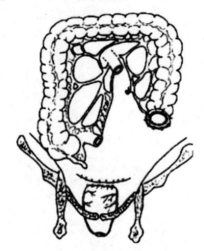

图 16－8　Hartmann 手术

　　直肠癌根治术有多种手术方式,但经典术式仍然是 Miles 手术和 Dixon 手术。许多学者曾经将 Dixon 手术改良成其他术式(如各种拖出式吻合),但由于吻合器可以完成直肠、肛管任何位置的吻合,所以其他各种改良术式在临床上已较少采用。

　　直肠癌侵犯子宫时,可一并切除子宫,称为后盆腔脏器清扫;直肠癌侵犯膀胱时,可行直肠和膀胱(男性)或直肠、子宫和膀胱(女性)切除,这种手术称为全盆腔清扫。

　　7.结直肠癌腹腔镜手术　腹腔镜手术具有创伤小、疼痛轻、恢复快的优点,国内大医院已广泛开展,但对淋巴结清扫、周围被侵犯脏器的处理尚有争议。目前结肠癌腹腔镜手术已被普遍接受,直肠癌腹腔镜手术尚处于临床试验阶段,但根据目前国内开展该手术的医院的资料显示,已经取得与传统开放性手术相同的治疗效果。可以预测,腹腔镜下行结直肠癌根治术将成为治疗结直肠癌的主流术式。

　　8.特殊情况下结直肠癌的处理策略

　　(1)结直肠癌并发急性肠梗阻的手术:应当在进行胃肠减压、纠正水和电解质紊乱以及酸碱失衡等适当的准备后,早期施行手术。如为右侧结肠癌,可做右半结肠切除一期回肠结肠吻合术,或一期肿瘤切除近端造口远端闭合,如患者情况不许可,则先做盲肠造口解除梗阻,二期手术行根治性切除。如癌肿已不能切除,建议给予姑息性治疗(如梗阻近端造口、捷径手术)。对于左侧结肠癌,处理方法存在争议,常用三种方法,需根据具体情况慎重选择:①急诊近端肠造瘘,二期行肿瘤切除,该法安全但易延误病情。②肿瘤切除,近端造瘘,远端封闭,以后二期回纳。该法既切除了肿瘤又解除了梗阻,且无吻合口,但手术相对较大,且需二次手术回纳是缺点。③原发灶一期切除吻合,术中行肠道清洗。最理想,但手术创伤大,吻合口漏的风险较大。

　　(2)结肠癌穿孔的处理:结肠癌并发穿孔大多发生在急性梗阻后,少数亦可发生在癌肿穿透肠壁后溃破,属于极其严重的临床情况。急性梗阻时发生的穿孔大多发生在盲肠,由于肠腔内压力过高导致局部肠壁缺血、坏死而穿孔,此时将有大量粪性肠内容进入腹腔,产生弥漫性粪性腹膜炎,并迅速出现中毒性休克。因此感染和中毒将成为威胁患者生命的两大因素。

至于癌肿溃破性穿孔则除粪汁污染腹腔外,尚有大量癌细胞的腹腔播散、种植。因此,即使闯过感染和中毒关,预后仍然不佳。在处理上首先强调一旦明确诊断即应急诊手术,同时加强全身支持和抗生素治疗。手术原则为不论那一类穿孔,都应争取一期切除癌肿,右侧结肠癌引起穿孔者可一期吻合,左侧结肠癌并发穿孔者切除后,宜近侧断端造口。对癌肿破溃而无法切除的病例,结肠造口宜尽量选在肿瘤近端,并清除造口远端肠腔内粪汁,以免术后粪汁随肠蠕动不断进入腹腔。

二、肛管癌

(一)概述

肛管癌发生在直肠齿状线以下、病理上多为鳞癌。真正病因尚未明了,有研究表明它是多因素作用下多基因失控所致,如长期慢性刺激如肛瘘、肛裂、痔疮、湿疣和免疫性疾患(如克罗恩病)与肛管癌发生有关。近年来发现人乳头状病毒(HPV)与它有密切关系,同性恋者的肛管癌发病危险系数是正常人群的12.4倍。免疫抑制如肾移植术后患者,肛管癌的发病率要比正常人群高100倍。吸烟也是肛管癌的重要诱因。

(二)临床表现

1. 肛门疼痛　是肛管癌主要特征,初时肛门不适,逐渐加重以致持续疼痛,便后更明显。
2. 大便习惯改变　排粪次数增加,常伴里急后重或排便不尽感。
3. 粪便性状改变　粪条变细或变形,常带有黏液或脓血。
4. 肛门部肿块　初起时肛管部出现小的硬结,逐渐长大形成肿块。
5. 腹股沟淋巴结肿大　肛管癌病者就诊时常可及一侧或双侧腹股沟淋巴结肿大,多个,质硬,或伴疼痛。

(三)诊断

有相应的临床表现者应考虑到有本病的可能性而进行进一步检查。肛门部视诊、肛门指诊、肛门镜检查可见肛管部有肿块、硬结或癌性溃疡,肛门指诊可明确癌肿的性质、扩展范围及固定程度等。本病的最后确诊有赖于肿块的活组织检查,阳性者即可确定诊断。腹股沟淋巴结触诊检查,若发现淋巴结肿大而坚韧者,应进行淋巴结活检,明确其性质。

(四)治疗原则

对于肛管鳞癌,目前的治疗方式是以放疗和化疗为主的综合治疗,手术治疗的地位降低,仅适用于疾病的组织病理活检确诊或者在放化疗效果不佳、复发的情况下的补救措施,以Miles术为宜,有腹股沟淋巴结转移者,需同时行淋巴结清扫术,一般不将化疗单独作为肛管癌的治疗方法。

(张发展)

第四节　小肠肿瘤、原发性腹膜后肿瘤

一、小肠肿瘤

小肠占整个消化道长度的75%,然而小肠肿瘤临床少见。仅占胃肠道肿瘤的5%,其中恶性肿瘤仅占1%~2%,小肠肿瘤好发于中年人,性别无区别。小肠肿瘤发病率低,可能与以下因素有关:小肠内容通过快;小肠黏膜细胞更新快;小肠液为碱性;肠壁内含有较高的 IgA;小肠内细菌含量低。病因不明,某些炎症性疾病如克罗恩(Crohn)病可增加小肠肿瘤的发生。小肠肿瘤有良性及恶性两类。良性肿瘤以腺瘤及平滑肌瘤最多见,还有脂肪瘤、纤维瘤、血管瘤等。恶性肿瘤以腺癌最多见,其他如恶性淋巴瘤、肉瘤(平滑肌肉瘤、间质瘤)、类癌等。

不同恶性肿瘤的发病部位不同。癌多发生于十二指肠,尤其是壶腹部;而淋巴瘤和类癌易发生于回肠及小肠远端部位;肉瘤则可分布于整个小肠的不同肠段。据此可对诊断有提示作用。此外,小肠还有转移性肿瘤,可由胰、结肠和胃癌直接蔓延,也可从远处经淋巴管或血行播散而来,如卵巢癌、黑色素瘤等。近年来,小肠间质瘤的诊断逐渐增多。

(一)临床表现

1.腹痛　腹痛是最常见的症状,可为隐痛、胀痛乃至剧烈绞痛,当并发肠梗阻时,疼痛尤为剧烈。并可伴有腹泻、食欲不振等。

2.肠道出血　常为间断发生的柏油样便或血便,甚至大量出血。有的因长期反复小量出血未被察觉,而表现为慢性贫血。

3.肠梗阻　引起急性肠梗阻最常见的原因是肠套叠。肿瘤引起的肠腔狭窄和压迫邻近肠管也是发生肠梗阻的原因,亦可诱发肠扭转。

4.腹内肿块　一般肿块活动度较大,位置多不固定。

5.肠穿孔　多见于小肠恶性肿瘤,急性穿孔导致腹膜炎,慢性穿孔则形成肠瘘。

6.类癌综合征　由于类癌细胞产生的 5-羟色胺和血管舒缓素的激活物质缓激肽可引起毛细血管扩张,表现为阵发性面、颈部和上躯体皮肤潮红,还可出现腹泻、哮喘和因纤维组织增生而发生心瓣膜病。此症状常因进食、饮酒、情绪激动、按压肿瘤而激发。

(二)诊断

小肠肿瘤术前诊断率低,其原因是缺少特征性症状,多数病例首诊即为急腹症如出血、穿孔等,同时也缺乏特异性诊断方法。因此,当出现以下情况应予警惕:①不明原因的脐周或右下腹痛,进食后加重,排便后症状缓解。②成人肠套叠。③间歇性黑便、便血或腹泻,胃镜及结肠镜未见异常。④不明原因的肠梗阻。此时应及时作相应辅助检查,如小肠造影、腹部 B 超、CT 或 MRI,消化道大出血者应行 DSA 检查。

小肠肿瘤的诊断主要依靠临床表现、影像学及内镜检查。

1.X 线钡餐检查　对疑有十二指肠的肿瘤,采用弛张性十二指肠钡剂造影。钡剂造影是目前最为普遍、无创的方法。但是由于小肠蠕动较快、充盈不连续、影像迂回重叠等原因,诊断率不高(约 50%),如采用低张造影,可提高诊断率。X 线表现:黏膜增粗、紊乱、皱襞消失、肠壁僵硬、充盈缺损、肠腔狭窄等。采用钡灌肠,通过回肠末端,可显示远端回肠肿瘤。

2.纤维十二指肠镜、纤维小肠镜检查及选择性动脉造影术　可提高小肠肿瘤的诊断率。

3.测定患者尿中的 5-羟色胺的降解物　由于类癌患者血中 5-羟色胺升高,故对怀疑类癌的病例,此项检查有助于确定肿瘤的性质。

4.肠系膜上动脉造影　是目前公认的灵敏度和特异度均较高的方法,对平滑肌瘤、血管瘤及恶性肿瘤的确诊率达 50%~78%,造影可显示浸润、血管推移,富于新生血管,肿瘤包绕致血管狭窄、闭塞、动静脉分流等。在非出血期可显示异常的肿瘤血管和肿瘤轮廓;出血期可见造影剂自血管渗入肠腔。

5.CT 及 MRI 检查　主要用于诊断原发肿瘤及所属淋巴结、肝、肺等处有无转移。一般肿瘤在大于 2～3cm 时较易诊断。小肠脂肪瘤的 CT 值类似脂肪密度,平滑肌类肿瘤可显示软组织块影,与小肠关系密切,增强后周围强化明显。恶性淋巴瘤肠管间有结节状团块、肠腔不规则、扩张或狭窄。

6. 内窥镜检查　对怀疑为十二指肠疾病的患者,应采用十二指肠镜检查并可得到组织学诊断,对怀疑为小肠疾病的患者,应采用传统的小肠镜检查。由于小肠镜推进肠道深度有限,限制了其临床应用。2001 年,临床上开始应用双气囊小肠镜,该方法可观察到回盲部,但国内只有少数单位能够开展。近年来,胶囊内镜应用于临床,其可以观察全消化道,具有微创的特点。此两种检查方法的应用,大大提高了小肠肿瘤的诊断率,使小肠肿瘤的诊断有了突破性的进展。

7. 放射性核素显影　应用同位素标记的红细胞进行显像,对出血病例有价值,临床不常用。

8. PET－CT 检查　可根据肿瘤内部糖代谢变化反映肿瘤细胞的代谢情况,通过标准化摄取值(SUV 值),区分良、恶性肿瘤,可确定肿瘤系单发或多发;价格较贵,非常规使用。

9. 剖腹探查　必要时。

(三)鉴别诊断

小肠肿瘤由于症状不特异,有效诊断方法少,故常难与下列疾病鉴别:

1. 胆管系统癌　也可出现黄疸,难以与十二指肠壶腹部癌鉴别。但胆管系统癌可有发热、黄疸出现早且进行性加重,不易出现呕吐。各种影像学(ERCP、CT、MRI)检查可加以区别。

2. 肠结核　多见于年轻人,有结核病史,有消瘦等全身结核病征象;好发部位也以回盲部为多,但病变范围较广泛,实验室检查结核菌素试验强阳性,粪便找到结核分枝杆菌病可确诊。

3. 克罗恩病　临床表现有明显的腹痛发作与缓解交替现象,消瘦、腹壁较薄,肠梗阻及肠瘘较小肠肿瘤多见,X 线征象在病变小肠有边缘不齐的线条状阴影,呈节段性分布。

4. 阑尾脓肿　与回盲部肿瘤较难鉴别,阑尾脓肿常有发热史,腹痛较固定,白细胞计数增高,使用抗菌药物后,肿块可缩小,发热可减轻。影像学检查可见此区域有液性物,并有脓肿外壳包绕;查体肿块活动度小,触痛明显,无贫血及肠梗阻征象。

(四)治疗

1. 小的或带蒂的良性肿瘤可连同周围肠壁组织一起作局部切除。

2. 较大的或局部多发的肿瘤作部分肠切除吻合术。

3. 恶性肿瘤则需连同肠系膜及区域淋巴结作根治性切除术。

4. 如肿瘤已与周围组织浸润固定,无法切除并有梗阻者,则可作短路手术,以缓解梗阻。

5. 术后根据情况,选用化疗或放疗。

二、原发性腹膜后肿瘤

原发性腹膜后肿瘤是指起源于腹膜后间隙的结缔组织、脂肪组织、平滑肌、神经组织、淋巴组织、嗜铬细胞、化学感受性、血管以及胚胎和泌尿生殖残留组织等发生的肿瘤,但不包括起源于腹膜后器官的肿瘤和转移性肿瘤。原发性腹膜后肿瘤发病率低,占全身肿瘤的 0.07％～0.2％。病理分类复杂,80％以上属恶性。以各种肉瘤最多见。

早期诊断困难,往往长至较大体积时才发现,手术难度大,不易切净,疗效较差。局部复发及远处转移仍是主要致死原因。

(一)腹膜后间隙的解剖范围

腹膜后间隙的上界是横膈;外侧界是腰方肌的外侧缘,相当于第十二肋骨尖端与髂嵴间的垂直线;前方是后腹膜、肠系膜根部以及肝右叶后方裸面、十二指肠、升结肠、降结肠和直肠;后方为腰大肌、腰小肌、腰方肌和腹横肌的腱部,在盆腔内其后壁则为髂腰肌的连续部、闭孔内肌和梨状肌;下界既为提肛肌和尾骨肌所组成的盆膈,在这组肌肉群的表面还附有一层筋膜和松软的结缔组织。以上这些结构形成了一条面积广阔、组织松软、非常有利于感染扩散和肿瘤生长的潜在间隙。

(二)腹膜后肿瘤的病理类型

1.来源于间叶组织的肿瘤　这一类约占全部腹膜后肿瘤的 2/3,其中多数为恶性肿瘤,腹膜后间叶组织包括脂肪组织、结缔组织、血管、淋巴组织、平滑肌和横纹肌组织。这些组织发生的良性肿瘤称为瘤,如脂肪瘤、纤维瘤、平滑肌瘤等;恶性肿瘤称为肉瘤,如脂肪肉瘤、纤维肉瘤、淋巴肉瘤、恶性纤维组织细胞瘤等。有些肿瘤可同时有上述多种成分混合的结构,凡是有两种以上间叶组织组成的肿瘤均称为间叶瘤或间叶肉瘤。

2.来源于神经组织的肿瘤　这类肿瘤约占 1/4,其中约半数为恶性。来自脊神经的良性肿瘤有神经纤维瘤和神经鞘瘤,恶性肿瘤有恶性神经纤维瘤和神经鞘瘤。其中良性神经纤维瘤较常见,生长较慢,病程长。因其基部常由椎间孔向外生长,手术时为避免伤及神经而常切除得不彻底,故易复发。来源于交感神经的肿瘤,如神经母细胞瘤好发于婴幼儿,恶性度较高,但对放疗较敏感,手术时易误伤血管,或因怕损伤血管而未能彻底切除,也易复发。

3.来源于胚胎生殖泌尿残留组织的肿瘤　这类肿瘤约占 1/10。肿瘤有囊性和实质性之分,也有良性和低度恶性与高度恶性之别。来自胚胎残留组织的肿瘤多位于盆腔腹膜后的骶尾部前方。畸胎瘤和内胚窦瘤(也称卵黄囊瘤)多见于女性儿童,其中良性畸胎瘤的发病率高于恶性者。生殖源性的恶性肿瘤有精原细胞瘤、绒癌等,肿瘤的恶性度较高,对放疗较敏感。

4.来源不明的肿瘤和肿瘤样病变　腹膜后后没有上皮组织,但也偶有原发性腺癌发生,此很可能与迷走上皮组织和腹膜后肠源性囊肿有关。还有一些不能分类的肿瘤和肿瘤样病变也常见到:①腹膜后纤维性变。②Castleman 疾病,又称血管滤泡型淋巴样增生、淋巴错构瘤、巨淋巴结增生或滤泡型淋巴网状内皮瘤。

(三)腹膜后肿瘤的临床表现

腹膜后肿瘤来自不同的组织,种类繁多。同一肿瘤在不同患者差异很大,临床表现多种多样。现将比较常见的症状和体征归纳如下。

1.症状　除了嗜铬细胞瘤外,起初一般多无症状,随肿瘤的生长发展可出现:

(1)占位症状:约 60% 的患者是因自己摸到腹部肿块而来就诊的。由于腹膜后潜在间隙大,肿瘤常体积较大,所占空间也大,易产生腹部胀满感。上腹部巨大肿瘤可影响呼吸。有时肿瘤有内出血、坏死,瘤体可突然增大,症状加剧,并可出现剧烈疼痛。

(2)压迫症状:最常见的为因对脏器的压迫而产生的刺激症状,如刺激胃可产生恶心、呕吐;刺激直肠可产生排便次数增多、里急后重感;刺激膀胱可产生尿频、尿急感等症状。压迫静脉及淋巴管引起回流障碍,可出现阴囊、下肢水肿和腹壁静脉曲张。压迫严重者,在肠道可出现肠梗阻症状;在泌尿系统可出现肾盂积水的症状,双侧受压严重者可出现尿毒症症状。

压迫或侵犯脏器和神经可出现疼痛,常表现为腰背痛、会阴部痛及下肢痛。

(3)全身症状:肿瘤的代谢产物和肿瘤坏死产生的毒素可导致发热;腹膜后肿瘤发展到一定时期,同时肿瘤引起的消耗,患者会出现体重减轻、食欲下降、乏力,甚至恶病质等,常和肿瘤体积巨大有关。但恶性肿瘤出现症状较早。有内分泌功能的肿瘤,如嗜铬细胞瘤,因分泌儿茶酚胺,可出现高血压的症状。另有些巨大的纤维组织肿瘤,可分泌胰岛素类物质,引起低血糖症状。

2.体征

(1)腹部包块:95%以上的患者在查体时都可摸到腹部有肿块。少数患者是因常规查体经 B 超检查而发现腹膜后有较小的肿物,在体检时不一定能摸到。腹膜后肿物的特点是边界清晰,质地软硬不一,可呈结节状或分叶状,不随体位改变而变动,也不随呼吸而上下活动,一般推之不动。位于盆腔的肿瘤除腹部检查外,应作肛门指检,了解肿瘤是否侵袭性生长和直肠的关系,肿瘤是否光滑,活动度如何,对判断肿瘤能否切除很有帮助。而男性患者注意检查睾丸是否位于阴囊内,以排除腹膜后隐睾恶变。

(2)其他体征:盆腔部位的肿瘤可压迫静脉可造成下肢肿胀,压迫神经而致该神经支配区的感觉障碍。个别位于右上腹的腹膜后肿瘤可压迫胆总管或门静脉,引起黄疸、腹水等体征。

(四)诊断和鉴别诊断

1.诊断　包括定位诊断和定性诊断。定位诊断一般不难。95%以上的原发性腹膜后肿瘤,通过病史、体检、结合各种特殊检查,均可确定肿瘤原发于腹膜后,仅少数较大的肿瘤有时术前定位仍有困难,甚至在术中也无法确定肿瘤的来源。腹膜后肿瘤的定位检查,一般可采用:

(1)X 线和造影检查:胃肠钡剂检查对腹膜后肿瘤的诊断缺乏特异性,但有一定的定位价值,50%左右腹膜后肿瘤可显示胃肠道受侵犯或移位等异常;腹部平片发现有钙化或骨骼、牙齿等结构,对畸胎瘤的诊断有帮助;静脉肾盂造影或逆行肾盂造影是诊断腹膜后及盆部肿瘤最基本的检查,可显示肾、输尿管或膀胱的移位、浸润或尿路本身的病变,60%以上腹膜后肿瘤肾盂造影可发现异常。

(2)B 超检查:因肠袢阻挡,B 超诊断腹膜后肿瘤并非理想,其意义在于:能显示出肿块的位置、大小、数目、实体或囊性,以及与周围器官的关系;鉴别腹腔内肿瘤和腹膜后肿瘤,可显示临床上尚不能触及的肿瘤;B 超这一非侵入性的诊断方法还可用于腹膜后肿瘤患者术后的长期随防。

(3)CT、MRI 检查:CT 是腹膜后肿瘤术前最有用的影像学检查,它用于发现腹膜后肿瘤、判定肿瘤特征、分析肿瘤来源,显示肿瘤侵犯周围器官的程度,周围器官、血管的移位情况及腹膜后淋巴结肿大情况,具有较强可靠性;而 MRI 检查可提供比 CT 更多的信息 CT,不用造影剂术前即可判断腹膜后肿块的血管特征及血管受累程度,有时不能经 CT 轻易区分的肿瘤与正常组织,通过 MRI 可区分出来。

(4)血管造影术:被认为是腹膜后肿瘤的重要检查方法,多在 CT 不确定血管内侵犯情况时用此方法。常用方法有:腹主动脉造影、选择性腹腔动脉造影及下腔静脉造影。血管造影可明确显示肿瘤血供及重要血管走向,肿瘤出现丰富的新生血管往往提示恶性;可了解肿瘤血供来源、主要血管受侵犯情况,以帮助制定治疗措施(判断能否切除及减少主要血管的损伤)。

　　腹膜后肿瘤的定性诊断包括:①B超或CT定位下的穿刺活检:尤其在怀疑腹膜后肿块为淋巴瘤及转移癌等不需外科处理的肿瘤时,穿刺病理诊断可为其治疗提供重要依据。但穿刺活检存在一定的假阴性,占10%~20%。②腔镜下的直视活检:近年来随着腹腔镜的广泛应用,腔镜下的直视活检成为腹膜后肿块可靠的病理诊断方法。术中冰冻检查,明确肿瘤性质,对确定手术方案有重要意义。有些学者对术前穿刺活检有异议,认为穿刺活检有一定的并发症,如出血、腹膜炎、菌血症等,穿刺破坏完整的包膜还可能造成肿瘤的种植性转移,而且依靠穿刺获得的少量组织往往无法做出正确诊断,所以认为原则上只要定位肯定,术前不必过分强调定性诊断。腹膜后肿瘤的实验室检查只对分泌神经介质及激素的肿瘤有诊断作用。如分泌儿茶酚胺的嗜铬细胞瘤及神经母细胞瘤、合成甲胎蛋白的腹膜后内胚窦瘤等。

　　2.鉴别诊断　原发性腹膜后肿瘤常需与如下的疾病相鉴别:

　　(1)腹腔内肿块的鉴别:患者于胸膝位时,腹腔内肿块一般活动度较大,腹膜后肿块因与后腹壁固定,活动度较小。

　　(2)干酪性冷脓肿的鉴别:脊椎旁干酪性冷脓肿的X线平片有腰椎椎体破坏,腰大肌阴影模糊不清。

　　(3)腹主动脉瘤或髂动脉瘤:可误诊为腹膜后肿瘤,但动脉瘤为搏动性肿块,听诊有血管杂音。可通过X线平片检查有无动脉壁钙化影及超声检查、腹主动脉造影、CT检查等可以明确诊断。

　　(4)腹、盆腔的包虫囊肿:居住于流行区、与犬或羊有接触史者应考虑到包虫病可能。如疑为包虫囊肿决不可随便穿刺,以防囊液外漏而引起过敏性休克,通过皮肤试验、补体结合试验有助于鉴别。

　　(5)盆腔的包块:包括与盆壁紧贴的炎性肿块,有时区别困难,常需手术和病理检查才能确诊。

　　(6)与位于腹膜后脏器的肿块鉴别,如位于腹膜后两侧的肾及肾上腺肿瘤,位于中腹部的胰腺肿瘤及假性囊肿,位于右侧的部分肝肿瘤、肝囊肿等。通过详细询问病史,全面了解临床症状及体征,再结合一些辅助检查往往可鉴别。

　　诊断与鉴别诊断腹膜后肿瘤要全面、综合、有步骤地运用各种检查方法。可首选非侵入性的检查方法,如腹部平片、B超、CT,如需明确组织类型,可采用B超或CT引导下的穿刺活检。如B超、CT尚不能完全确诊,再采用消化道钡餐、静脉肾盂造影、血管造影等方法,以期获得完整的资料,加以综合分析,以为手术治疗及其他辅助治疗提供可靠依据。

　　(五)治疗

　　原发性腹膜后肿瘤除恶性淋巴瘤、少数神经源性肿瘤外,绝大多数对放、化疗及其他辅助治疗不甚敏感。故原发性腹膜后肿瘤应以手术治疗为主,放疗、化疗、热疗及其他辅助治疗为辅。

　　1.手术治疗

　　(1)手术基本原则及要点:外科手术是治疗原发性后腹膜肿瘤最重要的手段。其原则是争取完整、整块切除肿瘤,包括周围受累的组织和器官,不残留肿瘤包膜和肿瘤组织,不切破肿瘤。一般认为单纯手术切除不加辅助治疗,应在肿瘤四周至少1cm切除肿瘤,而配合辅助放疗,可在肿瘤四周0.5cm切除肿瘤。保证腹膜后肿瘤尤其是巨大腹膜后肿瘤手术成功的要点是:

1)切口选择要适当。腹膜后肿瘤所在位置各不相同,切口选择应够大,距肿瘤最近为宜。要求能充分暴露深部肿瘤和附近有关器官,使手术能在直视下进行。可根据肿瘤大小、位置不同而选择用上或下腹部正中切口、肋缘下切口、左右侧经腹直肌切口等。

2)防止术中大出血。原发性腹膜后肿瘤由于起源部位的特点,其周围往往毗邻大血管,并具有丰富的血液供应,对于巨大肿瘤更是如此。腹膜后肿瘤手术中最危险最紧急的情况是术中大出血,如处治不当可导致患者死亡。术中出血原因有:切除肿瘤床出血、骶前及盆壁血管出血、肿瘤部分切除残留创面出血、腹部大动脉,下腔静脉损伤出血、腰静脉损伤出血、骶静脉损伤出血、脾蒂血管断裂出血等。因此术前要充分准备好血源,最好是新鲜血,术前应备好快速补液通道;术中解剖层次应清晰,必要时连同受累脏器切除;肿瘤包绕大血管时应做好血管移植准备;由于术中大量渗血、出血和输血,患者会丢失很多凝血物质,此时应注意防止凝血功能障碍及 DIC;术中遇到不明原因出血时,应立刻以手指或纱布、沙垫压迫,迅速判明出血原因,切忌慌乱中盲目钳夹,以免造成重要大血管或腹膜后器官误伤;根治术有困难者,宁可放弃手术,不宜勉强切除而致患者死亡。

3)肿瘤侵及大血管和器官时的处理。腹膜后肿瘤常侵及周围大血管,正确处理好受侵的大血管是腹膜后肿瘤彻底切除的关键。术前应仔细分析所有的影像学资料,包括 B 超、CT、MRI、血管造影等,判断肿瘤部位、与毗邻大血管的关系、血管受累情况,必要时做好血管移植准备。腹膜后肿瘤也常累及周围器官,如结肠、小肠、肾脏、输尿管、膀胱、胰腺等,往往需联合器官切除。

(2)复发性腹膜后肿瘤的再手术治疗:尽管腹膜后肿瘤肉眼上能完整切除,甚至病理切缘无肿瘤残留,但仍存在很高的复发率,尤其是恶性肿瘤。复发原因有:

1)术中无法切除足够的安全边界。

2)术中操作致肿瘤破溢种植。

3)探查手术致肿瘤播散。

4)分叶状肿瘤部分遗漏残留。腹膜后肿瘤大多恶性程度较低,多为局部复发或种植转移,较少有远处转移,而且多数对放、化疗不敏感,所以复发性腹膜后肿瘤的首选治疗仍是手术切除。复发性肿瘤再次手术的难点在于解剖关系和层次不如上次手术清楚,与周围组织器官界限更加不清,要再次彻底切除肿瘤,往往需联合脏器切除。由于复发肿瘤手术难度大,更易伤及大血管,出血多,术前应作好充分准备并备好充足的血源。

(3)围手术期处理:包括术前准备及术后处理,术前准备除了普通手术的常规准备,应强调以下几点:

1)血源的准备。巨大的腹膜后肿瘤或与血管粘连的肿瘤,切除时可能会发生大出血,故要充分准备血源。

2)肠道准备。腹膜后肿瘤有可能侵犯结肠,术中可能连同结肠切除,术前应做好充分的肠道准备。

3)阴道清洁准备。女性患者,尤其是位于盆腔的腹膜后肿瘤,术前应行阴道清洁准备,因术中可能切除或修补阴道。

4)了解肾脏功能状况。肾脏是腹膜后肿瘤易侵犯的器官,术前应检查双肾功能,以避免盲目肾切除后发生严重不良后果。

5)人造血管的准备。腹膜后肿瘤侵犯血管或包绕血管常见,如全部切除肿瘤,有时需要修补或移植重建血管。故对邻近大血管的肿瘤,术前应根据血管的大小准备合适的人造血管。

6)某些特殊病理类型肿瘤的准备。如某些功能性化学感受器瘤,由于肿瘤产生生物胺物质,可出现持续高血压,对此类患者术前应邀请内分泌科和麻醉科医师会诊,共同制定手术方案和围手术期处理方案。

(4)术后处理包括:密切监测生命体征,通过心电监护、24h 出入量、氧饱和度、中心静脉压、动脉压等监测,及时发现有关并发症。

1)出血。腹腔出血为术后最常见的并发症,尤其在术后 3d 内。因肿瘤创面大而出现的渗血,只要生命体征平稳,可以保守治疗,包括输血、应用止血药等;如出血较多,颜色鲜红,血压不平稳,疑为活动性出血,应再次手术止血。

2)肠梗阻。术后出现的肠梗阻多为粘连性及功能性,与手术创面较大有关,可保守治疗;如为绞窄性肠梗阻,应及时手术探查。

3)其他术后并发症。包括肝、肾功能衰竭、心律失常及心衰、吻合口瘘、肺栓塞等,可根据病因处理。

2. 放射治疗　包括术前放疗、术中放疗及术后放疗。对恶性畸胎瘤、胚胎癌术前放疗,可使肿瘤缩小,便于切除;对腹膜后淋巴瘤、低分化腹膜后肉瘤术后放疗,可减少复发、延长生命;近年来报道采用术中放疗不仅可增加疗效,且可降低急、慢性放射性肠炎等并发症的发生。

3. 化学治疗　原发性腹膜后肿瘤以手术治疗为主,但近年来由于化疗的不断发展和新型化疗药物的不断出现,化疗正渐成为腹膜后肿瘤综合治疗的手段之一。肿瘤来源不同,其化疗敏感性差异很大,应根据肿瘤的病理类型选择不同的化疗药物和方案。常用化疗药物有长春新碱(VCR)、长春碱(VIB)、长春地辛(VDS)、环磷酰胺(CTX)、多柔比星(ADM)、顺铂(DDP)、卡铂(CAB)等。

(六)预后

恶性腹膜后肿瘤的预后较差。切除后的复发率可高达 50%～80%,且恶性程度随复发而增高,切除后 5 年存活率不到 20%。良性肿瘤完全切除后可获得治愈。淋巴瘤可经化疗或放疗获得较好效果。

(张发展)

第五节　胰腺癌和壶腹周围癌

一、胰腺癌

胰腺癌(cancer of the pancreas)是较常见的恶性肿瘤,恶性程度极高,近年来,发病率在国内外均呈明显的上升趋势,尤其是近 40 年来胰腺癌的发病率约增高 4 倍,达 61/10 万,居恶性肿瘤发病率的第 6 位。发病年龄以 45～65 岁最为多见。40 岁以上好发,男性比女性多见。在性别方面,男、女之比,国外为 0.3∶1,国内为 18∶1。胰腺癌主要指胰腺外分泌腺腺癌,是胰腺恶性肿瘤中最常见的一种,约占全身各种癌肿的 1%～4%,占消化道恶性肿瘤的8%～10%。由于胰腺癌早期症状隐匿,缺乏特异性表现,故早期诊断十分困难。当出现典型症状时多已属晚期,治疗效果也不理想,病死率很高。因此,胰腺癌是一种恶性程度高、进展迅速的肿瘤,90%的患者在诊断后一年内死亡,5年生存率仅1%～5%,预后极差。

(一)病因与发病机制

胰腺癌的发病原因与发病机制迄今尚未阐明,一般认为可由于多种因素长期共同作用的结果。

1.吸烟因素 吸烟是发生胰腺癌的主要危险因素,烟雾中含有亚硝胺,能诱发胰腺癌发生。吸烟者腺癌的发病率比不吸烟者高2～3倍,发病的平均年龄提前10年或15年。

其发病可能与以下因素有关:①吸烟时烟草中某些有害成分或其代谢活性物质吸收后经胆管排泌,在某种情况下反流进入胰管,刺激胰管上皮,最终导致癌变。②烟草中某些致癌物如烃化物、亚硝胺等可迅速地从口腔、上呼吸道黏膜及肺组织吸收,入血后经胰腺排泌。纸烟中的少量亚硝胺成分在体内可代谢活化为二异丙醇亚硝胺活性型致癌物质。③烟草中的尼古丁促进体内儿茶酚胺释放,导致血液中胆固醇水平明显升高。在某种方式下,高脂血症可诱发胰腺癌,这在每天吸烟40支以上的大量吸烟者尤为明显。

2.饮酒因素 有人认为胰腺癌的发生与长期饮用大量葡萄酒有关。饮啤酒者胰腺癌的相对危险性约2倍于不饮啤酒者。其可能原因是由于酒精摄入后可持续刺激胰腺细胞分泌活性,引起胰腺慢性炎症,导致胰腺损害,或由于酒精中含有其他致癌物质如亚硝胺等。

3.饮食因素 流行病学调查显示胰腺癌的发病率与饮食中动物的脂肪有关,高甘油三酯和(或)高胆固醇、低纤维素饮食似可促进或影响胰腺癌的发生。日本人的胰腺癌的发病率几十年前较低,但自20世纪50年代开始随着西方化饮食的普及,发病率增高4倍。当人体摄入高胆固醇饮食后,部分胆固醇在体内转变为环氧化物,这些环氧化物可诱发胰腺癌。此外摄入高脂肪饮食后可促进胃泌素、胰泌素、胆泌素、胆囊收缩素-胰酶泌素(CCKP)大量释放,这些胃肠道激素为强烈的胰腺增殖性刺激剂,可使胰管上皮增生、间变和促进细胞更新,并增加胰腺组织对致癌物质的易感性。某些亚硝胺类化合物可能具有胰腺器官致癌特异性。另外,近年来发现每日饮用1～2杯咖啡者与不饮用咖啡者比较,发生胰腺癌的危险性增加2倍,如每日饮用3杯以上,则其危险性增高3倍,提示在咖啡饮料中含有一种或数种成分有促进胰腺癌的作用。

4.环境因素 多数学者认为职业性接触某些化学物质可能对胰腺有致癌作用。长期接触某些金属、焦炭、煤气厂工作、石棉、干洗中应用去脂剂及接触B-萘酚胺、联苯胺、甲基胆蒽、N-亚硝基甲胺、己酰氨基蒽、烃化物等化学制剂者,胰腺癌的发病率明显增加。近年来,发现胰管上皮细胞能将某些化学物质代谢转化为具有化学性致癌作用的物质,胰管上皮细胞除能分泌大量碳酸氢钠外,尚能转运脂溶性有机酸及某些化学性致癌物质,使胰腺腺泡或邻近的胰管内致癌物质浓度增高,从而改变细胞内pH浓度而诱发胰腺癌。

5.内分泌代谢因素 一般认为,胰腺癌时常伴有慢性、阻塞性胰腺炎及胰岛纤维化,故胰腺炎、糖尿病均仅为胰腺的症状表现。而在遗传性,胰岛素依赖型,尤其是女性糖尿病患者中,胰腺癌发病率大大增高。多次流产后、卵巢切除术后或子宫内膜增生等情况时可引起内分泌功能紊乱伴胰腺癌发病率增高,提示性激素可能在胰腺癌的发病中起一定作用。

6.遗传因素 近年研究证明,胰腺癌存在染色体异常,遗传因素与胰腺癌的发病似有一定关系。Wynder等曾报道黑人胰腺癌发病率高于白种人,在美国的犹太人群发病率也高于其他人群。曾报道一家兄妹5人中有3人分别于54岁、48岁和55岁时发生胰腺癌,且均经手术证实。因此,老年,有吸烟史,高脂饮食,体重指数超标为胰腺癌的危险因素,暴露于 B—萘酚胺、联苯胺等高危因素可导致发病率增加。

(二)病理

1.发病部位 胰腺癌可发生于胰腺的任何部位,其中胰头部最为多见(约 60%),体部次之(约 25%),尾部则相对较少(约 5%)。

2.大体病理 胰腺癌时胰腺的大体形态取决于病程早晚及癌肿的大小。当癌肿小时,触诊时有不规则结节的感觉。当癌肿增大后,可见到肿块,瘤块与周围的胰腺组织分界不清楚。在切面上胰腺癌肿多呈灰白或淡黄白色,形态不规则。胰腺常伴有纤维组织增多,质地坚实,有时合并有胰腺萎缩,在胰腺内可见有局限性脂肪坏死灶。胰腺癌的大小与病程长短有关,一般直径常在 5cm 以上。

3.组织学改变 显微镜下所见主要取决于胰腺癌组织分化程度。高分化者,形成较成熟的胰腺腺管状组织,其细胞主要为柱状或高立方体,大小相近,胞浆丰富,核相仿,多位于底部,呈极化分布。分化不良者可形成各种形态甚至不形成腺管状结构,而成为实心的索条状、巢状、片状、团簇状弥漫浸润。细胞大小和形态不一,边界不太清楚,核位置不一,核大染色深,无核仁。当胰管上皮增生而乳头样突出时,可呈乳头样结构,称乳头状胰腺癌。在电镜下可见粘原颗粒,但无酶原颗粒,它们都来自较大的胰管上皮细胞。鳞状细胞变性明显时,称为腺样鳞状细胞癌,或腺棘皮癌。镜检可见程度不等的灶性出血、坏死和脂肪变,称囊性腺癌。如伴有胰管梗阻,则可见胰腺泡萎缩,伴乳头样增生。

4.病理分类和分期 胰腺是一既有内分泌细胞又有外分泌细胞的腺体,但胰腺的恶性肿瘤绝大部分源自外分泌组织(约占 90%),且主要是来源于胰腺的导管细胞。胰腺癌约 90%是起源于腺管上皮的导管细胞腺癌最常见,少见黏液性囊腺癌和腺泡细胞癌。其中又以来自胰腺的一、二级大的胰管上皮细胞的胰癌占多数,少数可来自胰腺的小胰管上皮细胞。来自胰管的胰腺癌,因其质地坚硬,统称为硬癌。起源于胰腺泡细胞的胰腺癌较少见,癌瘤质地柔软,成肉质型。

胰腺癌的分期。

(1)胰腺癌 TNM 分期中 T、N、M 的定义。

T 原发肿瘤

T_x:不能测到原发肿瘤。

T_0:无原发肿瘤的证据。

T_{is}:原位癌。

T_1:肿瘤局限于胰腺,最大径≤2cm*。

T_2:肿瘤局限于胰腺,最大径≥2cm*。

T_3:肿瘤扩展至胰腺外,但未累及腹腔动脉和肠系膜上动脉。

T_4:肿瘤侵犯腹腔动脉和肠系膜上动脉。

N 区域淋巴结

N_x:不能测到区域淋巴结。

N_0:无区域淋巴结转移。

N_1:区域淋巴结转移。

M 远处转移

M_x:不能测到远处转移。

M_0:无远处转移。

M_1:远处转移。

注:* 经 CT 测量(最大径)或切除标本经病理学分析。

(2)胰腺癌 TNM 分期(UICC/AJCC,2002)(表 16—7)。

表 16—7　胰腺癌 TNM 分期(UICC/AJCC,2002)

分期	TNM
0	$T_{is} N_0 M_0$
ⅠA	$T_1 M_0 N_0$
ⅠB	$T_2 N_0 M_0$
ⅡA	$T_3 N_0 M_0$
ⅡB	$T_{1\sim3} N_1 M_0$
Ⅲ	T_4 任何 N M_0
Ⅳ	任何 T 任何 N M_1

5.转移方式　胰头癌与胰体、尾癌的转移途径不完全一致,胰头癌(cancer of the head of the pancreas)占胰腺癌的 70%～80%,常见淋巴转移和癌浸润。淋巴转移多见于胰头前后、幽门上下、肝十二指肠韧带内、肝总动脉、肠系膜根部及腹主动脉旁的淋巴结,晚期可转移至锁骨上淋巴结。癌肿常浸润邻接器官,如胆总管的胰内段,胃,十二指肠,肠系膜根部,胰周腹膜,神经丛,门静脉,肠系膜上动、静脉,下腔静脉及腹主动脉。可发生癌肿远端的胰管内转移和腹腔内种植。胰体、尾部癌常沿神经鞘向腹腔神经丛及脊髓方向转移,或沿淋巴管转移至胰上及肝门淋巴结等处。

(1)直接蔓延:胰头癌可压迫并浸润邻近的脏器和组织,如胆总管末端、十二指肠、胃、横结肠,引起溃疡及出血。腹膜转移癌和癌性腹水在胰尾癌多见。

(2)淋巴转移:出现较早。胰头癌常转移至幽门下淋巴结,也可累及胃、肝、腹膜、肠系膜、主动脉周围,甚至纵隔及支气管周围淋巴结。癌肿可沿肝镰状韧带的淋巴结而转移至锁骨上淋巴结。

(3)血行转移:经门静脉转移至肝为最常见。癌细胞可从肝静脉侵入肺部、再经体循环转移至骨、肾、肾上腺等器官或其他组织。

(4)沿神经鞘转移:胰头癌常侵犯邻近神经,如十二指肠、胰腺和胆囊壁神经。胰体癌压迫和侵蚀腹腔神经丛,可引起持续剧烈的背痛。

(三)临床表现

胰腺癌的临床表现取决于癌瘤的部位、病程早晚、胰腺破坏的程度、有无转移以及邻近器官累及的情况。最常见的临床表现为腹痛、黄疸和消瘦。临床特点是整个病程短、病情发展快、早期诊断难,手术切除率低,预后很差。

1.腹痛　上腹疼痛、不适是常见的首发症状。早期因癌肿使胰腺增大,压迫胰管,使胰管梗阻、扩张、扭曲及压力增高,出现上腹不适,或隐痛、钝痛、胀痛。少数患者可无疼痛。有时合并胰腺炎,引起内脏神经痛。中晚期肿瘤侵及腹腔神经丛,出现持续性剧烈腹痛,向腰背部放射,致不能平卧,常呈卷曲坐位,通宵达旦,影响睡眠和饮食,可能是由于癌肿浸润压迫腹腔神经丛所致。

2.体重减轻　胰腺癌造成的体重减轻突出，发病后短期内即出现明显消瘦，体重下降的原因是由于食欲不振，进食减少。胰腺外分泌功能不良或胰液经胰腺导管流出受阻，影响消化和吸收功能。

3.黄疸　黄疸是胰头癌最主要的临床表现，呈进行性加重。黄疸为进行性，虽可以有轻微波动，但不可能完全消退。癌肿距胆总管越近，黄疸出现越早。胆道梗阻越完全，黄疸越深。多数患者出现黄疸时已属中晚期。伴皮肤瘙痒，久之可有出血倾向。小便深黄，大便陶土色。体格检查可见巩膜及皮肤黄染，肝大，多数患者可触及肿大的胆囊。近半数的患者可触及肿大的胆囊，这与胆管下段梗阻有关。临床上有梗阻性黄疸伴有胆囊肿大而无压痛者称为 Courvoisier 征，对胰头癌具有诊断意义。

4.腹块　腹块多数属晚期体征，肿块形态不规则，大小不一，质坚固定，腹水征阳性，可有明显压痛，多见于胰体尾部癌。

5.消化道症状　如食欲不振、腹胀、消化不良、腹泻或便秘。脂肪泻为晚期的表现，是胰腺外分泌功能不良时特有的症状。部分患者可有恶心、呕吐。晚期癌肿侵及十二指肠可出现上消化道梗阻或消化道出血。胰体、尾癌压迫脾静脉或门静脉形成栓塞，继发门静脉高压，导致食管胃底静脉曲张破裂大出血。

6.症状性糖尿病　少数患者起病的最初表现为轻度糖尿病的症状；也可表现为长期患糖尿病的患者近来病情加重。原有糖尿病而近期突然病情加重时，应警惕发生胰腺癌的可能。

7.胰头癌致胆道梗阻　一般无胆道感染，若合并胆道感染易与胆石症相混淆。可因肿瘤压迫、胆总管下端梗阻，或合并结石引起。

8.消瘦和乏力　患者因饮食减少、消化不良、睡眠不足和癌肿消耗等造成消瘦、乏力、体重下降，晚期可出现恶病质。少数患者可发现左锁骨上淋巴结转移和直肠指诊扪及盆腔转移。

9.其他　40 岁以上患者有下列任何表现的患者需高度怀疑胰腺癌的可能性，如果患者是嗜烟者更应高度重视。

(1)不明原因的梗阻性黄疸。

(2)近期出现无法解释的体重下降＞10％。

(3)近期出现不能解释的上腹或腰背部疼痛。

(4)近期出现模糊不清又不能解释的消化不良症状，内镜检查正常。

(5)突发糖尿病而又无诱发因素，如家族史、肥胖。

(6)突发无法解释的脂肪泻。

(7)自发性胰腺炎的发作。

10.体格检查

(1)胰腺癌患者病变初期缺乏特异性体征，出现体征时多为进展期或晚期。

(2)黄疸为胰头癌患者常见体征，表现为全身皮肤黏膜黄染，大便颜色变白，小便发黄，皮肤瘙痒。

(3)胰腺癌患者触及腹部肿块多为晚期，极少能行根治性手术切除。

(四)影像学检查

影像学诊断技术是胰头癌的定位和定性诊断的重要手段。

1.X 线检查

(1)钡剂造影：低张十二指肠造影对胰腺癌的诊断有意义，由于胰腺癌可影响邻近的空腔器官,使之移位或受到侵犯,最常见的是十二指肠降部胰腺侧的"反3"字征,仅3%左右的患者阳性。胰头癌如侵犯十二指肠壁,X线下表现为十二指肠壁僵硬,黏膜破坏或肠腔狭窄。胰头癌肿块较大者造成胆总管下端梗阻以后,增粗的胆总管和肿大的胆囊可使十二指肠球部及横结肠受压,胃和十二指肠横部被推向前方,横结肠则多向下移位,或表现为胃大弯和横结肠的间隙增宽。只能显示部分晚期胰腺癌对胃肠道压迫侵犯所造成的间接征象,无特异性,目前已为断面影像学检查所取代。

(2)逆行胰胆管造影(ERCP):对胰腺癌的诊断率为85%～90%,较B超或CT高,可较早地发现胰腺癌,尤其对胆道下端和胰管阻塞者有较高的临床意义。可显示胆管和胰管近壶腹侧影像或肿瘤以远的胆、胰管扩张的影像,可观察胰头癌是否浸润十二指肠乳头及胰管和胆管的形态变化,是显示胰管最有价值的方法;同时在胆管内置支撑管,达到术前减轻黄疸的目的。可能引起急性胰腺炎、出血或胆道感染,应予警惕。

(3)选择性腹腔动脉造影:通过腹主动脉将导管插入腹腔动脉、肠系膜上动脉及其分支作选择性造影,诊断准确率约90%。胰腺癌时主要表现为胰内或胰周动脉、静脉形态的变异,对显示肿瘤与邻近血管的关,可以估计根治手术的可行性有一定意义。

(4)经皮肝穿刺胆管造影(PTC):可显示梗阻上方肝内、外胆管扩张情况,对判定梗阻部位,胆管扩张程度具有重要价值,同时行胆管内置管引流(PTCD)可减轻黄疸和防止胆漏。如肝内胆管扩张,在B超引导下,穿刺成功率在90%以上。

2.CT检查和MRI显像

(1)CT检查:薄层增强扫描可获得优于B超的效果,且不受肠道气体的影响;是目前检查胰腺最佳的无创性影像检查方法,主要用于胰腺癌的诊断和分期。平扫可显示病灶的大小、部位,但不能准确定性诊断胰腺病变,显示肿瘤与周围结构的关系较差。增强扫描能够较好地显示胰腺肿物的大小、部位、形态、内部结构及与周围结构的关系。能够准确判断有无肝转移及显示肿大淋巴结。诊断率达75%～88%。胰腺癌的主要表现为局部肿块,胰腺部分或胰腺外形轮廓异常扩大;胰腺周围脂肪层消失;胰头部肿块、邻近的体、尾部水肿;由于癌肿坏死或胰管阻塞而继发囊样扩张,呈局灶性密度减低区。

(2)MRI显像:单纯MRI诊断并不优于增强CT,MRI不作为诊断胰腺癌的首选方法,但当患者对CT增强造影剂过敏时,可采用MRI代替CT扫描进行诊断和临床分期;MRI显像胰腺症的MRI显示T_1值的不规则图像,在瘤体中心T_1值更,如同时有胆管阻塞,则认为是胰腺癌的特异性表,对鉴别良、恶性肿瘤有意义。

(3)MRCP(磁共振胆胰管造影):具有非侵入性、无创伤、定位准确、无并发症、检查时间短等优点,且不需注入造影剂,无X射线损害,MRCP对胆道有无梗阻及梗阻部位、梗阻原因具有明显优势,且与ERCP、PTC比较,安全性,对胰腺癌的诊断率与ERCP相仿。

3.超声显像

(1)B型超声显像:是胰腺癌诊断的首选方法。其特点是操作简便、无损伤、无放射性、可多轴面观察,并能较好地显示胰腺内部结构、胆道有无梗阻及梗阻部位、梗阻原因。局限性是视野小,受胃、肠道内气体、体型等影,同时可观察有无肝转移和淋巴结转移。超声图像表现为胰腺局限性肿大或分叶状改,边缘不清晰,回声减低或消失。

(2)超声内镜检查:优于普通B超,对胰腺癌、包括早期胰腺癌的诊断有较大的价值,并能对手术切除的可能性作出一定的诊断。胰腺癌的超声内镜检查表现为:①低回声实质性肿块,内部可见不规整斑点,呈圆形或结节状,肿块边缘粗糙,典型的病变其边缘呈火焰状。②胰腺癌浸润周围大血管时表现为血管边缘粗糙及被肿瘤压迫等表现。

4.腹腔镜检查 在腹腔镜直视下,正常胰腺表面呈黄白色。由于胰头癌特殊的解剖位置,腹腔镜检查只能根据间接征象作出诊断,表现为胆囊明显增大、绿色肝、胃窦部大弯侧有不整的块状隆起及变形,右胃网膜动静脉及胰十二指肠上动脉曲张和肝脏及腹腔转移等政变。胰腺体、尾部癌的直接征象为胰腺肿块,表而有不整齐的小血管增生伴血管中断、狭窄和质地坚硬等方面改变。间接征象为胃冠状静脉和胃大网膜静脉曲张,网膜血管走行紊乱,绿色肝及胆囊肿大等。

5.胰腺活检和细胞学检查 细针穿刺胰腺活检(FNA)可用于对胰腺癌诊断。获取胰腺细胞的方法有:①经十二指肠镜从胰管、十二指肠壁直接穿刺胰腺。②B超、CT或血管造影引导下经皮细针穿刺胰腺组织,阳性率可达80%左右。③术中直视下穿刺胰腺,是诊断胰腺癌的最有效方法。

(五)实验室检查

1.免疫学检查 大多数胰腺癌血清学标记物可升高,包括CA19－9、CEA、胰胚抗原(POA)、胰腺癌特异抗原(PAA)及胰腺癌相关抗原(PCAA)。但是,目前尚未找到有特异性的胰腺癌标记物。CA199最常用于胰腺癌的辅助诊断和术后随访。

(1)癌胚抗原(CEA):是一种糖蛋白,消化道肿瘤如结肠癌、胰腺癌、胃癌、肺癌等均可增高。CEA诊断胰腺癌的敏感性和特异性均较低,仅30%的进展期胰腺癌患者能检测出血清CEA增高。由于正常人和慢性胰腺炎均可出现假阳性,故血清CEA水平升高对胰腺癌的诊断只有参考价值,不能作为胰腺癌早期诊断的方法。

(2)糖抗原决定簇(CA19－9):是一种糖蛋白,对胰腺癌有高度敏感性及相对特异性。正常人血清的CA19－9值为(8.4±4)U/mL,37U/mL为临界值,对胰腺癌的诊断敏感性79%。CA19－9的含量与癌肿的大小呈正相关,低水平者手术切除的可能性较大。肿瘤切除后CA19－9明显下降至正常者的预后较好。

(3)胰癌胚抗原(POA):POA是正常胎儿胰腺组织及胰腺癌细胞的抗原。正常值为4.0U/mL±1.4U/mL,7.0U/mL为阳性,诊断胰腺癌敏感性和特异性分别为73%和68%。但有10%左右胰腺炎病例可呈假阳性。对胰腺癌的诊断有定参考价值,但特异性不高。

(4)胰癌相关抗原(PCAA)和胰腺特异性抗原(PSA):PCAA是从胰腺癌患者腹水中分离出来的一种糖蛋白,正常血清PCAA上限为16.2μg/L。胰腺癌患者PCAA阳性者占53%,但慢性胰腺炎和胆石症患者的阳性率亦分别高达50%和38%,提示PCAA诊断胰腺癌的特异性较差。PSA是从正常人胰腺提取出来的单肽链蛋白质,为一种酸性糖蛋白,正常人为8.0μg/L。>21.5μg/L即为阳性。胰腺癌患者血清PSA阳性者占66%,良性胰腺疾病和胆石症患者的阳性率分别为25%和38%。PSA和PCAA联合检测的胰腺癌的敏感性和特异性较单项检测有显著提高,分别达90%和85%。

(5)胰腺癌相关基因检测:随着分子生物学技术的发展,胰腺癌的诊断从传统的表型诊断上升至基因诊断,已证实胰腺癌的发生和发展与抑癌基因、原癌基因、DNA错配修复基因等有关。①抑癌基因:胰腺癌时可出现有关抑癌基因如DPC4、p16、RB、APC、nm23以及KAII等的突变、缺失、甲基化和表达异常。②原癌基因:ras基因是人体肿瘤中常见的原癌基因,包括K－ras、H－ras和N－ras三个家族。ras基因的突变率最高,其中K－ras基因的突变率为90%。检测K-ras基因DNA排列顺序也有助于区分胰腺癌与壶腹周围癌,因为胰腺癌的K-ras基因突变率远高于壶腹癌的基因突变率。

(6)Du-PAN-2:为人胰腺癌细胞所制备的单克隆抗体,其抗原决定簇也是一种糖蛋白,胰腺癌患者Du-PAN-2的阳性率可达80%,而其他各种恶性肿瘤均低于20%。因此,Du-PAN-2血清浓度显著升高则可诊断为胰腺癌。

(7)CA50:为CA19名共同抗原决定簇,用单克隆抗体检测,正常值<35U/mL,胰腺癌的阳性率为88%,其与CA19-9有很好的相关性。

(8)Spanl:spanl与CA50相似,正常值<30U/mL,胰腺癌的敏感性和特异性分别为81%和68%,且明显高于其他消化道肿瘤,但癌肿≤2cm患者中仅56%的患者其血清中Spanl水平升高。

(9)CA242:对胰腺癌的敏感性为66.2%,与CA50联合检测,其敏感性可提高为75%。

2.血清生化学检查

(1)血、尿淀粉酶:胰腺癌患者的血、尿淀粉酶一过性升高,这是由于患者的胰管堵塞而引起的继发性胰腺炎所致。

(2)血糖及糖耐量试验:癌肿组织浸润、组织的纤维化、胰岛萎缩内分泌功能不足等而致空腹或餐后血糖升高,糖耐量试验异常,呈糖尿病表现。

(3)肝功能检查:胰头癌患者常伴有梗阻性黄疸,血清总胆红素和直接胆红素(结合胆红素)进行性升高,碱性磷酸酶、转氨酶也可轻度升高,尿胆红素阳性。无黄疸的胰体尾癌患者常有转肽酶增高。

(六)诊断与鉴别诊断

1.胰腺癌的诊断目的

(1)明确诊断。

(2)术前判断临床分期,有无剖腹手术,根治或息手术的可能性。

2.胰腺癌的诊断程序　临床上对可疑患者可首选B超进行检查。

(1)对胰头癌,若CT检查发现肿块,有胆管扩张,可直接手术。

(2)对胰体、尾癌,若CT检查阳性并伴有转移者,可通过FNA获得确诊。

(3)对CT检查正常但可疑者,可通过ERCP或/和FNA检查以明确诊断。

3.早期应重视下列临床表现　①起病含糊,多无明显诱因。②上腹不适的部位较深,范围较广,患者常不易精确点出腹部不适的范围。③不适的性质多较含糊,不能清楚地描述。④不适与饮食的关系不密切。⑤上腹痛无周期性,有进行性加重现象,逐步转为隐痛、胀痛和腰背痛。⑥伴有乏力和进行性消瘦。⑦不能解释的糖尿病。⑧上腹痛或背痛伴多发性静脉血栓形成或血栓性静脉炎。

4.鉴别诊断

(1)慢性胃部疾病:慢性胃炎、消化性溃疡等慢性胃部疾病的症状常与胰腺癌的起病相似,均有上腹饱胀、隐痛不适等症状。慢性胃部疾病的上腹不适或疼痛多有明确的定位,较为局限,但胰腺癌时疼痛范围较广,不易定位。消化性溃疡常有较明显的节律性、周期性上腹痛,而胰腺癌的腹痛多呈持续性,进行性加剧,伴有明显的消瘦。

(2)胆囊炎、胆石症:胆囊炎或胆石症常为阵发性的绞痛,黄疸常在腹痛发作后48h以内出现,而且经抗炎等治疗后多在短期内消退。

（3）慢性胰腺炎：是反复发作的渐进性的广泛胰腺纤维化病变，导致胰管狭窄阻塞，胰液排出受阻，胰管扩张。主要表现为腹部疼痛，恶心，呕吐以及发热。但慢性胰腺炎发病缓慢，常反复发作，急性发作可出现血尿淀粉酶升高，且极少出现黄疸症状。CT 检查胰腺轮廓不规整，结节样隆起，胰腺实质密度不均，腹部平片胰腺部位的钙化点有助于诊断。

（4）Vater 壶腹癌和胆总管下段癌：壶腹癌发生在胆总管与胰管交汇处，早期即可以出现黄疸，是最常见症状。壶腹部癌与胰头癌解剖位置相比邻，但在外科手术疗效和预后方面，壶腹癌比胰头癌好，可通过 X 线或 ERCP 检查来鉴别。前者常在 X 线片上可见有十二指肠降部内侧有黏膜紊乱、肿块切迹等征象，后者常可直接窥视到壶腹部的病变。壶腹癌因肿瘤坏死脱落，可出现间断性黄疸；十二指肠低张造影可显示十二指肠乳头部充盈缺损、黏膜破坏"双边征"；CT、MRI、ERCP 等检查可显示胰管和胆管扩张，胆道梗阻部位较低，"双管征"，壶腹部位占位病变。

（5）胰腺囊腺瘤与囊腺癌：临床少见，多发生于女性患者，临床症状、影像学检查、治疗以及预后均与胰腺癌不同。影像检查如 B 超、CT 可显示胰腺内囊性病变、囊腔规则，而胰腺癌只有中心坏死时才出现囊变且囊腔不规则。

（七）治疗

1.治疗原则　胰腺癌的治疗仍以争取手术根治为主，对不能手术根治者常作姑息手术或放射治疗、化学治疗、介入治疗和对症治疗。综合治疗是任何分期胰腺癌治疗的基础，但对每一个病例需采取个体化处理的原则，根据不同患者身体状况、肿瘤部位、侵及范围、黄疸以及肝、肾功能水平，有计划、合理的应用现有的诊疗手段，以其最大幅度的根治、控制肿瘤，减少并发症和改善患者生活质量。

胰头十二指肠切除术是治疗胰腺癌的主要术式。第 1 例壶腹周围癌切除术是德国外科医生 Kausch 于 1909 年分两期进行的。1935 年，Whipple 用相似的方式进行了此手术，并在 1942 年改进为一期切除手术，切除后吻合顺序为胆、胰、胃与空肠吻合，即形成今天的胰头十二指肠切除术。1944 年 Child 将空肠断端和胰腺断端吻合，然后行胆总管空肠端侧吻合及胃空肠端侧吻合，即胆、胰、胃与空肠吻合，称之为 Child 法。Child 法和 Whipple 法是目前较常用的手术方式，目前国内外该手术的死亡率最低的为＜2％。浙江医科大学余文光等在 1953 年首次开展了胰十二指肠切除术获得成功，目前胰十二指肠切除术已在我国较普遍地开展。

胰腺癌的治疗虽以手术治疗为主，但相当多的患者就诊时已属中晚期而无法作根治性切除。胰头癌的手术切除率在 15％左右，胰体尾部癌的切除率更低，在 5％以下。手术范围广，危险性较大，必须注意作好术前准备，包括纠正脱水及贫血；有黄疸者应术前静脉补充维生素 K，以改善凝血机能；纠正低白蛋白血症；术前需作肠道准备。

2.外科手术治疗

（1）手术治疗原则：手术切除是胰腺癌患者获得最好效果的治疗方法，尚无远处转移的胰头癌，均应争取手术切除以延长生存时间和改善生存质量。然而，超过 80％的胰腺癌患者因病期较晚而失去手术机会，对这些患者进行手术并不能提高患者的生存率。因此，在对患者进行治疗前，应完成必要的影像学检查及全身情况评估，以腹部外科为主，包括影像诊断科、化疗科、放疗科等包括多学科的治疗小组判断肿瘤的可切除性和制定具体治疗方案。手术中应遵循以下原则：

1）无瘤原则：包括肿瘤不接触原则、肿瘤整块切除原则及肿瘤供应血管的阻断等。

2)足够的切除范围:胰十二指肠切除术的范围包括远端胃的 1/3～1/2、胆总管下段和(或)胆囊、胰头切缘在肠系膜上静脉左侧/距肿瘤 3cm、十二指肠全部、近段 15cm 的空肠;充分切除胰腺前方的筋膜和胰腺后方的软组织。钩突部与局部淋巴液回流区域的组织、区域内的神经丛。大血管周围的疏松结缔组织等。

3)安全的切缘:胰头癌行胰十二指肠切除需注意 6 个切缘,包括胰腺(胰颈)、胆总管(肝总管)、胃、十二指肠、腹膜后(是指肠系膜上动静脉的骨骼化清扫)、其他的软组织切缘(如胰后)等,其中胰腺的切缘要大于 3cm,为保证足够的切缘可于手术中对切缘行冰冻病理检查。

4)淋巴结清扫:理想的组织学检查应包括至少 10 枚淋巴结。如少于 10 枚,尽管病理检查均为阴性,N 分级应定为 pN_1 而非 pN_0。胰腺周围区域包括腹主动脉周围的淋巴结腹主动脉旁淋巴结转移是术后复发的原因之一。

(2)术前减黄

1)术前减黄的主要目的是缓解瘙痒、胆管炎等症状,同时改善肝脏功能,降低手术死亡率。

2)对症状严重,伴有发热,败血症,化脓性胆管炎患者可行术前减黄处理。

3)减黄可通过引流和/或安放支架,无条件的医院可行胆囊造瘘。

4)一般于减黄术 2 周以后,胆红素下降初始数值一半以上,肝功能恢复,体温血象正常时再次手术切除肿瘤。

(3)根治性手术切除指证

1)年龄<75 岁,全身状况良好。

2)临床分期为Ⅱ期以下的胰腺癌。

3)无肝脏转移,无腹水。

4)术中探查癌肿局限于胰腺内,未侵犯肠系膜门静脉和肠系膜上静脉等重要血管。

5)无远处播散和转移。

(4)手术方式:肿瘤位于胰头、胰颈部可行胰十二指肠切除术;肿瘤位于胰腺体尾部可行胰体尾加脾切除术;肿瘤较大,范围包括胰头、颈、体时可行全胰切除术。

1)胰十二指肠切除术:是胰头癌的首选根治性切除术式,胰头十二指肠切除术(Whipple手术)切除范围包括胰头(含钩突)、远端胃、十二指肠、上段空肠、胆囊和胆总管。尚需同时清除相关的淋巴结。切除后再将胰、胆和胃与空肠重建。也适用于壶腹周围癌,如胆总管下端癌、壶腹部癌及十二指肠乳头部癌。Whipple 手术的程序可分为 3 个步骤:探查、切除和重建。

在决定施行 Whipple 手术前,首先需作全面探查,了解肿瘤是否已侵犯重要血管或其他脏器,若病变已超出切除范,刚应放弃根治性手术。探查步骤为:①胰腺肿瘤部位及大小。②有无腹膜或肝转移。③有无结肠中动脉根部、小肠系膜根部或腹腔动脉旁淋巴结的转移或肿瘤侵犯。④作 Kocker 切口将十二指肠翻起,探查肿瘤是否侵及下腔静脉、右肾或右肾静脉。⑤剪开胃结肠韧带,沿结肠中静脉在胰腺下缘找到肠系膜上静脉,探查此静脉是否受肿瘤侵犯。⑥剪开小网膜,显示肝总动脉及肝固有动脉;在胃十二指肠动脉根部切断,显露胰腺上缘处的门静脉及肠系膜上静脉,探查肿瘤是否侵犯。

在作 Whipple 手术时,需同时注意相应淋巴结的清除。胰头癌的淋巴转移途径主要是胰头前后、肠系膜上动脉周围、横结肠系膜根部、肝总动脉周围及肝十二指肠韧带内。

关于胰十二指肠切除术后的消化道重建,标准的 Whipple 术是作如下的吻合顺序:胆肠吻合、胰肠吻合及胃肠吻合。但这种重建顺序,术后的胰瘘发生率较高。Child 把重建顺序改为胰肠吻合、胆肠吻合和胃肠吻合。另有主张在胰管内置一细塑料管作支架,另一端于空肠远端 20cm 处或经空肠再引出腹壁,目的是将胰液引流,远离吻合口,以减少术后胰瘘的发生。

2)保留幽门的胰十二指肠切除术(PPPD):1978 年国外提出了保留幽门的改良胰十二指肠切除,适用于幽门上下淋巴结无转移,十二指肠切缘无癌细胞残留者,术后生存期与 Whipple 手术相似。此手术不作远端 1/2 胃切除,保留全部胃、幽门及十二指肠。这样不但简化了 Whipple 术,重建时只需作十二指肠空肠端侧吻合,而且可以防止经典 Whipple 术后的营养性并发症,同时可减少其他术后并发症,如碱性反流性胃炎或倾倒综合征。但此术式也有缺点,术后可能发生吻合口溃疡。有人主张此法可用于壶腹癌及乳头部癌,或壶腹周围良性病变的切除,但对于胆管下端癌及胰头癌应慎用。

3)全胰切除术:考虑 Whipple 手术后 5 年生存率低,认为是由于胰管及胰内淋巴管向胰体尾部扩散,在胰内形成多中心癌灶之故,所以主张作全胰切除。全胰切除术的优点,除了可彻底切除胰内多中心病灶外,还使清除胰腺周围淋巴结更为方便和彻底。全胰切腺术后不再存在胰空肠吻合,可完全避免胰瘘的产生。全胰切除术患者完全失去胰腺功能,包括外分泌及内分泌功能,可产生糖尿病需控制及治疗,生活质量差,因此全胰切除用于胰腺癌尚有争议。

4)胰头癌扩大切除术与胰体尾部癌根治性切除:胰头癌扩大切除术系在 Whipple 手术或全胰切除的基础上,将已受癌肿侵犯的大血管一并切除的扩大手术方式。如将受累的肠系膜上静脉、门静脉或肝动脉的病段血管联合切除,切除后再作血管吻合重建和消化道重建。扩大切除术可提高胰头癌的切除率,但手术死亡率及术后并发症发生率亦高,而且此法是否能提高胰腺癌的术后生存期,尚未得到充分证实。

胰体尾部癌的根治性切除方式是胰体尾部切除及脾脏切除,因在明确诊断时往往已属晚期,能作根治性切除者不到 5%。由于切除时已有胰外转移,故术后生存期常不满 1 年。

5)姑息性手术:对术前判断不可切除的胰腺癌患者,如同时伴有黄疸,消化道梗阻,全身条件允许的情况下可行姑息性手术,行胆肠、胃肠吻合。适用于高龄、已有肝转移、肿瘤已不能切除或合并明显心肺功能障碍不能耐受、较大手术的患者。包括:用胆肠吻合术解除胆道梗阻;用胃空肠吻合术解除或预防十二指肠梗阻。在距吻合口约 30cm 的近、远侧空肠再作空肠空肠侧侧吻合,以防止食物反流致胆管感染。若一般情况已较差,仅作简单的外引流术,以减轻黄疸。

6)止痛治疗:胰体尾部癌往往侵犯腹腔神经丛,出现持续的上腹部及腰背部疼痛。为减轻疼痛,可在术中行内脏神经节周围注射无水乙醇的化学性内脏神经切断术或行腹腔神经节切除术。

(5)胰腺切除后残端吻合技术:胰腺切除后残端处理的目的是防止胰漏,胰肠吻合是常用的吻合方式,胰肠吻合有多种吻合方式,保持吻合口血运是减低胰漏发生的关键。

(6)并发症的处理及处理原则

1)术后出血:术后出血在手术后 24h 以内为急性出血,超过 24h 为延时出血。主要包括腹腔出血和消化道出血。

腹腔出血:主要是由于术中止血不彻底、术中低血压状态下出血点止血的假象或结扎线脱落、电凝痂脱落原因,关腹前检查不够,凝血机制障碍也是出血的原因之一。主要防治方法是手术中严密止血,关腹前仔细检查,重要血管缝扎,术前纠正凝血功能。出现腹腔出血时应十分重视,量少可止血输血观察,量大时在纠正微循环紊乱的同时尽快手术止血。

消化道出血:应激性溃疡出血,多发生在手术后 3d 以上。其防治主要是术前纠正患者营养状况,尽量减轻手术和麻醉的打击,治疗主要是保守治疗,应用止血药物,抑酸,胃肠减压,可经胃管注入冰正肾盐水洗胃,还可经胃镜止血,血管造影栓塞止血,经保守无效者可手术治疗。

2)胰瘘:凡术后 7d 仍引流出含淀粉酶的液体者应考虑胰瘘的可能,Johns Hopkins 的标准是腹腔引流液中的胰酶含量大于血清值的 3 倍,每日引流大于 50mL。胰瘘的处理主要是充分引流,营养支持。

3)胃瘫:①胃瘫目前尚无统一的标准,常用的诊断标准时经检查证实胃流出道无梗阻;胃液>800mL/d,超过 10d;无明显水电解质及酸碱平衡异常;无导致胃乏力的基础疾病;未使用平滑肌收缩药物。②诊断主要根据病史、症状、体征,消化道造影、胃镜等检查。③胃瘫的治疗主要是充分胃肠减压,加强营养心理治疗或心理暗示治疗;应用胃肠道动力药物;治疗基础疾患和营养代谢的紊乱;可试行胃镜检查,反复快速向胃内充气排出,可 2～3d 重复治疗。

术后生存期的长短与多种因素有关。经多因素分析提示,二倍体肿瘤 DNA 含量、肿瘤大小、淋巴结有无转移、切缘有无癌细胞残留等是较客观的指标。改进预后的关键在于早期诊断、早期发现、早期治疗。

3. 化学治疗　化学治疗的目的是延长生存期和提高生活质量。化疗(包括全身化疗、经动脉介入化疗、局部注射药物化疗等)。对拟行放、化疗的患者,应作 Karnofsky 或 ECOG 评分。

4. 放射治疗　放射治疗主要用于不可手术的局部晚期胰腺癌的综合治疗,术后肿瘤残存或复发病例的综合治疗,以及晚期胰腺癌的姑息减症治疗。

胰腺癌的放射治疗分为:术前、术中和术后放射治疗。也可分为体外放射治疗(术前、术后放射治疗)、术中放射治疗、组织间放射治疗与粒子植入组织间隙放射治疗、立体定向三维适形放射治疗等。临床多采用同步化放疗。

5. 生物治疗　常用的免疫治疗有:左旋咪唑、胸腺肽、干扰素(FNF)、白介素(IL-2)、TIL 细胞、LAK 细胞、CIK 细胞治疗等。

6. 支持治疗　支持治疗的目的是减轻症状,提高生活质量。

(1)控制疼痛。疼痛是胰腺癌最常见的症状之一。首先需要明确疼痛的原因,对于消化道梗阻等急症常需请外科协助。其次要明确疼痛的程度,根据患者的疼痛程度,按时、足量口服鸦片类止痛药。轻度疼痛可口服消炎痛、扑热息痛、阿司匹林等非甾类抗炎药;中度疼痛可在非甾类抗炎药的基础上联合弱吗啡类如可待因,常用氨芬待因、洛芬待因等,每日 3～4 次;重度疼痛应及时应用口服吗啡,必要时请放射治疗科协助止痛,避免仅仅肌内注射度冷丁等。注意及时处理口服止痛药物的不良反应如恶心、呕吐、便秘、头晕、头痛等。

(2)改善恶病质。常用甲羟孕酮或甲地孕酮以改善食欲,注意营养支持,及时发现和纠正肝肾功能不全和水、电解质紊乱。

(八)预后

胰腺癌是一种严重的消化道恶性肿瘤,其临床表现隐匿、病情进展迅速,预后极差。85% 的患者就诊时已属晚期,仅 20% 左右的患者可行手术治疗,术后 5 年生存率<5%。因此,国

际上将胰腺癌称为"21世纪医学的顽固堡垒"。如何早诊断、早治疗、提高治愈率,仍然是十分急切的课题。

二、壶腹周围癌

壶腹周围癌(periampullary adenocarcinoma)主要包括壶腹癌、胆总管下端癌和十二指肠腺癌,临床表现、诊断及治疗方法等方面有许多类似之处。壶腹周围癌的恶性程度明显低于胰头癌,手术切除率和5年生存率都明显高于胰头癌。

(一)病理组织类型

壶腹周围癌的主要是腺癌,其次为乳头状癌、黏液癌等。但在十二指肠乳头肿瘤中,约半数是平滑肌肉瘤或类癌。以胰头癌恶性程度最高,其次为胆总管下端癌;相比之下,十二指肠乳头部癌及壶腹部癌的恶性程度稍低。

(二)转移途径

淋巴结转移比胰头癌出现晚,远处转移多转移至肝。

(三)临床症状、影像检查和鉴别诊断

常见临床症状为黄疸、消瘦和腹痛,与胰头癌的临床表现易于混淆。术前诊断,包括化验及影像学检查方法与胰头癌基本相同。

壶腹周围癌三种类型之间也不易鉴别,超声和CT能发现直径大于2cm的肿瘤,且有胆管扩张和胆囊肿大。十二指肠镜可见到十二指肠乳头部肿瘤,并可作病理学检查。ERCP及MRCP在诊断和鉴别诊断上有重要价值。

1.壶腹癌 黄疸出现早,可呈波动性,与肿瘤坏死脱落有关。常合并胆管感染类似胆总管结石。大便潜血可为阳性。ERCP可见十二指肠乳头隆起的菜花样肿物。胆管与胰管于汇合处中断,其上方胆胰管扩张。

2.胆总管下端癌 恶性程度较高。胆管壁增厚或呈肿瘤样,致胆总管闭塞,黄疸出现早,进行性加重,出现陶土色大便。多无胆道感染。胰管末端受累时可伴胰管扩张。ERCP胆管不显影或梗阻上方胆管扩张,其下端中断,胰管可显影正常。MRCP也具有重要的诊断价值。

3.十二指肠腺癌 位于十二指肠乳头附近,来源于十二指肠黏膜上皮。胆道梗阻不完全,黄疸出现较晚,黄疸不深,进展较慢。由于肿瘤出血,大便潜血可为阳性,患者常有轻度贫血。肿瘤增大可致十二指肠梗阻。

(四)治疗原则

治疗行Whipple手术或PPPD,远期效果较好,5年生存率可达40%～60%,十二指肠乳头部及壶腹部癌的切除率较高(77%～89%),但胆总管下端癌的切除率仅28%,稍高于胰头癌(17%)。根治术后的5年生存率比较:壶腹部癌及十二指肠乳头部癌为20%～32%,疗效尚满意;但胆总管下端癌与胰头癌一样,5年生存率仅0～8%,预后极差。

姑息性手术可作局部广泛切除,不作胰十二指肠切除,可用于患者一般情况较差、年迈者,肿瘤直径在0.5～2.5cm的壶腹癌或胆总管癌。对于重度黄疸的壶腹、十二指肠乳头部癌,经内镜作Oddi括约肌切开并置入内支架于胆总管内,达到引流胆汁、减轻黄疸的目的。

影响生存率的因素很多,包括肿瘤大小、病理来源、类型及分级、局部与淋巴结转移等。无黄疸、无淋巴结转移,肿瘤分级在Ⅱ级以下的壶腹癌,5年生存率可超过50%。

(张发展)

第十七章　普通外科手术的护理配合

第一节　麻醉安全的护理管理

良好的麻醉不但可消除患者痛感、保持安静利于术者顺利操作,还可降低术中应激反应,减轻或消除不良心理体验,提高围术期安全性。随着近代新麻醉药、新型麻醉机的临床应用及电子监护仪的不断更新和完善,临床麻醉进入了一个更安全的境地;但由于医生应用麻醉技术的熟练程度、应急状态判断和处理的方法、患者对麻醉药及手术耐受的个体差异,使既有的"手术风险"依然存在;同时随着手术适应证扩大,高龄、幼儿、复杂、危重和急诊手术的患者日趋增多等因素,新的"手术风险"不断产生。手术室护士与麻醉医生是一个工作整体,手术过程需要相互密切配合。因此,加强手术室护理技术、质量管理,尤其是提高对麻醉实施、病情监护、意外情况救治过程中的护理技术水平,落实麻醉安全所必需的具体护理措施是麻醉安全不可或缺的重要环节。

一、护理技术管理

"质量就是生命"。手术室是外科治疗、抢救的重要场所,人员复杂、工作节奏快,各种意外情况多。其中,麻醉意外常突然发生、病情变化快,抢救不当或不及时将导致严重后果,要求医务人员应急能力强,医护配合好,因此,加强麻醉护理技术的质量管理必不可少。

(一)规范护理工作行为

制度是工作的法规,是处理各项工作的准则,是评价工作的依据,是消灭事故、差错的重要措施。因此,要把建章立制作为确保安全的关键环节来抓。

1. 依法从事　临床工作是事关患者健康甚至生命的行为,为保障患者的切身利益和医护人员合法权益,需运用现有法律、法规对医疗过程加以规范。因此,医护人员在执行各项医疗护理技术操作过程中,必须遵守国家制定的各种法律、法规,严格按国家卫生部或军队总后卫生部制定医疗护理技术操作常规执行(以下简称"常规")。各省、市卫生部门以及各医院制定的相关补充规定,也作为其工作依据。科室在制定管理规定、操作标准时必须遵循常规要求,对个别操作项目暂时不能够按照规范要求执行时,必须报告医院职能部门,征求他们的意见和建议,获得技术指导和支持,有利于保护医护人员合法权益。任何个人或科室不要私自更改操作方法或标准,以免造成医疗问题。麻醉过程更是高风险、易出意外的医护行为,更需遵守各种医疗法律、法规,严格按麻醉医疗护理技术操作常规进行,并以此制定各种麻醉医疗护理技术操作规范和质量管理措施。

2. 制度先行　确保安全的良方在于事前预防,而不是事后检讨。认真执行查对制度、交接班制度和各种操作规程,建立健全各项管理制度。经常将科室的具体工作与医护技术操作常规、各项管理规定、标准流程等进行对照检查,及时纠正存在的问题,以适应情况的不断变化。在不断健全制度的基础上,做到学制度、用制度,以制度或规定规范各项护理行为;此外,定期召开安全分析会,查找工作问题,制定改进措施;利用"质量园地",定期张贴标准流程、隐患告示、防护措施等警示,起到常提醒的作用。对于麻醉过程中的护理、护理配合内容和程序可辅以"麻醉护理安全防护预案",协助进行。

3.有章可循　对各专科具体基础操作、难点环节、质量重点等,制定标准流程、质量标准和检查细则,做到各项管理有章可循,质量评价有量化指标。对一些高危操作、急救技术,在制定标准操作流程、应急处理流程的基础上,应将其置放在机器旁或玻璃板下,使每位医护人员都能遵从执行。尤其是对各专科在麻醉、手术过程中所出现常见麻醉和专科意外的应急处理、护理配合更应有明确的标准流程。

(二)强化理论技能培训

手术工作是一项科学性、实践性很强的工作,要高度重视麻醉手术的风险性,严防麻醉意外的发生,要不断进行理论和技能培训,以具备娴熟的技术和丰富的临床经验,治病救人。

1.加强作风养成,确保手术麻醉的质量控制　手术配合与麻醉工作是一个不可分割的整体,而医生实施麻醉与护理配合也密不可分。麻醉医生与护士定期开展业务培训、安全质量分析、危重病例讨论等,不断提高诊治能力和救治水平;培养护士能胜任各种手术麻醉配合、熟知药物反应判断和急救器材操作、充分评估术中出血以及在意外情况发生时护士的应急准备和护理配合;严格麻醉期间的医护管理,密切观察患者病情变化,适时调整麻醉用药,确保各项治疗操作及时、正确、有效。在麻醉或手术操作中发现问题,要及时报告,确保手术麻醉安全或将负面影响降至最低。通过以上医护的互动,养成麻醉过程中医、护间的默契配合和良好作风。

2.拓宽知识结构,注重临床能力的培养　随着医学的发展和技术的不断创新,新医药、新设备不断在临床上的应用,在强化专业理论知识学习和技能培训的同时,加强临床麻醉学、危重医学、现代药理学及法律知识的学习和运用,尤其是监护设备的应用和技术参数的分析等,不断培养护士对手术病情的观察力、判断力和处理问题的能力,做好麻醉医生的参谋和助手,确保手术安全。

(三)提高患者手术麻醉耐受力

1.实施术前访视　手术和麻醉均为有创性治疗,术前常导致患者出现生理和心理的应激反应,表现为对手术和麻醉怀有紧张、恐惧、焦虑等负性心理,并对麻醉用药的药物效应造成直接影响。因此,术前1d应访视患者。术前1d医护人员应深入病房向患者简单介绍手术环境、麻醉手术经过,耐心解答患者的提问,让其对手术有一个大概了解,尤其是非全麻状态下可能听到电刀切割、心电监护、手术器械操作等发出的各种声音,应做必要的说明,消除恐惧心理,使其处于良好的心理状态接受麻醉和手术;配合护士应查看手术病历、了解患者有无并存疾病、明确诊断、手术方式、手术部位、生化检验结果(尤其是感染筛查阳性结果)及药物过敏情况等,以便做好术前各项物品准备;同时,与患者接触时,医护人员应仪表端庄、态度和蔼、举止稳重,以增加亲近感和信任感,起到安定患者情绪的作用。

2.完善手术工作内容　保持手术间安静,关闭门户,既保障患者隐私,又排除使患者兴奋的因素。患者进入手术间实施麻醉前,护士立即给予问候和自我介绍,利用有限的时间与患者进行简单交流,稳定情绪,安抚其进入陌生环境后的恐惧感;通过术前核对手术资料,了解患者前日的饮食、睡眠、术前医嘱执行等情况;对药物过敏者,应及时报告麻醉医生;对患者提出的某些合理要求,应及时予以帮助、解决,使其体会到医护人员的关心、爱护。

术中非全麻患者,多数意识存在或未完全丧失。因此,手术人员应做到说话、走步和拿放物品轻;各种监护仪器的报警声应调至低音量,尽量减少噪声;避免大声谈笑,不谈与手术无关的事情,更不能拿患者的隐私或病情开玩笑。护理操作及配合过程中,动作要轻巧、利索,给患者安全感。遇病情变化或紧急抢救时,应有条不紊,积极配合医生采取有效抢救措施,以免增加患者的恐惧和焦虑。

术后护送患者返回病房,应摆好麻醉后体位,说明麻醉注意事项,主动告知患者或亲属手术顺利,使其放心,并适当给予术后指导。

二、麻醉安全的护理措施

(一)麻醉前配合

麻醉前准备的目的在于消除或减轻患者对麻醉与手术产生的恐惧与紧张心理,以减少麻醉的并发症,利于麻醉的诱导与维持,减少麻醉意外。

1.核对记录手术资料　患者入手术室,巡回护士常规将手术患者与手术通知单、病历进行资料核对,核对患者姓名、性别、住院号、手术名称(何侧)、手术时间以及术前禁食、禁饮、术前用药麻醉方式等情况,然后与麻醉医生,手术医生进行手术安全核查,防止开错刀。

若患者进食后实施急诊手术,可能会发生呕吐和误吸。巡回护士应将其去枕、头偏一侧或垂头仰卧位,有助于呕吐物排出,防止误吸。

2.建立静脉通道　宜在上肢建立静脉通道,但要避免影响手术者操作;手术历时短、术后下地活动早的手术患者,可选择上肢静脉穿刺。全麻、大手术,宜选择大号套管针(如18号、20号),连接输液专用三通接头,方便术中加药;输液连接头一定要接触紧密,必要时用胶布加固,防止肢体移动或摆体位时松脱;小儿输液,应选择小儿输液装置,每次液体量100～150mL,方便麻醉医生临时调整用药。选择近关节部位的静脉穿刺后,应用小夹板或空纸盒跨关节固定,既保证输液通畅,又防止套管针脱出。

静脉穿刺前,应脱下患者衣服,以便手术消毒和麻醉医生观察呼吸、测量血压。穿刺后,应标注穿刺的时间,以便及时更换敷料。

3.麻醉用药护理

(1)严格执行查对制度:术中用药多为口头医嘱(无医嘱单),护士在给药过程中必须严格执行给药前的二人查对制度及大声重复药名、浓度、剂量、用法,无误后方可执行;若为大制剂(如哈特曼500mL换瓶),也应先征得医生同意后方可悬挂使用,严防用错药。用药毕,及时提醒麻醉医生将用药情况记录在麻醉记录单上,以便核查。期间的手术用药宜建立口头医嘱执行单。克服习惯性思维方式,以免用错药。

抽吸药液的注射器,必须贴药品标签纸或用油笔标记,套上原药空安瓿,定位放置;所有使用后的液体瓶或袋、空安瓿,必须保留,待患者离室后方可处理。

(2)严格执行无菌操作技术:操作前应着装整齐,洗手;抽取麻药前,瓶口应消毒,尤其是腰麻的操作配合,避免污染。

(3)掌握正确用药方法:不同部位黏膜吸收麻药的速度不同,在大片黏膜上应用高浓度及大剂量麻药时,易出现毒性反应。因此,局部浸润麻醉时,应按组织解剖逐层注射、反复抽吸,以免误入血管;感染及癌肿部位不宜做局部浸润麻醉,以防扩散及转移。若麻醉剂量使用较大时,宜采用低浓度麻醉药;采用气管及支气管喷雾法时,局麻药吸收最快,应严格控制剂量。

常用局麻药中加用肾上腺素时,要注意浓度及适应证;浸渍局麻药的棉片,填敷于黏膜表面之前,应先挤去多余的药液,以防黏膜吸入过多药液而引起中毒反应;易引起过敏反应的药物,使用前注意应查对药物过敏试验结果,并及时转告医生。

(4)准备急救药品和器材:巡回护士连接吸引器、吸引管,并处于备用状态;协助麻醉医生备好麻醉机、氧气、气管插管、急救药品及复苏器材。

(二)麻醉配合护理要点

1.气管插管全麻的护理配合　气管插管全麻成功的关键在于物品准备充分、体位摆放合适、选择用药合理以及医护人员默契配合。

(1)协助医生准备麻醉用品,如吸引器、心电监护仪、抢救药品及宽胶布等;去枕,协助患者头向后仰,肩部抬高。

(2)全麻诱导时,由于患者最后丧失的知觉是听觉,所以当开始施行麻醉时,应关闭手术间的门,维持正压,停止谈话,室内保持安静;行气管插管时,患者可能会有咳嗽和"强烈反抗",护士应床旁看护,给予适当约束和精神支持,避免发生意外伤;外科麻醉期,护士应再次检查患者卧位,注意遮挡和保护患者身体暴露部位。

(3)急诊手术患者可能在急性发病前或事故发生前刚进食、进饮,应仔细询问,以供麻醉方式的选择;若必须立即全麻手术,应先插胃管将胃内容物排空,此时巡回护士应备好插管用物,协助麻醉医生插管。

(4)若只有一位医生实施全麻操作,巡回护士应协助医生工作,面罩给氧、患者口咽部局麻药喷雾,快速插管时静脉推注肌松剂,插管时协助显露声门、固定导管等。

(5)插管过程中要注意:①保证喉镜片明亮,特别是在快速诱导致呼吸肌松弛,需迅速插入气管导管接通氧气。②固定气管插管时,应先安置牙垫再退出喉镜,防止患者咬瘪导管致通气障碍。③正确判断气管插管位置,护士可在患者胸前按压1~2下,辅助麻醉医生用面部感触气流或用听诊器试听双肺呼吸音,确保在气管中,避免导管插入过深进入支气管妨碍肺通气。④注入气管导管套囊内空气5~8mL。气压过大,可压迫气管导管使管腔通气变小,也可压迫气管黏膜致坏死。

(6)气管拔管时,麻醉变浅,气管导管机械性刺激,切口疼痛、吸痰操作等,使患者肾上腺素能神经过度兴奋、血管紧张素-醛固酮系统失衡致血浆肾上腺素浓度明显升高。因此,拔管过程中要注意监测血氧饱和度、血压、心率变化,给予相应的拮抗药物;吸痰动作要轻柔,减少刺激,保持患者略带俯倾的侧卧位,易使分泌物排出,防止误吸;苏醒期患者烦躁不安,护士要守在床旁,上好约束带,将患者卧位固定稳妥,防止因烦躁而坠床、输液管道脱出、引流管拔出等意外情况发生。如患者未能彻底清醒,应在复苏室观察,待生命体征平稳后方可送回病房。

(7)护送患者回病房时,仍应交代护士监测呼吸、血压情况,防止由于麻醉药和肌松药的残余作用,复睡后下颌松弛造成的上呼吸道梗阻或由于腹部手术后切口疼痛、腹部膨胀、腹带过紧造成的呼吸困难致呼吸停止。

(8)若为浅全麻复合硬膜外阻滞麻醉时,体位变动多,应向患者做必要解释,以取得配合;同时,加强体位护理,防止摔伤。

2.椎管内麻醉的护理配合

(1)协助麻醉医生摆放穿刺体位,即患者背部靠近手术床边缘,头下垫枕,尽量前屈;肩部与臀部水平内收,双手或单手抱屈膝,显露脊柱。可利用术前访视的机会指导患者体位摆放要点,说明意义,以便能较好配合。

（2）穿刺前应备好穿刺包及药品,核查患者有无局麻药过敏史,协助麻醉医生抽药;穿刺操作时,护士站在患者腹侧,保持患者身体姿势平稳,不宜摇摆身体或旋转头部,防止躯体移动造成邻近椎体移位致穿透硬膜甚至损伤脊髓神经或导致穿刺针折断等意外发生。

（3）穿刺过程中,护士应注意观察患者面部表情、呼吸、脉搏情况,发现异常及时报告麻醉医生;同时,不时与患者交谈,分散其注意力,减轻紧张心理。

（4）实施腰麻的患者,宜在穿刺前建立静脉通路,以便及时扩容;根据麻醉需要,调节手术床的倾斜度。

（5）固定硬膜外导管时,应先用胶布压住穿刺点,再顺势平推黏附两端,防止导管误拔;在翻身摆放体位和移动患者时,应用手托扶穿刺点进行移位,防止导管脱出。

（6）护送患者返回病房时,向病房护士交代患者术中的情况及注意事项;鼓励患者消除术后切口疼痛心理,指导术后康复锻炼。

3.小儿麻醉的护理配合

（1）一般护理:由于患儿对就医持有本能的害怕、恐惧,拒绝接受治疗操作。因此,进入手术间前,可让亲属在等候厅陪护,协助安抚患儿情绪,必要时准备玩具,减轻患儿焦虑和哭闹,减少胃肠胀气和呼吸道分泌物的增加;一般情况下,术前禁食 2 岁以上为 8h,1～2 岁为 6h,6个月左右为 4h;由于婴幼儿耐受饥饿的能力差,患儿择期手术宜安排在上午第一台为宜。

提前准备好麻醉后体位所需物品,长条形软垫一个置于患儿肩背部,四头带 4 个固定四肢腕踝部,小夹板 1 块固定静脉穿刺部位。

手术铺巾前,室温宜相对调高(尤其是冬天),防止受凉;选择小号套管针(如 24 号)、小包装液体,控制滴速;备好吸引器、氧气、4mm 吸氧导管(可用头皮针上的导管代替)、气管插管等急救物品。

连续监测氧分压、呼吸、心率变化,>2 岁则应监测无创血压,严密观察患儿辅助呼吸参与的强弱及呼吸节律,皮肤、指甲、口唇色泽,如患儿氧分压下降或呼吸抑制(口唇发绀),应立即托起下颌,面罩吸氧 2～3min,一般情况下症状可缓解;如患儿有痰鸣音,呼吸短促,口中有涎液流出时,应予吸痰,吸痰不超过 10s,动作轻柔,边吸边向上旋转。

（2）全麻恢复期护理:苏醒前期,患儿意识尚未恢复,出现幻觉、呼吸不规则、躁动、哭闹,四肢不随意运动,往往容易发生窒息和意外伤。因此,应注意观察患儿意识,年长儿尤应注意其神志变化;加强床旁看护和制动,防止坠床;保持呼吸道通畅,防止窒息。躁动也可由于尿潴留、疼痛引起,应观察膀胱充盈情况,及时对症处理。同时,患儿躁动时可能将被子踢开,应随时盖好,注意保暖。

并发症处理:①呼吸不规则,多由于全麻后分泌物积聚于咽喉及呼吸道、麻醉本身对呼吸抑制以及口腔手术后出血、舌根后坠等引起。应立即吸出呼吸道分泌物;口腔手术的患者取肩部垫高头偏向一侧仰卧位;呼吸有鼾声屏气等症状的患者,应立即托住下颌,双手将下颌向前向上托起至听到呼吸音通畅为止,若效果不佳,可用舌钳拉出舌头或置通气导管。②喉头水肿,可由于插管时动作粗暴或管径较粗、插管时间过长引起。积极协助医生用药处理。③呕吐:常见原因为麻醉后反应。麻醉清醒或刚清醒时,将头偏向一侧,及时清除分泌物,防止分泌物误吸造成窒息、肺不张或吸入性肺炎。

（3）用药护理:小儿施行手术和麻醉多不能合作,常选择氯胺酮作为基础麻醉药。患儿进入手术间前,应准确测量体重,保证用药剂量的准确;氯胺酮作用快、维持时间短,麻醉诱导后应尽早开始手术,节省手术过程时间,减少氯胺酮用量。

氯胺酮用药后分泌物明显增加,当麻醉浅、手术刺激、缺氧等情况时,均可诱发喉痉挛。因此,术中应将患儿头偏向一侧,及时吸出口腔分泌物,给予吸氧,保证呼吸道通畅,备好气管插管用物及抢救药物。

采取深部肌内注射,促进药物吸收、减少麻药及组织刺激。由于小儿自制能力差,多不能很好配合肌内注射或静脉穿刺;肌内注射时应固定好针头,防止断针。

防止液体外渗,穿刺部位在足背与手背的患儿,穿刺好后常规用一小药盒或夹板,在穿刺部位上下方各用一长胶布固定,注意松紧度以不影响血液回流为宜。穿刺部位在关节处的患儿,术后常规用小夹板固定,尽可能使用套管针进行静脉穿刺输液,可避免因患儿躁动穿刺针损伤血管而造成液体外渗。

(4)椎管阻滞麻醉的体位配合:小儿腹部、会阴部、下肢手术采用基础麻醉加复合骶管阻滞麻醉,可有效减轻内脏牵拉和神经刺激反应、减少麻醉药使用剂量、术后患儿苏醒快的麻醉效果。但临床上常见骶管阻滞不全或出现单侧阻滞现象,若单纯追加麻药用量将使药物中毒概率增加。因此,穿刺时协助麻醉医生让患儿取前倾侧卧位,暴露骶裂孔,此时应显露患儿面部,观察呼吸情况,防止患儿口鼻被被褥堵塞;穿刺成功后缓慢注入麻药,并保持手术侧在下5min,然后再摆放手术体位。同时,基础麻复合骶麻是在患儿无知觉下变动体位,容易导致缺氧,故术中应严密监护。

4.局麻的护理配合 局麻下手术的患者更易出现精神紧张、恐惧,手术时肌肉紧张甚至颤抖,严重者出现面色苍白、心悸、出冷汗、恶心、眩晕、脉搏加快、血压升高等。

适时与患者进行交流,分散注意力,解释术中可能出现的感觉,必要时为患者按摩一下受压部位,有助于提高麻醉效果,使手术顺利完成。

熟悉所用局麻药的性质、用法及极量,严格落实用药查对制度。

正确识别局麻后各种不良反应:a.中毒反应:轻者出现精神紧张、面部肌肉抽搐、多语不安、判断力一时减退、心悸脉快、呼吸急促、血压升高,重者出现谵妄、肌肉抽动、皮肤发绀、血压稍下降、脉率减慢、周围循环迟滞、出冷汗、昏睡及深度昏迷,处理不及时呼吸抑制或停止、循环衰竭及心搏停止。b.防治:掌握局麻药的一次性极量,采用小剂量分次注射的方法;局麻药中加用肾上腺素,减慢吸收;麻醉注药前必须回抽,防止误入血管。出现中毒反应,立即停止局麻药报告麻醉医生;早期吸氧、补液,严密观察病情变化,积极配合麻醉医生,维持呼吸循环稳定。c.连接心电监护仪和血氧饱和度,与患者沟通,查看有关不适主诉。观察患者,每15min1次,测血压,脉搏。

巡回护士在手术过程中应坚守岗位,不可擅离开手术间。定期观察患者神志,了解主诉,测量 P、BP,每 30min1 次。

随着外科技术的进步和发展,越来越多的高龄伴基础疾病、危重、手术历时短的患者接受局麻下外科治疗(如颈椎手术)。局麻优点在于:对机体血流动力学影响小,不仅能有效地阻滞痛觉,有利术中观察与判断,而且并发症少,更经济、安全。由于局麻绝大多数在术中无麻醉医生监管,术中的病情观察主要依靠巡回护士完成。因此,要求护士应具有相关理论知识,掌握监护仪和急救设备的使用,并做好术中护理记录。

(三)合理摆放手术体位

不同体位对椎管内麻醉效果有影响,根据需要调节体位有利于麻醉药的扩散、增加麻醉平面。因此,正确摆放体位,可充分显露手术野,让患者舒适,防止意外伤,又可减少药物用量,避免麻药中毒。

1. 麻醉侧卧位　侧卧穿刺插管麻醉时,协助患者摆放体位,尽量显露椎间隙;穿刺过程,护士站在患者腹侧进行床旁照顾,并协助固定穿刺体位,嘱患者若有不适可立即说明但不要移动身体,防止断针;穿刺中,注意观察患者面部表情,必要时与患者交谈,分散其注意力。

2. 升腰桥(或折床)侧卧位　据报道,患者行硬膜外阻滞麻醉后知觉丧失,肌肉处于松弛状态,机体的保护性反射及自身调节能力下降,此时给予侧卧位升腰桥,可导致回心血量减少,心排血量下降。体位摆放不舒适,随着手术时间延长,患者耐受能力下降,出现躁动、不配合等。因此,摆放体位时,动作轻柔,准确迅速,一次到位,减少重复移动。侧卧前,应准备好体位垫、托手板、床沿挡板、肢体约束带等物品;翻身侧卧时,注意头部、肩部、髋部的着力点均匀受力,平移患者身体,避免压迫神经和血管;肾及肾区手术升高腰桥(或折床),应正对肋缘下 3cm,使患侧腰部皮肤有轻微的张力,髂嵴抬高,腰部平展;腋下、髂嵴前后、双腿之间放置体位垫固定,必要时上骨盆挡板,四肢上约束带,防止术中因患者烦躁发生身体移位,造成意外损伤和增加出血机会。

3. 剖宫产仰卧位　硬膜外阻滞麻醉下剖宫产术,由于产妇巨大的子宫压迫下腔静脉,可造成一时性回心血量减少、心排血量下降,出现血压下降;同时,硬膜外阻滞麻醉给药后,阻滞了腰以下的感觉运动及交感神经,腹部及下腔静脉扩张,血管容量增加,血液存留于腹部及下肢,造成血容量相对不足,出现血压下降,常常发生低血压。因此,麻醉后取水平仰卧位时,应将手术床左倾 15°～30°将产妇子宫推向左侧,减少下腔静脉的压迫。同时,选择左上肢静脉穿刺,左侧卧位麻醉穿刺,麻醉后左倾 15°～30°仰卧,适当加快输液速度,积极配合医生进行补液,预防低血压。

(四)注意保暖

手术创面越大、麻醉范围越广、手术时间越长以及输液量越多,患者体温降低的可能性和降温幅度也就越大。环境温度在 23℃时,冷感受器受到刺激,经体温调节中枢发生肌肉寒战产热,以维持体温;冷的消毒液直接刺激皮肤,引起患者寒战;冷的生理盐水冲洗体腔,吸收机体热量,额外增加机体能量消耗,使体温下降。对手术紧张、害怕引起情绪波动,使周围血管痉挛收缩。硬膜外阻滞麻醉阻断了交感神经,使阻滞区皮肤血管扩张,骨骼肌已丧失收缩产热能力,为保持体温恒定则通过非阻滞区的骨骼肌收缩,即发生寒战。同时,硬膜外阻滞麻药初量用足后,阻滞区血管扩张,有效循环减少,血压下降。此时,麻醉医生往往用加快输液速度来纠正,造成单位时间内大量冷液体进入血液,直接刺激体温调节中枢出现寒战。因此,加强术中保暖,对小儿、老年人的术后恢复尤为重要(如预热输入的液体、切口冲洗液、体弱或手术历时长的手术患者使用变温毯等)。

1. 控制手术间温度　接患者前 30min,将手术间空调调至 26～28℃,等待麻醉期间,应盖好小棉被,注意双肩、双足保暖;在对皮肤进行消毒时,患者穿衣少或不穿衣,注意覆盖非消毒区域躯体部位,必要时暂停冷气输入,待手术铺巾盖好后再降室温;手术过程中,台上应加强术野以外部位的敷料覆盖,台下应注意肢体暴露部位的遮盖保暖,避免不必要的暴露;手术结束前将室温及时调高;对于婴幼儿、老年人、低温麻醉患者,最好使用变温毯,必要时提前预热被褥或暖箱。如果使用热水袋,温度不得超过 50℃,以免烫伤。

2. 加温输液为防止体温下降过多,术中静脉输注的液体及血液应加温输注为宜。大量输液可将液体加温至 34～37℃、库存血加温至 34℃左右,必要时使用液体加温器控制;及时处理输液引起的热源反应,此类反应除寒战外,伴有皮疹等临床表现,应认真细致观察并加以区别,及时给予抗过敏处理。

3.温水冲洗体腔 提醒医生尽量缩短皮肤消毒时间,减少体热丢失;术中使用温盐水纱布拭血;进行体腔冲洗时,应使用 37℃左右热盐水冲洗,以免引起体热散失。

4.严格麻醉药品及用量 低体温可引起麻醉加深,出现苏醒延迟,增加呼吸系统的并发症等,如区域麻醉时,阻滞区域的血管不能代偿性收缩,削弱了机体对寒冷的血管收缩防御反应,体热由深部向外传导,使体温下降,甚者刺激机体的温度感受器引起寒战反应;全麻药可抑制体温调节中枢,导致全身皮肤血管扩张,散热增加;肌松药使全身骨骼肌处于松弛状态,消除肌紧张及肌肉运动产热的来源。因此,必须科学、正确、合理地使用麻醉药。

(五)紧急抢救原则

1.迅速解除呼吸道梗阻,保持呼吸道通畅,给氧、吸痰。

2.迅速建立静脉输液通道,若穿刺困难,立即协助医生做深静脉穿刺或静脉切开,需要动脉输血者,立即准备输血器材。迅速备齐急救药品和器材,包括盐酸肾上腺素、阿托品、多巴胺、地塞米松、利多卡因、氯化钙、盐酸异丙肾上腺素、呋塞米、5%碳酸氢钠以及除颤器、心电图机、心脏监护仪、血液加温仪以及心脏按压包等,除颤器应处于备用状态,并置于手术间便于取用的中心位置上。

3.严格按医嘱用药,严格执行三查七对制度,及时记录用药、治疗、复苏的全过程;使用中的注射器、液体袋,必须贴有药名、浓度、剂量标志;使用后的药袋或瓶、安瓿,全部保留至抢救结束止。

4.固定患者,上好约束带,防止坠床,并注意保暖。

5.保持良好照明,协助安装人工呼吸机、除颤器等。

6.密切观察脉搏、呼吸及血压变化及尿量,并详细记录。

7.严格执行无菌技术操作规程,及时、准确留取各种标本,随时配合手术、麻醉医生工作。

8.具有防受伤观念,一切操作应轻、稳,防止粗暴,避免在抢救中并发其他损伤。

9.抢救完毕,及时清洁、整理、补充急救药品和器材,保持基数齐备,器材性能良好。

(崔雅清)

第二节 手术常用切口

一、腹正中切口

手术步骤与手术配合(表 17-1)。

表 17－1　腹正中切口手术步骤与手术配合

手术步骤	手术配合
1.消毒皮肤	递海绵钳夹持碘伏纱球消毒皮肤 2 遍
2.术野贴手术薄膜	递手术薄膜,干纱垫 1 块协助贴膜
3.沿腹正中线切开皮肤及皮下组织	递 22 号刀切开,干纱布拭血,蚊式钳止血,1 号丝线结扎出血点或电凝止血,递甲状腺拉钩牵开显露术野
4.切开腹白线及腹膜	更换手术刀片,递电刀切开白线,盐水纱垫或 4 号刀柄将腹膜外脂肪推开,递中弯钳 2 把提起腹膜,递 22 号刀或电刀切一小口,组织剪或电刀扩大打开腹膜
5.探查腹腔	递生理盐水湿手探查,更换深部手术器械及带显影的盐水纱垫,递腹腔自动牵开器牵开显露术野
6.关腹前	递温盐水或无菌蒸馏水冲洗腹腔,清点器械、敷料等数目,更换干净的手术器械、手套
7.缝合腹膜及腹白线	递中弯钳提腹膜,1/2 弧 12×28 圆针 7 号线间断缝合或 0 号可吸收线连续缝合
8.冲洗切口	递生理盐水冲洗,吸引器头吸引,更换干净纱布
9.缝合皮下组织	递乙醇纱球消毒皮肤,递无齿镊,9×28 圆针 1 号线间断缝合;再次清点物品数目
10.缝合皮肤	递有齿镊,9×28 角针 1 号丝线间断缝合或皮肤缝合器缝合
11.覆盖切口	递海绵钳夹持乙醇纱球消毒皮肤,纱布、棉垫或敷贴覆盖切口

二、旁正中切口

手术步骤与手术配合(表 17－2)。

表 17－2　旁中正切口手术步骤与手术配合

手术步骤	手术配合
1.消毒皮肤	递海绵钳夹持碘伏纱球消毒皮肤 2 遍
2.术野贴手术薄膜	递手术薄膜,干纱垫 1 块协助贴膜
3.于腹直肌内侧距中线 1～2cm 切开皮肤和皮下组织	递 22 号刀切开,干纱布拭血,弯蚊式钳止血,1 号丝线结扎出血点或电凝止血,递甲状腺拉钩牵开显露术野
4.切开腹直肌前鞘	更换手术刀片,电刀切开,生理盐水纱垫拭血
5.分离腹直肌,结扎血管	递 4 号刀柄分离,中弯钳钳夹,4 号丝线结扎或电凝止血
6.切开后鞘及腹膜	递中弯钳 2 把提起腹膜,22 号刀或电刀切一小口,组织剪或电刀扩大
7.探查腹腔	递生理盐水湿手探查,更换深部手术器械及带显影的盐水纱垫,递腹腔自动牵开器牵开显露术野
8.关腹前	递温盐水或无菌蒸馏水冲洗腹腔,清点器械、敷料等数目,更换干净手术器械、手套
9.缝合后鞘及腹膜	递中弯钳数把提起腹膜,9×28 圆针 7 号或 4 号丝线间断缝合或 0 号可吸收丝线连续缝合
10.缝合腹直肌前鞘	递无齿镊,1/2 弧 12×28 圆针 7 号丝线间断缝合或 0 号可吸收线连续缝合
11.冲洗切口	递生理盐水冲洗,吸引器吸引,更换干净纱布
12.缝合皮下组织	递乙醇纱球消毒皮肤,递无齿镊,9×28 圆针 1 号线间断缝合;再次清点物品数目
13.缝合皮肤,覆盖切口	递有齿镊,8×24 角针 1 号丝线间断缝合或用皮肤缝合器缝合,递海绵钳夹持乙醇纱球消毒皮肤,纱布、棉垫或敷贴覆盖

三、肋缘下斜切口

手术步骤与手术配合(表 17-3)。

表 17-3　肋缘下斜切口手术步骤与手术配合

手术步骤	手术配合
1.消毒皮肤	递海绵钳夹持碘伏纱球依次消毒皮肤 2 遍
2.术野贴手术薄膜	递手术薄膜,干纱垫 1 块协助贴膜
3.自剑突与肋缘平行向下、向外斜行切开皮肤及皮下组织	递 22 号刀切开,干纱布拭血,弯蚊式钳钳夹、1 号丝线结扎出血点或电凝止血,递甲状腺拉钩牵开显露术野
4.切开腹直肌前鞘及腹外斜肌腱膜	更换手术刀片,递 22 号刀切一小口,组织剪或电刀扩大,盐水纱布拭血
5.分离腹直肌,切开腹内斜肌肌膜	递 4 号刀柄分离,中弯钳钳夹,4 号丝线结扎或电凝止血
6.切开腹直肌后鞘及腹膜	递中弯钳 2 把提起腹膜,递 22 号刀或电刀切一小口、组织剪或电刀扩大打开腹膜
7.探查腹腔	递生理盐水湿手探查,更换深部手术器械及带显影的盐水纱垫,腹腔自动牵开器牵开显露术野
8.关腹前	递温盐水或无菌蒸馏水冲洗腹腔,清点器械、敷料等数目,要换干净手术器械、手套
9.缝合腹直肌后鞘及腹膜	递中弯钳数把提起腹膜,1/2 弧 9×28 圆针 7 号丝线间断缝合或 0 号可吸收线连续缝合
10.缝合腹直肌前鞘及腹内斜肌肌膜,腹外斜肌腱膜	递有齿镊、12×28 圆针 7 号丝线,间断缝合或 0 号可吸收线连续缝合
11.冲洗切口	递生理盐水冲洗,吸引器吸引,更换干净纱布
12.缝合皮下组织	递乙醇纱球消毒皮肤,递无齿镊、9×28 圆针 1 号丝线间断缝合;再次清点物品数目
13.缝合皮肤,覆盖切口	递 8×24 角针 1 号丝线间断缝合或用皮肤缝合器缝合,海绵钳夹持乙醇纱球消毒皮肤,纱布、棉垫或敷贴覆盖切口

四、腹直肌切口

手术步骤与手术配合(表 17-4)。

表 17-4　腹直肌切口手术步骤与手术配合

手术步骤	手术配合
1.消毒皮肤	递海绵钳夹持碘伏纱球消毒皮肤 2 遍
2.术野贴手术薄膜	递手术薄膜,干纱垫 1 块协助贴膜
3.距中线 3~4cm,腹直肌内外缘之间切开皮肤及皮下组织	递 22 号刀切开,干纱布拭血,弯蚊式钳止血,1 号丝线结扎出血点或电凝止血,递甲状腺拉钩牵开显露术野
4.切开腹直肌前鞘	更换手术刀片,22 号刀切一小口,组织剪或电刀扩大,纱垫拭血
5.分离腹直肌,结扎血管	递 4 号刀柄分离,中弯钳止血,4 号丝线结扎或电凝止血

（续表）

手术步骤	手术配合
6.切开腹直肌后鞘及腹膜	递22号刀切开后鞘一小口,组织剪扩大,递中弯钳2把提起腹膜,电刀或组织剪剪开腹膜
7.探查腹腔	递生理盐水湿手探查,更换深部手术器械及带显影的盐水纱垫,递腹腔自动牵开器牵开显露术野
8.关腹前	递温盐水或灭菌注射用水冲洗腹腔,清点器械、敷料等数目,更换干净手术器械、手套
9.缝合腹直肌后鞘及腹膜	递中弯钳数把提起腹膜,1/2弧9×28圆针7号丝线间断缝合或0号可吸收线连续缝合
10.缝合腹直肌前鞘	递9×28圆针7号丝线间断缝合或0号可吸收线连续缝合
11.冲洗切口	递生理盐水冲洗,吸引器头吸引,更换干净纱布
12.缝合皮下组织	递乙醇纱球消毒皮肤,递无齿镊,9×28圆针1号丝线间断缝合;再次清点物品数目
13.缝合皮肤,覆盖切口	递有齿镊,8×24角针1号丝线间断缝合或用皮肤缝合器缝合,递海绵钳夹持乙醇纱球消毒皮肤,纱布、棉垫或敷贴覆盖切口

（崔雅清）

第三节　颈部手术

一、甲状腺次全切除术

1.适应证　甲状腺肿瘤、甲状腺功能亢进。

2.麻醉方式　局部麻醉+神经安定麻醉或颈丛阻滞麻醉。

3.手术体位　垂头仰卧位。

4.手术切口　在胸骨切迹上二横指沿颈部皮肤横纹做正中弧形切口。

5.特殊用物　"Y"形引流管或半边胶管、皮肤标记笔、5-0号可吸收线或5-0号血管缝线、超声刀。手术步骤与手术配合(表17-5)。

表17-5　甲状腺次全切除术手术步骤与手术配合

手术步骤	手术配合
1.常规消毒皮肤	递海绵钳夹持碘伏纱球依次消毒皮肤2遍
2.在胸骨切痕上的2横指沿颈部皮肤横纹处做切口标志,切开皮肤、皮下组织、颈阔肌	递给主刀1根浸湿的4号丝线做切口标志;递22号刀切开,干纱布拭血,电凝止血,更换刀片
3.分离皮瓣:上至甲状软骨,下至胸骨颈静脉切迹,两侧达胸锁乳突肌缘	递组织钳提起皮缘,电刀分离颈阔肌,弯蚊式钳止血,1号丝线结扎或电凝止血
4.牵引颈阔肌	递干纱垫2块,6×17角针4号丝线将纱垫分别缝合在上、下颈阔肌边缘,递组织钳4把上、下牵开颈阔肌,递纱垫2块,放置切口两侧
5.缝扎颈前静脉,切开颈白线	递无齿镊,6×17圆针4号丝线缝扎,中弯钳2把提起正中线两侧筋膜,电刀切开颈白线
6.切断颈前肌(视甲状腺大小决定牵开或横行切断甲状腺前肌群)	递直有齿血管钳2把提夹甲状腺前肌,递15号刀切开,4号丝线结扎或缝扎

手术步骤	手术配合
7.由上极至下极游离甲状腺组织	
（1）缝扎甲状腺做牵引	递甲状腺拉钩拉开甲状腺前肌；递无齿镊、7×20圆针4号丝线缝扎，线不剪断或用布巾钳夹住腺体，做牵引
（2）分离甲状腺组织	递甲状腺剪、中弯钳逐步分离甲状腺组织
（3）分离甲状腺上、下动静脉及甲状腺中静脉，结扎后切断	递小直角钳、KD钳钳夹KD粒分离，中弯钳带4号线或7号线引过而结扎，远端用中弯钳2把夹住后将血管切断4号丝线结扎；近端用6×17圆针4号丝线缝扎
8.切断甲状腺峡部	递电刀或超声刀贴气管壁前分离甲状腺峡部
9.切除甲状腺	递弯蚊式钳数把钳夹甲状腺四周，递22号刀或梅氏剪沿钳上面切除甲状腺体，保留甲状腺后包膜；递蚊式钳在切面上止血，1号丝线结扎，然后递无齿镊，6×17圆针1号或4号丝线间断缝合腺体残端止血
10.同法切除另一侧甲状腺	
11.冲洗切口	递生理盐水冲洗，吸引器头吸引，更换干净纱布。清点器械、敷料等数目，除去肩部垫枕
12.缝合甲状腺前肌群	递无齿镊、6×17圆针4号丝线间断缝合
13.在两侧甲状腺前肌层下放置引流	递胶片或半边胶管或"Y"形引流管，中弯钳协助置管
14.缝合颈阔肌	递无齿镊，6×17圆针1号丝线缝合
15.缝合皮下组织	递乙醇纱球擦拭切口周围皮肤；递无齿镊、6×17圆针1号丝线间断缝合；再次清点物品数目
16.缝合皮肤或皮内缝合	递有齿镊，6×17角针1号丝线缝合皮肤或5-0号可吸收线或5-0号血管缝线行皮内缝合
17.覆盖切口	递海绵钳夹持乙醇纱球消毒皮肤，有齿镊2把对合皮肤，纱布、棉垫或敷贴覆盖切口

二、甲状腺囊肿摘除术

1.适应证 甲状腺囊肿较大或出现压迫症状；非手术疗法未能治愈。

2.麻醉方式 局部麻醉＋神经安定麻醉或颈丛麻醉。

3.手术体位 垂头仰卧位。

4.手术切口 胸骨颈静脉切迹上两横指相应的皮肤皱纹处做横形切口。手术步骤与手术配合（表17-6）。

表17-6 甲状腺囊肿摘除术手术步骤与手术配合

手术步骤	手术配合
1.常规消毒皮肤	递海绵钳夹持碘伏纱球消毒皮肤2遍
2.胸骨切迹上二横指沿颈部皮肤横纹做弧形切口切开皮肤，皮下组织，颈阔肌	递给主刀1根浸湿的4号丝线做切口标志，递22号刀切开，干纱布拭血，电凝止血，更换刀片

(续表)

手术步骤	手术配合
3.分离皮瓣	递组织钳提起皮缘,递22号刀或电刀分离颈阔肌,中弯钳止血,1号丝线结扎或电凝止血
4.牵引颈阔肌	递干纱垫2块,6×17角针4号丝线将纱垫分别间断缝合在上下颈阔肌边缘,4把组织钳牵开,递纱布2块,放置切口两侧
5.纵行切开颈白线	递组织钳2把提夹,电刀纵行切开
6.钝性分离颈前肌与甲状腺包膜间隙,直至基底部,并切断	递甲状腺拉钩牵开一侧肌肉,显露囊肿,递KD钳钳夹KD粒将囊肿壁与正常甲状腺组织之间做钝性分离。递中弯钳夹住基底部,递22号刀或组织(剪)切断,1号丝线结扎或6×17圆针缝扎
7.缝合甲状腺及其包膜	递无齿镊,递6×17圆针1号丝线缝合
8.冲洗切口	递生理盐水冲洗,吸引器头吸引,更换干净纱布,清点器械、敷料等数目,除去肩部长枕
9.放置引流胶片或引流管引流	递引流胶片或胶管,中弯钳协助置管,递6×17角针4号线将引流管固定在皮肤上
10.缝合颈阔肌	递有齿镊,6×17圆针1号丝线缝合
11.缝合皮下组织	递乙醇纱球擦拭切口周围皮肤;递无齿镊,6×17圆针1号丝线间断缝合;再次清点物品数目
12.缝合皮肤或皮内缝合	递6×17角针1号丝线缝合皮肤或5—0号可吸收线行皮内缝合
13.覆盖切口	递海绵钳夹持乙醇纱球消毒皮肤,纱布、棉垫或敷贴覆盖切口

三、甲状腺癌根治术

1.适应证　甲状腺癌。
2.麻醉方式　静脉复合麻醉+气管插管。
3.手术体位　垂头仰卧位。
4.手术切口　"X"形或"L"形切口。
5.特殊用物　"Y"形引流管、超声刀。
手术步骤与手术配合(表17—7)。

表17—7　甲状腺癌根治术手术步骤与手术配合

手术步骤	手术配合
1.常规消毒皮肤	递海绵钳夹持碘伏纱球消毒皮肤2遍
2.切开皮肤、皮下组织、颈阔肌	递22号刀切开,干纱布拭血,蚊式钳止血,1号丝线结扎或电凝止血
3.分离皮瓣:上至下颌骨下缘,下至锁骨,内至颈中线,外至斜方肌前缘	递组织钳提起皮缘,递22号刀或电刀上下分离皮瓣,中弯钳止血。1号丝线结扎或电凝止血,干纱布拭血
4.结扎颈外静脉	递小弯钳、小直角钳、梅氏剪分离出颈外静脉,递15号刀切断,4号丝线及1号丝线双重结扎
5.切断胸锁乳突肌,肩胛舌骨肌,气管前及颈前肌群	递中弯钳,小直角钳分离、有齿直钳钳夹,电刀一一切断,递8×24圆针4号丝线贯穿缝扎
6.标本内翻,解剖颈外侧区	递15号刀切断颈丛432神经根,弯蚊式钳钳夹出血点,0号丝线结扎

（续表）

手术步骤	手术配合
7. 切开颈动脉鞘，确认颈内静脉、迷走神经和颈总动脉	递 15 号刀或梅氏剪切开，递 KD 钳夹 KD 粒分离。若癌肿浸润颈内静脉，则递小弯钳钳夹静脉，15 号刀切断，4 号线结扎，5×14 圆针 1 号丝线缝扎
8. 解剖颌下区，分离颌下腺周围包膜连同附近淋巴结脂肪组织	递甲状腺拉钩牵开下颌舌骨肌，递中弯钳、梅氏剪分离
9. 解剖颏下三角区	递梅氏剪、中弯钳，KD 钳钳夹 KD 粒钝性剥离，暴露颏下三角区，小弯钳钳夹出血点，1 号丝线结扎或电凝止血
10. 清除迷走神经和颈动脉周围的脂肪淋巴组织	递中弯钳、直角钳分离、钳夹，梅氏剪逐个清除
11. 切断带状肌，结扎甲状腺上、下动脉	递中弯钳分离、钳夹，15 号刀切断带状肌，4 号丝线结扎血管
12. 切除癌肿及周围组织	递电刀沿气管前壁切下标本
13. 冲洗切口	递生理盐水冲洗，吸引器头吸引，更换干净纱布，清点器械、敷料等数目，去除肩长枕
14. 于颏下锁骨内、上侧置引流管	递引流管 2 根，递 6×17 角针 4 号线将引流管固定于皮肤
15. 缝合颈阔肌	递无齿镊，6×17 圆针 1 号丝线缝合
16. 缝合皮肤	递有齿镊，6×17 角针 1 号丝线缝合，再次清点物品数目
17. 覆盖切口	递海绵钳夹持乙醇纱球消毒皮肤，纱布、棉垫或敷贴覆盖切口

（崔雅清）

第四节 乳腺手术

一、乳腺腺叶区段切除术

1. 适应证 乳房良性肿瘤（如纤维瘤）；局限性乳腺增生症。
2. 麻醉方式 局部麻醉或硬膜外麻醉。
3. 手术体位 仰卧位，上肢外展。
4. 手术切口 以病变为中心做放射状切口或弧形切口。
5. 特殊用物 皮肤标记笔、3—0 可吸收线、4—0 可吸收线、弹力绷带。
手术步骤与手术配合（表 17—8）。

表 17—8 乳腺腺叶区段切除术手术步骤与手术配合

手术步骤	手术配合
1. 常规消毒皮肤	递海绵钳夹持碘伏纱球消毒皮肤 2 遍
2. 于肿物部位做弧形或放射状切口标记切开皮肤及皮下组织	递标记笔 22 号刀切开，干纱布拭血，弯蚊式钳止血，1 号丝线结扎出血点或电凝止血
3. 分离皮瓣，显露全部肿块	更换手术刀片，递组织钳数把钳夹切口皮缘，电刀潜行分离皮瓣，显露肿块，干纱布压迫止血
4. 距病变区 0.5～1cm 做楔形切口，沿胸大肌筋膜前切除肿块	递组织钳夹持肿块或递 7×20 角针 4 号丝线在肿块中央做牵引缝合，递 15 号刀或电刀沿肿块两侧切除

（续表）

手术步骤	手术配合
5.创面止血	递蚊式钳钳夹,1号丝线结扎或电凝止血,清点器械、敷料等数目,更换干净纱布
6.缝合乳腺组织及浅筋膜	递6×17圆针4号丝线间断缝合或3-0可吸收线连续缝合
7.缝合皮下组织	递海绵钳夹持乙醇纱球消毒,递无齿镊,6×17圆针1号丝线间断缝合或3-0可吸收线缝合,再次清点物品数目
8.缝合皮肤	递6×17角针1号丝线间断缝合或4-0可吸收线皮内缝合
9.覆盖切口	递乙醇纱球消毒,纱布、棉垫或敷贴覆盖切口,纱布、弹力绷带加压包扎

二、乳癌改良根治术

1.适应证　非浸润性乳癌或其他乳腺恶性肿瘤。

2.麻醉方式　硬膜外麻醉或气管插管全身麻醉。

3.手术体位　仰卧位,患侧腋下垫一小枕上肢外展90°,用托手板支持。

4.手术切口　以肿瘤为中心环绕乳头和乳晕做一纵梭形切口。

5.特殊用物　亚甲蓝、画线笔、"Y"形引流管或胃管、弹力绷带、无菌蒸馏水、纱线。手术步骤与手术配合(表17-9)。

表17-9　乳癌改良根治术手术步骤与手术配合

手术步骤	手术配合
1.常规消毒铺巾	递海绵钳夹持碘伏纱球消毒皮肤,铺巾
2.于皮下注射亚甲蓝	递亚甲蓝1.5mL,按摩8～10min
3.在肿瘤边缘、腋毛区设计切口	递画线笔做切口设计
4.沿标志线在距离癌肿边缘4.5cm做一纵梭形切口,切开皮肤、皮下组织	递22号刀切开,干纱布拭血,1号线或电凝止血
5.自皮肤与浅筋膜之间分离皮瓣,上界为锁骨下缘、下界达肋弓处、内侧界近胸骨,将乳腺从胸大肌筋膜浅面分离	更换刀片,递组织钳数把提夹切口边缘,电刀分离皮瓣,干纱布压迫止血,切除乳腺,电刀止血
6.清除胸小肌筋膜和胸肌间淋巴结	递组织钳将乳腺组织向外牵拉,递中弯钳,22号刀或电刀锐性分离,1号线结扎出血点;递温蒸馏水纱布覆盖胸壁创面
7.沿标记线切开腋窝皮肤、寻找蓝染的皮下筋膜的淋巴管,循淋巴管找到蓝染淋巴结,用淋巴导航仪操测手术部位放射强度,切除淋巴结	递22号刀切开,乳突拉钩协助显露术野,递梅氏剪或电刀切除;标记切除的淋巴结,送术中冷冻
如果冷冻切片结果显示淋巴结未见癌,可行前哨淋巴结探查活检(SLNB);如果结果显示淋巴结为癌转移,则必须行腋窝淋巴结清扫(ALND)	
8.冲洗切口	递温蒸馏水冲洗,更换干净纱垫、手套,清点物品
9.于切口外侧下方及腋下(SLNB可不放)做一小切口,放置引流	递15号刀切开,中弯钳放置硅胶引流管,8×14角针7号线固定引流管于皮肤上
10.缝合皮瓣	递无齿镊8×24圆针1号线间断缝合
11.缝合皮肤	递皮肤钉缝合或8×24角针1号线间断缝合
12.覆盖切口	递乙醇纱球消毒皮肤,纱布覆盖切口,腋窝及胸壁用纱线填塞,覆盖棉垫数块,绷带或弹力绷带加压包扎

三、乳腺癌根治性保乳术

1.适应证　早期乳腺癌,切缘为阴性者可选择保乳术。

2.麻醉方式　气管插管全身麻醉。

3.手术体位　上肢外展仰卧位,患侧腋下垫一小枕。

4.手术切口　以病变为中心做放射状切口或弧形切口及腋毛区尖端做一弧形切口。

5.特殊用物　亚甲蓝、画线笔、"Y"形引流管或胃管、弹性绷带、灭菌蒸馏水、纱线、银夹、乳突拉钩。手术步骤及手术配合(表17-10)。

表17-10　乳腺癌根治性保乳术手术步骤与手术配合

手术步骤	手术配合
1.常规消毒铺巾	递海绵钳夹持碘伏纱球消毒皮肤,铺巾
2.哨兵淋巴结活检	患者术前在病房于患侧乳晕边缘皮下注射放射性核素,注药后2～4h送至手术室
(1)腋窝切口标志:经腋毛区尖端做弧形切口	递画线笔
(2)注射亚甲蓝:于乳晕边缘皮下分四点注射	递装有亚甲蓝的5mL或10mL注射器,于乳晕边缘皮下分四点注射2～4mL亚甲蓝,按摩乳房8～10min
(3)沿腋窝切口标志处切开皮肤、皮下组织,探测蓝染淋巴结	递22号刀切开,干纱布拭血,中弯钳止血、1号丝线结扎止血或电凝止血;递乳突拉钩协助显露术野;递淋巴导航仪
(4)电刀分离进入脂肪层,寻找蓝染的淋巴管,循淋巴管找到蓝染淋巴结	递乳突拉钩协助暴露术野,递止血钳、电刀边切边止血;纪录各淋巴结蓝染情况及探测读数;按读数高低顺序排列并标记,妥善保管标记好的淋巴结
(5)切除蓝染淋巴结(淋巴导航仪测得的所有≥10%的淋巴结,切除最高记数的放射性淋巴结),再次探测手术部位哨兵淋巴结放射强度	递梅氏剪或电刀切除,递探头确定前哨淋巴结无遗漏
3.保乳手术	
(1)用画线笔标记切口方式及位置	递画线笔
(2)沿切口标志处切开皮肤、皮下组织	递22号刀切开,干纱布拭血,中弯钳夹出血点、1号丝线止血钳结扎、线剪剪线或电凝止血
(3)潜行分离皮瓣,暴露肿物	递组织钳数把钳夹切口边缘,组织剪或电刀分离;递干纱布垫填塞压迫、电凝止血或1号带线结扎
(4)在距离肿物0.5～1cm处切开腺体达乳后间隙,分离肿物下乳房后间隙,切除肿物	递电刀分离、切除肿物,干纱垫压迫止血;切瘤后递热盐水纱垫覆盖创面压迫止血,将切除的肿瘤组织以长、短丝线分别标记12点、9点位置;更换污染的纱布、器械,注意无瘤原则
(5)在手术残腔边缘依次取4～10块组织按顺序标记部位送冷冻检查	递血管钳钳夹残腔,22号刀切取、电刀止血,8×24角针在切缘上缝扎标记;切取组织按顺序放置,送冰冻检查
(6)用干纱布压迫切口,等候病理结果,再行相应手术	递干纱垫填塞并盖住保护切口,整理台上器械,并用布巾盖好
4.术中结果	
(1)腋窝前哨淋巴结阳性,行腋窝淋巴结清扫术	递甲状腺拉钩暴露、电刀边切边止血;淋巴结标本妥善放好,及时送检查

（续表）

手术步骤	手术配合
（2）手术切缘、组织均为阳性，行乳癌根治术若患者执意保乳，再次取标本送检；如边缘阴性则按保乳缝合切口；边缘仍阳性，则行根治术	用皮钳钳夹起切口边缘做牵引，递组织剪或电刀剥离乳房皮瓣，分离至乳房下皱襞处，将乳房和胸肌间淋巴结（保留乳头和乳晕）一并切除，乳腺肿块及腋窝淋巴结清扫结束后术者更换手套及手术器械；分离腋动脉、清除腋窝脂肪淋巴结，保留胸背神经和肩胛下血管
（3）腋窝前哨淋巴结无转移，边缘组织为阴性，放置引流、关闭切口	彻底止血，递温蒸馏水冲洗切口；角针7号丝线缝合固定引流管，2－0可吸收缝线逐层缝合腺体、4－0可吸收缝线缝合皮下，清点器械、皮肤钉钉合皮肤，纱布、棉垫覆盖腋下及乳腺切口并使用弹性绷带加压包扎

（崔雅清）

第五节　疝修补术

一、腹股沟疝修补术

1.适应证　腹股沟斜疝，腹股沟直疝。
2.麻醉方式　硬膜外麻醉或局部麻醉或腰硬联合麻醉。
3.手术体位　仰卧位。
4.手术切口　腹股沟切口。
5.特殊用物　10号丝线、10F导尿管或边带。
手术步骤与手术配合（表17－11）。

表17－11　腹股沟疝修补术手术步骤与手术配合

手术步骤	手术配合
1.消毒皮肤、贴手术薄膜	递海绵钳夹持0.5%碘伏纱球消毒皮肤2遍，0.2%碘伏消毒会阴部，递手术薄膜，干纱垫1块协助贴膜
2.髂前上棘至耻骨联合线上2～3cm处切开皮肤，皮下组织及浅筋膜	递22号刀切开，干纱布拭血，蚊式钳钳夹出血点，电凝止血
3.切开腹外斜肌腱膜	更换手术刀片，递甲状腺拉钩牵开显露术野。递22号刀切开，组织剪扩大，中弯钳止血，1号丝线结扎
4.分离提睾肌，显露疝囊	递22号刀或中弯钳分离
5.切开疝囊将疝内容物回纳	递长镊提起疝囊，必要时递10mL注射器抽吸生理盐水或0.25%普鲁卡因将疝囊壁充胀，递组织剪剪开疝囊，递无齿卵圆钳协助回纳疝内容物
6.分离疝囊周围组织直至疝囊颈部	递蚊式钳数把提夹疝囊四周切缘，递盐水纱布包裹手指钝性分离
7.高位结扎疝囊颈	递6×17圆针4号丝线荷包缝合疝囊颈（线不剪断），递长镊、梅氏剪剪去多余疝囊。递空针穿此结扎线将疝囊的残端移植于腹内斜肌的后面
8.重建腹股沟管	
（1）巴希尼法（精索移位法）：精索后方，联合肌腱与腹股沟韧带缝合，加强腹股沟后壁	递中弯钳将边带或10F普通尿管吊起精索，直蚊式钳牵引。递7×20圆针10号丝线间断缝合

手术步骤	手术配合
(2)福克森法(精索不移位法):精索之前,联合肌腱与腹股沟韧带缝合	递 7×20 圆针 10 号丝线将两韧带间断缝合
(3)麦克威法:联合肌腱、腹横筋膜或腹内斜肌与耻骨上韧带缝合	递有齿镊,7×20 圆针 10 号丝线间断缝合
9.缝合腹外斜肌腱膜	清点纱布、缝针等数目。递 7×20 圆针 4 号丝线间断缝合
10.缝合皮下组织	递乙醇纱球消毒皮肤,递无齿镊,6×17 圆针,1 号丝线间断缝合
11.缝合皮肤,覆盖切口	递有齿镊,6×17 角针 1 号丝线间断缝合,乙醇纱球消毒皮肤,敷贴或纱布覆盖切口

二、股疝修补术

1.适应证　股疝。
2.麻醉方式　硬膜外麻醉或局部麻醉。
3.手术体位　仰卧位。
4.手术切口　腹股沟切口。
5.特殊用物　10 号丝线,8F 导尿管或边带。
手术步骤与手术配合(表 17-12)。

表 17-12　股疝修补术手术步骤与手术配合

手术步骤	手术配合
1.消毒皮肤,术野贴手术薄膜	递海绵钳夹持 0.5%碘伏纱球消毒皮肤 2 遍,0.2%碘伏消毒会阴部。递手术薄膜,干纱垫 1 块协助贴膜
2.腹股沟韧带上与韧带平行或在股三角上切开皮肤、皮下组织	递 22 号刀切开,干纱布拭血,蚊式钳止血,1 号丝线结扎或电凝止血
3.经腹股沟手术	
(1)切开腹外斜肌腱膜	递 22 号刀或电刀切开
(2)将精索(子宫圆韧带)向内上方牵开,在腹壁下动静脉内侧剪开腹横筋膜,推开腹膜外脂肪组织,暴露疝囊	递甲状腺拉钩牵开显露术野,递 20 号刀或组织剪剪开腹横筋膜,盐水纱布包裹手指分离腹膜外组织
(3)切开疝囊,将疝内容物回纳	递长镊提起疝囊,10mL 注射器抽吸生理盐水或 0.25%普鲁卡因将疝囊壁充胀,递 22 号刀或组织剪剪开疝囊,递无齿卵圆钳协助回纳疝内容物
(4)高位结扎疝囊颈	递蚊式钳数把提夹疝囊四周边缘,盐水纱布分离周围组织直至疝囊颈部,6×17 圆针 4 号丝线荷包缝合,弯剪剪去多余疝囊
(5)缝合肌腱,耻骨上韧带与腹股沟韧带,精索或圆韧带回复原位	递 12×20 圆针 10 号丝线间断缝合
(6)缝合腹外斜肌腱膜	清点器械、敷料等数目。递无齿镊,6×17 圆针 4 号丝线间断缝合
4.经股手术	
(1)切开筛状筋膜分开脂肪组织	更换手术刀片,递 22 号刀切开,组织剪扩大,递甲状腺拉钩牵开
(2)分离疝囊与股静脉、大隐静脉及其周围组织直至囊颈	递中弯钳、组织剪,盐水纱布分离

（续表）

手术步骤	手术配合
（3）切开疝囊，结扎疝囊颈	配合同经腹股沟手术[（3）～（4）]
（4）缝合腹股沟韧带、陷窝韧带和耻骨韧带以及卵圆窝镰状缘与耻骨筋膜，闭合股管上下口	递长镊，12×20 圆针 7 号丝线间断缝合
（5）缝合筋膜	清点器械、敷料等数目。递 6×17 圆针 4 号丝线间断缝合
5.缝合皮下组织	递乙醇纱球消毒皮肤，递无齿镊，6×17 圆针 1 号丝线间断缝合
6.缝合皮肤，覆盖切口	递有齿镊，6×17 角针 1 号丝线间断缝合，有齿镊对合皮肤，敷贴或方纱覆盖切口

三、无张力疝修补术

1.麻醉方式　硬膜外麻醉或局部麻醉。

2.手术体位　仰卧位。

3.手术切口　腹股沟切口。

4.特殊用物　网塞、补片、边带。

手术步骤与手术配合（表 17－13）。

表 17－13　无张力疝修补术手术步骤与手术配合

手术步骤	手术配合
1.消毒皮肤至显露疝囊同腹股沟疝修补术（1～4）	配合同本节腹股沟疝修补术（1～4）
2.平片无张力疝修补：补片覆盖腹内斜肌并能超过腹股沟三角上缘 2～3cm，将补片的圆角固定在耻骨面腱膜上，下缘与腹股沟韧带的光面做连续缝合	递长镊放置平片，圆针 4－0 不可吸收缝线或 6×17 圆针 4 号丝线缝合固定
3.疝环充填式无张力疝修补：	
（1）将圆锥形网塞底尖部（圆锥形）与疝囊最低点缝合固定	递长镊放置网塞，6×17 圆针 4 号丝线缝合固定 1 针
（2）回纳疝内容物，并将圆锥形网塞充填在疝环内	递海绵钳（无齿）、长镊协助回纳
（3）将网塞边缘与内环口外周缝合，固定圆锥形网塞	递长镊，6×17 圆针 4 号丝线缝合周边数针
（4）于耻骨结节至内环上方的腹股沟管的后壁放置补片	递补片、组织剪给术者修剪。长镊放置修整好的补片，12×20 圆针 7 号线与周围组织固定（由于补片有尼龙搭扣作用，不必与周围组织固定）
（5）缝合切口	配合同腹股沟疝修补术（9～11）

（崔雅清）

第六节　胃、肠手术

一、胃造口术（荷包术）

1.适应证　食管肿瘤或其他因素造成的食管阻塞，急性出血坏死性胰腺炎等暂时性胃减压。

2.麻醉方式　硬膜外麻醉或局部麻醉。

3.手术体位　仰卧位。

4.手术切口　上腹正中或左侧旁正中切口。

5.特殊用物　蕈状导管或18F双腔气囊导尿管。

手术步骤与手术配合(表17-14)。

表17-14　胃造口术(荷包术)手术步骤与手术配合

手术步骤	手术配合
1.腹正中切口(1～5),探查腹腔	配合同本章腹正中切口(1～5)
2.于胃体部前壁及中部,间距5cm左右缝合牵引线,显露胃前壁	递腹腔自动拉钩牵开显露,长镊夹持湿纱垫保护造口周围组织。递6×14圆针4号丝线缝牵引线2针,蚊式钳钳夹线尾,暂不结扎
3.于两牵引线之间,直径2～2.5cm荷包缝合胃前壁	递长镊,6×14圆针4号丝线荷包缝合,蚊式钳钳夹线尾
4.切开造瘘口,放置造口管并使胃壁切口内翻	递15号刀切开、电凝止血。递蕈状导尿管或双腔导尿管插入,收紧荷包线并结扎,递吸引器头吸引
5.于左上腹另切一切口将导管尾部引出,固定导管于皮肤上	递11号刀切开,递大弯钳引出导管尾部。递有齿镊,8×24角针4号丝线固定导管于皮肤
6.将胃壁固定缝合在腹膜上	递长镊,6×14圆针4号丝线间断缝合
7.缝合切口	配合同本章腹正中切口(6～11)或旁正中切口(8～13)

二、胃大部分切除术(毕Ⅰ式)

1.适应证　慢性胃溃疡合并大量、持续或再次出血,消化性溃疡合并急性穿孔,慢性溃疡等。

2.麻醉方式　硬膜外麻醉或气管插管全身麻醉。

3.手术体位　仰卧位。

4.手术切口　上腹正中切口。

5.特殊用物　胃幽门钳、肠钳、超声刀。

手术步骤与手术配合(表17-15)。

表17-15　胃大部分切除术(毕Ⅰ式)手术步骤与手术配合

手术步骤	手术配合
1.腹正中切口(1～5),探查腹腔	配合同本章腹正中切口(1～5)
2.游离胃大弯,切断胃网膜左动、静脉及胃短动、静脉分支及胃网膜右动、静脉	递中弯钳游离、钳夹,组织剪剪开,4号丝线结扎或7×20圆针4号丝线缝扎或超声刀直接切割闭合血管
3.游离胃小弯,切断胃右动、静脉及胃左动脉下行支	递中弯钳游离、钳夹,组织剪剪开,4号丝线结扎或7×20圆针4号丝线缝扎
4.断胃	递6×17圆针1号丝线缝2针支持线,递胃幽门钳、肠钳夹持胃部,递15号刀切开前壁浆肌层,6×17圆针1号丝线缝扎黏膜下血管。同法处理胃后壁
5.缝合部分胃残端	递长镊、6×17圆针1号丝线间断、全层缝合

（续表）

手术步骤	手术配合
6.于胃小弯侧游离、断离十二指肠	递蚊式钳、梅氏剪游离，出血点递1号丝线结扎或缝扎。递有齿直钳2把，分别夹住十二指肠壶腹和幽门部，长镊夹持盐水纱布包裹十二指肠四周，递15号刀切断，取下之标本及刀一并置入弯盘内。递吸引器头吸尽胃内容物，海绵钳夹持碘伏纱球消毒残端，更换吸引器头及污染器械
7.对合胃和十二指肠残端，端—端吻合：先将胃与十二指肠拟定吻合口两侧缝牵引线，然后间断缝合后壁浆肌层，全层缝合胃与十二指肠后壁、前壁，最后加固缝合其前壁浆肌层	递长镊，6×17圆针1号丝线缝合做牵引，蚊式钳钳夹线尾；递3-0可吸收线连续全层缝合，再递6×17圆针、1号丝线加固缝合浆肌层
8.缝合切口同腹正中切口（6～11）	配合同本章腹正中切口（6～11）

三、胃大部分切除术（毕Ⅱ式吻合器法）

1.**适应证**　十二指肠溃疡、胃溃疡、胃远端肿瘤。
2.**麻醉方式**　硬膜外麻醉或气管插管全身麻醉。
3.**手术体位**　仰卧位。
4.**手术切口**　上腹部正中切口。
5.**特殊用物**　胃幽门钳、肠钳，直线切割闭合器（GIA60-3.8/GIA80-3.8/GIA100-3.8）。25号吻合器、荷包缝合器、荷包线。

手术步骤与手术配合（表17-16）。

表17-16　胃大部分切除术（毕Ⅱ式吻合器法）手术步骤及手术配合

手术步骤	手术配合
1.腹部正中切口（1～5），探查腹腔	配合同腹部正中切口（1～5）
2.游离胃大弯、胃小弯周围组织，闭合胃网膜左右静脉和胃短动静脉及其分支	递中弯钳、组织剪、电刀或超声刀游离，1号丝线依次结扎
3.游离十二指肠第一段1～2cm周围组织血管	递电刀或超声刀游离
4.在幽门预定离断十二指肠处，闭合及离断十二指肠	递GIA60-3.8切割闭合十二指肠
5.在胃体部预定切断处，闭合、离断胃体	递GIA80-3.8或GIA100-3.8离断闭合胃体，移走胃标本（用盆盛装）
6.消化道重建（胃空肠ROUX-Y吻合）	
（1）屈氏韧带下15～20cm处离断空肠	2把直有齿钳分别夹住横断空肠，并游离远端肠系膜。空肠远端使用荷包缝合器和荷包线做全层绕边的荷包缝合，蚊氏钳吊线尾，空肠近端用肠钳暂时夹闭
（2）胃空肠吻合（第一个吻合）	远端空肠断端荷包线收紧，25号吻合器钉钻，残胃前壁开约2cm小口，吻合器经此口伸入从胃体后壁截中，直接与钉钻对合，收紧后激发，完成吻合
（3）缝合胃前壁下切口	3-0号可吸收线全层缝合
（4）空肠与空肠端侧吻合（第二个吻合）	距胃空肠吻合口45～50cm处空肠切一小口，近端空肠与此口用3-0号可吸收线全层连续缝合，7×20圆针1号丝线间断缝合加固，完成端侧吻合
7.缝合切口同腹正中切口（6～11）	配合同腹部正中切口（6～11）

四、胃癌根治术（以胃窦部癌切除术为例）

1. 适应证　胃窦部癌，胃体远端癌。
2. 麻醉方式　硬膜外麻醉或气管插管全身麻醉。
3. 手术体位　仰卧位。
4. 手术切口　上腹部正中切口。
5. 特殊用物　胃幽门钳、肠钳。

手术步骤与手术配合（表17－17）。

表17－17　胃癌根治术手术步骤与手术配合

手术步骤	手术配合
1.同腹正中切口(1～5)，探查腹腔	配合同本章腹正中切口(1～5)
2.分离大网膜	递中弯钳分离、钳夹、组织剪剪断或电刀、超声刀直接切割，4号丝线结扎
3.切断左、右胃网膜血管	递直角钳分离，中弯钳钳夹、组织剪剪断，4号丝线结扎或6×17圆针4号丝线缝扎
4.分离清除肝十二指肠韧带内肝动脉侧的淋巴组织	递中弯钳、直角钳分离钳夹，梅氏剪剪断，4号丝线结扎或缝扎
5.分离全部小网膜，显露腹腔动脉	递长镊，组织剪分离，中弯钳钳夹，4号丝线结扎加缝扎
6.游离十二指肠第1段	递中弯钳游离、钳夹，梅氏剪剪断，4号丝线结扎加缝扎
7.切除胃，恢复肠道连续性	配合同本节胃大部分切除术
8.缝合切口同腹正中切口(6～11)	配合同本章腹正中切口(6～11)

五、胃穿孔修补术

1. 适应证　胃或十二指肠溃疡急性穿孔等。
2. 麻醉方式　持续硬膜外麻醉或气管插管全身麻醉。
3. 手术体位　仰卧位。
4. 手术切口　上腹正中切口。

手术步骤与手术配合（表17－18）。

表17－18　胃穿孔修补术手术步骤与手术配合

手术步骤	手术配合
1.腹正中切口(1～5)，探查腹腔	配合同本章腹正中切口(1～5)
2.吸净腹腔内胃内容物及腹腔渗出液	递吸引管吸引（去除吸引头）
3.寻找穿孔部位	递海绵钳(无齿)夹持纱球寻找穿孔部位，凡接触过穿孔渗出物的器械及纱球视为污染，均应放在弯盘内
4.沿胃或十二指肠纵轴修补穿孔，并在附近取一块大网膜	递长镊，7×20圆针4号丝线间断全层缝合穿孔部位
5.检查腹腔	递温盐水冲洗，吸引器头吸净腹腔液体
6.缝合切口同腹正中切口(6～11)	配合同本章腹正中切口(6～11)

六、全胃切除术（空肠代胃术）

1. 适应证　胃底贲门癌，胃体癌，胃窦癌已侵及胃体等。

2.麻醉方式　气管插管全身麻醉。

3.手术体位　仰卧位。

4.手术切口　上腹正中切口或左正中旁切口或胸腹联合切口。

5.特殊用物　气管钳(大直角钳)、肠钳,必要时备开胸器械。

手术步骤与手术配合(表17-19)。

表17-19　全胃切除术手术步骤与手术配合

手术步骤	手术配合
1.同腹正中切口(1~5),探查腹腔	配合同本章腹正中切口(1~5)
2.分离大网膜至游离十二指肠第1段	配合同本节胃癌根治术(2~6)
3.全胃切除,上切端在食管贲门部,下切端在幽门下2.5~3cm处	递大直角钳夹住食管贲门处,肠钳夹住幽门下,递长镊夹持盐水纱垫保护切口周围,15号刀切断,切下之标本及刀一并放入弯盘内。递海绵钳夹持碘伏纱球消毒残端
4.缝合十二指肠残端	配合同本节胃大部切除(毕Ⅱ式)(4)
5.食管空肠端一侧吻合	
(1)拉出近端空肠襻一段,缝定位牵引线	递长镊拉出肠襻,6×17圆针1号丝线吻合空肠及食管两侧各1针,蚊式钳钳夹牵引
(2)缝合食管及空肠吻合口后壁浆肌层	递5×14圆针1号丝线间断缝合,直、弯蚊式钳交替间隔钳夹、牵引,待缝毕一并结扎
(3)切开空肠,开放食管	递15号刀切开(可使用吻合器),弯蚊式钳止血,1号线结扎。递吸引器头吸净食管内容物
(4)食管及空肠全层缝合	递长镊,6×17圆针1号丝线间断缝合,缝合前将胃管送入空肠内
(5)缝合吻合口之前壁浆肌层	递6×17圆针1号丝线间断缝合
(6)空肠与空肠侧一侧吻合	递6×17圆针1号丝线间断缝合
6.缝合切口同腹正中切口(6~11)	配合同本章腹正中切口(6~11)

七、剖腹探查术

1.适应证　肠扭转、肠套叠松解、肠切除等。

2.麻醉方式　硬膜外麻醉。

3.手术体位　仰卧位。

4.手术切口　腹正中切口。

5.特殊用物　热盐水、0.25%普鲁卡因闭合器、荷包线、圆形吻合器。

手术步骤与手术配合(表17-20)。

表17-20　剖腹探查术手术步骤与手术配合

手术步骤	手术配合
1.同腹正中切口(1~5),探查腹腔	配合同本章腹正中切口(1~5)
2.松解扭转或套叠之肠管	
(1)如与周围组织有粘连	递长镊,梅氏剪分离,中弯血钳钳夹止血,1号或4号丝线结扎
(2)如有血液循环障碍	递热盐水纱布热敷,20mL注射器抽吸0.25%普鲁卡因封闭肠系膜根部

(续表)

手术步骤	手术配合
(3)如有肠管绞窄坏死,应立即行肠切除术	
3.切除坏死肠管	递长镊夹持盐水纱垫保护肠管四周,递肠钳和有齿直钳各2把分别夹住需切除之肠管远、近端,15号刀切断,将钳、刀标本等置入弯盘内,递海绵钳夹碘伏纱球消毒残端或用闭合器、切割缝合器切断,荷包线缝合吻合口2个端端
4.肠吻合,恢复肠管连续性	
(1)肠管断端两侧浆肌层缝标记线	递6×17圆针1号丝线缝标志牵引线2针,蚊式钳钳夹线头
(2)缝合后壁、前壁	递长镊,6×14圆针1号丝线间断缝合或用圆形吻合器
5.缝合肠系膜之裂孔,将肠管回纳腹腔	除去肠钳,移去纱垫,递6×17圆针1号丝线间断缝合
6.缝合切口同腹正中切口(6～11)	配合同本章腹正中切口(6～11)

八、结肠造口术(结肠外置术)

1.适应证　不能切除的结肠、直肠或盆腔肿瘤形成的梗阻或作为左侧结肠切除吻合术的辅助性手术。

2.麻醉方式　连续硬膜外麻醉。

3.手术体位　仰卧位。

4.手术切口　下腹正中切口。

5.特殊用物　玻璃棒、凡士林油纱布。

手术步骤与手术配合(表17－21)。

表17－21　结肠造口术手术步骤与手术配合

手术步骤	手术配合
1.同腹正中切口(1～5),探查腹腔	配合同本节腹正中切口(1～5)
2.游离大网膜及横结肠系膜,并提至切口外	递长镊,中弯钳,梅氏剪充分游离,4号丝线结扎或缝扎止血
3.于脐下切一小口(容一指半),同时切去一小块椭圆形皮肤,形成造瘘口	更换刀片,递15号刀切一小口,有齿镊提夹皮缘并切除,蚊式钳止血、1号丝线结扎或电凝止血
4.横结肠造口	递玻璃棒穿过肠系膜无血管区,两端用短橡皮管绕过肠襻相连接。递长镊,5×14圆针1号丝线将肠襻的浆肌层与腹膜及皮下层缝合。递凡士林油纱布围绕结肠保护切口周围皮肤及结肠
5.缝合切口同腹正中切口(6～11)	配合同本章腹正中切口(6～11)

九、经腹会阴部直肠癌根治术

1.适应证　直肠癌。

2.麻醉方式　气管插管全身麻醉。

3.手术体位　截石位。

4.手术切口　下腹部左旁正中切口。

5.特殊用物　14F双腔导尿管、凡士林纱布、肛管、深部手术器械 ligasure™ 血管闭合器。

手术步骤与手术配合(表17－22)。

表 17-22　经腹会阴部直肠癌根治术手术步骤与手术配合

手术步骤	手术配合
1. 消毒皮肤,术野贴手术薄膜	递海绵钳夹持碘伏纱球消毒腹部皮肤 2 遍,0.2% 碘伏消毒会阴部
2. 留置双腔导尿管	递 14F 气囊导尿管、润滑剂,递注射器抽吸盐水 10mL 充盈气囊,连接引流袋
3. 腹部手术部分	
(1)下腹部左旁正中切口(自耻骨联合至脐上 4cm),探查腹腔	配合同本章旁正中切口(3～7)。递生理盐水湿手探查,腹腔拉钩牵开,盐水纱垫保护
(2)剪开乙状结肠外侧腹膜及腹膜反折处,分离乙状结肠系膜	递长镊,长梅氏剪剪开侧腹膜,长弯钳分离、钳夹止血,中弯钳带 4 号或 7 号长丝线结扎
(3)分离直肠后壁及直肠旁的疏松结缔组织	递中弯钳束带提起乙状结肠,递长镊,长直角钳,长梅氏剪分离,长弯钳止血,中弯钳带 4 号或 7 号长丝线结扎。准备热盐水纱布,吸引器
(4)分离直肠前壁	配合同(3)
(5)切断直肠两侧侧韧带,结扎直肠中动、静脉	递长弯钳钳夹,15 号刀切断、7 号丝线结扎、缝扎或使用血管闭合器
(6)切断肠系膜下血管	递长直角钳,长梅氏剪分离,7 号、4 号丝线双重扎或使用血管闭合器
(7)切断乙状结肠	递长有齿直钳及肠钳夹住肠管,15 号刀切断,递碘伏纱球消毒残端,纱球及刀一并放入弯盘内
(8)缝合近端肠管,做人工肛门;结扎远端,自会阴部切口中移去	递长镊,6×17 圆针 4 号丝线缝合近端肠管,橡皮手套套住远端,7 号丝线扎紧
(9)人工肛门腹壁造口	
①左下腹偏外方做一皮肤椭圆形切口,同时切去一小块皮肤及腹外斜肌腱膜	递海绵钳夹乙醇纱球消毒皮肤,递 22 号刀切开,弯蚊式钳钳夹止血,1 号丝线结扎或电凝止血
②逐层切开至腹膜	更换刀片,逐层切开
③将近端乙状结肠自此切口拉出,固定于腹壁上,48h 开放	递 5×14 圆针 1 号丝线缝合固定人工肛,待术毕接人工肛袋
(10)盆腔冲洗	递温蒸馏水冲洗(此时会阴部切口已将标本移除,止血完毕)
(11)缝闭盆底、盆腹膜,盆腔内留置引流管自腹部下端引出	递长镊,长持针钳 7×20 圆针 4 号长丝线缝合
(12)逐层缝合腹壁切口	配合同旁正中切口(8～13)
4. 会阴手术部分(另备会阴部手术物品一份)	
(1)再次消毒肛周皮肤,缝闭肛门	递海绵钳夹持碘伏纱球消毒,递 8×24 角针 1 号丝线关闭肛门
(2)距肛门 2～3cm 处做一椭圆形切口,切开皮肤、皮下脂肪	递 22 号刀切开,蚊式钳或电凝止血,1 号丝线结扎,干纱布拭血,递组织钳数把钳夹周围皮肤做牵引
(3)切断两侧肛提肌	更换刀片,中弯钳钳夹、分离,递 22 号刀切断,4 号丝线结扎,盐水纱垫拭血
(4)分离、切断直肠周围的组织,拉出乙状结肠远端	递长弯钳分离,梅氏剪剪断,深部拉钩牵开,4 号丝线结扎出血点,热盐水纱布压迫止血,切下之标本置入弯盘内
(5)冲洗切口	大量温盐水冲洗(腹部与会阴部可先后或分两组进行)
(6)于骶前腔内放置引流	彻底清点器械、敷料等数目,递粗胶管 1 条,中弯钳协助置管
(7)逐层缝合切口	递无齿镊,8×20 圆针 4 号丝线逐层缝合,有齿镊,8×24 角针 1 号丝线缝合皮肤
(8)覆盖切口	递有齿镊 2 把对合皮肤,乙醇纱球消毒皮肤,纱布、棉垫覆盖切口

十、阑尾切除术

1.适应证　急、慢性阑尾炎。

2.麻醉方式　硬膜外麻醉。

3.手术体位　仰卧位。

4.手术切口　右下腹斜切口(麦氏切口)。

手术步骤与手术配合(表 17－23)。

表 17－23　阑尾切除术手术步骤与手术配合

手术步骤	手术配合
1.自脐与右前上棘之间中外 1/3 处切开皮肤、皮下组织	配合同本章腹正中切口(1～3)
2.钝性分离腹外斜肌腱膜、腹内斜肌及腹横肌	更换刀片、递中弯钳撑开、甲状腺拉钩 2 把向切口两端拉开、钝性分离
3.切开腹横筋膜与腹膜,进入腹腔	递中弯钳 2 把提起腹膜,递 20 号刀切开,组织剪扩大
4.探查腹腔,寻找阑尾	递生理盐水湿手探查,S 形拉钩牵开,长镊夹盐水纱布及海绵钳(无齿)将小肠推开,暴露盲肠
5.处理阑尾	
(1)提起盲肠,找到阑尾	递阑尾钳提夹阑尾系膜
(2)分离阑尾系膜至阑尾根部	递中弯钳分离、钳夹,15 号刀切断,4 号丝线结扎或 6×17 圆针 4 号线缝扎
(3)距阑尾根部 0.5cm 处的盲肠壁上行荷包缝合	递长镊,5×14 圆针 4 号丝线缝合(暂不结扎),蚊式钳钳夹线尾
(4)钳夹、结扎阑尾基部,并切断	递中弯钳钳夹,4 号线结扎。递中弯钳夹住阑尾结扎线近端,盐水纱垫保护切口周围,递 15 号刀切断,刀及阑尾一并放入弯盘,递 0.5％碘伏纱球消毒残端
(5)收紧荷包缝线,将阑尾残端内翻入盲肠	递长镊除去纱布,递中弯钳送阑尾残端;必要时,递 5×14 圆针 1 号丝线褥式缝合加固
6.清理腹腔	递吸引器头吸净腹腔液体,干净盐水纱垫检查腹腔
7.关腹	清点器械、敷料等数目,逐层缝合

十一、肛瘘切除术(单纯性)

1.适应证　已较纤维化的低位肛瘘。

2.麻醉方式　腰硬联合麻醉或局部麻醉。

3.手术体位　截石位或俯卧位。

4.手术切口　肛周切口。

5.特殊用物　探针、亚甲蓝、肛窥、液状石蜡、平头注射器针头 1 个、凡士林油纱布、碘仿纱布。

手术步骤与手术配合(表 17－24)。

表 17—24 肛瘘切除术手术步骤与手术配合

手术步骤	手术配合
1.消毒会阴,扩张肛管	递海绵钳夹持碘伏纱球消毒,递消毒液状石蜡、肛窥扩张肛管
2.探查瘘管方向及其内口	递注射器连接磨平的针头抽吸亚甲蓝自瘘管外口注入,将润滑油的探针从外口插入内口穿出
3.沿瘘管内、外之间的皮肤及黏膜切开,直至瘘管壁全部切除	递有齿镊,15 号刀切开,组织剪或电刀剥离瘘管壁,蚊式钳钳夹、电凝止血
4.处理创面	
(1)一期缝合	递圆针 0 号可吸收缝线全层缝合,7×20 角针 1 号丝线间断缝合皮肤
(2)二期缝合	电凝止血后,递油纱布或碘仿纱布填塞创面
5.覆盖切口	递有齿镊 2 把对合皮肤,乙醇纱球消毒,纱布、棉垫覆盖切口

十二、肛瘘挂线法

1.适应证 括约肌上肛瘘或括约肌外肛瘘等高位肛瘘或作为复杂性肛瘘切开或切除的辅助方法。

2.麻醉方式 腰硬联合麻醉或局部麻醉。

3.手术体位 截石位或侧卧位。

4.特殊用物 探针、橡皮筋。

手术步骤与手术配合(表 17—25)。

表 17—25 肛瘘挂线法手术步骤与手术配合

手术步骤	手术配合
1.消毒肛周皮肤,扩张肛管	递海绵钳夹持碘伏纱球消毒,递消毒液状石蜡、肛窥扩张肛管
2.切开瘘管的外侧部直至外括约肌	递有齿镊,15 号刀切开
3.将探针自瘘管口轻轻送入,自肛门拉出	将探针尾端缚一橡皮筋递给术者
4.拉紧橡皮筋	递中弯钳夹住拉紧的橡皮筋,7 号丝线在钳下方双重结扎
5.消毒、覆盖切口	递海绵钳夹持乙醇纱球消毒,纱布覆盖

十三、环状痔切除术

1.适应证 内、外痔其他治疗无效。

2.麻醉方式 硬膜外麻醉。

3.手术体位 截石位。

4.特殊用物 肛门扩张器、肛窥、粗硬胶管、别针、凡士林油纱布。

手术步骤与手术配合(表 17—26)。

表 17—26 环状痔切除术手术步骤与手术配合

手术步骤	手术配合
1.消毒肛周皮肤,扩张肛管	递海绵钳夹持碘伏纱球消毒,递消毒液状石蜡,肛窥扩张肛管
2.牵引肛门皮肤与黏膜交界处,于齿状线平面上环形切开黏膜	递组织钳 4 把钳夹牵引,递 15 号刀环形切开,弯蚊式钳钳夹,干纱布拭血,1 号丝线结扎
3.分离黏膜下层,推开肌层及括约肌	递中弯钳、组织剪分离,盐水纱布剥离,1 号丝线结扎止血

（续表）

手术步骤	手术配合
4.于痔核上方切断黏膜:先切 1/4 圆周,边切边缝,直至完成全圈之缝合	递 15 号刀切开,递有齿镊,角针 3-0 可吸收线间断缝合黏膜与皮肤切缘,取下的组织钳及标本放入弯盘内
5.直肠内放置橡皮管	清点缝针,纱球数目;将粗硬胶管外包绕凡士林油纱布递术者塞入肛门(胶管末端用别针扣住),保护肛门皮肤创缘;递纱布,棉垫覆盖

（崔雅清）

第七节　肝、胆、胰、脾手术

一、左半肝切除术

1.适应证　肝癌、肝良性肿瘤、肝囊肿、肝脓肿及局限性的肝胆管结石等。

2.麻醉方式　气管插管全身麻醉。

3.手术体位　仰卧位,抬高右侧腰部。

4.手术切口　上腹正中切口或肋缘下斜切口或上腹部人字形切口。

5.特殊用物　肝脏拉钩、阻断血管物品及器械 1 套、肝缝线、双套管引流管。

手术步骤与手术配合(表 17-27)。

表 17-27　左半肝切除术手术步骤与手术配合

手术步骤	手术配合
1.同腹正中切口(1~5),探查腹腔并根据病变范围延长切口	配合同本章腹正中切口(1~5)
2.充分显露手术野	递肝脏拉钩固定手术床沿做牵引
3.游离左半肝,将肝圆韧带、镰状韧带及左冠状韧带、左三角韧带离断	递长梅氏剪、长直角钳、长弯钳分离、钳夹,22 号刀切断,4 号或 7 号丝线结扎
4.显露肝门;分离出肝动脉、门静脉分支及肝管、肝门的管道,分别结扎胆囊管和肝左动脉	递长梅氏剪、长直角钳、长弯钳分离、钳夹、切断,4 号丝线或 6×17 圆针,4 号丝线贯穿缝扎,吸引器头吸引,湿盐水纱垫拭血
5.阻断肝门,时间不超过 20min(必要时不超过 30min)	递棉绳、索套、直蚊式钳(钳尖套有胶管)、长直角钳阻断,记录阻断时间
6.切肝	
(1)沿预切线切开肝包膜、肝实质	递电刀或超声刀、ligasure 切开肝包膜、分离肝实质
(2)切断左门静脉主干和左肝管	递长弯钳分离、钳夹,15 号刀切断,中弯钳带 4 号丝线双重结扎
(3)切断肝左静脉	递长弯钳分离、钳夹,15 号刀切断,中弯钳带 4 号丝线双重结扎或直接用切割闭合器闭合(Φ<2.5mm)
(4)完全切除左半肝	递长弯钳钳夹其余肝组织,15 号刀切断,中弯钳带 4 号丝线结扎,切下标本放入弯盘内
7.肝创面止血	递长镊,圆针 0 号可吸收线连续缝合肝创面或电凝超止血(调至喷火花状态)或用生物止血材料止血
8.肝面下放置引流	递粗胶管或双套管 1 条(引流管可另做切口引出)
9.缝合切口同腹正中切口(6~11)	配合同本章腹正中切口(6~11)

二、肝动脉插管术(普通硅胶管)

1.适应证　原发性肝癌无法切除而行姑息性治疗,原发病灶已切除的转移性肝癌的姑息性治疗,肝癌切除后的预防性化疗。

2.麻醉方式　硬膜外麻醉。

3.手术体位　仰卧位。

4.手术切口　上腹正中切口。

5.特殊用物　化疗管、1‰肝素、眼科弯剪、整形镊(长尖镊)、酒精灯、亚甲蓝。

手术步骤与手术配合(表17-28)。

表17-28　肝动脉插管术手术步骤与手术配合

手术步骤	手术配合
1.腹正中切口(1~5),探查腹腔	配合同本章腹正中切口(1~5)
2.在肝门处游离出肝固有动脉,左、右肝动脉,肝总动脉及胃十二指肠动脉,结扎胃右动脉	递长直角钳、长镊、长梅氏剪,长弯钳分离,4号丝线结扎止血
3.将胃十二指肠动脉游离约1cm远端结扎,近端剪一小口置入化疗管至肝固有动脉或左、右肝动脉	递中弯钳分离,4号丝线双重结扎远端,递眼科剪将近端剪一小口,充盈肝素液的化疗管置入,4号丝线双重结扎固定导管近端,蚊式钳钳夹管末端;置管后注入亚甲蓝,查看肝脏变蓝部分是否符合要求,否则调整位置
4.腹壁切一小口,固定硅胶管	递11号刀切开,中弯钳扩大切口,长弯钳将硅胶管引出于腹壁外,递7×20角针4号丝线缝扎固定,末端用酒精灯烧灼封闭
5.缝合切口同腹正中切口(6~11)	配合同本章腹正中切口(6~11)

三、胆囊切除术

1.适应证　急性或慢性胆囊炎、胆石症、胆囊肿瘤、胆囊息肉等。

2.麻醉方式　硬膜外麻醉。

3.手术体位　仰卧位,抬高腰桥或肋缘平面之背部垫小沙袋。

4.手术切口　右肋缘下斜切口。

手术步骤与手术配合(表17-29)。

表17-29　胆囊切除术手术步骤与手术配合

手术步骤	手术配合
1.肋缘下斜切口(1~7),探查腹腔	配合同本章肋缘下斜切口(1~7)
2.分离胆囊周围粘连组织,显露肝十二指肠韧带及胆囊颈部	递长镊夹持盐水纱垫将肠曲隔开,递S形拉钩,深直角拉钩牵开显露肝门区。递长镊、KD钳夹持KD粒分离,长梅氏剪或电刀分离,中弯钳带4号丝线结扎止血,递海绵钳轻轻提吊胆囊
3.切开十二指肠韧带右缘之腹膜,分离显露胆囊管、胆囊动脉	递长镊,长梅氏剪剪开,KD钳夹持KD粒分离,长弯钳钳夹出血点,4号丝线结扎或缝或电刀止血
4.结扎胆囊管、胆囊动脉	递长直角钳,长弯钳钳夹胆囊管,15号刀切断,中弯钳带4号丝线结扎。近端,6×17圆针4号丝线加强缝扎1针(胆囊动脉结扎同上)
5.切除胆囊	递电刀沿胆囊边缘切开浆膜,长镊、长梅氏剪或电刀剥离胆囊,长弯钳钳夹出血点,4号丝线结扎或电凝止血
6.缝合胆囊床,必要时放置双套管引流或胶管引流	递长镊,7×20圆针4号丝线间断缝合,递中弯钳协助放置双套管引流条(引流条末端用别针扣住)
7.缝合切口同肋缘下斜切口(8~13)	配合同肋缘下斜切口(8~13)

四、胆总管探查引流术

1.适应证　胆总管结石、胆管炎、胆总管下段梗阻、阻塞性黄疸、肝胰壶腹（乏特壶腹）周围肿瘤。

2.麻醉方式　硬膜外麻醉或气管插管全身麻醉。

3.手术体位　仰卧位,抬高腰桥。

4.手术切口　右上腹直肌切口或右侧肋缘下切口。

5.特殊用物　胆道探条、取石钳、刮匙、"T"形管引流、双套管引流、探针。

手术步骤与手术配合（表17－30）。

表17－30　胆总管探查引流术手术步骤与手术配合

手术步骤	手术配合
1.腹直肌切口(1~7),探查腹腔	配合同本章腹直肌切口(1~7)
2.显露胆总管	递长镊夹盐水纱垫将肠曲隔开,另递一块纱垫填塞小网膜孔,套管吸引器头吸引
3.穿刺确认胆总管,并纵行切开	递5mL注射器穿刺定位,递5×14圆针1号丝线于胆总管壁缝牵引线2针,蚊式钳2把钳夹线尾,递11号刀切开,吸引器头吸净胆汁
4.探查胆总管:向上探查左、右肝管,向下探查胆总管下段及Oddis括约肌通畅情况	从小到大依次递胆道探条探查。如有结石,递取石钳,刮匙取出结石,放入小杯内。递12F普通尿管、50mL注射器抽吸温盐水反复冲洗检查,必要时采用胆道镜探查取石
5.放置"T"形管引流,缝合胆总管,检查是否通畅及漏水	递长镊夹"T"管置入胆总管,圆针5-0可吸收缝线间断全层缝合,5×14圆针1号丝线间断缝合加固。递20mL注射器抽吸温盐水注入"T"管检查
6.于肥床底部网膜孔附近放置腹腔引流管	递海绵钳夹持乙醇纱球消毒皮肤;递15号刀在肋缘下侧壁做小切口,中弯钳扩大,并将引流管及"T"管带出切口外,9×28角针4号丝线缝扎固定"T"管
7.缝合切口同腹直肌切口(8~13)	配合同腹直肌切口(7~13)

五、胆总管空肠吻合术（以端－侧吻合术为例）

1.适应证　胆总管损伤,胆总管囊肿,胆总管恶性肿瘤或胰腺切除术同时切除部分胆总管,肝脏移植术不适宜胆总管端－端吻合术。

2.麻醉方式　硬膜外麻醉或气管插管全身麻醉。

3.手术体位　仰卧位,手术床可行术中X线造影。

4.手术切口　上腹直肌切口或旁正中切口。

5.特殊用物　肠钳、胆道探条、取石钳、刮匙。

手术步骤与手术配合（表17－31）。

表 17－31　胆总管空肠吻合术手术步骤与手术配合

手术步骤	手术配合
1.同胆总管探查引流术(1~4),探查胆总管	配合同本节胆总管探查引流术(1~4)
2.游离胆管	递长弯钳,梅氏剪游离,盐水纱垫拭血,1号或4号丝线结扎或电凝止血
3.在 Treity 韧带远侧 10~20cm 处切断空肠,关闭远端	递中弯钳,梅氏剪分离系膜,4号丝线结扎出血点;递肠钳1把钳夹空肠,盐水纱垫保护切口周围,15号刀切断、碘伏纱球消毒残端,递6×17圆针1号丝线关闭空肠远端
4.提起横结肠,在结肠中动脉右侧系膜无血管区切开一孔,将关闭空肠的远段经此孔上提	递长镊、中弯钳,组织剪剪开一孔,中弯钳钳夹止血,1号或4号丝线结扎
5.距断端5cm处切开,空肠与胆总管吻合	递15号刀切开空肠,吸引器头吸净分泌液,弯蚊式钳止血,1号线结扎,圆针3－0可吸收缝线连续缝合或6×17圆针1号丝线间断缝合,1号丝线间断加固缝合前壁
6.空肠端一侧吻合:将断端空肠近端与上提的空肠远端距胆管空肠吻合口50cm处做端一侧吻合	递15号刀切开空肠,吸引器头吸净分泌液,蚊式钳止血,1号丝线结扎,递6×17圆针1号丝线间断缝合或3－0可吸收线连续缝合
7.放置腹腔引流管,缝合切口	配合同胆总管探查引流术(6~7)

六、经十二指肠 Oddis 括约肌成形术

1.适应证　肝胰壶腹括约肌(Oddis 括约肌)狭窄及缩窄性乳头炎,乳头部胆石嵌顿,Oddis 括约肌狭窄胆总管无明显扩张。

2.麻醉方式　持续硬膜外麻或气管插管全身麻醉。

3.手术体位　仰卧位。

4.手术切口　右肋缘下斜切口或右上腹直肌切口。

5.特殊用物　眼科弯剪。

手术步骤与手术配合(表 17－32)。

表 17－32　经十二指肠 Oddis 括约肌成形术手术步骤与手术配合

手术步骤	手术配合
1.同胆总管探查引流术(1~4),探查胆总管	配合同本节胆总管探查引流术(1~4)
2.切开十二指肠外侧腹膜并游离,十二指肠乳头定位	递电刀切开腹膜,长弯钳游离,长梅氏剪剪开,1号丝线结扎出血点。递3mm胆道探条,将乳头顶到十二指肠前壁
3.于乳头顶起点的上下水平位缝牵引线,切开十二指肠,显露乳头部	递长镊,5×14圆针1号丝线缝牵引线2针,直蚊式钳钳夹线尾,递15号刀切开十二指肠
4.于乳头的 9 点、12 点处缝牵引线,在乳头开口上方约 11 点钟处楔形切开 Oddis 括约肌和壶腹部前外侧壁的一部分,切开长度2~2.5cm	递5×14圆针1号丝线缝牵引线1针,递15号刀或眼科弯剪切开,5×14圆针1号丝线边切边缝
5.缝合十二指肠	递长镊,圆针3－0可吸收缝线连续缝合,5×14圆针1号丝线间断缝合浆肌层
6.缝合胆总管切口	递圆针3－0可吸收缝线缝合(根据情况放置 T 形管引流)
7.放置腹腔引流管,缝合切口	配合同胆总管探查引流术(6~7)

七、胰十二指肠切除术

1.适应证　无远处转移,全身情况允许,侵及胰头、肝胰壶腹(Vater 壶腹)、十二指肠或胆总管下端能切除的恶性肿瘤;胰头和十二指肠严重的不能修复的损伤。

2.麻醉方式　气管插管全身麻醉。

3.手术体位　仰卧位。

4.手术切口　右上腹旁正中切口或右肋缘下切口并左侧腹部正中。

5.特殊用物　胃幽门钳、双套管引流。

手术步骤与手术配合(表 17—33)。

表 17—33　胰十二指肠切除术手术步骤与手术配合

手术步骤	手术配合
1.旁正中切口(1～6),显露腹腔	配合同本章旁正中切口(1～6)
2.探查腹腔:依次探查肝脏、胆道、胃、十二指肠、盆腔和肝门部、肠系膜及腹主动脉淋巴结有无转移	递盐水纱垫,腹腔自动拉钩,直角拉钩牵开显露;递长镊、梅氏剪、长弯钳分离、显露;递盐水湿手探查
3.解剖十二指肠外侧,沿十二指肠外侧切开后腹膜,探查胰头病变范围	递长镊,长梅氏剪剪开被膜,并行分离,4 号丝线结扎或缝扎止血;盐水纱垫保护肠曲,显示胰头
4.显露肠系膜上静脉,探查肿瘤是否侵犯肠系膜上静脉	递盐水,术者再次湿手探查前壁
5.常规切除胆囊	配合同本节胆囊切除术
6.游离肝固有动脉、肝总动脉和胃、十二指肠动脉,同时清扫肝门部及胰头后淋巴结,切断肝总管、十二指肠动脉	递长梅氏剪、长弯钳、直角钳、蚊式钳分离、钳夹,4 号丝线结扎或缝扎;十二指肠动脉递 4 号丝线双重结扎或缝扎
7.剪开肝胃韧带,结扎、切断胃右动脉	递长镊、长组织剪剪开韧带;长弯钳、直角钳分离,15 号刀切断动脉,4 号丝线双重结扎
8.游离胃窦幽门部及十二指肠壶腹,距幽门下 2cm 处切断十二指肠	递长镊、长弯钳游离,梅氏剪剪断,中弯钳带 4 号丝线结扎,盐水纱垫保护十二指肠周围组织,递肠钳 2 把钳夹十二指肠,15 号切断,碘伏纱球消毒断面
9.清除幽门部淋巴结,如有癌细胞浸润,则应行胃大部切除	配合同本章胃大部分切除术
10.游离近端空肠,于近端空肠 5～10cm 处切断空肠	递中弯钳游离、钳夹,组织剪剪断,4 号丝线结扎或缝扎;递肠钳 2 把钳夹空肠,盐水纱垫保护切口周围,15 号刀或电刀切断,盐水纱垫包裹残端
11.于胰腺颈部切断胰腺,显露胰管并保留之,将胰头部、十二指肠、空肠上段和胆总管整块取下	递长弯钳、无损伤血管钳各 1 把分别夹住胰腺颈部,递 15 号刀或电刀切断,5×14 圆针 1 号丝线间断缝合,切除之标本置入弯盘内
12.重建消化道,按胰、胆、十二指肠的顺序进行吻合	
(1)将胰腺切面深入空肠腔内,胰空肠吻合	去除空肠断端的肠钳,递长镊将胰腺切面置入空肠内,递圆针 3—0 可吸收缝线或 5×14 圆针 1 号丝线吻合
(2)肝总管空肠端一侧吻合	递肠钳钳夹空肠,盐水纱垫保护切口周围,15 号刀切开,吸引器头吸净分泌液;递长镊,圆针 3—0 可吸收缝线或 5×14 圆针 1 号丝线端一侧吻合

（续表）

手术步骤	手术配合
（3）空肠十二指肠端一侧吻合或胃空肠吻合	配合同上
（4）于胃前壁置入胃管2条，行胃造口	递6×17圆针4号丝线于胃前壁荷包缝合，10号刀切开，递胃管2条置入，收紧荷包线
13.放置引流管，自腹壁戳洞引出	递双套管引流或胶管引流〔配合方法同本节胆总管探查引流术（6）〕
14.缝合切口同旁正中切口（8～13）	配合同旁正中切口（8～13）

八、脾切除术

1.适应证　脾破裂，脾功能亢进，门静脉高压，血液病（血小板减少性紫癜症、再生障碍性贫血、先天性溶血性贫血等）。

2.麻醉方式　气管插管全身麻醉或硬膜外麻醉。

3.手术体位　仰卧位，左腰背垫一软垫。

4.手术切口　腹正中切口。

5.特殊用物　脾蒂钳、取脾血及输血用物、乳胶引流管、较大纱垫。

手术步骤与手术配合（表17-34）。

表17-34　脾切除术手术步骤与手术配合

手术步骤	手术配合
1.腹正中切口（1～5），探查腹腔	配合同本章腹正中切口（1～5）
2.分离脾周围的粘连	递深直角拉钩牵开显露，递长镊、小直角钳、长梅氏剪及海绵钳（无齿）夹纱球分离，4号丝线结扎止血或缝扎，吸引器头吸净渗血，盐水纱垫拭血
3.分离、切断脾胃韧带，打开小网膜囊，在胰尾上缘游离、结扎脾动脉	递长镊，直角钳分离、长组织剪剪断，4号、7号丝线双重结扎
4.显露并剪断脾结肠韧带及脾肾韧带	递长弯钳、直角钳分离、钳夹，长组织剪剪断，7×20圆针4号丝线结扎或缝扎
5.游离脾，将脾托出腹部切口	递长镊夹持热特大纱垫填塞脾床以垫高脾和压迫止血
6.分离脾蒂并切断，切除脾	递大弯钳及脾蒂三叶血管阻断钳钳住脾动、静脉及脾蒂，15号刀切断，7号丝线结扎，近侧断端6×17圆针4号丝线贯穿缝扎
7.详细检查创面，彻底止血	递长镊，取出填塞于脾床纱垫，长弯钳钳夹出血点，4号丝线结扎或缝扎，少量渗血则更换热盐水纱垫
8.冲洗腹腔，放置引流管自腹壁戳洞引出	递温盐水冲洗，吸引器头吸净，干净纱垫拭干，于膈下放置一条多孔胶管引流
9.缝合切口同腹正中切口（6～11）	配合同本章腹正中切口（6～11）

（崔雅清）

第八节 血管手术

一、门奇静脉断流术

1.适应证 食管胃底静脉曲张出血非手术治疗失效者,门奇静脉分流术后食管胃底静脉曲张出血。

2.麻醉方式 气管插管全身麻醉或硬膜外麻醉。

3.手术体位 仰卧位、左侧抬高45°。

4.手术切口 上腹正中切口,在脐上拐向左腋前线,使呈L形。

5.特殊用物 脾蒂钳、取脾血及输血用物、双腔引流管。

手术步骤与手术配合(表17—35)。

表17—35 门奇静脉断流术手术步骤与手术配合

手术步骤	手术配合
1.切除脾	配合同本章第七节脾切除术(1～6)
2.显露食管下段和胃的上半部分,分离、切断及结扎胃左动脉主干、胃后动、静脉、腹部食管周围的曲张静脉丛,避免损伤前迷走神经干	递长弯钳、长直角钳分离,梅氏剪剪断,中弯钳带4号或7号丝线结扎
3.纵行切开胃底前壁,5～7cm	递电刀切开并止血,递长镊,6×17圆针1号丝线于切口两侧各缝牵引线1针,蚊式钳钳夹线尾
4.将吻合器的头部经胃切口插入食管下段,用粗线于贲门上2cm将食管捆扎于吻合器杆上,切断和吻合食管下段	将吸引器头吸净胃内血凝块或胃液,递吻合器插入,7号丝线双重牢牢捆扎
5.缝合胃切口	递长镊,6×17圆针1号丝线全层内翻间断缝合胃切口,间断缝合胃浆肌层
6.左膈下放置双腔引流管	递双腔引流管1根,中弯钳协助置管
7.缝合切口同腹正中切口(6～11)	配合同本章腹正中切口(6～11)

二、脾肾静脉吻合术

1.适应证 食管曲张破裂出血、门脉高压。

2.麻醉方式 全身麻醉或硬膜外麻醉。

3.手术体位 仰卧位。

4.手术切口 腹正中切口,左脐上拐向左腋前线,呈L形。

5.特殊用物 三叶血管阻断钳、心耳钳、长尖镊、血管吻合器械、血管缝线。手术步骤与手术配合(表17—36)。

表 17－36　脾肾静脉吻合术手术步骤与手术配合

手术步骤	手术配合
1.脾切除	配合同本章第七节脾切除术(1～6)
2.游离脾肾静脉,切断并结扎周围之小血管。切除脾静脉周围的脂肪及纤维组织	递长直角钳、长弯钳游离、钳夹,长梅氏剪剪断,1 号或 4 号丝线结扎;递三叶血管阻断钳钳夹脾静脉
3.切开左肾区后腹膜,游离肾静脉	递长镊,长梅氏剪剪开腹膜,海绵钳夹持纱球分离,长弯钳带 1 号丝线结扎
4.脾肾静脉吻合	递三叶血管阻断钳钳住部分肾静脉、脾静脉,15 号刀于脾肾静脉管壁切一小口,梅氏剪扩大,金持针钳、血管镊、5－0 血管缝线吻合
5.放开脾静脉与肾静脉之阻断钳,检查血供情况及吻合口有无渗漏	递吸引器头吸引,长镊夹持纱垫检查,如漏血可用热水纱垫压迫止血,若压迫后继续漏血可间断缝合 1～2 针
6.缝合切口同腹正中切口(6～11)	配合同腹部正中切口(6～11)

三、腹主动脉瘤切除术(肾下型)

1.适应证　腹主动脉瘤,尤其当动脉瘤体增大发生疼痛;凡动脉瘤有趋于破裂征象或并发感染,瘤壁有附壁血栓形成,或伴内脏、下肢严重缺血,均应紧急手术。

2.麻醉方式　气管插管全身麻醉。

3.手术体位　仰卧位。

4.手术切口　腹正中切口或旁正中切口。

5.特殊用物　三叶血管阻断钳、心耳钳、人造血管、肝素、主动脉钳、卡尺、8F 或 10F 导尿管 3 根。

手术步骤与手术配合(表 17－37)。

表 17－37　腹主动脉瘤切除术手术步骤与手术配合

手术步骤	手术配合
1.自剑突至耻骨联合腹正中切口,探查腹腔	配合同本章腹正中切口(1～5)
2.探查肝、胃、肠及主动脉瘤类型	递生理盐水给术者湿手探查
3.打开小网膜	递长镊,中弯钳分离、钳夹,组织剪剪断
4.游离腹主动脉,测量动脉瘤的横、纵径,以选择合适的人造血管	递长直角钳游离,递长梅氏剪剪开,中弯钳带 1 号丝线结扎止血,递卡尺测量动脉瘤大小
5.打开后腹膜,钝性分离动脉瘤上方的腹主动脉及左、右髂总动脉	递长镊,长梅氏剪剪开,KD 钳夹 KD 粒钝性分离,长弯钳夹止血,1 号或 4 号丝线结扎;递 8F 导尿管 3 根,直角钳、直蚊式钳分别绕过主动脉瘤上方及左、右髂总动脉做牵拉提吊
6.抽吸主动脉瘤体内血液,以备国产人造血管预凝用(进口人造血管无须预凝)	将人造血管放置在弯盘内,递 50mL 注射器连接 18 号粗针头抽吸血液注入弯盘内,使人造血管充分预凝至灌入人造血管内的血液无渗出为止
7.瘤体内注射抗凝药,以便腹主动脉阻断时提供下肢保护性抗凝	递 1/2 支肝素加 0.9％生理盐水,稀释至 20mL,注射主动脉瘤体内
8.分别阻断瘤体上方的主动脉及左右髂总动脉,记录阻断时间	递主动脉钳阻断主动脉,心耳钳阻断髂总动脉

（续表）

手术步骤	手术配合
9.纵行切开瘤体,取出硬化包块	递 15 号刀切开,吸引器头吸净瘤体内的血块和积血
10.缝扎成对的腰动脉及骶中动脉开口	递长镊,6×17 圆针 4 号丝线缝扎数针
11.移植人造血管,先行主动脉近端后壁全层连续缝合(前壁缝合方法相同),远端与腹主动脉残端做对端吻合	递血管镊,4—0 聚丙烯缝线吻合,注射器抽吸 20mL 盐水间断注水以利缝线打结
12.依次放松左髂总动脉、腹主动脉及髂总动脉的阻断钳,排出人造血管的血块及空气	递注射器抽吸 1‰肝素液 20mL 驱出空气,及时更换血垫,备好 4—0 血管缝线以便随时补针
13.以对叠法缝合腹主动脉瘤壁于人造血管前将血管包埋,修补包膜	递长尖镊,4—0 血管缝线吻合
14.缝合切口同腹正中切口	配合同本章腹正中切口(6～11)

四、大隐静脉高位结扎剥脱术

1.适应证　下肢大、小隐静脉曲张。
2.麻醉方式　硬膜外麻醉。
3.手术体位　仰卧位。
4.手术切口　腹股沟切口。
5.特殊用物　大隐静脉剥脱器、弹性绷带、液状石蜡。
手术步骤与手术配合(表 17—38)。

表 17—38　大隐静脉高位结扎剥脱术手术步骤与手术配合

手术步骤	手术配合
1.消毒皮肤	递海绵钳夹持碘伏纱球消毒皮肤 2 遍,0.5%碘伏消毒会阴部
2.于腹股沟韧带下、大腿内侧的卵圆孔处做一纵或斜切口切开皮肤、皮下组织	递有齿镊,22 号刀切开,直钳止血,1 号丝线结扎或电凝止血,更换手术刀片
3.分离股部皮下组织及浅筋膜,寻找大隐静脉,分离、结扎其分支	递小甲状腺拉钩牵开,组织剪分离,中弯钳止血,1 号或 4 号丝线结扎;递中弯钳 2 把钳夹血管分支,15 号刀切断
4.结扎大隐静脉,远端插入剥脱器	递 4 号丝线结扎或缝扎近端,远端以弯蚊式钳张开静脉口,插入静脉剥脱器(用前须以液状石蜡润滑)
5.切开静脉剥脱器尖端的皮肤	递海绵钳夹持乙醇纱球消毒皮肤,15 号刀切一小口
6.将远端静脉与剥离器绑扎后切断	递 7 号丝线将静脉缚在剥脱器尾端上,15 号刀切断静脉
7.拔出剥脱器头端,同时抽出大隐静脉	递纱垫压迫,术者抽出大隐静脉
8.膝部以下静脉需剥脱时,将剥脱器从膝部静脉插入,将曲张静脉全部抽出	配合方法同上
9.冲洗切口,缝合筋膜	递温盐水冲洗,清点缝针、纱球等数目,递 8×24 圆针 4 号丝线缝合
10.缝合皮下组织、皮肤	递 6×17 圆针 1 号丝线缝合皮下,乙醇纱球消毒,6×17 角针 1 号丝线缝合皮肤
11.覆盖切口,弹性绷带加压包扎	递有齿镊 2 把对合皮肤,乙醇纱球再次消毒皮肤,纱布或敷贴覆盖切口,弹性绷带加压包扎

目前小腿曲张静脉旋切术越来越广泛,其方法是:于小腿曲张静脉的近远端各切一小口,将旋切仪的灌注照明棒从切口插入,显示曲张静脉的范围和轮廓,然后术者将刨刀头从另一切口插入,沿静脉走行轻轻向前旋转滑动、刨吸,直至将曲张静脉刨吸完毕。灌注液反复冲洗创面、切口愈合,弹力绷带加压包扎。

五、下肢静脉曲张激光治疗术

1. 适应证　下肢大隐静脉曲张、小腿静脉曲张。
2. 麻醉方式　硬膜外麻醉。
3. 手术体位　仰卧位。
4. 特殊用物　14 号套管针、止血带、激光治疗仪及配件(光纤、蓝色导管、黑色导丝)、肝素、注射器、纱垫、棉垫、自粘弹力绷带。

手术步骤与手术配合(表 17－39)。

表 17－39　下肢静脉曲张激光治疗术手术步骤与手术配合

手术步骤	手术配合
1. 消毒皮肤	递海绵钳夹持碘伏纱球消毒
2. 铺无菌巾	递双层单置于患肢下,2 条治疗巾"8"字环形包绕足根部;递布巾钳固定,再铺中单、大孔巾
3. 乙醇消毒术野皮肤	递海绵钳夹持乙醇纱球消毒
4. 离穿刺点 6cm 处上止血带,寻找大隐静脉病变的穿刺点	递止血带止血;递 14 号套管针穿刺血管(必要时协助医生进行血管穿刺)
5. 拔出针芯,将导丝置入大隐静脉,确定导丝在大隐静脉时退出穿刺针	递黑色导丝(G－Y 管)
6. 将导管沿导丝送入大隐静脉,直至隐－股静脉交汇处,将导丝退出;导管内推肝素盐水抗凝	递蓝色导管,徒手送管;递 20mL 注射器抽吸肝素盐水冲管
7. 送入光纤:将光纤头端逆行送入距离股静脉交汇点 2cm 处,并露出导管 2cm	医生徒手操作,器械护士协助送管
8. 激光治疗:以 12W、1.0s 的工作脉冲和 8s 的间隔时间进行激光治疗;同时以 2~3mm/s 距离将光纤顺势退出,直至踝部(同样参数值可治疗小腿静脉曲张)	巡回护士协助调试仪器参数
9. 拔出光纤、导管	递纱垫压迫导管走行部位止血
10. 覆盖病变血管,加压包扎	递纱布、棉垫覆盖,自粘弹力绷带加压包扎

(崔雅清)

第十八章　血管外科疾病护理

第一节　急性肢体动脉栓塞的护理

一、概述

急性肢体动脉栓塞是导致周围动脉急性缺血的常见原因,是临床常见的周围血管疾病危急重症,其特点是起病急骤、进展迅速、后果严重,如不及时治疗,将危及肢体存活甚至生命。急性动脉栓塞易发生在动脉分叉部位,以肢体动脉栓塞最常见,下肢动脉栓塞多于上肢动脉。下肢动脉又以股动脉分叉处最常见,腘动脉分叉处次之。

二、病因

周围动脉急性栓塞主要来源于心脏疾病,常合并房颤。常见的有风心病、冠心病、急性心肌梗死、心肌病、充血性心衰以及心脏人工瓣膜置换术后、亚急性细菌性心内膜炎和心脏肿瘤(心房黏液瘤)等。

三、病理

(一)局部变化

栓子停留在动脉分叉部位,阻断动脉血流并完全阻断侧支循环,引起肢体严重缺血。局部代谢产物聚集,组织水肿,引起骨筋膜室综合征。

(二)全身变化

肢体严重缺血,横纹肌缺血溶解,代谢产物聚集,引起全身变化,如高钾血症、高乳酸血症、肌红蛋白血症。当患肢血供建立后,这些积聚在缺血肢体的代谢产物可突然释放入全身血液循环中,造成严重酸中毒、高钾血症和肌红蛋白尿,甚至急性肾功能衰竭。

四、诊断

(一)临床表现

临床表现为疼痛(pain)、无脉搏(pulseless-ness)、苍白(pallor)、感觉异常(paresthesia)或麻痹(paralysis)、运动障碍(paralysis)和肢体发凉(polikilothermia)。

(二)辅助检查

1.影像学检查

(1)彩色多普勒超声:彩色多普勒超声简便易行,可以了解栓塞程度、部位等。

(2)血管造影(DSA):能准确了解栓塞部位、远端动脉通畅情况以及侧支循环建立情况。还可以做局部溶栓治疗,但花费较贵且为有创检查。

2.实验室检查

(1)血常规:肢体缺血数小时后可有血红蛋白升高。

(2)血液生化:肢体缺血后血尿素氮和肌酐升高,缺血继续发展,肌肉坏死后血液中肌酸磷酸酶急剧升高、高血钾。

（3）血气分析：肢体严重缺血可有全身酸中毒的表现。

3.其他检查　确定诊断后，应做胸片、心电图、超声心动图检查，进一步查明引起动脉栓塞的原因，以便及时处理和控制病因。

五、治疗

急性肢体动脉栓塞的治疗原则是在确保生命安全的前提下尽早挽救患肢，以血管外科手术治疗为主，还可选择介入溶栓治疗，同时予抗凝、祛聚、扩血管治疗等来改善患肢血液循环，并应针对病因同步治疗。若患者肢体已坏死、合并严重的内脏功能障碍而不能耐受手术、关节远端的动脉栓塞而侧支循环能代偿，可选择保守治疗，以阻止血栓蔓延、改善患肢血液循环及降低截肢平面。

1.手术治疗　动脉切开取栓是急性动脉栓塞最有效的治疗方法。上肢经肘窝上方切开肱动脉取栓，下肢经腹股沟下方切开股动脉取栓。对腹主动脉分叉部骑跨型栓子，则同时切开双侧股动脉取栓，如效果不佳，则经腹腔切开腹主动脉取栓。

2.介入溶栓治疗　经动脉插管将尿激酶注入栓塞近端的动脉腔内。可使用微量泵每小时 2000 单位泵入（即尿激酶 5 万单位加生理盐水至 50mL 以 2mL/h 泵入），共 3d。

3.抗凝治疗　一旦诊断明确，应立即抗凝治疗，立即给予普通肝素 0.5mg/kg 静脉推注。手术后继续予低分子量肝素皮下注射，12 小时 1 次，共 5～7d。

4.扩血管药物　静脉注射前列地尔，每次 10μg，12 小时 1 次，共 5～7d。

5.抗血小板聚集药物　阿司匹林每次 100mg，每日 1 次，口服。

六、主要护理问题

1.疼痛　与患者缺血，组织坏死有关。

2.组织灌注量改变　与栓塞所致远端肢体血供不足，或取栓后出现组织缺血再灌注损伤。

3.潜在并发症　出血、骨筋膜室综合征、肌病肾病代谢综合征等。

七、护理目标

1.患者疼痛缓解。

2.肢体血供得以改善，避免截肢或降低了截肢平面。

3.未出现出血、骨筋膜室综合征、肌病肾病代谢综合征等并发症。

八、护理措施

（一）术前护理

1.患肢保暖　患肢应注意保暖，但禁止热敷，以免增加耗氧量或烫伤。

2.止痛　诊断明确可使用哌替啶肌内注射。

3.积极术前准备　一旦诊断明确，应尽快做好术前准备，嘱患者禁食禁饮，备皮，遵医嘱给予普通肝素静脉推注。备好心电监护、吸氧装置、药品等。

（二）术后护理

1.体位与活动　患肢应低于心脏水平,可抬高床头,以促进周围动脉血流循环。帮助患者主动和被动活动,如握拳或足背伸屈动作,以促进深静脉血液回流,防止静脉血栓形成。

2.饮食　注意平衡膳食,低脂饮食。

3.患肢保暖　患肢应注意保暖,但禁止热敷。

4.疼痛护理　按疼痛程度给予镇痛药。

5.伤口及患肢的观察　观察伤口有无渗血,观察患肢的血液循环状况,以了解血管的通畅度。观察患肢的感觉,皮肤的温度、颜色,动脉搏动有无恢复,患肢有无疼痛肿胀等。

6.药物的治疗及护理　遵医嘱正确使用抗凝药物,定期监测凝血功能,注意观察有无全身出血倾向,如鼻出血、牙龈出血、皮肤瘀斑等。

九、并发症的预防和处理

（一）术后出血

动脉切开取栓术后出血的主要原因有血管缝合不良、抗凝剂应用过量或用药时间过长、局部感染等。少量渗血可局部压迫止血;大量出血者,应给予输血、补液、抗休克治疗。同时减少或停止使用抗凝药物。手术前后应动态监测凝血功能,根据监测指标调整药物剂量;密切观察切口渗血情况,以及患者有无出血倾向。

（二）骨筋膜室综合征

由于取栓后缺血肢体再灌注,因血管通透性的改变组织发生肿胀,引起筋膜间隔压力升高,加重缺血,甚至导致肢体肌肉坏死。通常以胫前间隔区最先发现。患者表现为小腿前方骤然剧痛、水肿、压痛明显,皮肤呈紫红色、肢体动脉搏动减弱或消失,足和足趾不能跖曲、局部出现张力性水疱。一旦发现骨筋膜室综合征,应立即行切开减压,由于切口渗出多,换药困难,恢复较慢,肿胀减轻后可行二期缝合。同时给予抗生素、甘露醇、β—七叶皂苷等治疗。

（三）肌病肾病代谢综合征

肌病肾病代谢综合征是急性周围动脉栓塞的严重并发症。由于栓塞时间过长,组织发生变性坏死,取出栓子后,坏死组织的代谢产物进入血液循环,出现重度酸中毒、高钾血症、低血压、休克及肾功能衰竭。密切观察患者全身状况、精神状况、呼吸情况及尿量,监测电解质、肾功能、血气分析等。治疗措施应包括充分补充血容量、纠正酸碱失衡、碱化尿液、血液透析等。

十、健康教育

1.告知患者低脂饮食;参加适当的体育锻炼;戒烟。

2.急性动脉栓塞的栓子主要来源于心脏,对于有心脏疾病的患者,应严格遵医嘱服用药物,防止血栓脱落,以免再次发生动脉栓塞。

3.肢体动脉栓塞后,由于缺血所致神经组织损伤,肢体功能障碍及感觉异常,住院期间及出院后应进行康复训练,以提高生活质量。

（林杰）

第二节　下肢动脉硬化闭塞的护理

一、概述

动脉硬化闭塞症(arteriosclerosis obliterans,ASO)是由于周围动脉粥样硬化所导致动脉狭窄、闭塞引起的下肢缺血性疾病,是全身动脉硬化的局部表现。其主要临床症状为下肢缺血性疼痛、间歇性跛行、肢体坏死。ASO 患者多合并有严重的心脑血管等全身性疾病,治疗效果欠佳。近年来,随着人们生活水平不断提高,平均寿命不断延长,加上饮食习惯的改变,ASO 的发病率也在逐年增加。

二、病因

高血压、高血脂、吸烟、糖尿病、肥胖、脂质代谢紊乱等是动脉硬化的高危因素,体力活动较少、年龄增大、精神紧张、情绪激动等是动脉硬化的易患因子。

三、病理

动脉硬化闭塞症病理变化主要为动脉内膜呈不规则的粥样硬化斑块、钙化和纤维化。粥样斑块含有胆固醇、胆固醇脂、磷脂、三酰甘油、类胡萝卜素和噬脂细胞。本病的发展常呈进行性,粥样硬化的内膜可发生溃疡和出血,继发血栓形成,造成管腔狭窄或完全闭塞,使该动脉所供应的组织发生缺血。动脉粥样硬化主要累及体循环系统的大动脉、中动脉,外周血管以下肢动脉病变多见,髂、股、腘动脉均可受累,后期可延及其远端大的分支。糖尿病下肢动脉硬化闭塞的病变相对特殊,胫前、胫后和腓动脉受累多见。

四、诊断

(一)临床表现

本病的发病年龄大多在 45 岁以上,最早出现的症状为患肢发凉、麻木、间歇性跛行。随着病情的进展,患肢缺血加重,在安静状态下足趾、足部或小腿也会出现持续性的静息痛,在夜间更为剧烈,患者常抱足而坐,彻夜不眠。患肢足趾、足部或小腿肤色苍白、温度降低、感觉减退、皮肤变薄、肌肉萎缩、趾甲增厚变形、骨质稀疏。在严重缺血下产生趾、足或小腿部溃疡、坏疽。尤其合并糖尿病的患者更易产生,且易演变成湿性坏疽和继发感染。

下肢动脉硬化闭塞症临床分为三期。一期即局部缺血期,表现为肢体凉、麻、痛、和间歇性跛行;二期即营养障碍期,表现为肢体远端静息痛;三期即组织坏死期,表现为从肢体远端开始坏疽。

(二)辅助检查

1.实验室检查

(1)血脂检查:血脂增高或高密度脂蛋白下降常提示有动脉硬化性病变的可能,但血脂及高密度脂蛋白正常也不能排除其存在,故血总胆固醇、三酰甘油、β 脂蛋白以及高密度脂蛋白的测定对诊断仅有参考价值。

(2)血糖、尿糖、血常规和血细胞比容测定:目的在于了解患者有无伴发糖尿病或红细胞增多症。

2.心电图检查　可了解患者有无伴发冠状动脉粥样硬化性心脏病。

3.踝/肱指数测定　可了解下肢缺血程度。

4.影像学检查　包括 DSA、彩超、CTA 和 MRA 等。血管造影是诊断下肢动脉硬化闭塞症的"金标准"，能准确显示下肢动脉硬化闭塞症血管狭窄或闭塞的部位、程度、侧支循环建立情况、血流动力学变化等。

五、治疗

（一）手术治疗

严重的间歇性跛行、静息痛、缺血性坏疽以及长期不愈合的缺血性溃疡，无论是否合并糖尿病，都应争取手术，挽救肢体。对轻度的间歇性跛行患者，可根据患者的意愿及流出道的情况考虑是否行手术治疗。主要手术方式包括动脉内膜剥脱和成形术、各种血管移植和重建手术。

（二）腔内治疗

目前，腔内治疗在治疗 ASO 方面正在快速地替代外科手术治疗，现已作为治疗髂动脉狭窄、短段股腘动脉狭窄患者静息痛、缺血性溃疡、中到重度间歇性跛行的首选治疗。随着介入技术和产品的进步，尤其是下肢专用球囊和支架的应用，腔内治疗适应证正在不断扩大。具有创伤小、可重复操作、并发症及病死率低等优点。目前应用广而疗效确切的为经皮球囊扩张血管成形术（percutaneous transluminalangioplasty，PTA）及支架植入术。PTA 技术早期成功率较高，但远期通畅率较低，术后 1 年有 40%～60% 的原发病变节段处发生再狭窄，尤其对于动脉连续性病变，PTA 的效果较差。对于长度超过 10cm 的病变，行 PTA 后 1 年的再狭窄率高于 70%。PTA 的主要缺点在于扩张的动脉弹性回缩、残留狭窄和内膜斑块破裂后易形成夹层而闭塞远端血管，PTA 后植入血管内支架可以解决这些问题。

（三）外科手术治疗联合血管腔内治疗

据统计，70% 的 ASO 为多平面阻塞，对于这种多平面、广泛性动脉硬化闭塞症的治疗传统术式是应用人工血管、自体大隐静脉或联合应用来完成自腹主动脉至足背动脉的多平面转流。此种手术虽然远期通畅率较高，但手术创伤较大，尤其对合并全身严重病变的老年患者，麻醉及手术风险较大。近年来，腔内治疗联合外科手术治疗已经成为治疗多节段动脉硬化闭塞症的重要手段。

（四）自体外周血干细胞移植

血管新生技术是近年来医学研究的一个热门课题。应用重组人粒细胞集落刺激因子皮下注射，动员自体外周细胞，达到标准后，采集自体干细胞悬液。将收集的自体外周血干细胞悬液在患者的同侧小腿肌肉局部注射：分别在内侧比目鱼肌和外侧腓肠肌选取多点（50～60点）进行注射，进针深度约为 1.4cm，针间距约 2cm，每次注射 1mL，注射时避开血管。干细胞是一群较原始的细胞，具有极强的自我更新能力及多项分化潜能。自体干细胞移植后，干细胞在缺血肌肉内分化成内皮细胞，然后进行分化，参与血管新生，演变为毛细血管，再逐渐形成小的侧支血管。干细胞移植术治疗缺血性下肢血管病成为一种崭新的治疗方法。

（五）药物治疗

对于因 ASO 病变广泛、手术高风险等不宜行手术或腔内治疗的患者，药物治疗可改善下

肢血供。对于已行手术或腔内治疗的患者,药物治疗可作为辅助治疗手段。例如阿司匹林 75
～150mg/d,对阿司匹林不能耐受者,建议服用氯吡格雷。

六、主要护理问题

1.疼痛　与患肢缺血、组织坏死有关。
2.组织灌注量改变　与动脉狭窄或栓塞所致远端肢体血供不足有关。
3.潜在并发症　出血、感染、移植血管闭塞、远端栓塞。

七、护理目标

1.患者疼痛缓解。
2.肢体血供得以改善,避免截肢或降低了截肢平面。
3.未出现出血、感染、移植血管闭塞、远端栓塞等并发症。

八、护理措施

(一)术前护理

1.戒烟　吸烟是动脉硬化闭塞症的重要危险因素,应告知患者戒烟,减少尼古丁对血管
的损伤。

2.患肢保暖　注意保暖,以促进患肢血液循环,但禁止局部热敷,以免增加组织耗氧而加
重患肢的缺血程度以及烫伤。

3.合理饮食　指导患者低脂饮食,平衡膳食,防止脂质代谢紊乱。

4.控制血压、血糖　合并高血压患者,嘱其按时服用降压药,维持血压的稳定。糖尿病患
者应调节饮食,控制血糖水平。

5.功能锻炼　指导患者进行步行锻炼和 Burger 运动(嘱患者平卧,患肢抬高 45°以上,维
持 1～2min,然后双足于床旁下垂 2～3min,并做足部旋转、伸屈活动各 10 次,然后将患肢放
平休息 2min,如此反复练习,每天数次),以疼痛的出现作为活动量的指标,以促进侧支循环
的建立。

6.足部护理　选择宽松、舒适的鞋子;修剪趾甲或茧皮时,避免损伤皮肤;足部溃疡者,应
用湿性愈合理论予伤口换药。

(二)术后护理

1.体位与活动　腔内治疗术后应平卧位,动脉穿刺部位应用 1 千克盐袋压迫 6～8h,或予
压迫器压迫止血,每小时松压迫器一圈(共 3 圈)。穿刺侧肢体适当制动 12h,12h 后解除压迫
器,24h 后可解除纱布并下床活动。

2.疼痛护理　早期轻症患者可用血管扩张剂、中医中药治疗等。对疼痛剧烈的中、晚期
患者常需使用麻醉性镇痛药。若疼痛难以缓解,可用连续硬膜外阻滞方法止痛。如患者疼痛
突然加剧、皮温降低、动脉搏动减弱或消失,需警惕动脉栓塞可能,及时向医生汇报病情进行
处理。

3.病情观察

(1)监测血压、脉搏及血氧饱和度。

(2)观察切口渗血情况,观察腹股沟及耻骨上区是否肿胀、瘀斑。

（3）观察术后肢体肿胀情况。慢性缺血的肢体在血运重建以后，常出现肢体肿胀，主要原因是组织间液增多以及淋巴回流受阻、绷带包扎过紧。术后抬高患肢及给患者穿中等压力的弹力袜，一般肢体肿胀可在几周内消失。

（4）观察患肢远端的皮肤温度、色泽、感觉和脉搏强度以判断血管通畅度，可抬高并保暖患肢，避免肢体暴露于寒冷环境中，以免血管收缩。若术后出现肢体肿胀、剧烈疼痛、麻木、皮肤颜色发紫、皮温降低，应考虑重建部位的血管发生痉挛或继发性血栓形成、栓塞，及时报告医生，协助处理或做好再次手术的准备工作。

4. 药物护理　术后常应用抗凝药物以防止血栓形成。术后予低分子量肝素皮下注射，每12小时/1次，皮下注射 3d，监测国际标准化比率（INR），使 INR 达 2～3，注意有无皮肤、黏膜出血倾向。后改为阿司匹林口服，每次 75～150mg，每日 1 次，注意观察胃痛等消化道症状。

九、并发症的预防和护理

（一）出血

出血是术后早期最常见的并发症，主要原因有：止血不彻底，抗凝后未结扎的小动静脉断面出血；做血管隧道时操作粗暴，损伤皮下小血管；血管吻合技术不正确，吻合口或缝合针眼漏血；全身肝素化过度等。

（二）远端栓塞

由于血管内动脉硬化残渣、血栓、内膜碎片等脱落导致远端组织栓塞。避免的方法主要是在吻合的过程中要用肝素盐水冲洗管腔，缝合最后一针时要排气或适量放血，使管腔内的气体、动脉硬化残渣、血栓和内膜碎片等排除。术后严格执行医嘱，及时给予抗凝治疗。

（三）移植血管闭塞

主要原因早期为人工血管内血栓形成或远端动脉栓塞，后期常为吻合口内膜增生狭窄，继发血栓形成。观察有无下肢动脉急性缺血表现，如远端动脉搏动消失、皮温下降等，必要时可行多普勒超声等检查明确诊断。

（四）感染

主要原因多伴有血肿、淋巴管瘘、皮肤坏死或移植血管污染等。观察伤口局部有无红肿热痛等表现，严重者可出现畏寒、发热等全身症状，甚至出现败血症。应遵医嘱合理使用抗生素预防感染发生。同时应警惕人工血管感染。一旦发生，应立即切除感染的人工血管。

十、健康指导

下肢动脉硬化闭塞症常是全身动脉硬化的局部表现，故许多患者可合并其他重要器官的动脉硬化性病变，如冠状动脉硬化性心脏病、脑动脉硬化等，在病程中随时有发生心肌梗死、脑出血或脑血栓形成等严重并发症，预后较其他慢性动脉阻塞性疾病如血栓闭塞性脉管炎等差，如伴有糖尿病，预后也较差。出院后继续口服抗血小板聚集药物及抗凝药物，定期到专科门诊复诊，每月复查凝血功能，并严格掌握用药时间和剂量，不可随意减量或停药。避免食用影响药物代谢的食物及药物。严格戒烟。日常生活中，以膝关节不过度弯曲的活动为宜。饮食以低脂、低糖、低胆固醇为宜。积极治疗各种相关疾病，控制高血压、高血脂、血糖。注意患肢保暖，穿合适的鞋袜，保持患肢干燥并适度活动，促进动脉侧支循环的形成。

（林杰）

第三节　血栓闭塞性脉管炎的护理

一、概述

血栓闭塞性脉管炎（thromboangitis obliterans，TAO）又称 Buerger 病，是一种以中、小动脉节段性、非化脓性炎症和动脉腔内血栓形成为特征的慢性闭塞性疾病，主要侵袭四肢，尤其是下肢中小动脉和静脉，引起患肢远侧段缺血性病变。多见于青壮年男性，绝大多数有吸烟史。

二、病因

血栓闭塞性脉管炎病因不明确，可能与吸烟、寒冷、感染、外伤、激素紊乱、血管神经调节障碍、遗传以及免疫等因素有关。

三、病理

病变主要累及四肢中、小动脉和静脉，常起始于动脉，后累及静脉，由远端向近端发展，病变呈节段性，两段之间血管比较正常，早期为血管全层非化脓性炎症、血管内皮细胞和成纤维细胞增生、淋巴细胞浸润、管腔狭窄和血栓形成；后期炎症消退，血栓机化，新生毛细血管形成，动脉周围有广泛纤维组织形成，常包埋静脉和神经组织，闭塞血管远端的组织可出现缺血性改变甚至坏死，静脉受累时的病理改变与病变动脉相似。

四、诊断

（一）临床表现

临床表现与肢体缺血程度有关，肢体缺血程度取决于动脉阻塞位置、程度、范围、急缓和侧支动脉建立情况。根据肢体缺血程度，可分为三期：

1. 局部缺血期　肢体末梢畏寒、发凉、麻木，寒冷季节时明显。末梢动脉搏动减弱或消失，皮肤苍白。患者走行一段距离后患肢小腿肌肉出现酸胀、疼痛，患者被迫停步，休息后缓解，但是再次行走同样的距离，可产生同样的症状，称为间歇性跛行，该行走距离称为跛行距离。

2. 营养障碍期　局部缺血期表现加重，间歇性跛行更加明显，表现为跛行距离缩短，休息时间延长。长期慢性缺血可产生皮肤营养障碍，表现为皮肤变薄、皮下脂肪减少和汗毛稀疏，肌肉萎缩，趾甲生长缓慢，粗糙和畸形。严重缺血引起持续性疼痛（静息痛），抬高患肢和夜间疼痛加重，因此患者常呈抱膝体位。

3. 组织坏疽期　患肢严重缺血，组织坏疽，常从足趾开始。小面积坏疽若无感染，多为干性坏疽；大面积深层坏疽和（或）伴有感染，多呈湿性坏疽。患者疼痛剧烈，常抱足或垂足于床边，夜不能寐，食欲下降，消瘦。

（二）辅助检查

1. 专科检查

（1）测定跛行距离和跛行时间，了解缺血程度。

(2)检查患肢远端动脉搏动情况,若搏动减弱或不能扪及常提示血流减少。

(3)肢体抬高试验(Buerger test),嘱患者平卧,抬高患肢 45°,持续 3min,若出现麻木、疼痛、皮肤苍白为阳性。再让患者下肢下垂于床边,皮肤颜色潮红或斑片状发绀。

2.影像学检查

(1)超声多普勒检查:可显示动脉的形态、直径和流速等。

(2)踝肱指数:即踝部胫前或胫后动脉收缩压与同侧肢动脉压之比,正常值 0.8~1.2,若比值<0.8,为动脉缺血性疾病,比值<0.5,提示严重缺血。

(3)动脉造影:可以明确动脉阻塞的部位、程度、范围及侧支循环建立的情况。患肢中小动脉多节段狭窄或闭塞是血栓闭塞性脉管炎的典型征象。

五、治疗

(一)非手术治疗

1.一般处理

(1)戒烟,患肢保暖。

(2)根据患者疼痛程度和三级止痛原则给予镇痛药物。

(3)对于干性坏疽创面,清洁消毒后给予包扎,预防继发感染。湿性坏疽应加强换药,控制感染。

(4)锻炼患肢,如 Buerger 运动,促使侧支循环建立。

2.药物治疗　遵医嘱给予扩血管、抗血小板聚集药物,以改善微循环。

(二)手术治疗

目的是重建动脉,改善缺血症状。

1.动脉重建术　手术方式包括旁路转流术和内膜剥脱术,动脉旁路术适用于主干动脉闭塞,但在闭塞动脉的近侧和远侧仍有通畅的动脉通道,内膜剥脱术适用于短段动脉阻塞者。

2.静脉动脉化手术　在患肢建立动一静脉瘘,通过静脉逆向灌注,向远端肢体提供动脉血。适用于动脉广泛闭塞并且无流出道者。

3.自体外周血干细胞移植　对于下肢远端动脉流出道差无法进行搭桥,或者由于年老体弱和伴发其他疾病不能耐受手术的患者。

4.截肢术　肢体远端坏死,界限明确者,需做截肢手术。

六、主要护理问题

1.疼痛　与患肢缺血、组织坏死有关。

2.组织灌注量改变　与动脉狭窄或血栓形成,远端肢体缺血有关。

3.潜在并发症　继发性血栓形成、静脉回流障碍等。

七、护理目标

1.患者疼痛缓解。

2.通过血管重建等,末梢循环改善。

3.未出现继发性血栓等并发症。

八、护理措施

（一）术前护理

1.绝对戒烟　告知患者吸烟在该病发生、发展中的作用，告知戒烟的重要性和必要性，提高患者依从性。

2.患肢护理　患肢应防寒保暖，穿宽松舒适的鞋袜，避免足部受压及外伤等。保持患肢清洁卫生，干性坏疽创面应每日清洁消毒，并包扎，预防继发感染。湿性坏疽应加强换药，控制感染。

3.疼痛护理　动态进行疼痛评估，遵医嘱给予镇痛药物，评价镇痛效果，观察镇痛药物不良反应。

4.功能锻炼　指导患者进行步行锻炼或 Burger 运动（嘱患者平卧，患肢抬高 45°以上，维持 1～2min，然后双足于床旁下垂 2～3min，并做足部旋转、伸屈活动各 10 次，然后将患肢放平休息 2min，如此反复练习，每天数次），以疼痛的出现作为活动量的指标，以促进侧支循环的建立。

（二）术后护理

1.体位　术后卧床休息，平置患肢，保持患肢功能位。指导患者床上做足背伸屈活动。

2.病情观察　监测患者生命体征情况：观察患肢远端的皮肤温度、色泽、感觉和脉搏搏动情况，观察肢体有无肿胀。观察伤口有无出血，有无红、肿、热、痛及脓性分泌物情况，发现异常，应及时处理。

3.药物护理　遵医嘱正确使用抗凝药物、抗血小板聚集药物，静脉输注中药制剂应注意有无输液反应发生，观察用药后不良反应。

九、并发症的预防和处理

（一）继发性血栓形成

动脉重建术后，若患肢出现肢体肿胀、皮肤颜色苍白或发绀、皮温降低，应高度怀疑重建部位血管痉挛或继发性血栓形成，及时告知医生，协助处理或做好二次手术准备。

（二）静脉回流障碍

多见于静脉动脉化（深组高位）术后，因进入静脉系统血流过多，静脉侧支循环尚未建立，静脉回流障碍，严重者肢体肿胀，甚至加重缺血，形成静脉性溃疡。术后应密切观察患肢远端皮肤的温度、颜色、动脉搏动和肢体肿胀情况。出现下肢肿胀者应适当抬高患肢，并结合静脉活性药物治疗。

十、健康教育

1.戒烟　劝诫患者坚持戒烟。

2.体位　卧床时宜取头高脚低位，使血液容易灌注到下肢。告知患者避免久站或久坐，以免影响血液循环。避免翘"二郎腿"，以免腘窝部动、静脉受压和血流受阻。

3.保护患肢　勿赤足行走，避免外伤；注意患肢保暖，避免长期在湿冷环境中工作或生活；鞋袜应舒适、宽松，勤换洗鞋袜，预防真菌感染。

4.功能锻炼　指导患者进行患肢功能锻炼，如步行锻炼或 Burger 运动，促进侧支循环建立,改善局部症状。

5.疼痛的护理　指导患者合理使用止痛药物和缓解疼痛的方法,观察药物不良反应。

(林杰)

第四节　多发性大动脉炎的护理

一、概述

多发性大动脉炎(Takayasuarteritis,TA)是指主动脉及其主要分支的多发性、非特异性动脉壁炎性疾病,造成动脉管腔不同程度狭窄,继发血栓可导致闭塞性缺血症状,少数可引起动脉扩张或动脉瘤。病变多累及主动脉弓及其三大分支,其次为降主动脉、腹主动脉、肾动脉、肺动脉、冠状动脉等。本病多发于青年女性,亦可见于儿童及婴幼儿。

二、病因

病因尚不明确,可能与结核杆菌、梅毒螺旋体、链球菌、立克次体等感染引起的免疫损伤、内分泌异常、遗传等因素有关。

三、病理

病理特点为全层动脉炎性改变,中膜呈肉芽肿组织增生,内膜增厚,管腔狭窄,常伴有血栓形成,最终导致闭塞性缺血。少数受累动脉中层断裂,由于血流动力学改变,导致动脉扩张或动脉瘤。

根据主动脉受累的部位,Ueno-Lupi将其分为4型,Ⅰ型(头臂动脉型):病变限于主动脉弓及3个分支;Ⅱ型(胸-腹主动脉型):病变累及胸、腹主动脉及主要分支,主动脉弓正常;Ⅲ型(广泛型):具有上述两种类型的特征,属多发性病变;Ⅳ型(肺动脉型):病变累及肺动脉及其分支。

四、诊断

(一)临床表现

1.全身症状与体征　早期症状多不典型,可有全身不适、易疲劳、发热、食欲不振、恶心、出汗、体质下降、肌痛、关节炎和结节红斑等症状。

2.局部症状与体征

(1)头臂动脉型:颈动脉和椎动脉狭窄和闭塞,可出现头昏、头痛、晕厥,视物有黑点,视力减退,视野缩小甚至失明等脑缺血症状。上肢缺血可出现上肢无力、皮肤发凉、酸痛、麻木,甚至肌肉萎缩,颈动脉、桡动脉和肱动脉搏动减弱或消失(无脉征),双侧上肢收缩压差>10mmHg。

(2)胸-腹主动脉型:下肢出现无力、酸痛、皮肤发凉和间歇性跛行等。肾动脉狭窄可出现肾性高血压。

(3)广泛型:具有上述两种类型的特征。

(4)肺动脉型:出现心悸、气短,甚至心功能衰竭。

（二）辅助检查

1.实验室检查　本病无无特异性实验室指标。血沉、C－反应蛋白、抗链球菌"O"、血清抗主动脉抗体等检测有助于诊断。

2.影像学检查

（1）彩色多普勒超声检查可探查主动脉及其主要分支狭窄或闭塞。

（2）动脉造影和数字减影血管造影（DSA）：动脉造影为创伤性检查，可清晰地显示病变部位、范围，以及侧支建立情况，为手术治疗的必要依据。DSA不需动脉插管，造影剂用量少，对肾功能损害小，适用于门诊和术后随访。

（3）CTA：可以显示受累血管病变，发现管壁强化和环状低密度影，可判断病变是否处于活动期，因而得到了广泛应用。

（4）MRI：能清晰显示动脉形态、结构，还能显示出受累血管壁增厚及周围水肿情况，以判断病变是否处于活动期。

五、治疗

（一）非手术治疗

非手术治疗适用于早期病例。

1.糖皮质激素　2011年中华医学会风湿病学分会发布大动脉炎诊断及治疗指南，推荐活动期多发性大动脉炎患者可口服泼尼松每日 1mg/kg，维持 3～4 周后逐渐减量，每 10～15 天减总量的 5%～10%，通常以血沉和 C－反应蛋白下降并趋于正常为减量的指标，剂量减至每日 5～10mg 时，应长期维持一段时间。活动性重症患者可用大剂量甲泼尼龙冲击治疗。

2.免疫抑制剂　联合使用免疫抑制治疗，尽早控制疾病活动能改善疾病预后。常用的免疫抑制剂有环磷酰胺、甲氨蝶呤和硫唑嘌呤等。2011年中华医学会风湿病学分会发布的大动脉炎诊断及治疗指南推荐环磷酰胺口服，起始剂量为 2mg/(kd·d)，病情稳定后逐渐减量；或甲氨蝶呤每周 5～25mg 静脉注射、肌内注射或口服；或硫唑嘌呤每日口服 2mg/kg。若激素联合上述免疫抑制剂治疗无效或患者不能耐受，可选用环孢素 A、来氟米特、霉酚酸酯等。

3.扩血管、抗凝治疗　使用扩血管、抗凝药物治疗能改善因血管狭窄所致的一些临床症状。

（二）手术治疗

手术治疗适用于后期病例，手术目的主要是改善脑部和上肢的血液供应，以及肾性高血压。

1.外科手术治疗　根据病变部位和范围的不同，采取的手术方式亦不同。常见手术方式包括：动脉内膜剥脱和成形术、人工血管重建术、动脉旁路转流术等。

2.腔内治疗　目前应用广泛且效果较好的为经皮球囊扩张血管成形术（percutaneous transluminal angioplasty，PTA），对于没有连续病变的血管以及搭桥手术风险较高者可选择支架置入。

六、主要护理问题

1.组织灌注量改变　与血管狭窄、闭塞性缺血引起脑、肾、周围血管等灌注量减少有关。

2.疼痛　与脑缺血引起的头痛，手术后伤口疼痛等有关。

3.有受伤的危险　与脑缺血发作引起晕厥、视力减退,下肢闭塞性缺血引起下肢乏力、步态不稳等有关。

4.潜在并发症　脑缺血性损伤、脑出血、肾功能衰竭、出血等。

七、护理目标

1.通过动脉重建,能改善因血管狭窄、闭塞性缺血引起的组织、器官灌注减少。

2.患者疼痛缓解。

3.患者未发生跌倒、受伤。

4.未发生脑缺血损伤、脑水肿、出血、移植血管闭塞、远端栓塞等并发症,或并发症得到及时发现和处理。

八、护理措施

(一)术前护理

1.饮食护理　给予低盐、低脂、高维生素、高蛋白、易消化饮食,比如稀饭、蒸蛋、鱼肉等,少量多餐。动脉瘤患者应保持排便通畅,避免用力排便。

2.活动　疾病活动期应卧床休息,避免坠床、外伤。

3.病情观察　密切观察患者神志、意识改变,及时发现脑缺血性损伤。定时监测生命体征,尤其血压的监测。锁骨下动脉狭窄者常出现肱动脉、桡动脉搏动减弱或消失,血压测不出,应测量健侧肢体,必要时可测量下肢血压以供参考。肾性高血压者应遵医嘱给予降压药物,避免血压过高引起脑血管意外。

4.疼痛的护理　头痛者遵医嘱使用甘露醇和降压药,降低颅内压,维持正常血压。必要时遵医嘱服用萘普生、颅痛定镇痛。

5.药物的护理　活动期多发性大动脉炎患者口服糖皮质激素和免疫抑制剂治疗,服药期间应注意激素引起的库欣综合征、感染、高血压、高血糖、精神症状和消化道出血等不良反应,长期使用应预防骨质疏松。在免疫抑制剂使用中应注意监测血、尿常规和肝、肾功能,以监测不良反应的发生。

6.心理护理　由于患者对疾病相关知识缺乏,以及对疾病预后未知,多存在不同程度的焦虑。因此,应让患者了解疾病的基本情况和治疗过程,让患者心中有数,增加患者战胜疾病的信心,以积极配合治疗。

7.术前准备　协助患者完善术前相关检查,纠正重要器官功能异常。术前常规禁食禁饮,行皮肤准备、准备手术用药等。

(二)术后护理

1.体位　头臂型大动脉炎患者手术后应斜坡卧位,以促进颅内血液回流,避免脑水肿和颅压升高。腔内治疗术后宜低斜坡卧位或平卧24h,穿刺侧肢体应限制活动,避免穿刺血管出血。

2.饮食　腔内治疗术后嘱患者饮水,以促进造影剂排空。饮食同手术前。

3.病情观察　头臂型大动脉炎术后应密切观察患者神志、意识的改变,以判断有无脑缺血或脑水肿。监测生命体征,维持呼吸及血流动力学稳定。肾动脉狭窄患者术后应监测24h尿量,以了解肾脏功能。监测患侧肢体血液灌注情况,观察患侧肢体皮肤颜色、温度、感觉及动脉搏动情况。

4.伤口的护理 腔内治疗后穿刺血管应压迫止血并加压包扎。观察伤口有无红肿及脓性分泌物,有无渗血,定时更换敷料。

5.疼痛的护理 中重度疼痛者应给予止痛剂。

九、并发症的预防和处理

（一）脑缺血性损伤、脑出血

手术中阻断脑血流以及血管损伤、血栓形成、远端栓塞等均可造成脑缺血。血管重建后,脑血流量突然增加,脑血管轻度扩张,导致脑缺血一再灌注损伤、脑水肿。手术后血压过高,可导致脑出血。因此,手术后应密切观察患者神志、意识改变,遵医嘱正确应用抗凝药物,皮下注射低分子量肝素钠 0.4mL,每 12h 一次,或口服阿司匹林 75～100mg,每日一次,以预防血管栓塞。抗凝治疗期间应定期监测凝血功能,观察有无出血倾向。遵医嘱静脉快速滴注 20％甘露醇 125mL 或 250mL,每日 2～4 次,预防脑水肿,降低颅内压力。血压高者,继续控制血压,以预防脑出血。

（二）肾功能衰竭

肾功能衰竭是肾动脉狭窄型主要的并发症,也是患者死亡的主要原因。肾脏血流量与肾功能有着十分密切的关系。手术中阻断肾脏血流,手术后血栓形成、血管栓塞等,急性肾脏血液灌注减少均可造成直接的肾功能损害。手术中可应用甘露醇渗透性利尿剂以保护肾脏功能。腔内治疗后应嘱患者饮水,促进造影剂排泄,减少造影剂对肾脏的伤害。准确记录 24h 尿量,以便了解肾脏灌注情况和合理补液。

十、健康教育

1.饮食指导 进食低盐、低脂、低胆固醇饮食。尽量少食油炸食物、肥肉、动物内脏、蛋黄、猪脑、鱼子、蟹黄、动物油等,宜食用植物油。

2.药物的指导 正确服用抗凝、抗血小板药物,定期监测凝血功能,注意有无出血倾向,如牙龈出血、鼻出血、皮肤瘀斑、血便等。口服糖皮质激素和免疫抑制剂治疗期间应注意有无不良反应,如高血压、高血糖、精神症状和消化道出血等,定期监测肝、肾功能,预防骨质疏松。

3.定期随访 遵医嘱随访,了解血管通畅情况及疾病发展情况。

（林杰）

第五节 肾动脉狭窄的护理

一、概述

肾动脉狭窄是指一侧或双侧肾动脉管腔狭窄≥50％,是继发性高血压常见原因之一,严重肾动脉狭窄、肾脏血液灌注减少,可导致肾损害。

二、病因

肾动脉狭窄主要病因包括动脉粥样硬化、纤维肌性结构不良、多发性大动脉炎。

三、病理

1. 多发性大动脉炎　青年女性常见，是指主动脉及其主要分支全层动脉炎，中膜改变最为明显，中膜呈肉芽肿组织增生，外膜和内膜纤维化增厚，管腔狭窄。病变累及肾动脉，常导致肾动脉开口处狭窄，引起继发性高血压和缺血性肾病。

2. 动脉粥样硬化　老年男性常见。狭窄多在肾动脉近端开口处。动脉内膜有粥样斑块形成，导致管腔狭窄。

3. 纤维肌性结构不良　青年女性常见，病变主要为中膜纤维增生，内弹力膜破坏，平滑肌细胞被胶原所代替，因管壁变薄而呈囊状扩张。狭窄主要在肾动脉中段及远段，呈现多处狭窄和狭窄后扩张，动脉造影片可出现串珠状改变。

四、诊断

(一)临床表现

肾动脉狭窄以肾功能损害和继发性高血压为主要表现。高血压通常病史短、病情急剧，或原发性高血压突然加重，降压药物治疗效果较差。当肾动脉严重狭窄、肾脏自调机制失代偿，肾脏血液灌注减少，表现为不同程度的肾功能下降。

(二)辅助检查

1. 实验室检查　尿常规、肾功能、血清电解质、肾素－血管紧张素－醛固酮系统以及激肽释放酶－激肽－前列腺素系统等检测可了解肾功能损害程度，有助于诊断。

2. 影像学检查

(1)动脉造影:腹主动脉及选择性肾动脉造影是诊断肾动脉狭窄最重要的方法。可了解腹主动脉病变，显示肾动脉有无狭窄，狭窄的部位、范围、程度，以及侧支循环情况。

(2)CTA 及 MRA:CTA 及 MRA 对肾动脉狭窄诊断的准确性及敏感性较高。

(3)超声检查:可了解肾脏形态学和血流动力学的改变，但对肾动脉狭窄病变及侧支循环的观察效果欠佳。

(4)放射性核素:肾图和肾显影可了解肾脏功能的改变。

五、治疗

(一)非手术治疗

严重心、肺、脑等重要器官功能障碍，严重氮质血症或肾功能衰竭，多发性大动脉炎活动期不能手术者可进行药物治疗，以控制高血压。常用的降压药物有肾素－血管紧张素转化酶抑制剂，如卡托普利、依那普利、培哚普利(双侧肾动脉狭窄禁用);血管紧张素受体抑制剂，如厄贝沙坦、缬沙坦(双侧肾动脉狭窄禁用);β受体阻滞剂如普萘洛尔;α受体阻滞剂如哌唑嗪;钙通道阻滞剂如硝苯地平、氨氯地平、非洛地平、地尔硫草、维拉帕米;出现水钠潴留时可应用利尿剂如氢氯噻嗪、呋塞米等辅助降压。降压药物的选择宜个体化，可联合用药以提高治疗效果。

(二)手术治疗

严重肾动脉狭窄所致缺血性肾病，肾功能进行性下降，或由肾动脉狭窄引起的高血压，药物治疗效果差，可行手术治疗。手术治疗的目的是改善肾脏血液灌注和功能，解决肾性高血压。临床常见的手术方式有肾血管重建术、经皮肾动脉成形术和支架置入等。

1.肾血管重建术 常采用主－肾动脉旁路术,即选择自体大隐静脉或人造血管与肾动脉行端－端吻合,然后将移植物与腹主动脉端－侧吻合。

2.经皮肾动脉成形术和支架置入 经皮肾动脉成形术即局部麻醉下进行股动脉穿刺,行腹主动脉及肾动脉造影,确定肾动脉狭窄的部位、程度。然后经股动脉插管,将导管的球囊置于肾动脉狭窄处进行扩张,解除狭窄。再次血管造影,了解动脉扩张情况。根据狭窄的部位和类型可进行支架置入,肾动脉造影同前,释放支架前先用球囊预扩张狭窄的肾动脉段,然后再将支架送至狭窄部位。再次行血管造影,确认支架的位置后释放支架。

经皮肾动脉成形术和支架置入因创伤小、并发症少,已成为目前治疗肾动脉狭窄的主要手段。

六、主要护理问题

1.组织灌注量改变 与血管狭窄引起肾脏灌注量减少有关。
2.疼痛 与手术后伤口疼痛等有关。
3.潜在并发症 血栓形成或栓塞、肾功能衰竭等。

七、护理目标

1.通过血管重建,能改善肾脏血液灌注,改善肾脏功能,控制高血压。
2.患者疼痛缓解。
3.未发生吻合口狭窄、血栓形成、肾功能衰竭等并发症,或并发症得到及时发现和处理。

八、护理措施

(一)术前护理
1.饮食 低盐、低脂饮食,戒烟酒。
2.控制血压 定时监测血压,警惕高血压脑病及高血压危象。高血压1级(轻度)即血压140～159/90～99mmHg,嘱休息、合理饮食。高血压2级(中度、血压160～179/100～109mmHg)、3级(重度、血压≥180/110mmHg),应遵医嘱给予降压药,观察和记录药物不良反应。肾素－血管紧张素转化酶抑制剂及血管紧张素受体抑制剂既作用于肾素－血管紧张素系统,控制高血压,也会导致出球小动脉扩张,使肾小球灌注压和肾小球滤过率下降而导致肾功能障碍,因此,用药时应记录患者尿量,监测肾脏功能。降压治疗时,应观察患者有无头痛、眩晕等,预防直立性低血压及跌倒。监测血电解质,纠正电解质代谢紊乱,如低钠、低钾、低镁血症。
3.术前准备 协助患者完善术前相关检查,纠正心、肺等重要器官功能异常。术前常规禁食禁饮,行皮肤准备、准备手术用药等。
(二)术后护理
1.体位 腔内治疗术后宜低斜坡卧位或平卧24h,穿刺侧肢体应限制活动,避免穿刺血管出血。肾血管重建术后应去枕平卧,头偏向一侧,全麻清醒后改半卧位。
2.饮食 腔内治疗术后即可进食。血管重建术后6h,患者可进食水、米汤等,逐渐从流质过渡至半流质、直至普通饮食,量由少到多。手术后亦应遵循低盐、低脂、易消化清淡饮食原则。腔内治疗术后嘱患者饮水,以促进造影剂排空。

3.病情观察

(1)监测生命体征,以维持呼吸及血流动力学稳定。动脉粥样硬化患者多由于原发性高血压导致肾小动脉硬化,发展至肾动脉狭窄,手术治疗虽解除了血管狭窄,手术后高血压可依然存在。手术后应继续控制血压,遵医嘱给予降压药物,观察药物不良反应。

(2)监测24h尿量,以了解肾脏功能。

(3)监测穿刺侧肢体血液灌注情况,观察穿刺侧肢体皮肤颜色、温度、感觉及动脉搏动情况。

4.伤口的护理 腔内治疗后穿刺血管应压迫止血并加压包扎。观察伤口有无红肿及脓性分泌物,有无渗血,定时更换敷料。

5.疼痛的护理 中重度疼痛者应给予止痛剂。

九、并发症的预防和处理

(一)血栓形成或栓塞

包括介入过程中发生动脉损伤继发血栓形成、粥样斑块脱落导致动脉栓塞,腹主动脉－肾动脉旁路术吻合口狭窄闭塞或狭窄基础上血栓形成等。术后根据病情遵医嘱皮下注射低分子量肝素钠,每12h一次,至少连续3d。口服氯吡格雷75mg或阿司匹林100mg,每日一次。患者出现腰痛、血压升高、持续血尿、少尿等应立即汇报医生,必要时可采取溶栓或再次手术治疗。

(二)肾功能衰竭

肾功能衰竭是肾动脉狭窄患者主要的并发症。造影剂对肾脏的毒性作用;手术后支架内血栓形成或动脉栓塞,肾脏血液灌注减少,均可引起急性肾功能衰竭。可选择碘克沙醇作为造影剂,手术前后充分水化能减少动脉造影对肾脏的损害。准确记录24h尿量,定期监测肾脏功能。

十、健康教育

1.饮食指导 进食低盐、低脂、低胆固醇饮食。尽量少食油炸食物、肥肉、动物内脏、蛋黄、猪脑、鱼子、蟹黄、动物油等,宜食用植物油。

2.药物的指导 动脉粥样硬化患者即使肾动脉成形支架置入术成功也并不意味着动脉粥样硬化进程的终止,积极控制危险因素如高血脂、高血压、高血糖等对预防心血管并发症有重大意义。

3.定期随访 定期随访,了解动脉旁路及支架通畅情况。

(林杰)

第六节 急性肠系膜缺血性疾病的护理

一、概述

急性肠系膜缺血性疾病包括肠系膜血管闭塞性疾病和非血管闭塞性疾病。前者包括肠系膜动脉栓塞、肠系膜动脉血栓形成、肠系膜静脉血栓形成。后者主要与低血容量、低心排血量或肠系膜动脉痉挛有关,本节不作阐述。因肠动脉侧支循环非常广泛,只有当肠系膜动脉主干急性阻塞或阻塞范围较广泛时才产生明显症状。肠系膜缺血性疾病多发生于肠系膜上动脉和肠系膜上静脉。

二、病因

1.肠系膜上动脉栓塞　急性肠系膜上动脉栓塞的栓子主要来源于心脏,常见于风湿性心脏病、细菌性心内膜炎或房颤患者。

2.肠系膜上动脉血栓形成　肠系膜动脉血栓形成的病因主要为动脉粥样硬化,高龄、吸烟、高血压、糖尿病、高脂血症是其高危因素。动脉粥样硬化是一个渐进的过程,肠系膜上动脉狭窄、闭塞也多呈渐进性,该过程使侧支循环建立,因此肠系膜上动脉血栓形成多表现为慢性缺血。只有当粥样斑块或附壁血栓脱落可导致急性动脉栓塞。

3.肠系膜上静脉血栓形成　肠系膜上静脉血栓形成主要因素有肝硬化门静脉高压、脾切除术后、腹部手术史、血液高凝状态、长期口服避孕药、既往静脉血栓史等。

三、病理

肠系膜上动脉血栓形成者肠系膜动脉多呈动脉粥样硬化改变。肠系膜缺血性疾病初期可见肠黏膜充血、水肿,黏膜下出血,黏膜呈暗红色,肠管内积气积液,随着缺血的进一步加重,肠壁变黑、坏死。

四、诊断

(一)临床表现

肠系膜上动脉栓塞、肠系膜上动脉血栓形成及肠系膜上静脉血栓形成临床表现大致相同。

1.疼痛　疼痛为肠系膜缺血性疾病的主要表现。疼痛性质可为钝痛、绞痛、刀割样疼痛。肠系膜上动脉栓塞起病急骤,多表现为急性发作的剧烈腹痛。

肠系膜上动脉血栓形成患者起初多为餐后上腹或脐周疼痛,可从餐后数分钟开始,持续数小时。多数患者因此害怕进食,因食物摄入减少,患者明显消瘦、体重减轻。

肠系膜上静脉血栓形成患者起始多有腹部不适或疼痛,当出现肠梗阻时可有剧烈腹痛。

2.消化道症状　患者可出现腹泻、恶心、呕吐、便秘、肠胃胀气、黑粪、血便等。

3.其他症状及体征　肠系膜严重缺血性病变,肠管坏死,可出现腹膜炎体征和休克的表现。

(二)辅助检查

急性肠系膜缺血性疾病为急腹症的一种,因临床表现不典型,常需与其他急腹症相鉴别。

1.实验室检查　常规检查包括血常规、凝血常规、肝肾功能、血淀粉酶等。肠系膜动脉血栓形成患者凝血常规常可查见 D-二聚体升高,以及三酰甘油、极低密度脂蛋白升高,极高密度脂蛋白降低。肠管缺血坏死粪便潜血试验呈阳性。

2.腹部彩超　腹部彩超可排除肝、胆、胰、脾及泌尿系统疾病。

3.腹部平片　腹部 X 线平片可查见肠管积气积液。

4.血管造影　选择性肠系膜血管造影是诊断肠系膜血管阻塞性疾病的可靠手段。可以全面评估病变范围、程度和侧支循环建立情况。

5.CTA 或 MRA　诊断肠系膜血管阻塞性疾病的敏感性和准确性均较高。

五、治疗

（一）非手术治疗

1.纠正病因　如原有心脏疾病的患者应治疗原发疾病。

2.抗凝、溶栓治疗　确诊后,如未出现肠管坏死,可立即应用低分子量肝素抗凝治疗,急性栓塞早期可应用尿激酶进行溶栓治疗,监测凝血功能,注意观察有无出血倾向。

3.扩血管、抗血小板治疗　应用前列地尔、奥扎格雷钠等药物扩血管、抗血小板聚集。

（二）手术治疗

急性肠系膜上动脉栓塞可行肠系膜上动脉取栓术。肠系膜上动脉血栓形成手术方式包括动脉内膜切除术、腹主动脉－内脏动脉旁路术、腔内血管成形术和支架植入。随着介入技术的发展,肠系膜上静脉血栓形成可经肠系膜上动脉间接插管溶栓,或经肝/经颈静脉门静脉、肠系膜上静脉进行直接插管溶栓、导管取栓。如发生肠坏死,应切除坏死肠管。

六、主要护理问题

1.疼痛　与肠道血供减少或肠道缺血性坏死等有关。

2.体液不足　与呕吐、腹泻、禁食、胃肠减压等有关。

七、护理目标

1.患者疼痛缓解。

2.通过补液,患者体液平衡得以维持,电解质紊乱得以纠正。

八、护理措施

（一）术前护理

1.禁食、胃肠减压　入院后立即禁食,通过胃肠减压引流胃肠道积气积液,改善肠道血供,以减轻腹胀及腹痛。

2.疼痛的护理　密切观察患者疼痛性质、程度、范围等因素,若由绞痛转变为持续疼痛,则提示肠坏死的可能,应引起高度重视:诊断未明确前应慎用止痛药,以免掩盖病情。向患者解释腹痛的原因,讲解手术相关知识,缓解其紧张焦虑的情绪。

3.维持水、电解质平衡　严密观察患者血压、脉搏等生命体征,迅速建立两条及以上的静脉通路,遵医嘱进行合理补液,观察患者每小时尿量并记录出入量。

（二）术后护理

1.术后 24h 内严密观察患者生命体征、腹部体征等情况,观察引流管是否固定妥善,引流通畅;观察并及时记录引流物的颜色、性状及量。待患者术后全麻清醒之后改为半卧位,以减少伤口疼痛,并便于充分引流。

2.术后早期经口进食,术后 24～72h 内开始饮水,少量多次,如患者未出现不耐受的状况则由流质、半流质逐步过渡到普食,饮食以高热量、高蛋白、易消化、无渣食物为宜。

3.术后预防性抗凝治疗,术后早期活动,协助患者勤翻身并协助患者进行肌肉收缩运动,预防血栓形成:术后 3～5d 持续预防性使用低分子肝素 5000U/d 皮下注射,后可改为口服抗凝药;在护理过程中应严密观察患者有无出血倾向,定期检测血常规、凝血常规等指标。

九、并发症的预防和处理

(一)肠瘘

肠瘘一般发生在术后 1 周,是由于手术时坏死的肠管切除不全或肠管血供差,导致吻合口愈合不良,形成瘘口。护士应主动讲解肠瘘相关知识,缓解家属和患者的紧张情绪,保持床单位清洁、干燥;更换敷料,观察瘘口周围组织的情况,保护瘘口周围皮肤,积极纠正营养不良状态,选择合适的营养支持方案;密切观察并准确记录患者出入量,监测血清电解质和血气分析结果,维持患者体液平衡;必要时采用持续腹腔负压冲洗充分引流,促进瘘口愈合。

(二)再栓塞

肠系膜缺血性疾病患者有发生再次栓塞的危险,后果严重。应注重观察患者腹部体征,监测凝血酶原活动度、凝血时间等实验室指标。

十、健康教育

1.讲解肠系膜缺血性疾病预防、治疗和护理的相关健康知识,注意事项等。

2.鼓励患者保持良好的生活习惯,戒烟戒酒,适当运动,定期体检。

3.饮食宜遵循清淡、易消化、高蛋白、少渣的原则,避免辛辣等刺激性食物,保持排便通畅。

4.避免劳累或者长期卧床,不易参加增加腹内压的活动。

5.定期复诊和随访。

(林杰)

第十九章　肛肠疾病护理

第一节　肛管直肠周围脓肿的护理

一、概述

直肠位于盆腔的后位上接乙状结肠,长 12～15cm。直肠上端的大小似结肠,直肠下部扩大成直肠壶腹,是粪便暂存的部位。

肛管(图 19－1)上接直肠,下至肛门边缘,长 3～4cm。肛管内括约肌、直肠纵肌的下部、肛管外括约肌的深部和耻骨直肠肌共同组成肛管直肠环,主要功能是收缩肛门。

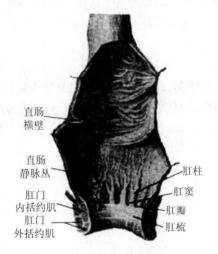

直肠横壁
直肠静脉丛
肛门内括约肌
肛门外括约肌
肛柱
肛窦
肛瓣
肛梳

图 19－1　肛管解剖图

直肠肛管周围脓肿(anorectal abscesses)是直肠肛管周围软组织内或其周围间隙内发生急性化脓性感染,并形成脓肿。脓肿常常破溃或切开后常形成肛瘘。脓肿是直肠肛管周围炎症的急性期表现,多见于青壮年。

二、病因

直肠肛管周围脓肿多数由肛腺感染引起,也可继发于肛周皮肤感染、损伤、肛裂、内痔、骶尾骨骨髓炎、肛管直肠癌破溃或波及深部的感染等。

三、病理

直肠肛管周围间隙为疏松的脂肪结缔组织,感染极易蔓延、扩散,向上可达直肠周围形成高位肌间脓肿或骨盆直肠间隙脓肿;向下达肛周皮下,形成肛周脓肿;向外穿过外括约肌,形成坐骨肛管间隙脓肿;向后形成肛管后间隙脓肿或直肠后间隙脓肿。

四、诊断要点

1.临床表现　根据脓肿的病变部位(图 19—2)不同,其临床表现也不同。

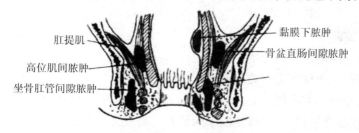

图 19—2　直肠肛管周围脓肿位置

(1)肛门周围脓肿(图 19—3):最常见,位于肛门周围皮下。主要症状是肛周持续性、跳动性疼痛,肿胀和局部压痛为主要表现。排便、受压或咳嗽时加重,行动不便,坐卧不安,全身感染性症状不明显。局部可见肛周皮肤红、肿、硬、压痛,可有波动感,穿刺时抽出脓液。常自行破溃,形成低位肛瘘。

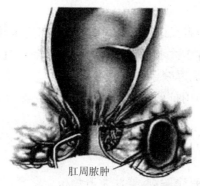

图 19—3　肛周脓肿

(2)坐骨肛管间隙脓肿较常见,脓肿较大位置较深。初期局部体征不明显,而全身感染中毒症状明显。初期表现为患侧持续性胀痛,逐渐加重,继而为持续性跳痛,排便或行走时加剧。发热为最常见的临床症状。以后出现肛门患侧红肿,局部触诊或肛门指诊时患侧有深压痛,甚至波动感。

(3)骨盆直肠间隙脓肿:较为少见。该处脓肿位置深、空间大,因此全身感染症状较局部症状出现早且明显。早期就有全身中毒症状,如发热、寒战、全身疲倦不适。局部表现为直肠坠胀感,便意不尽。直肠指检在患侧直肠深处可触及有压痛的隆起,有时有波动感。诊断主要靠穿刺抽脓,必要时做直肠超声或 CT 检查可发现脓腔,即可明确诊断。

(4)其他:如肛门括约肌间隙脓肿、直肠后间隙脓肿、高位肌间脓肿、低位肌间脓肿、黏膜下脓肿。由于位置较深,局部症状大多不明显,主要表现为会阴、直肠部坠胀感,排便时疼痛加重:患者同时有不同程度的全身感染症状。直肠指检可触及痛性包块。

2.辅助检查　直肠指检;穿刺抽脓;亚甲蓝染色法;瘘管造影;肛管超声;CT 或 MRI。

五、治疗

1.非手术治疗　应用抗生素、温水或中药坐浴、局部理疗、口服缓泻剂或液体石蜡等以减轻患者排便时的痛苦。

2.手术治疗　脓肿切开引流是治疗直肠肛管周围脓肿的主要方法。

六、护理

1.主要护理诊断

(1)疼痛:与急性化脓性感染及手术有关。

(2)体温升高:与全身感染有关。

(3)便秘:与疼痛惧怕排便有关。

(4)皮肤完整性受损:与脓肿破溃及手术切开引流有关。

2.护理目标

(1)疼痛减轻,舒适感增强。

(2)体温逐渐恢复正常,无严重并发症发生。

(3)保持排便通畅。

(4)患者感染逐渐得到控制,皮肤完整性得以恢复。

3.术前护理措施

(1)有效缓解疼痛:指导患者采取舒适体位,避免局部受压;指导患者热水坐浴。

(2)保持大便通畅:嘱患者多饮水,摄入有助于促进排便的食物,鼓励患者排便,对于惧怕疼痛者,应提供相关知识。根据医嘱予以缓泻剂。

(3)控制感染:合理有效应用抗菌药,条件成熟时应穿刺抽取脓液,并根据药敏试验结果选择和调整敏感抗菌药。

(4)对症处理:高热患者给予物理降温。

4.术后护理措施

(1)肛周脓肿术后换药也是个关键,要注意避免桥形愈合,务必使伤口内肉芽从底部向外逐渐填满,以免形成瘘管。

(2)卧床休息,并用抗生素,至全身症状消退后为止。

(3)宜进低渣饮食,并服用液体石蜡或其他缓泻药,保持大便通畅。

(4)脓肿切开引流护理:对脓肿切开引流者,应密切观察引流液的颜色、量、性状并记录。定时冲洗脓腔,保护引流通畅。当脓液变稀,引流量小于 50mL/d 时,可考虑拔管。

(5)拔除引流管后,用 1∶5000 高锰酸钾温水、中药洗剂或盐水坐浴,每日 1～3 次(包括大便后的 1 次)。

(陈希)

第二节　肛瘘的护理

一、概述

肛瘘(anal fistula)为直肠下段、肛管与肛门周围皮肤形成的感染性通道。由内口、瘘管和外口三部分组成,是常见的直肠肛管疾病,多见于青壮年。

二、病因

肛瘘(图19-4)多由直肠肛管周围脓肿引起,以化脓性感染多见,少数为特异性感染,如结核、克罗恩病、溃疡性结肠炎等。

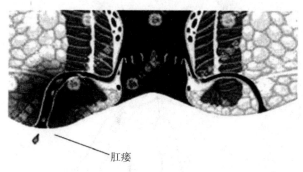

图19-4 肛瘘

三、病理

肛瘘主要有以下几种分类。

1.按病原分为化脓性肛瘘和结核性肛瘘。

2.按病变程度分为单纯性肛瘘(只存在单一瘘管)和复杂性肛瘘(存在多个瘘口和瘘管,甚至分支)。

3.根据瘘管与肛管括约肌的关系分为肛管括约肌间型、经肛管括约肌型、肛管括约肌上型和肛管括约肌外型。

四、诊断要点

1.临床表现

(1)流脓:是肛瘘的主要症状,脓肿反复形成是肛瘘的特点。

(2)疼痛:瘘管存积脓液、粪便进入瘘管及排便时,疼痛加重。内盲瘘时常感到直肠下部和肛门部灼热不适,排粪时感到疼痛。

(3)瘙痒:肛门部皮肤由于脓液及其他排出物刺激,常感觉皮肤瘙痒,有时形成湿疹。

(4)硬结或瘢痕:瘘管壁及瘘口的反复刺激,使纤维组织增生,常表现为瘘管周围皮肤变色,触及条索状硬结通向肛门内。

(5)全身症状:多数无全身症状。当肛瘘侵犯范围较大、较深或支管较多或反复炎症感染时,出现消瘦、贫血、便秘、排便困难等全身症状。结核性肛瘘可伴低热、消瘦、食欲缺乏和盗汗等症状。

2.辅助检查 ①直肠指诊。②内镜检查。③亚甲蓝染色法。④瘘管造影。⑤肛门超声。⑥MRI。

五、治疗

手术原则是切开瘘管,敞开创面,促进愈合。手术治疗主要有以下三种方法。

(1)瘘管切开术:适用于低位单纯性肛瘘。瘘管全部切开,切除瘘管内肉芽组织,促进伤口愈合。

(2)挂线疗法(图 19-5):适用于高位单纯性肛瘘,是利用橡皮筋或有腐蚀作用的药线的机械性压迫作用,使结扎处组织发生血运障碍而坏死,以缓慢切开肛瘘。

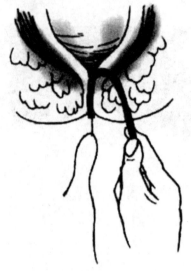

图 19-5　肛瘘挂线疗法

(3)肛瘘切除术:适用于低位单纯性肛瘘。将肛瘘组织完全切除至健康组织,逐渐愈合。

六、护理

1. 主要护理诊断

(1)皮肤完整性受损:与瘘口长期排出脓性分泌物的刺激有关。

(2)自我形象紊乱:与瘘口长期排出脓性分泌物及粪便污染衣物有关。

(3)潜在的并发症:伤口感染、肛门狭窄、肛门失禁等。

2. 护理目标

(1)保持皮肤清洁干燥,皮肤完整性得以保护。

(2)能够主动保持会阴部及衣物的清洁,逐渐适应生活改变。

(3)并发症能够被预防和及时发现,并得到相应的处理。

3. 术前护理措施

(1)观察患者有无肛门周围皮肤红、肿、疼痛、流脓或排便困难,症状明显时,嘱其卧床休息,肛门局部给予热敷或热水坐浴,以减轻疼痛,利于大便的排出。

(2)鼓励患者进高蛋白、高热量、高维生素,易消化的少渣饮食,多食新鲜蔬菜、水果及脂肪类食物,保持大便通畅。

(3)养成定时排便的习惯,便秘者遵医嘱给予缓泻药物,改变排便行为。

(4)急性炎症期,遵医嘱给予抗生素,每次排便后用清水冲洗干净,再用 1:5000 高锰酸钾溶液温水坐浴,每次 20min,3 次/d。

4. 术后护理措施

(1)监测生命体征变化。

(2)术后排便困难者,经诱导无效,给予导尿,必要时留置尿管。

（3）术后 2～3d 进半流、少渣饮食。

（4）术后 3d 内服阿片酊控制排便，有利于切口愈合，嘱患者口服液体石蜡，软化粪便，禁忌灌肠。

（5）肛瘘脓肿切开引流及肛瘘切开术后的患者，术后第 2d 开始更换敷料，换药前、排便后均坐浴，坐浴后创面先用凡士林油纱覆盖，再用普通纱布盖好并固定，以防肛门狭窄。

（6）肛瘘手术如损伤外括约肌，可导致大便失禁，由于粪便的刺激可引起局部组织糜烂，指导患者定时坐浴，保持肛门周围皮肤清洁干燥，为减少对皮肤的刺激可涂氧化锌软膏。

（7）指导患者提肛，进行肛门括约肌功能的训练。

（陈希）

第三节　痔疮的护理

一、概述

痔（hemorrhoid）是直肠末端黏膜下和肛管皮肤下静脉丛瘀血、扩张和屈曲所形成的柔软静脉闭，是成人常见病。

二、病因

痔（图 19－6）的病因尚未完全明确，目前认为主要与以下因素有关：①肛垫下移学说。②静脉曲张学说。③遗传、地理及饮食因素。④其他，如肛周感染。

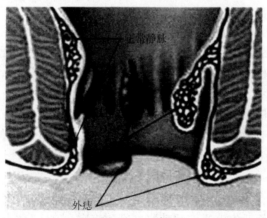

图 19－6　痔

三、病理

根据痔所在的不同部位分为三类。

1. 内痔　位于齿状线上方，是直肠上静脉丛扩大曲张所致，表面由黏膜覆盖，好发于直肠下端的左侧正中、右前及右后 3 处（截石位 3、7、11 点）常有便血及脱垂史。分为 4 度，如下。

Ⅰ度：排便时出血，无脱出，无疼痛。

Ⅱ度：排便时出血，内痔脱出。可以自行还纳。

Ⅲ度：腹内压增加时，内痔易脱出肛门外，需用手还纳。

Ⅳ度：内痔脱出，不能完全还纳或还纳后又脱出。

2. 外痔　位于齿状线以下，是直肠下静脉丛扩大曲张所致，表面覆盖肛管皮肤。分为结缔组织性外痔、静脉曲张性外痔、血栓性外痔（最常见）。

3. 混合痔　位于齿状线附近，因直肠上、下静脉丛互相交通，可同时扩张屈曲形成，表面覆盖皮肤黏膜交界组织，兼有内痔和外痔的两种特性。

四、诊断要点

1. 便血　无痛性间断性便后出鲜血是其特点，它是内痔或混合痔最常见的症状。轻者多为便上带血或排便后滴血。重者为喷射状出血，便血可自行停止。便秘、粪便干硬、饮酒及食刺激性食物是出血的诱因，如长期出血可导致贫血。

2. 痔块脱出　常见于第二期以上内痔或混合痔。多先有便血而后脱出，排便时被推出肛门外。轻者在大便时脱出，便后可自行回纳；重者需用手方能回纳，否则脱出的痔块可被嵌顿。由于脱出的痔块不断的变大和脱出，肛管括约肌收缩力逐渐减退，以致患者行走、咳嗽等增加腹压时就能脱出。

3. 疼痛　单纯性内痔无疼痛，少数有坠胀感。当内痔和混合痔黏膜受损感染时或血栓形成时即感疼痛，疼痛常与大便不尽感同时存在。内痔和混合痔脱出嵌顿，出现水肿、感染、坏死时，局部疼痛剧烈。排便、走、坐、咳嗽时均能引起疼痛。

4. 瘙痒　由于痔块脱出及肛门括约肌松弛，黏液流出肛门外而刺激周围皮肤，引起瘙痒甚至皮肤湿疹，患者极为难受。

五、鉴别诊断

根据上述的临床特征与检查，痔的诊断一般较易。但需与以下疾病相鉴别。

1. 直肠癌　临床上常将直肠癌误诊为痔而延误治疗，主要原因是仅凭症状及大便化验而诊断。未进行直肠指检和直肠镜检查。直肠癌在直肠指检时可扪到高低不平的硬块；而痔为暗红色圆形柔软的血管团。

2. 直肠息肉　肛门指诊可触及球状肿物。较硬，有蒂；若无蒂息肉，在直肠内可触丛生颗粒；低位有蒂息肉，触及活动度大，大便时易脱出肛门外，可伴有便血。

3. 直肠脱垂　肛门局部检查可见肛门口松弛，脱出物长圆而大，有环状沟纹，表面附有黏液。

4. 肛裂　肛裂虽是有便时出鲜血、外痔和肿痛，但出血量很少，突垂的外痔上方肛管有纵形裂口，便时有剧烈痛，便后疼痛稍有缓解复又剧烈疼痛，常持续数小时。

5. 直肠肛管癌　常易被误诊为痔疮而延误早期治疗。认真检查则不难鉴别，癌体质坚硬，形状不整齐，表面有溃疡，可见脓血及黏液，经病理组织学检查即可确诊。

六、治疗

治疗原则：以保守治疗为主，无症状的痔疮无需治疗，有症状的痔疮重在减轻和消除症状。

1. 非手术治疗

（1）一般治疗：适用于绝大部分的痔，痔初期和无症状静止期的痔。保持大便通畅，必要时服用缓泻剂;也可采用便后热水坐浴;肛门内注入栓剂或油剂。

(2)注射疗法:适用于Ⅰ、Ⅱ度出血性内痔。

(3)物理疗法:适用于Ⅰ、Ⅱ度内痔,如激光治疗、冷冻疗法、直流电疗法和铜离子电化学疗法、微波热凝疗法、红外线凝固治疗。

(4)胶圈套扎疗法:适用于Ⅱ、Ⅲ度内痔,对于巨大的内痔及纤维化内痔更适合。套扎痔根部,阻断其血供以使痔脱落坏死。

(5)多普勒超声引导下痔动脉结扎术,适用于Ⅱ～Ⅳ度的内痔。

2.手术治疗

(1)痔单纯切除术:主要用于Ⅱ、Ⅲ度内痔和混合痔的治疗。

(2)PPH手术:吻合器痔上直肠黏膜环切钉合术。主要适用于Ⅲ～Ⅳ度的内痔,非手术治疗失败的Ⅱ、Ⅲ度内痔和环状痔,直肠黏膜脱垂也可用。

(3)血栓性外痔剥离术:适用于血栓性外痔保守治疗后疼痛不缓解或肿块不缩小者。

(4)HCPT微创术:目前,用于痔疮、肛瘘的治疗的较好手段,除了备受推崇的PPH术之外,就是具有综合治疗作用的HCPT。HCPT肛肠综合治疗仪的治疗机制是利用电容场产热原理,组织内带电离子和偶极离子在两极间高速振荡产生内源性的热,使组织液干结、组织坏死、继而自然脱落。

HCPT优点:以电子镜像代替肉眼直视,以细长器械代替手术刀,力求以最小的切口路径和最少的组织损伤;具有出血少、术后疼痛轻、恢复快、瘢痕细微或无瘢痕的特点。它强调将单单治疗病的模式向治人的模式转变,进而达到人性化的治疗目的。

七、预防

1.加强锻炼　经常参加多种体育活动有益于血液循环,改善盆腔充血,防止大便秘结,预防痔疮。有意识做肛门收缩运动(即提肛),早晚各1次,每次做30下,这是一种内按摩的方法,锻炼肛门括约肌,可以改善痔静脉回流,对于痔疮的预防和自我治疗均有一定的作用。

2.生活习惯

(1)注意饮食调节:不喝酒,不吃辛辣刺激的食物,多吃些蔬菜水果,一方面可保持排便通畅;另一方面又可减轻痔疮的瘀血扩张。

(2)定时排便且保持大便通畅。

(3)便后要有坐浴的习惯:坐浴是清洁肛门,促进创面愈合和消炎的简便有效的方法。每次20min左右。

(4)穿比较宽松、舒适的内裤。

3.注意妊娠期保健　妇女妊娠后可致腹压增高,特别是妊娠后期,下腔静脉受日益膨大的子宫压迫,直接影响痔静脉的回流,容易诱发痔疮,另外,孕妇活动量相对减少,引起胃肠功能减弱,粪便停留于肠腔,粪便中的水分被重吸收,引起大便干燥,诱发痔疮。因此妊娠期间应适当增加活动,对于预防痔疮是十分有益的。

4.保持肛门周围清洁　肛门周围很容易受到这些细菌的污染,诱发肛门周围汗腺、皮脂腺感染。女性阴道与肛门相邻,阴道分泌物较多,可刺激肛门皮肤,诱发痔疮。因此,应经常保持肛门周围的清洁,每日温水熏洗,勤换内裤,可起到预防痔疮的作用。

5.其他注意事项　腹内压增高,可以使痔静脉回流受阻,引起痔疮。

八、护理

1. 主要护理诊断

(1)疼痛:与血栓形成、痔块嵌顿等有关。

(2)便秘:与不良饮食、排便习惯等有关。

(3)知识缺乏:缺乏有关痔的病因、诊治及预防等方面的知识。

(4)潜在的并发症:贫血、术后尿潴留等。

2. 护理目标

(1)患者疼痛缓解或消失。

(2)患者排便正常。

(3)患者掌握有关疾病的病因、治疗、康复和预防知识。

(4)相关并发症能得到及时治疗及处理。

3. 术前护理措施

(1)贫血体弱者,协助完成术前检查,防止排便或坐浴时晕倒受伤。

(2)保持大便通畅,少吃辛辣、刺激性食物,多吃蔬菜、水果、脂类及粗纤维食物,避免饮酒。

(3)内痔脱垂,不能复位并有水肿及感染者:用1:5000高锰酸钾温开水坐浴,局部涂痔疮膏,用手法将其还纳,嘱其卧床休息。

(4)术前每晚用1:5000高锰酸钾液温开水(43~46℃,3000mL)坐浴,每次20min,2~3次/d,并清洁肛门及会阴部。

(5)给予高蛋白饮食,术前3d流食,并口服肠道杀菌剂,预防感染,术前1d口服缓泻药物。

(6)术前一天晚清洁灌肠,肛管应缓慢插入,以免引起痔出血。

(7)准备手术区域皮肤,保持肛门皮肤清洁。

4. 术后护理措施

(1)术后定时监测生命体征的变化,如发现患者面色苍白、出冷汗、脉细速等内出血的症状,立即通知医生,用消毒凡士林纱布堵塞肛门压迫出血,并做好输血的准备。病情平稳后给予半卧位。

(2)术后观察患者有无腹胀、尿潴留、排尿困难,经诱导无效时给予导尿,必要时留置导尿。

(3)遵医嘱给予镇痛药物,并在术后首次排便之前再给一次。

(4)术后第一天进流质饮食,2~3d改为无渣或少渣饮食。

(5)术后48h口服阿片酊,减少肠蠕动,尽量不排便以保证手术切口的愈合。

(6)术后每次排便或换药前均用1:5000高锰酸钾溶液坐浴,坐浴后用凡士林油纱覆盖及再用纱垫盖好并固定。

(7)观察患者有无排便困难,大便变细或大便失禁等肛门括约肌松弛现象。鼓励患者有便意时,尽快排便,括约肌松弛者,指导其3d后进行肛浴,保持创面清洁,促进早期愈合。

5. 健康教育

(1)多饮水,多吃蔬菜、水果及富含纤维素的食物,禁止饮酒及进食辛辣等刺激性食物。

（2）养成定时排便的习惯,避免排便时间过长。

（3）出现便秘时,应增加粗纤维食物,必要时口服适量蜂蜜或润肠通便药物。

（4）出院时如创面尚未完全愈合者,正确配制坐浴液。每日温水坐浴,保持创面清洁,促进早期愈合。

（5）如发现排便困难,应及时就诊。

（6）预防患者肛门狭窄,指导患者术后 5～10d 用食指扩肛,每天一次。

（7）预防肛门括约肌松弛,术后 3d 可开始做肛门收缩舒张运动（即提肛运动）。

（陈希）

第四节　结直肠息肉的护理

一、概述

结、直肠息肉（polyps）是指结、直肠黏膜表面向肠腔内突出的隆起状病变,可发生在肠道的任何部位。

二、病因

本病的确切病因尚不明确,目前认为主要与以下因素有关:①遗传易感因素。②免疫能力。③饮食习惯。④心理因素等。

三、病理

病理学上将息肉分为新生物性和非新生物性病变。在未确定其病理性质前统称为息肉,明确病理性质后则按照部位直接冠以病理学名称,如结肠管状腺瘤、直肠原位癌、结肠炎性息肉等。

四、诊断要点

1. 临床表现

（1）直肠息肉主要症状为便血、脱垂、肠道刺激症状。

1）便血:表现为排便带血,而不发生滴血。主要为无痛性便血,且一般出血量较少。如果由于排便时挤压而使息肉脱落及息肉体积大、位置低,可发生较多量的出血。

2）脱垂:息肉较大或数量较多时,由于重力的关系牵拉肠黏膜,使其逐渐下垂,可并发直肠脱垂。

3）肠道刺激症状:肠蠕动牵拉息肉引起肠道刺激症状,如腹部不适、腹痛、腹泻、脓血便、里急后重等。

（2）结肠息肉的主要症状为间断性便血、大便异常、腹痛、息肉脱垂。

1）便血:间断性便血或粪便表面带血,多为鲜红色;继发炎症感染可伴黏液便或黏液血便,可有里急后重,便秘或便次增多,位置近肛者可有息肉脱出肛门,亦有引致肠套叠者。

2）排便习惯改变:包括排便时间、次数的改变,以及便秘或不明原因的腹泻。特别是便秘与腹泻反复交替出现,更要引起警惕。

3)粪便形状异常:正常的粪便应该呈圆柱形,但如果息肉在结肠腔内,压迫粪便,则排出时往往会变细,或呈扁形,有时还附着有血痕。

4)腹痛:比较少见,有时较大息肉可以引起肠套叠,以致造成肠梗阻而出现腹痛。

2.辅助检查　①结肠镜检查。②X线钡剂检查。③病理切片。④肛指检查。

五、治疗

1.手术治疗

(1)直径<2cm 的息肉可在行结直肠镜检查时摘除。

(2)直径≥2cm 的非腺瘤样息肉可于结肠镜下分块切除。直径≥2cm 的腺瘤,尤其是绒毛状腺瘤应予手术切除:腹膜反折以下的经肛局部切除;腹膜反折以上的应开腹切除,或在腹腔镜下手术切除。

(3)病理检查若腺瘤癌变穿透黏膜肌层或浸润黏膜下层则属浸润性癌,应该按照结直肠癌治疗原则处理。

(4)家族型腺瘤性息肉病应尽可能地在青春期内确诊并接受根治性手术。

(5)炎性息肉以治疗原发肠道疾病为主,炎症刺激消退后,息肉可自行消失;增生性息肉症状不明显,无需特殊治疗。

2.其他　治疗原发肠病等。

六、主要护理问题

1.焦虑/恐惧　与对手术的恐惧有关。

2.营养失调　与长期慢性失血有关。

3.知识缺乏　与缺乏有关息肉手术及术后的护理知识有关。

4.潜在并发症　感染、出血等。

七、护理目标

1.患者焦虑/恐惧程度减轻,配合治疗及护理。

2.患者营养状况得到改善或维持。

3.患者掌握息肉手术及术后护理相关知识。

4.术后未发生相关并发症或并发症发生后能得到及时治疗与处理。

八、术前护理措施

1.术前准备　术区皮肤准备及药物过敏试验。

2.心理护理

(1)解释手术的必要性、手术方式及治疗过程。

(2)讲解内镜治疗的优点。

(3)针对个体情况进行针对性心理护理。

3.肠道准备　术前行清洁灌肠或口服缓泻剂,观察患者的腹部体征,待患者排出清水后即可。

4.饮食准备　术前 2～3d 进少渣饮食→术前 1d 进流质饮食→术前 12h 禁食,4h 禁饮。

九、术后护理措施

1. 病情观察（表 19—1）

表 19—1　息肉术后病情观察内容

	评估患者疼痛部位及程度
疼痛评估及护理	遵医嘱使用镇痛药物或镇痛泵（PCA）
	采用非药物手段止痛
伤口情况观察及护理	观察伤口有无渗血、渗液
	观察腹部体征

2. 心理护理　保持心情舒畅，烦躁、忧郁会使肠黏膜收缩，血行不畅。

3. 饮食护理　循序渐进，观察大便性状及颜色，多食新鲜蔬菜、水果，忌食辛辣、油腻、粗糙、多渣的食品，忌烟酒、咖啡。

4. 减少腹内压增高的因素　如下蹲、屏气。忌久坐、久立、久行和劳累过度。

5. 养成定时大便的习惯，保持大便通畅

十、并发症的处理及护理

并发症的处理及护理见表 19—2。

表 19—2　息肉术后并发症处理及护理

	观察患者有无便血
术后出血	遵医嘱使用止血药物
	大出血发生休克者应手术止血
	观察患者有无腹膜炎体征
穿孔	小穿孔通过禁食、胃肠减压等措施保守治疗
	较大穿孔需手术治疗

（陈希）

参考文献

[1]张忠涛.实用普通外科查房医嘱手册[M].北京:北京大学医学出版社,2013.

[2]胡俊,黄强,林先盛,刘臣海,谢放,杨骥.肝切除治疗肝胆管结石153例分析[J].肝胆外科杂志,2014(04):269－271.

[3]张永生,涂艳阳,冯秀亮.外科手术学基础[M].西安:第四军医大学出版社,2013.

[4]林锋,王文凭,马林,廖虎,沈诚,杨梅,刘伦旭.复杂性胸外伤成功救治一例[J].中国胸心血管外科临床杂志,2015(02):109.

[5]林擎天,黄建平.消化外科临床解剖与常用手术技巧[M].上海:上海交通大学出版社,2013.

[6]何帆,肖锡俊,李永波,唐红.胸部钝挫伤所致三尖瓣重度反流一例[J].中国胸心血管外科临床杂志,2014(05):648.

[7]戴尅戎,王忠.外科诊断与鉴别诊断学[M].北京:科学技术文献出版社,2014.

[8]李向毅.胰管结石的诊断与治疗:附25例报告[J].肝胆外科杂志,2014(06):440－442.

[9]尹文.新编创伤外科急救学[M].北京:军事医学科学出版社,2014.

[10]黄强,刘臣海.胆管损伤治疗的时机与术式选择[J].肝胆外科杂志,2014(06):403－405.

[11]DonaldB. Doty.心脏外科手术技巧 原书第2版[M].上海:上海科学技术出版社,2014.

[12]刘学礼,程平,刘安成,吴卫国,胡涛,张俊生.腹腔镜胆囊切除术中转开腹手术105例临床分析[J].肝胆外科杂志,2015(01):32－33.

[13]张新华.实用肝胆胰恶性肿瘤学[M].武汉:武汉大学出版社,2012.

[14]苗毅,李强.急性胰腺炎的综合治疗[J].中国普外基础与临床杂志,2015(01):1－4.

[15]陈孝平,易继林.普通外科疾病诊疗指南[M].北京:科学出版社,2014.

[16]颜晨,江勇,吴宝强,黄洪军,孙冬林.闭合性胰腺合并十二指肠损伤的急诊胰十二指肠切除术4例[J].肝胆胰外科杂志,2015(01):56－57.

[17]徐启武.颅底外科手术学[M].北京:科学出版社,2014.

[18]秦懿,费健,王建承,陈胜,吴卫泽,朱坚,许志伟,张俊,彭承宏.胰腺囊腺瘤和囊腺癌165例临床诊治分析[J].肝胆胰外科杂志,2015(01):9－11.

[19]叶章群.泌尿外科疾病诊疗指南[M].北京:科学出版社,2013.

[20]李留峥,彭联芳,向春明,徐雷升,俸家伟,王志萍,习源娇,于杰.胰头肿块型慢性胰腺炎手术治疗体会[J].肝胆胰外科杂志,2015(01):47－49.

[21]寇桂香,张瑜.外科护理技术操作指南[M].兰州:甘肃人民出版社,2013.

[22]王保起.左肝外叶切除联合胆道镜治疗左肝内胆管结石的疗效观察[J].肝胆胰外科杂志,2015(02):135－137.

[23]曹立瀛.肝胆外科急症与重症诊疗学[M].北京:科学技术文献出版社,2014.

[24]杨耀成,黄耿文,李宜雄,孙维佳.经皮穿刺置管引流治疗急性胰腺炎合并坏死感染的预后分析[J].肝胆胰外科杂志,2015(02):94－96＋99.